TV *kultur*

Herausgegeben von
Wulf Herzogenrath,
Thomas W. Gaehtgens,
Sven Thomas und
Peter Hoenisch

VERLAG DER KUNST 1997

TV *kultur*

DAS FERNSEHEN IN DER KUNST SEIT 1879

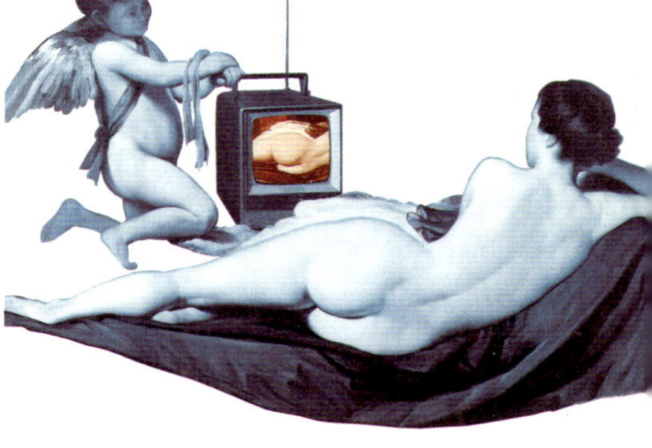

Inhalt

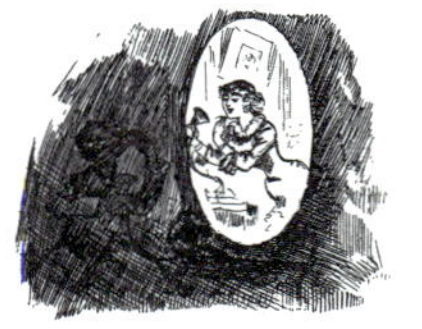

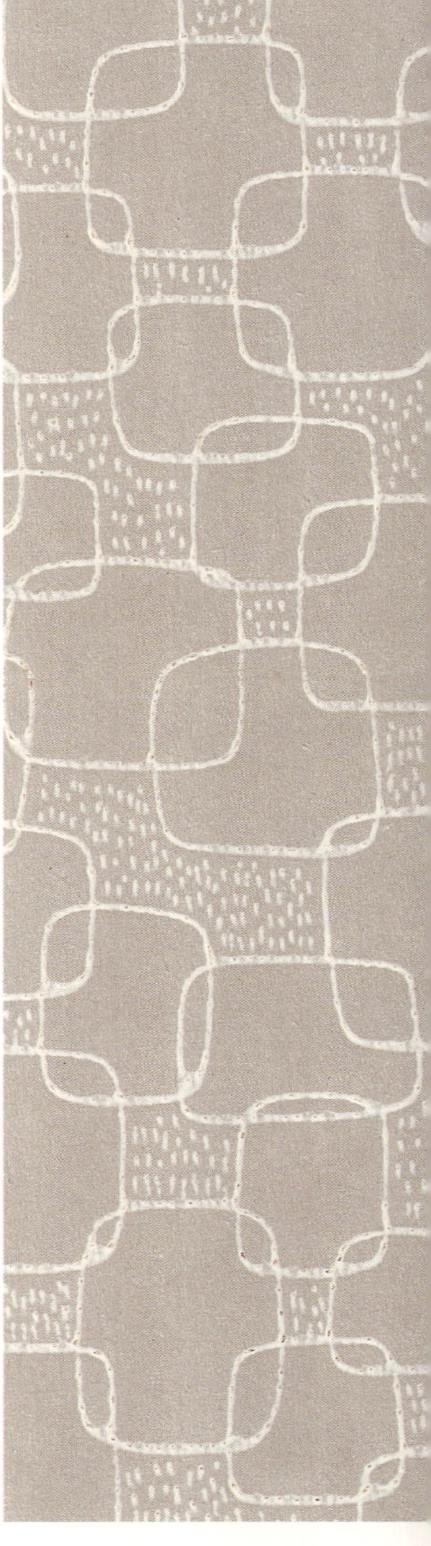

Hinnerk Scheper: *bauhaus 54*
Rasch Künstler Tapeten,
Osnabrück 1954

Vorwort

Die »Fernsehwelt« hat sich im letzten Jahrzehnt zu einer Medienwelt erweitert; die »Electronic Highways« vernetzen das »Gobal Village«. So scheint ein Buch, das nach kunsthistorischen Maßstäben eine erste Materialsammlung zum Objekt Fernseher vorlegt und ikonographisch Bildmotive des Fernsehens in verschiedenen Künsten aufsucht, fast ein Anachronismus zu sein. Doch die Macht des Fernsehens ist ungebrochen und ersteht in immer neuen Variationen. Das verdeutlichen in jüngster Zeit Formen des »Medien-Terrorismus« (mit Bombendrohungen sollen bestimmte Sendungen ermöglicht oder verhindert werden) wie der »Medien-Architektur« (Jean Nouvels Gebäude der Galeries Lafayette in Berlin wurde als TV-Schirm mit eingeblendeten Werbezeilen interpretiert).

Der Einfluß des Fernsehens erstreckt sich bis in die Ästhetik der Werbung, der Schriftbilder in der Werbung, die in ihrer Aufteilung den jeweiligen Standardformaten der Fernsehschirme folgen. Diese offensichtliche Tatsache hat sich unserer Wahrnehmung beinahe entzogen, wir stoßen erst darauf, wenn Jugendliche von heute mit den gerundeten Linien der Bildbegrenzung aus den ersten Jahrzehnten des TV-Designs nichts mehr anzufangen wissen.

Selten war die Anlehnung an das Fernsehen so direkt wie in jenem Rasch-Tapeten-Entwurf des ehemaligen Bauhaus-Lehrers Hinnerk Scheper *bauhaus 54* von 1954, der sich in positiver Avantgarde-Haltung (»Kunst und Technik – eine Einheit«) auf die TV-Form seiner Zeit und den damals üblichen »Schnee« als TV-Leerbild bezog.

Dieses Buch nahm 1992 mit einem Gespräch mit Peter Hoenisch, der heute für den privaten Fernsehsender RTL Television als Berater tätig ist, seinen Anfang. Es schien uns erstaunlich, daß es bisher kein Buch, ja nicht einmal kunstwissenschaftliche Untersuchungen und nur einige marginale Ausstellungen zu diesem Thema gab: Wie sieht der bildende Künstler das Objekt Fernseher, welche ikonographischen Formen, welche Traditionslinien lassen sich aufzeigen, welche Sehnsüchte, Ängste oder Glücksmomente verbinden sich mit diesem Motiv?

So begannen wir vor vier Jahren nach Kunstwerken zu suchen, die sich mit dem Fernsehen auseinandersetzen. Da das Fernsehen Ausgangspunkt so vieler theoretischer, philosophischer, soziologischer, medienkritischer und politischer Texte, Essays, Pamphlete, Bücher, Symposien u.v.a.m. war und ist, konnte vermutet werden, daß auch Künstler sich mit diesem Thema beschäftigen. Doch das Gegenteil war der Fall: Im Vergleich zu der breiten öffentlichen Diskussion über das Medium fiel die erstaunliche Zurückhaltung in der bildenden Kunst und in der kunstwissenschaftlichen Beschäftigung auf.

Selbst in der Kunst, die mit populären Medien wie dem Comic, die mit banalen Gegenständen wie den Kaufhaus-Objekten umgeht, wie die Pop-Art, ist der Fernseher als Bildmotiv nur selten zu finden. In den umfangreichen Gesamtwerken der mehr als dreißig Jahre produktiven Künstler wie Roy Lichtenstein, Bob Rauschenberg, James Rosenquist, Andy Warhol oder Tom Wesselmann sind Darstellungen, die ein Fernsehgerät zum Mittelpunkt eines Bildes machen, auffallend rar.

Es scheint, daß Roy Lichtenstein bei seinen Wohnzimmer-Darstellungen es geradezu

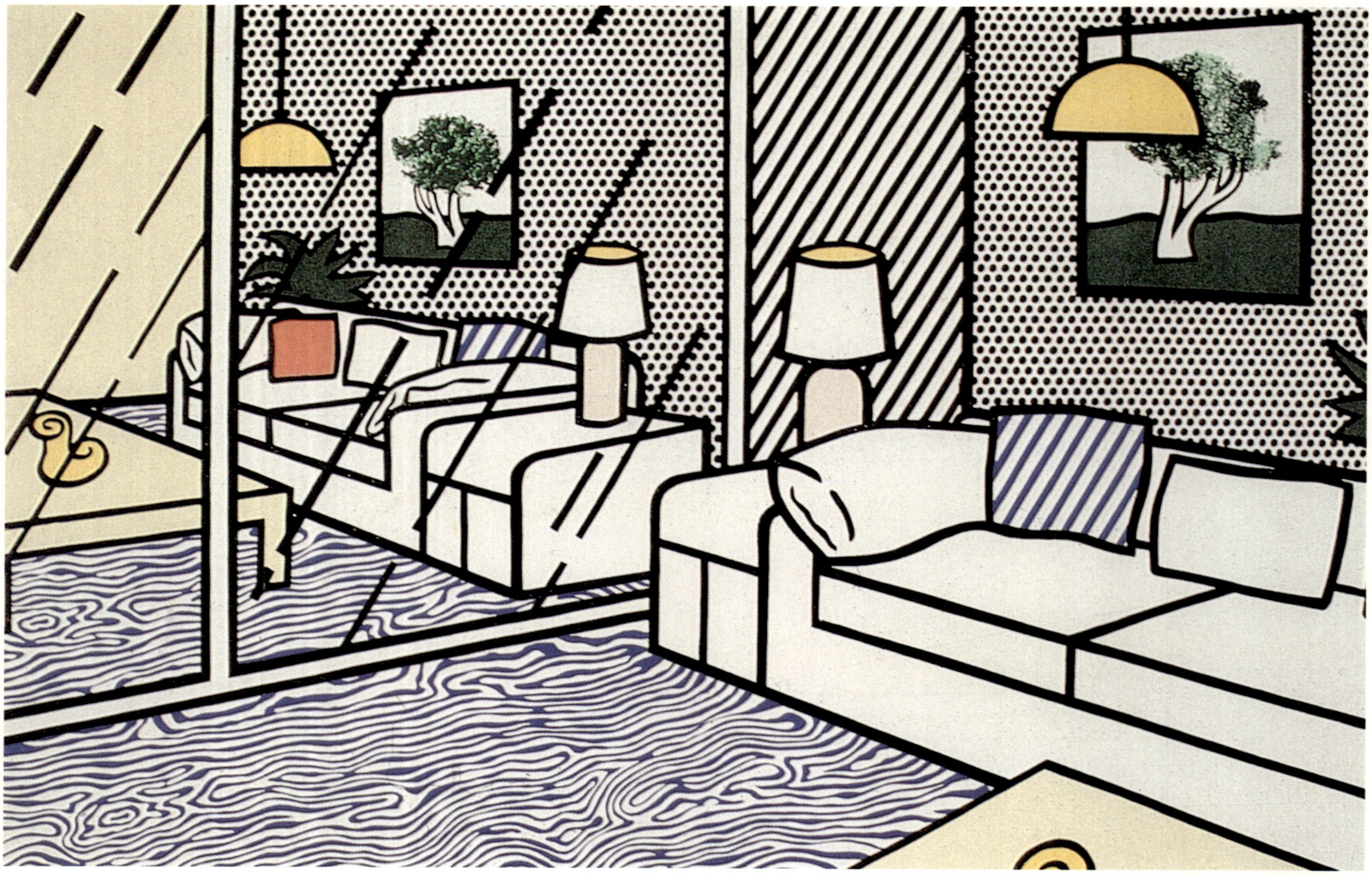

Roy Lichtenstein: *Yellow Vase*
USA 1991, Lithographie/Holzschnitt/
Siebdruck, 11farbig

André S. Labarthe (Regie),
Maurice Perrimond (Kamera):
TV in Lichtensteins Atelier,
Standbild aus *New York Doesn't Exist –*
Roy Lichtenstein, Frankreich 1995,
Dokumentarfilm, farbig, 54 Minuten
Film Du Bief

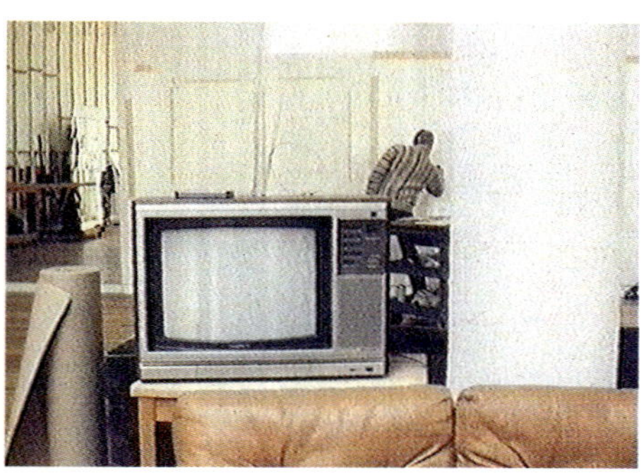

vermieden hat, dieses Objekt der Populär-Kultur überhaupt abzubilden. (Abb. S. 8) Seine sich bewußt auf traditionelle Bild-Formen der Kunstgeschichte beziehenden Kompositionen sollen nicht durch das Gerät im Raum trivialisiert werden. Ganz anders dagegen die englischen Pop-Künstler, allen voran Richard Hamilton. Seine Darstellungen banaler Situationen, populärer, d. h. auch dem Massengeschmack folgender Collagen-Räume beziehen immer wieder folgerichtig den Fernseher als Objekt des Alltags mit ein. Seit der frühen Collage von 1956 *What is it that makes our homes so different, so appealing?* (Abb. S. 193) bis zu den Gemälden, die die TV-Wirklichkeit des Golfkriegs thematisieren, verarbeitet der Künstler Hamilton die Medienwelt des Fernsehens und den Fernseher als Objekt. Seine ernüchternde Darstellung der Tristheit eines Motel-Raumes mit dem beherrschenden TV-Gerät als sogenanntem Funktionsschmuck läßt an Deutlichkeit in der Sicht auf die banale Realität nichts zu wünschen übrig. (Abb. S. 11)

Wollen diejenigen Künstler, von denen wir erwartet hätten, daß sie diesen Altar und Mittelpunkt des häuslichen Lebens malen würden, gerade dieses Objekt der Massen-Unterhaltung vermeiden, um ihr Bild nicht zu entweihen?

Als das Museum of Modern Art in New York 1991 die umfangreiche Ausstellung *High & Low – Modern Art and Popular Culture* veranstaltete, gehörten die Bereiche Karikatur, Graffiti, Werbung und Comic wie selbstverständlich dazu, der Aspekt des Fernsehers/des Fernsehens blieb jedoch ausgespart.

In diesen Zusammenhang fügt sich ein, daß einige befreundete hilfsbereite Galeristen in New York uns bei der Nachfrage zu diesem Themenkreis trotz aller freundlichen Zusicherung nicht helfen konnten, Bilder mit abgebildeten TVs der Pop-Maler zu finden, die wir möglicherweise nur deshalb nicht kennen, weil sie bisher nicht veröffentlicht wurden.

Als ein letztes Beispiel sei erwähnt, daß wir zwei Bilder, die wir im Gesamtœuvre von David Hockney fanden, nicht abbilden dürfen, weil das Studio Hockney für unser Themen-Buch die Abdruck-Erlaubnis verweigerte.

Diese überraschenden Leerstellen haben Peter Hoenisch nicht entmutigt, vielmehr hielt er an der Idee fest und setzte sich gerade deshalb bei RTL für die Finanzierung der aufwendigen Recherche-Arbeit ein. Es entstand ein anschauliches, perspektivreiches Panorama einer Bildersammlung, die weit über den zunächst angedachten Rahmen hinausgeht und Ostasien, die ehemalige Sowjetunion und selbstverständlich dann auch die Vorgeschichte des Fernsehens, insbesondere in den USA und Großbritannien, und den weiten Bereich Film mit einbezieht. Über 4 000 Werke sind mittlerweile in der Datenbank verzeichnet, eine Fundgrube, die viele Themenbereiche umfaßt: Design, Karikatur, Kunst, Filmstills etc. Es liegt ein heterogenes Kompendium vor, das bewußt spartenübergreifend zum ersten Mal einen Eindruck von der Vielfalt der Auseinandersetzung der Künstler mit dem Fernsehen vermittelt.

Als Ordnungsprinzip für die Materialsammlung wurde die Chronologie gewählt. So ergibt sich die komplexe Darbietung höchst disparater Bereiche, wie technischer Entwicklungen, geschichtlicher und politischer Hintergründe, Geschmacksgeschichte und Kunstgeschichte. Die kurzen Texte von Sven Thomas verknüpfen innerhalb der

jeweiligen Zeitabschnitte die aufschlußreichen Bildkombinationen zu einer so detaillierten wie umfassenden Überschau.
Weil die medienkritischen Wort-Beiträge über das Fernsehen im Gegensatz zu unserem Thema des bildnerischen Umgangs mit dem Objekt Fernseher ganze Bibliotheken füllen, haben wir es vermieden, aus diesem Bereich weitere Texte hinzuzufügen. Die Beiträge in diesem Band behandeln vielmehr einzelne konkrete, wiederum sehr unterschiedliche Themenfelder: Aspekte der Technik-Geschichte, das ambivalente Verhältnis von Kino und Fernsehen, kunsthistorische und motivgeschichtliche Bezüge, die Rolle des Künstlers im Fernsehen, die Kriegsberichterstattung in den Medien und nicht zuletzt die sehr persönlichen Äußerungen einiger Künstler zu ihrem (Arbeits-)Medium Fernsehen.
Die Herausgeber danken Peter Hoenisch für die Initiative, die kritische Begleitung und geduldige Förderung bei der Bearbeitung dieses Themas. Unser besonderer Dank gilt dem Sammler Michael Bennett-Levy, Edinburgh, für die Abdruckerlaubnis seines umfangreichen Materials zur Designgeschichte des TV-Gerätes. Dem Verleger Stefan Richter und seinem Team, insbesondere Rebeccah Blum und den Gestalterinnen des Layouts, Sonja Hennersdorf und Martina Sailer, gilt unser herzlicher Dank.
Sven Thomas leistete von Anfang an die Hauptarbeit, er führte die Recherchen durch, verfaßte die Bildtexte und kooperierte mit dem Verlag der Kunst.

Wulf Herzogenrath und Thomas W. Gaehtgens
für die Herausgeber

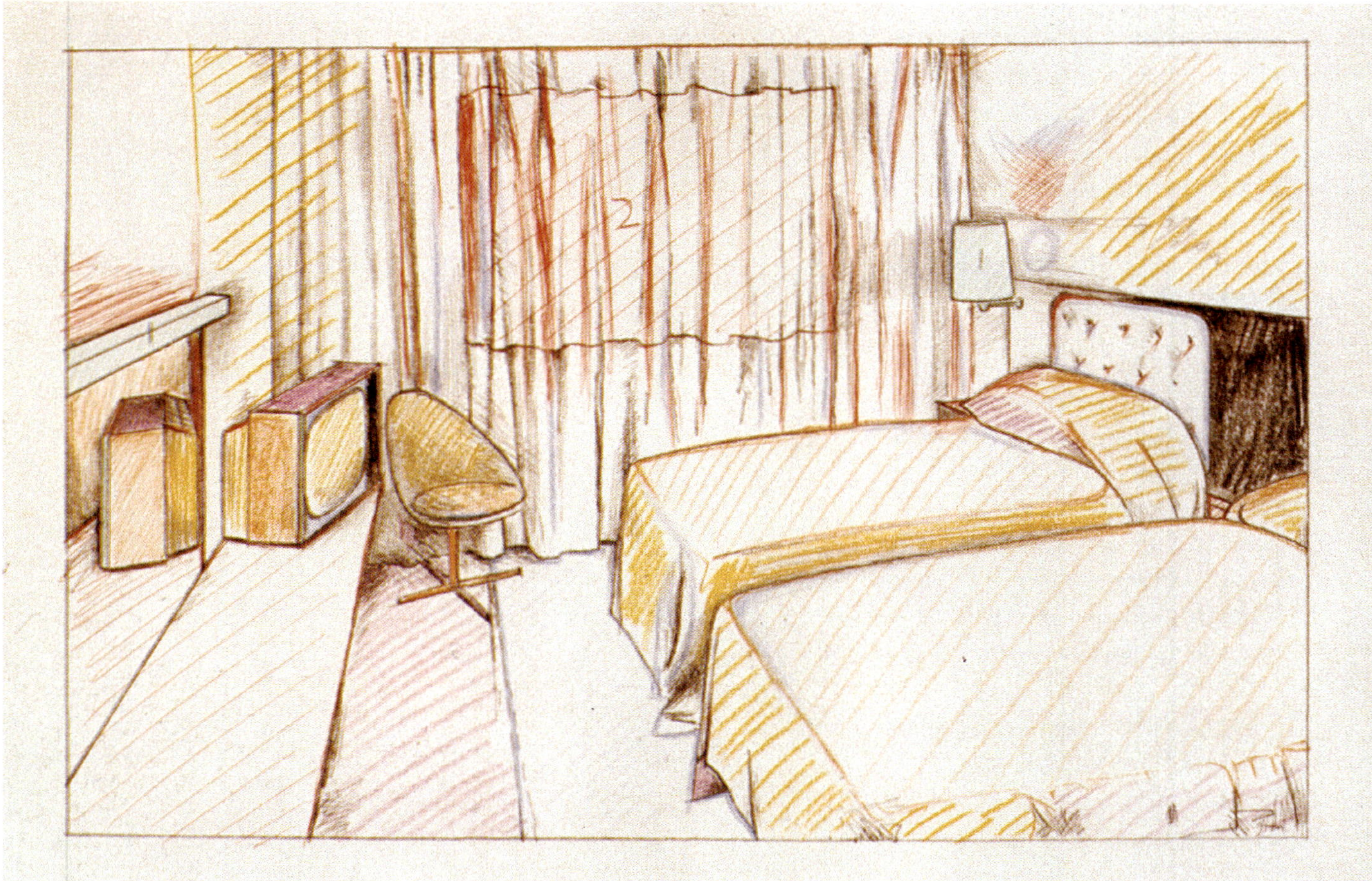

Richard Hamilton: *Motel (study)*
Großbritannien 1979,
Aquatinta mit Notizen; gedruckt im
Atelier Crommelynck, Paris,
vom Künstler nachträglich überarbeitet,
Bild: 27,8 x 34,7 cm, Blatt: 38 x 56 cm

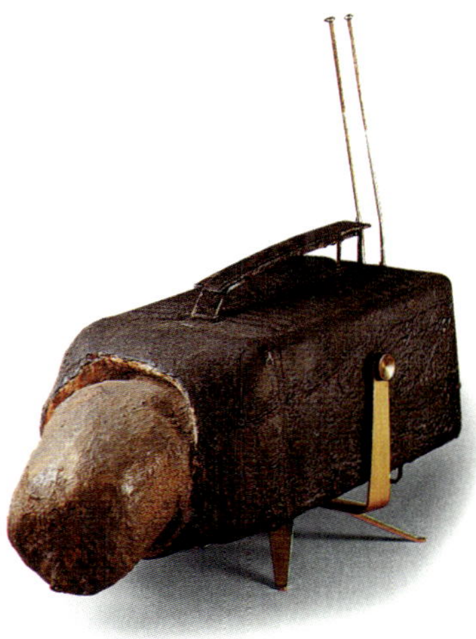

Edward Kienholz: *Turgid TV*
USA 1969,
Fernseher, Gips und Farbe,
51,4 x 25,4 x 57,2 cm

Danksagung

Personen:

Michael Bennett-Levy, Early Technology, www.presence.co.uk/earlytech
Chong-Hui Choe-Thomas, Guardini Stiftung, Berlin
Gerd Conradt, Berlin
Sarah Haffner, Berlin
Herr Dr. Han und Herr Shim, Koreanisches Konsulat, Berlin
Michael Köhler, Video Library im Amerika Haus, Berlin
Frau Lorenz, Bibliothek der Stiftung Deutsche Kinemathek, Berlin
Curt A. Roesler u. Maria de Reinoso, Deutsche Oper Berlin
Gerd Roos, Berlin
Tom Schnellbächer, Ostasiatisches Seminar der Freien Universität Berlin
Herr Specht, Berlin
Sibylle Steiner-Witzenbacher, Internationales Design Zentrum, Berlin
Anita und Karl-Heinz Thomas, Berlin
Pater Eckart Deutsch o.p. †, Dominikanerkloster St. Paulus, Berlin
Rafael Vostell, Fine Art Galerie, Berlin
Andreas Wildfang, Kino Eiszeit, Berlin
Allan Goodrich, JFK Library, Boston
Hanne Zech, Neues Museum Weserburg, Bremen
Martial Thomas, Brüssel
Professor Magda Cordell McHale, Buffalo
Fiona Pearson, Scottish Museum of Modern Art, Edinburgh
Frau Rangnick, AEG Firmenarchiv, Frankfurt
K. P. Brehmer, Hamburg
Silke Meinert u. Caroline Ruppert, Sony Deutschland, Köln
Ursula Wevers, Köln
Ian Brimage, London
Manuela Flieger, London
Rosie Glenn, The Allan Cristea Gallery, London
Venita Paul, The Science & Society Picture Library, London
Sean Rainbird, Tate Gallery, London
Zahid Rasul, The Newspaper Library of the British Library, London
Gerry Weld, Vintage Wireless Museum, London
Robert Mosimann, University of Minnesota Press, Minneapolis
George Gottlieb, New York
Fukuo Yamaguchi, Universität Osaka
Nigel McKernaghan, Oxon
Valery Ogorodnikov, Lenfilm-Studio St. Petersburg
Rachel Adams, camera obscura, Film Studies Program, UC Santa Barbara
Su-Kang Roho, Galerie Roho, Berlin-Seoul
Chong-Sook Chong, Seoul
Kim Kwang-Ho, Korean Broadcast Institute, Seoul
Seong-Hwan Moon, Seoul
Hea-Jin Moon, Korean Air, Seoul
Jeff Wright, Topical Television Ltd., Southampton
Pater Arthur Beaulieu o.p., Dominikanerkloster Shibuya, Tokio
Itoko Ishihara, Tokio
Nami Fukunaga, Tokio
Minako Ikeda, Kunsthistorisches Institut der Universität Tokio
Jun Shimoyama da u. Ikuko Sakurai, Sony Tokio
Pipilotti Rist + Assistentinnen, Zürich

Institutionen:

British Film Institute, London
The British Library, London
National Film Archive, London
The Royal Television Society, London
405-Alive Television Club, England
Public Library, New York
Public Library, Tokio

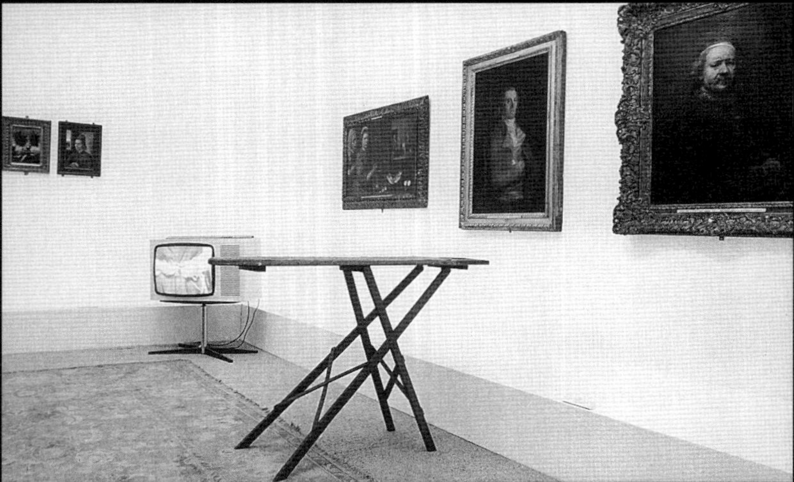

Der Fernseher als Blick auf die Welt

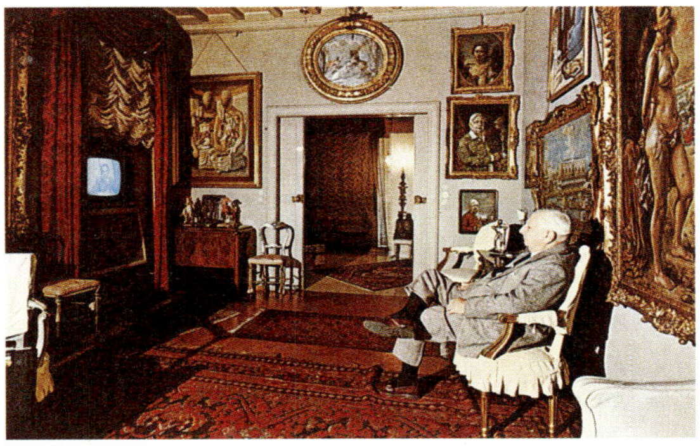

Walter Mori:
Giorgio de Chirico sieht fern
Rom, 60er Jahre,
Photographie

Die bildende Kunst hat den Topos »Das Bild ist ein Blick durch ein offenes Fenster« seit der Renaissance immer weiterentwickelt. Der Künstler interpretiert mit seiner Sichtweise den Blick auf die Welt – das Fernsehen geht in vielen Formen auf diese Sicht ein, oftmals wörtlich. Doch Bild und Fernseher miteinander in Verbindung zu bringen, wagte kaum jemand – bis in die späten 70er Jahre.

So war es ein Schock für die Besucher, als sie 1978 in der National Gallery in London in den Raum mit von Richard Hamilton ausgewählten Meisterwerken des Museums traten und ein Bügelbrett (man assoziiert das Breton-Zitat über den Surrealismus) sowie ein Fernsehgerät neben den wertvollen Gemälden sahen. Der Schock war deshalb noch so groß, weil das Fernsehgerät für die kulturtragende Schicht als Symbol der Gegenwelt zu der traditionellen Original-Kunstwelt des Museums galt. Zwar war knapp 40 Jahre zuvor in einer Anzeige für das Fernsehen behauptet worden: »Television Is Here – you can't shut your eyes to it« (Abb. S. 149), aber die Bildungsbürger weigerten sich noch lange, den Fernseher in den Kunstraum, ins Museum, selbst in die Wohnung des Kunstsammlers und die Kunstgalerie aufzunehmen und ihn überhaupt als ein kulturwürdiges Objekt zu akzeptieren.

Einige Künstler hatten allerdings keine Scheu, sie inszenierten geradezu ihre Akzeptanz des Fernsehens: Giorgio de Chirico betrachtet sein von kraftvollen Stoff-Draperien umrahmtes Welttheater im Fernsehen und bezieht sich dabei auf höfische Traditionen (Abb. oben). Im Schloßsaal, aber auch im bürgerlichen Salon hingen nicht nur die Bilder der Ahnen, sondern es wurde auch die Weltsicht, das Weltbild inszeniert, mit der Bildergalerie, mit dem Spektakel des Essens, den Empfangszeremonien und – in seltenen Fällen noch überliefert – auch mit dem Theater, dessen Bretter sogar schon umgangssprachlich die Welt bedeuteten.

In dem alten Adelshof La Granja auf Mallorca finden wir noch heute einen solchen Theaterraum im Salon, dessen Bühne mit einem veritablen Bilderrahmen versehen ist (Abb. S. 16): Hier ist das Theaterbild zugleich ein Welt-Bild im Sinne unserer Definition von Kunst als Blick durch ein Fenster. »Ein Bild ist ein offenes Fenster, durch das ich sehe, was ich malen will«, sagte Leon Battista Alberti schon im 15. Jahrhundert in seinem Traktat *Della Pittura* – und heute steht an dieser Stelle der Theaterbühne der Fernseher, der die Welt ins Zimmer holt.

Auf die Übertragung der Metapher des Blicks durch das Fenster von der Bühne des Theaters oder der großen Malerei-Fläche endlich auch auf das Fernsehen mußten wir lange warten. Werbezeichnungen für das Fernsehen haben uns dies zwar schon früh

Abb. links:
Richard Hamilton: *The artist's eye*
Großbritannien 1978, Fernsehgerät, alter Spiegel, leere Leinwand, Bügelbrett, Installation in der National Gallery, London

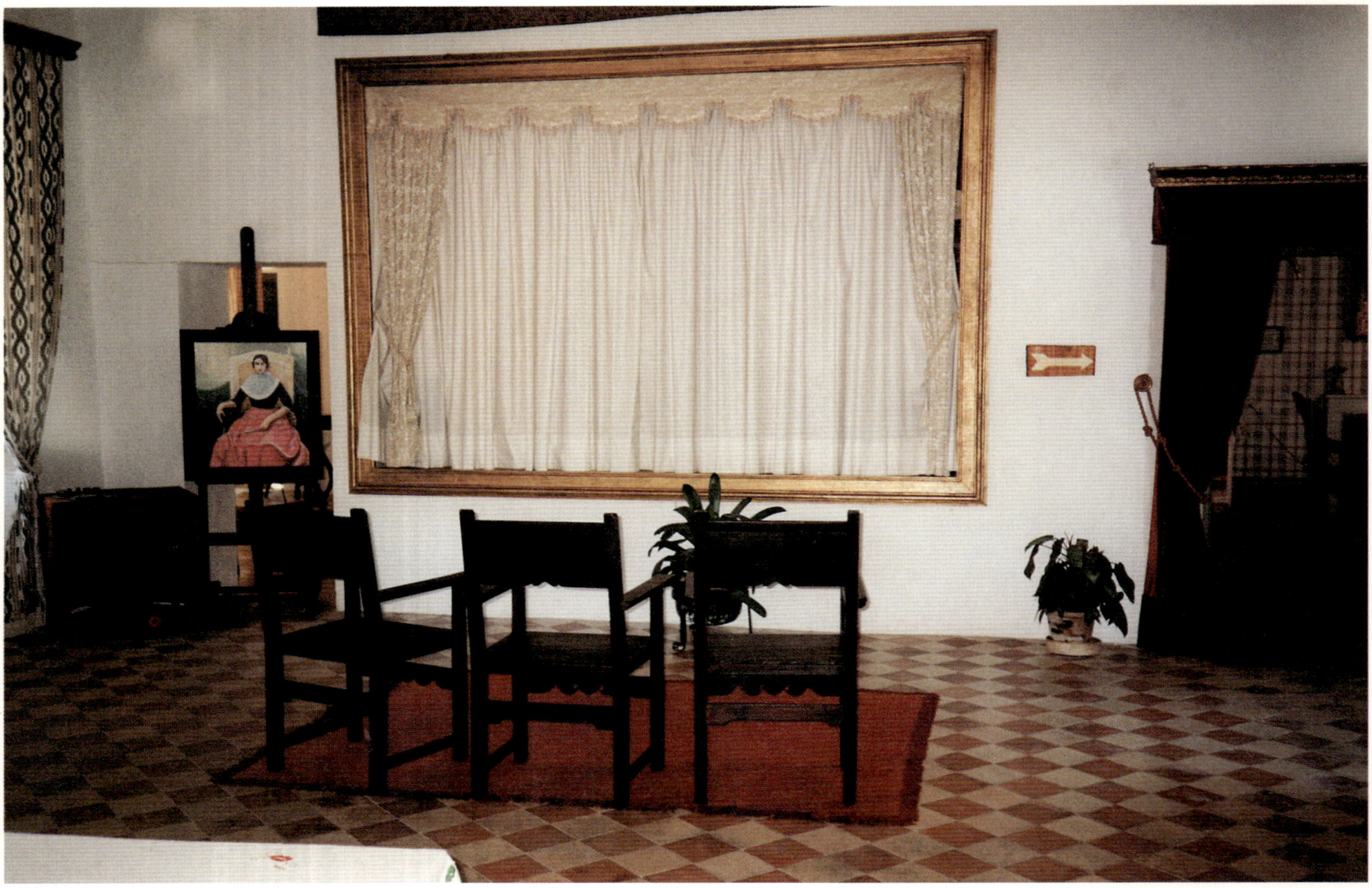

Theaterbühne mit Rahmen im Adelshof
La Granja auf Mallorca, um 1800

angedeutet, und in vielen Science-Fiction-Filmen wurde sie als Zukunftsvision geboten, aber in der Realität der Wohnungseinrichtung oder gar in der bildenden Kunst wurde diese Verknüpfung erst spät in den 80er Jahren gewagt.
Hier ist Nam June Paik als Pionier vorangegangen und hat Gruppen von Monitoren als Kompakt-Bild in einen Gesamtrahmen gesteckt (z.B. in *Fontainebleu*, 1988, mit 20 Monitoren; s. Abb.) und so mit ironischer Geste vielfältige Kunstgeschichts-Ideen, wie die des Kubismus (Vielansichtigkeit), Futurismus (Bewegung), der Simultanéité (Gleichzeitigkeit), der Synästhesie (des Zusammenhangs von Bild und Klang), des Konstruktivismus (hier Gebrauchsgeräte), der Kinetik (Mehrfach-Bewegung), zugleich aufgegriffen und miteinander versöhnt.
Ron Arad hat in seinem *Imagination Room*, realisiert für das *Ambiente Electronica* von Philips auf der Berliner Funkausstellung 1991, alle Bildrahmen mit Fernsehern gefüllt – oder anders ausgedrückt: Alle Fernseher sind wie Bilder gerahmt an die Wände gehängt, und alle gerahmten Bilder sind Videobänder bzw. TV-Programme (Abb. S. 17). Dies wird sicherlich der zukünftigen Sichtweise entsprechen: Der Akt neben dem Stilleben, die aufregende Historienszene neben der Darstellung der Kinder.

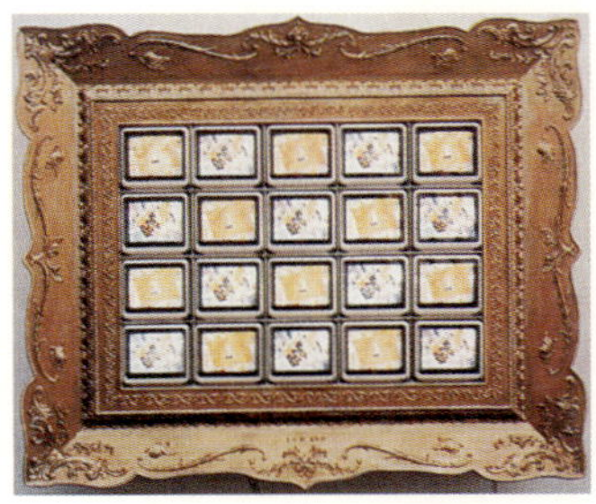

Nam June Paik: *Fontainebleu*
Südkorea/USA 1988, Videobild mit
20 Videomonitoren im Rahmen

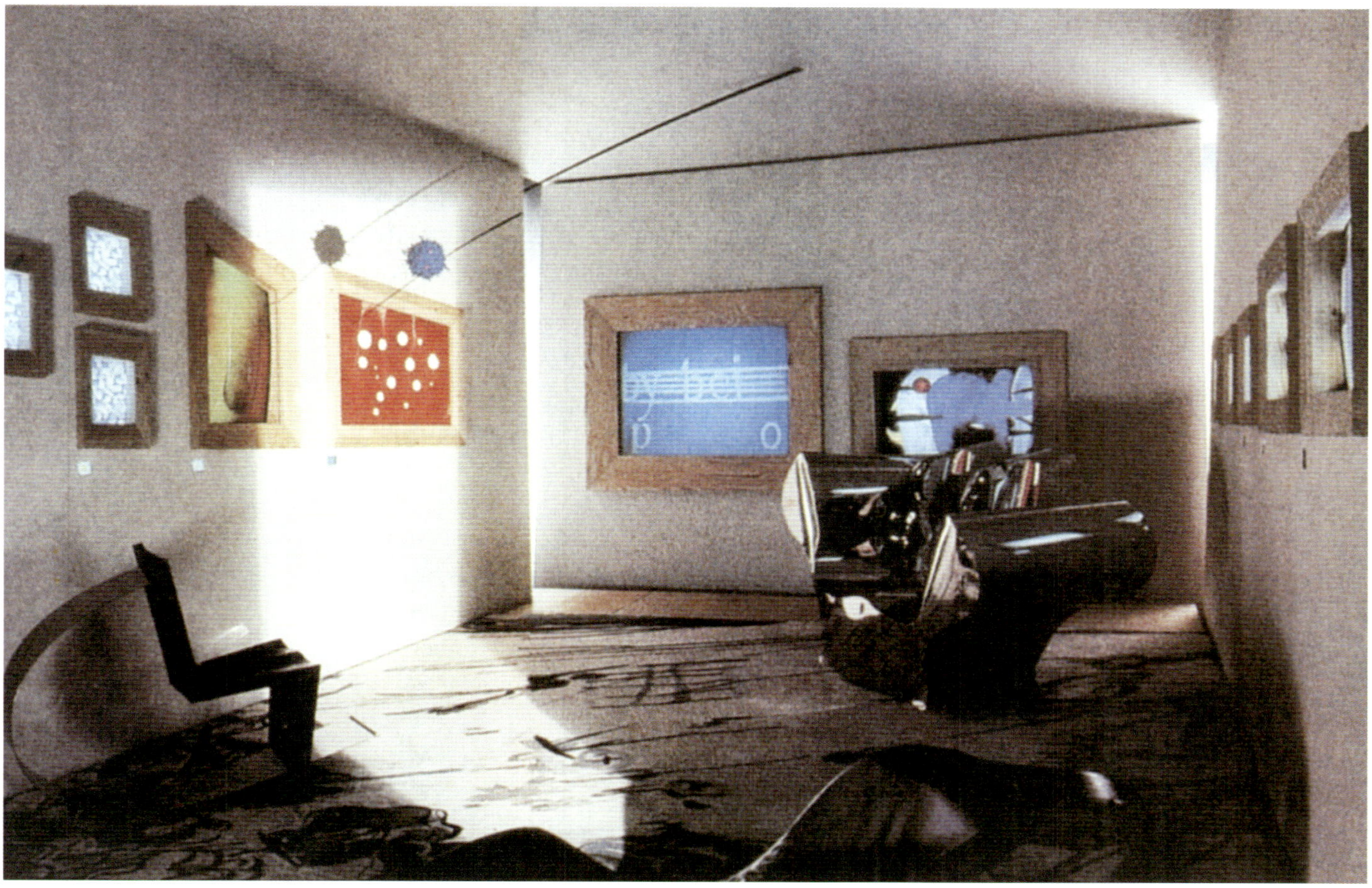

Ron Arad: *Imagination Room*
Südkorea/USA 1991, Videoinstallation für »Ambiente Electronica« auf der Internationalen Funkausstellung Berlin 1991

Wenn Ron Arads Vision einer Welt ohne gemalte statische Bilder ein Beleg dafür sein könnte, daß die Maler Angst vor diesem neuen Kind in der Familie der Künste haben, sollte man sich diejenigen Künstler doch genauer anschauen, die sich mit diesen Themen auseinandersetzen oder sich beim alltäglichen Fernsehen photographieren lassen. So gesehen werden Künstlerpersönlichkeiten wie Edward Kienholz und Richard Hamilton, die jahrzehntelang immer wieder neben vielem anderen auch zu dem Thema TV-Kultur eindrucksvolle Bilder, Skulpturen und Environments gestaltet haben, zu Leitfiguren einer bildenden Kunst, die sich eben nicht scheut, sich auch mit traditionellen Mitteln dem neuen Medium zu stellen.

Joseph Hoppe

Chronologie

1843
Der Schotte Alexander Bain entwirft einen Bildtelegraphen zur zeilenweisen Abtastung von erhabenen Vorlagen.

1848
Der Engländer Frederick C. Bakewell erfindet einen photoelektrischen Kopiertelegraphen.

1863
Der italienische Physiker Abbé Giovanni Caselli überträgt Bilder zwischen Paris und Lyon mit Hilfe seines »Pantelegraphen«.

1873
Entdeckung der lichtabhängigen Veränderung des elektrischen Widerstands von Selen durch den englischen Kabelingenieur Willoughby Smith.

1875
Der Amerikaner G. R. Carey entwickelt einen Bildübertragungsapparat aus Selenzellen in Anlehnung an das menschliche Auge.

1877
Der englische Physiker John Kerr entdeckt die Drehung der Polarisationsebene von Licht unter Einfluß eines elektrischen Feldes (Kerr-Effekt).

2.2.1878
Der Portugiese Adriano de Paiva schlägt vor, das Selen für die »elektrische Teleskopie« zu nutzen.

15.2.1880
Alexander Graham Bell benutzt Selenphotozellen für ein funktionierendes Lichttelephon.

November 1880
Der Franzose Maurice Le Blanc veröffentlicht seine *Etude sur la transmission des impressions lumineuses* mit einem nicht zu realisierenden Vorschlag für farbiges Fernsehen.

1880
Der französische Notar Constantin Senlecq veröffentlicht *Le Téléctroscope*, die erste Abhandlung über punkt- und zeilenförmige Bildabtastung.

1884
Albert Robida veröffentlicht seinen Zukunftsroman *Le vingtième Siècle* mit vielen Beschreibungen fernsehähnlicher Apparate.

6.1.1884
Dem Berliner Studenten Paul Nipkow wird unter der Nummer 30 105 ein deutsches Patent für die Beschreibung eines »elektrischen Teleskops« zugesprochen, das mit zwei Bildfeld-Zerlegerscheiben (Nipkow-Scheiben) arbeitet.

1891
Erste Verwendung des Begriffs »Fernsehen« in Paul E. Liesegangs Buch *Beiträge zum elektrischen Fernsehen.*

15.2.1897
Erste Veröffentlichung des Straßburger Professors Ferdinand Braun über die Erfindung der Kathodenstrahlröhre (Braunsche Röhre).

2.6.1902
Otto von Bronk erhält das Deutsche Reichspatent Nr. 155 528 für ein Rastertafel-Fernsehen mit farbigen Bildern.

1904
Arthur Korn gelingt die Übertragung von Bildern mit Halbtönen unter Einsatz von Selenzellen und Glimmlampen für die Belichtung von Photopapier.

12.9.1906
Erteilung eines Patentes an Max Dieckmann und Gustav Glage für ein *Verfahren zur Übertragung von Schriftzeichen und Strichzeichnungen unter Benutzung der Kathodenstrahlröhre.*

26.11.1907
Der Petersburger Professor Boris Rosing bekommt das Deutsche Reichspatent Nr. 209 320 für ein *Verfahren zur elektrischen Fernübertragung von Bildern.*

März 1909
Beschreibung einer betriebsfähigen Fernseheinrichtung durch Max Dieckmann in der Zeitschrift *Prometheus*, bei der eine Nipkow-Scheibe mit spiralförmig angebrachten Metallpinseln eine Metallvorlage galvanisch abtastet und auf einer Braunschen Röhre sichtbar macht.

29.9.1909
Ernst Ruhmer demonstriert in Berlin die Übertragung einfacher geometrischer Muster mit Hilfe von Selenzellen- und Glühlampentableaus.

1912
Der englische Ingenieur A. A. Campbell Swinton entwickelt die Vision einer vollelektronischen Kombination von Fernsehen und Telephon für alle Haushalte.

29.12.1923
Vladimir K. Zworykin meldet in den USA sein Patent auf ein erstes vollelektronisches Fernsehen an, dessen Funktionalität zweifelhaft ist.

1924
Der Schotte John Logie Baird realisiert die erste optische Abtastung für Fernsehbilder in einer Auflösung von vermutlich acht Zeilen.

Juni 1924
August Karolus von der Universität Leipzig demonstriert ein 48zeiliges Fernsehbild von Diavorlagen oder Schattenbildern unter Verwendung von Nipkow-Scheiben.

August 1925
Max Dieckmann führt auf der Münchener Verkehrsausstellung 50zeilige Schattenbilder auf einer Braunschen Röhre vor, die mit oszillierenden Spiegeln als Bildzerleger aufgenommen sind.

27.1.1926
Erste Demonstration von 30zeiligen Halbtonbildern durch John Logie Baird vor Mitgliedern der Royal Institution in London.

Juli 1926
Ausstrahlung von einfachen Versuchsbildern einer Anlage von John Logie Baird über den Mittelwellensender 2LO der BBC; Abbruch des Experiments nach Intervention des Post Office.

7.4.1927
Demonstration einer Fernsehtelephonanlage durch Ingenieure der Bell Labs unter Leitung von Herbert E. Ives für Herbert Hoover (US-Handelsminister) zwischen Washington, D.C. und New York.

24.5.1927
Erste Übermittlung von 30zeiligen Fernsehbildern durch John Logie Baird auf einer Telephonleitung von London nach Glasgow (640 km).

9.2.1928
Erste transatlantische Übertragung von 30zeiligen Fernsehbildern über die Kurzwellenstation Coulsdon von England nach den USA durch J. L. Baird.

März 1928
In London erscheint die erste Ausgabe der Monatszeitschrift *Television*, der ältesten Fernsehfachzeitschrift der Welt.

August 1928
Präsentation eines sehr einfachen bildsequentiellen Farb-Fernsehsystems mit 17 Zeilen auf Basis von Nipkow-Scheiben durch J. L. Baird

August 1928
Auf der 5. Großen Deutschen Funkausstellung in Berlin werden die Fernsehsysteme von August Karolus (Telefunken) und Denes von Mihaly (Reichspost) gezeigt.

11. 9. 1928
Aus den General Electric Laboratories wird das erste Fernsehspiel gesendet, aufgenommen mit drei Nipkow-Scheiben-Abtastern. Titel: *The Queen's Messenger* von J. Hartley Manners.

1929
Herbert E. Ives von den Bell Labs führt ein 50zeiliges Fernsehbild in den drei Grundfarben vor.

1929
John Logie Baird stellt eine Bildspeicherplatte nach dem Grammophonprinzip vor, die er »Phonovision« nennt. Sie kann einfache Zeichen speichern.

März 1929
Versuchssendungen der BBC mit Anlagen von John Logie Baird (30 Zeilen, 12,5 Bildwechsel/sec), Mai bis Juli 1929 Fortsetzung der Versuche in Berlin.

8./9. 3. 1929
Die Deutsche Reichspost strahlt über den Berliner Mittelwellensender Witzleben zum ersten Mal bewegte Fernsehbilder aus (30 Zeilen, 10 Bildwechsel/sec).

30. 9. 1929
Beginn eines regelmäßigen Fernseh-Versuchsprogramms der BBC über den Mittelwellensender 2LO (an fünf Tagen der Woche jeweils eine halbe Stunde) nach dem Baird-System.

14. 4. 1931
Der Franzose René Barthélémy führt mit Unterstützung der Compagnie des Compteurs drahtlos übertragene Fernsehbilder vor.

14. 12. 1931
Erste Demonstration einer elektronischen Filmabtastung und Bildwiedergabe durch Manfred von Ardenne in Berlin.

26. 6. 1933
Erste Vorführung der Ikonoskop-Bildaufnahmeröhre durch ihren Erfinder Vladimir K. Zworykin (RCA).

15. 9. 1934
Inbetriebnahme des ersten Breitband-Fernseh-Kabels zwischen Berlin und Leipzig.

22. 3. 1935
Beginn des regelmäßigen Fernseh-Versuchsprogramms der Reichs-Rundfunk-Gesellschaft in Berlin an fünf Wochentagen mit je eineinhalb Stunden Programm (180 Zeilen).

1. 3. 1936
Eröffnung eines öffentlichen Fernseh-Telephondienstes zwischen Berlin und Leipzig über Breitband-Kabel.

2. 11. 1936
Start regelmäßiger Versuchsprogramme der englischen BBC aus den Studios im Londoner Alexander Palace, wöchentlich alternierend mit 240 (Baird-System) und mit 405 Zeilen (EMI-System).

1937
Die BBC verbietet Sponsoring von Fernsehprogrammen und führt eine Finanzierung aus dem Gebührenaufkommen ein.

12. 5. 1937
Erste große Live-Außenübertragung der BBC anläßlich der Krönung von König George VI.

August 1938
Die Deutsche Reichspost präsentiert ein auf zwei Farben basierendes Farbfernseh-System nach Hans Pressler für 90 Zeilen.

1. 11. 1938
Inbetriebnahme des ersten vollelektronischen Fernsehstudios auf 441-Zeilen-Basis im Berliner Deutschlandhaus durch die Deutsche Reichspost.

1939
Die amerikanische Station ABC nimmt die Ausstrahlung regelmäßiger TV-Programme auf.

10. 5. 1939
Anläßlich des 18. Parteitages der KPdSU wird in der Sowjetunion mit der regelmäßigen Ausstrahlung von TV-Programmen begonnen.

7. 6. 1939
Die RCA-Ingenieure Harley Iams und Albert Rode stellen die neue »Orthikon«49-Aufnahmeröhre vor.

1. 9. 1939
Mit Beginn des Zweiten Weltkriegs stellt die BBC die Ausstrahlung von TV-Programmen ein; die Sender werden für andere Zwecke benötigt.

1940
In den USA genehmigt die Federal Communications Commission (FCC) die Einführung werbefinanzierten Fernsehens.

1940
Versuche mit hochauflösenden 1029-Zeilen-Bildern bei der Fernseh GmbH in Berlin für Zwecke der Luftaufklärung.

6. 3. 1940
Erste TV-Ausstrahlung der RCA aus einem fliegenden Flugzeug.

1941
Das National Television System Committee (NTSC) der USA legt einen verbindlichen Standard für TV-Bilder fest (525 Zeilen, 60 Bildw./sec).

1. 7. 1941
Die Stationen NBC und CBS gehen mit werbefinanzierten Programmen auf Sendung.

23. 11. 1943
Einstellung der regelmäßigen Fernsehausstrahlungen in Berlin nach einem Brandbombenschaden beim Sender.

8. 6. 1946
Wiederaufnahme von TV-Ausstrahlungen durch die BBC nach der alten Fernsehnorm.

22.9.1948
Festlegung der nach dem Krieg in Europa allgemein anerkannten 625-Zeilen-Norm (Gerber-Norm).

27. 11. 1950
Beginn der Fernsehversuchssendungen des NWDR in Hamburg aus einem Studio in einem Bunker auf dem Heiliggeistfeld.

Oktober 1951
Auf der Industrieausstellung in Berlin werden die ersten 32 von der Industrie produzierten TV-Empfänger-Modelle gezeigt.

21. 12. 1952
Offizieller Start der regelmäßigen Fernsehprogrammausstrahlung in der DDR; Anlaß: Stalins Geburtstag (de facto Testbetrieb bis 1956).

25. 12. 1952
Offizieller Beginn des regelmäßigen Fernsehprogramms in der Bundesrepublik beim NWDR in Hamburg.

17. 12. 1953
In den USA wird nach langen Auseinandersetzungen zwischen CBS und RCA die neue Farbfernsehnorm NTSC verabschiedet.

6. 6. 1954
Beginn der Ausstrahlung europäischer Gemeinschaftsprogramme im Rahmen der Eurovision.

14. 4. 1956
Ampex stellt die erste studiotaugliche 2-Zoll-MAZ VR 1000 für Videoaufzeichnungen vor, die in den folgenden Jahren die Fernsehproduktion stark verändert.

3. 11. 1956
Erste Ausstrahlung von Werbesendungen innerhalb der ARD durch den Bayrischen Rundfunk.

September 1959
Erste Fernsehbilder von der Mondoberfläche durch die sowjetische Sonde *Luna 3*.

10. 7. 1962
Erste Fernsehübertragung über einen Satelliten (Telstar) zwischen Großbritannien und den USA.

11. 8. 1962
Erste Übermittlung von Fernsehbildern aus einem bemannten Raumfahrzeug der sowjetischen *Wostok*-Serie.

1963
Einführung erster für den Massenmarkt bestimmter Videorecorder durch Ampex und Sony.

25. 8. 1967
Start des Farbfernsehens in der Bundesrepublik nach dem PAL-System.

1968
Erste Farbfernseh-Übertragung anläßlich der Olympischen Winterspiele in Grenoble.

Juli 1969
Die Mondlandung von *Apollo 11* wird weltweit live im Fernsehen übertragen.

1976
Markteinführung von VHS durch JVC, des bis heute am weitesten verbreiteten Videorecorder-Standards für den Heimgebrauch.

1. 6. 1980
Beginn der Videotext-Ausstrahlungen durch ARD und ZDF.

1982
Beginn umfassender Verlegungen von Kupferkoaxial-Kabeln für mehr Fernsehangebote in der Bundesrepublik.

1. und 2. 1. 1984
Beginn der Ausstrahlung kommerzieller Fernsehprogramme in der Bundesrepublik mit dem Start von SAT 1 und RTL plus.

4. 2. 1989
Die luxemburgische Astra SES nimmt die Ausstrahlung von TV-Programmen für Europa durch den Satelliten *Astra 1a* auf.

1993
Beginn der Arbeiten im European Digital Video Broadcasting Project (DVB).

28. 7. 1996
Erste Ausstrahlung von digitalisiertem, sog. »interaktivem« Fernsehen durch die Kirch-Gruppe (DF 1).

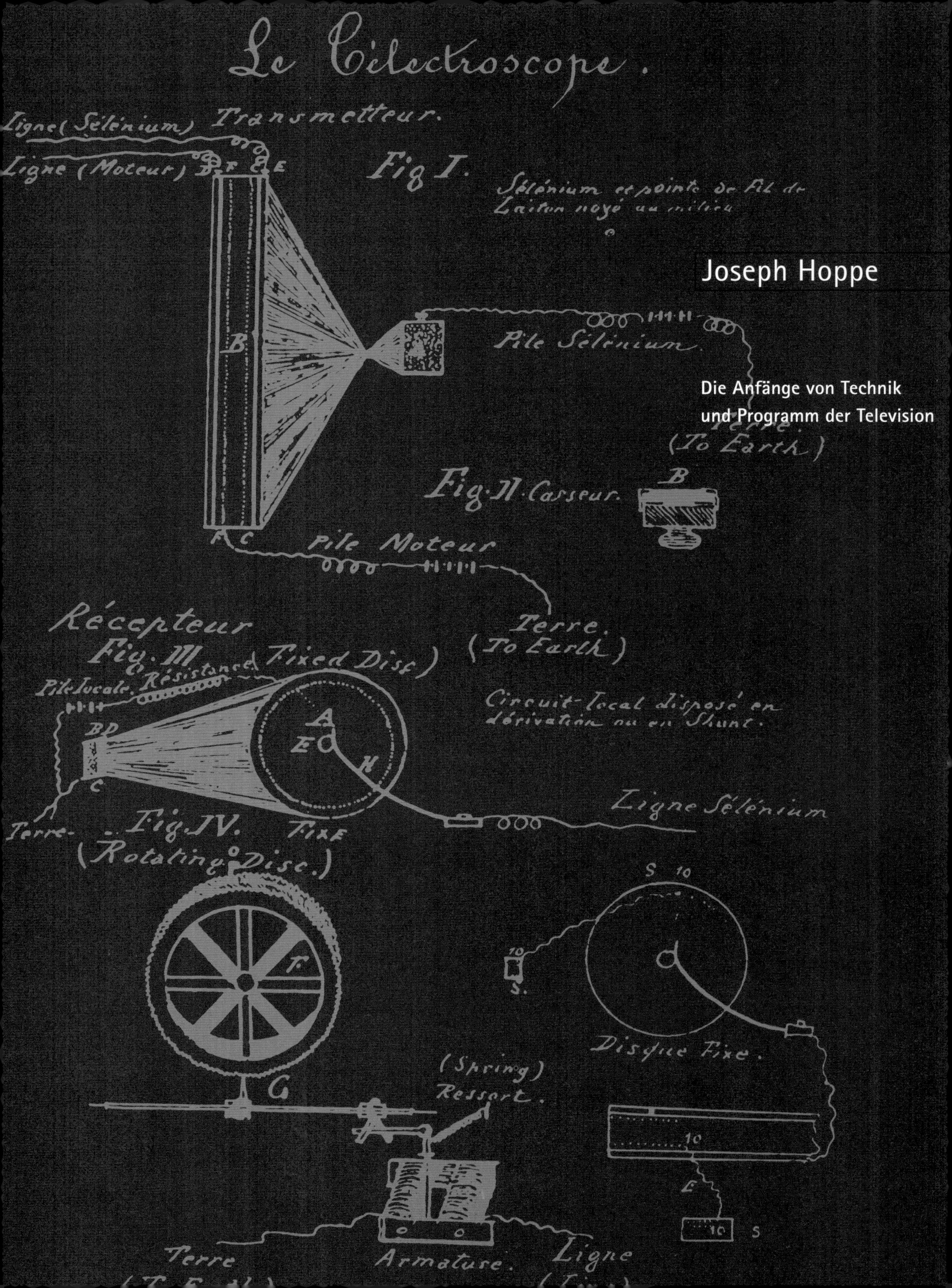

Joseph Hoppe

Die Anfänge von Technik und Programm der Television

Wie das Fernsehen in die Apparate kam

»Alles Urdenken geschieht in Bildern.« (Schopenhauer)

Die frühe Geschichte des Fernsehens ist erst in den letzten Jahren in größerem Umfang zum Thema wissenschaftlicher Arbeiten geworden. Im folgenden soll ein resümierender und pointierter Überblick über die technische und programmliche Entwicklung bis etwa 1950 gegeben werden. Die technische Evolution wird im ersten Teil als internationale Entwicklung dargestellt, da sich die Erarbeitung und Optimierung der Systemkomponenten des Fernsehens zwischen 1920 und 1940 oft mehr oder minder gleichzeitig in verschiedenen Ländern ergeben hat und in dieser Zeit einmal erworbene Patentrechte selten die Arbeiten von Wissenschaftlern in anderen Ländern blockierten.
Der zweite Teil dieses Beitrages zeichnet die Umrisse der frühen Entwicklung von Dramaturgien und Programmkoordinaten vor allem in Deutschland nach und widmet einen Seitenblick den zeitlich parallel verlaufenden Ereignissen in den technisch ähnlich avancierten Nationen USA und Großbritannien. Schon in den ersten Jahren sind die Unterschiede der TV-Sprachen in den ausgewählten Ländern auffällig; zum einen, weil sie durch die differierenden Interessen der sehr verschiedenen Veranstalter und Träger der Fernsehprogramme dezidiert vorgegeben waren, zum anderen, weil offensichtlich das Fernsehen sich jeweils in einen spezifischen mentalen, kulturellen und medialen Kontext einzupassen hatte.

Genealogie der Fernsehtechnik

Das Fernsehen ist als Erfindung nicht einer einzelnen Person zuzuschreiben; bei genauerem Hinsehen erweist es sich als ein komplexes technisches System, dessen einzelne Komponenten nacheinander oder parallel in unterschiedlichen zweckrationalen Zusammenhängen entwickelt worden sind. Ernstzunehmende Entwicklungen begannen etwa um das Jahr 1880 herum, vollzogen sich zunächst sehr zögernd und schleppend, um etwa ab 1925 an Rasanz und Produktivität zuzunehmen und in der unmittelbaren Vorkriegszeit in der Realisierung bereits leistungsfähiger Fernsehsysteme ihren vorläufigen Schlußpunkt zu finden.
Gemeinsam ist allen Versuchen der Bildübertragung, daß die Vorlagen in Punkte und Zeilen zerlegt werden müssen, weil der Informationsgehalt eines Bildes mit keinem Übertragungsverfahren simultan und vollständig übermittelt werden kann. Wichtig war es also, einen Modus der Bildzerlegung zu finden, der den Informationsgehalt weitgehend wahrte und zugleich die Übertragung der Bildpunkte oder -elemente nacheinander in bestimmten Zeitrastern ermöglichte. Diese Zeitraster sind durch den Trägheitseffekt des menschlichen Auges vorgegeben, das schon bei etwa 12 bis

Abb. links:
Constantin Senlecqs Projekt eines »Téléctroscopes« mit kommutiertem Selenzellen-Raster und starrer Koppelung zwischen Bildsignalen und Synchronisierimpulsen aus dem Jahre 1880

15 aufeinanderfolgenden Bildern pro Sekunde eine kontinuierliche Bewegung wahrzunehmen glaubt.
Für die Übertragung des Bildes von einem Sender zu einem oder beliebig vielen Empfängern ist die Umwandlung der optischen Information jedes Bildpunktes in eine elektrische Information unerläßlich. Jede Form der Bildübertragung benötigt folglich Elemente, welche die Umwandlung von Licht in Strom auf der Senderseite und von Strom in Licht auf der Empfängerseite bewerkstelligen. Für ein Fernsehen werden also aktive und passive Bildwandler benötigt. Zunächst sind Abtast- und Wiedergabetechniken für Bilder in weitgehend identischen Apparaten ausgebildet worden; erst in den dreißiger Jahren stellte sich heraus, daß für diese Zwecke die Konstruktion spezialisierter Geräte erforderlich war.
Als Übertragungswege kommen für elektrische Informationen nur Kabel oder elektromagnetische Wellen in Frage, die aber für die Bildübermittlung besonders optimiert sein müssen, weil hier sehr viel mehr Informationen pro Sekunde weitergeleitet werden müssen als zum Beispiel bei reiner Tonübertragung.
Als Mittel der Bildspeicherung stand seit der Jahrhundertwende der Film zwar zur Verfügung, er warf jedoch das Problem auf, daß mit jedem Abtasten die optische Bildinformation wieder in eine elektrische Information umgewandelt werden mußte. Erst in der zweiten Hälfte des 20. Jahrhunderts gab es brauchbare Möglichkeiten der Videoaufzeichnung.
Viele Spezialprobleme, wie der Aufbau von Studios, die Möglichkeiten der Bildbearbeitung und der Bau von preisgünstigen und in Serie herstellbaren Empfängern, konnten erst angegangen werden, als die oben beschriebenen grundlegenden Fragen des Fernsehens gelöst waren.
Der hier zur Verfügung stehende Platz reicht bei weitem nicht aus, um alle »Pioniere« zu berücksichtigen, die zur Entwicklung der Komponenten des Fernsehsystems beigetragen haben. Die wichtigsten Schritte sollen jedoch im folgenden zusammengefaßt werden.
Es ist ein alter und wahrscheinlich nicht zu entscheidender Streit, ob technische Innovationen Reflex gesellschaftlicher oder wirtschaftlicher Bedürfnisse sind oder ob sie nicht doch eher induktiv aus bereits erreichten technischen Standards abgeleitet und entwickelt werden. Im Fall des Fernsehens oder, allgemeiner gesprochen, der Bildübertragung scheinen jedenfalls sehr lange eher technikimmanente Faktoren die Überlegungen beflügelt zu haben.
So war es Samuel Morses Erfindung des nach ihm benannten Telegraphen im Jahre 1837, die den schottischen Uhrmacher Alexander Bain zu einem neuen Gedankenansatz bewog. Beim Telegraphieren müssen die einzelnen Buchstaben und Ziffern in genau vorgeschriebene Abfolgen von Punkten und Strichen codiert werden, deren Generierung und Interpretation nur dem Eingeweihten möglich ist. Damit war die Schrift nicht länger ein Artefakt mit eigenen ästhetischen Gestaltungsmöglichkeiten, sie konnte nicht mehr durch Typographie und Ornament Bildhaftigkeit wahren. Bain schlug vor, den Gedanken an eine rasche, ja simultane Übertragung nicht aufzugeben, die Schrift jedoch wieder als Bild aufzufassen und als solches zu transferieren.

Die aus dem Hochdruck bekannten metallischen Schriftzeilen sollten nach seiner Idee von Kontaktbürsten zeilenweise abgetastet, in Signalströme umgewandelt und übertragen werden. Damit war das Urbild eines Bildtelegraphen geschaffen, auch wenn das Gerät von Bain nie zum Einsatz kam.
Ähnlich wie Bain erging es dem Engländer Frederick Collier Bakewell, der im Jahre 1848 die Idee eines Kopiertelegraphen formulierte. Bei diesem sollte eine Zeichnung oder eine Schrift auf eine metallische, d. h. stromleitende Metallgrundlage aufgebracht werden. Die Tinte hatte isolierende Eigenschaften, so daß ein stromleitender Griffel, der zeilenweise die Vorlage abtastete, bei Kontakt mit der Vorlage eine Stromunterbrechung »melden« konnte. Auf der Empfängerseite sah Bakewell eine Art von Kopierpapier vor, das sich unter Einfluß von Strom verfärben sollte; die Stromunterbrechungen auf der Bildvorlage der Senderseite verhinderten an diesen Stellen eine Verfärbung des Papiers. Im synchronen Zusammenspiel von abtastendem und schreibendem Griffel entstand so auf der Empfängerseite eine Negativkopie der Vorlage.
Beide Verfahren scheiterten im wesentlichen an einem Grundproblem der Bildübertragung. Die zeilenweise Bildabtastung und -wiedergabe konnte nur dann funktionieren, wenn Sender- und Empfängerapparat absolut synchron liefen. Das heißt, Abtast- und Schreibmechanik mußten gleichzeitig starten, und auch das Umschalten von einer Zeile auf die nächste mußte präzise geregelt sein. An ein spezielles Signal zum Synchronisieren der Anlagen war aber bei beiden Konzepten nicht gedacht, so daß kaum einmal wirklich exakte Reproduktionen eines Bildes möglich waren.
Die erste nachweislich brauchbare und funktionierende Anlage zur Bildübertragung war der Pantelegraph des italienischen Physikers Abbé Giovanni Caselli, mit dem seit 1863 einfache Strichzeichnungen zwischen Paris und Marseille oder Lyon auf Telegraphenkabeln ausgetauscht werden konnten. Die Synchronisation des ähnlich wie beim späteren Phonographen funktionierenden Zeilenlaufes besorgten hier Uhrwerke und Pendel, die Bildwiedergabe geschah durch chemische Prozesse in einem Spezialpapier. Obwohl die Kopiertelegraphen von Caselli recht gut arbeiteten, wurden sie schon nach wenigen Jahren wieder außer Dienst gestellt.
Bei der Frage, wie denn die Hell-Dunkel-Anteile einer Bildvorlage in elektrische Signale zu übertragen seien, schien den Zeitgenossen um 1870 mit der Entdeckung einer besonderen Eigenschaft des Metalls Selen ein Durchbruch erreicht worden zu sein. Der englische Kabelingenieur Willoughby Smith wies darauf hin, daß sich der elektrische Widerstand von Selenstäben unter Einfluß von Licht stark veränderte. Damit glaubten alle Wissenschaftler, die sich mit Bildübertragung beschäftigten, zum

Titelseite des ersten überhaupt erschienenen Buches über das elektrische Fernsehen von dem Portugiesen Adriano de Paiva

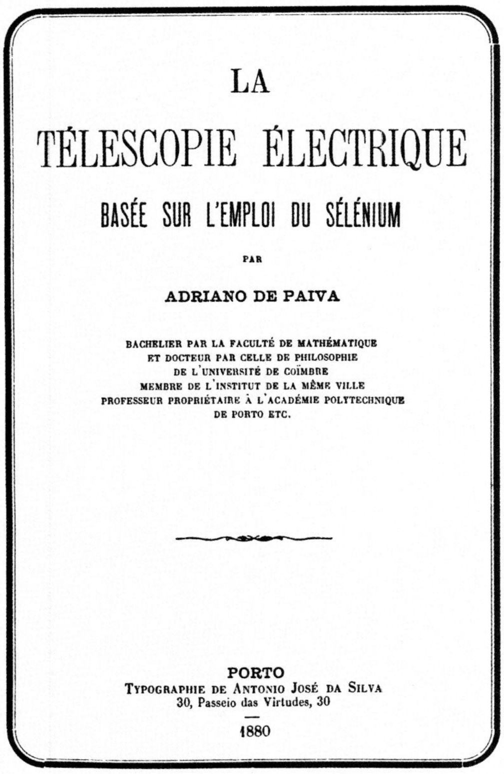
LA

TÉLESCOPIE ÉLECTRIQUE

BASÉE SUR L'EMPLOI DU SÉLÉNIUM

PAR

ADRIANO DE PAIVA

BACHELIER PAR LA FACULTÉ DE MATHÉMATIQUE
ET DOCTEUR PAR CELLE DE PHILOSOPHIE
DE L'UNIVERSITÉ DE COÏMBRE
MEMBRE DE L'INSTITUT DE LA MÊME VILLE
PROFESSEUR PROPRIÉTAIRE À L'ACADÉMIE POLYTECHNIQUE
DE PORTO ETC.

PORTO
Typographie de Antonio José da Silva
30, Passeio das Virtudes, 30

1880

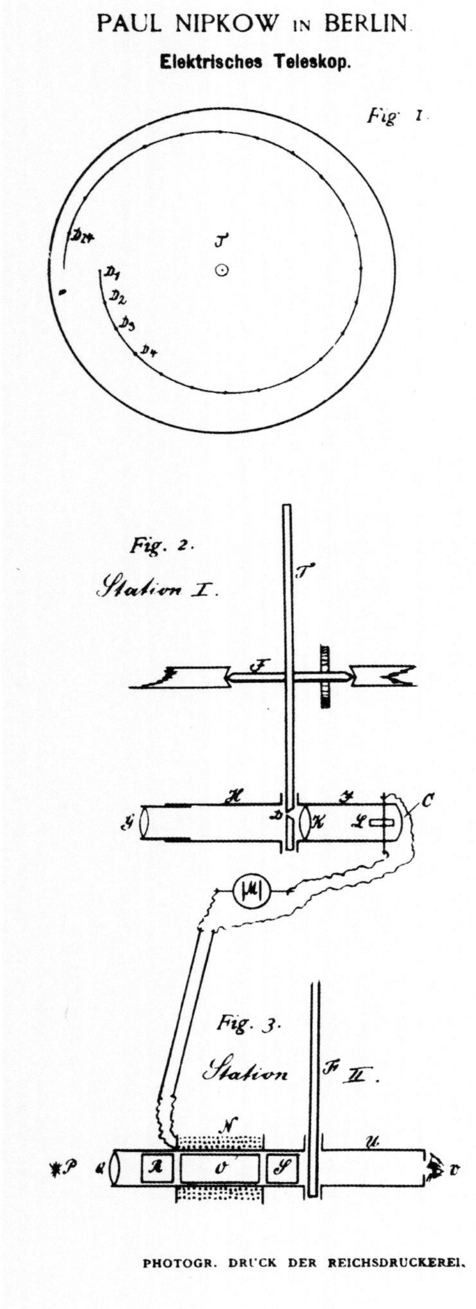

Zeichnung aus der Patentschrift von Paul Nipkow (1884) für ein elektrisches Teleskop. Die »Nipkow-Scheibe« mit den spiralförmig eingebrachten Löchern war für Jahrzehnte das zentrale Bauelement des mechanischen Fernsehens

ersten Mal ein brauchbares Instrument der Bildwandlung in die Hände zu bekommen. In den folgenden Jahren häuften sich die Veröffentlichungen, in denen die Verwendung von Selen in immer neu variierten Konstellationen vorgeschlagen wurde. Adriano de Paiva, Maurice Le Blanc sowie Constantin Senlecq waren die ersten bekannten Autoren, die Selen für ein »Téléctroscope« verwenden wollten. Bis auf einen »Telephotographen« von Bidwell aus dem Jahre 1881 konnte jedoch keines der beschriebenen Konzepte realisiert werden, weil die Selenzellen noch zu träge reagierten und der Gleichlauf zwischen Sender und Empfänger nicht gewährleistet war. Alle Konzepte sahen die Übertragung von stehenden Bildern vor, bewegten sich also im strengen Sinne noch immer auf dem Gebiet der Bildtelegraphie und nicht des Fernsehens. Ein zur gleichen Zeit kaum wahrgenommener Vorschlag der Bildzerlegung, der die Übertragung auch von Bildketten immerhin denkbar machte, stammte von einem jungen Studenten in Berlin.

Angeblich war im Jahre 1880 für den damals 20jährigen Paul Nipkow aus Lauenburg in Pommern die Beschäftigung mit dem erst vier Jahre vorher erfundenen Telephon der entscheidende Anstoß gewesen, »einen Apparat zu schaffen, der – in ähnlicher Weise wie das Telephon dem Ohre – dem Auge die Möglichkeit gebe, Dinge wahrzunehmen, die sich außerhalb seines natürlichen Wirkungskreises befinden«. Als wesentlichen Teil eines »elektrischen Teleskops« beschrieb Nipkow in seiner Patentschrift (1884) eine Bildfeld-Zerlegerscheibe, bei der spiralförmig eingebrachte Öffnungen eine Vorlage punktförmig und zeilenweise abtasteten und damit die sequentielle Übertragung ermöglichten. So war ein genial einfaches, mechanisches Hilfsmittel entstanden, auf das fast alle Fernsehexperimentatoren des beginnenden 20. Jahrhunderts zurückgreifen sollten, auch wenn die schon weit zurückliegende Urheberschaft der Idee erst nach und nach und vor allem in Deutschland rekonstruiert werden konnte.

Da Nipkow aber weder geeignete Bildwandler noch Verstärker zur Verfügung standen, konnte er sein »Elektrisches Teleskop« nie selbst realisieren. Finanzielle Engpässe und wohl auch die geringe Aussicht auf die Verwertung seines Patents

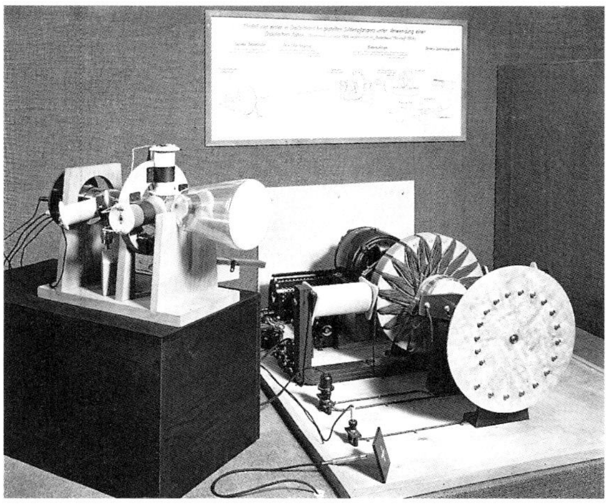

Experimentalanlage von Dieckmann und Glage aus dem Jahre 1906, in der zum ersten Mal eine Braunsche Röhre für die Erzeugung von Fernsehbildern verwendet wurde

werden ihn dazu bewogen haben, schon nach wenigen Jahren die Zahlung der erforderlichen Gebühren einzustellen, so daß der Schutz des Patents verfiel.
Nipkow beschäftigte sich fortan mit anderen, wenig erfolgreichen, zum Teil recht skurrilen Erfindungen, z. B. einem muskelgetriebenen Insektenflugzeug. Erst nachdem die ersten erfolgreichen Realisationen von Fernsehbildern bekannt wurden, kehrte er nach 1924 zu seinem alten Thema zurück und beschäftigte sich mit dem tatsächlich immer noch nicht gelösten Problem der Bildsynchronisation auf Sender- und Empfängerseite. Ein ihm in dieser Frage bereits erteiltes Patent mußte aber wegen erfolgreicher Einsprüche wieder aufgehoben werden. Immerhin wurde Nipkow die Ehre zuteil, daß der erste deutsche Fernsehsender seinen Namen erhielt. In Deutschland war sein Ansehen als »Vater des Fernsehens« bei seinem Tode im Jahre 1940 so hoch, daß ihm als erstem Techniker in der Nazi-Ära ein Staatsbegräbnis eingerichtet wurde.
Einen ersten wichtigen Schritt hin zu einer neuen Form der immateriellen Bilddarstellung unternahm im Jahre 1906 der Münchener Professor Max Dieckmann mit seinem Mitarbeiter Gustav Glage. Dieckmann gehörte zu den wenigen unkonventionell denkenden Naturwissenschaftlern seiner Zeit und hat viele neue Vorschläge zur Anwendung gerade erst entwickelter Technologien gemacht. So versuchten Dieckmann und Glage als erste, die im Jahre 1897 von Ferdinand Braun als Meßinstrument erfundene Kathodenstrahlröhre für die Bildgenerierung und Zeichenübertragung zu nutzen. Sie erfanden eine Vorrichtung, bei der die Bewegung eines Schreibstiftes unmittelbar vom Leuchtfleck einer Braunschen Röhre nachvollzogen werden konnte. Einfache Zeichnungen und Schriftzeichen konnten so elektronisch reproduziert werden. Weiterhin entwickelten die beiden Wissenschaftler eine Apparatur, bei der erhabene metallische Vorlagen von einer mit Metallpinseln versehenen Nipkow-Scheibe abgetastet wurden. Sobald einer der Metallpinsel einen Teil der Vorlage berührte, wurde das Zeilenraster der Braunschen Röhre unterbrochen. So entstand ein Schattenbild der Vorlage und ihrer Veränderungen. Durch die kontinuierliche Abtastung war es möglich, nicht nur für die Dauer eines Schriftzuges ein Bild zu generieren, sondern so lange, wie die Scheibe Kontakt mit einer Vorlage hatte.
Bezeichnend für die Rigidität, mit der von der akademischen Welt des beginnenden 20. Jahrhunderts die wissenschaftliche Beschäftigung mit dem Fernsehen als aussichtslose Spielerei abgelehnt wurde, ist ein Vorgang aus dem Jahre 1913. Dieckmann wollte in diesem Jahr an der Technischen Hochschule München eine Vorlesung über »Drahtloses Fernsehen« halten, was ihm jedoch vom Senat der Hochschule verwehrt wurde. Dieckmann änderte das Thema in die als unverfänglich empfundene Formulierung »Fernübertragungseinrichtungen von hoher Mannigfaltigkeit«. Obwohl er noch einmal im Jahre 1925 auf der Münchener Verkehrsausstellung einiges Aufsehen erregte, als er dort Fernsehbilder vorführte, die von einem Ablenkmechanismus mit Spiegeln abgetastet worden waren, hatte er noch immer nicht die Vision

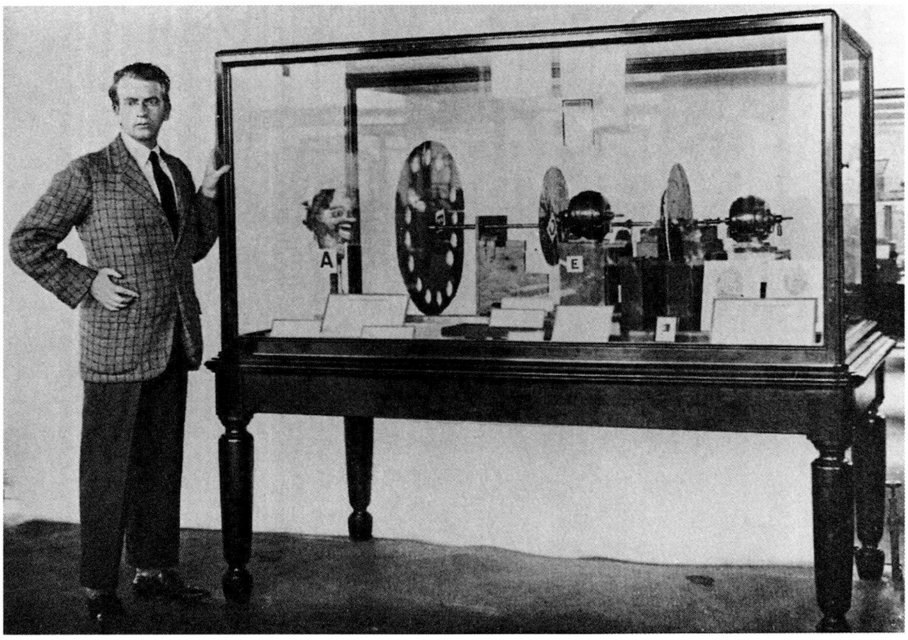

John Logie Baird mit seiner ersten Fernsehversuchsanlage aus dem Jahre 1924. Links in der Vitrine der Kopf der abgetasteten Puppe

eines neuen Mediums, des Fernsehens für jedermann, vor Augen. Er glaubte vielmehr an eine Verwendung von Bildtransfertechniken in Bereichen der Meteorologie und kommerziellen Aufgaben.

Hingegen scheint der Schotte John Logie Baird von visionärer Kraft getrieben worden zu sein, seit er sich im Jahre 1923 mit dem Fernsehen zu beschäftigen begann. Baird war seit einer Malariainfektion gesundheitlich angeschlagen und hatte bei vielen vorherigen Betätigungen wenig Fortune und ökonomischen Erfolg gehabt. Innerhalb weniger Jahre suchte er sich so unterschiedliche Aufgaben wie die Erfindung von Patentsocken sowie die Vermarktung von Honig, Kokosmatten, Marmelade und Seife. Doch schon mit seinen ersten ebenso genialen wie dilettantischen Versuchen, einfache Bilder zu übertragen, hatte er einen in Großbritannien bis dahin nicht erzielten Erfolg und löste auch in anderen Ländern einen neuen Schub von Innovationen und Verbesserungen aus, der seine technologische und industrielle Basis in der seit etwa 1920 rasch expandierenden Rundfunktechnik fand.

Da er jedoch zunächst keine Geldgeber für seine Forschungen hatte, sah er sich 1924 genötigt, dreimal am Tag im Londoner Kaufhaus Selfridges aufzutreten und zu demonstrieren, wie das Gesicht einer Puppe mittels Nipkow-Scheiben-Abtastung ferngesehen werden kann. Immerhin gelang es ihm trotz aller bescheidenen Umstände, unter denen er arbeiten mußte, die britische und binnen kurzem auch die internationale Öffentlichkeit davon zu überzeugen, daß die rundfunkähnliche Ausstrahlung von Bildern nur eine Frage der Zeit sei. Mit immer neuen Überraschungen wie den ersten drahtlosen Fernübertragungen, Vorschlägen für ein farbiges Fernsehen und vor allem der gelungenen Übermittlung von einfachen Bildern zwischen Großbritannien und den USA (9.2.1928) verschaffte sich der Autodidakt den Ruf einer weltweit anerkannten Koryphäe und zog sich gleichzeitig die Abneigung der meisten professionellen Kollegen zu. Vor allem die Mitarbeiter der BBC, welche über die notwendigen Sender verfügten, legten ihm, wo immer sie konnten, Steine in den Weg. Erst nach einem Besuch in Deutschland, wo er sich ungleich größerer Anerkennung erfreuen konnte, war die BBC bereit, ihm für ein Testprogramm befristet einen Mittelwellensender zu überlassen.

In Deutschland bildeten die jährlichen Funkausstellungen seit ihrer Premiere im Jahre 1924 das unbestrittene nationale Forum für aussichtsreiche und auch weniger ernst-

zunehmende neue technische Projekte der Telekommunikation. Nach dem Erfolg der Radiotechnik herrschte auf der 5. Funkausstellung im August 1928 wenig Zweifel daran, daß der Übertragung von Tönen jetzt auch ganz rasch die regelmäßige Übermittlung von Bildern zu den Tönen folgen werde, wurden doch auf der in diesem Jahr stattfindenden Funkausstellung schon zwei konkurrierende Fernsehsysteme vorgestellt, wobei eines unter staatlicher Regie, das andere durch einen Entwicklungsauftrag eines großen Konzerns entstanden war.
Telefunken hatte sich 1924 vertraglich die Kooperation mit dem Leipziger Professor August Karolus gesichert, während die Reichspost mit dem ein wenig undurchschaubaren Ungarn Denes von Mihaly zusammenarbeitete, der behauptete, schon kurz nach dem Ersten Weltkrieg in Budapest erfolgreiche Fernsehversuche unternommen zu haben.
Im Juni 1924 waren zahlreiche Fachleute einer Einladung von August Karolus nach Leipzig gefolgt, wo er in seinem Labor an der Universität eine gewaltige Anlage aufgebaut hatte, die 48-Zeilen-Bilder von Diapositiven oder Schattenrissen übertragen konnte. Karolus hatte gleich mehrere Probleme der Bildübertragung gelöst: Das Synchronisationsproblem umging er, indem er die Nipkow-Scheiben für Abtastung und Wiedergabe auf einer Achse montierte. Als Lichtwandler auf der Geberseite setzte er eine von ihm verbesserte Kaliumphotozelle ein. Die Bildverstärkung gelang ihm durch die Kopplung von vier Gleichstromverstärkern. Als Lichtventil auf der Empfängerseite benutzte er die seit längerem bekannte Kerr-Zelle, bei der die Polarisationsebene von Licht durch Spannungsschwankungen geändert

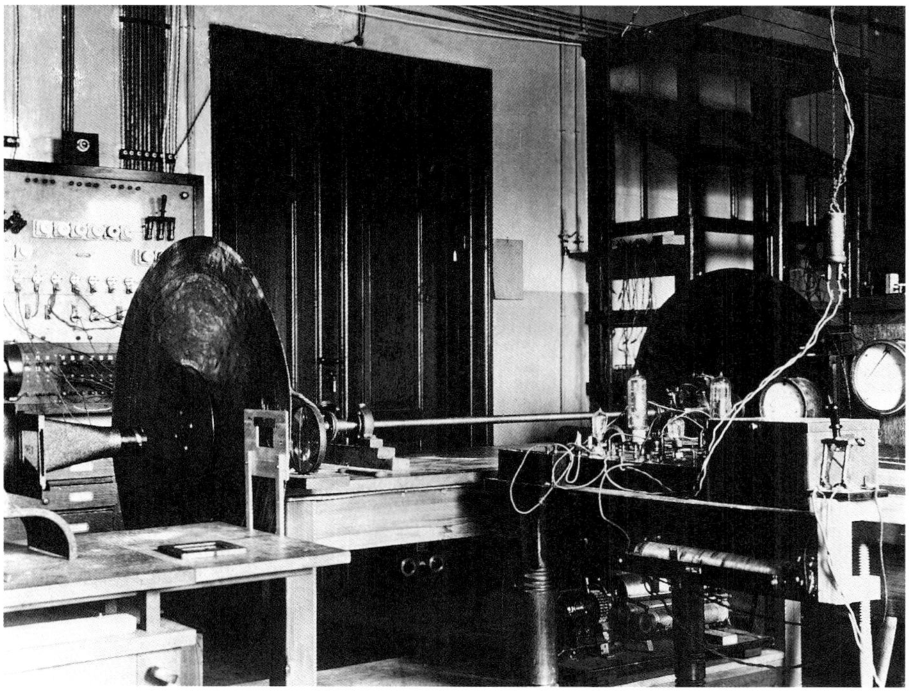

Blick in das Leipziger Fernsehlaboratorium von August Karolus um 1925

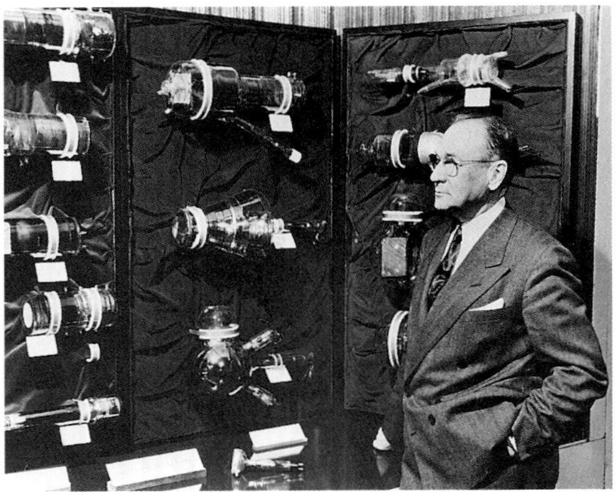

Vladimir Kosma Zworykin vor einigen der von ihm erfundenen elektronischen Ikonoskop-Bildaufnahmeröhren

wird. Diesen Effekt konnte er in langjährigen Versuchen erheblich optimieren.
Karolus und viele zeitgenössische Experten sahen eine Verwendungsmöglichkeit seiner Anlage zunächst weniger in der Realisierung von Fernsehen in unserem Verständnis, sondern eher in der kommerziellen Nutzung für Bildtelegraphie, die er in den folgenden Jahren näher erforschte. Erst die ab 1927 sich intensivierende Diskussion über die technischen Möglichkeiten von Fernsehen führte ihn zum ursprünglichen Ansatz zurück, die Vision eines Paul Nipkow und anderer Protagonisten als technisch machbar zu bestätigen.
So zeigte Karolus auf der Funkausstellung 1928 immerhin Bewegtbilder mit 96 Zeilen, die sogar schon projiziert werden konnten, während Mihaly nur mit einigen Tricks 30-Zeilen-Bilder auf einem 4 x 4 cm großen Bildfeld einer Nipkow-Scheiben-Anlage als bewegt erscheinen lassen konnte.
Gleichwohl war die Aufregung unter den Besuchern der Funkausstellung außerordentlich groß; in zum Teil unüberschaubaren Schlangen standen die Menschen an, um einen Blick auf die schon als »Volksfernseher« bezeichneten Geräte und ihre Bildchen zu werfen. Telefunken verwirrte im übrigen das Publikum sehr, weil gleichzeitig mit der Präsentation des Fernsehens das sogenannte »Gleichlaufkino« nach einer Idee von Georg Arco lanciert wurde. Arco hatte vorgeschlagen, in einer Vielzahl von Kinos synchron Filme abzuspielen, die ihren Ton über eine gleichzeitige Rundfunkübertragung zugespielt bekommen sollten. Da das Fernsehen von vielen Zeitgenossen noch als »Fernkino« oder »Bildrundfunk« bezeichnet wurde, fiel ihnen die Differenzierung nicht leicht. Nach den ersten erfolgreichen Fernsehdemonstrationen ist in Deutschland die weitere Forschung zwar hauptsächlich durch die Forschungsstätten der großen elektrotechnischen Unternehmen Telefunken und Bosch vorangetrieben worden, diese standen jedoch unter Aufsicht des staatlichen Reichspostzentralamtes und erhielten von dort Direktiven.
Etwa zur gleichen Zeit experimentierten verschiedene andere Wissenschaftler in aller Welt mit unterschiedlichen Verfahren der Television, die in der Regel aber auf der Nipkow-Scheibe oder dem Weillerschen Spiegelrad, einem ähnlichen Mittel der Bildzerlegung, basierten. In Japan war es Kenjiro Takayanagi, in den USA die Bell Labs mit Dr. Gray sowie General Electric mit Raymond D. Kell und in Frankreich die Physiker Belin und Dauvillier, die auch schon mit mechanisch abgelenkten Kathodenstrahlen für die Bilddarstellung arbeiteten.
Alle bisher vorgestellten Fernsehprojekte benutzten zumindest auf der Abtastseite mechanisch-optische Methoden. Photo-elektrische und elektronen-optische Verfahren waren noch zu wenig erforscht und kaum erprobt, um sie für die Realisierung von Fernsehen ernsthaft ins Auge zu fassen. Wieder war es ein Wissenschaftler mit einer

ungewöhnlichen Biographie, der wichtige Anstöße für ein gänzlich neues technisches Konzept lieferte. Schon 1923 versuchte der aus Rußland in die USA immigrierte Vladimir Zworykin, ein Patent für ein vollelektronisches Fernsehsystem zu bekommen. Zworykin war Schüler des St. Petersburger Professors Boris Rosing. Dieser arbeitete ähnlich wie Dieckmann und Glage in Deutschland mit einer Kombination von mechanischer Bildabtastung und elektronischer Bildwiedergabe. Erste bescheidene Erfolge erzielte er mit seinen Apparaten um 1910, blieb aber in der wissenschaftlichen Welt Rußlands ein Außenseiter. Hingegen wurden seine Forschungen im Ausland, speziell von Baird und Karolus, intensiv studiert.
Zworykin gelang es, den Traum seines Lehrers Rosing von einem masse- und trägheitsfrei erzeugten Fernsehbild im wesentlichen zu realisieren. Sein Patentantrag aus dem Jahre 1923 beinhaltete eine Bildaufnahme- oder Kameraröhre, bei der das von der Optik eingefangene Bild auf eine photoelektrisch beschichtete Platte projiziert wurde, welche auf der Rückseite von einem Elektronenstrahl abgetastet wurde. Hinzu kam als weiteres Element ein Vorläufer des später von ihm erfundenen »Kineskops«, also einer Vakuumröhre für die Bildwiedergabe.
Dieses System führte Zworykin im Jahre 1925 Managern des amerikanischen Elektrokonzerns Westinghouse vor, die seine Forschungen finanziert hatten. Ihre Begeisterung hielt sich allerdings in Grenzen, zumal Zworykin nur ein Kreuz und andere einfache graphische Symbole übertragen konnte. Sie empfahlen ihm, sich etwas »Nützlichem zuzuwenden«. Zworykin erwog, ganz und gar aus der Fernsehentwicklung auszusteigen und beschäftigte sich einige Jahre mit Photozellen und einem neuen Tonfilmsystem. Das beantragte Patent wurde ihm erst nach fünfzehn Jahren, also im Jahre 1938, zugesprochen. Doch 1929 konnte er nach einem beruflichen Wechsel in die Leitung der Elektronischen Forschungsgruppe von RCA (Radio Corporation of America) deren Präsidenten David Sarnoff von der vielversprechenden Zukunft des Fernsehens überzeugen. Sarnoff beschloß, weitere Forschungen unter Zworykins Leitung zu finanzieren.
Am 26.6.1933 stellte Zworykin der Fachwelt seine neue Ladungsbildspeicherröhre mit dem Namen Ikonoskop vor, die für viele Jahre die wichtigste Röhre in den Fernsehkameras blieb. Ihre Fertigung begann im darauffolgenden Jahr. Sie bildete auch die Grundlage für die Bildaufnahmeröhren, die bei den Live-Übertragungen der Olympischen Spiele in Berlin 1936 in der Kamera von Telefunken zum Einsatz kamen.
Etwa zur gleichen Zeit wie Zworykin arbeitete der Amerikaner Philo T. Farnsworth an einem anderen Typ von Kameraröhre, die als Sondenröhre bezeichnet wurde. Das Reichspostzentralamt erprobte dieses Modell ebenfalls während der Olympischen Spiele 1936; die Ergebnisse hielten allerdings dem Vergleich mit den Bildern des Ikonoskops nicht stand. Durch die Vereinigung der Bauprinzipien von Ikonoskop und Sondenröhre entstand das Super-Ikonoskop mit einer um den Faktor 100 erhöhten Lichtempfindlichkeit, das weltweit bis zur Einführung des Orthikons durch RCA im Jahre 1939 die in elektronischen Kameras am meisten verwandte Aufnahmeröhre blieb.
Während große Unternehmen und staatlich kontrollierte Einrichtungen dazu neigten, bestimmte Konzepte hartnäckig zu verfolgen, die sich bereits als obsolet erwiesen

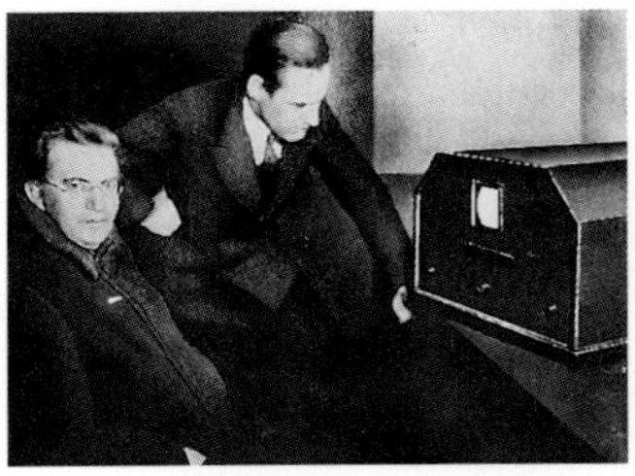

Der schottische Fernsehpionier John Logie Baird sah bei Manfred von Ardenne zum ersten Mal elektronische Fernsehbilder (Januar 1932)

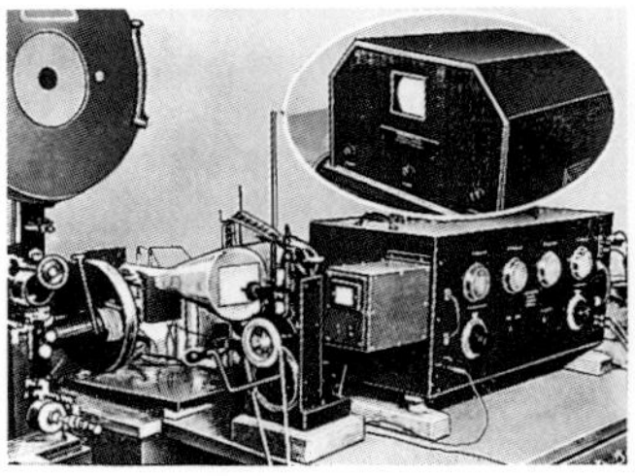

Abbildung aus einem Artikel in der *New York Times* über die Demonstration elektronischen Fernsehens durch Manfred von Ardenne auf der Funkausstellung in Berlin 1931

hatten, so waren es meist Außenseiter wie der junge Manfred von Ardenne, die dank ihrer relativen Freiheit in der Lage waren, technisch neue Wege zu beschreiten. Im Alter von 24 Jahren realisierte Manfred von Ardenne, Anregungen einzelner anderer Wissenschaftler folgend, zum ersten Mal ein Fernsehsystem, bei dem alle Komponenten der Bildabtastung und -wiedergabe elektronisch arbeiteten. Er benutzte dazu von ihm selbst optimierte Oszillographenröhren und Breitbandverstärker, konnte allerdings bei einer Vorführung am 14. 12. 1930 in seiner Lichterfelder Villa nur Filmbilder wiedergeben. Eine Technik für die Aufnahme von bewegten Objekten stand ihm nicht zur Verfügung. Immerhin wurde noch ein Jahr später seine Anlage auf der 8. Großen Deutschen Funkausstellung in Berlin auch von der internationalen Presse als wichtige Neuerung wahrgenommen. Die Bilder des Systems von Ardenne/Loewe wiesen 100 Zeilen auf und überzeugten sowohl durch ihre Helligkeit wie durch die Feinheit der Zeichnung in den Halbtönen. In seinen Grundzügen ist das von Ardenne vorgeschlagene Verfahren zur Filmabtastung noch bis weit in die Nachkriegszeit hinein angewandt worden. Diese erste öffentliche Demonstration eines elektronisch erzeugten Fernsehbildes sollte sich als außerordentlich folgenreich herausstellen. Mit ihr wurde endgültig das Ende der Ära der Nipkow-Scheibe für die Bilddarstellung eingeleitet. Innerhalb kurzer Zeit vollzog sich in allen Ländern der Übergang zur Epoche der Kathodenstrahlbildröhre und der Grundfigur des noch heute verbreiteten Empfängertyps, den die Theorie schon seit 20 Jahren angekündigt hatte.

Die ersten Fernsehempfänger waren in allen Ländern recht einfach, weil sie im wesentlichen aus einem konventionellen Rundfunkempfänger mit einer elektrisch zu betreibenden Nipkow-Scheibe bestanden. Viele Läden in England und Deutschland führten diese Geräte bis in die frühen dreißiger Jahre hinein auch als Bastelsets, die von einigermaßen geschickten Amateuren problemlos zusammengebaut werden konnten.

Fernsehempfänger mit Kathodenstrahlröhre boten 1935 bereits verschiedene Groß- und Einzelhandelskataloge in Deutschland an, so auch die Stuttgarter Firma Radio-Dräger, die in diesem Jahr Apparate der Firmen Telefunken, Lorenz und C. H. F. Müller im Programm hatte. Dies ist um so erstaunlicher, als noch gar nicht absehbar war, wann denn überhaupt außerhalb von Berlin in Deutschland ein Fernsehprogramm zu empfangen sein würde. Ähnlich wie in England war die Vielfalt der Geräte-Typen und Hersteller in der Vorkriegszeit zwar recht erstaunlich (einschließlich des Einheitsempfängers E 1 lassen sich in Deutschland mindestens 48 Modelle nachweisen), in der Regel sind jedoch nur Vorserien produziert worden, so daß, anders als in England, deutsche Vorkriegsgeräte heute außerordentlich selten sind. Wenn in Deutschland überhaupt ein zahlreiches Publikum mit den Fernseh-Produktionen seit 1935 in Berührung kam, geschah dies hauptsächlich auf den Funkausstellungen in Berlin und in den Fernsehstuben für gemeinschaftlichen Empfang. In Großbritannien hingegen wurden in der Vorkriegszeit schon mehr als 20 000 Empfänger verkauft, die es auch schon als prachtvoll gearbeitete Truhen mit integriertem Radio und Grammophon gab. In den Fernsehstudios begann das Zeitalter der Elektronenröhren-Kameras erst einige Jahre später. Hier wurde noch sowohl bei der Filmabtastung wie auch der Aufnahme

von Personen mit mechanisch hochentwickelten Nipkow-Scheiben-Anlagen gearbeitet. Die Akteure von Live-Programmen mußten sich in eine Kammer von nur wenigen Quadratmetern begeben, in der es kein Licht außer dem Abtast-Lichtstrahl der Nipkow-Scheibe gab. In Deutschland ist noch im Jahre 1938 ein sogenannter Universalabtaster für 441 Zeilen in Dienst gegangen, der sowohl Filme als auch Dias und Personen aufnehmen konnte.
Auch Live-Übertragungen wie die der Olympischen Spiele 1936 in Berlin konnten nur zum Teil mit den damals zur Verfügung stehenden Kameras realisiert werden. Schon bei bedecktem Himmel reichte deren Lichtempfindlichkeit nicht mehr aus. In Deutschland hat man sich bei solchen Anlässen mit dem andernorts wenig bekannten Zwischenfilmverfahren beholfen. Dabei handelte es sich um eine Mischung aus Bildspeicherung mit Hilfe von Filmmaterial und mechanischer Abtastung. Eine auf dem Übertragungswagen postierte Filmkamera belichtete spezielles Filmmaterial, das im Innern des Wagens in einem Schnellentwicklungsverfahren von nur eineinhalb Minuten Dauer bearbeitet und dann sofort abgetastet werden konnte. Der Ton des

Radio-Zentrale Alex. v. Prohaska, G. m. b. H., Berlin N 58, Gleimstraße 20

Fernseh-Empfänger und Teile

A 420 Telefunken

„Bildempfänger FE IV".

Ein kompl. Bildempfänger für die Sendungen von Berlin-Witzleben und Brocken in einer jetzt marktfähigen Form — in elegantem Gehäuse auf Spezialtisch. Der Empfänger empfängt gleichzeitig Bild- und Tonwelle. Trotz der äußerst komplizierten Arbeitsweise und Aufbau des Apparates ist die Bedienung derart vereinfacht, daß sie auch einem weniger Geübten keine Schwierigkeiten verursachen wird. Die Haupteigenschaften des Empfängers lassen sich kurz wie folgt zusammenfassen: einfache Bedienung, großes, weißes, helles Bild, sehr gute Tonwiedergabe, blickgeneigter Bildschirm, Verwendung normaler Röhren.

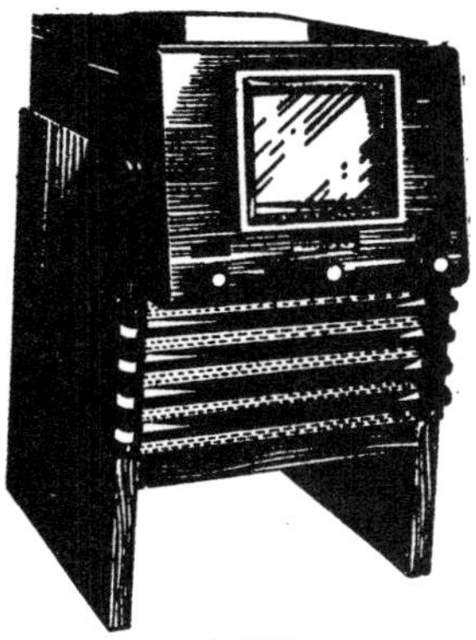

A 420

Technische Daten:

Schaltung: Überlagerungsschaltung (Super), mit zwei getrennten Zf-Teilen für Ton und Bild.
Wellenbereich: ultrakurz.
Empfänger besteht aus folgenden Teilen: 1. Mischteil mit Bildempfänger, 2. Tonempfänger mit dynam. Lautsprecher, 3. Ablenkgerät, mit Zeilen- und Bild-Kippteil, 4. Netzanschlußgerät für Niederspannung, 5. Netzanschluß für Hochspannung, Bildschirmröhre.
Antenne: Spezial-Gummikabel von 2,5 m Länge mit Schlaufe und Sauggummi zur Befestigung.
Bildfenster: 18×22 cm.
Gehäuse aus Eichenholz mit Tisch kombiniert: 58×110×84 cm.
Röhren: Telef. Braunsche Bildschirmröhre:
RENS 1264, ACH 1, AF 3, AF 7, RFE 1 f. Bildempf.
AF 3, AF 7, AB 3, AL 1 für Tonempfang.
AB 2, AF 7, AL 2, CY 1, AC 2, AL 2 f. Ablenkgerät.
RGN 2504, RFG 1.
Bedienungsknöpfe 2. Doppelknöpfe: Verstärkungs-Ton, Verstärkungs-Bildkontrast.

Preis auf Anfrage.

Es können auch alle anderen Systeme von Fernseh-A.G., Loewe, Lorenz, TKD usw. geliefert werden.

Einer der ersten in Deutschland zu erwerbenden Fernseher war der FE IV von Telefunken. Abbildung aus einem Rundfunkkatalog 1935

Reporters wurde als Lichtton mit aufgezeichnet und konnte so synchron zum Bild ausgestrahlt werden. Die wenigen heute noch erhaltenen Teile von Zwischenfilm-material sind wahrscheinlich die besten Dokumente von Fernsehproduktionen der Vorkriegszeit, weil weder Schnitt noch Ton nachträglich verändert werden konnten.
Das Zwischenfilmverfahren ist auch in einem der Berliner Fernsehtheater angewendet worden; hier zeichnete eine Filmkamera das auf einem Monitor empfangene Bild auf. Nach wiederum eineinhalb Minuten, in denen das Material entwickelt und getrocknet werden konnte, warf ein Projektor die Aufzeichnung als Bild in einer Größe von 3 x 3,2 m auf eine Leinwand. Daneben gab es aber auch schon elektronische 20-kV-Projektionsempfänger der Firma Telefunken, die immerhin Bilder einer Größe von 1,00 x 1,20 m in beachtlicher Helligkeit lieferten.
Erst zwei Jahre nach den Versuchen mit elektronischen Kameras bei den Olympischen Spielen, also gegen Ende des Jahres 1938, gelang es, den Studiobetrieb in Deutsch-land vollständig mit elektronischen Mitteln auszustatten.
In England arbeitete zumindest die Marconi-EMI schon seit Ende 1935 mit verbes-

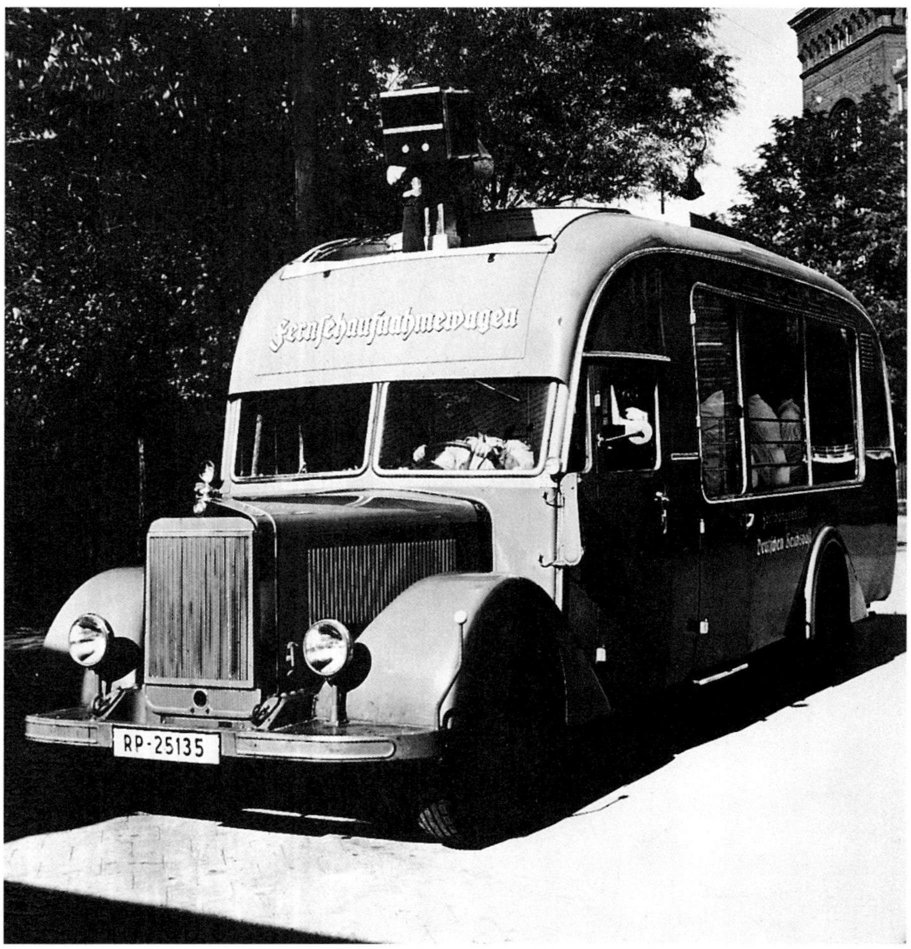

Fernsehübertragungswagen der Reichs-post um 1938. Durch große Fenster in den Seitenflächen konnten die Techniker bei der Arbeit beobachtet werden serten Ikonoskop-Kameras. So konnte die BBC seit dem 2. November 1936 qualitativ hervorragende Bilder mit 405 Zeilen, dem auch noch in der Nachkriegszeit gültigen Fernsehstandard, aus dem ersten Studio im Londoner Alexander Palace übertragen. Das Konzept der sogenannten Emitron-Kameras entwickelte sich aus der engen Zusammenarbeit zwischen den Forschungsabteilungen der amerikanischen RCA und der englischen Marconi-EMI. Sie lieferte solche ausgezeichneten Bilder, daß die Fernseharbeiten des noch immer mit dem mechanischen Fernsehen experimentierenden Pioniers Baird zum Scheitern verurteilt waren.

Das Scheitern von Baird im Jahre 1937 kann als weltweit endgültige Akzeptanz elektronischer Konzepte der Fernsehtechnik interpretiert werden. Seit 1930 war es gelungen, alle notwendigen Komponenten des Systems Fernsehen zu solcher Reife zu entwickeln, daß man kein wirklich schwaches Glied dieser Kette mehr ausmachen kann. In den USA, Großbritannien und Deutschland sowie mit Abstrichen auch in anderen Ländern war die technische Basis für auch heute noch durchaus akzeptable Bildqualitäten gelegt. Alle genannten Fernsehsysteme arbeiteten mit mindestens 400 Zeilen, verläßlich funktionierende und ausreichend lichtempfindliche Kameras standen zur Verfügung, die Ultrakurzwelle als Übertragungsweg war ausreichend erforscht und Studios mit der Möglichkeit kreativer Bildgestaltung konnten eingerichtet werden. Die elektrotechnischen Unternehmen hatten ihre Fähigkeit unter Beweis gestellt, preiswerte Empfänger in größeren Serien zu produzieren. Doch der Ausbruch des Zweiten Weltkriegs verzögerte zumindest in Europa die Einführung des neuen Mediums um Jahre.

Während nach 1939 in Großbritannien und später auch in den USA die mit der Fernsehtechnik befaßten Wissenschaftler und Unternehmen alle Kapazitäten und Fähigkeiten in den Hochfrequenzkrieg um Radar, Stör-, Peil- und Lenkverfahren investierten, versuchten ihre deutschen Kollegen, das Fernsehen selbst zur Waffe zu machen. In jahrelangen und letztlich vergeblichen Anstrengungen entwickelten sie Zielerfassungssysteme mit Fernsehkameras für Gleitbomben, Raketen und Panzer, die in großen Stückzahlen gebaut wurden. Keine dieser neuen Waffenanlagen ist je zum Einsatz gekommen, denn um optimal funktionieren zu können, hätten Bildauswertung und Steuerung mit Hilfe von Elektronenrechnern automatisiert werden müssen. Diese standen erst in späteren Kriegen zur Verfügung.

Die Erfindung des Programms

John Logie Baird, der schottische Universalerfinder, hatte es sehr schwer, für seine Ideen Unterstützung bei den arrivierten Wissenschaftlern und der allmächtigen BBC zu finden. Erst nach einem Ausflug nach Deutschland, wo er bei den Forschern des Reichspost-Zentralamtes freundliche Aufnahme fand und ihm ohne große Probleme eine Frequenz für Testzwecke zur Verfügung gestellt worden war, zeigte sich auch die BBC entgegenkommender. Am 30. September 1929 begann auf der Londoner Mittelwellenstation mit einfachsten Mitteln die Ausstrahlung des ersten Fernsehprogramms der Welt. Die Bilder kamen aus Bairds eigenem Studio. Damit dürfte er der einzige technische Pionier des Fernsehens sein, der sich auch um die Entwicklung von Programmformen verdient gemacht hat. Da Ton und Bild auf einer Frequenz gesendet wurden, konnten die Ausstrahlungen nur alternierend erfolgen. Um so erstaunlicher ist das Bemühen, trotz dieser Umstände ein Live-Programm zu produzieren. Für jeweils zwei Minuten war ein Akteur im Bild (ohne Ton) zu sehen, der in den folgenden zwei Minuten nur mit Ton erläuterte, was den tieferen Sinn seiner Bemühungen darstellte.

In England setzten die Promotoren des Fernsehens anscheinend darauf, daß das Live-Erlebnis die sehr bescheidene Bildgüte von 30 Zeilen vergessen machen könnte. Immerhin sicherte das britische Bemühen um die Entwicklung einer besonderen Dramaturgie und Programmgestaltung für Fernsehbedürfnisse einen deutlichen Vorsprung für die Zeit, in der die Wahrnehmung des Fernsehbildes nicht mehr allein von phantasievoller Ahnung und Intuition abhing, sondern unzweifelhaft als Gestik und Mimik von handelnden Personen und deren Umgebung gesehen werden konnte.

Die bekannten technischen Mängel hielten das Baird-Studio nicht davon ab, bereits am 14. Juli 1930 ein 3-Personen-Stück von Pirandello mit dem Titel *Der Mann mit einer Blume im Mund*, das immerhin vier Szenen aufwies, für das archaische Fernsehbild dieser Zeit zu arrangieren. Die Zuschauer mit ihrem selbstgebauten oder frisch erworbenen Empfänger der Baird-Marke Televisor werden bei allem Wohlwollen gegenüber den TV-Pionieren wenig bis nichts auf ihren mit einer Lupe vergrößerten Bildfeldern erkannt haben.

Die Frage, mit welchem Programm denn ein auch technisch anspruchsvolles Fernsehen bespielt werden sollte, wurde in Deutschland anfänglich nicht mit besonderem Nachdruck diskutiert. Nachdem man sich für die ersten Versuchssendungen mit beliebigen Filmschnipseln beholfen hatte, ließ zu Beginn des Jahres 1930 die Reichspost auf Kosten der Reichs-Rundfunkgesellschaft einen kleinen Film bei der Commerz-Film AG drehen, der besonders für die Ausstrahlung im Fernsehen geeignet sein sollte. Er hieß *Morgenstunde hat Gold im Munde*, enthielt viele Großaufnahmen und war sehr langsam geschnitten. Während der folgenden Jahre stand immer noch keine Frequenz für die Übertragung von Ton zur Verfügung, was aber auch niemanden gestört haben mag, weil die Erfahrung des Stummfilms noch nahe war und auf die Programmgestaltung ohnehin kaum Phantasie und Einfallsreichtum verwandt wurden. Statt dessen versuchten die Ingenieure der Reichspost, die Bildauflösung zu verbessern, und führten immer neue Standards ein. Anfang 1931 wurde die Zeilenzahl von 30 auf 48 bei jetzt 25 Bildwechseln/sec. (statt vorher 12,5) gesteigert. Im Juli 1932 ging die Reichspost zu 90 Zeilen über, die im April 1934 von der neuen Norm mit 180 Zeilen ersetzt wurden. Damit stand eine für die damalige Zeit einzigartige Bildqualität zur Verfügung, die jedoch nur für das Abspielen von Tonfilmen genutzt wurde. Fernsehspezifische Inhalte sind in Deutschland bis 1935 nicht entwickelt worden.

Im Jahre 1934 besuchten Mitglieder der britischen Selsdon-Kommission neben anderen Ländern auch das nationalsozialistische Deutschland, um sich über den Stand der TV-Entwicklung zu unterrichten. Im Januar 1935 wurde das Ergebnis ihrer inter-

nationalen Studien auch in Deutschland bekannt. Die Kommission empfahl die Abkehr von der in Großbritannien immer noch praktizierten 30-Zeilen-Norm und die Einführung eines »hochauflösenden Fernsehens« mit regelmäßigem und attraktivem Programm. Dies ließ in Deutschland die Befürchtung aufkommen, im internationalen Wettbewerb um die Führungsposition in der Fernsehentwicklung ins Hintertreffen zu geraten. Daraufhin wurde im Propagandaministerium entschieden, daß der publizistische Erfolg der Eröffnung eines TV-Programms nicht verschenkt werden dürfe.
Als offizieller Beginn eines »regelmäßigen Fernsehprogrammbetriebes«, der vom damaligen Reichssendeleiter Eugen Hadamovsky in seiner Eröffnungsansprache als erster auf der Welt bezeichnet wurde, gilt denn auch in Deutschland der 22. März 1935. In der Fachpresse war jedoch noch etwas ehrlicher von »Versuchssendungen des Reichspost-Zentralamtes« die Rede. Tatsächlich bestand das Fernsehstudio aus einem kleinen Personenabtaster mit Nipkow-Scheibe und einer Aktionsfläche von 1,5 x 1,5 m, in dem allenfalls kleine Ansagen und Moderationen sowie Sketche und Monologe von bescheidenem dramaturgischem Niveau produziert werden konnten. Die live gesendeten Programmanteile waren weitgehend improvisiert und wurden von den Angestellten der Reichspost bzw. der Reichs-Rundfunkgesellschaft in eigener Regie gestaltet. Im April 1935 waren zwei Mitarbeiterinnen gewonnen worden, die vor der Kamera bzw. der Abtastmechanik agieren sollten. Besondere Mühe mit der Kreation von fernsehgerechten Auftritten gab sich die als Ansagerin Ende 1934 eingestellte Schauspielelevin Ursula Patzschke. Sie hatte keine Scheu, zusammen mit ihrem Dackel aufzutreten, studierte humoristische Gedichte ein und experimentierte mit Puppenspielen und kleinen Cartoons in der Nachfolge von Wilhelm Busch. Sie hatte auch beobachtet, daß sich bestimmte Farbtöne (braun und beige) besonders gut für die Schwarzweiß-Abtastungen eigneten und sorgte erstmals für eine fernsehgerechte Garderobe.
Hauptsächlich jedoch konnten etwaige Zuschauer auf ihren Empfängern Ausschnitte aus aktuellen Spielfilmen der UFA, bei denen Großaufnahmen von Personen im Vordergrund standen, und einen Zusammenschnitt der Wochenschau betrachten. Das Bild wies im Unterschied zu heute noch ein fast quadratisches Format im Verhältnis 5 : 6 auf, das durch die Abtastgeometrie der Nipkow-Scheibe vorgegeben war. Programmveröffentlichungen verzichteten denn auch konsequenterweise auf die Nennung von Sendetiteln und führten in ihren Schemata nur die Unterscheidung »Fernsehen« oder »Musik« auf. Sendeleisten gab es täglich von 10 bis 12 Uhr, von 15 bis 16.30 Uhr und von 20.30 bis 22 Uhr; in der Zwischenzeit konnten Hörer auf UKW-tauglichen Empfängern Musik hören, zu der kein Bild ausgestrahlt wurde.
Nach der offiziellen Eröffnung des Fernsehprogrammdienstes setzte ein aufschlußreicher Streit zwischen dem Reichspostministerium unter Eltz-Rübenach und Ohnesorge sowie dem Reichsministerium für Propaganda unter Goebbels und dem für Luftfahrt unter Göring um die Zuständigkeit für das Fernsehen ein. Da Göring glaubhaft machen konnte, daß diese neue Technik vor allem für den Luftschutz und die Flugsicherung von Bedeutung sei, wurde ihm die Zuständigkeit zunächst übertragen. Ein weiterer Führererlaß vom Dezember 1935 relativierte diese Entscheidung, künftig

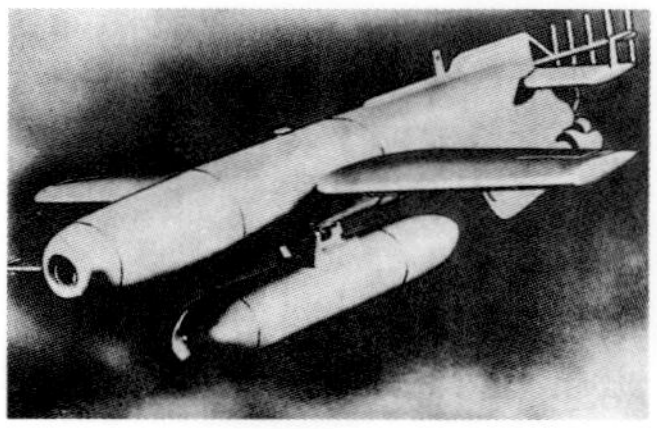

Gleitbombe HS 293 D mit einer eingebauten Fernsehkamera und Sender für die präzise Ansteuerung des Zieles, in Auftrag gegeben von der deutschen Luftwaffe während des Zweiten Weltkriegs, gebaut um 1944

waren alle drei genannten Ministerien für verschiedene Aspekte zuständig; die technische Federführung lag nach wie vor bei der Reichspost. Immerhin läßt diese Auseinandersetzung erkennen, daß das Fernsehen als künftige Schlüsseltechnologie und wirksames Medium ernst genommen wurde. Die im Hintergrund schwebenden Hoffnungen auf eine zukünftige militärische Bedeutung des Fernsehens, die auch von Mihaly und Zworykin prognostiziert worden war, ließen sich jedoch nicht einlösen.

Der Streit um die Zuständigkeit für das Fernsehen zwischen Post- und Propagandaministerium läßt sich noch in den spärlichen Angaben zum Programm des Fernsehens dieser Zeit auffinden; in den ersten Monaten wurde noch durchgehend darauf hingewiesen, ob eine Sendung vom Reichspost-Zentralamt oder der Reichs-Rundfunk-Gesellschaft produziert worden war.

In Deutschland ist das Fernsehen von einem größeren Publikum zum ersten Mal bei den Olympischen Spielen im August 1936 bewußt wahrgenommen worden. In Berlin und Umgebung gab es aus diesem Anlaß 28 Fernsehstuben mit jeweils mehreren Dutzend Plätzen und zwei Fernsehtheater mit jeweils mehreren hundert Plätzen, die während der sportlichen Großveranstaltung ständig ausverkauft waren. Sie boten auch den weniger zahlungskräftigen Zuschauern die einzigartige Gelegenheit, live bei einem exklusiven Ereignis dabei zu sein und gleichzeitig eine technische Innovation begutachten zu können, die bis dahin nur kleinen Gruppen von Experten zugänglich gewesen war. Die insgesamt auf über 100 000 geschätzten Besucher durften für einen geringen Obolus den Übertragungen für nur eine Stunde zuschauen und mußten dann anderen Interessierten Platz machen. Gesendet wurde täglich von 10 bis 12 Uhr, von 15 bis 17 Uhr und als Wiederholung des Tagesprogramms von 20 bis 22 Uhr.

Die Bilder wurden von insgesamt drei elektronischen Kameras und zwei Zwischenfilmübertragungswagen aufgenommen. Insgesamt sind vom 1. bis zum 16. August 138 Stunden gesendet worden. Live-Übertragungen mit einem ähnlichen technischen Aufwand sind später nur noch bei den Reichsparteitagen in Nürnberg praktiziert worden.

In den Jahren 1936 und 1937 bestand der größte Teil (ca. 65 %) des Fernsehprogramms aus der Wiedergabe von Filmmaterial wie Wochenschauen und Ausschnitten aus Unterhaltungs- und Dokumentarfilmen. In der verbleibenden Zeit mußte in der sogenannten »Dunkelkammer-Bühne« live produziert werden, wobei der Aktionsraum lediglich fünf Auftretenden Platz ließ. Opern- und Operetten-Querschnitte sowie kleine Sketche und musikalische Darbietungen bildeten den Hauptteil des Programms. In geringem Umfang versuchte die Programmleitung auch, informierende und im Sinne des Nationalsozialismus agitierende Gespräche mit Filmeinblendungen zu verbinden.

Während in Deutschland also noch eher tastende und experimentelle Schritte in Richtung eines akzeptablen Programms für ein größeres Publikum unternommen wurden, war das britische Fernsehen durch die Festlegung auf eine hochauflösende Fernsehnorm mit 405 Zeilen eher in der Lage, zumindest im Großraum London, die

Ahnung eines zukünftigen Massenmediums zu vermitteln. Hier waren bereits mehr als 20 000 Haushalte mit Empfängern ausgestattet, auf denen eine bunte Mischung von Fernsehspielen, Magazinprogrammen, Zeichentrickfilmen, Sportübertragungen und musikalischen Unterhaltungsprogrammen zu sehen war. Vor allem das Magazin *Picture Page* fand viele Zuschauer, weil es damals bereits populäre Künstler im Fernsehen vorstellte. Besonderes Aufsehen erregte die Live-Übertragung der Krönungsfeierlichkeiten von King George VI.
Für den Empfang mußte eine Lizenzgebühr in Höhe von zehn Schilling bezahlt werden. Als letzte Vorkriegssendung des britischen Fernsehens kam am 1. 9. 1939,

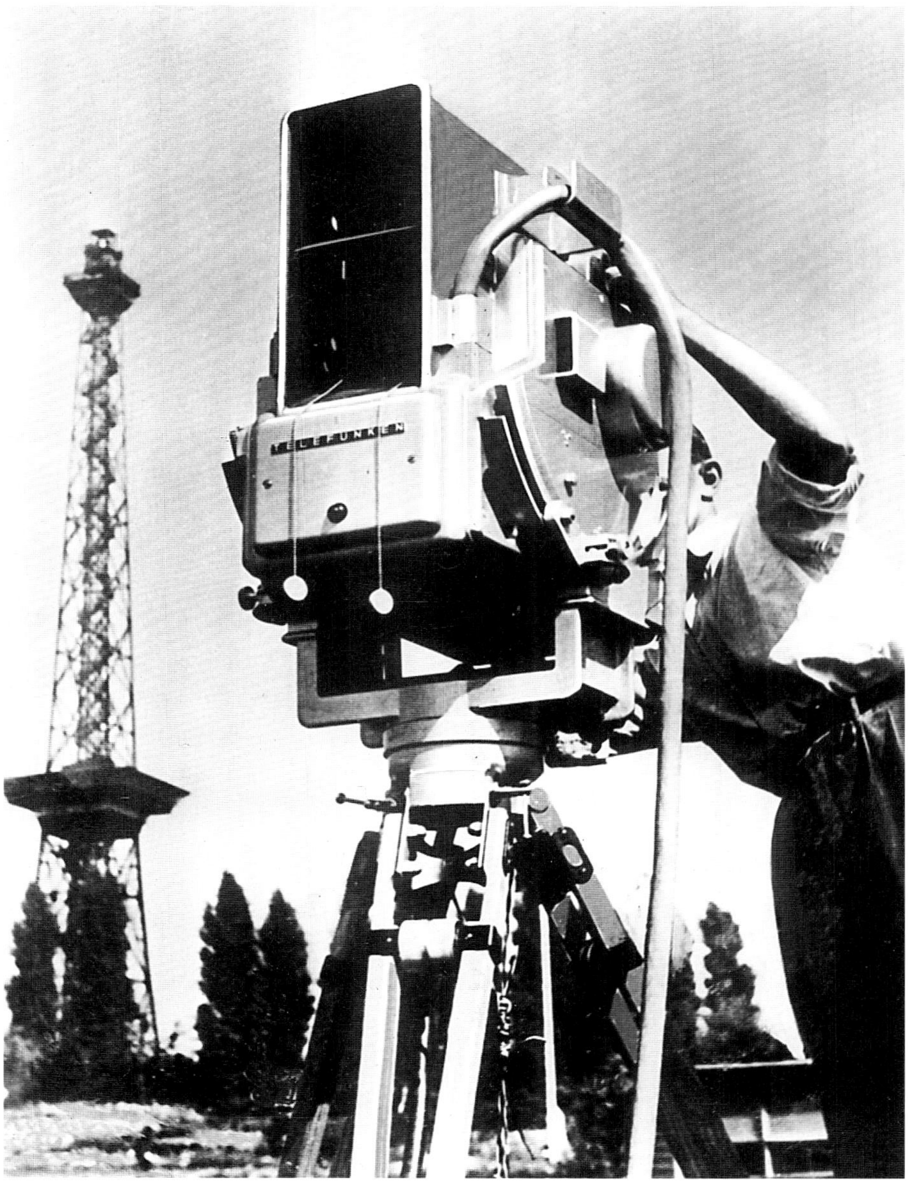

Fernsehkamera von Telefunken, 1939 zur Übertragung der für 1940 geplanten Olympischen Spiele in Helsinki gebaut. Eingesetzt in den Berliner und Pariser Fernsehstudios bis 1944

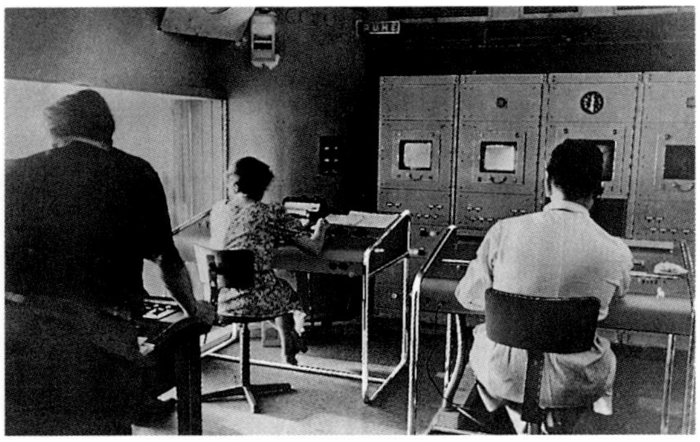

Blick in die Regie des Fernsehstudios im Deutschland-Haus in Berlin um 1938. Rechts das Bildmischpult, dahinter die Monitore mit den Kamerabildern, links daneben das Tonmischpult, links im Vordergrund das Regiepult

dem Beginn des Zweiten Weltkriegs, ein Mickey-Mouse-Cartoon zur Ausstrahlung; die BBC nahm TV-Sendungen erst im Jahre 1946 wieder auf.

Vergleichbar aufwendige Produktionen mit zahlreichen Darstellern in größeren Kulissen waren in Deutschland erst mit der durchgängigen Verwendung von elektronischen Kameras sowie einem gut ausgeleuchteten Studio denkbar. Das erste, speziell auf die besonderen programmlichen und produktionstechnischen Ansprüche des Fernsehens zugeschnittene Gebäude stand nach zahlreichen Anlaufschwierigkeiten im November 1938 am damaligen Adolf-Hitler-Platz in Berlin-Charlottenburg zur Verfügung. Es wies neben verschiedenen kleinen Studios ein großes Rundstudio mit immerhin 300 qm Grundfläche auf, in dem auch größere Fernsehspiele mit mehreren Dekorationen inszeniert werden konnten. Diesen Fernsehspielen widmete man die größte Sorgfalt und den beachtlichsten Aufwand, nachdem es aus rechtlichen Gründen immer schwieriger geworden war, Filmausschnitte von der UFA und anderen Firmen zu bekommen. Die mehrheitlich vom Theater kommenden Mitarbeiter des Fernsehbetriebs entnahmen ihre Stoffe hauptsächlich dem gängigen Repertoire der Boulevard-erprobten Lustspiele, Schwänke und Farcen; gelegentlich wagte man sich auch an Vorlagen des klassischen Kammerspiels mit Stücken von Tschechow und Gogol. Sehr beliebt war daneben das Genre des »Bunten Abends« mit einer Mischung von Varieté und Kleinkunst.

Schon relativ bald nach Beginn der Produktion in den neuen Studios wartete das Programm der Reichspost-Fernseh-Gesellschaft neben Ratgebersendungen und ambitionierteren Studiogesprächen mit einer Neuheit auf, die in besonderer Weise die Aufgabe des Mediums Fernsehen im Nationalsozialismus widerspiegelt. In der Sendereihe *Die Kriminalpolizei warnt* mit Fritz Schwiegk wurden zum ersten Mal Kriminelle mit Hilfe des Fernsehens gesucht. So präsentierte z. B. nach einer rätselhaften Serie von Taximorden ein Polizist vor den Kameras Beweismittel und bat die Zuschauer vor allem in den Berliner Fernsehstuben um Mithilfe bei der Identifizierung von Indizien. (Dieser Vorfall bildete 1939 die Anregung für die Story des kleinen Kriminalfilms *Wer fuhr II A 2992?*, durch den ein ausländisches Publikum im Gewand einer halbwegs spannenden Handlung mit dem Stand der Fernsehtechnik in Deutschland vertraut gemacht werden sollte. Auf Weisung des Propagandaministeriums mußte das Verbrechen allerdings von einem Mord in einen Verkehrsunfall mit fahrlässiger Tötung umgewandelt werden.

Zumindest seit 1937 produzierte der Filmtrupp des Fernsehens eine Fülle von Features, Dokumentar- und Lehrfilmen, die sich beratend, informierend und mahnend mit allen Aspekten des Lebens im nationalsozialistisch geprägten Deutschland befaßten. Die Themenpalette umfaßte Handreichungen für Kleingärtner, einen Besuch in der »Reichsbräuteschule«, aber auch Besuche in den Ateliers der angesehensten Künstler und den Ausstellungen der wichtigen Museen. Im allgemeinen scheinen sich die Autoren der Sendungen um ein akzeptables journalistisches Niveau bemüht zu haben; offen agitatorische und militaristische Sendungen finden sich zwar verstärkt nach dem Beginn des Krieges, waren aber auch zu diesem Zeitpunkt nicht signifikant für die Ausrichtung des Programms. Die aufwendigste Sendung des Fernsehens in Deutschland während des Krieges hieß bezeichnenderweise *Wir senden Frohsinn – Wir spenden Freude* und war in erster Linie für die Unterhaltung verwundeter Soldaten bestimmt. Wenn auch gegen Ende stark eingeschränkt in seinen technischen und programmlichen Möglichkeiten, wurde der Fernsehbetrieb im Dritten Reich immerhin bis zum September 1944 aufrechterhalten, auch wenn viele technische Mitarbeiter inzwischen zu den sogenannten »kriegswichtigen Aufgaben« der Fernsehtechnik abgeordnet worden waren.

Die Einführung publikumsorientierter Fernsehprogramme zog sich in den USA bis in das Jahr 1941 hin, obwohl hier die meisten technischen Innovationen des elektronischen Fernsehens erarbeitet worden waren. Die Entwicklungsarbeit lag in den Händen der großen Konzerne wie Westinghouse, RCA und General Electric, die jeweils ihren eigenen Standard dem Markt als verbindlich aufzwingen wollten. Dies erschwerte es der Rundfunkindustrie, mit großen Serien von Empfängern in die Produktion zu gehen, da nicht vorauszusehen war, welcher Standard sich letztlich durchsetzen würde. Erst am 1. Juli 1941 konnte nach langwierigen Verhandlungen das Startzeichen für die durchweg kommerziell finanzierten Programme gegeben werden. Zu diesem Zeitpunkt gab es im Großraum New York nur etwa 7 000 Haushalte mit TV-Empfängern, denen vor allem die Übertragung sportlicher Highlights wie Boxkämpfe, Basketball und Football angeboten wurde. Daneben sah das Programm die Übertragung von Quiz-Shows und Varietés vor. Die ersten Fernsehgesellschaften waren die mit RCA verbundene NBC, CBS sowie etwas später ABC. Ihre Programme wurden von verschiedenen Unternehmen wie Philco, Kraft oder Esquire gesponsort. Der endgültige Durchbruch des Mediums ließ auch in den USA bis nach dem Ende des Zweiten Weltkriegs auf sich warten, um dann um so massiver zu erfolgen. Schon nach wenigen Jahren war eine strikte Orientierung am Massengeschmack zu beobachten; es gab zahlreiche Shows zu festen Sendeterminen, auch erste, äußerst beliebte Serien für die Familie tauchten im Programmschema auf. Früher als andere Fernsehkulturen setzte die amerikanische auf die Verankerung von TV-Persönlichkeiten wie Milton Berle und Sid Caesar.

Schon sehr bald nach dem verlorenen Zweiten Weltkrieg wurde in deutschen publizistischen, industriellen, technischen und rundfunkpolitischen Kreisen die Forderung nach einer Wiederaufnahme des Fernsehbetriebs erhoben. Vor allem in Hamburg konzentrierten sich zahlreiche frühere Mitarbeiter des Fernsehens, die vor den heranrückenden russischen Truppen in den Westteil Deutschlands verlagert worden waren. Doch durch die Bestimmungen der alliierten Besatzungsmächte hatten sich die Rahmenbedingungen erheblich verändert. Die Verfügung über Sendekapazitäten lag bei der Alliierten Kontrollkommission bzw. deren Unterkommissionen, jedenfalls

nicht mehr bei der Post. Die Programmzuständigkeiten im Rundfunk waren strikt nach den Grenzen der Besatzungszonen bzw. der neugegründeten Länder ausgerichtet und unterlagen der Aufsicht alliierter Offiziere. Zentralistische sollten durch föderale Strukturen ersetzt werden, der strikten Instrumentalisierung des Rundfunkprogramms zu politischen Zwecken während der Zeit des Nationalsozialismus sollte ein neuer Geist der Demokratisierung und Moralisierung (»reeducation«) folgen.
Die Aufnahme von Fernsehversuchen beim NWDR (Nordwestdeutscher Rundfunk) in Hamburg war im wesentlichen dem Engagement der technischen Mitarbeiter zu verdanken, die im Zusammenspiel mit den verbliebenen Kräften der Reichspost-Fernsehgesellschaft die finanziellen und organisatorischen Grundlagen für einen Neubeginn schufen. Die englischen Offiziere akzeptierten sogar die Abweichung von der noch immer geltenden britischen Vorkriegsnorm mit 405 Zeilen, die durch eine neue Norm mit 625 Zeilen ersetzt werden sollte.
Innerhalb der Aufsichtsgremien des NWDR stießen die Fernsehaktivitäten lange auf harte Widerstände. Die Gründe waren unterschiedlich: Zum einen wurde gefordert, zunächst den klassischen Rundfunk aufzubauen und sich erst dann dem Fernsehen zu widmen, zum anderen wurde die durchkommerzialisierte Programmgestaltung des amerikanischen TV als abschreckendes Beispiel zitiert, dem man keinesfalls nacheifern dürfe. Ein weiteres Gegenargument stützte sich auf den hohen Investitionsbedarf des Fernsehens, dessen Refinanzierung angesichts ungewisser Gebühreneinkünfte und einer nicht prognostizierbaren Produktion von geeigneten Empfangsgeräten bezweifelt wurde.
Unterstützung für eine möglichst baldige Wiederaufnahme von Fernsehprogrammausstrahlungen kam jedoch gerade von der westdeutschen Rundfunkindustrie, die sich ein zusätzliches Absatzgebiet wünschte. Hochrechnungen deuteten auf eine Sättigung des Marktes für Radios schon in den fünfziger Jahren hin. Die Interessenvertreter der Industrie boten im Dezember 1949 sogar an, für jeden der ersten hunderttausend verkauften Fernseher 50,– DM als Beitrag zu den Produktionskosten eines Programms abzuführen. Dieses Angebot schlugen die Intendanten der Rundfunkanstalten aus, weil sie darin einen illegitimen Versuch der Einflußnahme auf das Programm sahen.
Allen Beteiligten war klar, daß der NWDR zwar eine Vorreiterrolle in der technischen Entwicklung des Fernsehens leisten solle, aber im Ergebnis ein gemeinsames Abendprogramm für alle Westzonen bzw. das Gebiet der Bundesrepublik realisiert werden müsse, da aus Kostengründen keine Anstalt auf Dauer allein Programme werde produzieren können. Die föderale Struktur des neuen Mediums sollte dadurch gewährleistet bleiben, daß proportional zur Höhe des Gebührenaufkommens die einzelnen Anstalten Beiträge zu einem Gemeinschaftsprogramm erbringen sollten.
Für die Koordination eines solchen Programms bot sich als Dach die am 5.8.1950 gegründete »Arbeitsgemeinschaft der öffentlich-rechtlichen Rundfunkanstalten der Bundesrepublik Deutschland« (ARD) an; als Instrumente wurden die Ständige Programmkonferenz und ein beratender Fernsehbeirat eingerichtet.
Diskussionen über eine Programmphilosphie des Fernsehens kamen erst während der

Versuchsphase zwischen 1950 und 1953 in Gang. Gemeinsamer Nenner war die Ablehnung des amerikanischen Modells, das zwischenzeitlich auf diversen Studienreisen erkundet worden war. Weitgehende Einigkeit herrschte auch darüber, daß das Fernsehen berufen sei, der »Kultur« zu dienen und die Unterhaltung erst an zweiter Stelle zu stehen habe.
Angesichts erster Äußerungen in der Presse, daß das Fernsehen wegen seiner »hypnotisierenden Wirkung« den Zusammenhalt der Familien gefährden könne und die Kinder vom Spielen an der frischen Luft abhalten werde, betonte der Intendant des NWDR, Dr. Werner Pleister, in seiner Eröffnungsansprache am ersten Weihnachtstag 1952 den zivilisierenden und bildenden Auftrag des Mediums:

»Es kommt auf uns an, ob dieses technische Mittel schadet oder nützt. Ich meine, wir könnten mit ihm die Ausdrucksmöglichkeiten des Menschen vermehren, und wir sollten es dazu benutzen, das große Wunder des Lebens im Reichtum seiner Formen und Inhalte anzuschauen und zu erkennen.
Das Fernsehen schlägt Brücken von Mensch zu Mensch, von Völkern zu Völkern. So ist es wohl das richtige Geschenk, gerade zu Weihnachten.«

Der Generaldirektor des NWDR, Adolf Grimme, bezog sich in späteren Reden programmatisch auf das Vorbild der griechischen Demokratie und sah im Fernsehen die Wiederkehr der antiken agora realisiert. Dem Zuschauer werde durch die unmittelbare Anteilnahme am Geschehen im Parlament, bei Wahlen und Streitgesprächen via Television das Erlebnis unmittelbarer Demokratie gewährt.
Tatsächlich jedoch hat das deutsche Fernsehen den Zuschauer in den nächsten Jahren vor allem als Rezipienten und nicht als Partizipienten betrachtet. Mit möglichst vielen live produzierten Sendungen belehrenden und maßvoll unterhaltenden Charakters sollte die »Wirklichkeit« eines simultanen Geschehens in die Wohnzimmer getragen werden. Im Selbstverständnis der Fernsehmacher spielte dabei die Abgrenzung zur billigen Welt der Schlagerunterhaltung und der pompösen Traumwelt des Kinos eine wichtige Rolle.
Als ureigene Ausdrucksform und als besondere ästhetische Leistung des Fernsehens genoß das Fernsehspiel höchste Achtung, während filmische Zulieferungen nur als notgedrungen zu akzeptierende Hilfsmittel angesehen wurden. So konnten die wenigen Zuschauer des Eröffnungsprogramms nach den Reden des Intendanten Werner Pleister und des Technischen Direktors Werner Nestel zunächst eine Studioproduktion über die Entstehung des Weihnachtsliedes *Stille Nacht, Heilige Nacht* verfolgen. Danach gelangte *Max und Moritz* zur Aufführung – ein *Tanzspiel in 7 Streichen* nach Wilhelm Busch von Norbert Schultze, dem Komponisten von *Lili Marleen.*
Beide Stücke waren von Hanns Farenburg inszeniert worden, der auch schon dem Ensemble des Vorkriegsfernsehens angehört hatte. Nicht nur im Bereich der Technik, sondern auch im Programm tauchten viele Namen wieder auf, die schon die Produktionen des Deutschen Fernseh-Rundfunks bis 1943 bestritten hatten. Wegen der

Ausgewählte Literatur:

Abramson, Albert, 110 Jahre Fernsehen. »Visionen vom Fern-Sehen«, in: *Vom Verschwinden der Ferne*, Katalog zur Ausstellung, Deutsches Postmuseum, Frankfurt a. M. 1990

Briggs, Asa, *The History of Broadcasting in the United Kingdom*, Vol. IV, Oxford University Press 1979

Bruch, Walter, *Die Fernseh-Story*, Stuttgart 1969

Cain, John, *The BBC: 70 Years of Broadcasting*, London 1992

Goebel, Gerhart, »Das Fernsehen in Deutschland bis zum Jahre 1945«, in: *Archiv für das Post- und Fernmeldewesen*, H. 5/1953, S. 259 f.

Handbuch der Bildtelegraphie und des Fernsehens, hrsg. von Fritz Schröter, Berlin 1932

Heimann, B. und W., »Fernsehkameraröhren – Eigenschaften und Anwendungen«, in: *Fernseh- und Kino-Technik*, Heft 9 und 10, 1978

International Conference on the History of Television – From Early Days to the Present, ed. by The Institution of Electrical Engineers, London 1986 (Conference Publication Number 271)

Korn, Arthur, und Glatzel, Bruno, *Handbuch der Phototelegraphie und Teleautographie*, Leipzig 1911

Kreuzer, Helmut und Thomsen, Christian W. (Hrsg.), *Geschichte des Fernsehens in der Bundesrepublik Deutschland*, 5 Bde., München 1993 f.

Kreuzer, Helmut und Schanze, Helmut (Hrsg.), *Fernsehen in der Bundesrepublik Deutschland. Perioden – Zäsuren – Epochen*, Heidelberg 1991

hohen Aufwendungen für jede dieser Studioinszenierungen wurden sie in der Regel mindestens zweimal aufgeführt.
Am zweiten Programmtag erlebte die heute noch unangefochtene Nachrichtensendung *Die Tagesschau* ihre Premiere, zwar noch ohne sichtbaren Sprecher und ausschließlich aus Filmen zusammengestellt, aber doch auf Anhieb so erfolgreich, daß sie binnen kurzem zum Markenzeichen des Fernsehens in Deutschland werden konnte.
Der endgültige Durchbruch des Fernsehens als einem von der Politik, der Unterhaltungsindustrie und vor allem auch vom Publikum akzeptierten Massenmedium vollzog sich sehr rasch in den nächsten Jahren bis 1960. Vor allem zwei große TV-Ereignisse sind es gewesen, die die Neugier auf die mediale Teilnahme befördert haben. Das erste war die europaweit ausgestrahlte Krönung von Königin Elizabeth II. im Jahre 1953, das zweite die Fußballweltmeisterschaft von 1954, die dem deutschen Publikum neben dem kommunikativen Erlebnis auch das lange vermißte Bewußtsein internationaler Anerkennung verschaffte. Damit war auch in Deutschland der Eintritt in ein neues Zeitalter der Massenkommunikation in bewegten Bildern besiegelt, das zu diesem Zeitpunkt die Lebenswelten in den USA und auch in Großbritannien bereits grundlegend verändert hatte.

Lerg, Winfried B., »Die Entstehung des Fernsehens in Deutschland«, in: *Rundfunk und Fernsehen*, 4/1967, S. 360 ff.

Settel, Irving, *A Pictorial History of Television*, 2nd edition, New York 1983

Uricchio, William (Hrsg.), *Die Anfänge des Deutschen Fernsehens*, Tübingen 1981

Winker, Klaus, *Fernsehen unterm Hakenkreuz. Organisation, Programm, Personal*, Köln 1984

Zielinski, Siegfried, *Zur Geschichte des Videorecorders*, Berlin 1986

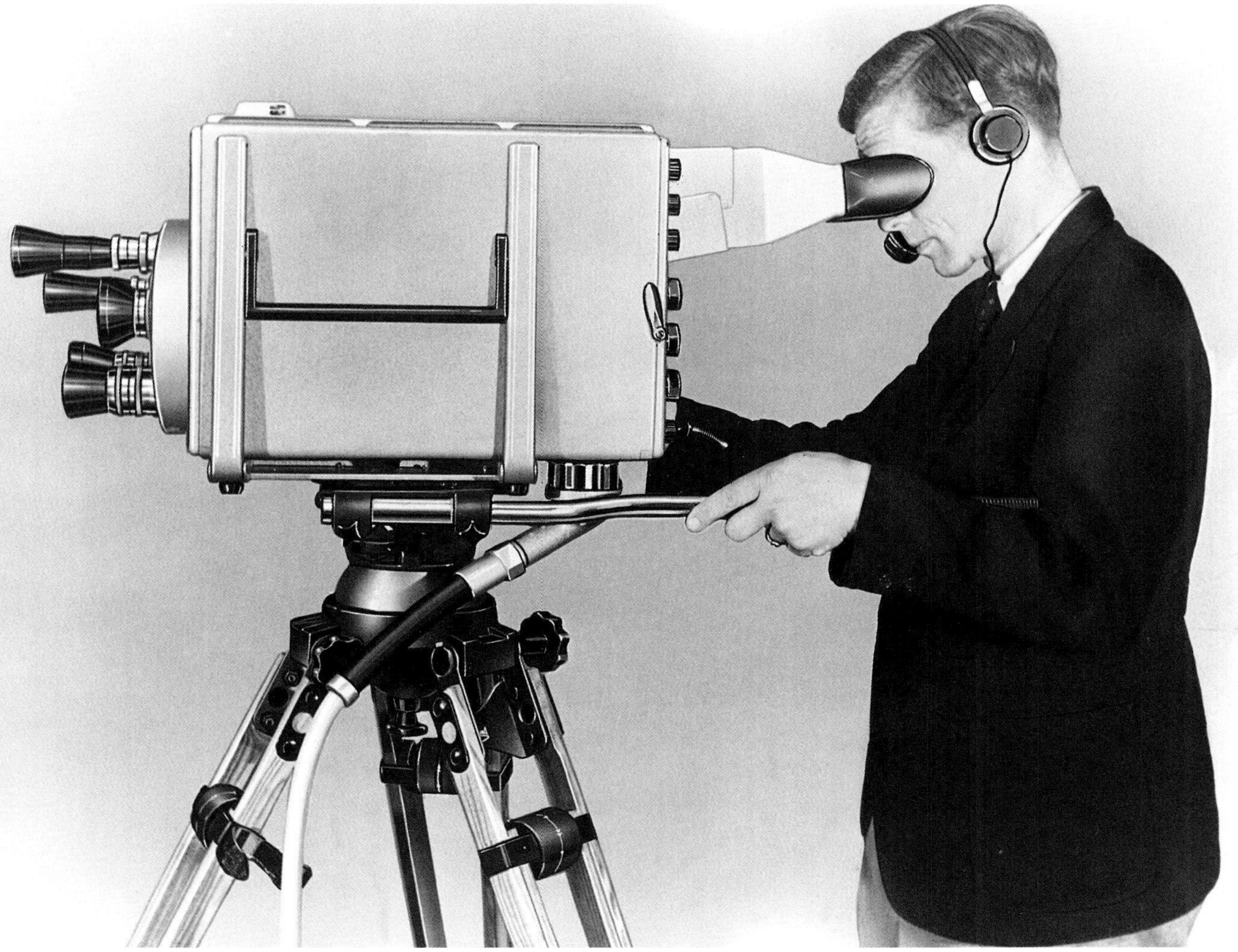

Eine der ersten in der Nachkriegszeit eingesetzten Superikonoskop-Fernsehkameras mit elektronischem Sucher und Objektivrevolver, um 1954

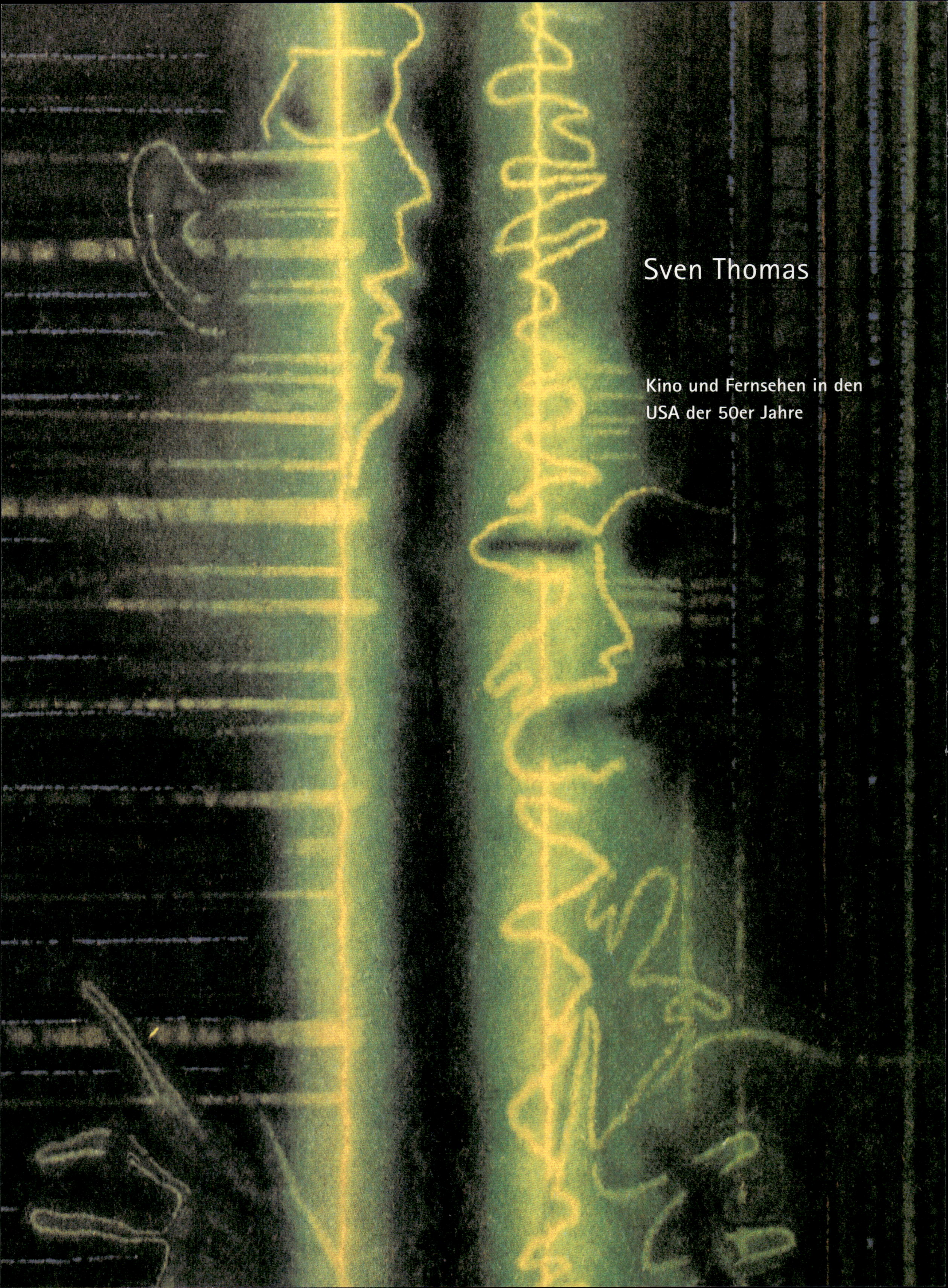

Sven Thomas

Kino und Fernsehen in den USA der 50er Jahre

TV versus Cinema

I. Ein Kinobesuch im Jahre 1953

Das Jahr 1953 bedeutet eine tiefe Zäsur in der Entwicklung der US-amerikanischen Medienlandschaft. Bis kurz nach dem Zweiten Weltkrieg war das Kino (neben dem Radio) unangefochten das Unterhaltungsmedium Nummer Eins. Doch die expansive Entwicklung des Fernsehens bewirkte einen tiefgreifenden Wandel in der Filmlandschaft. Diese radikale wirtschaftliche Umstrukturierung spiegelt sich nicht nur in Statistiken wider, sondern auch in den Werken der Filmkünstler.

Ein fiktiver Kinobesuch im Jahre 1953 kann helfen, diese Entwicklung in der Filmdramaturgie deutlich zu machen, wie sie sich vor allem in den USA vollzog.

1953 gilt in den USA ein Kinobesuch noch immer als gesellschaftliches Ereignis; in den großen amerikanischen Kinopalästen fühlt sich der Zuschauer als willkommener Gast. Die Länge des Werbeblocks hält sich in erträglichen Grenzen, vor dem Hauptfilm werden eine Wochenschau und ein oder zwei Kurzfilme präsentiert. Bei einem dieser Kurzfilme handelt es sich zumeist um einen Cartoon. Eine ganze Legion von Trickfilmern arbeitet fast ausschließlich für diesen Markt, darunter auch der für seine skurrilen Filme berühmte Tex Avery, dessen Name als Markenzeichen für gute Unterhaltung steht. Einer von seinen Cartoons ist der rund siebenminütige Streifen *Das Fernsehen der Zukunft (auch: Das Fernsehen macht alles möglich; TV of Tomorrow,* USA 1953; s. Abb.; vgl. auch S. 190 f.). Dieser witzige Film schildert den unaufhaltsamen Siegeszug des Fernsehens und seine ungehinderte Verbreitung bis in den Weltraum. Dabei scheinen der technischen Entwicklung des Mediums und der Begeisterung seines Publikums keine Grenzen gesetzt zu sein.

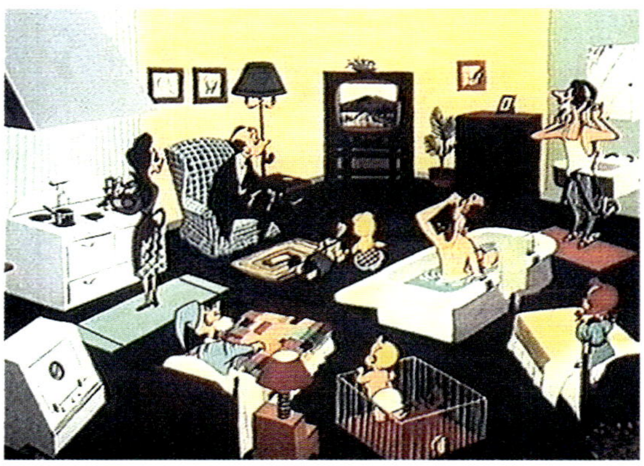

Tex Avery (Regie): *TV of Tomorrow* (*Das Fernsehen der Zukunft*; auch: *Das Fernsehen macht alles möglich*), USA 1953, 35 mm Kinofilm, Technicolor, 7 Minuten, Metro-Goldwyn-Mayer (MGM)

Nach diesem Vorfilm wird die aktuelle Wochenschau gezeigt. Abgesehen von der unterhaltsamen Präsentation von Sportereignissen und Neuigkeiten aus der Modewelt zeichnen die Berichte vom politischen Zeitgeschehen ein düsteres Bild von der Welt: Koreakrieg, die Auseinandersetzungen in Indochina und das atomare Wettrüsten. In das Jahr 1953 fallen Stalins Tod, der Ost-Berliner Volksaufstand vom 17. Juni und die Hinrichtung der angeblichen KGB-Spione Ethel und Julius Rosenberg in den USA. Die Gefahr eines neuen Weltkrieges scheint allgegenwärtig. Das politische Denken dieser Tage bestimmt ein Dualismus, der sich beispielsweise darin äußert, daß in New York demonstrativ das Verhalten bei einem Atomwaffenangriff durch die Sowjets geprobt wird. Um so willkommener ist jede Zerstreuung, die von der Unterhaltungsindustrie angeboten wird. Deshalb gehören Thriller wie *Das*

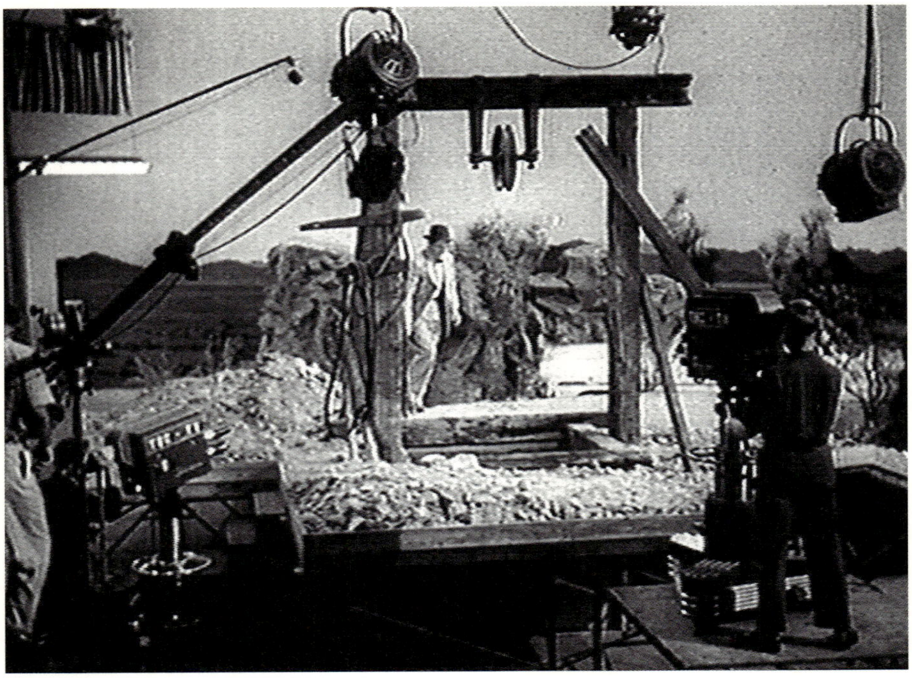

Jack Arnold (Regie), Maury Gertsman (Kamera): *The Glass Web* (*Das gläserne Netz*)
USA 1953, 35 mm Kinofilm, 3-D, schwarzweiß, 81 Minuten, Universal Pictures

gläserne Netz (*The Glass Web*), den der Hollywood-Routinier Jack Arnold gedreht hat, zu den beliebtesten Filmen jenes krisengeschüttelten Jahres 1953. Dieser Film ist als besondere Attraktion angekündigt worden, gehört er doch zu den ersten Streifen, die in dem neuartigen 3-D-Verfahren gedreht wurden. Die Spezialbrillen, die nötig sind, um ihn anzuschauen, sind zuvor an den Kinokassen ausgeteilt worden.
Der spannende Krimi beginnt mit einem genretypischen Aufreißer: Ein Auto hält inmitten einer menschenleeren Einöde an einer stillgelegten Mine; ein älterer Mann und dessen attraktive junge Ehefrau steigen aus. Die Frau äußert ihr Unverständnis darüber, daß sie sich diese völlig uninteressante Mine ansehen soll und wendet sich zurück zum Auto. Da zieht ihr Mann den Revolver und schießt sie kaltblütig nieder. Sodann nimmt der Mörder die Leiche und wirft sie hinab in den Schacht. – Die (Film-)Kamera fährt zurück und gibt den Blick frei auf ein Fernsehstudio. Dort wartet bereits der Fernsehansager vor den Plakaten einer Zigarettenmarke, um den Abspann für die soeben live gesendete Mordszene aus der Serie *Crime of the Week* und einige werbende Worte für die Zigarettenmarke »Colonial« zu sprechen. *Das gläserne Netz* ist einer der ersten Kinofilme, die das Medium Fernsehen auf eine ernstzunehmende Weise in die Spielhandlung einbeziehen.

II. Der Siegeszug des Fernsehens beginnt

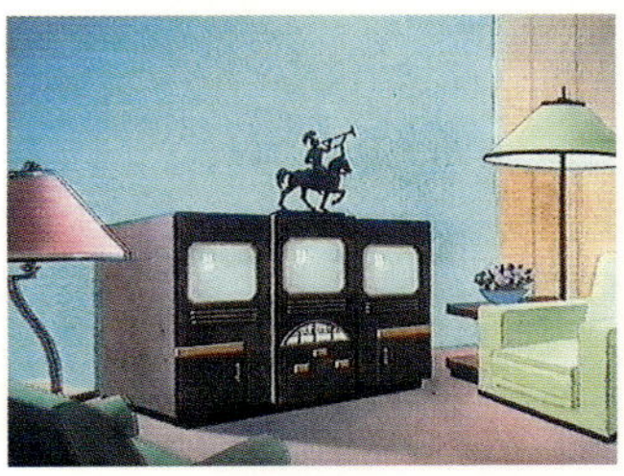

Tex Avery (Regie): *The House of Tomorrow* (*Das Haus der Zukunft*)
USA, Juni 1949, 35 mm Kinofilm, Technicolor, 7 Minuten, MGM/United Artists

Schon zu Anfang der fünfziger Jahre begann sich die wachsende Attraktivität des Fernsehens in dramatisch rückläufigen Besucherzahlen im Kino zu äußern: Hatte die Zahl der wöchentlichen Kinobesucher 1947 noch 90 Millionen betragen, war sie 1953 bereits auf 47 Millionen gesunken. Rund 6 000 der 26 000 Abspielstätten hatten schon schließen müssen, und die Einnahmen der Filmindustrie waren auf den Stand von 1942 zurückgefallen. Die Schuld an dieser alarmierenden Entwicklung gaben die amerikanischen Major-Companies allein dem Fernsehen.
Tatsächlich hatte sich die Elektronikindustrie bereits zu Beginn der fünfziger Jahre eine Vorrangstellung in der Wirtschaft erobert, was nicht zuletzt durch die massive Einbeziehung in das staatliche Rüstungsprogramm während des Zweiten Weltkrieges

begünstigt worden war. Besonders die kriegsentscheidende Bedeutung des (auf der Kathodenstrahl-Technologie basierenden) Radars hatte den Aufstieg der TV-Industrie enorm befördert. Vorauszusehen war diese Entwicklung zunächst nur für die Insider der Medienbranche, denn bis zum Ende der vierziger Jahre hatte das Fernsehen dem Kino keine ernsthafte Konkurrenz bieten können (s. S. 25 ff.). Der Science-Fiction-Film *Der jüngste Tag* (*When Worlds Collide*, Rudolph Maté, USA 1951; s. S. 188) und die Zukunfts-Satire *Das Haus der Zukunft* (*The House of Tomorrow*, Tex Avery, USA 1949; Abb. S. 50) bilden als filmische Ausblicke auf eine mögliche Zukunft des Fernsehens die Ausnahmen. Die technischen Unzulänglichkeiten des Sendeapparates und die relativ hohen Anschaffungskosten für die Empfangsgeräte verhinderten vorerst eine weite Verbreitung. Erst um 1953, als *Das gläserne Netz* die Filmtheater erreicht hatte, konnten sich viele der Kinozuschauer bereits zu den stolzen Besitzern eines eigenen Fernsehapparates zählen.

Abb. oben:
William Cameron Menzies (Regie); Georges Périnal (Kamera), Lawrence W. Butler/Edward Cohen/Ned Mann/Harry Zech (Special Effects): *Things to come* (*Was kommen wird*)
Großbritannien 1936, 35 mm Kinofilm, schwarzweiß,
113 Minuten, London Films

Abb. unten:
Bericht in der britischen Zeitschrift »Television Weekly«, 17.12.1947

III. Was kommen wird

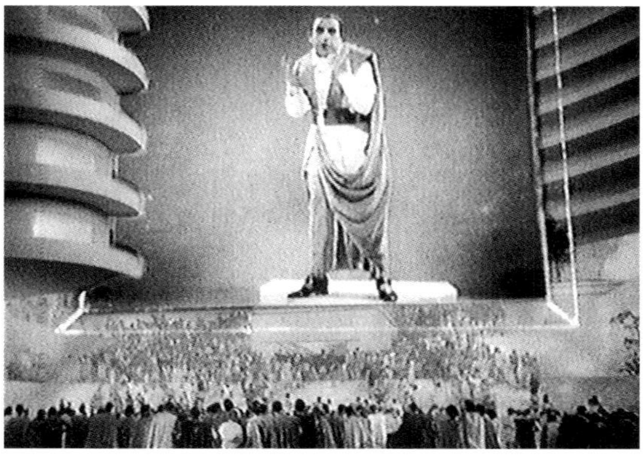

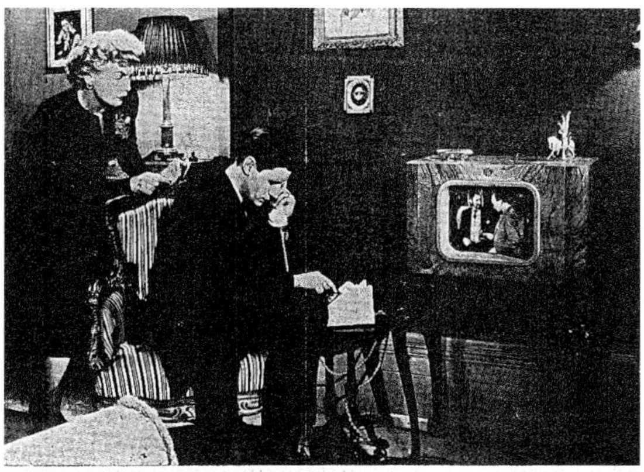

Eros Films Ltd.

TELEVISION BACKGROUND TO FILM

A scene from "The Body Said No," first British film to feature television as the central theme of its story. Yolande Donlan and Arthur Hill are seen here. The cast also includes Valentine Dyall and Alan Saynes (seen on the television screen above) with Michael Rennie.

Während die bildenden Künstler der Vorkriegszeit das Fernsehen nicht zur Kenntnis genommen haben, wurden die potentiellen Möglichkeiten des jungen Mediums immerhin von einigen wenigen Filmschaffenden erahnt und zu spekulativen Filmstoffen verarbeitet. In dem Streifen *Was kommen wird* (*Things to come*, William Cameron Menzies, Großbritannien 1936), einer gelungenen Adaption von George Orwells gleichnamigem Roman, wird die Rede eines Politikers live über eine Großbildwand und andere Bildgeber übertragen – als Vorahnung auf eine heute Realität gewordene Fernsehtechnik und den selbstverständlichen Umgang mit ihr (s. Abb.).
Daneben entstanden Filme, die Stil- und Handlungselemente aus dem Science-Fiction-Genre einbezogen wie *Murder by Television* (Clifford Sanforth, USA 1935), *Trapped by Television* (Del Lord, USA 1936; s. S. 77, 164) oder *Television Spy* (Edward Dmytryk, USA 1939; s. S. 165). Andere Filme aus der Vorkriegszeit, wie *Big Broadcast Of 1936* (auch *The Big Broadcast of 1936*, Norman Taurog, USA 1935), *Television Talent* (Robert Edmunds, Großbritannien, 1937), warben zwar mit Titeln, die auf ein allgemein wachsendes Interesse am Fernsehen zielten, setzten sich aber nicht tiefgehend mit der Komplexität dieses Mediums auseinander. Statt dessen benutzten sie die dem damaligen Publikum noch weitgehend unbekannten und daher exotisch erscheinenden Fernseh-Sendeanstalten als Folie für gängige Liebesgeschichten oder fiktive Künstlerbiographien nach üblichem dramaturgischem Muster. Alles in allem jedoch wurde das

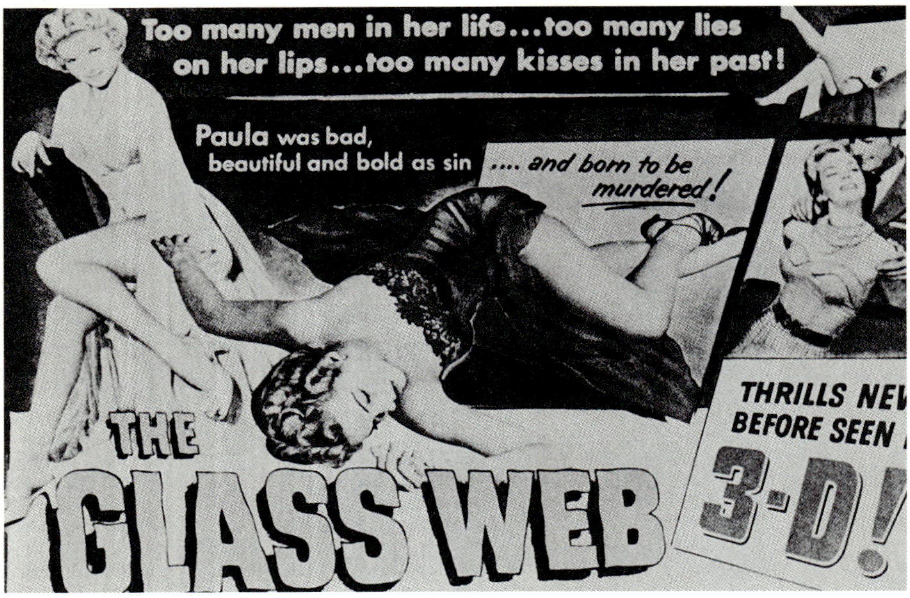

Plakat zu *The Glass Web*, USA 1953

Phänomen Fernsehen vom Film der dreißiger Jahre weitgehend ignoriert. Bezeichnend für diese Haltung ist eine Meldung in der britischen Zeitschrift *Television Weekly* vom 17.12.1947: Mit *The Body said No* (Val Guest) sei der erste britische Spielfilm gedreht worden, in dem das Fernsehen ein zentrales Thema der Handlung bilde (Abb. S. 51). Erst jetzt hatte der Fernsehapparat die Kinoleinwand wirklich erreicht.

IV. Großbildwand gegen Pantoffelkino

Die ersten nennenswerten Reaktionen auf den Fernsehboom am Ende der vierziger Jahre sind vorwiegend wirtschaftlichen Charakters. Neben kopflosen Aktionen wie dem nur halbherzig realisierten Boykott gegen jene Schauspieler, die im Konkurrenzmedium Fernsehen auftraten, suchte die amerikanische Kinoindustrie nach einem wirksamen Mittel, ihrem Publikum den Kinobesuch als die bessere Alternative zum Fernsehkonsum zu verkaufen. Angesichts teurer Monumentalproduktionen und unter Aufwendung modernster Technologien versprach der Kinobesuch ein wahres Erlebnis zu werden. Mit der aufwendigen Technicolor-Produktion *Samson und Dalilah* (*Samson and Delilah*, Cecil B. DeMille) wurde 1949 der Auftakt zur Reihe der sogenannten »Sandalenfilme« gegeben. Es folgten zwei Jahre später *Quo Vadis* (Mervyn Le Roy) und 1953 als erster Spielfilm, der im neuartigen Cinemascope-Verfahren gedreht worden war, *Das Gewand* (*The Robe*, Henry Koster). Das riesige farbige Breitwandbild und der exzellente Stereoton sollten nach dem Willen der Filmproduzenten dem »fernsehgefährdeten« Kinopublikum endgültig den Spaß an der vorwiegend schwarzweißen Flimmerkiste verderben (s. Abb.).

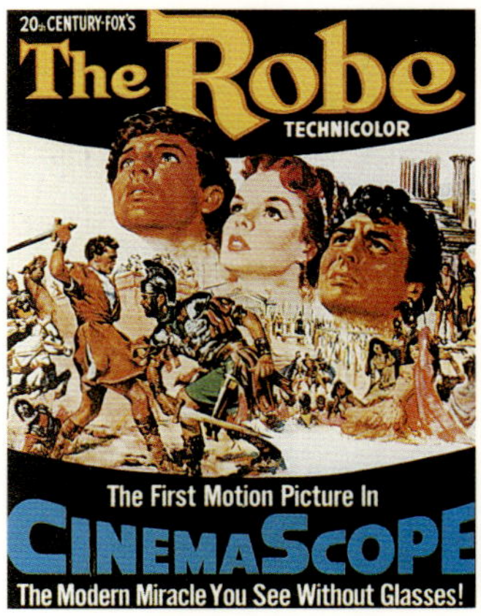

Plakat zu *The Robe*, USA 1953

Im offensiven Kampf gegen das Fernsehen herrschte dieselbe Strategie, die im Jahr 1953 zur hastigen Markteinführung verschiedener konkurrierender 3-D-Verfahren geführt hatte. Diese Filme sollten der Öffentlichkeit vor allem die Überlegenheit des Filmpalastes über das »Pantoffelkino« demonstrieren. Um so erstaunlicher ist es, daß *Das gläserne Netz* als einer der ersten 3-D-Filme ausgerechnet eine Geschichte aus dem Milieu der Fernsehschaffenden erzählte, die sogar dazu angetan war, unter den Kinobesuchern das wachsende Interesse am TV weiter anzuheizen (Abb. S. 50). In diesem Widerspruch offenbart sich die wankelmütige Haltung der Filmschaffenden gegenüber dem Fernsehen, dessen Faszination und dessen Finanzkraft sie sich eigent-

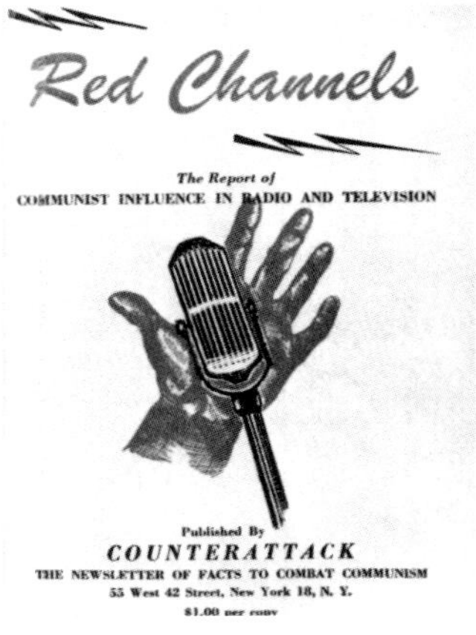

Cover zu der Broschüre *Red Channels. The Report of Communist Influence in Radio and Television* New York 1950

lich nicht entziehen konnten. Denn die Filmindustrie profitierte nicht wenig von den Verkäufen der Sendelizenzen für ältere Filme, die im Kino nicht mehr eingesetzt werden konnten.

V. Live oder Konserve

Jack Arnolds *Das gläserne Netz* ist nicht mehr als um ein gut gemachter Unterhaltungsfilm, der sich keinesfalls mit dem hohen künstlerischen Niveau vergleichbarer Werke wie *Augen der Angst* (*Peeping Tom*, Michael Powell, Großbritannien 1960) messen kann. Dennoch spiegelt gerade dieser Streifen jene Faszination wider, die das Fernsehen auch auf Filmleute ausübte. Der Grund ist in einer Eigenschaft zu suchen, welche die Filmabspielstätten ihrem Publikum nicht bieten konnten: Die TV-Shows waren »live«. In diesem Punkt war das Fernsehen dem Kino überlegen, da dieses immer nur zeitversetzt »Konserven« zeigen konnte, nicht aber das Gefühl des zeitgleichen Miterlebens zu vermitteln vermochte. Tatsächlich wurden die in den fünfziger Jahren von Millionen Zuschauern mitverfolgten Fernsehdramen zumeist live im Studio und nur selten auf konventionellem Filmmaterial produziert. Einsatzfähige Videorecorder standen erst am Ende des Jahrzehnts zur Verfügung. Zwar schränkte diese Arbeitsweise die technischen und damit gestalterischen Möglichkeiten des Kameraeinsatzes und Schnitts im Vergleich zum Film erheblich ein, aber das live miterlebte Spiel der (oftmals dem Theater entstammenden) Darsteller gab dem »Dabeisein« am heimischen Fernsehschirm die Aura eines spannungsgeladenen Theaterbesuchs (Abb. S. 197). Immer häufiger sprengten die im Fernsehen gebotenen Live-Sensationen den Rahmen dessen, was eine Bühne ihrem Publikum bieten konnte: So wurden seit 1949 nicht nur die Inaugurationen der amerikanischen Präsidenten übertragen, sondern auch solche Ereignisse wie ein Atombombentest in der Wüste von Nevada (KTLA Television 1952). Das Fernsehen hatte begonnen, die eigenen Möglichkeiten zu erkunden.

VI. Mißbrauch und Aufklärung

Zu Beginn der fünfziger Jahre suchte der berüchtigte Kommunistenjäger Senator Joseph R. McCarthy das aufstrebende Massenmedium für seine Zwecke zu nutzen. In den Verhören seines »Ausschusses zur Untersuchung unamerikanischer Aktivitäten« wurden zahlreiche prominente Schauspieler, Regisseure und Drehbuchautoren aus Hörfunk und Fernsehen, vor allem aber aus der Filmbranche, staatsfeindlicher Umtriebe bezichtigt. Die häufig auf Verleumdungen beruhenden Denunzierungen von Angehörigen der Hollywood-Filmindustrie waren seit 1954 für eine breite Öffentlichkeit als Fernseh-Live-Übertragungen auf der heimischen Mattscheibe mitzuverfolgen. McCarthys Demagogie bekam eine breitenwirksame Plattform, wie er sie allein durch die Presse und die Kino-Wochenschauen niemals gehabt hätte.

In dieser Zeit, als das Fernsehen noch von vielen als ein belangloses Unterhaltungsmedium betrachtet wurde, begannen amerikanische Politiker bereits dessen ungeheures Potential für die Propaganda zu erahnen. Als einer der ersten nutzte der europäische NATO-Oberbefehlshaber General Matthew B. Ridgway im Januar 1953 ein Fernsehinterview, um sich angesichts der Debatte um eine deutsche Wiederaufrüstung für die sofortige Aufstellung deutscher Streitkräfte auszusprechen. Vor allem aber hatten Fernsehreden eine enorme innenpolitische Wirkung. Im November brandmarkte der ehemalige Präsident Harry S. Truman im Gegenzug den »McCarthyismus« als Gefahr für die Freiheit, worauf der angegriffene Senator noch im selben Monat die Passivität der neuen Regierung in der Kommunistenverfolgung beklagte – natürlich ebenfalls live über Radio und Fernsehen! Der spätere Sturz McCarthys wurde so gewissermaßen vor den Augen der amerikanischen (Fernseh-)Öffentlichkeit eingeleitet. Hier begann diejenige Art der öffentlichen politischen Auseinandersetzung über das TV, wie sie heute in domestizierter Form z. B. als Fernsehdebatten der Präsidentschaftskandidaten bekannt ist. (Übrigens hatte Ronald Reagan seit den fünfziger Jahren nicht nur im Film, sondern auch für das Fernsehen gearbeitet.)
Während der Schriftsteller und spätere Film-Drehbuchautor Arthur Miller auf die unfairen »Hearings« spontan mit dem Theaterstück *Hexenjagd* (*The Crucible*) reagiert hatte, das im Januar 1953 in New York uraufgeführt worden war, sollten vier weitere Jahre vergehen, bis sich endlich ein amerikanischer Filmregisseur ernsthaft mit dem Mißbrauch des Fernsehens durch politische Kräfte auseinandersetzte. Pikanterweise war dies ausgerechnet der Schriftsteller und Regisseur Elia Kazan, der vor McCarthy als ehemaliger Kommunist freimütig gegen seine Kollegen vom Film ausgesagt hatte. Er kannte das Machtspiel hinter den Kulissen der Unterhaltungsindustrie aus eigener Anschauung. Wohl nicht zuletzt deshalb gelang ihm mit *Das Gesicht in der Menge* (*A Face in the Crowd*, USA 1957) ein Meisterwerk, das die Problematik des damals noch relativ jungen Massenmediums in eine packende Filmhandlung kleidete.
Geschildert wird der rasche Aufstieg und jähe Fall eines Straßensängers namens Lonesome Rhodes, der von Rundfunkjournalisten zunächst als Medienstar aufgebaut und dann von einflußreichen Medienleuten für eine politische Kampagne reaktionärer Politiker instrumentalisiert wird. Allein der Verzweiflungstat einer integren Reporterin ist es zu verdanken, daß das betrogene Fernsehpublikum die zynische Haltung seines Idols erkennt – nämlich als sie unbemerkt auf Sendebetrieb stellt, während Lonesome Rhodes seine verächtlichen Haßtiraden auf die Zuschauer abläßt (s. S. 209). Der Blick hinter die Kulissen des Fernsehens, die Übertragung der suggestiven Kraft des Fernsehbildes in die Filmphotographie und die tiefgehende Analyse der verhängnisvollen Symbiose zwischen den Fernsehzuschauern und ihren Stars machen *Das Gesicht in der Menge* zu einem bis heute gültigen Lehrstück über das Gefahrenpotential einer nicht von demokratischen Kontrollinstanzen überwachten Television.

VII. Die Queen und das Medium des Teufels

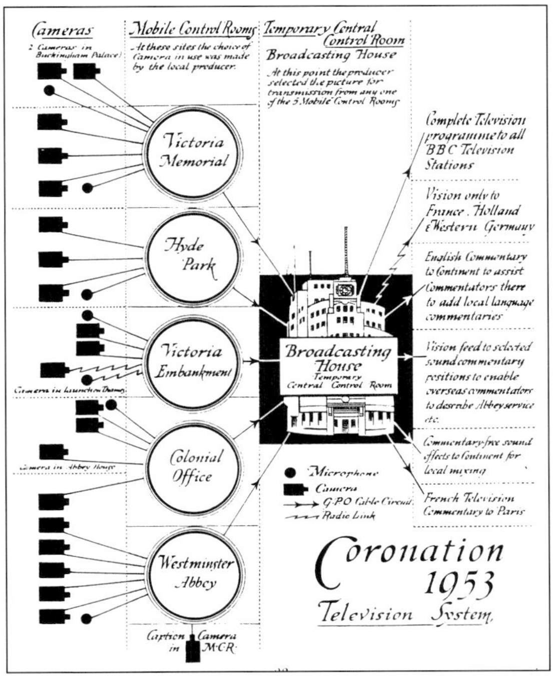

Schematische Darstellung der Kameraaufstellung bei der Krönung von Elizabeth II. in der BBC-Werbebroschüre *The Year That Made The Day. How the BBC planned and prepared the Coronation day broadcasts*
London 1953
Vintage Wireless Museum, London

Während nach dem Krieg das Fernsehgeschäft in den USA in ungeahnter Weise expandierte, lief die Neuerrichtung bzw. der Ausbau nationaler Fernsehsendeanstalten im kriegsverwüsteten Europa zunächst nur langsam an. Allein Großbritannien konnte schnell an seine Erfahrungen aus der Pionierzeit des Mediums anknüpfen und zu Beginn der fünfziger Jahre ein leistungsstarkes Sendesystem aufbauen. Länder wie Italien, Frankreich oder die Sowjetunion waren durch die Kriegsfolgen in ihrer Entwicklung um Jahre zurückgeworfen. In der Bundesrepublik Deutschland belief sich die Zahl der registrierten Fernsehempfangsgeräte im November 1953 auf magere 6 947 Stück. Während hier erst die Fußballweltmeisterschaft von 1954 für einen sprunghaften Anstieg der Zuschauerzahlen sorgte, brachte in Großbritannien das Jahr 1953 den entscheidenden Einschnitt. Die ambitionöse BBC setzte mit der (trotz gelegentlich auftretender Sendestörungen) gelungenen Live-Übertragung von den Feierlichkeiten zur Krönung von Queen Elizabeth II. bis nach Holland, Frankreich und Deutschland als erster Eurovisionssendung neue Maßstäbe für das noch junge europäische Fernsehen. In England schnellten die Verkaufszahlen für Fernsehgeräte in die Höhe. Während die britische Fernsehindustrie also Grund zum Jubeln hatte, mußte die Filmbranche eine ähnlich bedrohliche Entwicklung wie in den USA befürchten. Der mächtige britische Filmproduzent J. Arthur Rank hatte schon 1946 die Nähe zur BBC gesucht und Wege zu einer zukünftigen Kooperation gezeigt, und britische Filmgesellschaften verkauften ältere Kinofilme an amerikanische TV-Sendeanstalten. Gleichzeitig versuchte man aber auch in Großbritannien – wie in den USA –, die Konkurrenz des Fernsehens mit Boykottmaßnahmen klein zu halten.

Den Ängsten vor dem TV gibt Anthony Pelessiers satirischer Spielfilm *Meet Mr. Lucifer* Ausdruck, der im Krönungsjahr 1953 in die britischen Kinos kam. In seiner mit melodramatischen und expressionistischen Effekten nicht sparenden Filmhandlung wird die Erfindung des Fernsehens rundweg als reines Teufelswerk denunziert. Die Fernsehmacher sind mit geradezu dämonischen Zügen ausgestattet, die unbestrittene Faszination des Mediums wird als zivilisationsbedrohend entlarvt. Die Fernsehzuschauer erscheinen als bedauernswerte Abhängige ihres TV-Apparates, der die Macht einer gefährlichen Droge hat. Dasselbe Verfahren einer grundsätzlichen und polemischen Kritik am Fernsehen mit Mitteln des Horrorfilms findet sich in späteren Filmen wie *Videodrome* (David Cronenberg, Kanada 1982; s. S. 352 f.), *Poltergeist* (Tobe Hooper, USA 1982; s. S. 354) oder der faustischen Komödie *Höllische Spiele* (*Stay Tuned*, Peter Hyams, USA 1992; s. S. 355) wieder.

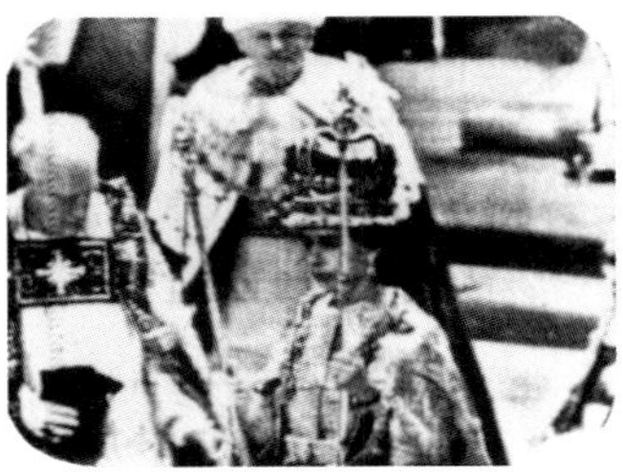

Live-Übertragung der Krönung von Elizabeth II. durch die BBC, London 2. 6. 1953

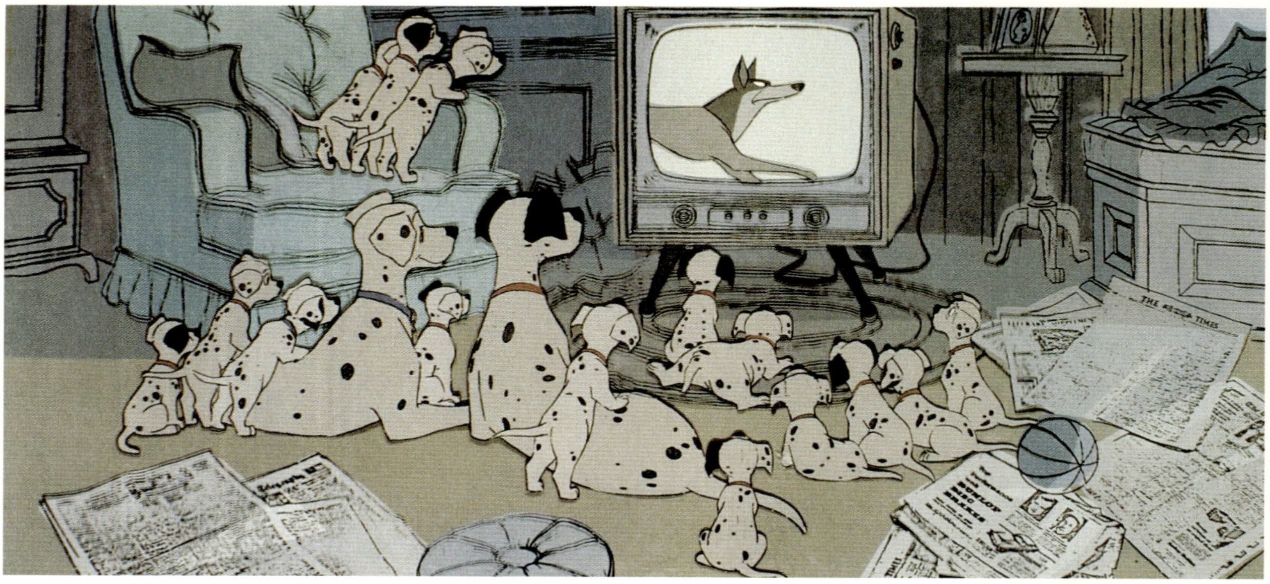

Clyde Geronimi/Hamilton Luske/
Wolfgang Reithermann (Regie):
101 Dalmatians (*Pongo und Perdita*)
USA 1961, 35 mm Kinofilm, farbig,
79 Minuten, Walt Disney Production

VIII. Das Kino der Gegenwart und das Medium der Zukunft

Als 1953 Tex Averys *Das Fernsehen der Zukunft* über die Kinoleinwände flimmerte, war das Fernsehen eine gesellschaftliche Realität, der zwar die bildenden Künstler, nicht aber die Filmindustrie ausweichen konnte (s. Abb.; vgl. auch S. 49, 57 f, 190 f). Averys größter Konkurrent, Walt Disney, war durch die Verluste, die ihm das Fernsehen bereitet hatte, in große finanzielle Schwierigkeiten geraten. Disney hatte zwar schon am Ende der dreißiger Jahre Kurzfilme an die BBC verkauft, sich aber nach dem Zweiten Weltkrieg einem Boykott der Fernsehsender angeschlossen. Der weitsichtige Produzent erkannte schließlich als einer der ersten in den USA die Unwirksamkeit solcher Maßnahmen und kam zu dem Schluß, daß die Etablierung des Fernsehens neben dem Kinofilm keinesfalls mehr aufzuhalten war. 1950 startete er die ersten Versuche einer direkten Zusammenarbeit mit den Sendestationen. Im September 1953 reiste sein Bruder Roy nach New York, um dort mit ABC einen Vertrag für die Fernsehshow *Disneyland* auszuhandeln, die dann ab Oktober des folgenden Jahres regelmäßig und höchst erfolgreich ausgestrahlt wurde. Von jetzt an fuhr die bis heute erfolgreiche Disney-Produktion zweigleisig und bediente regelmäßig sowohl die Kinos als auch das Fernsehen.
Auch die Tycoons der anderen großen Filmgesellschaften waren in ihrem Verhalten nicht konsequent. Einerseits erklärten sie das Fernsehen zum Feind Nummer Eins, andererseits ließen sie ausgerechnet 1953 – also auf dem Höhepunkt dieses Machtkampfes – eine erstmalige Fernseh-Live-Übertragung von der Verleihung der begehrten Academy Awards an die Filmschaffenden zu. Den Oscar als bester männlicher Hauptdarsteller erhielt in jenem Jahr Gary Cooper für seine Rolle in *Zwölf Uhr mittags* (*High Noon*, Fred Zinnemann, USA 1952). Wie sehr der Virus TV die Filmschaffenden bereits infiziert hatte, demonstriert eine Photographie, die während der

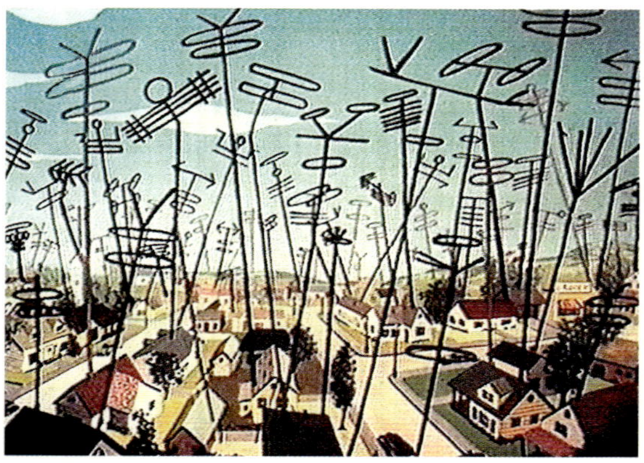

Tex Avery: *TV of Tomorrow*

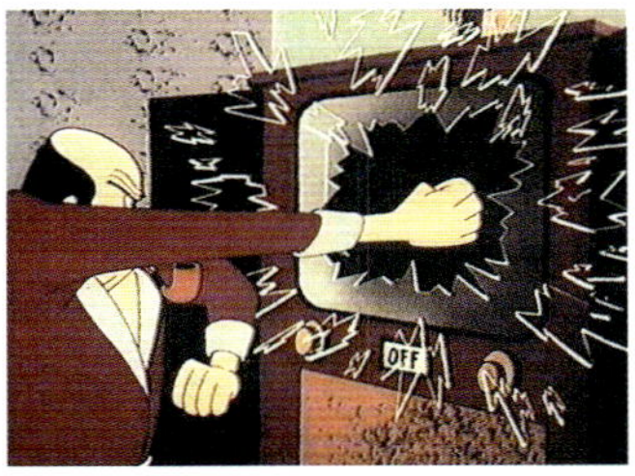

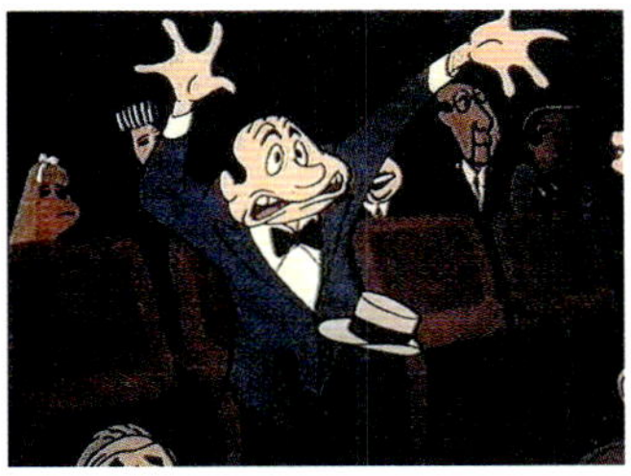

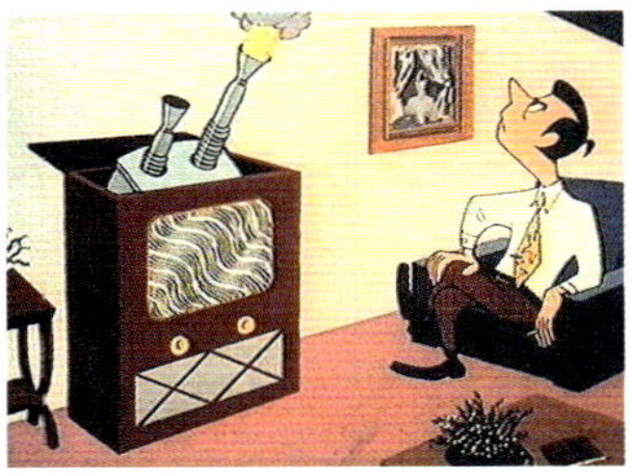

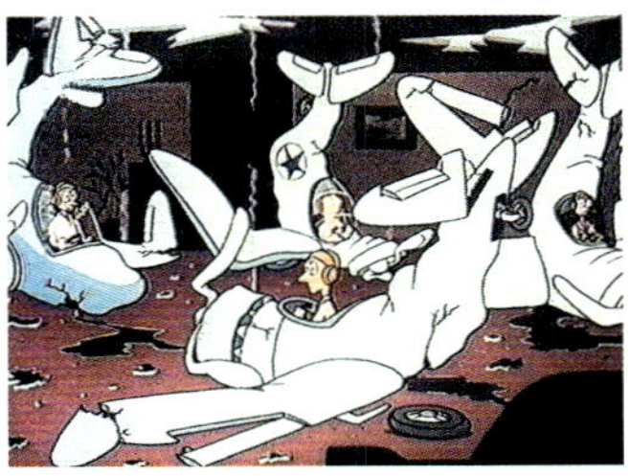

Tex Avery: *TV of Tomorrow*

Dreharbeiten auf dem Set zu diesem Film entstanden ist: Das Bild zeigt die beiden in ihre Kostüme gekleideten Hauptdarsteller Gary Cooper und Grace Kelly zusammen mit einigen Mitgliedern der Crew, während sie gespannt die Fernsehübertragung eines Baseballspiels verfolgen (s. S. 87). Die allgemeine Fernsehbegeisterung erfaßte also auch viele Filmschaffende; nicht zuletzt wegen der oftmals nicht gerade abwechslungsreichen Kinoprogramme. Anstatt über den Niedergang des Kinos zu lamentieren, macht sich Tex Avery in seinem 1953 produzierten Trickfilm *Das Fernsehen der Zukunft* über die Ursachen dieser Krise lustig: Ein wütender Fernsehzuschauer zerschlägt sein Gerät, weil auf allen (drei) Fernsehprogrammen derselbe öde Western läuft. Als er dann ein Uraufführungskino aufsucht, um endlich eine Alternative zu finden, wird dem entnervten Mann ein Western gleicher Machart geboten (s. Abb.).
Wie viele andere Hollywood-Künstler hat auch Tex Avery einsehen müssen, daß sich das Rad der (Medien-)Geschichte nicht mehr zurückdrehen läßt. Die Fernsehindustrie würde sich das gewonnene Terrain nicht wieder entreißen lassen. Der Titel *Das Fernsehen der Zukunft* muß daher als programmatisch für die Haltung des Regisseurs angesehen werden. Das Wissen um die Wehrhaftigkeit des Fernsehens kann besonders aus einer grotesken Episode dieses hellsichtigen Cartoons abgelesen werden: Weil Kampfjets den Fernsehempfang stören, öffnet sich das Gerät selbständig und fährt eine eingebaute Fliegerabwehrkanone aus. Mit dieser wirksamen Waffe schießt der Fernseher kurzerhand alle Störenfriede vom Himmel (s. Abb.).

IX. Von der Samurai-Gesellschaft zur High-Tech-TV-Gemeinde

Auch die Kriegsverlierer-Nation Japan begann Anfang der fünfziger Jahre mit dem Aufbau eines eigenen Fernsehsystems. Japanische Wissenschaftler hatten zwar schon am Ende der dreißiger Jahre erhebliche Fortschritte bei der Entwicklung einer eigenständigen Fernsehtechnik erzielt, waren aber erst mit der wirtschaftlichen Gesundung nach dem Ende des Zweiten Weltkrieges und mit Unterstützung der USA in der Lage, eine konkurrenzfähige Fernsehindustrie zu etablieren.
Eine frühe künstlerische Reaktion auf das Fernsehen findet sich in dem 1954 fertiggestellten Spielfilm *Godzilla* (*Gojira*, Japan/USA) von Inoshiro Honda: Während ein urzeitliches Monster weite Teile von Tokio in Schutt und Asche legt, berichtet ein sich heldenhaft gebärdender Reporter in bester Samurai-Tradition vor laufender Kamera dem entsetzten Publikum von den Ereignissen, bis schließlich das Übertragungsteam Godzilla zum Opfer fällt – der Saurier zerknickt den Sendeturm wie einen Strohhalm (s. S. 198 f.). Dramaturgisch ist diese Szene von besonderer Wichtigkeit: Ein Wissenschaftler, der dem Militär einen wirksamen Kampfstoff zur Vernichtung des Monsters aus politischen Gründen vorenthält, wird durch die aufrüttelnden Fernsehbilder zu dessen Freigabe bewogen (Abb. S. 58).
Godzilla ist in weiten Passagen dem ein Jahr zuvor in den USA entstandenen Monsterfilm *Panik in New York* (*The Beast from 20 000 Fathoms*, Eugène Lourie)

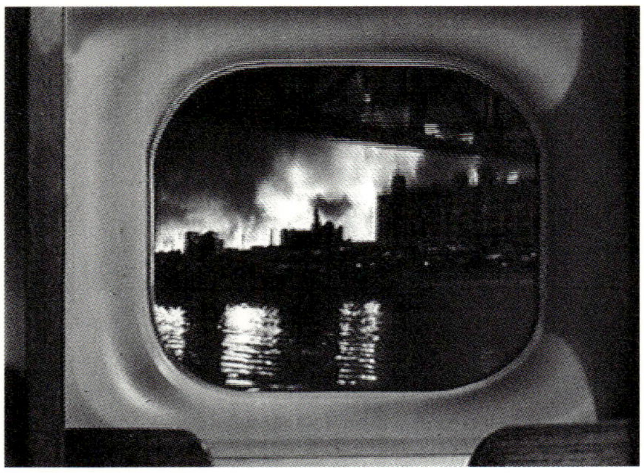

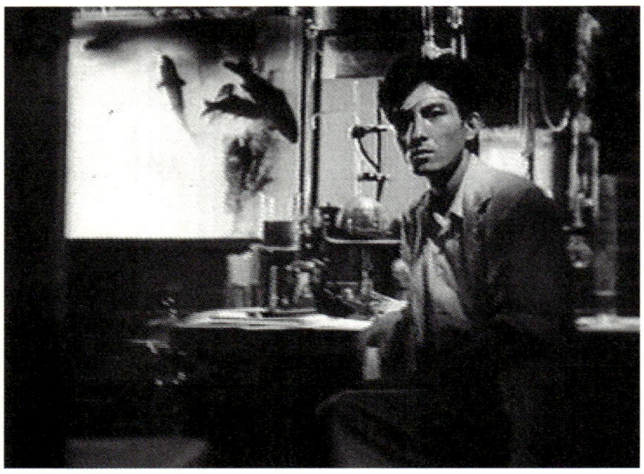

Inoshiro Honda (Regie)/Terry Morse (Co-Regie der amerikanischen Fassung); Maseo Tamai (USA-Fassung: Co-Kamera Guy Roe): *Gojra* (*Godzilla*)
Japan 1954 (USA-Fassung: 1956), 35 mm Kinofilm, schwarzweiß, 90 Minuten (USA-Fassung: 80 Minuten), Toho International

Tex Avery: *TV of Tomorrow*

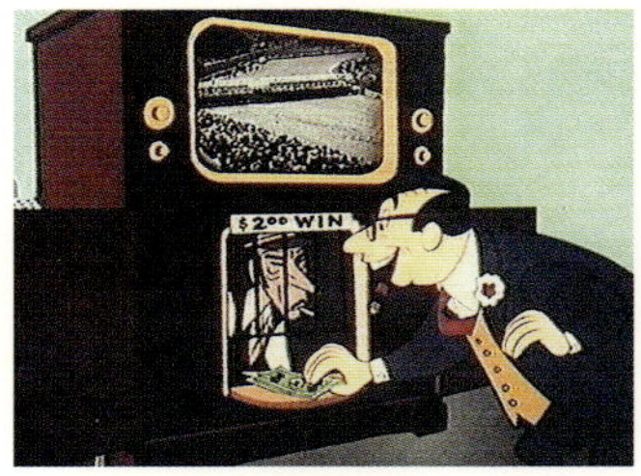

nachempfunden. Doch während der Japaner Honda keine Berührungsängste mit dem TV zeigt, fehlt die Darstellung des Fernsehens in der ursprünglichen amerikanischen Variante Louries noch völlig: Da werden die Nachrichten über den Vernichtungsfeldzug des Ungeheuers lediglich durch die Presse und einen Radiosprecher verbreitet. Ein solches Ignorieren des Fernsehens ist in den USA zu dieser Zeit die Regel; der 1951 von Rudolph Maté gedrehte Film *Der jüngste Tag* bildet mit seiner Vorführung zukünftiger TV-Technik eine seltene Ausnahme (s. S. 188). Doch in den folgenden Jahren änderte sich die Haltung der amerikanischen Science-Fiction-Produzenten gegenüber dem Fernsehen grundlegend. Mit aufwendigen Produktionen wie *Formicula* (*Them!*, Gordon M. Douglas; s. S. 196) von 1954 oder den 1955 uraufgeführten Filmen *Die Eroberung des Weltalls* (*Conquest of Space*, Byron Haskin; s. S. 200) und *Metaluna IV antwortet nicht* (*This Island Earth*, Jack Arnold; s. S. 200 f.) hatte sich die Einbeziehung der Fernsehberichterstattung als ein Muß für das Genre etabliert. Diese Filme wetteiferten in der spektakulären Darstellung von zukünftigen Bildtelephonen, Fernseh-Großbildwänden und multifunktionalen Computerterminals mit integrierten TV-Empfängern. Bedenkt man, daß seit den dreißiger Jahren erfolgreich mit ebensolchen Bildtelephonen und TV-Großbildprojektionen experimentiert wurde, daß Fernsehen versuchsweise in Flugzeuge hinein übertragen wurde und die amerikanische Armee schon während des Zweiten Weltkrieges TV-gesteuerte Flugkörper sowie Nachtsichtgeräte eingesetzt hatte (s. S. 170–173) oder von der ersten New Yorker Bank für die Kontoführung schon im November 1953 Monitore eingesetzt wurden – dann erscheinen die Visionen der Filmleute nicht weit entfernt von der Wirklichkeit.

X. Crossover zwischen Film und Fernsehen

Gerade den Science-Fiction-Filmen von 1954/55 ist deutlich anzumerken, daß die amerikanische Filmindustrie ihre Krise des Selbstbewußtseins weitgehend überwunden hatte. Das Fernsehen wurde nicht mehr als Feind stigmatisiert, sondern zunehmend als selbstverständlicher Bestandteil der eigenen Kultur in die Filmhandlungen und die Ästhetik der Ausstattungen integriert. Letztlich blieb der Filmindustrie auch nichts anderes übrig, als mit dem ungeliebten Fernsehen zu kooperieren, denn im »Kalten Krieg« der Medien war die TV-Industrie ungeschlagen geblieben. Eine neue Generation von Schauspielern, Drehbuchautoren und Regisseuren begann ihre Karriere in den Sendeanstalten, welche sich jetzt unversehens zu Talenteschmieden für den Film entwickelten. Eine typische Karriere, die vom Fernsehen zum Film und wieder zurück führte, machte John Frankenheimer. Für den jungen Schauspieler war zunächst die 1951 neu geschaffene Film-Einheit der Air Force eine mehr als willkommene Alternative zum gefährlichen Kriegseinsatz in Korea. Hier konnte er erste Erfahrungen als Regisseur sammeln, was ihm schließlich zu einer Anstellung bei CBS verhalf. Nach seinen großen Erfolgen als Regisseur von live gesendeten Fernsehdramen avancierte er schließlich zu einem der bedeutendsten Filmkünstler der USA, der bis in die jüngste Zeit hin und wieder auch anspruchsvolle Fernsehinszenierungen betreute. Frankenheimer sind zwei bedeutsame Filme zu verdanken, die sich formal wie inhaltlich auf höchstem Niveau mit den politischen Möglichkeiten des Mediums auseinandersetzen. In dem packenden Politthriller *Botschafter der Angst* (*The Manchurian Candidate*, USA 1962) verarbeitet er die sich der Medien bedienende Kommunistenhatz des McCarthyismus (Abb.; s. S. 232), und in dem von der Kennedy-Administration unterstützten Film *Sieben Tage im Mai* (*Seven Days In May*, USA 1964) schildert er in einer fiktiven Geschichte, wie der militärisch-industrielle Komplex der USA das Fernsehen bei einem Putschversuch gegen den amtierenden Präsidenten benutzen will (Abb. S. 60; s. S. 234). Für Frankenheimer gelten die fünfziger Jahre mit ihren Live-Fernsehspielen als die goldene Ära des Fernsehens. Diese Erfahrungen als Regisseur hat er in seinen Filmen vom Beginn der sechziger Jahre auf künstlerisch beeindruckende Weise verarbeitet.

John Frankenheimer (Regie), Lionel Lindon (Kamera), Paul Pollard (Special Effects): *The Manchurian Candidate* (*Botschafter der Angst*)
USA 1962, 35 mm Kinofilm, schwarzweiß, 126 Minuten, MGM/United Artists

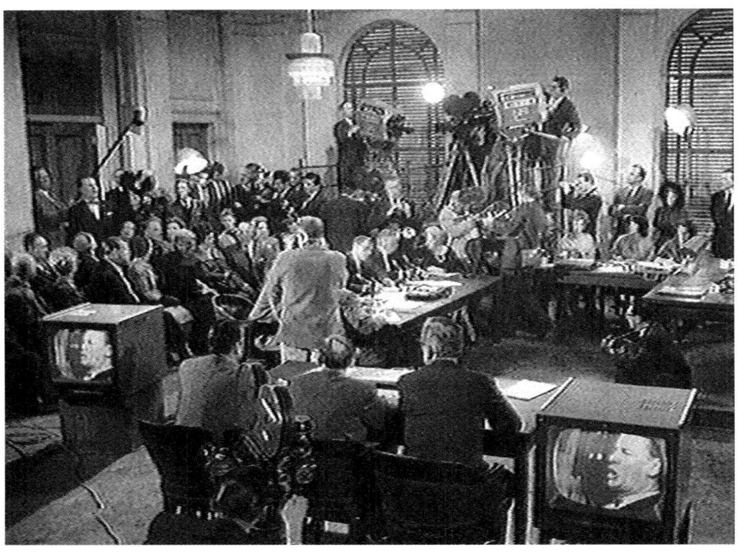

Zwei andere erwähnenswerte Protagonisten des Fernsehens der fünfziger Jahre sind der Drehbuchautor Paddy Chayewsky und der Regisseur Sidney Lumet. Beide wurden nach ihrer langjährigen Arbeit beim Live-TV von der Filmindustrie abgeworben. Lumet hatte mit dem Fernsehdrama *Die zwölf Geschworenen* (*12 Angry Men*) einen seiner ersten

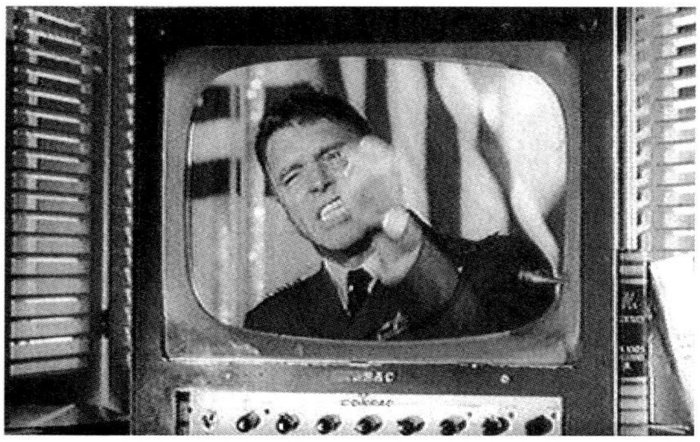

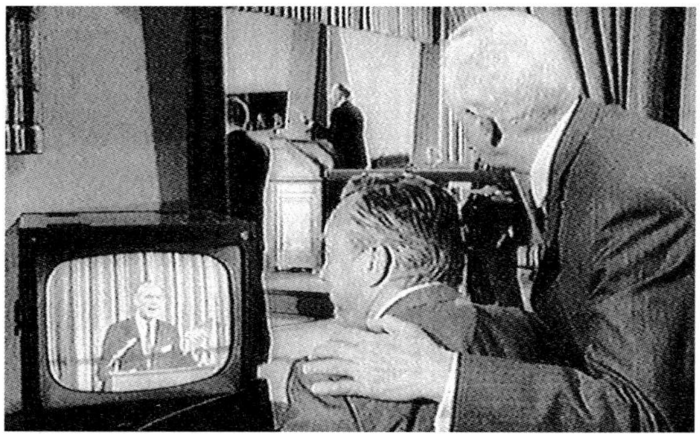

John Frankenheimer (Regie); Ellsworth Fredricks (Kamera): *Seven Days In May* (*Sieben Tage im Mai*)
USA 1964, 35 mm Kinofilm, schwarzweiß, 118 Minuten, Warner Bros

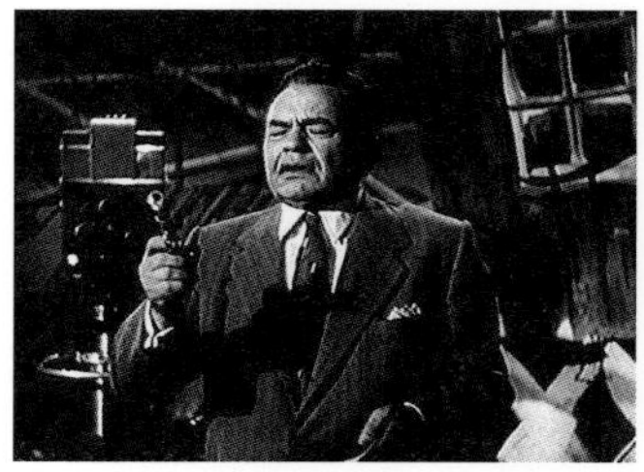

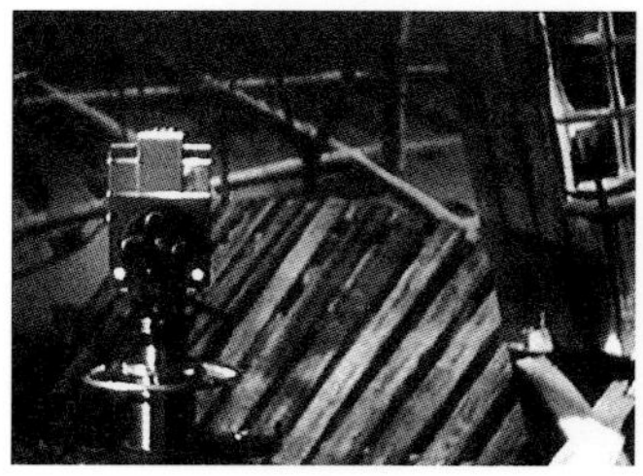

Jack Arnold: *The Glass Web*

großen Erfolge; 1957 wurde er von der United Artists beauftragt, ein filmisches Remake unter demselben Titel zu inszenieren. Mit dieser gelungenen Adaption begann seine Karriere beim Film. Zwanzig Jahre später schuf er gemeinsam mit seinem politisch hoch ambitionierten Kollegen Chayewsky *Network*, das zynische Porträt einer Gruppe von rivalisierenden Fernsehjournalisten. Dieser geradezu prophetische Spielfilm durchleuchtet das Innenleben eines kleinen Nachrichtensenders, der mit allen Mitteln um sein Überleben kämpft: Um die Einschaltquoten zu erhöhen, schrecken die Verantwortlichen nicht einmal vor einem Zweckbündnis mit Terroristen zurück. Der Film endet mit dem publikumswirksam inszenierten und live gesendeten Mord an einem Moderator, der dem Sender lästig geworden ist (s. S. 306 f.). Lumet hat sich noch in weiteren Spielfilmen gleichermaßen analytisch wie polemisch mit den Erscheinungen der modernen TV-Gesellschaft auseinandergesetzt: In *Hundstage* (*Dog Day Afternoon*, USA 1975) wissen sendungsbewußte Kriminelle das Fernsehen geschickt für ihre Zwecke zu nutzen, in *Power – Weg zur Macht* (*Power*, USA 1986) können die Politiker eine ihnen entfremdete junge Wählergeneration nur noch über den Bildschirm erreichen.

XI. Die Kamera als Kanone

Die für die Filmschaffenden typische Ambivalenz von Ablehnung und Faszination gegenüber dem Fernsehen offenbart sich nirgends so deutlich wie in dem spannenden Showdown von Jack Arnolds *Das gläserne Netz* aus dem Jahre 1953: Der Rechercheur und Drehbuchautor Henry Hays sieht sich von seinem Kollegen Don Nevell des Mordes an einer Fernsehschauspielerin überführt. Die Sendeanstalt ist voller Kriminalbeamter, aber die sind – wie oft in solchen Situationen – nicht dort, wo sie gerade gebraucht werden. In einem unbenutzten Studio lauert Hays dem Zeugen seiner Tat und dessen Frau Louise auf, um die beiden ungestört aus dem Weg zu räumen. Doch Nevell weiß sich zu helfen, indem er unbemerkt eine Fernsehkamera einschaltet, die das Geschehen in den Senderaum und damit ins Zentrum der polizeilichen Aktion

überträgt. In dem Moment, als Hays seine Opfer erschießen will, wird er von der Kugel eines Polizisten niedergestreckt. Der tödlich Getroffene sinkt zu Boden und gibt den Blick frei auf die TV-Kamera im Hintergrund, die ihm zum Verhängnis geworden ist. Unweigerlich stellt sich der Eindruck ein, daß die tödliche Kugel aus deren Objektiv abgefeuert wurde (Abb. S. 60).
Sicher nicht zufällig weckt diese Szene Assoziationen an die typischen »final« shots in klassischen Western. (Die bei der Olympiade 1936 in Berlin eingesetzten TV-Kameras wurden von den Technikern wegen ihrer Größe und Form als »Fernsehkanonen« bezeichnet!) Genaugenommen ist es nämlich die Fernsehtechnik, die den tragischen Negativ-Helden zu Fall bringt. Das neue Medium ist faszinierend und erbarmungslos zugleich. Es kann unterhalten und töten. Es hilft, ein Verbrechen aufzudecken und einen weiteren Mord zu verhindern.

XII. Friedliche Koexistenz

Alfred Hitchcock: *Das Fenster zum Hof (Rear Window)*
USA 1954, 35 mm Kinofilm, farbig, 112 Minuten, Paramount Pictures

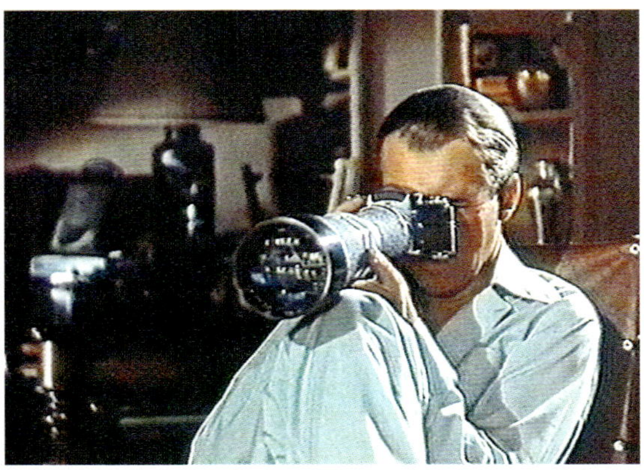

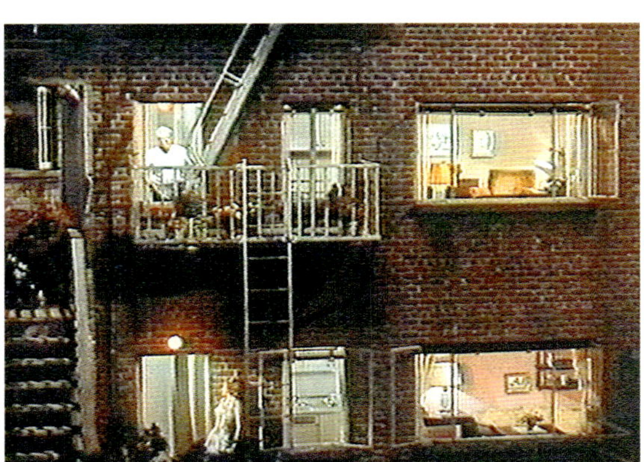

Noch 1953 hatte Alfred Hitchcock mit *Bei Anruf Mord* (*Dial »M«for Murder*, USA 1954) eine Auftragsproduktion übernommen, die in 3-D gedreht werden sollte. Zu dieser Zeit begann sich schon abzuzeichnen, daß diesem technisch umständlichen Verfahren keine Zukunft gehören wird. Unterdessen war das Fernsehen weiter auf dem Vormarsch. Hitchcocks nächster Film, *Das Fenster zum Hof* (*Rear Window*, USA 1954), wurde wieder im konventionellen Verfahren gedreht. In diesem Thriller beobachtet der wegen eines Unfalls vorübergehend an den Rollstuhl gefesselte Pressephotograph Jeffries von seinem Appartement in Greenwich Village aus das bunte Treiben auf dem Hof und in den gegenüberliegenden Häusern (s. Abb.). Dabei wird er zufällig Zeuge eines Mordes. In der Folge versucht er, den Täter seines Verbrechens zu überführen.
Die Filmkritik hat in James Stewarts Rolle stets eine Metapher für den Cineasten gesehen. Sieht man aber *Das Fenster zum Hof* vor dem Hintergrund der Auseinandersetzung zwischen Film und Fernsehen, dann stellen sich neue Fragen: Sind denn die Kinoliebhaber wirklich so immobil, wie es Hitchcocks Held in diesem Film zwangsweise ist? Haben wir es hier nicht viel eher mit dem Typus der sogenannten »Couch-Potato«, also dem genüßlich faulen Fernsehzuschauer zu tun? Ist nicht der Blick des Photographen aus dem Fenster auf das Leben der Außenwelt mit derselben Faszination verbunden, die das Fernsehen erzeugt? Sind nicht die verschiedenen Fenster der gegenüberliegenden Häuser wie Fernsehprogramme mit ihren unterschiedlichen Sendungen, zwischen denen der Zuschauer zu wählen hat? Und ist nicht der voyeuristische Blick, den Jeffries vom eigenen Zimmer

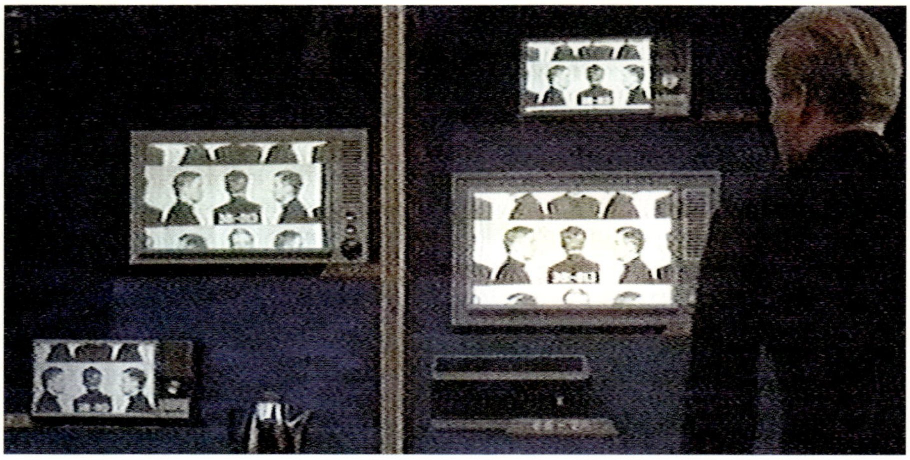

François Truffaut (Regie), Nicholas Roeg (Kamera), Bowie Films (Special Effects): *Fahrenheit 451*
Großbritannien 1966, 35 Kinofilm, farbig, 112 Minuten, Universal Pictures

aus durch sein Teleobjektiv in die Fenster der gegenüberliegenden Wohnungen wirft, mit denjenigen Einblicken zu vergleichen, welche durch die Television ermöglicht werden?

Es scheint, Alfred Hitchcock hat mit *Das Fenster zum Hof* als einer der ersten Regisseure Bedeutung und Funktion des Mediums Fernsehen in all seiner Komplexität begriffen und diese Erkenntnis in einen spannenden Spielfilm umgesetzt, der zu Recht als eines der Meisterwerke der Filmgeschichte gilt. Im Gegensatz dazu zeigen andere anspruchsvolle Filme des Jahres 1954 wie *A Star is born* (George Cukor, USA) oder *Die Faust im Nacken* (*On the Waterfront*, Elia Kazan, USA; Abb. S. 63) auf direkte Weise TV-Geräte und die Art, wie die Menschen mit ihnen umgehen. Hitchcock beschreitet mit seiner subtilen Verarbeitung des Phänomens Fernsehen einen schwierigeren Weg. Er zielt tiefer und liefert eine künstlerische Analyse der psychischen und physischen Erfahrung des Fernsehzuschauers. Dabei verweist nichts direkt auf das Fernsehen, kein einziger TV-Apparat läßt sich in den hier gezeigten New Yorker Wohnungen entdecken. Das Fernsehen hat vielmehr seine Spuren in der Filmdramaturgie hinterlassen, wobei sich der Film natürlich nicht allein in dieser Bedeutungsebene erschöpft.

Auch in seiner Eigenschaft als Produzent zog Hitchcock aus der rasanten Umstrukturierung des Medienmarktes Konsequenzen: 1955 stellte sich der Altmeister des Films als Showmaster einer eigenen Fernsehserie vor. Die von ihm unter dem Titel *Alfred Hitchcock presents* und später in erweiterter Form als *The Alfred Hitchcock Hour* produzierte Sendereihe sollte eine der beliebtesten und erfolgreichsten Fernsehserien werden. Daneben schuf er als Produzent und Regisseur weitere Meisterwerke für die Leinwand. Einer der bedeutendsten Streifen aus jenen Jahren seiner ersten Fernseherfahrung ist *Psycho* (USA 1960). Der Film beginnt mit einem langsamen Kameraschwenk über das Stadtzentrum von Phoenix, Arizona, das von einem alle Gebäude weit überragenden TV-Sendeturm beherrscht wird (Abb. S. 63). Soll dieser Verweis auf die Präsenz des Fernsehens etwa nur ein Zufall sein – wo doch in Hitchcocks Filmen nichts zufällig ist?

Für *Psycho* arbeitete Hitchcock erstmals mit seinem Fernsehteam für die Leinwand. Gegenüber François Truffaut bekannte er: »Es war der reine Film, der die Zuschauer erschüttert hat. (...) Ich bin von dem Vorsatz ausgegangen, einen wichtigen Film zu machen. Ich wollte eine Erfahrung machen und mich dabei amüsieren. Der Film hat nur achthunderttausend Dollar gekostet, und das war die Erfahrung, um die es mir ging: herauszubekommen, ob ich einen langen Film zu denselben Bedingungen wie einen Fernsehfilm machen konnte. Ich habe mit einem Fernsehteam und sehr schnell gedreht. Nur für die Szene unter der Dusche, die Reinigungsszene und ein oder zwei

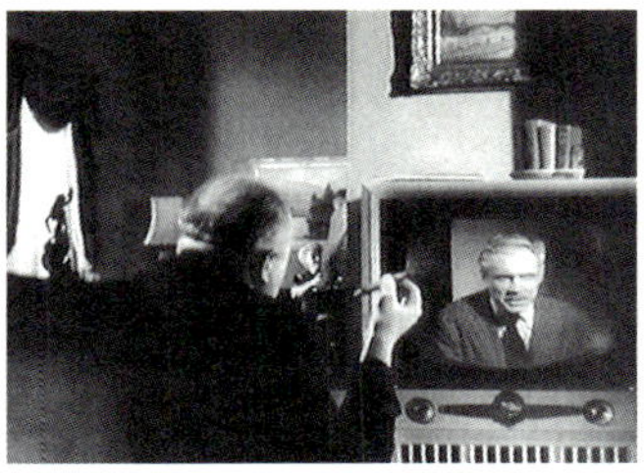

Elia Kazan (Regie), Boris Kaufman (Kamera): *Die Faust im Nacken* (*On the Waterfront*)
USA 1954, 35 mm Kinofilm, schwarzweiß, 105 Minuten, Columbia Pictures

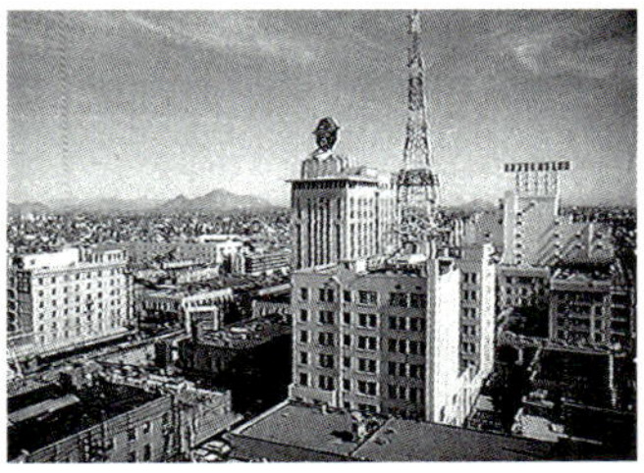

Alfred Hitchcock (Regie), John L. Russell (Kamera): *Psycho*
USA 1960, 35 mm, Kinofilm, schwarzweiß, 110 Minuten, Shamley

andere habe ich das Tempo der Dreharbeiten etwas verlangsamt. Szenen, die verdeutlichen mußten, wie Zeit verfließt. Alles andere ist wie fürs Fernsehen gedreht worden.«

Psycho wurde Hitchcocks bis dahin größter kommerzieller Kino-Erfolg und wird bis heute immer wieder gezeigt – auf der Leinwand und natürlich auch im Fernsehen. Der clevere »Hitch« hatte bewiesen, wie man als Produzent und Künstler recht gut mit dem Fernsehen leben konnte. Der »Kalte Krieg« zwischen Kino und Fernsehen war für ihn wie für viele andere Produzenten endgültig beendet, es schien eine Phase der friedlichen Koexistenz beider Medien angebrochen.

XIII. Die Ambivalenz bleibt

Das Fernsehen hat nicht den Tod des Kinos bewirkt, aber es hat erheblich zur Veränderung der Filmlandschaft beigetragen. Mit der einst von den Science-Fiction-Filmen vorausgesagten, inzwischen in der Realität vollzogenen Vernetzung analoger und digitaler Bildmedien ist jetzt eine neue Qualität in der Entwicklung des Fernsehens wie des Films erreicht. Diese Entwicklung hat dazu geführt, daß Fernseh- und Filmproduzenten heutzutage oftmals identisch sind – oder sie gehören, wie im Fall von Sony oder Time-Warner, den Giganten der inzwischen kaum noch überschaubaren multimedialen Unterhaltungsindustrie an. Da verwischen sich die einstigen Fronten zugunsten von wirtschaftlichen Konglomeraten, die ihre Produkte gleichermaßen als Kinofilm, Fernsehsendung, Videoband, Bildplatte, CD-ROM, Buch, Spielzeug etc. erfolgreich vermarkten. Die inzwischen in die Jahre gekommene Fernseh- und Filmserie vom *Raumschiff Enterprise* (*Star Trek*) dürfte wohl – neben Disneys *Mickey-Mouse*-Filmen – das weltweit bekannteste Beispiel für geschicktes Merchandising sein. Der finanziell autonom produzierte Kinofilm muß, zumindest

Sergio Ceccotti: *Soir Parisien*
Italien 1990, 85 x 200 cm,
Öl auf Leinwand, Privatsammlung,
Das Fernsehgerät zeigt eine Szene aus *Ein andalusischer Hund*

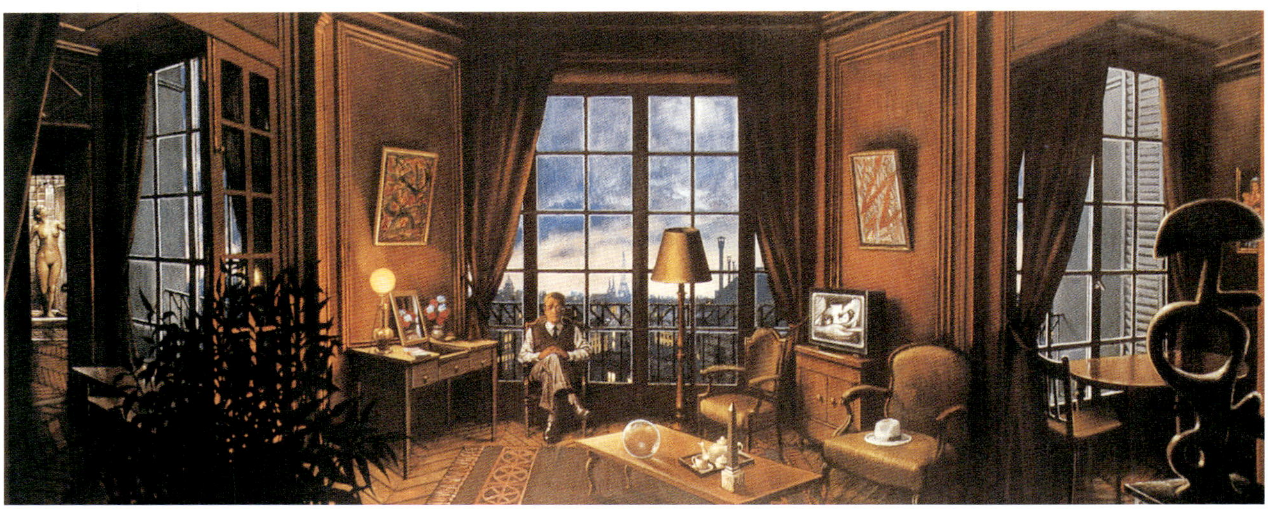

was klassische Großproduktionen anbelangt, zunehmend als die Ausnahme von der Regel angesehen werden. Das Fernsehen ist immer enger mit der Kinoindustrie verknüpft, und wenn Hitchcock im Fall *Psycho* von einem »reinen Film« gesprochen hat, dann war das eigentlich schon damals nicht ganz richtig – zumindest was das Personal, die Produktion und deren Ablauf betrifft.
Inzwischen hat sich das ambivalente Verhältnis der Filmschaffenden zum Fernsehen noch weiter verfestigt. Ohne die heute in Europa übliche Finanzierung durch mehrere Produzenten, zu denen meistens auch Fernsehsender gehören, ist die Herstellung künstlerisch anspruchsvoller und kritischer Filme kaum noch möglich. Das führt zu der Situation, daß die meisten Streifen, die sich gegenüber dem Fernsehen kritisch äußern, von TV-Sendern mitfinanziert und spätestens nach der Kinoverwertung ausgestrahlt werden. Kurioserweise gehören dazu auch die meisten derjenigen Kinofilme, in denen das Fernsehen als absoluter Tiefpunkt einer korrupten und moralisch verkommenen Gesellschaft verteufelt wird. Tabus existieren bei der Fernseh-Ausstrahlung von Kinofilmen in Europa und den USA so gut wie nicht, und Schocker wie *Psycho* oder *Ein andalusischer Hund* (*Un chien andalou*, Luis Buñuel / Salvadore Dali, Spanien 1928) gehören heute zum Standardrepertoire anspruchsvoller TV-Sender (Abb. S. 63).
Einige der inhaltlich fundiertesten und ästhetisch interessantesten künstlerischen Auseinandersetzungen mit dem Medium Fernsehen stammen von Filmregisseuren, Kameraleuten und Drehbuchautoren. Die meisten von ihnen haben selbst in der TV-Industrie gearbeitet und sind daher als kenntnisreiche Insider anzusehen. Ihre Filme sind zugleich von der Angst vor den negativen Tendenzen des Mediums wie von der Begeisterung über dessen faszinierende Wirkung bestimmt. Die Fernsehindustrie kann sich von vielen dieser Spielfilme angegriffen fühlen – was sie aber nicht daran hindert, diese als Höhepunkte der Filmgeschichte zu loben und unzensiert über ihre Kanäle auszustrahlen. Umgekehrt scheuen sich medienkritische Regisseure vom Range eines Oliver Stone oder Peter Greenaway nicht, für das Fernsehen zu arbeiten oder in TV-Sendungen aufzutreten. Einer ihrer bedeutendsten Vertreter war François Truffaut, der mit *Fahrenheit 451* (Großbritannien 1966) ein Meisterwerk über die gefährliche Rolle des Fernsehens in einem totalitären Zukunftsstaat geschaffen hat (Abb. S. 62 u. S. 256 f.).
1982 gab er dem französischen Fernsehsender TF 1 ein zweitägiges Interview, in dem er sich freimütig als TV-Fan bekannte, aber gleichzeitig dem Fernsehen keinerlei künstlerische Dimension zugestehen wollte: »Ich sehe leidenschaftlich gern fern, ich liebe jede Art von Sendung, aber ich konnte bis jetzt noch nicht die künstlerische Seite des Fernsehens entdecken.«
Truffauts Haltung kennzeichnet die Ambivalenz, die viele prominente Filmleute gegenüber dem Fernsehen bis heute empfinden.

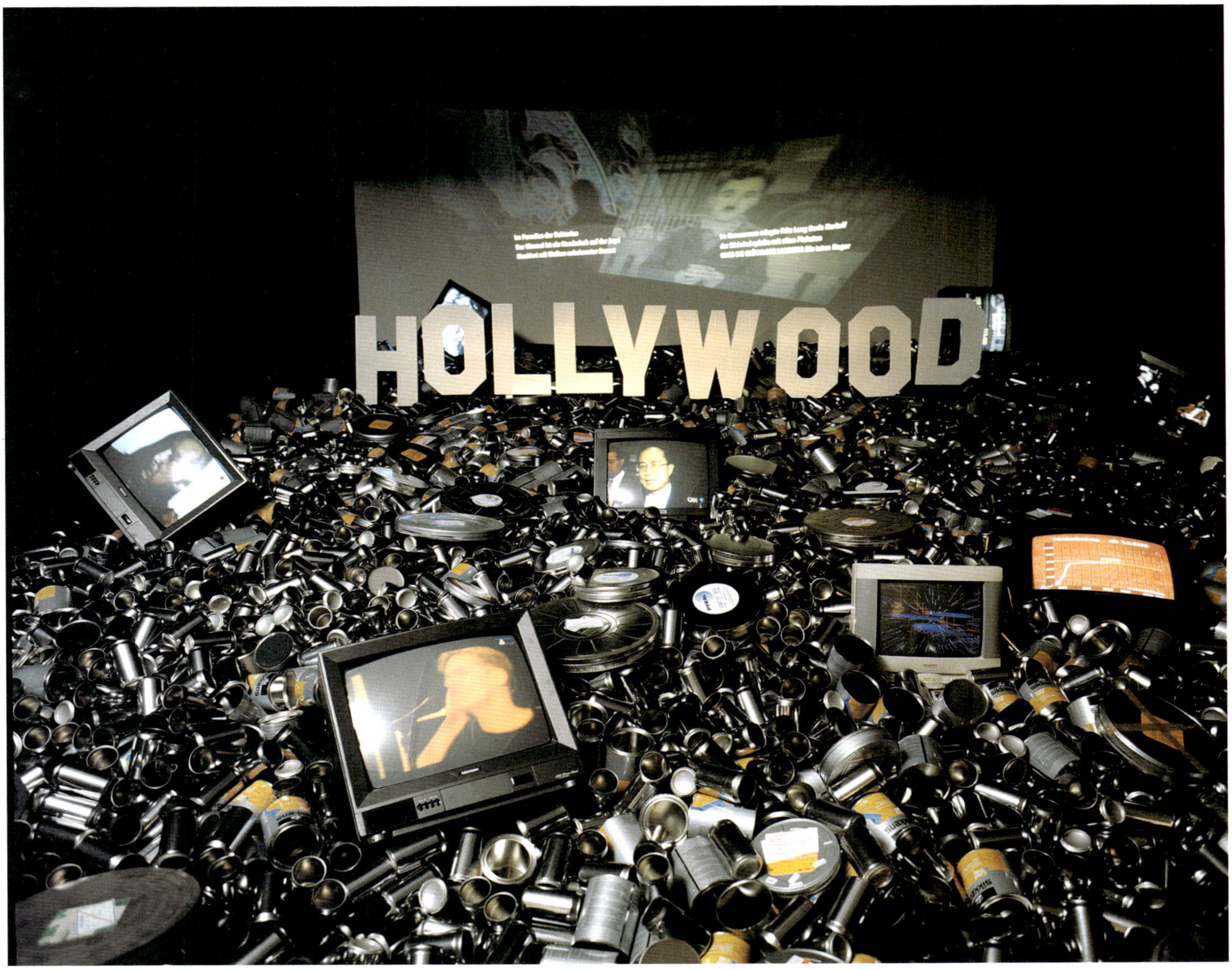

Sanjin Jukic: *The Age of Nihilism*
Multimedia-Installation in der ifa-Galerie, Berlin 1995, zwei Video-Projektionen mit Szenen aus den Kino-Spielfilmen *Metropolis, Modern Times, Casablanca, Some Like It Hot, Easy Rider, Blade Runner* und *The Terminator*, 2 Diaprojektionen mit einem Text von Heiner Müller und simultanen Tonbandstimmen, sieben Fernsehapparaten (CNN, VIVA, RTL, ZDF, ARD, ORB, B 1, SAT 1), Computer-Monitor mit Internet-Verbindung, Hollywood Logotype, Blechdosen und Aluminium-Filmdosen, Licht

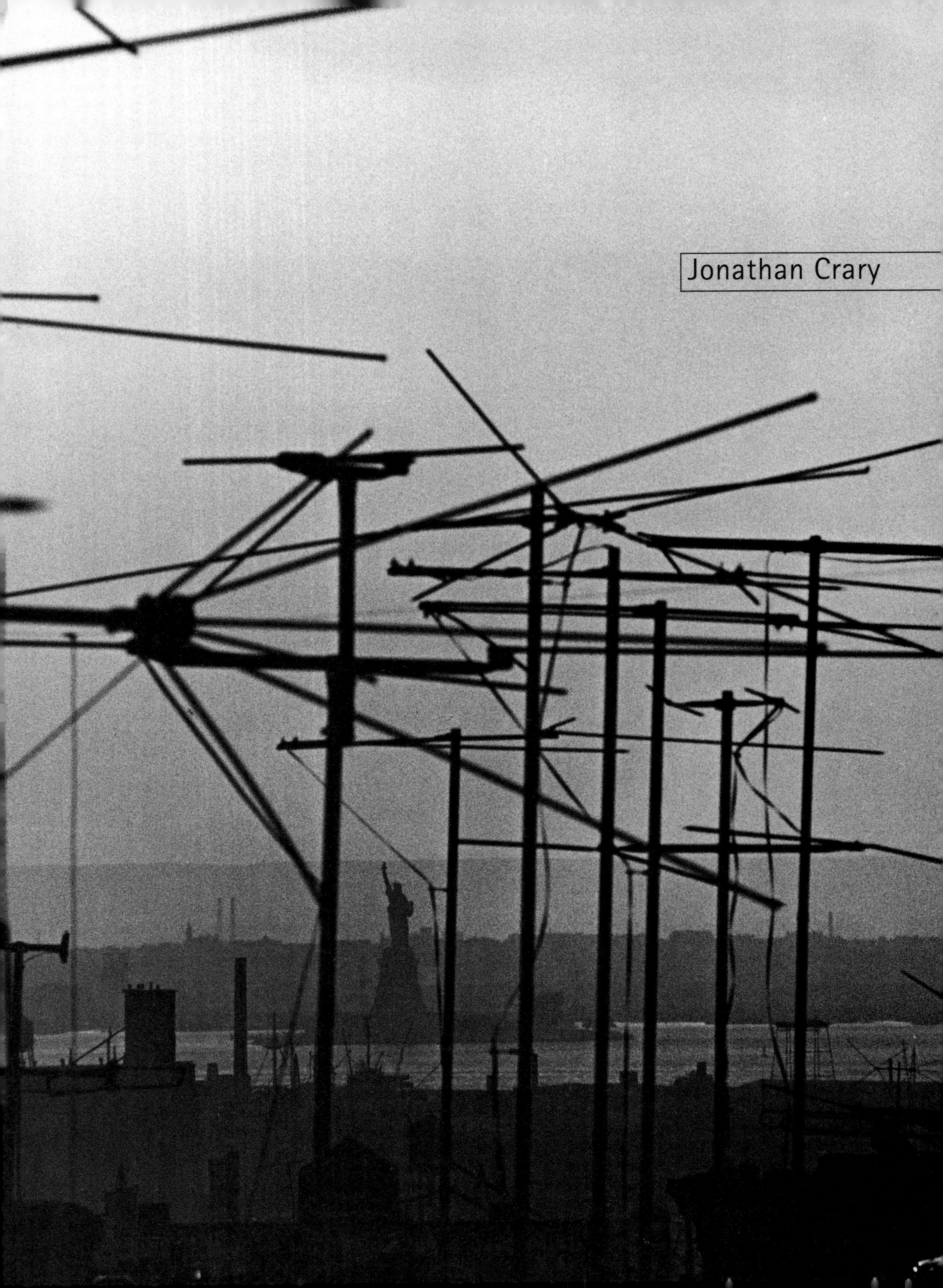

Jonathan Crary

Fernsehen im Zeitalter des Spektakels

Abb. links:
Bruce Davidson: ohne Titel
USA 1970, Photographie
Magnum Photos/Focus Hamburg

Seit dem späten 19. Jahrhundert und insbesondere während der letzten zwei Jahrzehnte bildete die unablässige Erneuerung der Wahrnehmungserfahrung eine wesentliche Dimension der westlichen Moderne. Seit den achtziger Jahren des vergangenen Jahrhunderts befinden sich die Modalitäten der Wahrnehmung in einem Zustand fortwährender Umwandlung und rhythmischer Anpassung an neue technologische Beziehungen und ökonomische Imperative. Zunehmend wird deutlich, daß Medien, die uns vertraut scheinen, wie Photographie, Film und Fernsehen, keine stabile Identität besitzen (eigentlich nie wirklich besaßen), daß diese Namen an sich rasch entwickelnde und einander durchdringende technologische Systeme geknüpft sind. Zugleich ist es möglich, die Moderne als eine ständige Krise der Wahrnehmungskompetenz zu verstehen – eine Krise, in der eine sich beschleunigende Reihe von Verdrängungen und Veralterungen die sensorischen und kognitiven Fähigkeiten mit einer unaufhörlichen Reorganisation der sinnlichen Erfahrung an neue Grenzen treibt und zur gleichen Zeit Wahrnehmung und Aufmerksamkeit zu regulieren und produktiv zu machen sucht.

Einer der Bereiche, in denen dieses System der Wahrnehmungsmodernisierung zuerst beobachtet werden kann, ist das Schaffen Thomas Edisons. Edisons Name steht nicht allein für seine Beschäftigung mit diesem oder jenem einzelnen Apparat, sondern vielmehr für eine bestimmte Abwendung von Demonstrations- und Konsumtionstechniken des früheren 19. Jahrhunderts hin zu Imperativen, die im 20. Jahrhundert vorherrschend werden sollten. Edisons Bedeutung liegt in seiner Rolle bei der in den siebziger Jahren einsetzenden Entwicklung neuer Strategien der Quantifizierung und Distribution. Der Kritiker Raymond Williams entdeckte die Ursprünge dieses Systems in Radio und Fernsehen, doch seine Analyse könnte ebensogut Edisons Erfindungen einschließen, denn sie bilden ebenfalls ein System, »das ursprünglich für Übertragung und Empfang als abstrakte Prozesse entworfen wurde, ohne daß ein vorausgehender Inhalt näher oder überhaupt definiert wird«[1]. Das Kino, der Phonograph oder irgendein einzelnes Gerät an sich besaß für Edison keine Bedeutung – es war einfach nur ein Weg in einem potentiell unendlichen Strom, auf dem ein Raum der Konsumtion und Zirkulation aktiviert werden konnte. Edison betrachtete den Markt daraufhin, wie Bilder, Töne, Energie oder Information in meßbare und verteilbare Güter umgeformt und wie ein soziales Feld individueller Subjekte in zunehmend voneinander getrennte und spezialisierte Konsumeinheiten gegliedert werden konnte.

Gleichzeitig erfaßte Edison als einer der ersten intuitiv die wirtschaftliche Beziehung zwischen Hardware und Software (d. h., er kontrollierte die Herstellung der Maschinen zur Filmproduktion, der Vorführapparate und der Filme selbst), indem er beständige Muster für die vertikale Integration dieser Produktionssphären innerhalb eines

1 Raymond Williams, *Television: Technology and Cultural Form*, New York.

einzelnen Unternehmens einführte. Edisons erstes technologisches Produkt, ein hybrider Börsentelegraph aus den frühen Siebzigern, ist exemplarisch für nachfolgende technologische Anordnungen – die Nichtunterscheidung zwischen Information und visuellen Bildern sowie die Verwandlung eines quantifizierbaren und abstrakten Flusses in ein Objekt sowohl attentiver als auch ökonomischer Konsumtion. Sein intuitives Verständnis einiger der Hauptmerkmale des Kapitalismus unterstreicht die abstrakte Natur der von ihm »erfundenen« Produkte, denn seine Arbeit drehte sich um die ununterbrochene Erzeugung neuer Bedürfnisse und die daraus folgende Restrukturierung des Netzwerkes der sozialen Beziehungen, in denen solche Produkte konsumiert werden.

Für mehrere Jahrzehnte, etwa von 1950 bis in die achtziger Jahre hinein, war es für die Angehörigen der westlichen Technologiekultur vergleichsweise einfach anzunehmen, daß die zunehmend zerstreute und veränderliche Entität, die wir Fernsehen nennen, über eine konzeptionelle Einheit und eine relativ stabile Identität verfügt. Selbst heute scheint das Wort immer noch ein vertrautes Universum an Bedeutung, Affekt und Macht heraufzubeschwören, dem nicht zu entrinnen ist. Das Fernsehen war natürlich immer ein Aggregat von sich unablässig verändernden, reorganisierenden Körpern, Institutionen und maschinellen Flüssen, aber erst in den letzten Jahren begann dieser illusorische Zusammenhang unwiderruflich auseinanderzufallen. Die massive Zusammenführung dessen, was vor noch nicht allzu langer Zeit wie die deutlich unterschiedenen Domänen von Computer, Television und Telephon aussah, zu einer neuen sozialen und produktiven Maschinerie ist zweifellos ein Ergebnis des »Systems«, das Edison gegen Ende des 19. Jahrhunderts zu etablieren half. Bill Gates und andere korporative Erneuerer des High-Tech sind einfach nur späte Teilnehmer an demselben historischen Projekt immerwährender Rationalisierung und Modernisierung. Im späten 20. Jahrhundert hängt das Management der Aufmerksamkeit wie im späten 19. Jahrhundert von der Fähigkeit eines Betrachters ab, sich den dauernden Umgestaltungen in der Art der Konsumtion der sinnlichen Welt anzupassen. Das heißt, ein Betrachter war und ist in Form einer disziplinarischen Ruhigstellung zu konstruieren, die zugleich eine fortlaufende Einstellung des Subjekts auf Veränderung und Neuheit ist – solange die Konsumtion der Neuheit in sich wiederholenden Formen erfolgt.

Im folgenden werde ich behandeln, wie das Fernsehen historisch in diesem allgemeinen Paradigma der Wahrnehmungsmodernisierung erscheint. Vor allem möchte ich das Fernsehen in seiner spezifischen Beziehung zu dem einflußreichen Begriff des Spektakels, der für entscheidende Eigenschaften der Moderne des 20. Jahrhunderts als Erklärungsmodell diente, untersuchen. Obgleich Guy Debord nie ausführlich über das Fernsehen schrieb, ist es wohl kein Zufall, daß die von ihm bestimmten historischen Wurzeln der Gesellschaft des Spektakels ungefähr mit den Ursprüngen des Fernsehens übereinstimmen. Als er 1967 *Die Gesellschaft des Spektakels* veröffentlichte, war das Spektakel kaum vierzig Jahre alt.[2] Er nannte nicht die rundere Zahl fünfzig, sondern sprach exakt von vierzig. Er meinte also die späten Zwanziger oder etwa 1927. Er erklärte nicht näher, was an diesem historischen Moment so bedeutend

2 Guy Debord, »Kommentare zur Gesellschaft des Spektakels«, in: Ders.: *Die Gesellschaft des Spektakels*, Berlin 1996.

war, es fällt aber nicht schwer, über einige Dinge und Ereignisse, die dem Ende dieses Jahrzehnts Gewicht verliehen, Vermutungen anzustellen.

Sowohl in symbolischer als auch in substantieller Hinsicht ist 1927 ein entscheidendes Jahr: Man kann sagen, es markiert die technologische Verwirklichung des Fernsehens. Vladimir Zworykin, der in Rußland geborene und in Amerika ausgebildete Ingenieur und Physiker, ließ sein Ikonoskop patentieren – das erste elektronische System, bestehend aus einer Röhre mit einer Elektronenkanone und einem Schirm, der aus einem Mosaik von Photoemissionszellen gefertigt war, von denen jede eine Ladung erzeugte, welche der veränderlichen Lichtintensität des auf den Schirm gerichteten Bildes proportional war. Genau zu dem Zeitpunkt, als sich viele gerade erst mit der Vorstellung eines Zeitalters mechanischer Reproduktion abfanden, erschien bereits ein neues Zirkulations- und Übertragungsmodell, das über dieses Zeitalter hinausreichen sollte, eines, das keine Silbersalze oder permanenten physischen Träger benötigte. Das Spektakel sollte dann von dieser neuen Art von Bild und seinem Tempo, von seiner Allgegenwart und Simultanität nicht mehr zu trennen sein. Gleichermaßen wichtig war jedoch, daß gegen Ende der Zwanziger, als in den USA die ersten experimentellen Sendungen stattfanden, die ausgedehnte Verflechtung korporativer, militärischer und staatlicher Kontrolle des Fernsehens ausgehandelt wurde. Das geschah, als RCA (Radio Corporation of America), GE (General Electric Co.), ATT (American Telephon & Telegraph Co.) und einige andere große Gesellschaften praktisch alle wichtigen, die Fernsehübertragung betreffenden Patente erwarben. Zworykin und seine Erfindung wurden schnell von der von David Sarnoff geführten RCA eingekauft. Niemals zuvor war die institutionelle Regulierung einer neuen Technologie so weit im voraus geplant und aufgeteilt worden. Ein Großteil des Reiches des Spektakels, die nicht greifbare Domäne des elektromagnetischen Spektrums, war also bereits vor 1930 kolonisiert.

1927 fand die Premiere des Films *The Jazz Singer* statt, der die Ankunft des Tonfilmes und genauer noch des *synchronisierten* Tons signalisierte. Das führte nicht nur zu einer Wesensveränderung der subjektiven Erfahrung, es war auch ein Ereignis, das die vollständige vertikale Integration von Herstellung, Verteilung und Vorführung innerhalb der Filmindustrie herbeiführte wie auch deren Fusion mit den korporativen Konglomeraten, welche die Tonpatente besaßen und das Kapital für den kostspieligen Übergang zu der neuen Technologie zur Verfügung stellten.[3] Wieder, wie schon beim Fernsehen, war die im Entstehen begriffene institutionelle und wirtschaftliche Infrastruktur des Spektakels etabliert worden. Mit der gesonderten Erwähnung des Tons möchte ich deutlich machen, daß spektakuläre Macht nicht auf ein optisches Modell reduziert werden kann, sie ist vielmehr untrennbar an eine umfassendere Organisation des Wahrnehmungskonsums geknüpft. Natürlich war der Ton in verschiedenen Formen von Beginn an ein Teil des Kinos, aber die Einführung des synchronen Tons veränderte die Natur der vom Zuschauer geforderten *Aufmerksamkeit*. Möglicherweise ist das ein Bruch, der frühere Formen des Kinos tatsächlich den optischen Geräten des späten 19. Jahrhunderts näherrückt. Die volle Übereinstimmung des Tones mit dem Bild, der Stimme mit der Figur, war nicht nur ein wichtiger neuer Weg der Organisa-

3 Siehe Steven Neale, *Cinema and Technology: Image, Sound, Color*, Bloomington, Indiana 1985, S. 62–102, und Douglas Gomery, »Toward an Economic History of the Cinema: The Coming of Sound to Hollywood«, in: Teresa de Lauretis and Stephen Heath (Hrsg.), *The Cinematic Apparatus*, London 1980, S. 38–46.

tion von Raum, Zeit und Narrativ, sondern begründete auch eine viel stärkere Autorität über den Betrachter, indem sie eine neue Art der Aufmerksamkeit erzwang. Ein deutliches Zeichen dieses Wandels sind Fritz Langs zwei Mabuse-Filme. In *Dr. Mabuse, der Spieler*, einem Stummfilm von 1922, übt der proto-faschistische Mabuse Macht durch seinen Blick voll hypnotischer optischer Kraft aus, mit Techniken der Blendung, der Lähmung und der Suggestion. Doch ein Jahrzehnt später identifiziert Lang in *Das Testament des Dr. Mabuse* (1932) ein anderes Arrangement von Machteffekten. In diesem seinem zweiten Tonfilm beherrscht eine Verkörperung desselben Charakters seine Untertanen allein durch seine Stimme, die hinter einem Vorhang hervortönt, welcher keine Person, sondern einen Lautsprecher und Aufzeichnungsgeräte verbirgt. Eine andere wichtige Entwicklung der späten Zwanziger ist offensichtlich das gleichzeitige Aufkommen von Faschismus und Stalinismus. (Diese Regime bezeichnete Debord als Modelle des »konzentrierten« Spektakels im Gegensatz zum »diffusen« Spektakel der kapitalistischen Konsumgesellschaft.) Jedes der verfügbaren Medien wurde von Hitler und Goebbels auf innovative und synergetische Weise verwendet, wobei vor allem die Entwicklung der Bild-Ton-Propaganda einflußreich war. Mitte der zwanziger Jahre pries Hitler in *Mein Kampf* das gesprochene Wort und äußerte sich mißtrauisch gegenüber dem Lesen, denn dieses ließ Zeit zu Reflexion und Überlegung. 1930 schickte Goebbels in einer Wahlkampagne 50 000 Schallplatten mit einer seiner Reden an ausgesuchte Wähler. Goebbels hat auch das Flugzeug in die Politik eingeführt: Er machte Hitler zum ersten Wahlkämpfer, der am selben Tag in mehrere Städte flog. Die Luftfahrt diente so als Vermittler des Bildes vom Führer, indem sie ihm eine Dimension von Allgegenwart verlieh.

Als Teil dieser gemischten Technologie der Aufmerksamkeit sollte das Fernsehen eine wichtige Rolle spielen. Und wie neuere Untersuchungen zeigen, war die Entwicklung des Fernsehens in Deutschland der in allen anderen Ländern voraus.[4] Regelmäßige Versuchssendungen begannen in Deutschland 1935, vier Jahre früher als in den USA. Die Wirksamkeit des Fernsehens als ein Instrument der gesellschaftlichen Kontrolle wurde von den Nazis nie klar erkannt, aber seine frühe Geschichte in Deutschland gibt Aufschlüsse über die konkurrierenden Modelle spektakulärer Organisation der dreißiger Jahre. Bei der Konzipierung des Fernsehens in Deutschland tat sich schon früh ein tiefer Riß zwischen den monopolistischen korporativen Kräften und der NSDAP auf. Die Partei wollte das Fernsehen zentralisieren und in öffentlichen Vorführhallen zugänglich machen, im Gegensatz zur dezentralen Nutzung des Radios in den privaten Haushalten. Goebbels und Hitler teilten die Überzeugung von der Wichtigkeit und Wirksamkeit der Gruppenrezeption. Den dazu ausersehenen öffentlichen Fernsehhallen mit 40 bis 400 Plätzen ähnelte die nachfolgende Entwicklung des Fernsehens in der UdSSR, wo ebenfalls eine Massenzuschauerschaft favorisiert wurde. Dem Reichssendeleiter Eugen Hadamovsky zufolge bestand die »Mission« des Fernsehens darin, »Ihr Bild, mein Führer, tief und unverlöschlich in alle deutschen Herzen zu pflanzen«.[5] Die Unternehmen dagegen wollten das Fernsehen in die Haushalte bringen, um den Verbrauchermarkt zu vergrößern und die Profite zu maximieren. Das eine Modell suchte das Fernsehen als eine Technik im Rahmen des Faschismus im

4 Ich stütze mich auf die wertvolle Untersuchung von William Uricchio »Rituals of Reception, Patterns of Neglect: Nazi Television and its Postwar Representation«, in: *Wide Angle*, Vol. 10 (1988) 1, S. 48–66. Siehe auch: Robert Edwin Herzstein, *The War That Hitler Won: Goebbels and the Nazi Media Campaign*, New York 1978.

5 Mitteilungen der Reichs-Rundfunk-Gesellschaft, Berlin Nr. 459 (23. März 1935), Blatt 2; zitiert nach: William Uricchio, »Rituals of Reception, Patterns of Neglect: Nazi Television and its Postwar Representation«, S. 51.

allgemeinen zu plazieren, als ein Mittel der Mobilisierung und Aufhetzung der Massen, während das andere im Interesse des Kapitalismus zu privatisieren, zu trennen und zu molekularisieren suchte, also ein zellulares Modell nach Edisons Vorbild darstellte.

1927 war auch das Jahr, in dem Walter Benjamin sein *Passagen-Werk* begann, in dem er die Elemente »einer Krise in der Wahrnehmung selbst« umriß, einer Krise, die das Ergebnis einer umfassenden Neuerschaffung des Betrachters durch eine kalkulierte, aus neuem Wissen über den Körper gewonnene Technologie des Individuums war. Im Verlauf des Schreibens am *Passagen-Werk* vertiefte sich Benjamin selbst immer weiter in die Frage der Aufmerksamkeit und die damit zusammenhängenden Probleme der Zerstreuung und des Schocks. Er behandelte verschiedene Arten der Beschreibung des Schocks und seiner Wirkungen, seiner historischen Bedingungen und politischen Implikationen. Aber zum Schluß hatte er viel weniger Hoffnung, als er anfangs damit verbunden hatte. Gegen Ende seines Lebens glaubte Benjamin nicht mehr, daß der Schock, sei es im Kino oder in den Strategien der Avantgarde, die Fähigkeit besitze, revolutionäres Denken und Handeln auszulösen. Er sah ihn nun als etwas, das passiv konsumiert und leicht in eine Technik der faschistischen Mobilisierung verwandelt wird. In den miteinander verbundenen Bildern der Entweder-Oder-Situationen des Spieltisches, des industriellen Montagebandes und der Filmrolle stellte Benjamin die Embleme dar, die für ihn den Verfall der Erfahrung in der aufkommenden Kultur des Spektakels ausmachten – die Erfahrung erschien jetzt als eine indifferente Sequenz oder Syntax von Stimuli ohne Ordnung. Für Benjamin war der Schock vor allem die Auslöschung eines kantischen Modells der Synthese und seine Ersetzung durch ein Wahrnehmungsfragment oder gar eine -ruine. Nach dem Zweiten Weltkrieg wurde das Fernsehen zum überragenden Modell dieser atomisierten Syntax, die er so frühzeitig identifiziert hatte. Für mehrere Jahrzehnte sollte das Fernsehen die mächtigste Verkörperung eines Wahrnehmungsregimes sein, das die Aufmerksamkeit des Subjektes für eine breite Skala neuer spektakulärer Aufgaben beanspruchte. Es bildete aber auch ein dynamisches Regime, dessen innere chaotische Bewegung die bindende Synthese ununterbrochen auflöste, welche die Basis der disziplinarischen Aufmerksamkeit war. Ein Teil der kulturellen Logik des Kapitalismus, die Benjamin aufzuzeichnen versuchte, verlangt, daß wir es als natürlich empfinden, unsere Aufmerksamkeit schnell von einer Sache zur anderen umzuschalten. Kapital als Hochgeschwindigkeitsaustausch und -zirkulation ist von dieser Art perzeptiver Anpassungsfähigkeit nicht zu trennen. Ob diese inhärenten biotischen oder psychischen Beschränkungen unterliegt, bleibt zu klären.

Anfang der achtziger Jahre, als die analogen Medien ihren unaufhaltsamen Wechsel zum digitalen Modus begannen, ging jedoch eine bestimmte historische Phase des Fernsehens ihrem Ende entgegen. David Cronenbergs Film *Videodrome* (1982) ist ein Schlüsselsymptom dieses Übergangsmomentes. Er ist einer der tiefgründigsten Untersuchungen darüber, wie diese neue psychische Ökonomie bestimmte physiologische Grenzen der perzeptiven Anpassungsfähigkeit auf die Probe stellen könnte. Der Film beschreibt auf außergewöhnliche Weise, wie das Schicksal der menschlichen Wahrnehmung in einer andauernden biotechnischen Evolution gefangen ist, in der das Nervensystem immer weniger autonome Identität besitzt und einfach bloß ein Relais inmitten neuer Kontrollnetzwerke und Rückkoppelungsschleifen wird. Viel ist über Cronenbergs viszerale Metaphern für die verschiedenen Verbindungen von Körper und Maschine gesagt worden, und natürlich handeln diese ungeheuerlichen Bilder einer völligen Offenheit des menschlichen Körpers von einer Maximalbedingung des Interface, von einer so tiefgehenden Durchdringung des Subjekts, daß die Vorstellung von »Interiorität« bedeutungslos wird. Fernsehen ist hier radikal abgeschnitten von dem klassischen Zuschauermodell, das auf der Vorstellung einer *Distanz* zwischen Auge und Bild beruhte. Aber trotzdem bietet *Videodrome* nur eine andere Darstellung von Edisons rudimentärem System, das hier auf einem vervollkommneten Niveau operiert, bei dem Körper und Gehirn im wesentlichen die jeglicher potenten externen Software zugängliche Hardware sind. Die inzwischen berühmte und oft zitierte Zeile des Films »Fernsehen ist die Retina des Auges des Geistes« verkündet den endgültigen Bruch mit den letzten Spuren der cartesianischen Tradition »mentaler Bilder« und die Ausrottung dessen, was man sich einmal unter Phantasie vorgestellt hatte. *Videodrome* besteht darauf, daß Fernsehen lediglich eine Komponente einer mutierenden technologischen Umwelt ist, die sowohl aus neuen als auch aus alten Wahrnehmungsmodalitäten besteht, aus hybriden Zonen, die, zusammengesetzt aus euklidischem Raum und einer dimensionslosen Erfahrung von Videohalluzinationen, nahtlos miteinander verbunden zu sein scheinen. Es handelt sich hier um eine dicht sedimentierte Erfahrungswelt, deren Substantialität beständig von synthetischen Realitäten untergraben wird, was den beschleunigten Aufbau kurzlebiger Mikrowelten und deren gleichermaßen abrupten Zusammenbruch einschließt – das ist nicht ohne Bezug zu dem, was Benjamin, Georg Simmel und andere zu Beginn des Jahrhunderts mit Blick auf eine andere Reihe von Objekten als Schock zu beschreiben begannen.

Die gesellschaftliche Wirklichkeit, die die historische Voraussetzung für einen Film wie *Videodrome* ist, kann in einigen wenigen statistischen Angaben zusammengefaßt werden: Der durchschnittliche Nordamerikaner mit einer Lebenserwartung von 70 Jahren verbringt davon 15 in traumlosem Schlaf, etwa acht träumend und – je nachdem, welche Zahlen verwendet werden – 12 bis 16 Jahre mit Fernsehen. Da immer mehr Forschungen zeigen, daß Fernsehen Zustände erzeugt, die neurologische Ähnlichkeiten mit nicht-wachen Verfassungen aufweisen, sprechen wir von einer dramatischen Veränderung in der Ökonomie des kollektiven psychischen Lebens, von einer Veränderung, deren soziale Konsequenzen noch unbekannt sind. Mit anderen Worten, je mehr Affinitiäten zu schlafähnlichen, hypnotischen oder nicht-kognitiven, rezeptiven, sogenannten Alpha-Zuständen die unmittelbaren Wirkungen des Spektakels aufzuweisen schienen, desto mehr wurden solche Zusammenhänge aus dem Blickfeld verdrängt.[6] Besonders das Fernsehen in seinen vielfältigen Formen trat als das durchdringendste und effizienteste System für das Management der Aufmerksamkeit in Erscheinung, und es ist so vollständig in das gesellschaftliche und individuelle Leben integriert worden, daß bestimmte Behauptungen über das Fern-

6 Es sei daran erinnert, daß Guy Debord auf den Anfangsseiten von *Die Gesellschaft des Spektakels* (in: Ders., *Die Gesellschaft des Spektakels*, § 18, S. 19) das Spektakel mit dem Ausdruck »comportment hypnotique« (tranceähnliches Verhalten) beschreibt.

sehen (zum Beispiel über Abhängigkeit, Beeinflussung und Kontrolle) gewissermaßen unsagbar sind, also wirksam aus dem öffentlichen Diskurs ausgeschlossen sind. Wie Paul Virilio andeutete, öffentlich auch nur die Möglichkeit von »Mitteln der Massenmanipulation« zu erwägen ist nicht bloß taktlos und indiskret, es bedeutet ein Staatsgeheimnis vom Range militärischer Geheimnisse zu verletzen.[7] Dementsprechend gruppieren sich sogar innerhalb der Kritik am Fernsehen die meisten Diskussionen um die Themen Kommunikation, »Message« und Information, das heißt um den Inhalt des Fernsehens als ein Medium im wörtlichen Sinne dieses letzten Wortes.[8] Wichtiger ist daran vielleicht noch die gewöhnlich stillschweigende a priori Annahme, die Fernsehzuschauer bildeten eine hypothetische Gemeinschaft rationaler und volitionaler Subjekte. Die gegenteilige Annahme, daß menschliche Wesen festgelegte psycho-physiologische Fähigkeiten und Funktionen haben, welche durch externe Techniken modifiziert werden können, ist seit über hundert Jahren die Grundlage unzähliger institutioneller Strategien und Praktiken gewesen, wenngleich dies von den sogenannten Kritikern derselben Institutionen geleugnet werden muß.[9] Wenn die Disziplinargesellschaft ursprünglich auf Prozeduren beruhte, durch die der Körper buchstäblich eingesperrt, physisch isoliert und reglementiert oder am Arbeitsplatz festgesetzt wurde, so stellte Michel Foucault auch klar, daß dies nur die ersten relativ kruden Experimente in einem fortlaufenden Prozeß der Vervollkommnung und Verfeinerung solcher Mechanismen waren. Die Vorstellung von einem aufmerksamen Subjekt ist also Teil einer Entwicklung, in der die *Verinnerlichung* disziplinarischer Imperative erfolgt, in der das Individuum direkter verantwortlich gemacht wird für seinen eigenen effizienten, produktiven oder profitablen Einsatz im Rahmen verschiedenartiger gesellschaftlicher Arrangements. Es mag ungewöhnlich anmuten, das Fernsehen sowohl in Zusammenhang mit Foucault als auch Debord zu erörtern. Vielen scheinen ihre Arbeiten weit auseinander zu liegen, ja sogar unvereinbar zu sein, und sicher stehen sie für sehr verschiedene Weisen des Denkens, der Kritik und des politischen Eingreifens. Dennoch würde ich darauf bestehen, daß ihre Arbeiten durch einige wichtige Intentionen miteinander verbunden sind, daß es wesentliche Übereinstimmungen zwischen dem Modell der Gesellschaft der Disziplin und der des Spektakels gibt. Viele Darstellungen über Debords Werk scheinen von den mehr oberflächlichen Assoziationen des Buchtitels verführt, mißverstehen ihn und übersehen so eine, wenn nicht sogar die bedeutsamste Charakterisierung der Gesellschaft des Spektakels: Statt irgend etwas mit visuellen Bildern oder den Massenmedien zu tun zu haben, ist das Spektakel (mit einer Art Neuformulierung von Ferdinand Tönnies' Antinomie von »Gemeinschaft und Gesellschaft«) die Entwicklung einer »Technik *der Trennung*« – es ist die Konsequenz des Imperativs einer »*Neustrukturierung ohne Gemeinschaftlichkeit*«.[10]

Debords Darstellung des Spektakels als ein System mannigfaltiger Strategien der Isolation steht in Zusammenhang mit jenen von Foucault in *Überwachen und Strafen* umrissenen oder deckt sich sogar mit ihnen: die Hervorbringung fügsamer Subjekte oder spezifischer, die Reduktion des Körpers als politischer Kraft. Und natürlich steht Max Webers Kennzeichnung der »inneren Isolation des einzelnen« als eine Haupt-

7 Paul Virilio, *Die Sehmaschine*, Berlin 1989, S. 63.

8 Adorno und Horkheimer sahen ein Charakteristikum der Kulturindustrie darin, wie das »Interesse« des Zuschauers sich »an die Technik, nicht an die starr repetierten, ausgehöhlten und schon halb preisgegebenen Inhalte« heftet. Max Horkheimer und Theodor W. Adorno, *Die Dialektik der Aufklärung*, in: Theodor W. Adorno, *Gesammelte Schriften*, Bd. 3, Frankfurt am Main 1984, S. 158.

9 Ob die Aufmerksamkeit tatsächlich kontrolliert oder gemanagt werden kann, spielt keine Rolle. Wichtig ist, die enorme Menge an Material und intellektuellen Ressourcen zur Kenntnis zu nehmen, die in unzähligen Formen eingesetzt wurden aufgrund der Annahme, daß sie für spezielle Zwecke kontrolliert werden kann. Schon in den achtziger Jahren des vergangenen Jahrhunderts wurden empirische Aufmerksamkeitsforschungen für die Modifikation der Arbeitsplatzgestaltung als ein Mittel der Produktivitätssteigerung genutzt, was sich bis in die heutigen elektronischen Arbeitsumwelten fortgesetzt hat. Um 1900 erhielt auch das Management des Konsums Bedeutung und es begann eine ganz neue Ära des psychologischen Testens, um Methoden für die effektive Kontrolle der Aufmerksamkeit in der Werbung zu ermitteln. Bis 1920 waren bereits Tausende solcher Studien in Europa und in Amerika durchgeführt worden.

10 Guy Debord, *Die Gesellschaft des Spektakels*, § 171, S. 147 und § 192, S. 166.

komponente der kapitalistischen Moderne hinter beiden Denkern.[11] Gleichermaßen wichtig ist jedoch, daß sowohl Debord als auch Foucault *diffuse* Machtmechanismen beschreiben, mit deren Hilfe Imperative der Normalisierung oder Konformität alle Schichten des sozialen Handelns durchdringen und subjektiv verinnerlicht werden. Eben in diesem Sinne hat das Management der Aufmerksamkeit, sei es durch den Fernsehapparat oder den Computermonitor (zumindest in ihrer überwältigend universellen Form) wenig mit den visuellen Gehalten der Bildschirme, jedoch viel mehr mit einer umfassenderen Strategie des Individuums zu tun. Beim Spektakel geht es im Grunde genommen nicht um die Aufmerksamkeit *für* Bilder, sondern eher um die Herstellung einer Aufmerksamkeit, die individuiert, immobilisiert und separiert. Das heißt, die Aufmerksamkeit wird zu einem Schlüsselmoment der Ausübung nicht-zwangsweiser Formen von Macht. Deshalb ist es keineswegs unangemessen, scheinbar sehr verschiedene optische oder technologische Objekte miteinander zu verschmelzen – sie zielen alle in ähnlicher Weise auf Arrangements von Körpern im Raum, Techniken der Isolation, der zellularen Teilung und vor allem der Separation. Das Fernsehen und der vielseitig verwendbare Personalcomputer sind anti-nomadische Prozeduren. Sie sind Methoden für das Management der Aufmerksamkeit, die Trennung und Seßhaftigkeit nutzen und die Körper kontrollierbar und dabei gleichzeitig nützlich machen.

Eines der zwingendsten historischen Modelle für die Beurteilung der verschiedenartigen zusammengesetzten Gebilde (solcher wie das Fernsehen), die Menschen und Maschinen konstituieren, stammt von Gilles Deleuze und Félix Guattari. Sie unterscheiden mehrere historische Modelle, wie Menschen mit Maschinen oder Maschinensystemen verkoppelt oder von ihnen »unterjocht« wurden. Der Industriekapitalismus, insbesondere des 19. Jahrhunderts, war eine der entscheidenden Phasen, in der der Mensch als Arbeiter, als Nutzer mit einer Maschine als einem äußeren Objekt verbunden war. Seit kurzem jedoch, mit dem Aufkommen der kybernetischen und Informationsmaschinen, gilt: »Die Beziehung zwischen Mensch und Maschine beruht auf wechselseitiger, innerer Kommunikation und nicht mehr auf Benutzung oder Tätigkeit.«[12] Deleuze vertritt die Auffassung, daß während der vergangenen zwei Jahrzehnte eine Modifikation von Foucaults Disziplinargesellschaften zu »Gesellschaften der Kontrolle« stattgefunden hat, in welchen die Kombination eines globalen Marktes, der Informationstechnologie und des unwiderstehlichen Imperativs der »Kommunikation« anhaltende und ungebundene Kontrolleffekte hervorbringt.[13] Ich möchte betonen, wie immer wir solche historischen Verschiebungen oder gesellschaftlichen Transformationen innerhalb des letzten Jahrhunderts bezeichnen und charakterisieren, die Aufmerksamkeit ist für die Subjekte ein Hauptmoment geblieben, insofern als sie für ein großes Spektrum sozio-technischer Maschinen erzeugt worden ist, genau wie sie zugleich ein möglicher Ort des Scheiterns bleibt, der Krise im Sinne des effizienten Betriebs dieser Maschinen. Es wird deutlicher, daß eine potente Verbindung panoptischer Techniken und attentiver Imperative weiterhin an vielen gesellschaftlichen Orten funktionieren wird. Besonders der Videomonitor zeigt die effektive Verbindung von Überwachung und

11 Max Weber, *Die protestantische Ethik und der »Geist« des Kapitalismus* (1904/05), hrsg. von Klaus Lichtblau und Johannes Weiß, Bodenheim 1993, S. 65.

12 Gilles Deleuze und Félix Guattari, *Kapitalismus und Schizophrenie. Tausend Plateaus*, Berlin: Merve 1992, S. 633–635.

13 Siehe Deleuzes Essay »Kontrolle und Werden« und »Postskriptum über die Kontrollgesellschaften« in seinen *Unterhandlungen 1972–1990* (Frankfurt am Main: Suhrkamp 1993, S. 243–262). Das Modell der »Kontrollgesellschaft« weist Ähnlichkeiten mit Guy Debords eigener Revision der ursprünglichen Typologie (von 1967) einer totalitären »konzentrierten« und einer »diffusen« kapitalistischen Konsumgesellschaft zu einer einzigen globalen »integrierten« Gesellschaft des Spektakels auf, die er in »Kommentare zur Gesellschaft des Spektakels« skizzierte.

Spektakel. Denn der Schirm ist sowohl dasjenige, das beachtet, angeschaut wird, als auch etwas, das zur gleichen Zeit das Aufmerksamkeitsverhalten kontrollieren, aufzeichnen und auf produktive Weise weiterweisen kann; durch das Verfolgen der Augenbewegung ist er sogar für die Akkumulation von Daten über die speziellen Wege, Fixierungen und die Dauer des visuellen Interesses im Verhältnis zum Fluß der Bilder und Information nutzbar. Das Verhalten eines Subjekts vor allen Arten von Bildschirmen ist zunehmend Teil eines fortlaufenden Prozesses von Rückkopplung und Angleichung innerhalb dessen, was Foucault ein »die Gesamtgesellschaft lückenlos überwachendes und durchdringendes Netzwerk« nannte.[14]
Parallel zu jeder Wandlung in der Konstruktion der Aufmerksamkeit finden gleichzeitig Veränderungen der Unaufmerksamkeit, der Ablenkung und verschiedener Zustände der »Geistesabwesenheit« statt. Ständig entstehen neue Schwellen, an denen eine institutionell kompetente Aufmerksamkeit in etwas Nomadisches, Unkonzentriertes, in etwas gegen sich selbst Zurückgebogenes abdriftet. Da, besonders seit dem frühen 20. Jahrhundert, so viele Formen der disziplinarischen Aufmerksamkeit die kognitive »Verarbeitung« eines Flusses heterogener Stimuli (entweder als Film, Radio, Fernsehen oder Cyberspace) einschlossen, verband sich diese Art des Abkippens in Unaufmerksamkeit zunehmend mit wechselnden Erfahrungen von Dissoziation, von Temporalität, die den kapitalistischen Rhythmen von Fluß und Neuheit nicht nur unähnlich sind, sondern auch wesentlich unvereinbar mit ihnen. Wir müssen die fundamentale Unmöglichkeit jeglicher Rationalisierung des Zusammenschlusses von individuellem Subjekt und Videomonitor, von Körper und Keyboard anerkennen und verstehen lernen, wie dieser Zusammenschluß der Ort eines latenten, aber potentiell brisanten Ungleichgewichtes ist. Das entstehende Cyber-Universum, das – vom Subjekt her – um den Videomonitor gebaut ist, stellt sich als eine selbstgenügsame, in sich abgeschlossene Welt ohne Fluchtwege, ohne Außenseite dar. Die Mythen von Notwendigkeit, Allgegenwart und Effizienz müssen in Frage gestellt und demontiert werden, indem die zellulare Trennung gesprengt, die Imperative von »Kommunikation« und »Interaktivität« zurückgewiesen werden, Langsamkeit bejaht und die Stille ausgefüllt wird.

Aus dem Amerikanischen von Wolf-Dietrich Junghanns

14 Michel Foucault, *Überwachen und Strafen. Die Geburt des Gefängnisses*, Frankfurt am Main 1989, S. 268.

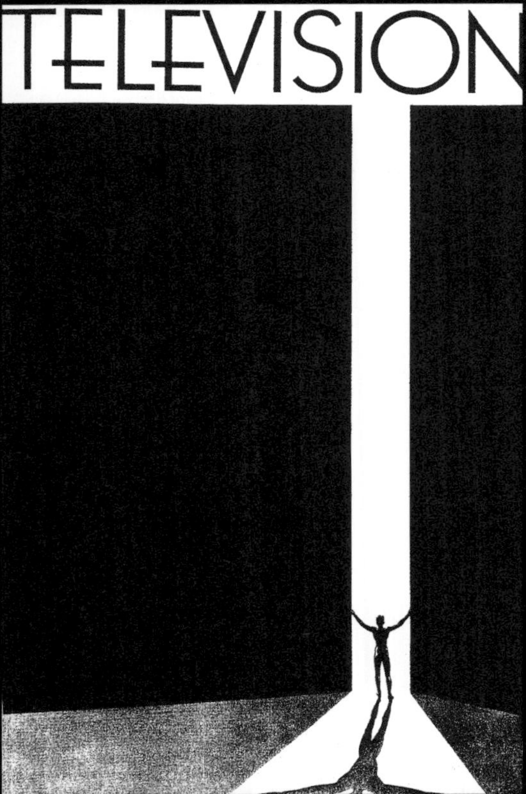
TELEVISION

Der kritische Blick durch das Fenster

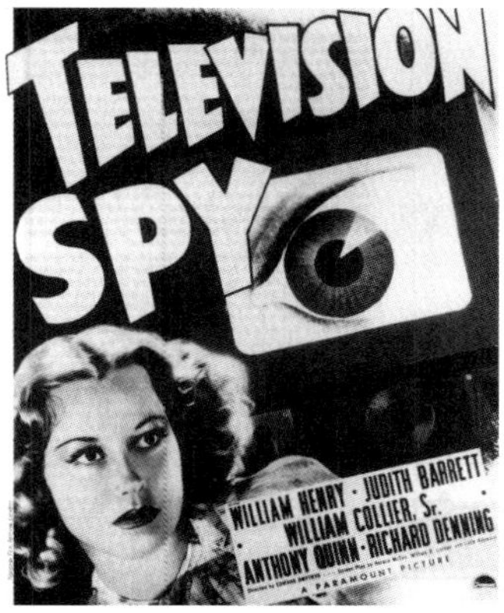

Edward Dmytryk (Regie): *Television Spy*
USA 1939, Filmplakat,
Paramount Pictures, Hollywood, USA

linke Seite:
Werbegraphik in einer Broschüre
für den *Bush Mirrordrum Receiver*
Großbritannien 1933

I. Das Fernsehen als Fenster

Häufig wird das Fernsehen in unseren Wohnungen mit einem Fenster verglichen, das den Blick nach draußen ermöglicht. Die Gegenüberstellung ist einleuchtend, wenn auch das Bild – wie oft bei Metaphern – nur einen Teil der Wahrheit trifft. Das Fenster hat ja eine doppelte Funktion. Es läßt Licht hinein und bietet den Blick hinaus. Objektiv erfüllt der Fernseher diese Funktionen nicht. Allerdings haben Untersuchungen ergeben, daß Menschen sich vor dem Gerät wie vor einem Fenster verhalten. Sie erfahren einerseits das Fernsehen als einen Blick nach draußen, wenn auch in eine Welt, die nicht unmittelbar vor ihrer Haustür liegt. Andererseits empfinden sie sogar, daß von dem Gerät auf eine subtile, schwer auszumachende Weise ein Blick nach innen ausgeht. Umfragen ergaben, daß sich viele Menschen von dem Fernseher beobachtet oder sogar ausspioniert fühlen. Als unbenutztes Objekt wird er daher verborgen – wie Vorhänge vor Fenster gezogen werden (Abb. S.160 f., 180–183, 314 f.). Natürlich wird der Fernseher auch oft versteckt, weil er – trotz der Anstrengungen der Designer – als technisches Gerät fremdartig wirkt und in weiten Kreisen des Bürgertums »fernsehen« immer noch als unfein gilt. Das Buch soll der Bildung und Unterhaltung dienen. Fernsehen zwingt den Betrachter in eine passive, bloß rezipierende Konsumentenhaltung (Abb. S. 89, 92). Selbst abgeschaltete Fernsehgeräte scheinen in geselliger Runde auf geheimnisvolle Weise zu stören. Sie fordern den Knopfdruck heraus, zumal wenn die Unterhaltung stockt. Daher erscheint es bis in unsere Gegenwart vielen Zeitgenossen besser, das Gerät in einem Schrank wegzuschließen oder es ganz aus dem Wohn- in das Schlafzimmer zu verbannen. Das blinde Fenster im Raum irritiert durch seine Undurchschaubarkeit und gleichzeitig aufdringliche Gegenwart. Die Fenstermetapher reicht jedoch noch tiefer. Sie spiegelt nicht nur die äußeren Funktionen des Fernsehapparates wider, sondern weist darüber hinaus auf grundsätzliche Empfindungen, ja Träume und Ängste der Menschen hin. In Literatur und Kunst diente das Fenstermotiv als Bild für die Erfahrung von Schwellen: von innen nach außen, von Wärme zu Kälte, von Geborgenheit zu Fremde, von Gewißheit zu Ungewißheit, ja von Diesseits zu Jenseits. Caspar David Friedrich, Odilon Redon, Marcel Duchamp, René Magritte und viele andere Künstler verdichteten im Fenstermotiv das Nachdenken über Raum und Zeit, Leben und Tod, Wirklichkeit und Unwirklichkeit in künstlerischer Form. Das Fernsehen hat eine neue Dimension der Wahrnehmung der Umwelt und der Unterhaltung eröffnet und das tägliche Leben einschneidend verändert. Es konnte nicht ausbleiben, daß sich auch die bildenden Künstler mit diesem neuen Medium beschäftigten. Sie taten es auf die unterschiedlichste Weise. Photographie, Film und Video sind dem Fernsehen schon von ihrer Gattung her verwandt-

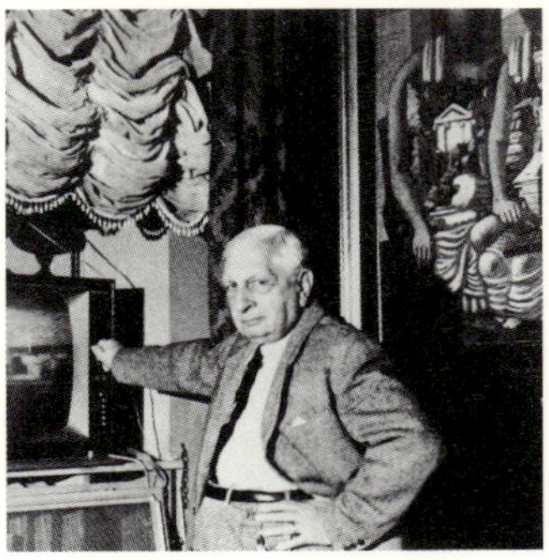

Walter Mori: Giorgio de Chirico am Fernsehgerät neben seinem Gemälde *Gli Archelogi*, Italien, 60er Jahre, Photographie

schaftlich verbunden. Aber auch mit den traditionelleren Kunstformen, wie Malerei, Zeichnung, Skulptur und Design sowie Installation und Happening, reflektierten Künstler über die unsere Gegenwart so wesentlich bestimmende Einrichtung. Dabei läßt sich beobachten, daß das Motiv des Fensters auch in der Gegenwart seine Aktualität behalten hat. Allerdings wird die Ikonographie neu gefaßt, Form und Inhalt dem neuen Medium und unserer Epoche entsprechend umgestaltet.

II. Bedrohung

Die Bedrohung durch das Fernsehen und den Fernseher ist ein zentrales Thema in unserer Kultur, das Künstler immer wieder zur Auseinandersetzung reizt. Die Angst vor dem Gerät kann in ganz schlichter, um nicht zu sagen naiv erzählerischer Schilderung ausgedrückt werden, wenn - beispielsweise - ein explodierendes und brennendes Gerät zur physischen Gefahr wird. Eine künstlerisch anspruchslose Darstellung von 1987 setzt die Tradition von Unglücksillustrationen der Sensationsromane des 19. Jahrhunderts fort (Abb. S. 79). Sie belegt jedoch die bis heute vorhandene Unsicherheit dem technischen Gerät gegenüber, von dem ganz unmittelbare physische Gefahren ausgehen können.
Brennende Fernseher können aber auch in subtileren Zusammenhängen in Skulpturen, Photomontagen oder Filmen zu weitreichenderen Aussagen dienen, wie etwa in Michael Sandles *A Mighty Blow for Freedom/Fuck the Media* von 1988 (Abb. S. 322). Eine mit Helm und Schutzmaske bekleidete Figur wehrt sich gegen das Fernsehen und zertrümmert ein explodierendes Gerät. Der Titel der Skulptur deutet an,

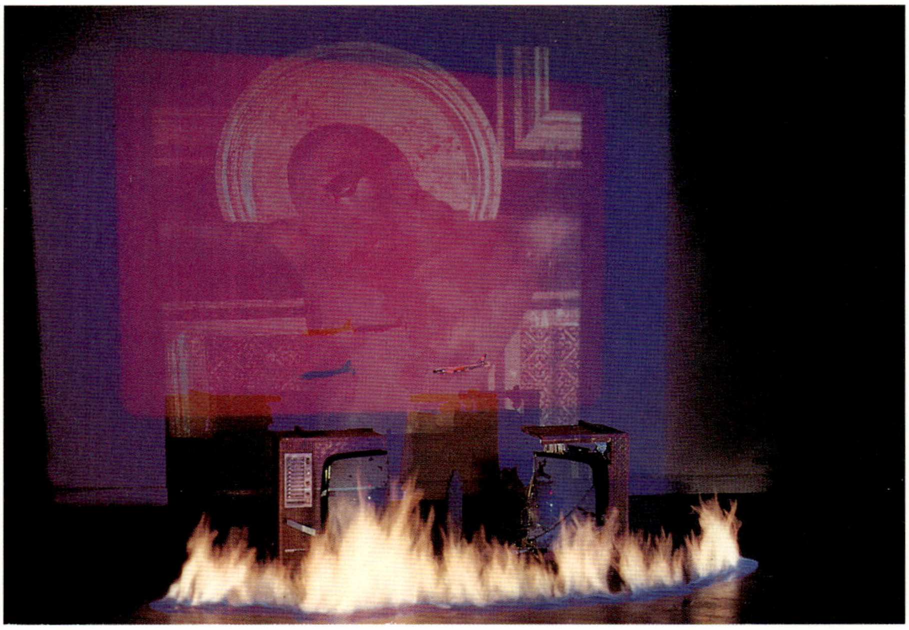

Hans Dieter Huber:
Requiem For A Great City
Bundesrepublik Deutschland 1987, Videoinstallation, zersägtes Fernsehgerät, Diaprojektoren, Modellflugzeug, Skulptur, Feuer

daß das Fernsehen als Bedrohung der Freiheit angesehen wird, die die Figur durch die Zerstörung des Apparates zu schützen versucht.
Der brennende Fernseher oder Feuer im Fernseher sind häufig verwendete Motive, die das Medium und das Gerät als Empfindung auslösen. Nicht nur von dem Objekt selbst geht in diesen Visionen die Gefahr aus, sondern das brennende Gerät repräsentiert in *Requiem For A Great City* von Hans Dieter Huber aus dem Jahre 1987 (Abb. S. 78) gar die irdische Hölle, über der auf einem schwebenden, menetekelartigen Bildschirm der gekreuzigte Christus als Erlöser sichtbar ist. Fernseher und Fernsehen erscheinen hier als Produkte sündiger menschlicher Leidenschaften, die überwunden werden müssen. Das moderne Gerät dient zur Übermittlung einer christlich moralischen Aussage. Die Konfrontation von technischem Produkt und visionärer Erscheinung ist in der Photomontage noch dadurch gesteigert, daß das Gerät in der Mitte auseinanderbricht und die Erscheinung des gekreuzigten Christus aus den Flammen des Fernsehers aufsteigt. Christus erhebt sich aus der Hölle zur Erlösung der Menschheit. Das Fernsehen geht zugrunde in der apokalyptischen Endzeit.
Ähnliche Visionen gestaltete auch Daniel Crooks in seinem Videoband *food (for) thought, (three) ingredients from the mass consumers diet* (Abb. S. 394 f.).
Das Fernsehen bedroht und zerstört, so lautet die Botschaft vieler Werke, in denen sich Künstler mit dem Medium auseinandersetzen. In Wolf Vostells Happening *TV-Begräbnis* (Abb. S. 242) ist der Fernsehmonitor von einem Bild und einem Buch verdeckt, die mit Drähten festgehalten werden. Ein Notenständer vor dem Gerät ergänzt die Aussage, daß das Medium Fernsehen den Künsten Fesseln anlegt. Es verliert daher nur seine gefährliche Ausstrahlung, wenn der Fernseher zerbeult und zerstört, auf einem großen Müllhaufen landet oder zu einer Barrikade zusammengeworfen wird (Abb. S. 369). Auch wenn er bemalt oder mit einem Magneten das Programm zu abstrakten Bildern und damit zu Kunst verfremdet wird (Abb. S. 241), ist ihm alles Bedrohliche genommen.

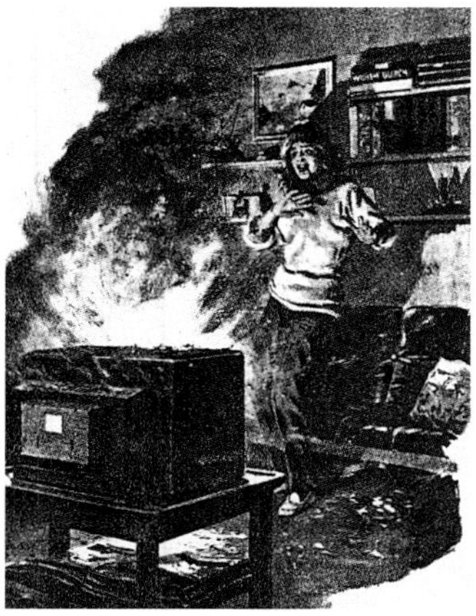

ohne Titel,
Bundesrepublik Deutschland 1987

Auf dramatische und furchterregende Weise illustriert David Cronenberg in seinem Spielfilm *Videodrome* (Abb. S. 352 f.), wie der Fernseher sich aus einem technischen Gegenstand in ein handelndes Wesen verwandelt. Nach Pistolenschüssen auf die Mattscheibe entwickelt sich die surreale Vision einer aus dem Fernseher herauswachsenden Hand, die auf den Schützen zurückschießt. Die Schwelle zwischen Wirklichkeit und Fernsehwelt wird in Cronenbergs Film aufgehoben. Die Unterscheidung von Fiktion und Realität bei Gewalt und Verbrechen ist bewußt negiert. Die Scheinwelt greift bedrohlich und zerstörerisch in die reale Lebenswelt ein.
In den genannten Beispielen werden das Gerät und seine Wirkung als ein Eindringen, ja als eine Verletzung der persönlichen Lebenssphäre angesehen. Der Apparat erscheint als ein technischer Fremdkörper, der nicht beherrscht wird, sondern der Macht ausübt, Freiheit einschränkt und die Entfaltung der eigenen Kreativität verhindert. Die Übermacht ist so groß, daß nur die völlige Zerstörung Befreiung bringen kann. Auf ironische Weise hat Wolf Kahlen in *Manhattan Cable Feedback* (Abb. S. 323) den Versuch vergegenwärtigt, der Übermacht Herr zu werden. Der Gorilla, der den Fernseher zu zerschlagen versucht, wirkt der Monumentalität des

Kastens gegenüber hilflos. Selbst die ungefesselte Brutalität versagt vor dem seelenlosen übergroßen Gegenstand. Die Zivilisation trotzt der ungebändigten Natur.
Seine Macht wird dem Fernseher nur genommen, wenn er von Joseph Beuys in der Installation *Identifications/Filz TV* (Abb. S. 252) von Filz überdeckt wird. Nur leise kann er noch unverständliche Töne von sich geben, die keine aggressive Wirkung mehr haben. Das Gerät ist gebändigt und der Mensch mit dem wärmenden und schützenden Filz vor der Gefahr der ausstrahlenden Programme geschützt.
Vermittelt der Blick aus dem Fenster in das Dunkel der Nacht das Gefühl von Ungewißheit und Gefahr, so ist diese Erfahrung durch das Fernsehen auf aggressive Weise gesteigert. Gerade Künstler fühlen sich in ihrer Kreativität bedrängt. Das Fernsehen zwingt zu rezeptivem Verhalten, nimmt auf die Individualität des einzelnen Zuschauers keine Rücksicht. Es dringt in die häusliche Intimität ein, isoliert und bedroht das geborgene Zusammenspiel der Lebensgemeinschaften. Ob diese Aussagen der Wirklichkeit entsprechen oder nicht, spielt hier keine Rolle. Für eine große Anzahl von Künstlern war diese Erfahrung jedoch Anlaß zu kritischer Auseinandersetzung mit Medium und Gerät.

III. Die Erstarrung oder das Fernsehgenre

Viele Künstler beschäftigten sich damit, in ihren Kunstwerken das Leben mit dem Fernseher zu analysieren. Ein neues Thema der traditionellen Gattung Genre entstand mit Hilfe der Medien Film, Photo und Malerei. Berühmt geworden ist Richard Hamiltons Collage *Just what is it that makes today's homes so different, so appealing?* (Abb. S. 193) aus dem Jahre 1956. Dem Betrachter bietet sich ein Interieur, in dem eine Film- und Fernsehwirklichkeit in scheinbare Alltäglichkeit und unmittelbare Gegenwart verwandelt ist. Die Figuren und Gegenstände sind Hochglanzmagazinen entnommen und zu einer Traumwelt zusammengefügt, wie sie in der Werbung und vor allem im Fernsehen immer stärker als erstrebenswert vorgeführt wird. Der Fernseher ist Teil dieses Interieurs einer verkehrten Welt. Was sich in diesem künstlichen Raum befindet, gehört eigentlich auf die flimmernde Mattscheibe des Gerätes.
Dieser Umkehrung der Wirklichkeitsebenen, in der sich im Abbild die scheinbare Realität befindet, die eigentlich im Fernsehen sein sollte, veranschaulicht die Künstlichkeit des Mediums. Treffend wird dargestellt, daß die Bildkultur der modernen Medien Photographie, Film und Fernsehen kein Abbild der Wirklichkeit liefert, sondern eine idealisierte oder imaginierte Kunstwelt vermittelt.
Hamiltons analytischem, ironischem, wenn nicht sarkastischem und gleichzeitig visionärem Konsuminterieur ist ein in Photos und Collagen häufiges Thema, die Fernsehidylle, gegenüberzustellen. Eine Photomontage aus dem Jahre 1945 zeigt ein Ehepaar, von hinten aufgenommen, mit seinen beiden kleinen Kindern gebannt vor dem Fernseher, auf dessen Bildschirm aber nicht etwa ein Kinderfilm zu sehen ist, sondern ein Panzer (Abb. S. 169). Biedermeierliche Harmonie steht im Kontrast zum Gegenstand der Betrachtung, dem sich die Familie widmet. Innenwelt und Außenwelt

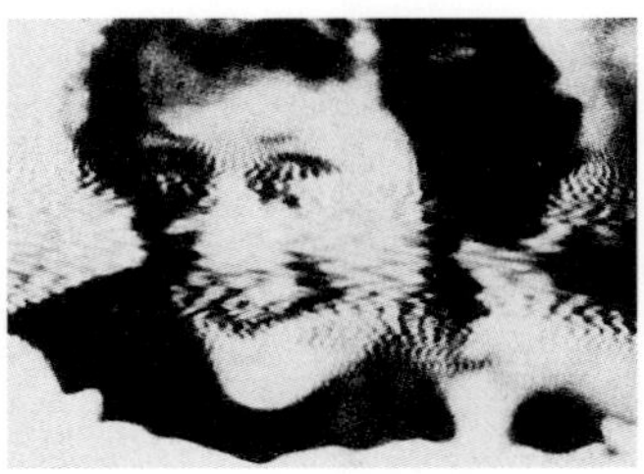

Wolf Vostell: *Fernsehende – Coll/Age – Verwischung*
Bundesrepublik Deutschland 1966, Siebdruck in rosa und schwarz auf Büttenpapier; 45 x 65 cm; Auflage: 100 Exemplare und 5 Probedrucke

können nicht gegensätzlicher gedacht werden. Der Blick in das Fernsehfenster gibt eine Realität wieder, die in ihrer Bedeutung verharmlost, ihrem Kontext entzogen und zum Gegenstand der Unterhaltung verzerrt wird. Das Werk veranschaulicht zwei Aussagen. Einerseits wird zum Ausdruck gebracht, daß die durch den Fernseher vermittelte Wirklichkeit ihre Gegenwärtigkeit durch das Medium verliert. Realität wird zum Schauspiel und kann nur noch als Gleichnis oder Abbild von Zuständen angesehen werden. Daher ist sie in den häuslichen Frieden integrierbar. Die Collage handelt andererseits von der Fragwürdigkeit, Wahrheit vermitteln zu können. Sie stellt die Aussage, das Fernsehen vermittle die Dinge, wie sie seien, in Frage.
Das Fernsehinterieur als Sujet adaptiert ein altes Problem der Kunst und Kunsttheorie. Wenn man nicht bis auf die Ideenlehre Platons zurückgreifen möchte, so durchzieht das Mimesisproblem spätestens seit der italienischen Renaissance die gesamte Kunsttheorie bis in das 20. Jahrhundert. Schon Leon Battista Alberti spricht in seinem Traktat *Della Pittura* aus dem Jahre 1435 die Metapher des Fensters an, wenn er das Kunstwerk mit dem Blick durch einen rechteckigen Rahmen vergleicht, dessen eingefangene Wirklichkeit der Künstler auf dem flächigen Bildgrund gestalten müsse. Auch die Künstler unserer Gegenwart suchen, allerdings an den Gegenständen unserer Epoche, hinter die äußeren Erscheinungen zu dringen, um durch das Kunstwerk aufzuklären.
Ein Schnitt durch ein Bürgerhaus im 19. Jahrhundert vermittelt einen Einblick in das Leben der verschiedenen sozialen Schichten, denen die Bewohner angehören. Von der ersten, vornehmsten Etage bis unter das Dach, wo Künstler und Studenten ihr Refugium haben, vollzieht sich, je höher man im Treppenhaus steigen muß, ein sozialer Abstieg. Die Bewohner gehen den unterschiedlichsten Tätigkeiten nach. Sie speisen, sie reden miteinander, sie arbeiten, sie lieben und streiten sich. Dem Leben in den einzelnen Zellen des Wohngebäudes ist jedoch ein Umstand gemeinsam: die Kommunikation.
Vergleicht man diese Darstellungen mit der Bildgattung der Fernsehinterieurs, wie sie von Künstlern im 20. Jahrhundert gestaltet wurden, so läßt sich ein tiefgreifender Unterschied feststellen. In einer amerikanischen Photomontage aus den vierziger Jahren sind zwei Interieurs aneinandergefügt, in denen jeweils zwei Gruppen vor einem Fernseher sitzen. Bei näherem Hinsehen ist zu erkennen, daß die beiden Räume einen Schnitt durch eine Wohnung vergegenwärtigen sollen. Der gemeinsame Vordergrund deutet an, daß hier eine Familie in zwei Zimmern getrennt derselben Tätigkeit nachgeht: rechts die Eltern im gutbürgerlichen Wohnzimmer, links die Kinder in ihrem Raum. Das Fernsehen trennt die Familiengemeinschaft, Erwachsene und Jugend sehen jeweils ihre eigenen Programme. Die soziale Gefahr der Partikularisierung, der die Familie in unserer Gesellschaft ausgesetzt ist, illustriert die Photocollage auf treffende Weise. Dabei ist vom Künstler bewußt die bürgerlich gediegene Ausstattung betont. Nicht zufällig befindet sich der gefüllte Bücherschrank für den Betrachter im Zentrum des Wohnzimmers, während im Kinderzimmer Bücher gar nicht mehr gegenwärtig sind. Mit Bedacht ist auch die ruhige, gebannte, ja angepaßte Aufmerksamkeit der Fernsehzuschauer auf beiden Seiten geschildert, die auf

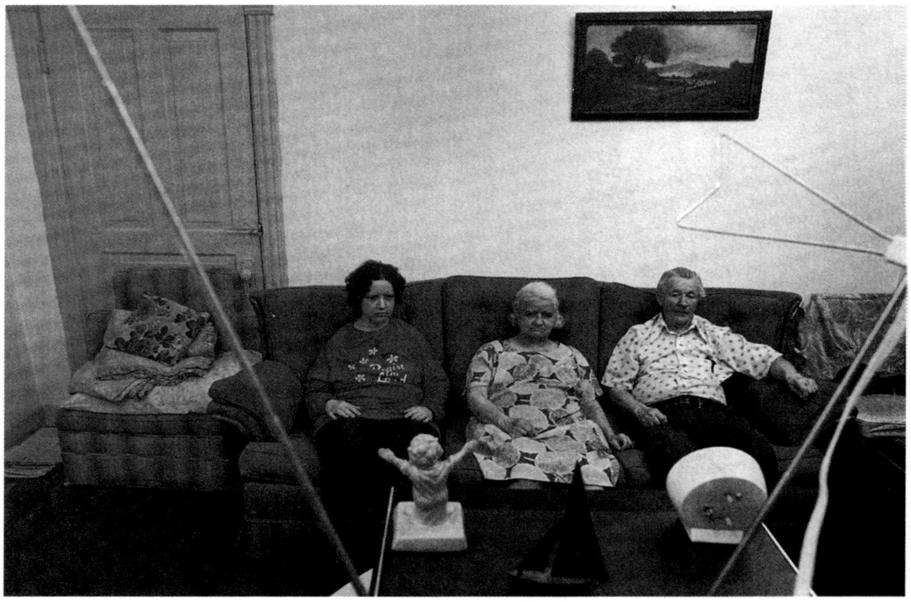

Lloyd DeGrane: ohne Titel, aus der Serie
Tuned In – Television in American Life
USA um 1990, Photographie

die kritiklose, hingebungsvolle Konsumierung der gebotenen Unterhaltung verweist. Solche Bilder stehen in der Tradition der Genrebilder, die im holländischen 17. Jahrhundert ihre erste große Blüte erlangten. Schon damals arbeiteten die Maler mit einem Scheinrealismus, der als künstlerisches Mittel diente, die letztlich moralische Botschaft zum Ausdruck zu bringen. Die Künstler unseres Jahrhunderts gestalten in einem vergleichbaren Sinne. Die Fernsehinterieurs sollen kulturkritisch und aufklärerisch wirken, indem sie Selbstbewußtsein und Unabhängigkeit als Tugenden der Abhängigkeit erzeugenden Konsumhaltung gegenüberstellen.
Ein vermutlich nicht gestelltes Photo von Lloyd DeGrane, um 1990 (s. Abb.), führt die innere Auslöschung menschlicher Kreativität und Lebendigkeit, die der Fernsehkonsum bewirkt, anschaulich vor Augen. Der Blick ist diesmal vom Fernseher aus genommen, als sähen wir aus dem Gerät wie durch ein Fenster. Vor uns sitzen ermattet und stumpfsinnig drei Fernsehzuschauer auf einem Sofa. Das Gerät mit seinen weit ausladenden Antennen dominiert den Raum und zieht alle Aufmerksamkeit auf sich. Der scheinbare Schnappschuß ist in Wahrheit ein Bild von dichter und konzentrierter Kulturkritik. Man ist geneigt, noch weiter zu gehen. Das Photo vermittelt Hoffnungslosigkeit und geistige Auslöschung, für die das Fernsehen verantwortlich gemacht wird.
Noch ein letzter Bildtypus sei erwähnt, mit dem Künstler die Rolle des Fernsehens im täglichen Leben unserer Epoche analysieren. Das Picknick ist ein von jeher geläufiger Gegenstand der bildenden Kunst der Neuzeit. Manets *Frühstück im Freien*, im *Salon des réfusés* im Jahre 1863 als Skandal angeprangert, ist eine der berühmtesten Darstellungen dieses Themas. Das Picknick ist von Sinn und Absicht her ein Unternehmen, in dem der Mensch die Natur genießt und sich als Teil der freien Landschaft außerhalb der gesellschaftlichen Konventionen fühlen kann. Mathias Koeppel verlegt in seinem Gemälde *Sport*, 1972 (Abb. S. 283) in Anspielung an Caspar David Friedrich und Manet das Fernsehen ins Freie. Vor Friedrichs entlaubtem Baum steht das Gerät und beleuchtet im dämmrigen Abendlicht die Gestalten im Vordergrund. Alle Motive in dem Gemälde stehen im Kontrast zueinander und kennzeichnen auf diese Weise die Fremdartigkeit der Szenerie. Die Landschaft ist keineswegs einladend für ein geselliges Zusammensein an einem Abend. Die knorrige Eiche trägt kein Laub und gehört in eine Winterlandschaft, ein Gegensatz zu dem Aufenthalt im Freien und insbesondere zu der unbekleideten Frau im Vordergrund. Der Widerspruch löst sich

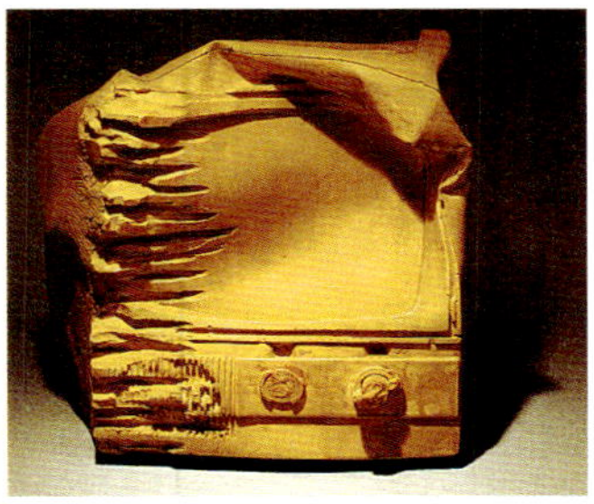

Hyong Jun Lim: *Klang*
Südkorea 1991, Polyester,
29 x 25 x 30 cm

insofern auf, weil die Gestalten die Umwelt, in die sie gesetzt sind, gar nicht wahrnehmen. Sie haben ihr technisches Gerät in die Natur mitgenommen, weil sie das Sportereignis im Fernsehen nicht missen wollen. Die Welt des Bildschirms ist für sie die eigentliche, die unmittelbar erlebbare Natur ist für sie nicht gegenwärtig. Ihre Fremdartigkeit sehen sie nicht, oder besser: nicht mehr. Von dieser Vision ist es nur ein Schritt zu Landschaften, in denen die Fernsehgeräte wie Naturobjekte, Findlinge oder Gegenstände der Meditation in die Hügelketten eingebettet sind, wie in *Freedom-Time* von Tae-Chol Kim, um 1987 (s. Abb., vgl. auch S. 319 u. 368).

Weniger grotesk, eher auf eine ironisch erzählerische Weise, bringt ein amerikanisches Photo aus den fünfziger Jahren denselben Umstand zum Ausdruck. Auch dieses Paar braucht den Fernseher in der Natur. Die Landschaft an sich scheint kein Gegenstand der Kontemplation. Natur ist nur der Ort, den alle Konsumprodukte unausweichlich erobern. Mit der Luxuslimousine fährt man direkt an den Rastplatz heran, um auf den schlichten Bänken in eleganter städtischer Kleidung einem Film zu folgen. Der junge Mann hält mit der linken einen Filmapparat, den er nicht dazu benutzen wird, so darf man die Szene erzählerisch ausdeuten, die Landschaft, sondern die Frau vor dem Fernseher aufzunehmen.

Das Fernsehen und der Fernsehapparat haben eine neuerliche Genrekunst entstehen lassen, mit der Künstler ganz im Sinne der Tradition der Bildgattung die gesellschaftlichen Veränderungen analysieren, die das technologische Produkt bewirken kann. So wie sie die Gefahren beschworen, die nach ihrer Vision das Gerät durch seine Bilder hervorzubringen vermag, beschreiben sie auch den Umgang mit dem Medium und seine Folgen für das menschliche Zusammenleben. Stilistische Unterschiede sind dabei nicht zu übersehen. Wird der Zusammenhang einmal in surrealer Verzerrung herausgehoben, so kann dieselbe Aussage ein andermal auf pointiert ironische Weise zum Ausdruck gebracht werden. Die Unterschiede in Stil und Technik der Darstellung überdecken aber nicht die gemeinsame kulturkritische, wenn nicht letztlich kulturpessimistische Auffassung der Künstler von dem modernen Medium, das sie selbst benutzen.

Für viele Künstler birgt der Fernseher Gefahren, weil er Geborgenheit und Gemeinschaft bedroht. Daß das Medium eine Bewußtseinserweiterung, ein Lern- und Lehrangebot bieten kann, wird von ihnen kaum zum Bildthema erhoben. Der Bildschirm als Fenster nach außen, als Erweiterung der Enge, als Erlebnis von Ungewohntem oder Ungewöhnlichem, als Befreiung von Zwängen wird in der Kunst nicht thematisiert. Das Fenster des Fernsehens gibt den Blick in die Welt frei. Was dort zu erleben ist, stellt sich für Künstler jedoch eher als eine Welt der Sensationen, der Banalitäten oder der Grausamkeiten dar, ja als das Ende von Kunst.

Ein Grund für diesen Umstand liegt sicher darin, daß die Kunst im Fernsehen die geringste Rolle spielt. Sie gilt, zu Unrecht, nicht als Konsumartikel für die Masse. Das Medium Fernsehen hat sich der Künstler kaum bedient, ja hat sie ausgeschlossen, und den Kunstbereich immer weiter in eine kaum noch wahrgenommene Randzone gedrängt. Die kritische Grundeinstellung der Künstler gegenüber dem Fernsehen spiegelt sich daher ganz konsequent in den Darstellungen des Gerätes in ihren Werken wider.

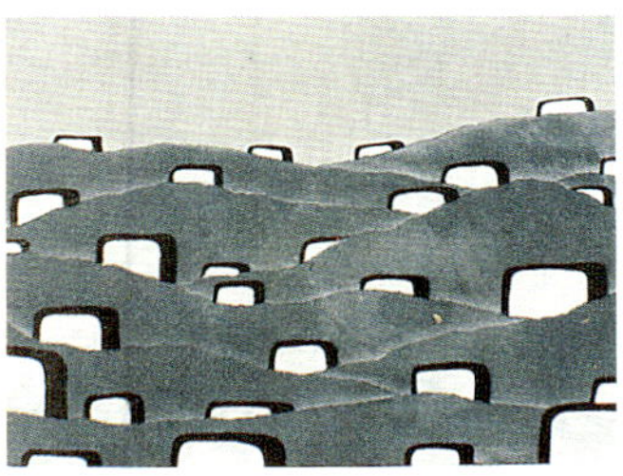

Tae-Chol Kim: *Freedom-Time*
Südkorea um 1987, Radierung,
58,2 x 43,0 cm

IV. Das stillgestellte Fernsehbild

Der Blick durch das Fenster als Blick in die Welt ist als Vision älter als das Fernsehen. Die utopische Vorstellung vom Sehen in die Ferne ging der technischen Erfindung voraus. Man könnte überspitzt sagen, das Fernsehen war – wie die Photographie – als Hoffnung längst vorhanden, wie die Beschreibungen in utopischen Romanen belegen, es mußte nur noch technisch verwirklicht werden. Nach der Entdeckung öffnete sich eine Tür in eine Zukunft unvorhersehbarer Erfahrungen, wie sie in der englischen Anzeige für den *Bush mirrordrum receiver* (Abb. S. 76) aus dem Jahre 1933 anschauliche Gestalt gefunden hat. Eine kleine Menschengestalt öffnet eine große Tür in einen lichtdurchfluteten Raum einer neuen Epoche.

Die neue Technik entfaltete sich jedoch nicht zu einem Medium der Kunst, sondern zu einem Unternehmen, das Bilder zum Konsum produzierte. Das Fernsehen entwickelte sich zu einem Massenmedium in einer Epoche, in der die Kunst der Moderne die Reproduktion von Wirklichkeit überwunden hatte. Während der Film und das Fernsehen neue technische Möglichkeiten boten, nicht nur Ereignisse der eigenen Gegenwart zu reproduzieren, sondern auch solche der Vergangenheit scheinbar wirklichkeitsgetreu zu rekonstruieren, hatte die Kunst die Bilder längst auf ihre Glaubwürdigkeit hin befragt. Die Moderne suchte die Wahrheit nicht mehr im Abbild visueller Erscheinungen, sondern wählte die Mittel des Ausdrucks entsprechend der beabsichtigten Aussage. Aus diesem Grunde enthielten sich wohl auch die meisten der berühmten Künstler einer Auseinandersetzung mit dem Fernsehen. Der Fernsehgesellschaft zu vermitteln, daß die vielfältigen Bilder, die ihr zugemutet werden, nicht die Realität widerspiegeln, sondern gestaltete visuelle Produkte sind, mußte allerdings die Künstler interessieren. Ihr Blick richtete sich daher auf die Manipulation der Bilder, die von draußen durch das Fernsehfenster in das Innere der Häuser gestrahlt werden. Wenn der Fernseher in einer Werbung des amerikanischen Senders CBS (Abb. S. 244) als ein Bündel von Zeitungen oder Pressemitteilungen erscheint, in die eine Bildröhre eingeschnitten ist, wird veranschaulicht, daß auch die durch das Bildmedium übertragene Nachricht nicht mehr als eine Sammlung von Meinungen ist. Objektive Berichterstattung können auch die Bilder nicht vermitteln.

Nam June Paik untersucht in seinen Videoinstallationen die Wirklichkeit des Fernsehbildes auf erfindungsreiche Weise immer wieder neu (Abb. S. 246, 248, 261, 286 f., 291). In mehreren Werken wird eine Buddhafigur mit einer Videokamera gefilmt und erscheint im Fernseher. Da die reale Figur vor dem Bildschirm sitzt, stehen sich zwei Wirklichkeitsebenen gegenüber. Der Buddha sieht sich wie in einem Spiegel. Das Fernsehbild ist stillgestellt. Es übermittelt genau das Gegenteil dessen, was von ihm erwartet wird. Nicht laufende Bilder, nicht ununterbrochenes Geschehen ziehen vorüber, sondern der Bildschirm zeigt wie in einem Spiegel ein Abbild des Betrachters, in diesem Fall des Buddha. Kontemplation und Erkenntnis, Betroffenheit und Innehalten sind die Themen dieser Installation. Der Gegensatz zu den gewöhnlichen Bildern, die das Gerät verbreitet, die den Betrachter als Individuum ausklammern und nicht persönlich betreffen, tritt unerwartet ins Bewußtsein.

Die Videokunst hebt die geläufige Funktion des Fernsehens in kreativer Weise auf und legt gleichzeitig seine visuelle Manipulation offen. In Wolf Kahlens Fernsehskulptur *Phönizischer TV II '82 auf Formentera/Balearen* (Abb. S. 387) erinnert nur die Form des zarten Drahtgebildes in der Landschaft an einen Fernseher. Das wie ein Relikt aus einer untergegangenen Epoche wirkende Objekt, in dessen imaginäre Bildfläche zwei nicht identifizierbare Gebilde hineinragen, bietet dem Betrachter einen Landschaftsausschnitt. Je nach Stellung schneidet der fernsehartige Rahmen einen stillstehenden Abschnitt des Horizonts aus. In diesem Werk, das auch losgelöst von allen Allusionen an das Fernsehen als reine Skulptur verstanden werden kann, wird die künstlerische Form des Gerätes in einen Naturzusammenhang versetzt. Die Verfremdung vergegenwärtigt den prinzipiellen Gegensatz zwischen künstlichen Bildern fern der Wirklichkeit und der Unmittelbarkeit der Erfahrung im Kunstwerk. Die Skulptur steht für sich selbst, deckt aber gleichzeitig auch die Scheinwelt der Fernsehbilder auf.

V. Der blinde Bildschirm

Auch der Irritation der Bilder, ihrer Auflösung in optische Effekte oder ihrer völligen Auslöschung widmeten sich Künstler. Während in Bill Violas *Information* (Abb. S. 293) noch durch Verzerrung des Bildes abstrakte, malerische Eindrücke vermittelt werden, bleibt bei Wolf Vostells *Sun in your head*, 1963 (Abb. S. 251), der Gegenstand in der Entstellung erhalten. Die Gestalten werden zu Fratzen, zu Ungeheuern, zu Schimären, zu Wesen aus einer anderen Welt, die einen bösen Blick werfen. Ganz ausgelöscht und seiner Funktion enthoben ist der Fernseher aus Stein (Abb. S. 284, 319). Das Gerät ist erblindet, das Fenster verliert seine Transparenz, der Bildschirm ist stumpf. In die freie Landschaft versetzt, wirkt er wie ein Meteorit. Von einer fremden Hand bearbeitet, steht er als kolossaler Block in der Natur. Einsam und verlassen, ohne die Umwelt, in der er seine Programme zeigen kann, wirkt der zur Skulptur gewordene Gegenstand als Form. Der Künstler fordert von dem Betrachter ein anderes Sehen, nicht mehr ein rezipierendes Annehmen der Bilder, sondern ein Wahrnehmen der Gestalt. Die Rezeption ist in Aktivität gewendet. Die Kunst der neuen Medien reagiert damit auf die medialen Anforderungen, die die Reproduktionsformen von Fernsehen und Video an Künstler wie Betrachter stellen, und diskutiert so das Albertische Mimesisproblem auf ganz andersartige Weise, als es etwa Marcel Duchamp tat, der 1920 den voyeuristischen und (wort-)spielerischen Blick auf die »Fresh Widow« durch das undurchdringlich schwarzgestrichene »French Window« verstellt hatte.

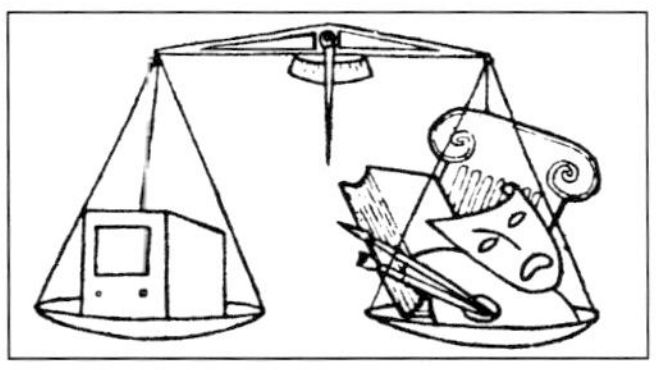

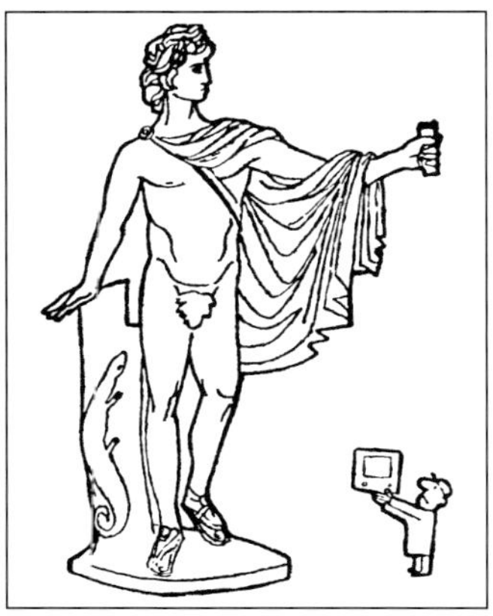

ohne Worte, Russische Sowjetrepublik, 1967
in: »Sowjetskoje radio i televidenie«, Moskau

Wie gezeigt werden konnte, haben die meisten Künstler, die sich mit dem Fernsehen auseinandergesetzt haben, das Phänomen kritisch gesehen. Fernsehbilder oder das Gerät selbst, aber auch für das Medium typische Darstellungsformen oder von ihm hervorgebrachte soziale Umgangsformen wurden aufgegriffen und verarbeitet. Die Gegnerschaft der Künstler beruht auf der Vorstellung, daß das Medium ihnen und der

Gesellschaft letztlich feindlich gesinnt sei. Fernsehen und Kunst erscheinen geradezu als unversöhnliches Gegensatzpaar in zwei russischen Karikaturen aus dem Jahre 1967 (Abb. S. 85, vgl. auch S. 264 f.).

Die Gründe für die Kritik der Künstler konnten hier nur angedeutet werden. Sie liegen einerseits in der Tatsache, daß sie den naiven und unschuldigen Umgang mit dem Bild, den das Fernsehen verbreitet, verloren haben. Andererseits erweisen sich auch die Künstler des 20. Jahrhunderts als Analytiker und Moralisten. Sie setzen auf ihre Weise die Vorstellung von bürgerlicher Kunst als moralischer Anstalt fort. Das wohl einflußreichste Medium der industrialisierten Massengesellschaft fördert den Verlust an Gemeinsinn, stellte jüngst der Philosoph Hans-Georg Gadamer fest. Aufklärung im Sinne eines humanistischen Weltbildes gilt auch in der Epoche der Postmoderne noch als Ziel der Kunst.

Die Methoden und Materialien, die verwendet werden, um dieser Absicht zu dienen, sind sehr unterschiedlich und umfassen fast alle Kunstformen, sowohl die klassischen, Malerei und Skulptur, wie auch Installationen und die modernen technologischen Ausdrucksmöglichkeiten des Fernsehens selber. Auf ironische, sarkastische, aggressive, phantasievolle oder spielerische Art begleiten Künstler eine Institution, die unsere Kultur immer stärker zu beherrschen scheint. Zwar können sie das Nachdenken über das Medium und seine Gefahren fördern helfen, ihre Gegenbilder werden die Macht des Fernsehens nicht brechen, werden den verführerischen Blick in und durch das Fenster in eine andere Wirklichkeit nicht in Frage stellen.

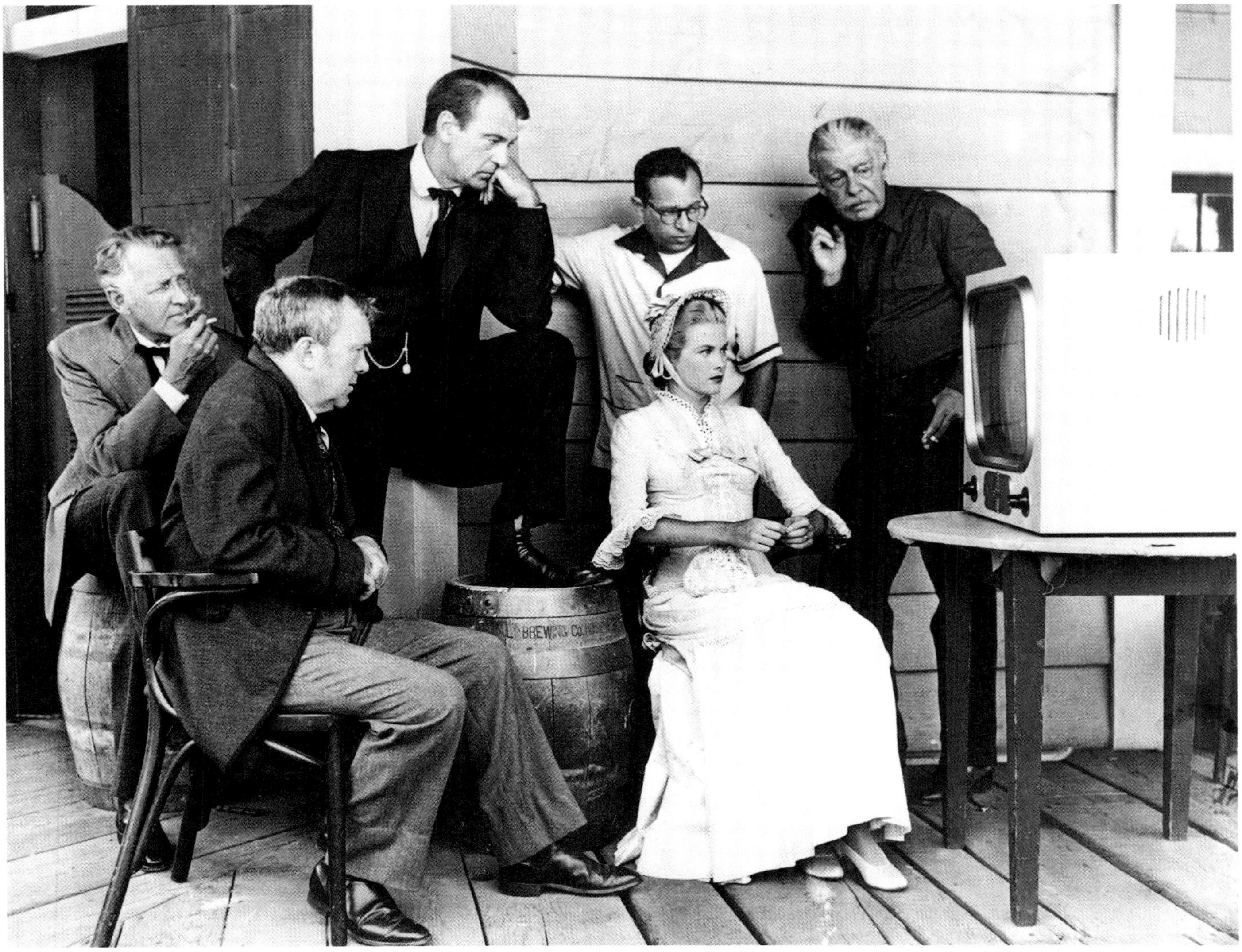

Hollywood im Serienfieber
Die Crew von *High Noon* (*Zwölf Uhr Mittags*) mit Otto Kruger, Thomas Mitchell, Gary Cooper, einem unbekannten Studioarbeiter, Grace Kelly und Lon Chaney Jr. verfolgt während einer Drehpause ein Baseballspiel der World Series im Fernsehen, USA 1951, Photographie, Associated Press

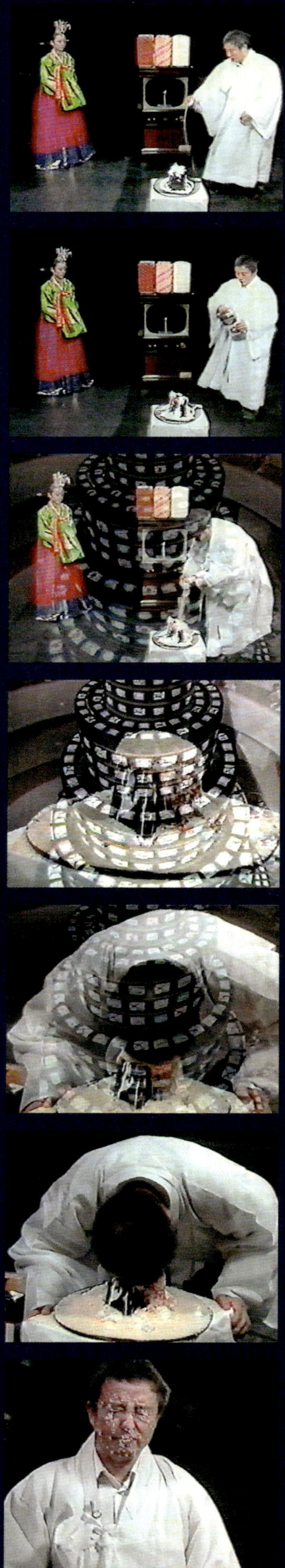

Viktoria von Flemming

Die rühmlich unrühmlichen Ausnahmen von der Regel

Künstler machen Fernsehen

Es ist geradezu sprichwörtlich, daß Künstler das Fernsehen stolz ignorieren. Doch wie ist es umgekehrt, wie geht das Fernsehen mit den Künstlern um? Eigentlich wären die Bedingungen in Deutschland für eine Zusammenarbeit geradezu ideal. Hier gibt es öffentlich-rechtliche Sendeanstalten, und in deren Staatsvertrag ist neben Information und Unterhaltung ausdrücklich ein Bildungsauftrag formuliert. Ein vielseitiges Kultur-Programm, das die Versäumnisse der rein kommerziell ausgerichteten privaten Kanäle verschmerzen läßt, bieten vor allem die Dritten Programme der ARD, der Arbeitsgemeinschaft der Rundfunkanstalten Deutschlands (ARD), und die gemeinsam mit dem Zweiten Deutschen Fernsehen (ZDF), dem Österreichischen und Schweizer Fernsehen genutzten Spartenkanäle 1 Plus, später 3sat, und schließlich der zusammen mit Frankreichs La Sept konzipierte Kulturkanal ARTE.

Wenn sich so viele Sender in Deutschland um Kultur bemühen, was wäre da naheliegend, als daß sich das visuelle Medium Fernsehen auch den Künstlern öffnet? Nicht nur vor Filmen über Kunst sollten die Archive überquellen, sondern auch vor Künstlerideen, Künstlerfilmen und Originalkunstwerken. An wem liegt es, daß die Praxis so ernüchternd aussieht? Versteht das Fernsehen seine Chance nicht zu nutzen? Oder antworten die Künstler zu arrogant?

Da gibt es den berüchtigten Fernseh-Verächter Sigmar Polke, den Schrecken aller Reporter-Teams, die über ihn oder seine Ausstellungen berichten wollen. Er spielt gern Katz und Maus bis hin zur wütenden Sabotage und hält nur still, wenn er sich mit seinen eigenen Waffen überlistet sieht. Ein Fernseher kommt ihm nie und nimmer ins Haus, hält ihn doch seine Kunst- und Wunder-Bibliothek genug in Atem. Sigmar Polke ist kompromißlos. Dennoch verweist der einst geistreichste Erfinder deutscher Pop-Kunst nicht ohne verschmitzten Stolz darauf, wie er mit dem Titel seiner ersten großen Ausstellung, 1973 im Westfälischen Kunstverein Münster, den Nerv jener Zeit entwaffnend getroffen habe: *Franz Liszt kommt gern zu mir zum Fernsehen.* So war eine Geistergeschichte im *Spiegel* überschrieben, die Polke im Katalog zitiert. Doch der Titel ist nichts als Bluff. Abgesehen von einer Photoserie der Kleinen Meerjungfrau im Bildschirm-Format, findet Fernsehen auch im Katalog nicht statt. Keine Abbildung, keine Zeichnung, kein Gemälde.

Polke ging es allein um provozierende Denkspiele zum Thema »Kunst und Fälschung«: um das Jonglieren mit Original/Kopie/Zitat/Kopie von Kopie/Bild auf Bild. Daß das Schlingern der Realitätsebenen erst recht für das Medium Fernsehen gilt,

Abb. links:
Nam June Paik: *Weltumschlungen*
Fernseh-Live-Sendung mit künstlerischen Videos und Live-Beiträgen aus 60 Nationen anläßlich der Olympiade in Seoul 1988 unter Einbeziehung des Videoturms *The More the Better*

Christiane Dellbrügge/Ralf de Moll: *Wenn wir uns wiedersehn, sag nicht adieu*
Bundesrepublik Deutschland 1987, Fernsehgerät, 2 Blumentöpfe, 3 Holzsockel, 2 Holzsessel, Videorecorder, Videoband, Installation in der Städtischen Galerie, Stadt Karlsruhe

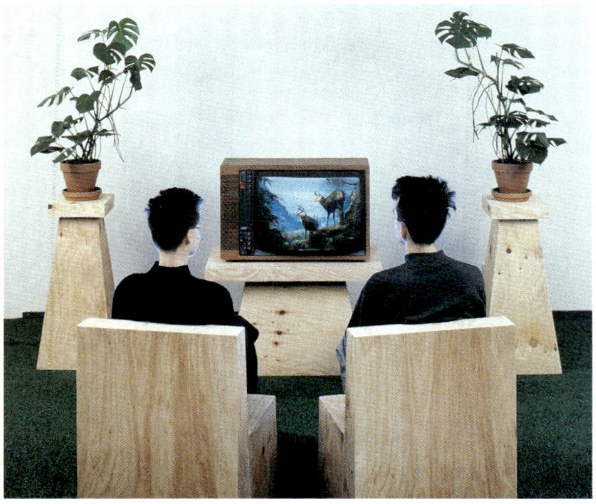

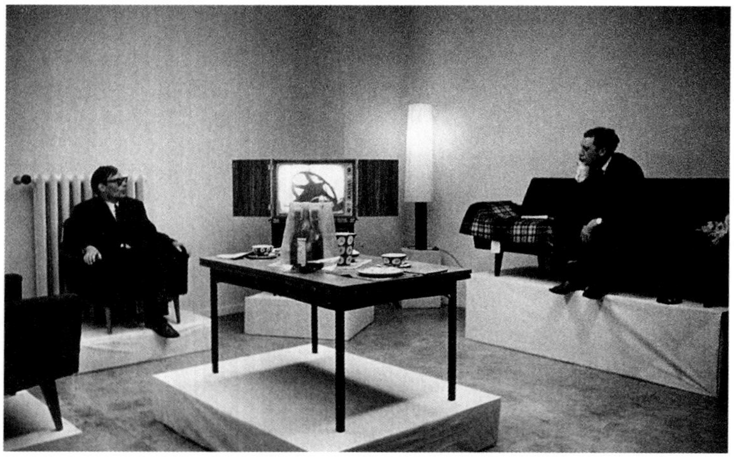

Konrad Lueg/Gerhard Richter:
Demonstration für den kapitalistischen Realismus
Bundesrepublik Deutschland 1963, Happening mit Installation

war für Polke ein willkommener Nebeneffekt. Darüber hinaus und trotz aller technischen Experimentierfreude hat ihn Fernsehen als künstlerisches Motiv nie gereizt. Aber da er außerhalb des Ateliers selten ohne Filmkamera anzutreffen ist und Kilometer von Material angehäuft hat, denkt er neuerdings darüber nach, diesen Schatz auszuwerten. Und klammheimlich arbeitet er bereits an einem Künstlerfilm, der statt des üblichen Fernseh-Porträts seine große Einzelschau in der Bonner Kunsthalle im Mai 1997 begleiten kann. Sigmar Polke macht sein eigenes Programm? Wenn das nicht ein Fest für die Fernsehkultur wird!
Ein Happening, das Kunstgeschichte gemacht hat, gelang Konrad Lueg und Gerhard Richter, damals Polkes Freunde und Mitstreiter. Am 11.10.1963 um 20 Uhr luden sie ins Düsseldorfer Möbelhaus Berges ein und präsentierten ihr *Leben mit Pop* als *Demonstration für den kapitalistischen Realismus* (s. Abb.). Einrichtung samt live laufendem Fernseher waren auf den Sockel gehoben und zum Kunstwerk erklärt. Dabei ging es den jungen Malern weniger um den damals allseits geforderten »Ausstieg aus dem Bild«, als um die Entdeckung ungewohnter, von Kunsttraditionen noch nicht belasteter Motive; und da war Alltägliches eben am wirkungsvollsten. Sollte wie hier ein ganzes Wirtschaftswunder-Wohnzimmer zur Schau gestellt werden, durfte natürlich die »Glotze« als zentraler Blickfang nicht fehlen. Andererseits finden sich unter Gerhard Richters gemalten Schwarzweißphotos, mit denen er schließlich bekannt wurde, Stühle, Klorollen, Kronleuchter – ein Fernsehapparat nicht. Der sei als Motiv für ein Gemälde schlicht zu uninteressant, sagt Richter, obwohl er selbst, jedenfalls früher, ganz gerne ferngesehen und sich schon vor Jahren einen Großbildschirm geleistet habe. Im Atelier jedoch hört er nur Musik, undenkbar, daß wie bei Warhol und Freunden nonstop der Fernseher plärrt. Aufgestachelt durch Versuche von Kollegen, selber Fernsehen zu machen, wählte Richter 1989 eine Japan-Reise zum Thema für einen Künstlerfilm. Die Distanz des Fremden sollte den Zugriff auf das ungewohnte Handwerk erleichtern. Doch schon der Rohschnitt machte Probleme. Richter verwarf Konzept auf Konzept, und da er Unprofessionalität verabscheut, war er bald ehrlich genug, aufzugeben.
Welche Rollen trauen Künstlerinnen und Künstler sich bei einer aktiven Mitgestaltung des Programms zu, welche Möglichkeiten und Grenzen tun sie auf? Zunächst überrascht wieder, wie wenige Beispiele es überhaupt gibt. Dennoch reicht die Spannbreite vom Blick über die Schulter im Atelier bis zu eigens für die Kamera inszenierten Aktionen und Projekten, vom Abspielen fertiger Videos bis zur Autorenschaft für Auftragsproduktionen, vom Spielfilm bis zur großen Live-Show.

Kunstprozesse im Fernsehen

Mit Künstlern über Kunst im Fernsehen zu streiten, war noch bis in die achtziger Jahre hinein höchst unerqicklich, denn die meisten kannten die Programme ja kaum. So brachen Vorurteile meist schon nach wenigen Nachfragen in sich zusammen, und selbst hartnäckige Skeptiker stellten sich am Ende getrost der Kamera. Verlangten sie dann aber zuviel Mitsprache und vertrauten den dramaturgischen Einwänden der Fernsehprofis nicht, wurde es prompt steril bis peinlich, wie 1989 ein Georg Baselitz-Porträt und Anselm Kiefers Tiraden gegen die Volkszählung mit *60 Millionen Erbsen*. Beide Künstler hatten darauf bestanden, das Konzept selbst zu diktieren. Sie wollten reden, erklären, polemisieren, aber so gut wie nichts zeigen und schon gar keinen Blick ins Atelier gestatten. Was dabei herauskam, war mehr Hörfunk als Fernsehen und klang mehr nach devoter Hofberichterstattung als nach fachkundigem, kritischem Diskurs.

Andere muteten sich zuviel zu. Einmal überredet, ein Fernseh-Team im Atelier zu dulden, wollten sie beispielsweise ihre Technik vorführen und sich bei der Entstehung eines Bildes beobachten lassen – auch weil sie sich dadurch Einblick in eigene unbewußte Vorgänge versprachen. Gerhard Richter hielt dem Druck schon am ersten Abend nicht mehr stand und unterbrach die Filmarbeiten für ein halbes Jahr. Per Kirkeby blieb an einem kritischen Punkt stecken und überwand ihn erst während einer längeren Drehpause. Emil Schumacher hat, die Kamera im Nacken, sein Gemälde temperamentvoll versaut und anschließend zerstört.

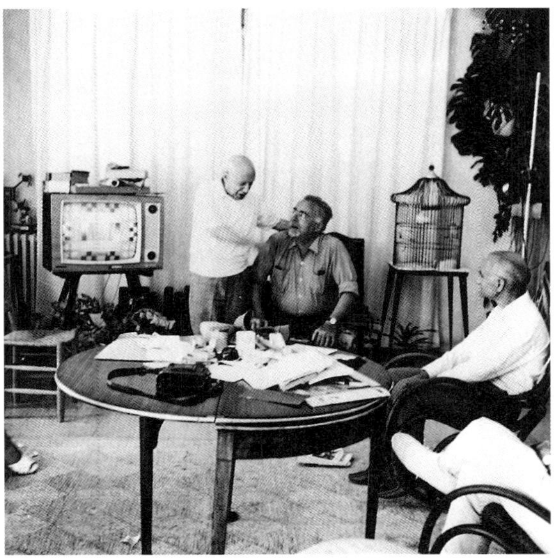

André Gomez: *Picasso à Mougins*
Frankreich, Photographie,
12,8 x 17,8 cm, Réunion des Musées Nationaux, Agence photographique, Paris

Doch es gab auch den Fall, daß sich ein Künstler so unbefangen in seiner Arbeit verlor, daß er den eigentlichen Anlaß der Fernsehaufnahme vergaß und jenen magischen, intimsten Moment kreativen Schaffens miterlebbar machte: Dem Norddeutschen Rundfunk (NDR) wurde der Rohschnitt eines Films angeboten, in dem David Hockney Ende 1985 zum erstenmal mit dem Graphikcomputer *Paint Box* experimentierte. Mit hochrotem Kopf, schweißgebadet, ohne Atempause legte er Skizze auf Skizze, löschte, begann von neuem. Anders als in Clouzots legendärem Film, in dem Picasso, zum Weitermachen getrieben, auf einer Glasscheibe durch immer neues Hinzufügen ein Motiv zu Tode malt, konnte Hockney korrigieren und aus Spielerei Ernst machen. Die Produktion wurde dann leider nicht angekauft, weil sie in der geforderten Länge von 45 Minuten nur ein winziges Kennerpublikum angesprochen hätte.

Dabei ist es eigentlich ein Glücksfall für die Redaktionen, wenn Künstler aus ihrer Atelierroutine ausbrechen, einen attraktiven Drehort suchen, sich die Eigengesetzlichkeiten des Fernsehens zunutze machen, also Arbeiten für diesen besonderen Zweck erfinden und überdies persönlich präsentieren. Daß das Malern schwerer fällt als Bildhauern, Aktions- und Performance-Künstlern, verwundert nicht. Denn das Flimmern der Zeilen, das winzige, vorgegebene Querformat und die mangelnde Kontrolle über die Farben verlocken nicht gerade, den Bildschirm zum Malgrund zu erklären.

Dem Bildhauer und Maler Günther Uecker sind für sein Porträt im Westdeutschen Rundfunk (WDR) von 1978 eine Fülle von kurzen Szenen als Zwischenschnitte für die Skulpturen und die Arbeit im Atelier eingefallen. Sinnfällig veranschaulichen sie seine Methode und machen sein Werk auch für Laien verständlicher: Mit seinem athletischen Körper robbend, schlurfend, rennend, zeichnet er Spuren in den Sand am Meer, ritzt Linien mit Schnüren, Stöckchen, Ästen, türmt Kiesel, schießt brennende Pfeile in die Wellen und rammt sein Markenzeichen, einen mächtigen Nagel, in den Grund und am Ende des Films von hinten durch den Fernsehkasten hindurch. Unverständlicherweise ist Günther Uecker bis heute, jedenfalls im Bereich der Porträts oder Kunstfeatures, nahezu der einzige, der bereit oder in der Lage war, sich etwas Fernsehwirksames auszudenken.

In der mutigsten Ausnahme von der Regel, in *Der Besuch des Blauen Hasen*, WDR 1988, treiben vier Künstler-Gruppen ihre Gestaltungsfreiheit jenseits des Ateliers übermütig auf die Spitze. Sie nennen sich »Die Langheimer« Düsseldorf, »Strafe für Rebellion« Neanderthal, ABR Stuttgart, «Endart« Berlin. Sie blödeln sich mit grotesken Kostümritualen durch die Berge, disputieren in Bretterkäfigen vor Urrin-

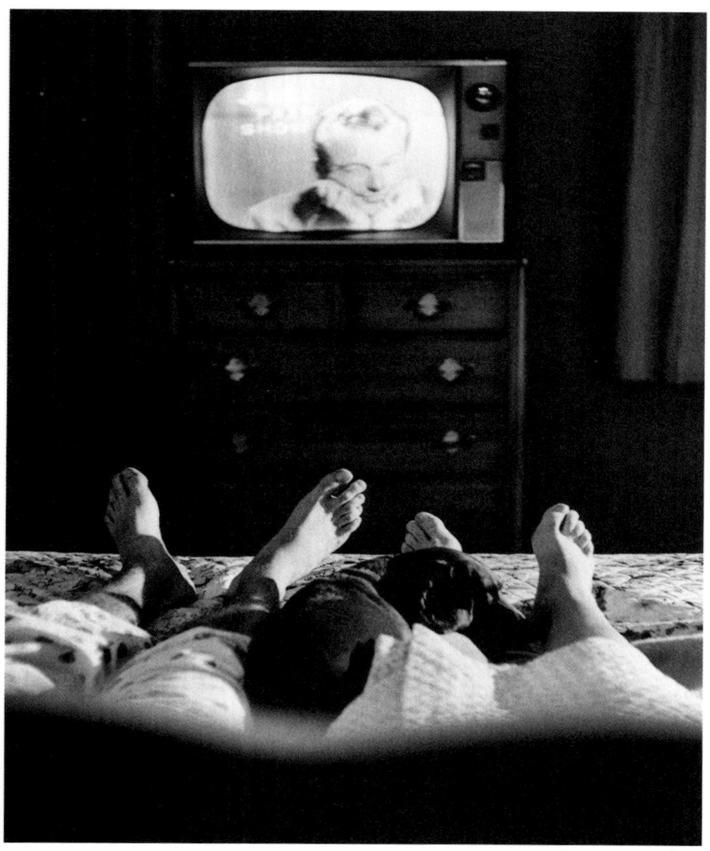

Cornell Capa: ohne Titel
USA, um 1960, Photographie,
Magnum Photos/Focus, Hamburg

John Phillips: Andy Warhol in seinem Büro in der »Factory«
USA 1982, Photographie

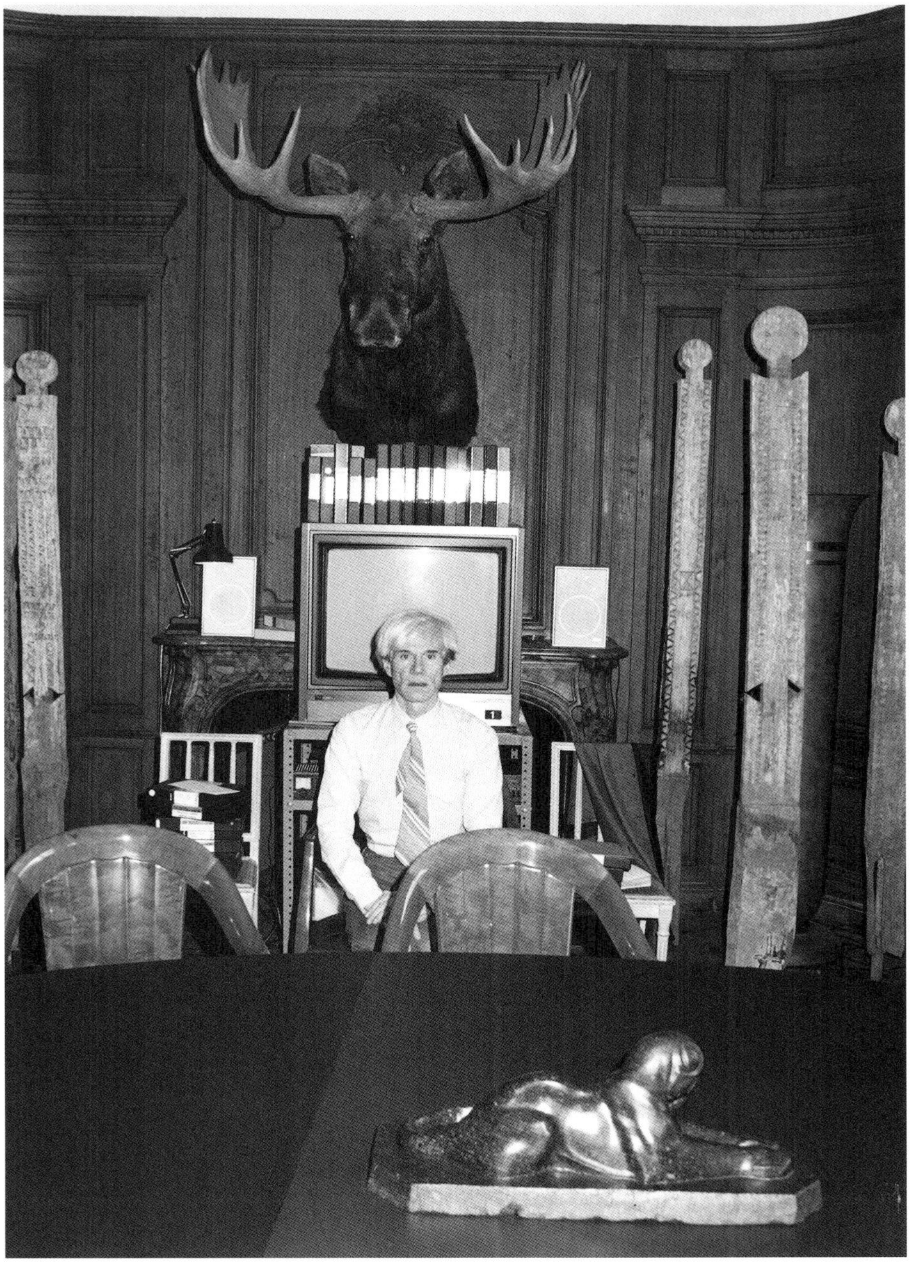

dern, greifen gelangweilt in die elektronische Trickkiste oder huldigen chaotisch der Wackelkamera, bis als Clou ein »Endarter« sich nach Sendeschluß aus seinem Fernsehsessel hochquält und zu den Klängen der Nationalhymne aus dem Fenster stürzt. Das Fernsehen hat diese Phantasieblüten nicht gedankt und weitere Experimente dieser Art gestrichen.
Eine der schönsten, überdies frühesten Beispiele von Kunst fürs Fernsehen ist *Tele-Mack*, ein Film im Auftrag von Saarländischem Rundfunk (SR) und Westdeutschem Rundfunk (WDR), 1968, mit Heinz Mack, Maler, Kinetiker, Licht-Künstler, Mitbegründer von ZERO. Bereits der Titel verrät, daß hier sogar das Medium mitreflektiert wird: Die Kamera ist in Bild und Text bewußt einbezogen, der Künstler darf mit dem Zoom spielen, er dreht farbige und gewellte Scheiben vor der Optik, steuert auf den Saiten eines Konzertflügels verfremdende Geräusche bei. Vor allem aber nutzt er die Chance, seiner Kunst neue Räume zu erschließen und das Moment der Bewegung sichtbar zu machen: Er trägt eine polierte Scheibe ins Gegenlicht eines Baggerlochs, läßt im See ein gitterartiges Dach effektvoll in Flammen aufgehen, zertritt Spiegel

und ordnet die Scherben zu verblüffenden Zerrbildern. Schließlich variiert er sein *Sahara-Projekt.* Mack schreitet im Alu-Overall durch die Wüste, stemmt sich mit einem hauchdünnen Blechtuch gegen den Wind, inszeniert Lichtstelen, Spiegel und Farbfolien inmitten der Sanddünen und zeigt die Veränderungen von gleißender bis untergehender Sonne. Kein Museum, keine Galerie kann solche Ausstellungsräume und Lichtbedingungen bieten. Kein Publikum kann zu solchen Aktionen mitreisen.
Im April 1969, wenige Tage nach der Erstsendung von *Tele-Mack* hatte Gerry Schum im Südwestfunk Baden-Baden (SWF) seine erste »Fernsehausstellung« eröffnet mit Film-Dokumentationen von überdimensionalen Landschaftsskulpturen, Titel *Land Art.* Die Filme waren Bestandteil der Kunst-Projekte, weil deren gigantische Formen durch Luftaufnahmen überhaupt erst sichtbar gemacht werden konnten. Das auffallend positive Echo von Zuschauern und Kritik war aber wohl mehr den eindrucksvollen Landschaften selbst zu danken. Darum wählte Schum für seine zweite Fernsehausstellung *Identifications* zwanzig kleine Objekte internationaler Avantgardekünstler, die eigens für diese Sendung entworfen wurden und die so nur in dieser Fernsehaufzeichnung existieren. Sie wurden als Aktion von den Künstlern selber vorgeführt: Objekt und Künstler sollten im Kunstprozeß zu einer Einheit verschmelzen. Nach ausführlicher Einführung wurden alle 20 Beiträge ohne Kommentar gesendet. Doch diesmal war das Publikum offenbar so überfordert, daß Schums Fernseh-Galerie abgesetzt wurde, noch bevor sie zu ihrer eigentlichen Bestimmung fand, nämlich ein Forum für die frisch aufblühende Videokunst zu werden.
Die Sendung *Land Art* hatte mit einem Zitat begonnen, in dem Richard Long alle Objekte für schlecht erklärt, die nicht ohne zusätzliche Kommentare auskommen. Einer solchen Haltung setzte die Institution Fernsehen von Anfang an ein betont publikumsfreundliches Informations-, Bildungs- und Unterhaltungsverständnis entgegen. So ist nicht ohne Pointe, daß in dem einzigen TV-Film, der die Landart-Tradition fortsetzt, *Richard Long in der Sahara* von 1987, ausgerechnet dieser Künstler seine Arbeit ausführlich kommentiert. Völlig entspannt erzählt er, was ihn beflügelt zu wandern, spontan Spuren zu hinterlassen, mit immer neuen Steinsetzungen und Bodenzeichnungen ein weltumspannendes Lebenswerk zu verknüpfen. Seine Begeisterung steckt an, weckt Neugier, und sie schadet der Qualität seiner Arbeit nicht im geringsten. Nur, warum verleugnet Long seinen Gastgeber, das Fernsehen? Als hätte die Anwesenheit eines Teams die ersehnte Einsamkeit in der Wüste nicht beeinflußt. Und wie hätte er ohne Wassertank auf einem Versorgungswagen Zeichnungen in den Sand gießen oder tröpfeln können?
Einem Christo wäre das nie passiert. Für ihn ist die internationale Fernseh-Auswertung unverzichtbar zur Finanzierung und Verbreitung seiner Projekte: ob für *Valley Curtain* in Colorado, den *Running Fence* in Kalifornien, *Surrounded Islands* in Florida, die *Pont Neuf* in Paris, *Umbrellas* in Japan/USA oder für den *Verhüllten Reichstag* in Berlin. Christo kommmt den Vorstellungen des Fernsehens weit entgegen und läßt eher aktionsreiche Kulturfeatures und sensationsgeladene Reportagen drehen als Künstler-Dokumentarfilme.

Videokunst als Stiefkind des Fernsehens

Das abrupte Ende von Gerry Schums Fernseh-Galerie bedarf einer Ergänzung. Die Zeit war damals einfach noch nicht reif. Erst als 1977 mit der *documenta* 6 Videokunst hoffähig wurde, wachte auch das Fernsehen auf: Der Hessische Rundfunk (HR) sendete eine Auswahl in acht Folgen, schickte aber sicherheitshalber eine 45minütige (!) Einführung von Kurator Wulf Herzogenrath voraus. Dann war für fünfzehn Jahre wieder Sendepause. 1992 stifteten der SWF und das Zentrum für Medientechnologie Karlsruhe den »Deutschen Videokunstpreis«. Seitdem werden jeweils »Die 50 Besten« und eine Folge »Siegervideos« – als Studiosendungen mit Moderation – in einigen Dritten Programmen ausgestrahlt. Der »Marler Video-Kunst-Preis«, seit 1984 alle zwei Jahre verliehen, wird vom ZDF gefördert, das prämierte Stück vom Kulturmagazin *aspekte* übernommen. Ist das Video freilich länger als die für Magazinbeiträge üblichen sechs bis acht Minuten, wird es nicht als fertiges Stück von ..., sondern nur zerbröckelt in einem Beitrag über ... vorgestellt. Und da liegt der wunde Punkt.
Es mag unbegreiflich erscheinen, warum das Fernsehen Spielfilm-Pakete en gros einkauft, Musik-Clips unersättlich vermarktet, Künstlervideos aber ignoriert. Dabei stehen seit dem Boom der Videokunst in den siebziger Jahren sogar witzsprühende und technisch aufregende, also »sendefähige« Kurzfilme in Fülle zur Auswahl. Der Grund ist entwaffnend simpel: Angesteckt durch die Bildungsziele der 68er, hatte das öffentlich-rechtliche Fernsehen seine Kultur- und Bildungsressorts erheblich ausgeweitet. Planstellen wurden eingerichtet, immer neue Sendereihen und Sendeformen ausprobiert. Eine junge Generation von Praktikern stürzte sich mit solchem Enthusiasmus ins Geschäft, daß Etats und Sendeplätze für die eigenen Themen, Ideen und Pläne nicht annähernd ausreichten und daher eifersüchtig verteidigt wurden. Das gilt fürs ZDF und alle Dritten Programme, in denen die Macher den Ton angaben, mit Ausnahme von SR und WDR, die meist mit Auftrags- und Kaufproduktionen arbeiteten. Kunst als eigenes Ressort und mit den üppigsten Sendeplätzen gab es nur im WDR. Die zuständige Redakteurin Wibke von Bonin kaufte zwar keine Videokunst, aber sie öffnete den Sender als Forum für Künstler-Experimente, bis der Quotendruck dem mutigen Konzept auch hier ein Ende machte. Die 1996 frei gewordene Stelle wurde nicht wiederbesetzt.

Künstler als Fernsehautoren

Wenn Künstler als Co- oder Alleinautoren im Abspann einer Fernsehsendung genannt sind, dann handelt es sich meistens um eine Selbstdarstellung. So führte Kain Karawahn 1990 in *Kultur aktuell* vor, wie effektvoll er sich auf Aktionen mit Feuer versteht. Videokünstler Norbert Meissner und ein buntes Redaktionsgrüppchen fabulierten 1990 in einer pfiffigen Collage für den ARD-Kulturreport 1991 über ihren Piratensender »Kanal X«, der gleich nach der Wende in Leipzig Furore machte. In *Das Rauschen der Apparate*, 1992, gestaltete eine Klasse der Visuellen Kommunikation an

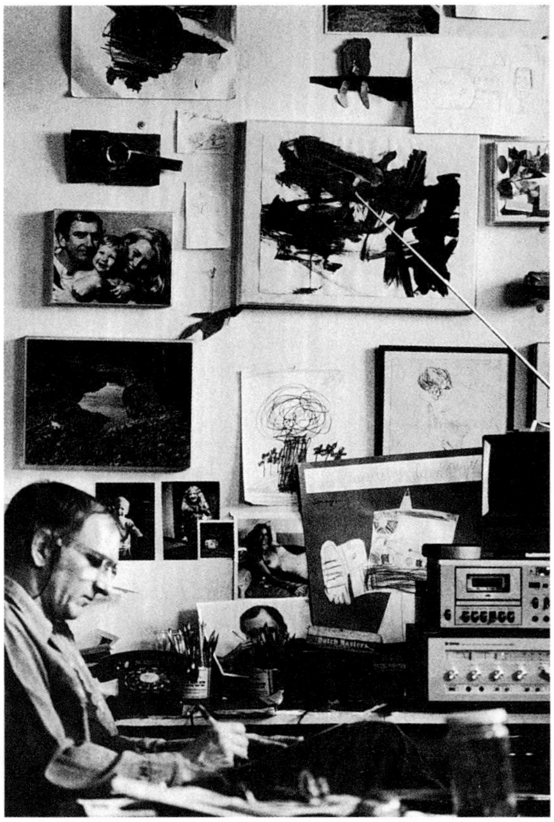

Tom Wesselmann in seinem Studio, The Bowery, New York, USA, um 1979, Photographie

der Hochschule für Bildende Kunst Hamburg eine ganze Sendung für den NDR nur mit Kamera, Bildcomputern und Schriftgenerator. Ihre Lieblingsprofessoren vorstellend, zogen sie alle digitalen Trickregister zu einer augenbetörenden Collage und waren mit Golfkrieg-Ikonen und den neuesten Schlagzeilen der Medienphilosophie fröhlich am Puls der Zeit (s. Abb. S. 99). Doch die Zahl solcher fernsehreifen Kabinettstückchen ist an den Händen abzuzählen.

Anders Rebecca Horn. Sie fühlte sich in ihrem WDR-Porträt von 1993 durch eigenwillige Ideen des Autors so ins Abseits gedrängt, daß sie es für ihren Themenabend in ARTE auf eigene Faust noch einmal versuchte. Konzept, Regie, Schnitt, Text stammen von ihr. Anlaß war auch für sie die große Wanderretrospektive, die 1993 im Guggenheim Museum New York begann. Auch sie griff auf ihre frühen Performances und Spielfilme zurück. Aber dank anderer Ausschnitte, Längen, Gewichtungen und Zuordnungen zu den Skulpturen und Installationen wird erst hier die konsequente Entwicklung und Haltung der Künstlerin nachvollziehbar. Dramaturgisch und formal ist Rebecca Horns Selbstporträt, erst recht gemessen an den surrealistischen Phantasiebildern ihrer Spielfilme, eine erstaunlich normale Reportage – originell darin war nur als roter Faden ein Gespräch mit Donald Sutherland, ihrem Hauptdarsteller aus *Busters Bedroom*. Aber die Künstlerin ist Filmprofi und weiß Genres zu unterscheiden; sie wollte nicht mit filmischen Extravaganzen glänzen, sondern schlicht nur verstanden werden.

Um Authentizität bemüht ist auch die WDR-Reihe *Künstler machen Filme*. Konzept und Umsetzung werden von den Künstlern selbst erarbeitet und in der Regel von einem fernseherfahrenen, kunstsinnigen Regisseur betreut. Wie Rebecca Horn begnügen sich beispielsweise Jürgen Klauke, 1992, und Klaus Rinke, 1993, mit einem herkömmlichen Porträt, obwohl doch beide ihre Erfahrung in Performances für das Medium hätten nutzen können.

Genau das tut wiederum Bazon Brock. Für seine *Selbsterregung* (1992) wählte er sich die Gipse-Sammlung eines Akademischen Museums als Kulisse. In theatralisch ausgeleuchteten Einstellungen zwischen antiken Statuen einherwandelnd, hat er seinen Auftritt als großer Kunstmagier und Lehrmeister und zieht eine teils geistreiche, teils gnadenlos hochgestochene Show ab.

Ben Willikens verfilmt 1991 Geschichten hinter seinen Gemälden – Gemälden von bedrohlich starren, leeren, weißen Krankenhausbetten, Bahren und Wannen. Als sein eigener Hauptdarsteller, mit reichlich pathetischen Texten, taumelt er durch Alpträume im Schwarzweiß von Psychokrimis, die Gedanken an Klinik, Zelle, Anstalt, an Einsamkeit und Tod beschwören.

Michael Buthe läßt 1979 um sich herum gar ein schwülstiges Märchen in allen Farben des Kitsches inszenieren, mit skurril kostümierter Jüngerschaft und einem orientalischen Goldprinzen, mit exotischem Freßgelage, Erlöserschimmel und romantischer Kahnpartie – eine nicht ganz ernst gemeinte und derart überzogene Phantasterei, daß man Buthes prächtig collagierte Flittergemälde bald mit ganz anderen Augen sieht.

Auch Künstlerguru Markus Lüpertz leistet sich 1990 mit *Orpheus* ein kleines Fernsehspiel: Buch, Regie, Bauten, Kostüme, Theaterqualm und natürlich Hauptrolle Lüpertz selbst. Zusammen mit seinen Akademieschülern verwandelt er das Düsseldorfer Atelier in Schauplätze für die szenischen Monologe seines antiken Sängers auf der Suche nach der toten Eurydike. In einfachen, quälend langatmigen Bildern illustriert der Film die Position des Künstlers Lüpertz als Suchenden, als das von seiner Inspiration geleitete Genie. Übrigens wie so oft bei Fernsehprojekten ist die ergänzende Reportage über die Arbeit am Film viel interessanter als das Opus selbst.

Kritisch gesehen, haben die letztgenannten Versuche mehr mit blauäugigem Studententheater zu tun als mit einem schlüssigen Fernsehspiel oder Spielfilm. Was Fernseh-Laien gern unterschätzen, ist das Gefühl für den schnelleren Rhythmus, für dramaturgische Spannungsbögen, für formatgerechte Großaufnahmen und filmische, nicht aber theatralische Bilder. Es wäre unfair, Rebecca Horns Spielfilme zum Maßstab zu nehmen, denn die sind fürs Kino gedreht und brauchten das Fernsehen nur als Co-Partner für die Finanzierung. Doch Salvador Dalis *Reise in die innere Mongolei*, WDR 1975, ist so ein unübertroffener Meilenstein: eine phantasiestrotzende Reise durch Dalis surrealistische Gedanken- und Schaffenswelt, vorangetrieben von den bizarren Wortkaskaden des Meisters, gipfelt sie in einem atemberaubenden Fluß abstrakter Bilder, die sich – o Wunder – entpuppen als Macroaufnahmen von der zerschrundenen Metalloberfläche eines Kugelschreiber-Reifs (s. Abb.).

Spektakulärer Höhepunkt des Künstler-Fernsehens ist die Aufzeichnung oder Liveübertragung großer Multimedia-Shows. Als historisches Datum geistert der 30. 8. 1968 durch die Annalen. Da wurde in einem WDR-Studio mit Publikum *Black Gate Cologne*, ein aus New York übernommenes Stück fürs Fernsehen aufbereitet. ZERO-Künstler Otto Piene hatte programmierte Licht-Skulpturen mitgebracht, Aldo Tambellini massenhaft Filme und Dias. Mit fünf Studio-Kameras, vier Projektionsflächen, elf Monitoren und riesigen Lautsprechern nahm das geplante Chaos in immer lauter und schneller wechselnden Bildern seinen Lauf. Das Resultat war jedoch

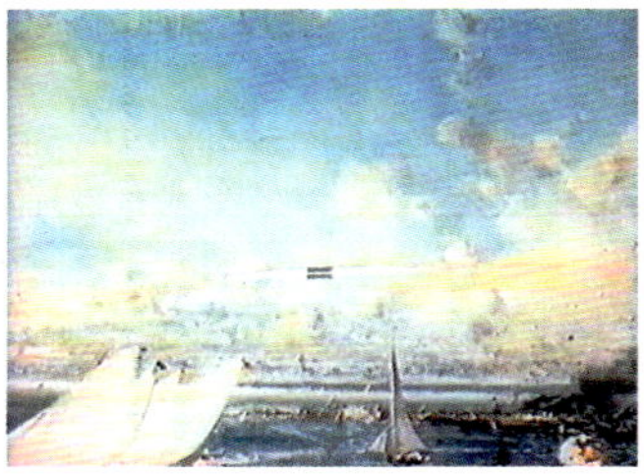
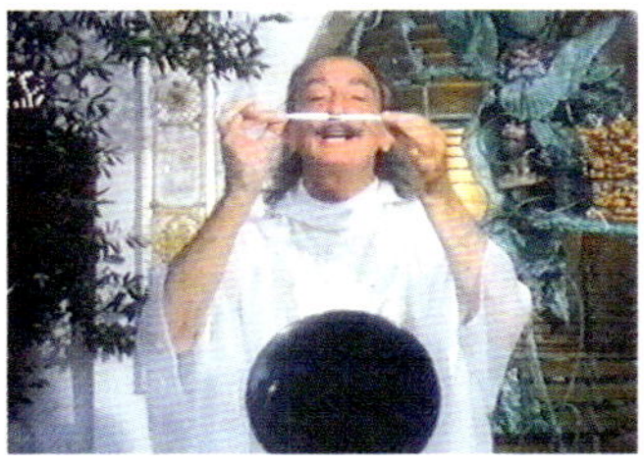
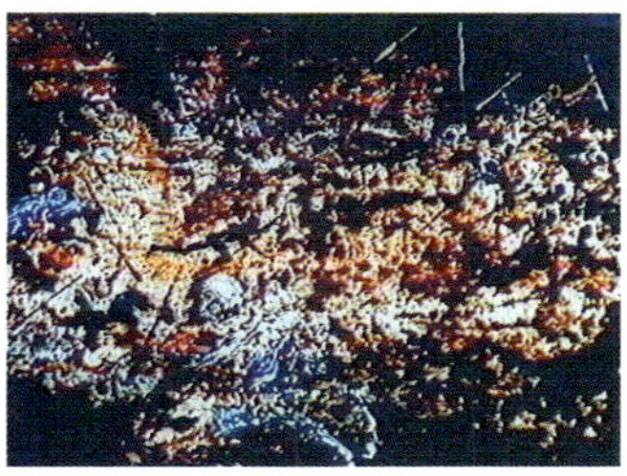

Salvador Dali (Konzept); José Montesu Baquer (Regie): *Impressions de la Haute Mongolie – Hommage à Raymond Roussell* (*Reise in die innere Mongolei*) Spanien/Bundesrepublik Deutschland, 1975, Videoband, farbig, Ton, Produktion des Westdeutschen Rundfunks Köln

ernüchternd eintönig, die Kritik von Vorgesetzten und Publikum deprimierend. Mit einer schließlich auf 23 Minuten verdichteten Endfassung erschien der Monsteraufwand nicht mehr gerechtfertigt. Eine Fortsetzung folgte nicht. Erst recht nicht 1992 auf das Desaster von *van Gogh TV*, dessen tägliche Satelliten-Live-Schaltungen von der *documenta 9*, in Deutschland auf 3sat zu empfangen, sich meist in dilettantischem Hallo! Hallo! erschöpften.

Seinen Traum von der Simultan-Sendung einer Show, die an zwei fernen Punkten der Erde gleichzeitig stattfindet, konnte Nam June Paik am 1.1.1984 verwirklichen. Via Satellit verzahnte er Paris mit New York bei der avantgardistischen Unterhaltungsrevue *Good Morning, Mr. Orwell.* Alle Freunde machten mit, von Joseph Beuys, John Cage, Allen Ginsberg, Philip Glass, Mauricio Kagel und Charlotte Moorman bis zu Yves Montand. Der Empfang in Deutschland war leider durch technische Pannen bis zur Unkenntlichkeit entstellt. Doch ein straff organisierter zweiter Anlauf anläßlich der Olympiade 1988 glückte halbwegs. Bei *Weltumschlungen* waren gleich sechzig Nationen geschaltet, acht mit Live-Auftritten beteiligt; aus Deutschland klinkten sich NDR und WDR ein. Aufregend wurde es, sobald die Regie mehrere Stationen mittels Bildteilung oder Überblendung verschmolz: etwa das Happening von Zauberer Paik in New York mit der Kulisse seines babylonischen Videoturms in seiner Heimatstadt Seoul (Abb. S. 88, 400). Aber auch diesmal waren technisch und künstlerisch keineswegs alle Fragen gelöst, und Paik grübelt bereits über der finalen Probe aufs Exempel.

Wenn am Ende nun doch eine ganze Reihe unterschiedlicher Beispiele zusammengekommen ist, so bleibt ihre Zahl geradezu lächerlich im Vergleich zu den in die Tausende gehenden journalistischen Berichten »über« Kunst im Fernsehen. Schuld ist die mangelnde Risikobereitschaft und der zu professionelle Anspruch der Redaktionen. Denn ob sich Künstler im Atelier beobachten lassen oder Arbeiten eigens für die Fernsehkamera erfinden, ob sie sich an einer Selbstdarstellung versuchen oder fertige Videos abspielen lassen, eigene Fernsehfilme oder Shows produzieren, zu wenige erfüllen die in ihre Kreativität gesetzten Hoffnungen und wissen dem fremden Medium etwas für ihr Werk wirklich Neues, Überraschendes abzugewinnen.

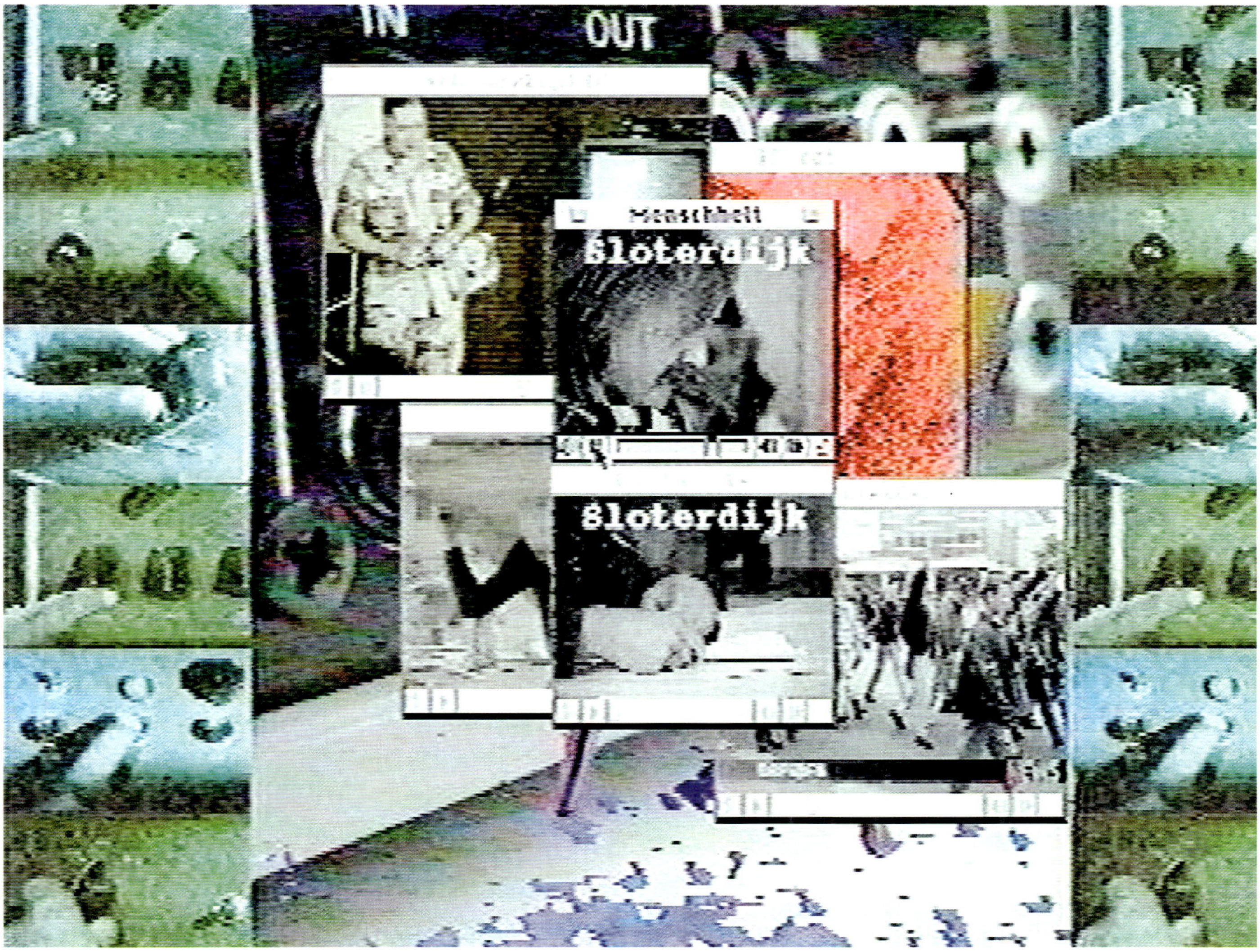

Klasse des Fachbereichs Visuelle Kommunikation der Hochschule für Bildende Kunst, Hamburg:
Das Rauschen der Apparate
Bundesrepublik Deutschland 1992, Videoband, 29 Minuten, farbig, Ton

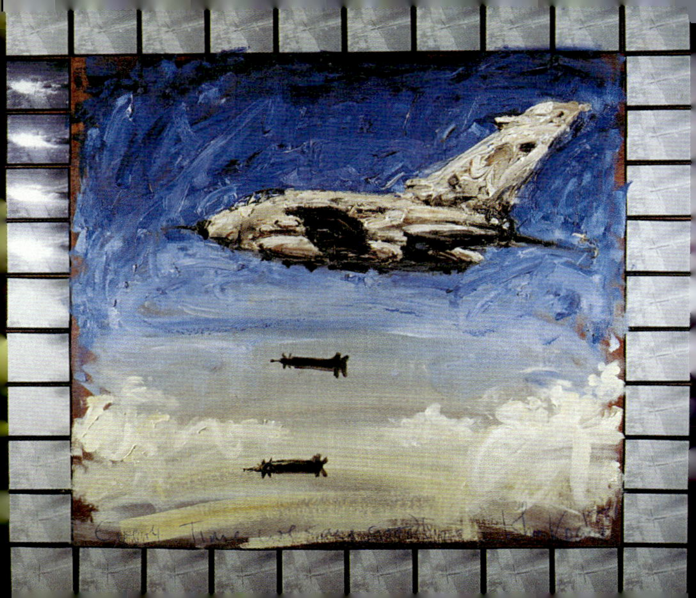

Krieg, Kunst und Fernsehen

Sowohl im Ersten als auch im Zweiten Weltkrieg hatte die britische Regierung über das in Kriegszeiten eingerichtete Ministerium für Information Künstler mit der Darstellung des Krieges in der Heimat und im Ausland beauftragt. Den auftraggebenden Körperschaften in beiden Weltkriegen kam es darauf an, daß die von den Künstlern geschaffenen Werke Augenzeugenberichte und nicht mündlichen Berichten oder schriftlichen Aufzeichnungen nachempfunden oder rekonstruiert seien. Insbesondere wollten sie die hurrapatriotische Darstellung militärischer Taten oder sentimentale Melodramen, die das Leiden der Zivilbevölkerung in der Art der Historienmalerei des 19. Jahrhunderts beschrieben, vermieden wissen. Als im August der erste offizielle Kriegskünstler beauftragt wurde, hatte Kriegskunst noch eher der Propaganda zu dienen als ihrem eigenen Wert als Kunst. Das änderte sich im Verlaufe des Krieges. Das Hauptanliegen der Auftraggeber war nunmehr der Erwerb von Gemälden, die als Denkmal an den Großen Krieg für die Nachwelt Bestand hätten.

Als 1939 neuerlich ein Krieg ausbrach, verlor man keine Zeit, eine einflußreiche, hochrangige Kommission (War Artists Advisory Committee) ins Leben zu rufen und die Arbeit von Künstlern zur Dokumentation des Krieges zu organisieren. Diese Kommission erstellte ihre eigenen Listen geeigneter Künstler, aber viele Künstler bewarben sich auch selbst um Aufträge; entweder aus dem Wunsch heraus, etwas Nützliches zu den militärischen Bemühungen beizutragen, oder aber, um sich angesichts stark reduzierter Möglichkeiten, Kunst auszustellen und zu verkaufen, einen Lebensunterhalt zu verdienen.

Unter dem Vorsitz von Sir Kenneth Clark, dem damaligen Direktor der National Gallery, wurde die Kommission dem Ministerium für Information unterstellt und ihre Finanzierung durch das Schatzministerium gesichert. In diesem Gremium, das bis zum Ende des Krieges 5 000 Gemälde von etwa 300 Künstlern bestellte bzw. kaufte, saßen Vertreter der Streitkräfte, des Kriegsministeriums und des Ministeriums für Produktion. Zwar blieb das Hauptanliegen weiterhin, Augenzeugenberichte zu liefern, doch wurde es großzügig interpretiert, insbesondere was die Darstellung von Luftschlachten und Seekriegsoperationen betraf. Dieser Krieg war ein mobiler Krieg, ausgetragen über große Distanzen und in der Luft, wobei Handlung und Auswirkung, von einem Punkt am Boden aus betrachtet, oft unüberschaubar blieben. Auch wurde insbesondere in den Jahren 1940 bis 1942 an der Heimatfront ebenso wie auf den Kriegsschauplätzen des europäischen Kontinents gekämpft, und während dieser Zeit lautete der Auftrag an die Künstler, die Zerstörungen des Bombenkrieges, die Bekämpfung von Bränden und den Alltag der britischen Bevölkerung unter den Bedingungen des Krieges darzustellen.

Abb. links:
John Keane: *Every time we say goodbye*
Großbritannien 1991, 128,2 x 142,2 cm,
Öl und Collage auf Leinwand

Offiziell entsandte Künstler begleiteten die britischen Expeditionsstreitkräfte 1940 in Frankreich (und wurden zusammen mit diesen evakuiert). Nach 1942 wurden sie in den Nahen Osten und nach Nordafrika und später nach Italien geschickt. Einige Künstler waren 1944 am Tag der Landung in der Normandie bei den kämpfenden Truppen oder kamen kurze Zeit später hinzu. Es tat nichts zur Sache, daß auch Kameraleute und Photographen vor Ort waren – jeder hatte seine Aufgabe, und jeder hatte sein Metier. Wenn sich die Situation der Künstler von der anderer Berichterstatter in irgendeiner Weise unterschied, dann darin, daß ihnen freiere Hand gelassen wurde. Von den engstirnigen Propagandaoffizieren, die nichts mit ihnen anzufangen wußten oder sie gar als Ärgernis empfanden, wurden sie häufig sich selbst überlassen. Unabhängig und tatendurstig, waren sie weder Journalisten noch Photographen, noch produzierten sie auf Abruf fertige Ergebnisse. Wenn sie auch nur selten direkt an der Front anzutreffen waren, so fingen sie doch ein, was sich während der langen Zeitabschnitte ereignete, in denen nicht direkt gekämpft, aber der Kampf vorbereitet wurde, in denen die Soldaten sich ausruhten und erholten, in wechselnden Landschaften, in den Bergen bis zur Wüste, in zerstörten Städten oder auf zu stillen Waldlichtungen.
Die Tradition der Kriegskunst wurde 1972 durch das Imperial War Museum wiederbelebt, als es kurz nach dem Aufflammen des bis heute andauernden Konflikts in Nordirland Gelder aus seinem eigenen Anschaffungsfonds für Auftragswerke freigab. Allerdings war der Ausschuß für Künstlerische Dokumentation (Artistic Records Committee) des Museums einer recht konventionellen Auffassung verhaftet, und als Institution stand er stets auf einer von der zeitgenössischen Kunstpraxis ziemlich entfernten Position. Das Beharren auf »Dokumentation« (dieses Wort war niemals zuvor im Namen eines seiner Vorgänger aufgetaucht) bringt zum Ausdruck, daß der Ausschuß sich kaum je mit anderen Bereichen als dem figürlichen Malen und Zeichnen befaßt hat. Ein großer Teil der von dem Ausschuß während der letzten 25 Jahre in Auftrag gegebenen etwa 200 Werke ist, wenn auch nicht wirklich schlecht, so doch zumindest fade und uninspiriert. Das ist nicht unbedingt den betreffenden Künstlern anzulasten: Mit Ausnahme von John Keane, Linda Kitson und Peter Howson haben sie alle in Friedenszeiten gearbeitet, und militärisches Ethos und Milieu blieben ihnen völlig fremd. Es nimmt daher nicht wunder, daß sie sich durch die Berufsmilitärs des Heeres, der Marine und der Luftwaffe, mit denen sie kurzzeitig in Berührung kamen, gehemmt, manipuliert oder beaufsichtigt fühlen mußten.
Man kann unterschiedlicher Auffassung darüber sein, ob in den neunziger Jahren unseres Jahrhunderts ein offizieller Kriegskünstler ein Anachronismus ist oder nicht. Die Frage ist dabei nicht, ob der Photograph oder der Kameramann schneller ist und sein Medium sich bewegt und spricht. Das Problem besteht zum Teil darin, daß sich am Ende des 20. Jahrhunderts die Art und Weise der Kriegsführung ändert und daß man in relativer Sicherheit Zeuge des Krieges werden kann. Es ist, wie der britische Photograph Simon Norfolk sagte: »Heute werden Kriege weniger von Vollzeitsoldaten auf Vollzeitkriegsschauplätzen denn zwischen unbegabten Amateurkämpfern ausgefochten, die innerhalb von Gemeinschaften kämpfen, wo jeder Angehörige der gegnerischen Seite ein Ziel darstellt. In der Vergangenheit war es zumindest aufgrund

der Langsamkeit und Formalität, mit der Armeen zusammengezogen wurden, für die meisten Nicht-Kombattanten möglich, sich aus dem betroffenen Gebiet zurückzuziehen. Das geht nicht mehr, denn heute werden Kriege nicht mehr erklärt, sondern sie brechen aus. Ein Ende 1995 veröffentlichter Bericht der UNICEF macht die Veränderungen im Charakter der Kriegsführung deutlich: Während im Ersten Weltkrieg noch 14 % aller Todesopfer Zivilisten waren, betrug deren Anteil im Zweiten Weltkrieg bereits 67 %, und in den neunziger Jahren stieg er auf ungeheuerliche 90 %. In einem modernen Krieg ist man am sichersten, wenn man eine Uniform trägt, und der Völkermord an Zivilisten ist an der Tagesordnung.«

In unserem globalen Dorf braucht der Künstler nicht mehr sein Studio zu verlassen, um militärische Situationen zu kommentieren, in die Großbritannien entweder allein oder als Teil einer UN-Streitmacht verwickelt ist. Die Künstler sehen die gleichen Fernsehbilder wie wir alle, und sie sind Teil der gleichen öffentlichen Meinung wie wir. Sie sind nicht an Zwänge gebunden, die sich daraus ergeben, daß sie ihre Aufträge von einem angesehenen nationalen Museum oder einem hochrangigen Militär erhalten, dem sie ihre physische Sicherheit ebenso wie Kost und Unterkunft im Kriegsgebiet zu verdanken hätten. Aber dennoch wird sich auf dem Wege der televisuellen Erfahrung des Krieges geschaffene Kunst nicht nur hinsichtlich ihrer Entstehung, sondern auch in ihrer emotionalen Qualität von dem unterscheiden, was im Ergebnis persönlichen Erlebens entsteht – selbst wenn es nur aus der Entfernung miterlebt wurde und selbst wenn der Künstler meist nicht einmal das von den Vereinten Nationen auf feindlichem Territorium errichtete Lager verlassen konnte.

Hartmut Zänder: *Die Nacht von Tel Aviv bei CNN, 1* aus der Serie *Orbis Televisionis Pictus*
Bundesrepublik Deutschland 1991, Zeichnung, 21,0 x 29,7 cm

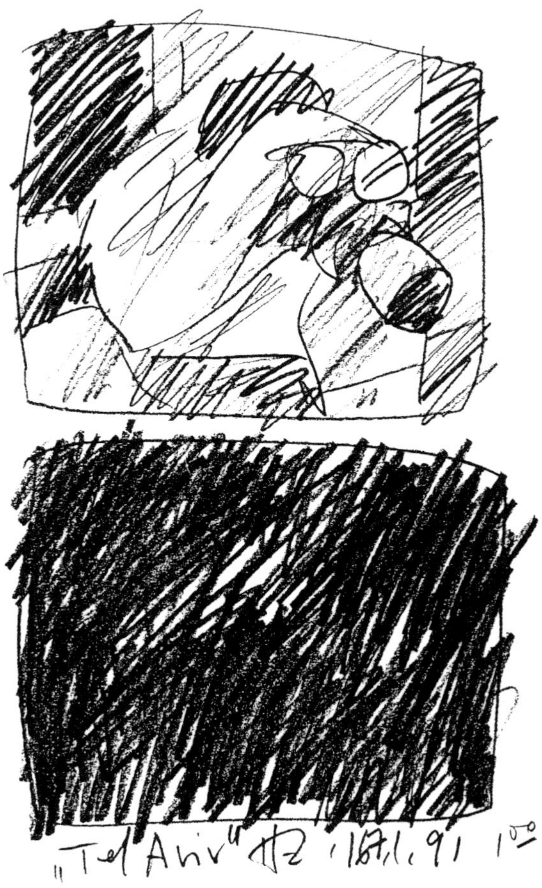

Es gibt viele Künstler, die Werke dieser oder jener Art über den Krieg schaffen, aber sie wählen dieses Thema aus freien Stücken und nicht, weil sie dafür bezahlt werden. Die Künstler benutzen die Videotechnik, die Photographie und das Fernsehen, weil diese Medien heute nichts Besonderes mehr sind, sondern Teil des alltäglichen Materialrepertoires des Künstlers. Vielleicht besteht die Rolle des Museums, dessen Bemühen es ist, eine Sammlung von Beispielen für die künstlerische Verarbeitung des Krieges zu erstellen, eher darin, Bedingungen und Möglichkeiten zu schaffen, als anhand festgefügter Vorgaben Aufträge zu erteilen. Möglicherweise können wir so Anstoß zu einer echten Auseinandersetzung geben, statt darüber zu jammern, daß Mickey Mouse auf der Toilette sitzt, oder darüber zu disputieren, ob es Tatzeugen einer Vergewaltigung gibt oder nicht.

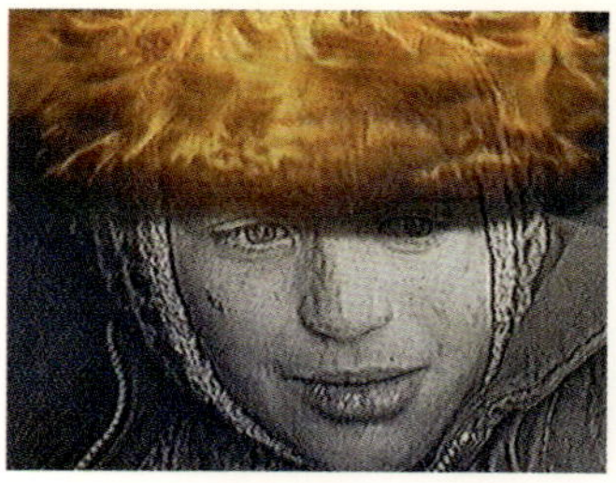

Angus Macqueen/Paul Mitchell/Walter Erdelitsch/Timhomir Loza/Norman Percy: *The Death of Yugoslavia* (*Bruderkrieg*)
Großbritannien 1995, Videoband, farbig, 4 Folgen, je 49 Minuten
Brian Lapping Associates

Die Entsendung von Künstlern durch das Imperial War Museum 1982 auf die Falklandinseln, 1991 an den Golf und 1994 nach Bosnien hatte jedesmal den gereizten Vorwurf zur Folge, was es für einen Sinn mache, einen Künstler dorthin zu schicken, wenn es doch vor Ort Photographen, Videokameras und nun auch die direkte Bildübertragung via Satellit gebe. Bereits 1929 sagte ein Journalist in der Londoner Zeitschrift *Television* voraus, daß das Fernsehen »Raum und vor allem *Zeit* auslöschen werde« und »... wir Menschen unsere kleinen Leben nicht mehr mit der Uhr, sondern nach *Ereignissen* messen werden«. Diese banale Voraussage ist nur oberflächlich wahr: der Mensch braucht noch immer Zeit zum Denken und Nachdenken, etwas, das mehr Befriedigung bringt als eine hochoktanige Diät von »Ereignissen«.

In unserer Zeit ist Kriegskunst nur dann überflüssig, wenn wir von ihr lediglich Aufzeichnung erwarten. Das heißt nicht, daß damit in Abrede gestellt würde, wie wichtig die bildliche Dokumentation dafür ist, moderne Geschichte zu erkennen und zu verstehen. Die unlängst fertiggestellte BBC-Serie *The Death of Yugoslavia* (*Bruderkrieg*) ist ein hervorragendes Beispiel für die analytische Kraft des Fernsehens. Die Aufgabe, Geschichte zu dokumentieren, die ohnehin – zwar nicht so direkt und mehr subjektiv geprägt – von den Künstlern wahrgenommen wird, liegt schon lange nicht mehr in der Hand der Maler, und ich sehe keinen Grund, weshalb die Übertragung dieser Last auf technische Medien bedauert werden sollte. Trotzdem kann aber der Krieg für die Künstler nicht zum verbotenen Sujet erklärt werden, nur weil sie keine Journalisten sind. Kunst synthetisiert, um eine symbolische Wahrheit zu schaffen. Deshalb kann ich mir Geschichtsschreibung nicht vorstellen, in der es keine Kunst gäbe, sondern die lediglich aus Photographie und Videoaufnahmen bestünde.

Nur einer der drei in der jüngeren Vergangenheit vom Imperial War Museum entsandten Kriegskünstler (es sind Aufträge an weit mehr Künstler vergeben worden, doch gehen nicht alle in das direkte Kampfgeschehen), nämlich John Keane, hat sich die Nachrichtenmedien zu eigen gemacht. »Statt die elektronischen Bilder zu ignorieren, macht er bei ihnen Anleihen und vermittelt sie.«[1] In der britischen Presse brach ein Sturm im Wasserglas aus, als vor seiner Entsendung zum Golf bekannt wurde, daß er statt mit dem Zeichenblock mit einer Olympus-Kamera und einem Camcorder reisen würde. Nur die philisterhafte britische Presse konnte die Tatsache ignorieren, daß seit ihrer Erfindung die Kamera immer von Künstlern benutzt worden ist – und nicht nur von denen, die nicht malen konnten. In Wirklichkeit ist es wohl so, daß sie über die Aneignung »ihrer« Technik durch die Künstler verärgert war. Keane ließ sich von den Vorwürfen der Medien, er sei ein Anachronismus, nicht beeindrucken.

»Sicherlich ist nicht zu leugnen, daß in diesem Krieg die elektronischen Medien eine weitaus größere Rolle als in jedem früheren Krieg spielten ... Ihre Zielrichtung aber war eine ganz andere. Die Nachrichtenleute erfüllen eine Aufgabe, die etwas mit der Übermittlung von Informationen für die heutigen Abendnachrichten oder den Frühstückstisch am nächsten Morgen zu tun hat. Davon war ich in gewisser Weise befreit. Ich konnte versuchen, wieder zu definieren, was es bedeutet, ein Kriegskünstler zu

1 Mark Lawson, *John Keane: Conflicts of Interest*, Edinburgh/London 1965, S. 64.

sein. Ich sah meine Aufgabe nicht so, wie sie wahrscheinlich von einer früheren Generation von Kriegskünstlern gesehen worden war. Ich mußte nicht lediglich festhalten, was geschah, und ich unterlag nicht der Verpflichtung, Propaganda zu produzieren. Ja, ich konnte solche Fragen wie die politischen Zwänge den anderen Medien überlassen. Ich sah mich selbst außerhalb all dessen stehen. Schön oder nicht, ich konnte ein bißchen so etwas wie ein Außenseiter sein.«[2]

Bereits 1979 hatte Keane ein Fernsehbild in einer seiner Arbeiten verwendet. *Monday Blues* zeigt vor einem Hintergrundmuster von Fernsehgeräten die verschwommenen Bilder eines Polizisten und eines amerikanischen Schulmädchens, das einige seiner Klassenkameraden umgebracht hatte, »weil ich Montage nicht mag«. Das Gemälde kommentiert die Rolle der Medien bei der Verbreitung von heutzutage nur allzu häufigen Fällen von Massenmord und deutet an, das Motiv des Mädchens könne der Wunsch nach Medienberühmtheit gewesen sein. Seither sind Fernsehgeräte in Keanes persönlicher Bildsprache so allgegenwärtig geworden wie rote Autos und die Einkaufswagen von Supermärkten. (Allerdings ist der Fernseher in seinem jüngsten Werk über Mexiko und seine Korrespondenz mit dem späten Graham Greene von Computerbildschirmen und -tastaturen, jenen anderen Sinnbildern von Kommunikation und Desinformation, abgelöst worden.) Keane hat einmal gesagt: »Ich war an dem Glanz und der Macht des Fernsehens in allen Gesellschaften interessiert. Wenn man Einfluß haben oder zu Macht gelangen will, dann gibt es keinen größeren Kick, als dieses Ziel über genau diesen Kanal zu erreichen.«[3]

Eines der interessantesten Bilder Keanes aus dem Golfkrieg ist *Every time we say goodbye* (1991; s. S. 100). Wie bekannt, endet die zitierte Liedzeile *I die a little* (Und immer, wenn wir Abschied nehmen, sterbe ich ein wenig). Als ich John Keane für den Katalog zu seiner Ausstellung GULF interviewte, war er auf dieses Gemälde besonders stolz, aber gleichzeitig sehr nervös, weil er sich von einer seiner Kontaktpersonen beim Fernsehen eine ungenehmigte Kopie eines Videobandes besorgt hatte. Auf diesem Band waren die letzten Momente im Leben eines irakischen LKW-Fahrers zu sehen, aufgenommen mit der Zielkamera eines Tornado-Bombers. Auf dem Band, das mir John Keane vorspielte, ist das Ziel des Piloten eine Brücke in der Nähe von Bagdad. Er hat sie im Suchgerät, als der Lastwagenfahrer sich auf der Straße am Fluß nähert und auf die Brücke fährt. Das erweist sich als tödlicher Fehler: der Bomberpilot wartet nicht, bis der Fahrer auf der anderen Seite der Brücke ist, sondern feuert, und der Lastwagen geht mit der Brücke zusammen in die Luft. Zu dieser Zeit wurde der britischen und amerikanischen Öffentlichkeit erzählt, daß Bombenangriffe in jenem angeblich sauberen Krieg nur auf militärische Ziele gerichtet seien.

Die Videostandbilder, die um den Rand einer Leinwand geklebt sind, welche in ihrer Form an einen Fernsehbildschirm erinnert, stellen diese Abfolge des Ereignisses dar und bilden den Rahmen um einen gemalten Tornado, der über den Wolken im Blau des Himmels fliegt. Das Flugzeug hat gerade eben die Bombe ausgelöst, die kurz darauf die Brücke in die Luft jagen wird. Das Bild bringt deutlich die emotionale Distanz zwischen dem Piloten und seinem Ziel zum Ausdruck – es ist die Linse einer Videokamera, über die vermittelt wird, wie Menschen umgebracht werden. (Es drängt

2 Tatsächlich entspricht das genau dem, wie sich Anthony Gross und Edward Bawden im Zweiten Weltkrieg verhielten. Sie mögen sich vielleicht nicht als Außenstehende gesehen haben, aber sie unterwarfen sich keiner militärischen Disziplin, noch beschränkten sie sich lediglich auf die britische Armee. Bawden bevorzugte die Gesellschaft der Marshland-Araber im Irak, und der frankophile Gross suchte sich, wenn immer möglich, die französischen Streitkräfte im Nahen Osten aus.

3 Mark Lawson, ebenda.

sich die Frage auf, ob das »Truthahnschießen« auf der Straße nach Basra auch von amerikanischen Hubschrauberpiloten aufgenommen wurde und ob es dieser visuelle Beweis und nicht nur die verbale Berichterstattung seiner Generäle war, die Präsident Bush zu der Anordnung veranlaßte, die Verfolgung Sadam Husseins einzustellen.)
Richard Hamilton verwendet häufig Fernsehgeräte in seinen Werken, wie beispielsweise in *Just what is it that makes today's homes so different, so appealing?* (1956; Abb. S. 193), *Interior II* (1964; Abb. S. 124), *Treatment room* (Videoinstallation, 1983/84; Abb. S. 326). In den fünfziger und sechziger Jahren suchte er »nach dem technischen Fortschritt, der etwas Neues zum Verständnis des Verhältnisses zwischen dem Künstler und seiner Umwelt beitragen kann«.[4] Das Fernsehen war, ebenso wie das Kino, die Werbung, Frauenzeitschriften und Wohnraumgestaltung, eines der Elemente der populären Massenkultur, die er damals in die schönen Künste einbrachte. Ein frühes Beispiel für Hamiltons politische Kritik an den Massenmedien ist wohl das dem Farbfilm Abraham Zapruders vom Attentat auf John F. Kennedy 1963 entnommene Bild auf dem Fernsehgerät *Interior II* (1954). Dem gegenübergestellt ist das Bild von Patricia Knight aus dem Film *Shockproof*, in dem Moment, als sie gerade einen Menschen umgebracht hat . Der Fernsehbildschirm in der Videoinstallation *Treatment room* (1984) zeigt Margaret Thatcher, die im Jahr zuvor, nach ihrem Sieg im Falklandkrieg, einen überwältigenden Sieg bei den Parlamentswahlen errungen hatte. Ihr Bild auf dem Fernsehschirm in der ansonsten kahlen und menschenleeren Krankenhausumgebung unterstreicht noch die Abwesenheit der Patienten, der Toten des Falklandkrieges. Allein ihre Präsenz auf dem Bildschirm entspricht ihrer Macht zur Manipulierung der Medien, die sie mit Erfolg während des Falklandkrieges und während ihrer gesamten Amtszeit exerziert hat. (Später war sie berüchtigt für ihr Geschick, mit dem sie Photogelegenheiten herbeiführte und für die Schnelligkeit, mit der sie an die Krankenbetten von Katastrophenopfern eilte.
Krieg als Fernsehunterhaltung thematisiert Richard Hamilton auch in seinem Bild *War Games* (1991–1992; Abb. S. 410). Auf dem Fernsehbildschirm ist der Sandkasten zu sehen, den Peter Snow in der BBC-Sendung *Newsnight* benutzte, um die taktischen Bewegungen im Golfkrieg zu demonstrieren. Hamilton photographierte den Sandkasten, als er im Imperial War Museum in einer kleinen Ausstellung über Kriegsberichterstatter zu sehen war. Der Fernsehjournalist Peter Snow, der in Großbritannien wegen seiner Vorlieben für Anschauungsmaterial, Karten und Graphiken bekannt ist, wurde zur Zielscheibe von Spötteleien über seine Art, militärische Manöver im Golfkrieg zu erklären, indem er wie ein kleiner Junge Panzermodelle im Sand hin- und herschob. Hamiltons etwas schwerfällig daherkommende Botschaft besagt, daß die Behandlung des Themas Krieg in den Medien eine Einladung an die Öffentlichkeit war, diesen Krieg als allabendliches spannendes Videospiel zu sehen. Im Fernsehen waren unglaubliche Aufnahmen von Raketen zu sehen, die auf ihrem Weg ins Ziel horizontal an den Hotelfenstern vorüberflogen, jedoch kaum etwas über die von ihnen verursachten Verluste unter der irakischen Zivilbevölkerung und der größtenteils aus Wehrpflichtigen bestehenden Armee, die die volle Wucht dieser Angriffe traf. Die 1994 in der South London Gallery gezeigte Personalausstellung jüngerer Arbeiten

4 Zitiert von Richard Morphet in *Richard Hamilton*, Tate Gallery, London 1980.

von Rasheed Araeen enthielt mehrere Gemälde, darunter zwei zum Thema Golfkrieg, auf denen Fernsehbildschirme dargestellt sind. Der aus Pakistan gebürtige Araeen lebt seit über dreißig Jahren in London. Der Künstler, ursprünglich als Ingenieur ausgebildet, ist Schriftsteller, Kurator und Bildhauer und befaßt sich seit zehn Jahren mit zweidimensionalen Wandarbeiten. Jede dieser Arbeiten besteht aus neun gleichgroßen Tafeln, auf denen, nach einem geometrischen Muster geordnet, Gemälde und (oft vom Fernsehen abphotographierte) Photos so gegenübergestellt werden, daß Aufmerksamkeit und Kritik auf Themen wie Rassenunterschiede, Kultur, Politik und – nicht zuletzt – das eigene Verhältnis Araeens als schwarzer Künstler zur westlichen Kunstgeschichte und Moderne gelenkt werden. Der Direktor der South London Gallery, David Thorp, bemerkt in seiner Einführung zum Ausstellungskatalog: »In jüngster Zeit verwendet Araeen in seinem Neun-Gitter-System das Fernsehen als zentralen Gegenstand. Es wird die Macht und die Absurdität der dominanten kulturellen Rolle des Fernsehens gezeigt, um einen Aspekt des modernen Lebens widerzuspiegeln, der bislang noch von nur wenigen Künstlern zum Gegenstand erhoben wurde.«

Als der Golfkrieg begann, hielt sich Araeen gerade zum Besuch in Pakistan auf, und in den ersten Wochen verfolgte er das Geschehen über die Nachrichtensendungen von CNN.

Saddam Hussein erfuhr große Unterstützung in islamischen Ländern wie Pakistan. Von einem populären Poster, das ihn auf einem weißen Pferd zeigte, wurden dort über zwei Millionen Stück verkauft. Diese Darstellung hat für Muslime eine tiefe historische und mythische Bedeutung, denn auch Saddams Namensvetter Hussein ritt ein weißes Pferd, als er im siebenten Jahrhundert gegen den Tyrannen Yazid kämpfte. Für sein Bild *White Stallion* (1991; Abb. S. 109) schnitt Araeen das Bild Husseins auf dem Pferd aus und montierte es in eine Collage mit einem vom Fernsehbildschirm abphotographierten Bild General Schwarzkopfs, wie dieser auf einem mit der amerikanischen Flagge auf der einen und der saudi-arabischen Fahne auf der anderen Seite geschmückten Podium eine Pressekonferenz gibt. Auf diese Weise wird ein herkömmlich gedrucktes Bild in direkte visuelle Konfrontation mit der neuen Technik gesetzt, die es an Brillanz und Auflösung weit übertrifft.

Diese Tafel ist das Zentrum von fünf kreuzförmig angeordneten Tafeln. Den Hintergrund bilden vier grüne Tafeln[5], durch die der Raum zwischen den Balken des Kreuzes ausgefüllt wird. Die anderen vier Tafeln sind identische Fernsehbilder von AWACS-Flugzeugen bei der Landung auf dem Deck eines Flugzeugträgers – die vier apokalyptischen Reiter, die Hussein *folie de grandeur* angesichts der amerikanischen Militärmacht zu bedrohen und lächerlich zu machen scheinen. Ein islamischer Text am unteren Rand der vier Bilder wirkt wie ein Untertitel. Auf beiden Seiten des Fernsehbildes von General Schwarzkopf aber hat er einen englischen Text angebracht, so als wolle er damit des Generals Verdrängung durch Saddam Hussein kompensieren. Es wird klar, daß das Werk keine der beiden Seiten feiert noch glorifiziert, sondern die komplexe Dynamik des Krieges und seine Darstellung mittels unterschiedlicher Medien und verschiedener Sprachen zeigt und identifiziert.

5 Die Farbe Grün hat im Islam Symbolkraft, und sie ist Hauptbestandteil der pakistanischen Flagge. Araeen hat aber darauf hingewiesen, daß er diese Farbe nicht nur für ethnischen Symbolismus einsetzt. Sie ist gleichermaßen eine Anspielung auf Natur, Unvollendetheit, Jugend, Unreife u.s.w.

La Grande Jatte (1991–1994; Abb. S. 109) ist von trügerischer Elegie. Araeen bleibt bei seinem bekannten kreuzförmigen Arrangement und hat die Ränder von fünf identischen Fernsehbildern von Hand mit pointillistischen Tupfen besetzt, womit er die Aufmerksamkeit auf die postimpressionistischen Punkte und Flecke des per Satellit übertragenen Bildes lenkt, die einen Tornado-Bomber auf dem Flugdeck eines Flugzeugträgers tarnen. Das wie eine Libelle auf dem Wasser ruhende Kriegsschiff zerstört die klassische Ruhe von Seurats Gemälde, auf das angespielt wird. Auch auf verschiedene nicht miteinander zu vereinbarende Gegensätze nimmt *La Grande Jatte* Bezug: Christentum (die Kreuzform), Islam (die grünen Tafeln), die Schönheit der Kriegsmaschine und die Häßlichkeit ihrer Zweckbestimmung, die der Macht innewohnende Erotik, die gleichermaßen anzieht und abstößt.

Wahrscheinlich hat das Fernsehen einen sehr weitreichenden Einfluß auf die Kunst, doch ist dieser Einfluß nicht leicht zu erkennen, weil wir das bewegte Bild nicht so einfach bewahren wie das unbewegte. Ein Zeitungsphoto ist leichter erhältlich und sofort als Bezug nutzbar. Der eklektische Einsatz der Bildsymbolik aus der Kunstgeschichte und den Medien und die direkte Beobachtung haben diejenigen verwirrt, die Kriegskunst als »wahrheitsgetreue Aufzeichnung« sehen wollen.

Die Presse glaubt, John Keanes Bild *Mickey Mouse at the Front* sei »real«, was aber natürlich nicht der Fall war. Als man herausfand, daß es aus Dingen komponiert war, die an unterschiedlichen Orten und zu verschiedenen Zeiten zu sehen gewesen waren, fühlte man sich betrogen und sah das Bild entwertet. Da wir dazu neigen zu glauben, was wir im Fernsehen sehen, selbst wenn wir um unsere Manipulierung wissen, ist es schon eine ziemliche Ironie, daß jedes Fernsehgerät oder jedes Fernsehbild in einem künstlerischen Kontext unweigerlich auf List, Täuschung, Entstellung und Verfälschung hindeutet. Es hat jedoch keinen Sinn, mit Michael Sandle »Fuck the Media!« zu sagen. Die Künstler haben schon den Film und die Videokamera für sich in Beschlag genommen – also, paß auf, CNN!

Aus dem Englischen von Herwart Neumann

Abb. rechts oben:
Rasheed Araeen: *White Stallion*
Pakistan/Großbritannien 1991, Mischtechnik, 165,6 x 201,9 cm, Imperial War Museum

Abb. rechts unten:
Rasheed Araeen: *La Grande Jatte*
Pakistan/Großbritannien 1991/94, Mischtechnik, 175,3 x 220,3 cm

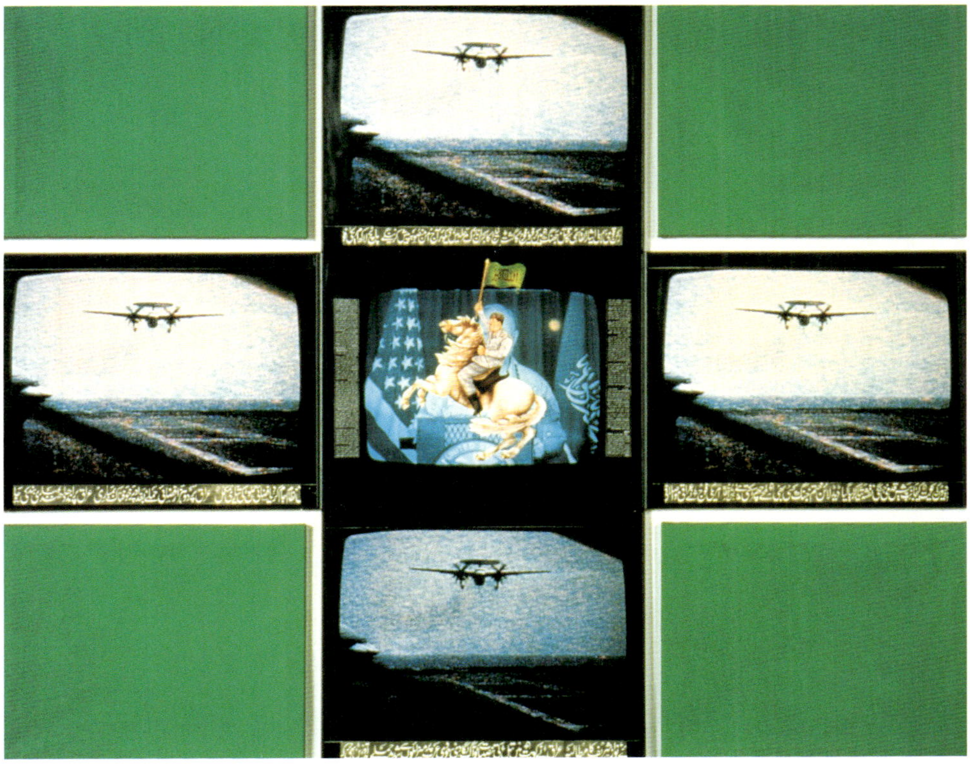

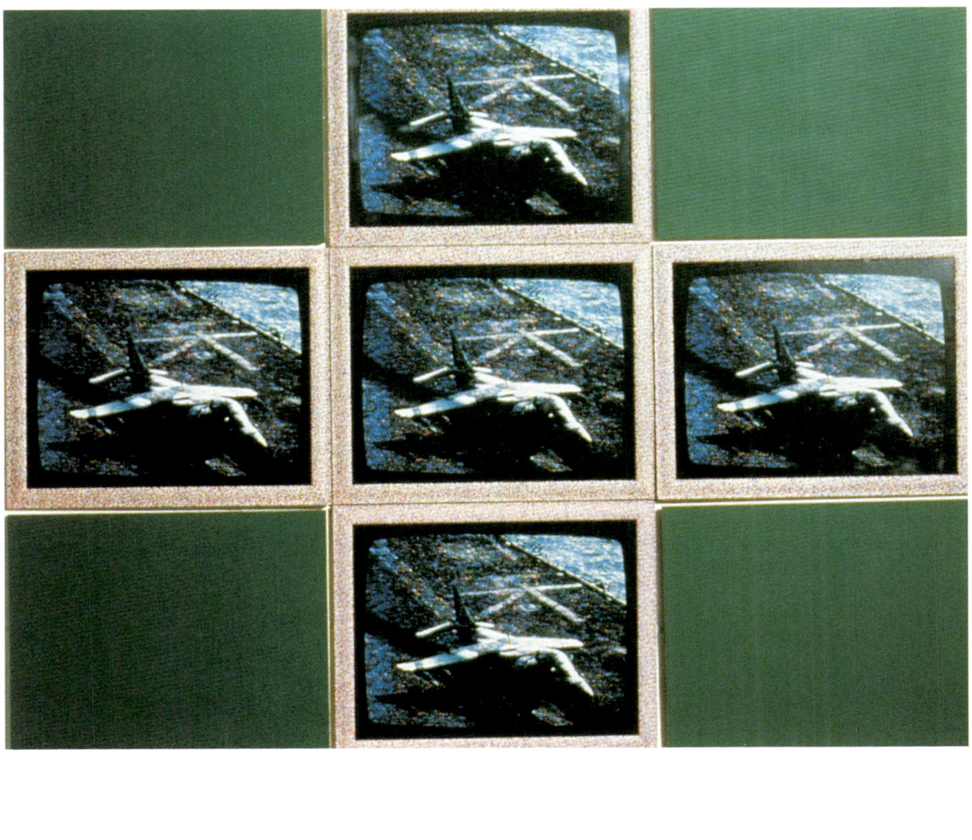

Wulf Herzogenrath

Videokunst und Videoskulptur in vier Jahrzehnten

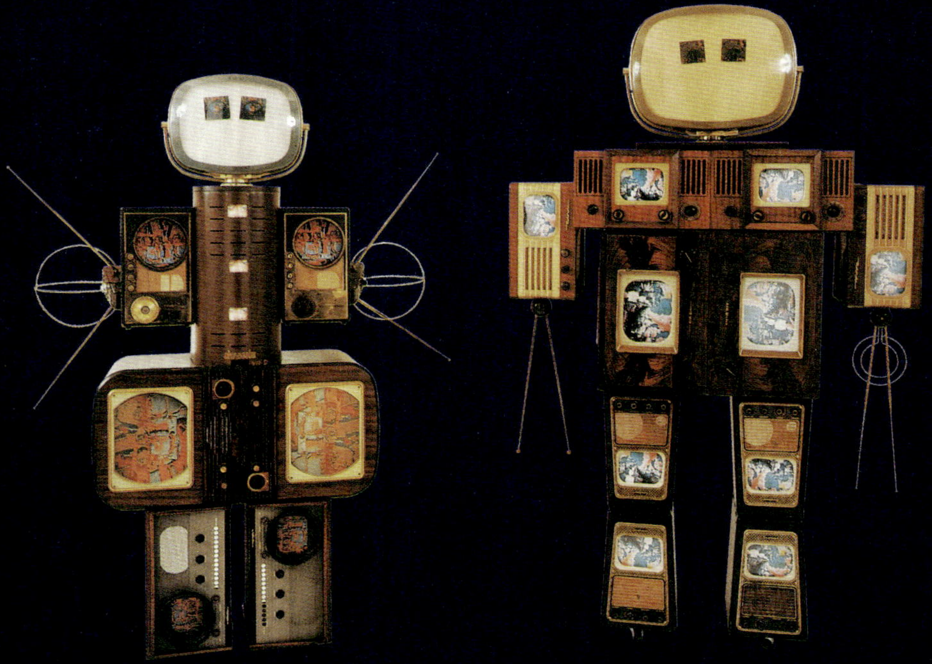

Der Fernseher als Objekt

I. Die Sechziger: Die »Störung« des Fernsehers

Daß das Fernsehen unsere Welt und die Sicht auf die Welt verändert hat, ist genauso richtig und banal wie die Feststellung, daß der Fernseher unseren intimen Lebensraum, sei es im Wohnzimmer, im Schlafzimmer oder gar auf der Toilette, erobert hat. Es dauerte jedoch sehr lange, bis wir diesen Mitbewohner auch wirklich akzeptieren konnten. Erst stand der Fernseher versteckt in der Anrichte, im Bücherschrank hinter der verschließbaren Doppeltür, die manchmal sogar mit Büchern dekoriert war. Dann wurde er diskret – wie das Schränkchen mit den alkoholischen Getränken – als Teil des Sideboards akzeptiert. Erst in den späten siebziger Jahren erlaubte man ihm mehr und mehr ein Eigenleben – bis er als Designer-Objekt eine Prestige-Skulptur wurde. Hier sind Soziologen und Psychologen gefordert, unser zunächst so ambivalentes Verhältnis zu diesem licht- und tonspendenden Eindringling mit seinen faszinierenden und abstoßenden, unterhaltenden und informierenden Wirkungen zu erklären.
Die Frage, ob wir beim Fernsehen überhaupt von einer kulturellen Leistung sprechen können, und bei welchen Fernseh-Programmen es sich gar um künstlerische Werke handelt, ist Teil der Diskussionen, die nicht nur aus Anlaß der Verleihung der äußerst wenigen Preise für herausragende Fernseh-Leistungen immer wieder aufflackern. Wenn wir vergleichen, wieviel Tausende Musik-, Kunst- und Literaturpreise vergeben werden (als Kunst- und Förderpreise), dann wundert man sich doch über das Fehlen von ähnlichen Auszeichnungen im weiten Bereich der Fernseh-Kultur. Hingegen ist es im Bereich der bildenden Kunst weniger problematisch, Werke mit elektronischen Medien genauer einzugrenzen und als Kunstwerk zu definieren – wobei klar ist, daß nicht jedes Videoband eines Künstlers, nicht jedes Environment mit TV-Geräten nun ein bedeutendes Kunstwerk ist – ebenso, wie wir bei der Malerei den Rang des einzelnen Werkes je nach Intensität, Innovation und Gestaltungskraft höchst unterschiedlich bewerten.
Die Kunst mit dem Fernseher – seit den siebziger Jahren sprechen wir von der Videokunst, und seit den späten achtziger Jahren benutzen wir den umfassenderen Begriff einer Medien-Kunst – hat einen genau datierbaren Anfang: Vom 11. bis 20. März 1963 zeigte Nam June Paik seine *Exposition of Music – Electronic Television* in der Galerie Parnaß in Wuppertal, die vom Architekten-Ehepaar Jährling mäzenatisch geführt wurde. Paik richtete in dieser schon im Titel so kontrovers formulierten Ausstellung einen Raum mit Fernseh-Geräten

Abb. links:
Nam June Paik: *Mother* and *Father* aus der Serie *Family of Robots*
Südkorea/USA 1986, Videoskulptur

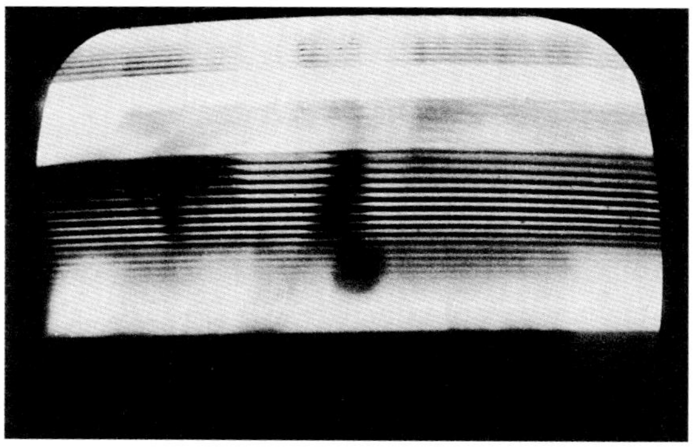

Nam June Paik: Videostandbild
Südkorea/Bundesrepublik Deutschland 1963, Standbild des vom Betrachter interaktiv veränderten Fernsehprogramms aus der Galerie Parnaß, Wuppertal

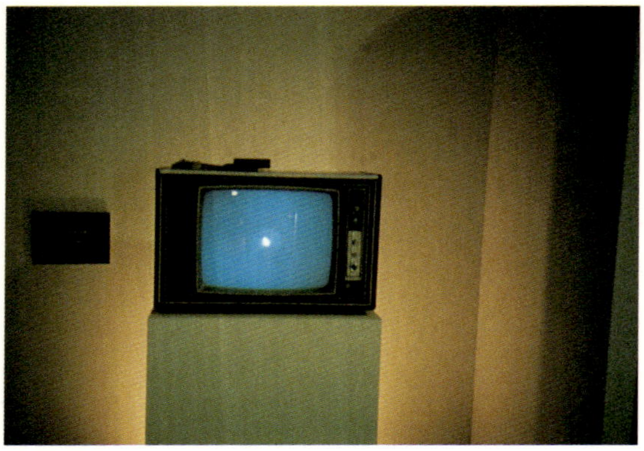

Nam June Paik: *Point of Light*
Südkorea/Bundesrepublik Deutschland
1963/70, Videoskulptur,
Staatliche Museen zu Berlin,
Sammlung Preußischer Kulturbesitz,
Nationalgalerie

ein. 1963 Fernsehen im Kunstbereich überhaupt ernst zu nehmen und es sogar ins Zentrum der Ankündigung zu stellen, zeigte Spürsinn für dieses neue Medium. Paik bedankte sich in seinem Text zur Ausstellung für Anregungen: Neben John Cage nannte er den Düsseldorfer Maler Karl-Otto Götz, der Paik fasziniert von den Radarwellen und deren »Störungs-Wellen-Bildern« erzählt hatte, und Wolf Vostell (»Décollage-Fernsehen«).

Die insgesamt zwölf Fernsehgeräte (Abb. S. 238) mit ihren neuartigen »Bildern« haben bei den Kunstkritikern kaum Wirkung hinterlassen; man konnte sich damals nicht vorstellen, daß mit diesen Geräten überhaupt Künstlerisches zu vollbringen sei – und so »verschlief« auch die Kritik die Geburtsstunde der Videokunst. Paik hatte die Fernsehgeräte manipuliert: ein Gerät war um neunzig Grad gedreht und das gesamte Programm auf eine helle Linie zusammengedrängt (*Zen for TV*; Abb. S. 239), ein anderes auf einen Lichtpunkt zusammengeschrumpft, der sich mit den Veränderungen eines Radiotones bewegte (*Point of Light;* s. Abb.), ein drittes lag mit dem Gesicht, der Mattscheibe, auf dem Boden, man konnte dann anhand des lesbaren Markennamens Rückschlüsse ziehen: *Rembrandt Automatik* (Abb. S. 253). Außerdem hatten die Besucher die Möglichkeit, mit einem Fußschalter die elektronischen Fernsehbilder zu »stören«, zu verändern, oder positiv ausgedrückt, wie Paik es in seinem Flugblatt *Electronic Video Recorder,* 1965, beschrieb: »As collage technic replaced oil-paint, the cathode ray will replace the canvas.« Jeder konnte also mit den elektronischen Wellen auf seinem Fernsehgerät »malen«, die vom »großen Bruder«, den Fernsehanstalten, offiziell ausgesendeten Fernsehbilder verändern, manipulieren und gestalten und damit potentiell selbst Künstler werden.

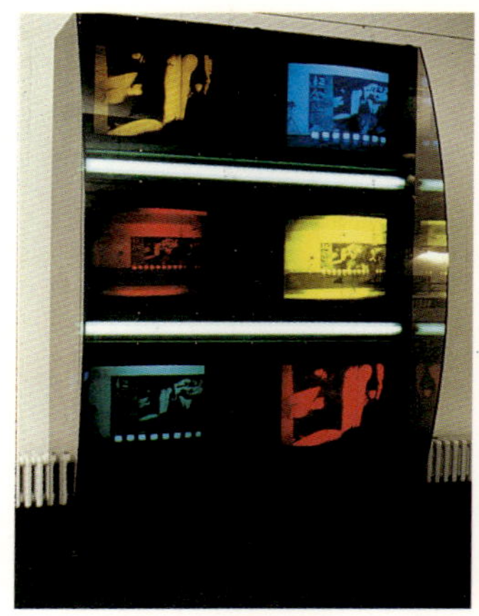

Les Levine: *Iris*
USA 1968, 3 Kameras, 6 Monitore,
Videoskulptur, Philadelphia Museum
of Art

Schon in dieser ersten Präsentation wurden wesentliche Elemente der Videokunst sichtbar, die gerade für deutsche und europäische Künstler (und weniger für die erst Ende der sechziger Jahre sich entwickelnde Videokunst-Szene in den USA) grundlegend sind:

1. Anti-Fernsehen: repräsentiert durch diese ersten Videokünstler wie Paik, Vostell oder Beuys, die mit der Fluxus-Bewegung verbunden waren; Gesten gegen den »großen Bruder« des institutionalisierten Fernsehens, gegen die »Einbahnstraße« der wenigen Sender zu den vielen passiven Zuschauern.
2. Das Objekt Fernseher: Die Fernseh-Kiste selbst wird vielfach als skulpturales Kunstwerk eingesetzt, sie ist Teil des Kunstwerks, nicht »nur« die Bildröhre mit ihren bewegten Bildern. Auch darin unterscheidet sich die Entwicklung in Deutschland sehr von derjenigen in den USA.
3. Das Thema der »Störung« und des Eingreifens: Durch die damals noch mögliche Veränderung des Magneten auf der Bildröhre bzw. andere Manipulationsmöglichkeiten wie Fußschalter ergaben sich schon in dieser Zeit »Partizipationen« für den aktivierten Betrachter, der zum Benutzer wurde. Heute nennen wir das »interaktiv«.

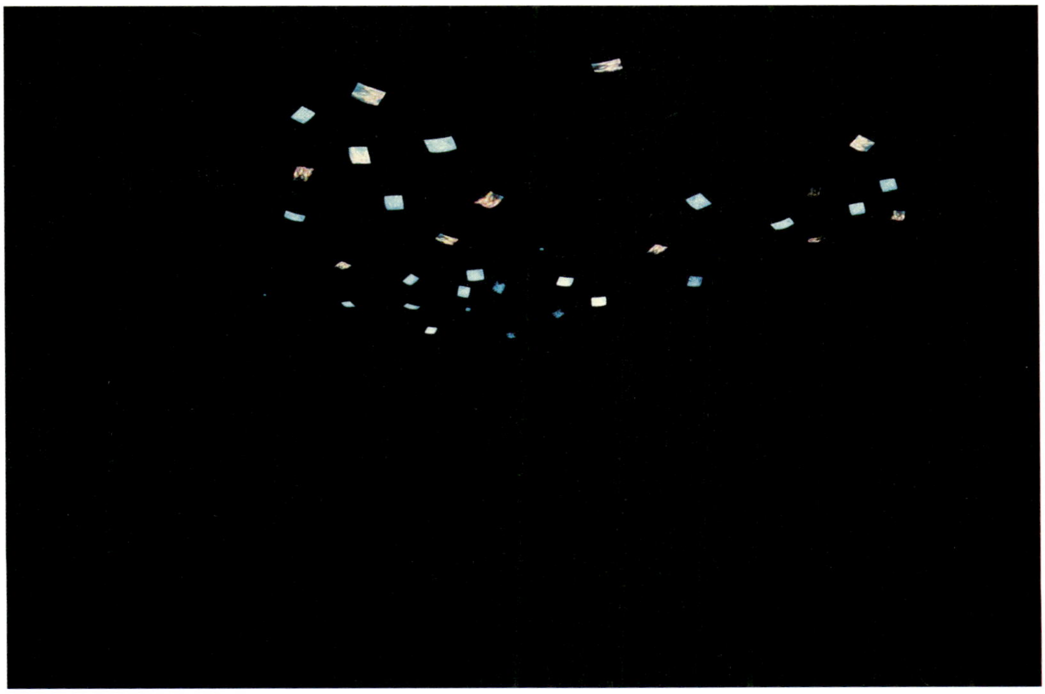

Nam June Paik: *Fish flies on Sky*, Video-Environment 1975, Installation im Whitney Museum of American Art, New York 1982

Daß derart »gestörte« Fernsehbilder, wie sie damals in Wuppertal 1963 allein vom Jazz-Musiker Peter Brötzmann von Paiks Fernsehern photographisch festgehalten wurden, als faszinierende, abstrakte Bewegungsfolgen einer neuen rhythmischen Kunst gesehen werden konnten, belegt u. a. der FAZ-Artikel von Carl Haensel vom 6.6.1953 mit der Überschrift »Fernsehlehren aus dem Krönungstag« (s. S. 55). Die mühsam aufgebaute Sendekette anläßlich der Krönung von Elizabeth II. von England aus London nach Deutschland ließ oftmals nur neuartige Abstraktionen sichtbar werden. »Mir scheint es dramaturgisch möglich, nachdem ich die als Zufallsprodukte in die Übertragung der Krönungshandlung sich einschleichenden Verzerrungen erlebte, hieraus eine bewußte Gesetzmäßigkeit, eine ästhetische Kontrastierung sich entwickeln zu lassen, die, wie die Akkordauflösung in der Musik, zu einer Auflösung des bewegten, zunächst noch gegenständlichen Bildes sich steigern läßt.« Ähnliche Visionen hatte auch ein russischer Karikaturist 1966 (Abb. S. 264), als er sich die realistischen Begründungen für solche neuen, offiziell nicht erlaubten Abstraktionen als Maler erträumte.
So entstand 1963, bevor überhaupt die technische Möglichkeit dafür bereit stand, auch das erste Videoband künstlerischer Art, indem Wolf Vostell mit einer Film-Kamera solche »gestörten« Fernsehbilder erstmals zu einer neuartigen Bildfolge collagierte: *Sun in your head* (1963; Abb. S. 251), ein als Film produziertes Kunstwerk, war schon für die Vorführung auf einem Bildschirm konzipiert, was jedoch erst Jahre später technisch möglich wurde. Als es soweit war, hat Wolf Vostell diese Aufnahmen als Videoband dann auch mehrfach in eine Videoskulptur einbezogen. Die Störung nicht als Unglück, sondern als ästhetischer Glücksfall, manchmal auch gepaart mit der Schadenfreude des Künstlers gegenüber dem »großen Bruder« Fernsehen – das ist eine lange Themenreihe. Ölbilder, wie z. B. *Fernsehen* von Ed Paschke (Abb. S. 396), nehmen darauf Bezug, wie auch in besonderem Maße die Karikatur, die die Störungswellen als ganzheitliches Gestaltungsprinzip für die Wohnungseinrichtung darstellt. Frühe Videobänder von Bill Viola (*Information*, 1973; Abb. S. 293) oder Daniel Buren (in Gerry Schums *Identifications*, 1970; Abb. S. 292) gehören dazu wie Graphiken von K.P. Brehmer (Abb. S. 292). In seinem Videoband *Die Sprache atmen* (1972) versucht Harald Ortlieb, sich in das laufende Programm hineinzutransportieren. Jochen Hiltmann

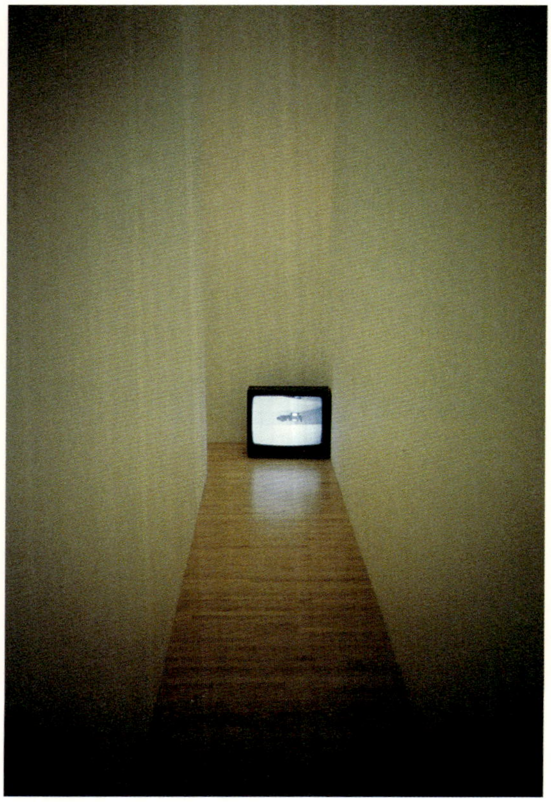

Bruce Nauman: *Four Corner Piece*
USA 1970, Installation im Museum of Contemporary Art, Los Angeles 1993

thematisiert zur gleichen Zeit die Rolle des in die Fernsehröhre Eingesperrten, aus der er sich nur befreien kann, indem er sie zerstört, woraufhin wiederum das »Störung«-Zeichen erscheint (Abb. S. 290).
Bevor ich die Reihe der überwiegend europäischen Künstler fortsetze, die sich seit Anfang 1963 mit dem Fernsehgerät als Objekt künstlerisch auseinandersetzen, indem sie es begraben, zerstören etc., möchte ich einen Blick auf die grundsätzlich andere Haltung der Videokünstler in den USA werfen: Zwei der bedeutendsten Videobänder, *TV Delivers People* (1973; Abb. S. 305) von Bildhauer Richard Serra und *Promo* (1975) vom Aktions- und Environment-Künstler Chris Burden, variieren die Strukturen der gewohnten TV-Programme und nutzen für ihre eigenen aufklärerisch ironischen bzw. sarkastischen Botschaften den Fernsehschirm eher in der üblichen Weise der Fernsehsender. Serra läßt zu sanfter Musik langsam einfache und knappe Statements vorüberziehen: »What television teaches through commercialism is materialistic consumption«, »TV Delivers People«. Eine andere Sentenz beschreibt die von Serra selbst als Form gewählte TV-Struktur: »Populäre Werbung ist die Werbung für den Status quo« – der Fernsehzuschauer ist der Konsumierte (und nicht der, wie allgemein behauptet, Konsumierende), denn »das Produkt des kommerziellen Fernsehens ist der Fernsehkonsument«. Hier werden die Botschaften des Fernsehens plötzlich ins Gegenteil verkehrt, die Zuschauer wachgerüttelt. Chris Burden mietete selbst Werbezeiten, um das Produkt »Chris Burden« in einem prägnanten Werbespot anzupreisen: »Leonardo«, »van Gogh«, »Picasso«, »Burden« tauchen in kapitalen Lettern nacheinander aus der unendlichen Tiefe des Raumes auf. Wie sehr sich die Sehweise der europäischen Videokünstler von der der amerikanischen unterscheidet, wird auch in Willie Walkers ironischem Videoband *Live with Video* (1972; Abb. S. 281) deutlich: Der Künstler klettert aus seinem Fernseher und verbindet sich mit der auf dem Gerät sitzenden Freundin! Was ist die Realität des Fernsehens? In den USA bedienen sich die Künstler der Techniken der Fernsehdramaturgie und verwandeln sie in ihren Videobändern für ihre künstlerischen, politischen oder seltener medienkritischen Ideen.

Das Fernsehgerät wurde von den europäischen Fluxus- und Happening-Künstlern als Stellvertreter für die Obrigkeit, die Ordnungssysteme des »großen Bruders« gesehen. In den ersten Konzepten beschrieb 1959 in New York George Brecht Aktionen mit dem Fernsehgerät. Dabei war der Einfluß von John Cage anregend, der die neuen Technologien in seine Musik einbezog und Ende der fünfziger Jahre auf die jungen Künstler der New Yorker Fluxus-Gruppe wirkte. Als Wolf Vostell während seiner Aktion auf dem YAM-Festival auf der Farm von George Segal in New Brunswick bei New York am 19.5.1963 einen mit Stacheldraht umwickelten Fernseher mit laufendem Programm beerdigte (Abb. S. 242), war das nicht nur die erste Videokunst-Aktion in den USA, sondern zeigte auch in diesen frühen Fluxus-Happenings die Aggression der Europäer gegen das Fernsehen. In seinen folgenden Aktionen von 1964/65 in Deutschland bewarf Vostell den Fernsehapparat mit Schlagsahne, verhüllte oder erschoß ihn. Später dann, 1982 im Film *Videodrome* von David Cronenberg (Abb. S. 352 f.), formt das Gerät »seine« Hand mit der Waffe aus der Mattscheibe heraus, um nun seinerseits zurückzuschießen. Wolf Kahlen verspiegelte seinen TV, so daß der Betrachter nur sich selbst in seiner Umgebung als Programm sehen konnte (Abb. S. 247), Ingo Günther ließ 1980 eine Neonleuchte das Bildfeld brutal störend beleuchten und die Bilder verzerren (*Novideovoodoo*, 1980; Abb. S. 328), und Günther Uecker jagte einen riesigen Metallnagel in das Gerät, das durchdrungen und zerstört wurde (Abb. S. 294).
Joseph Beuys verschloß 1968 bei seiner Skulptur *Filz-TV* (Abb. S. 252) die Informationsquelle, also den Bildschirm, mit einem Filzfeld, so daß allein der Ton der jeweiligen Sendung zu hören war. Die nur noch mit dem Ton beschallte Wand gegenüber dem vom Betrachter weggedrehten Gerät bestand ebenfalls aus einer Filzfläche, die wie ein Gemälde leicht nach vorn gekippt war. Informationen wurden auch dort nicht vermittelt. Joseph Beuys beschrieb das in einem Interview so: »Man nabelt das alles ab, was so konventionell durch die Medien läuft, und man bringt das quasi in eine Nullsituation.« (1982) Wolf Vostell begräbt in seinen Videoskulpturen oftmals das Gerät in Beton, so daß nur wenige abstrahierte Bild- und Ton-Bruchstücke zum Zuschauer gelangen. (*Endogene Depression II*; 1980; Abb. S. 320). Alle diese Skulpturen heben die bildgebende Funktion des Gerätes auf und verfestigen eine aggressive Anti-Haltung.

Peter Campus: *MEM*
»Closed Circuit«-Videoinstallation, USA
1975, Privatbesitz

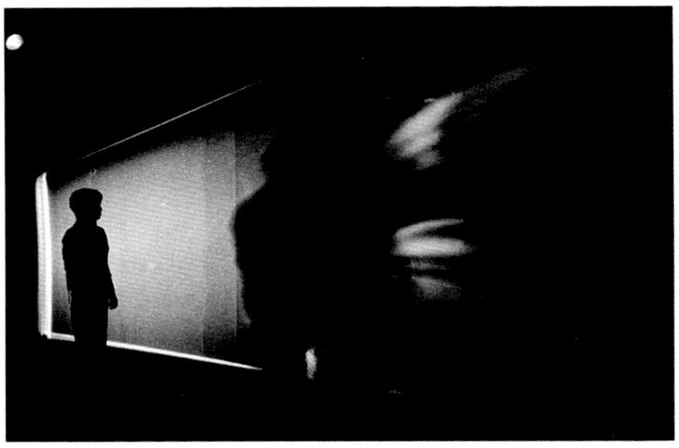

II. Die Siebziger: Die Emanzipation des Fernseh-Objekts und seine Entmaterialisierung

In den siebziger Jahren stellen wir zwei unterschiedliche Richtungen in der Videokunst fest: Zum einen befreit der Künstler das Fernsehgerät aus der Position eines feststehenden Objekts, dem der Zuschauer gegenübersitzt, zum anderen ermöglichen Videokamera, Videoprojektor und Monitor die zeitgleiche Bildwiedergabe, also die »Closed Circuit«-Nutzung. Das Fernsehgerät

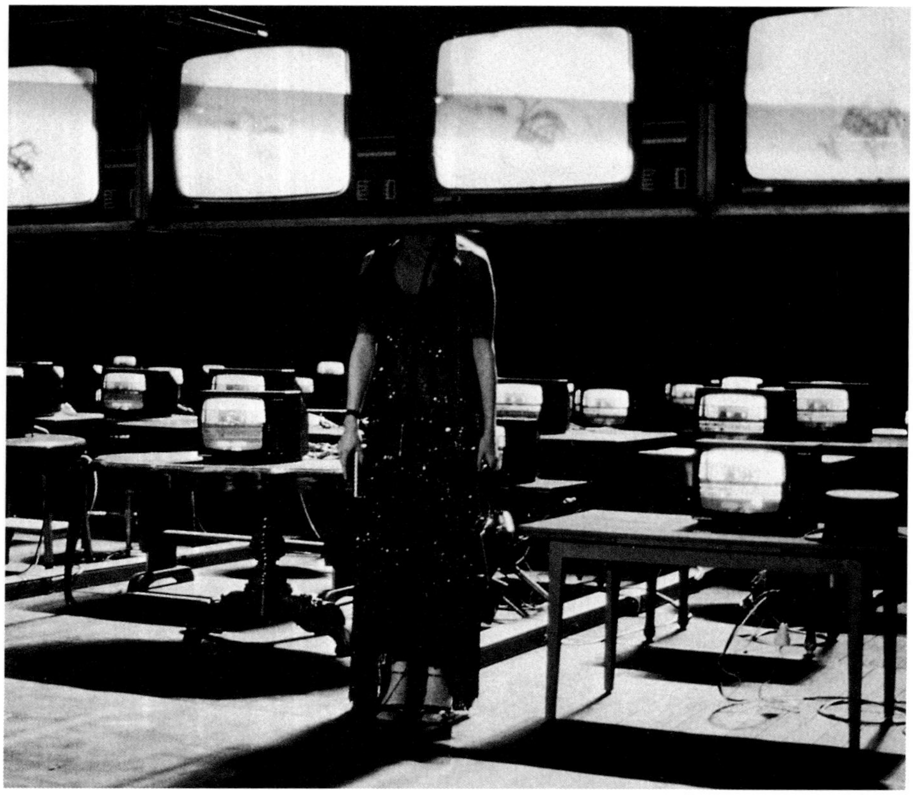

Hansgünther Heyme (Regie); Wolf Vostell (Medienkonzept und Bühnenbild): *Elektronischer Hamlet* (Schlußszene), Bundesrepublik Deutschland 1979, Schauspiel Köln (+ Stuttgart)

verläßt seinen Sockel und erobert neue Positionen im Raum: Im *TV-Garden* (Abb. S. 287) von Nam June Paik, 1974, liegt es mit der Röhre nach oben unter Palmen, Büschen und kleinen Bäumen und beleuchtet mit seinem Videotape einen unwirklichen Garten realer Pflanzen. Dieses Werk war eines der eindrucksvollsten auf der *documenta 6* in Kassel 1977. Das Pendant dazu bildete *Fish flies on Sky* (1975, Abb. S. 113), oder wie Paik es in der Martha Jackson Gallery in New York zunächst mit seinem ersten poetischen Titel vorstellte, *Fish hardly flies any more on the Sky. Let fishes fly again.* Der Himmel in dem dunklen Raum hing voller verschieden großer und auch farblich unterschiedlich eingestellter Fernseher, die wie Sterne am Nachthimmel ihr Programm ausstrahlten.

Die mittlerweile berühmteste Videoskulptur von Paik, *TV-Buddha* (Abb. S. 286), zunächst in der Galerie Bonino in New York 1973, dann auf der Kölner Ausstellung *Projekt 74* gezeigt und sogleich vom Stedelijk Museum Amsterdam angekauft, nimmt eine besondere Mittlerstellung zwischen der Anti-Haltung der sechziger Jahre (Paik verweigert dem Fernseher ein produziertes Bild) und der neuen, auf Immaterialität der Bilder zielenden, emanzipatorischen Haltung in den siebziger Jahren ein. Man muß hinzufügen, daß erstmals 1965 eine tragbare Kamera von Sony für Künstler zugänglich wurde, die ihnen überhaupt erst eigene Aufnahmen ermöglichte. Der nächste Schritt in der Entwicklung war 1969 die Schaffung künstlicher Bilder, Formen und Farben durch den Videosynthesizer, den Paik zusammen mit seinem japanischen Ingenieur Shuya Abe im Auftrag der Rockefeller Foundation für den WGBH-Sender in Boston entwickelte und der sich heute in der Sammlung der Kunsthalle Bremen befindet. Nunmehr konnte jede Art von Bildern neu vom Künstler (oder jedem anderen!) geschaffen werden. In *TV-Buddha* sitzt eine originale, wertvolle Buddha-Skulptur vor dem Fernseher und »betrachtet« sein zeitgleich mit einer Kamera aufgenommenes Abbild auf dem Fernsehschirm – und der genau hinschauende Betrachter wird durch die »Closed Circuit«-Situation selbst Teil des Bildes, wenn er hinter dem Buddha steht. Gegenstand und Abbild sind einander als eine neue

Einheit gegenübergestellt, der Fernseher dient als Spiegel einer philosophischen Existenzbeschreibung. Der Betrachter kann mit dem Buddha über Materialität und Wirklichkeit von Abbildern meditieren.

In diesem Zusammenhang muß man wiederum auf einen großen Unterschied zwischen Europa und den USA aufmerksam machen: Während sich die Künstler in Europa mit der Fernsehkiste auch als Objekt beschäftigten, erprobten Nam June Paik, Bruce Nauman, Peter Campus, Dan Graham und andere in den USA anhand der neuen Möglichkeiten der Videotechnik neue Darstellungsformen für die sich wandelnde Wahrnehmungserfahrung (Zeitverzögerung, Negativ-Positiv-Wechsel, Spiegelungen etc.). In ihren Videoräumen mit den damals üblichen Schwarzweiß-Projektoren befreiten die amerikanischen Künstler das Fernsehbild vom Gerät und schufen neue wandgroße Bilder. Anfang der siebziger Jahre ahnte Paik schon die Möglichkeiten der Videotapete, die Bilder in Filmprojektionsgröße sichtbar machen würde. Aber diese Vorstöße blieben ebenso eine Ausnahme wie die wirkliche Emanzipation vom »großen Bruder« und die Schaffung eigener Vermittlungswege. Es entstanden zwar zunächst viele kleine Sender, die z. T. von Künstlern geführt wurden – doch kaum einer fand Zuschauer, und so waren diese Strukturen finanziell nicht lange tragbar.

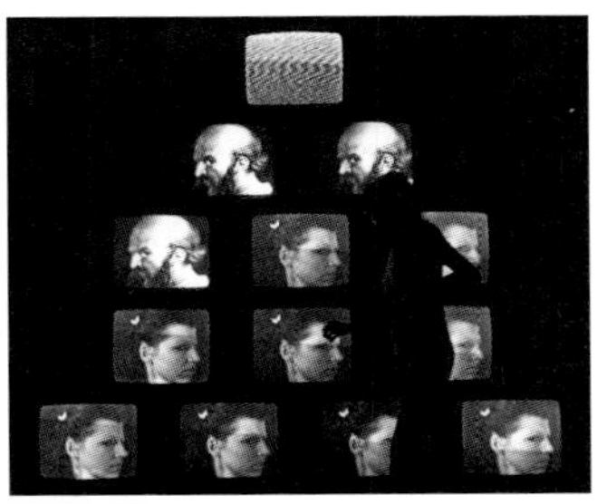

Ulrike Rosenbach: *Meine Verwandlung ist meine Befreiung*
Bundesrepublik Deutschland 1978, Performance mit Videoskulptur

Die Unabhängigkeit vom Ausstrahlungsbereich eines Sendemastes mit Einführung der Satelliten-Übertragung fiel ebenfalls in diese Zeit: Erstmals konnten Künstler gleichzeitig in mehrere Länder, ja, Erdteile ihr Werk ausstrahlen, und ein Millionen-Publikum in aller Welt erlebte 1977 auf dem Fernsehgerät zu Hause zeitgleich ein eigens zu diesem Zweck hergestelltes Original-Kunstwerk: Die drei Aktionen von Nam June Paik, Joseph Beuys und Douglas Davis als Eröffnung der *documenta* 6 in Kassel (ausgestrahlt von den deutschen Sendern HR und WDR, übernommen von dreizehn Sendern von der Sowjetunion bis Venezuela, beschrieben die Hoffnung vom »Global Village« (McLuhan) und den »Electronic Highways« (Paik), der vernetzten Welt, wie sie erst Anfang der neunziger Jahre durch das Internet ermöglicht wurde.

Diese Vernetzung änderte letztlich nicht viel an der Objekthaftigkeit des Fernsehapparates: Videokünstler der jüngeren Generation in Deutschland setzen sich mit dem Fernsehgerät als Objekt in Variation zu den Fluxus-Künstlern immer wieder auch aggressiv auseinander: Der Deutsche VA Wölfl verband zwei Geräte mit einem Metallband, so daß im *TV-Set* (1974; Abb. S. 287) kein Bild mehr zu sehen, ja, nicht einmal mehr zu ahnen ist; der Amerikaner Douglas Davis drehte das damals noch auf »Schnee«-Geflimmer als Leer-»Bild« einstellbare Gerät zur Wand, so daß es als magische Lichtquelle den Raum beleuchtete. Wolf Vostell baute Fernseher in immer neue Zusammenhänge ein, stattete große Limousinen mit 20 TV-Geräten aus oder transponierte – zusammen mit Hansgünther Heyme 1979 im Kölner Schauspielhaus – den Shakespeareschen *Hamlet* ins elektronische Zeitalter (Abb. S. 301). Hamlet betrachtete sich auf dem Fernsehschirm als »Closed Circuit«-Bild, und am Ende berichteten die Abendnachrichten dem Theaterbesucher live auf hundert Fernsehschirmen die aktuellen Greueltaten des Tages. Die Fernseh-Wirklichkeit hatte auch die Bühne mit ihren künstlerischen Möglichkeiten erobert.

In den achtziger Jahren ist festzustellen, daß die Künstler die Geräte kompakter zu nutzen beginnen, etwa als eng zusammengestellte Bild-Multiplikationen oder als skulpturale Elemente an extremen Positionen im Raum.

III. Die Achtziger: Fernseher formen Figurationen und werden zu skulpturalen Elementen

1982 wurde Paik vom Centre Pompidou/Musée National d'Art Moderne in Paris eingeladen, die riesige Ausstellungsfläche im tiefgelegenen Erdgeschoß mit einer neuen Arbeit auszustatten: Er legte 396 Fernseher in 99 Vierergruppen, jeweils um 90 Grad gedreht, mit dem Bildschirm nach oben und bespielte sie mit Bändern, so daß ein zusammenhängendes Bild der französischen Nationalflagge in den vorherrschenden Farben blau/weiß/rot erschien. Jeder einzelne Fernseher spielte sein eigenes Videoband und formte zusammen mit den drei anderen eine Art Kaleidoskop mit scheinbarer Drehung, und wiederum alle 396 Geräte ergaben eine neue Einheit als ein einziges Bild einer Fahne.
Das Spiel mit Winzig-Klein und Riesig-Groß, von Kleinst-Fernseher und Wandbild-Projektion wurde in den achtziger Jahren von vielen Künstlern variiert und für ihre ganz persönlichen Themen benutzt. Bill Viola baute seinen *Room for St. John of the Cross* (1983; Abb. S. 386) auf einem Gegensatz auf: Das winzige Fernsehbild in der kleinen geschützten Zelle wirkte beruhigend friedlich, während die wandfüllende und damit auch unscharf und grob werdende Projektion nicht nur in den Ausmaßen, sondern auch in ihrer Sprödigkeit bedrohlich war.
Nam June Paik formte ab 1986 seine *Family of Robots* aus vielen einzelnen Geräten, wobei das Alter der Geräte Rückschlüsse auf das Alter der dargestellten Person als »Großvater«, »Onkel« oder »Kind« zuließ (Abb. S. 110). Er baute die Geräte in menschlicher Figuration mit der jeweils die dargestellte Person charakterisierenden Bewegung auf: übergeschlagene Beine und ein geneigter Körper symbolisieren beispielsweise *Merce*, den Tänzerfreund in New York (1988).
Gary Hill dagegen läßt in seinen frühen Werken die menschliche Körperform durch die Position der Fernseher an der Wand erahnen, so wie die darauf abgespielten Videobänder auch mit den an Kopf, Händen und Füßen aufgenommenen Teilwirklichkeiten eine Wanderung durch die Landschaft wiedergeben *Crux* (1983; Abb. S. 379). Etwas Ganzheitliches ist in der fünffachen gleichzeitigen Aufzeichnung durch fünf Kameras für den Betrachter nicht mehr wahrnehmbar, die Fernsehbilder – trotz aller theoretisch klar erkennbaren Koordination – isolieren sich voneinander und bilden nur Teile ab, die wir kaum zu einem Ganzen zusammenfügen können. Spätere Arbeiten von Gary Hill wie *Inasmuch As It Is Always Already Taking Place* (1990; Abb. S. 370) rücken die Fernsehschirme (in neuer ästhetischer Form: ohne Gehäuse) eng zueinander, daß sich die langsam atmenden, ruhig bewegenden Körperfragmente zu berühren scheinen. Jeder Körperteil scheint mit einer bestimmten Röhrenform eine neue, verlebendigte Einheit eingegangen zu sein – der Fernseher als Körper. Selten

hat ein Künstler mit größerer Sensibilität dieses Hauptthema der Kunst der späten achtziger Jahre gestaltet: die Wahrnehmung des Körpers.

IV. Die Neunziger: Ganzheitlichkeit und neue Selbstverständlichkeit

In den neunziger Jahren verbreitert sich das Feld der Videokünstler, und der Einsatz des Fernsehers in der Videokunst variiert viele der schon aufgezeigten Bereiche, aber gerade in den letzten Jahren wird auch mit Projektionen, interaktiven Eingriffen und computerbezogenen Installationen gearbeitet, die aber in diesem Zusammenhang nicht näher beschrieben werden sollen.
Viele der wesentlichen Elemente dieser neueren Entwicklung hat Marie-Jo Lafontaine in ihren Installationen verbunden. Deshalb sei hier etwas ausführlicher auf die nicht abbildbare neue räumliche Wirkung, die Ton, Bild und Bewegung sowohl des Bildes als auch des Betrachters im Raum einbezieht, eingegangen. *Jeder Engel ist schrecklich* (1992; Abb. S. 376) heißt eine Videoskulptur mit 15 Monitoren. Der Besucher nähert sich einer abweisenden, stählern-glänzenden Skulptur in Form eines stumpfen Kegels, die allein schon durch ihre Höhe von 330 cm machtvoll wirkt – eine raumverdrängende Minimal-Skulptur, präzis gearbeitet und Urformen der Architektur sowie die Perfektion der Raumfahrt assoziierend. Ein akkurater Schnitt, wie bei archaischen Grabbauten, öffnet einen schmalen Eingang, und man steht im Inferno. Innen ist auf den rundumlaufenden 15 Bildschirmen, die gleichsam eine Bildlinie bilden, eine Feuerlandschaft zu sehen und Musikstücke zwischen »E«, z. B. von Alfred Schnittke oder Arvo Pärt, und »U« sind zu hören. Wir scheinen in einem Vulkan-Krater, in einer Hölle zu stehen. Ur-Bilder, das Feuer als Urkraft des Lebens und

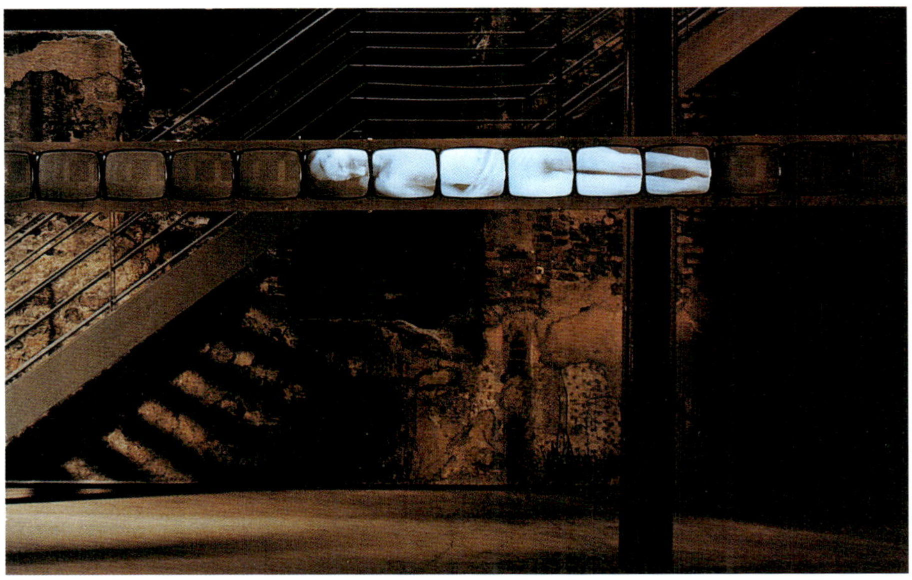

Gary Hill: *Suspension of Disbelief (for Marine)*
Detail, USA 1991–1992, Videoskulptur

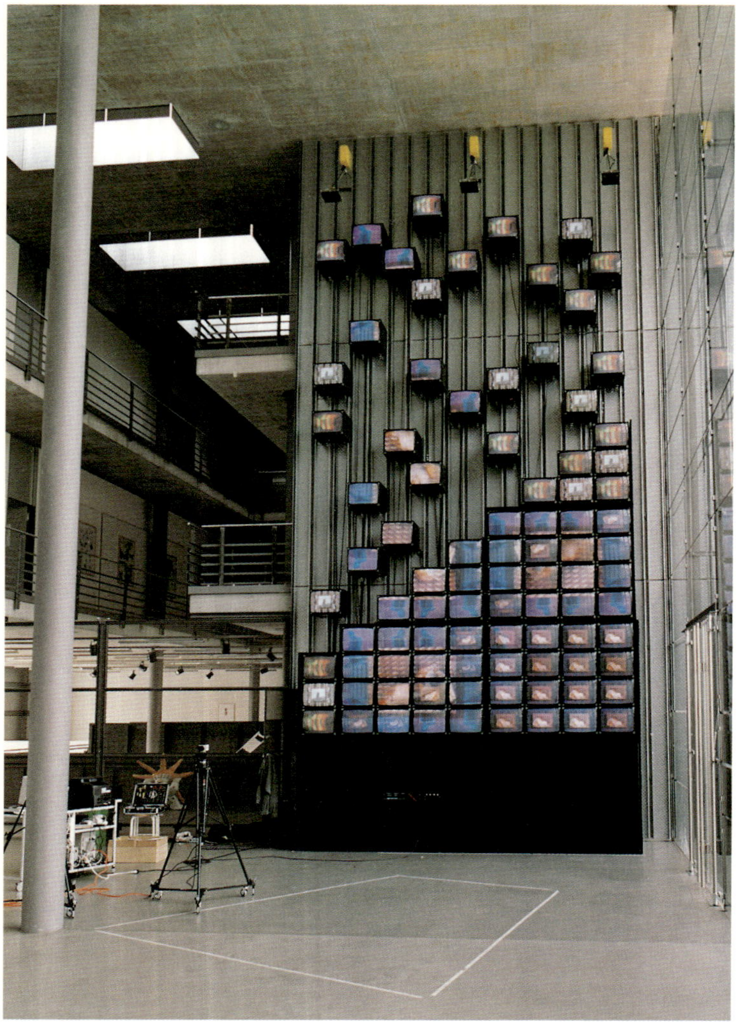

Nam June Paik: *Two Way Communication*
Südkorea/USA 1996, Videoinstallation mit 90 Monitoren und interaktiven Möglichkeiten, Staatliche Akademie der Bildenden Künste Stuttgart

zugleich der Zerstörung, werden assoziiert. Der sogenannte »kalte Bildschirm« wird zum Träger einer heißen Emotion, die keinen unberührt läßt: außen stählerne Kälte, innen lodernde Emotionen.

Die ganzheitliche Wirkung eines Environments mit Bild, Bewegung und Ton nimmt den Besucher mit all seinen Sinnen gefangen, denn die fünf leicht variierten Rhythmisierungen auf den Bildschirmen lassen eine Schein-Bewegung erahnen, die der Besucher mit seiner begrenzten Seh-Fähigkeit durch eigene Bewegung und Drehung nachzuvollziehen versucht. Marie-Jo Lafontaines Leistung in der Kunstentwicklung der letzten zehn Jahre ist die Verknüpfung der Monumentalität eines statischen Bildes, eines Reliefs oder einer Skulptur, oftmals gesteigert durch feierliche Monochromie und durch Worte, mit der Rhythmisierung bewegter, vielfältiger Videobilder in einer Multiscreen-Installation. Damit gelingt ihr die Aufladung der Strukturen der Minimalkunst mit inhaltlich geprägter Emotion.

Komplementär zu dieser aufwendigen Skulptur und stellvertretend für die jüngere, neue, künstlerisch unauffällige Installation steht die der jungen kalifornischen Videokünstlerin Diane Thater: *Moluccan Cockatoo Molly, Numbers 1–10* (Abb. S. 416), 1995 in der Galerie Schipper und Krome in Köln aufgebaut. Ein gewöhnlicher Fernseher steht auf dem Boden, daneben das Abspielgerät. Keinerlei besondere Form beeinträchtigt die lakonische Wirkung, die eher an eine Ecke in einer Studentenbude als an eine kommerzielle Galerie denken läßt. Allein die Scheiben des daneben liegenden Fensters sind mit rotem, grünem und blauem, wenig transparentem Papier überklebt, nicht gerade perfekt, so daß die Ränder unsauber, wie verwackelt durchscheinen. Die Farb-

reflexe an der Wand assoziieren zunächst einen Regenbogen, aber sie beziehen sich auf die Grundfarben der TV-Elektronik wie auf das Videoband. Dort sehen wir, von drei Kameras wiedergegeben, einen Papagei jeweils in leichter Farb-Verzerrung bzw. Unschärfe. Diane Thater bezieht sich – wohl unbewußt – auf *Participation TV II* von Paik bei Howard Wise 1969, in der Paik ein Farbbild von den Besuchern mit drei der damals üblichen Schwarzweiß-Kameras erzeugte. Thaters Installation spielt bewußt mit »Low Budget«-Ideen, die Bilder des Videobandes scheinen eher beiläufig als bedeutungsvoll, das Triviale wird weder idealisiert noch versucht es sich zu verstecken. Technologie scheint nicht als etwas Besonderes zu existieren, sondern eher als etwas Handgemachtes, Spielerisches, Selbstverständliches. Der Alltag der Gefühle und Frustrationen findet auch im privaten Video statt. Diese Arbeit steht stellvertretend für erstaunlich viele der jüngeren Generation in den neunziger Jahren.
Aus derselben Generation stammt Pipilotti Rist, eine junge Schweizer Künstlerin, deren Videobänder, Installationen und Ausstellungen sie in erstaunlich kurzer Zeit bekannt gemacht haben. Das Nicht-Perfekte, das in allen Teilen der Produktion Selbstgemachte, d. h. Buch, Regie, Licht, Ton, Schnitt und natürlich ihr persönlicher Auftritt – alles hat etwas Schrilles, Kraftvolles, bewußt Dilettantisches, Direktes. Pipilotti Rist spielt dadaistisch witzig mit Tiefsinn, mit einfachsten technischen Möglichkeiten wie der Veränderung der Ablaufgeschwindigkeit, mit Störeffekten im Visuellen und Akustischen oder Größenveränderung etc. Wenn sie in dem Videoband mit ihrem Minisong *I'm not the girl who misses much* wie ein Diskjockey mal zu schnell und daher kreischend schrill, mal zu langsam und daher dröhnend tief singt, wobei auch die Farben, die Konturen der Bilder verzerrt werden, zeigt sie keine Angst vor Häßlichkeit, nur den Frust vor der Wiederkehr des Gleichen. Die Alltagssituation des Wohnzimmers mit dem TV als Mittelpunkt wird wie in Alice im Wunderland als übergroße brave Realität einer erschreckenden Alptraumwelt ironisiert und zugleich zurückgenommen: Sie demonstriert nicht nur, daß sie und ihresgleichen keine Scheu vor den falschen Werten ihrer Elterngeneration haben, sondern sie lebt es auch!
Im Ausblick auf die neue Situation bezüglich des Umgangs mit dem Fernsehapparat als Objekt in den neunziger Jahren darf Julia Scher nicht fehlen, die eine Alltagsnutzung der Videotechnik, die millionenfach versteckte Überwachungsmöglichkeit durch kleine, einfache Schwarzweiß-Kameras in Banken, im Verkehr, in Museen etc. thematisiert. Die banalen Bilder von den Kunsträumen und ihren Besuchern werden auf den billigsten Schwarzweiß-Mini-TVs mit sichtbar freihängenden Kabeln in einer Schalt-Zentrale vereint, in der die Künstlerin als Chefin alles überwacht: *Security by Julia* (1989; Abb. S. 327). Die zum Teil umfangreichen Installationen, so 1995 in dem ca. 600 qm großen Raum des Kölnischen Kunstvereins, spielen mit den Assoziationen und Ängsten der allgegenwärtigen Überwachung, die wir im öffentlichen Raum finden und die wir als funktional und fast selbstverständlich akzeptiert und verdrängt haben. Die schlechte Bildqualität in Schwarzweiß – im Vergleich zum heute aktuellen, digitalen, farbigen Bild – gehört ebenso zum künstlerischen Konzept wie die Einblendung verschiedener Texte in neueren Arbeiten. Auch hier ist der Einfluß früher Arbeiten von Dan Graham und der Concept Art der politisch wachen Künstler der siebziger

Jahre zu spüren. – Der »große Bruder« kehrt als Gespenst der totalen Überwachung wieder.
Jago von Klaus vom Bruch (1993; Abb. S. 123), ein mit einem Propeller versehener und mit einer Gummimatte ummantelter fliegender Fernseher, umkreist wie ein Satellit sein eigenes Abbild: Der Silikon-Abguß ruht auf einer Palette unter dem Flug-Fernseher. Das Videoband – per Funk immateriell nach oben gesendet – zeigt die Form eines rotierenden menschlichen Kopfes aus Drahtgeflecht, der sowohl eine Computer-Simulation als auch eine animierte Maschinen-Zeichnung von Leonardo sein könnte. Die Unschärfe der Wiedergabe wird verstärkt durch den sich ständig durch die Lüfte bewegenden Bildschirm. Der Fernseher als der Aufklärungssatellit seiner selbst verundeutlicht seine Bilder durch die ständige Bewegung. Erkenntnis läßt nur die statische Abguß-Form zu, wie in den Antiken-Sammlungen unserer Museen; im Laufe der Zeit ist die Realität, sind die Originale verschwunden und an ihre Stelle ist eine zweite, dritte, vierte Abbild-Realität getreten, hier der Silikon-Abguß – in unseren Wohnzimmern die TV-Realität!
Auch in der *Two way communication* (1996) genannten permanenten Wandinstallation mit 90 Fernsehern von Nam June Paik in der Kunstakademie Stuttgart spielt der einzelne Fernseher eine andere Rolle als in den bisher besprochenen Werken. Aus einem Block von viermal sechzehn Fernsehern, die die Bilder wie im Rorschach-Testbild gespiegelt wiedergeben, sind einige Fernseher wie herauskatapultiert hoch oben an der Wand angebracht und geben Einzelteile der großen Bildfelder wieder. Der Arbeitstitel dieser ersten interaktiven und zugleich fest installierten Skulptur, die auch Studenten der Akademie der Künste Stuttgart mit eigenen Bändern füllen können, lautete *Construction – Deconstruction* und beschreibt damit auch den Einsatz der Fernsehgeräte: Kompakt als Großbildfläche und aufgelöst in Einzeldetails, kann das Videobild mit Hilfe der neuen Computer-Möglichkeiten variabel auf einzelne Monitore aufgeteilt sowie auf komponierte Bildfelder und die ganze Wandfläche ausgedehnt werden. In den neunziger Jahren finden wir den Fernseher als Objekt immer selbstverständlicher einbezogen, auch wenn in der Videokunst Projektionen und Multiscreen-Skulpturen an Bedeutung gewinnen.
Es gibt keine stilistisch und inhaltlich einheitliche Videokunst an sich, sondern jeweils unterschiedliche, gegensätzliche Künstler, die wie in den anderen Medien ihre existentiellen Wünsche, Ängste und Trivialitäten ausdrücken. Der Fernseher schreibt nicht den Stil oder die Form vor, sondern ist nur ein Träger des künstlerischen Ausdrucks, wobei die medialen Einschränkungen der Videotechnik oder des Objektes Fernseher immer phantasievoller überspielt und neu interpretiert werden.
Es erstaunt, wie sehr gerade die jüngsten Künstler neben Zeichnungen, Collagen, skulpturalen Elementen, Design und Architekturformen immer häufiger einzelne Fernseher mit roh geschnittenen Bändern, Dokumentationen verwenden.
Das Objekt Fernseher hat eine Selbstverständlichkeit auch im Raum der Kunst erreicht, die vor zwanzig, ja vor zehn Jahren noch unvorstellbar war, wie auch die gesamte Breite der Videokunst Einzug in wichtige Ausstellungen und Kunstmuseen gehalten hat.

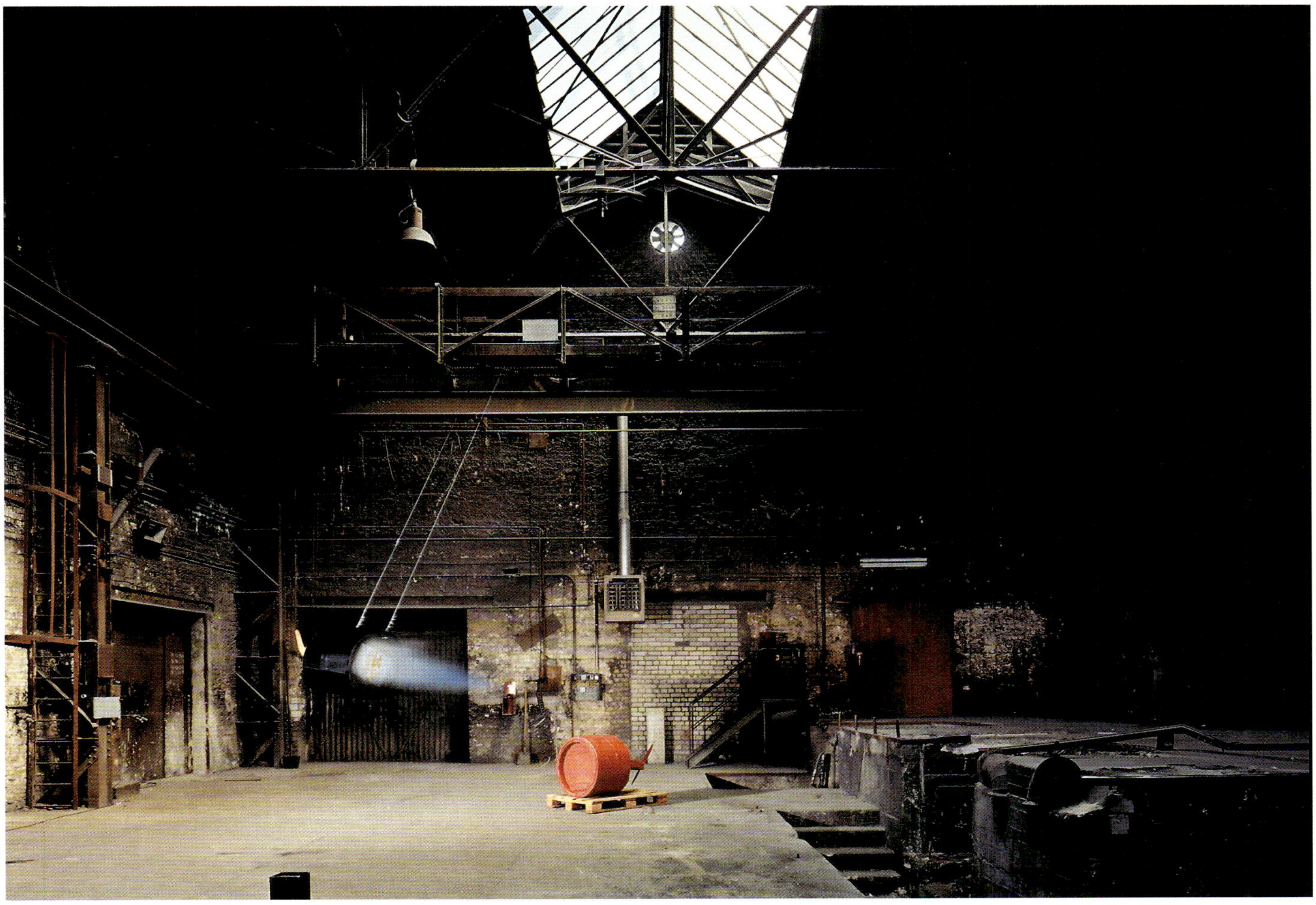

Klaus vom Bruch: *Jago*
Bundesrepublik Deutschland 1993,
Mischtechnik, Sammlung Thomas Wegner

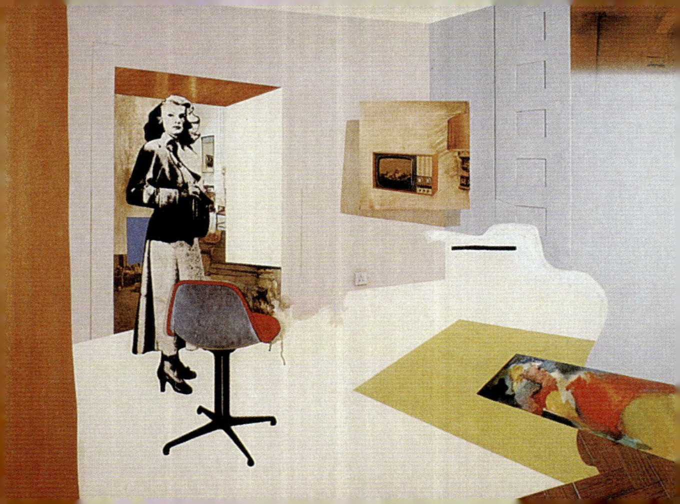

Mantegna und Monitor

Als mir 1956 klar wurde, daß sich die Kunstindustrie damit abgefunden hatte, nichts weiter als Zubehörlieferant für Raumausstatter zu sein, ergab sich daraus die Notwendigkeit, Bilanz zu ziehen und sich ernsthaft Gedanken über die Verantwortung der Kunst gegenüber ihren Abnehmern und der Öffentlichkeit im weiteren Sinne zu machen. Diese Bestandsaufnahme setzte eine Neubewertung des Kontextes voraus, in dem die Kunst damals existierte, wie auch eine Erörterung der historischen Rolle, welche die Darstellung der realen Welt in unserer Kultur spielt.
Ein nützlicher erster Schritt für eine solche Analyse war das Erstellen eines Inventarverzeichnisses all jener Dinge in unserem Lebensumfeld, denen wir einen wesentlichen Teil unserer Aufmerksamkeit widmen. Eine Auflistung erbrachte die folgenden Bestandteile unserer Fünfziger-Jahre-Welt:

Mann
Frau
Menschheit
Geschichte
Essen und Trinken
Zeitungen
Kino
Fernsehen
Telephon
Comics (Bildinformation)
Wörter (Textinformation)
Tonbandaufnahmen (Audioinformation)
Autos
Haushaltgeräte
Raum

Überraschenderweise enthielt die Liste einige Punkte, die in der Kunst kaum eine Rolle spielten, was den Eindruck verstärkte, daß Mitte des zwanzigsten Jahrhunderts die Kunst das Interesse am Erscheinungsbild ihrer Umwelt verloren hatte.
Die Künstler hatten gerade erst begonnen, das dem Fernsehen innewohnende Potential als Medium zu entdecken, so daß es nicht verwundert, wenn das Fernsehen in der Malerei kaum in Erscheinung trat. Für einen solchen Schritt sind zwanzig Jahre eben eine kurze Zeit. Viel überraschender ist, daß auch das Auto faktisch ignoriert wurde. Immerhin ist es seit über einem Jahrhundert mehr und mehr in unser Blickfeld gerückt und gilt unangefochten als diejenige technische Innovation, die unser Leben sowohl hinsichtlich der ökonomischen Entwicklung als auch bezüglich der Veränderungen in unserer visuell wahrgenommenen Umwelt am meisten beeinflußt hat. Unter den Avantgardisten hatten lediglich Marinetti, Severini, Duchamp und Picabia diese Revolution signalisiert.
Meine Liste habe ich bildlich in eine Collage mit dem Titel *Just what is it that makes today's homes so different, so appealing?* (Abb. S. 193) umgesetzt, wo es in der Ansicht eines Innenraumes zwar einen Fernsehapparat, aber nur einen versteckten Bezug auf Ford gibt.
Als die Dinge in den Jahren 1957 bis 1962 wieder etwas ins Gleichgewicht gebracht

Abb. links:
Richard Hamilton: *Interior II*
Großbritannien 1964, Öl, Zellulose, Collage und Aluminium-Relief auf Holz, 121,9 x 162,6 cm, Tate Gallery, London

wurden, erschien es mir sinnvoll, mich in den Jahren von 1957–1962 auf die erstaunliche Vernachlässigung des Automobils durch die Kunst zu konzentrieren.
Erst 1964 wandte ich mich wieder, inspiriert durch ein Standphoto aus Douglas Sirks Film *Shockproof* (1949), mit einer Reihe von Studien und Bildern dem Fernsehen zu. Obwohl in dem Film kein Fernsehgerät zu sehen ist, begann das Fernsehen eine immer ausgeprägtere Rolle zu spielen, je weiter sich mein Bild entwickelte. Das Filmphoto zeigt eine Totschlagszene, einen Augenblick von großer Dramatik. Eine Leiche auf dem Bild darzustellen schien mir allerdings zu grob und illustrativ, und so steht das Bild auf dem Fernsehschirm für den toten Körper (Abb. S. 124, 365).
In *Interior II* ist das Fernsehgerät höchst eigenwillig plaziert: Als bilde es einen Teil einer Stillebengruppe, schwebt es in einem rechteckigen Rahmen unheimlich in der Ecke eines Raumes, ohne die Wände ringsum zu berühren, wie der Schattenwurf zeigt. Die Szene auf dem Fernseher in *Interior II* ist das aus Fernsehen und Presse bekannte Photo aus Zapruders Film, das die Ermordung John F. Kennedys zeigt.
Die Faszination des Fernsehens liegt in der Art begründet, wie es in ununterbrochenem Strom Parallelwelten in unser Leben rieseln läßt. Der allgegenwärtige Kasten stößt Informationen so umfassend und unselektiert aus, daß daraus ein nicht mehr wahrgenommenes visuelles Murmeln entsteht. Eines der dramatischsten Ereignisse der sechziger Jahre kann auf einem beiläufigen Bildschirm wiederholt werden: das aus dem Schädel geblasene Gehirn des Präsidenten der USA, des mächtigsten politischen Gebildes der Welt, wird zur Hintergrunddekoration. Das Fernsehen ist bis zu einem gewissen Grad zum aktiven Stillebengegenstand mit der Bedeutung einer Uhr auf dem Kaminsims in einem Bild von Cézanne geworden – nichts weiter als ein Symbol für das Dahinfließen der Zeit. Das Medium ist die Botschaft, ist das Motiv.
Das Kino bemerkte zuerst, daß etwas Sonderbares und Schönes passiert, wenn innerhalb der Grenzen seines bewegten Bildes ein zweiter Rahmen erscheint, der ein anderes und vielleicht nicht zur Sache gehörendes bewegtes Bild zeigt. Die von George Cukor gedrehte Version von *A Star is Born* (1954) mit Judy Garland und James Mason enthält einen spannenden Moment der Kinogeschichte: Der weite Cinemascope-Bildausschnitt streicht über drei »offene« Räume in einem New Yorker Appartement. In meiner Erinnerung sehe ich eine Theaterlandschaft, eine feine Cocktailparty der High-Society: Die Kamera zeigt das Gedränge neu ankommender Gäste, bevor sie über den unvermeidlichen Pianospieler und die Tanzfläche schwenkt und sanft in den nächsten Raum gleitet. Dort verweilt sie lange genug, um Teil einer Gruppe von Menschen in Abendgarderobe zu werden, die sich vor einem großflächigen Fernseher an einem äußerst brutalen und blutigen Boxkampf ergötzen, bis sie dann zu einem abgeteilten Raum wandert, um in einer dichtgedrängten Gruppe von Geschäftsleuten an deren intensivem Gespräch teilzunehmen. Meine Eindrücke sind vage und möglicherweise recht ungenau, nur dieses zentrale Zwischenspiel mit dem Fernseher ersteht wieder klar vor meinen Augen.
Mitunter zeigt das Fernsehen kannibalische Tendenzen. Der Bildschirm gibt in seinem eigenen vertrauten gewölbten Rahmen einen anderen Bildschirm wieder. Diese Doppelung kann sich einfach im Verlauf der Handlung ergeben: Ein Kind liegt auf dem

Fußboden und schaut sich einen Zeichentrickfilm an, oder ein Paar im Bett wird durch den Fernseher im Motelzimmer vom Liebesakt abgelenkt oder auch dazu stimuliert. Manchmal ist die Situation formaler, wenn beispielsweise ein Nachrichtensprecher sich von einem Interviewpartner abwendet, um einen nicht anwesenden Politiker zu befragen, der auf einem Monitor am anderen Ende des Aufnahmestudios zu sehen ist. Bizarre Situationen wurden während des Golfkrieges inszeniert, wenn amerikanische Presseoffiziere und auch General Schwarzkopf selbst Presseinformationen gaben, bei denen die Fernsehkameras aufgefordert wurden, einen Monitor mit der graphischen Darstellung eines erfolgreichen Luftangriffs zu zeigen. Eine Hand mit Zeigestock folgte durch die geometrischen Zielsuchfenster dem Flug einer »intelligenten Bombe«, bis sie lautlos in der Mitte des Ziels explodierte. Dann ging die Kamera aus dem Bildschirm im Bildschirm heraus, um das zufriedene Grinsen des Armeesprechers einzufangen.

Als ich 1978 gebeten wurde, eine persönliche Auswahl von Gemälden aus der National Gallery in London zusammenzustellen und zu arrangieren, nahm ich in meine Installation neben Meisterwerken von Rembrandt, Goya, Velázquez, Saenredam, Vermeer, Chardin, Poussin und anderen auch einen antiken Spiegel, eine leere Leinwand und sogar ein Bügelbrett auf. Das vielleicht umstrittenste Stück war ein Fernsehapparat, den ich zusammen mit einem Stuhl von Eames und einem von Breuer vor eine mit Teppich ausgelegte Fläche plazierte. Die Idee war, den beeindruckenden Räumen der Nationalgalerie etwas von ihrem feierlichen Ambiente zu nehmen und für die Gemälde der Alten Meister einen Anflug von häuslicher Atmosphäre zu schaffen.

Zufällig fand zu der gleichen Zeit, als die Ausstellung lief, das jährliche Tennisturnier in Wimbledon statt. Das Publikum um den Trafalgar Square herum nutzte die Nationalgalerie, um sich auf die Schnelle nach dem Stand des Wettkampfes zu erkundigen. Einige Enthusiasten okkupierten regelmäßig die Stühle ungebührlich lange, und das Aufsichtspersonal war mitunter so von einem Spiel in den Bann gezogen, daß es seine Pflichten als Hüter der ausgestellten Schätze vernachlässigte. Ich hatte einige Schwierigkeiten, die Leitung der Nationalgalerie davon zu überzeugen, daß die vom Fernsehen ausgehende Ablenkung einer der Hauptgründe war, weshalb ich das Gerät dort installiert hatte. Es war meine Absicht, den Unterschied zwischen der einen und der anderen Art visueller Erfahrung zu demonstrieren – das Fernsehen mit seiner, bei welchem Programm auch immer, vergleichsweise dürftigen Bildqualität konnte einen Mantegna nur besser, aktueller, weniger virtuell machen.

Das bloße Geschehen auf einem Fernsehbildschirm hat hypnotisierende Wirkung. Was immer auch läuft und egal wie langweilig es ist, eine gewisse Willensanstrengung ist vonnöten, sich loszureißen – das Versprechen des Bildschirms wird kaum je erfüllt, und doch erweckt das Fernsehen immer ein gewisses Interesse einzig und allein wegen seines Reizes als Medium. Mittlerweile ist der Fernsehbildschirm zu einem eigenständigen wichtigen Kunstmedium geworden und nimmt den Platz ein, den einst vor mehr als hundert Jahren die Photographie mit ihrem Anspruch belegte, die Malerei zu ersetzen. Die verführerische Fähigkeit des Fernsehens ist Teil einer immer schneller werdenden Evolution in unserer sich ständig verändernden visuellen Welt, und es wäre falsch zu folgern, daß die Taube verantwortlich sei für die Nachricht, die sie überbringt.

Aus dem Englischen
von Herwart Neumann

Nam June Paik

FROM : Panasonic FAX SYSTEM PHONE NO. :

To. DR Wulf Herzogenrath, 5/7/96

NAM JUNE PAIK

①

TV Violence
Saves the world

1900 — 1950
a lot of violence in the real world but
not much
TV violence
on the screen

1950 — 1990
a lot of violence on the scre
But less violence in the real world

Is there
any cause and result
relationship
here?

Yes
Psychologically

FROM : Panasonic FAX SYSTEM PHONE NO. :

②

we are all
animals,
therefore
we must taste
some
violence
to live

Therefore
daily dose of
TV Violence
must have
functioned
like an
IMMUNIZATION.

(3)

Therefore
TV violence
1950 - 1990
was a
very healthy
check up for
the
humanoid

Therefore
TV News team
must
get
Nobel
Peace Prize.

(4)

It is
better
to be
a
Pessimistic
realist
than
the hypocritical
Confusionist.

Dear DR. Herzogenrath,
* I will send original Handwriting by DHL.
Shigeko

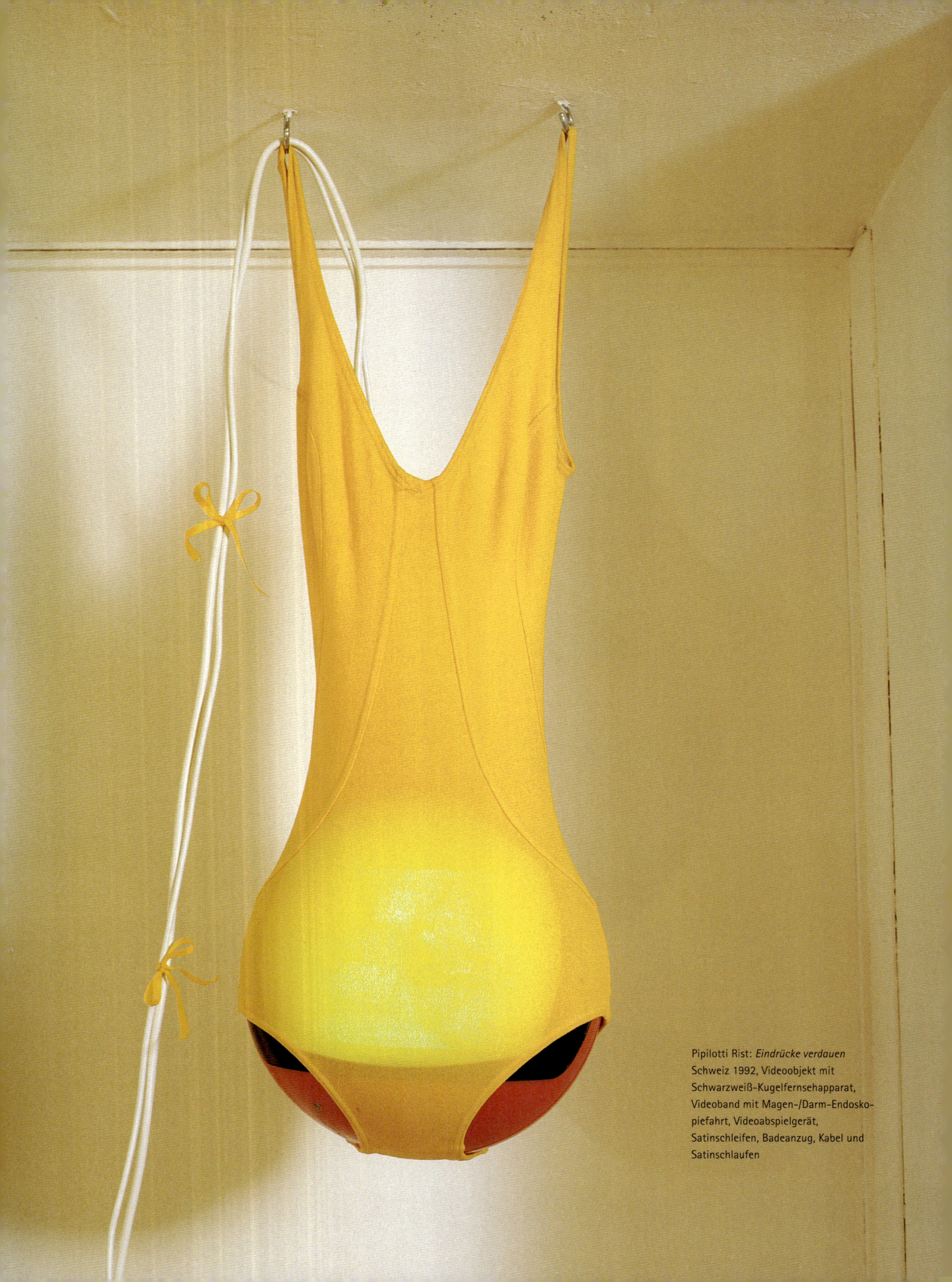

Pipilotti Rist: *Eindrücke verdauen*
Schweiz 1992, Videoobjekt mit Schwarzweiß-Kugelfernsehapparat, Videoband mit Magen-/Darm-Endoskopiefahrt, Videoabspielgerät, Satinschleifen, Badeanzug, Kabel und Satinschlaufen

Pipilotti Rist

Die Bildröhre
ist der
Flammenwerfer,
der Raum
ist der
Wasserstrudel,
und du bist
die Perle
darin

Ein Fernseher besteht A) aus einer Leiterplatte mit Transformatörchen und Widerständchen, die zusammen wie ein Stadtplan aussehen, B) aus einer dickglasigen Röhre, die den Anschein eines gefrorenen Blumenkelchs erweckt, der vorne mit der leichten Wölbung der Bildschirmfläche die Welt küssen möchte, und C) aus dem miesen Plastikhüllenkorsett, das die zwei Teile zusammenhält. Die Plastikhülle und die Lippen des Blumenkelchs vorne ziehen statisch Staub an. Steht das Gerät in der Nähe der Küche, verbinden sich die Staubfussel mit einer feinen Ölschicht zu einem wattigen Film, der sich vor allem in den Lüftungsritzen auftürmt.
Schäle ich den Fernseher, indem ich das Gehäuse abschraube, wird der Blick auf die sich nach hinten verjüngende Röhre frei. An deren Ende kringelt sich in mehreren Lagen ein feiner Kupferdraht, einer exotischen Halskette ähnlich. Das gläserne Genick ist dort sehr zerbrechlich.* Am äußersten Ende, am Scheitel, sickern durch vier verschiedenfarbige Käbelchen die Bilder in die Glastulpe. Wenn ich diese Drähtchen durch Löten vertausche, kann ich das Bild entweder horizontal oder vertikal spiegeln. Sie danken mir für den Tip? Bitte, gern geschehen.
Auf der Leiterplatte befindet sich ein Hochsicherheitstrakt, den man bei direktem Netzanschluß weder mit Werkzeugen noch mit den Fingern berühren sollte. Am linken Unterarm ziert mich eine große Narbe, die vom Nichtbefolgen dieses Ratschlags stammt. Während des ein paar Sekunden dauernden Stromstoßes empfand ich meinen Körper als eine durchsichtige grüne menschliche Glasfigur. Dieses Bild benütze ich nun immer beim autogenen Training. Danke für den Tip. Bitte.
Der Fernseher ist eine Wunderlampe. Hin und wieder möchte der Kasten mehr sein als nur ein kleiner, beschränkter Spiegel der Welt. Diese Lampe will in wunderbaren Farben und Formen brodeln, fließen, surren, sprühen, funken, zittern, schreien und leuchten. Darum empfehle ich Ihnen, das Tuning und das Finetuning am Gerät oder per Menu auf der Fernbedienung so zu verstellen, daß die Sender ein bißchen aus dem Leim geraten. Die Farben wechseln malerisch, sie kippen oder bluten aus, schlangenartige Störungen verändern die Bildformen, oder sie legen sich leicht versetzt in geänderter Farbe übereinander. Dies ist bewegte Hinterglasmalerei. Richten Sie Ihr Interesse auf den Punktraster und ignorieren Sie die Handlung. Tun Sie dies so lange, bis Sie das Gefühl haben, die Hirnzellen werden direkt aus der Röhre bombardiert. Diese Massage fördert auch die Durchblutung der Augäpfel und aktiviert die Hirnzellen. Eine weitere Methode ist das Drücken der SEARCH FORWARD-Taste des Videorecorders. Das weiße Zucken der Schnellaufstörungen bietet ein privates Feuerwerk und läßt die eigene Nervosität relativ erscheinen. Danke für die Tips.
Stellen wir uns vor, wir fliegen durch die verkabelten Suburbs. Die Welt hinter und vor den Fernsehern ist die größte Videoinstallation, die wir uns vorstellen können. Zeichnen wir unsere Nachbarn mit Video auf! So erobern wir den Raum, den wir beim Fernsehschauen aus den Augen verlieren, vom Kasten aus zurück. Je offener und knallhärter wir uns gegenseitig in die Augen schauen, desto brillanter werden die Bilder. Danke für den Tip.
Der Klotz, die dominante Box hinter der Mattscheibe, ist ein Problem für die Video-

* Solange dies nicht passiert, kann ein Fernseher immer repariert werden.

künstler, sie ist der Buckel des Glöckners von van Damme. Wenn ich die Elektronik und die Röhre nicht schäle, benütze ich Monitörchen und pflanze sie in Handtaschen oder Meeresmuscheln, lege sie unters Parkett und fresse ein Loch für das Bild oder versenke sie in die Wände. Bitte.
Ich besitze vier professionelle Monitore am Schnittplatz, sie sind meine geliebten Verwandten ersten Grades mit variabler Farbe (color), Helligkeit (bright), Knackigkeit (gain). Ich besitze auch ca. 25 Stück aus dem Abfall gesammelte, dies sind meine Verwandten zweiten Grades. Manche von ihnen können nur noch weiß/schwarz rieseln, das ist fein für mich.
Das TV-Programm ist meine Schwester. Wenn ich mich andocke, heißt das, wir machen eine Familientherapie. Ich denke dann immer an die Redakteurinnen, die durch die langen Gänge der Sendeanstalten hetzen und aus den Kisten in die Wohnzimmer strömen.
Die Live-Cutterinnen sind nach ihren hochkonzentrierten Einsätzen so aufgedreht, daß sie, um runter zu kommen, im Wald spazieren gehen müssen. Danke für den Tip.

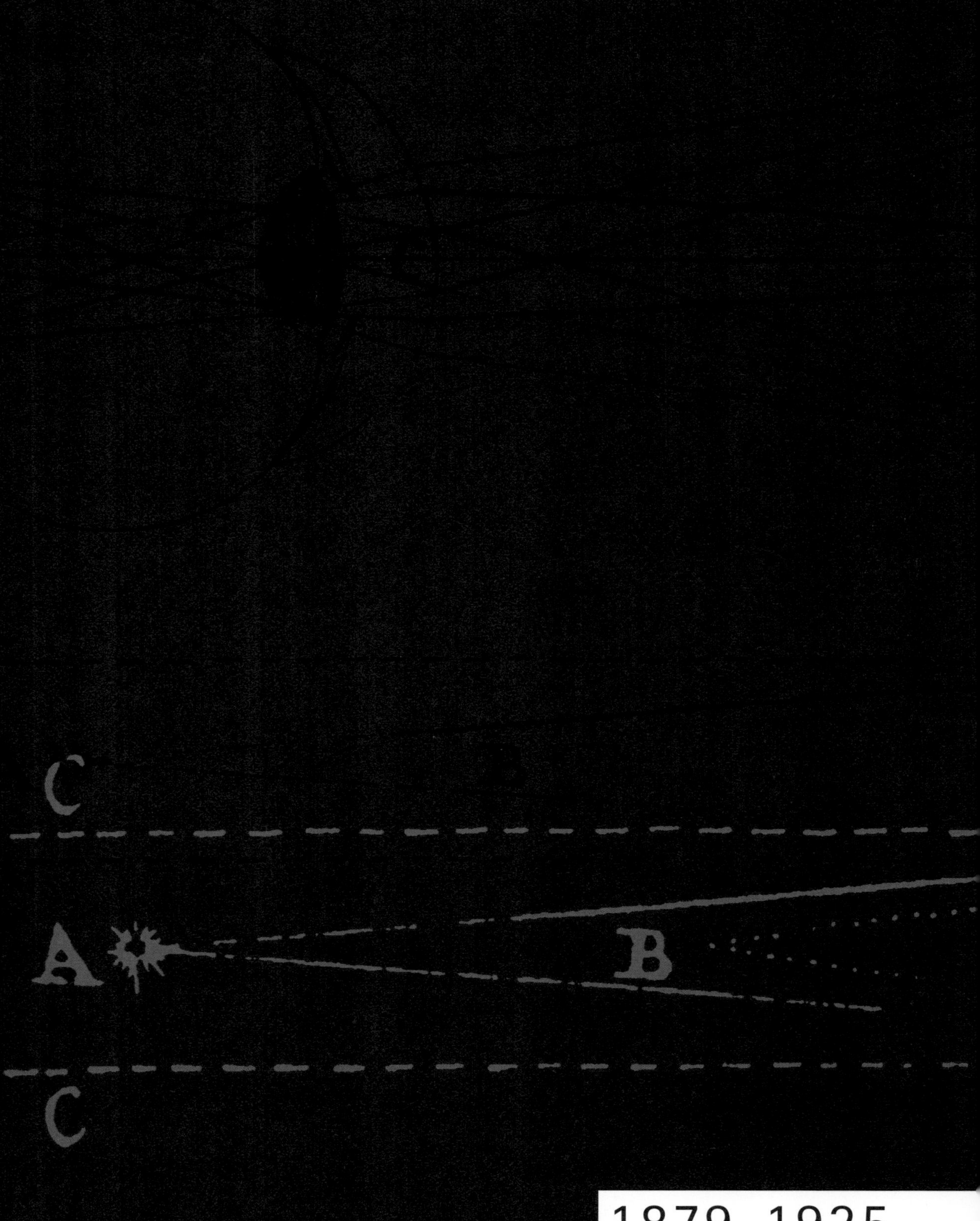

1879–1925

Es ist ein uralter Wunschtraum, die begrenzte Sichtweite des menschlichen Auges zu überwinden und den Blick in eine Ferne jenseits des Horizonts schweifen zu lassen.
In der zweiten Hälfte des neunzehnten Jahrhunderts nehmen die Naturwissenschaften eine rasante Entwicklung. Alles scheint möglich. Ballonfahrer machen erste Luftbildaufnahmen, Reisende bringen Photographien aus fernen Ländern in die Metropolen Europas und Amerikas mit. Was einst nur Zauberern, Göttern oder mythischen Fabelwesen zugeschrieben wurde, verspricht durch die Hilfsmittel der modernen Technik Wirklichkeit zu werden: der Blick in eine unbekannte Welt. Schriftsteller und Künstler entwerfen Visionen einer Zukunftsgesellschaft mit hochentwickelter Telekommunikation, in der die weltweite Live-Übertragung bewegter Bilder keine Sensation mehr ist.

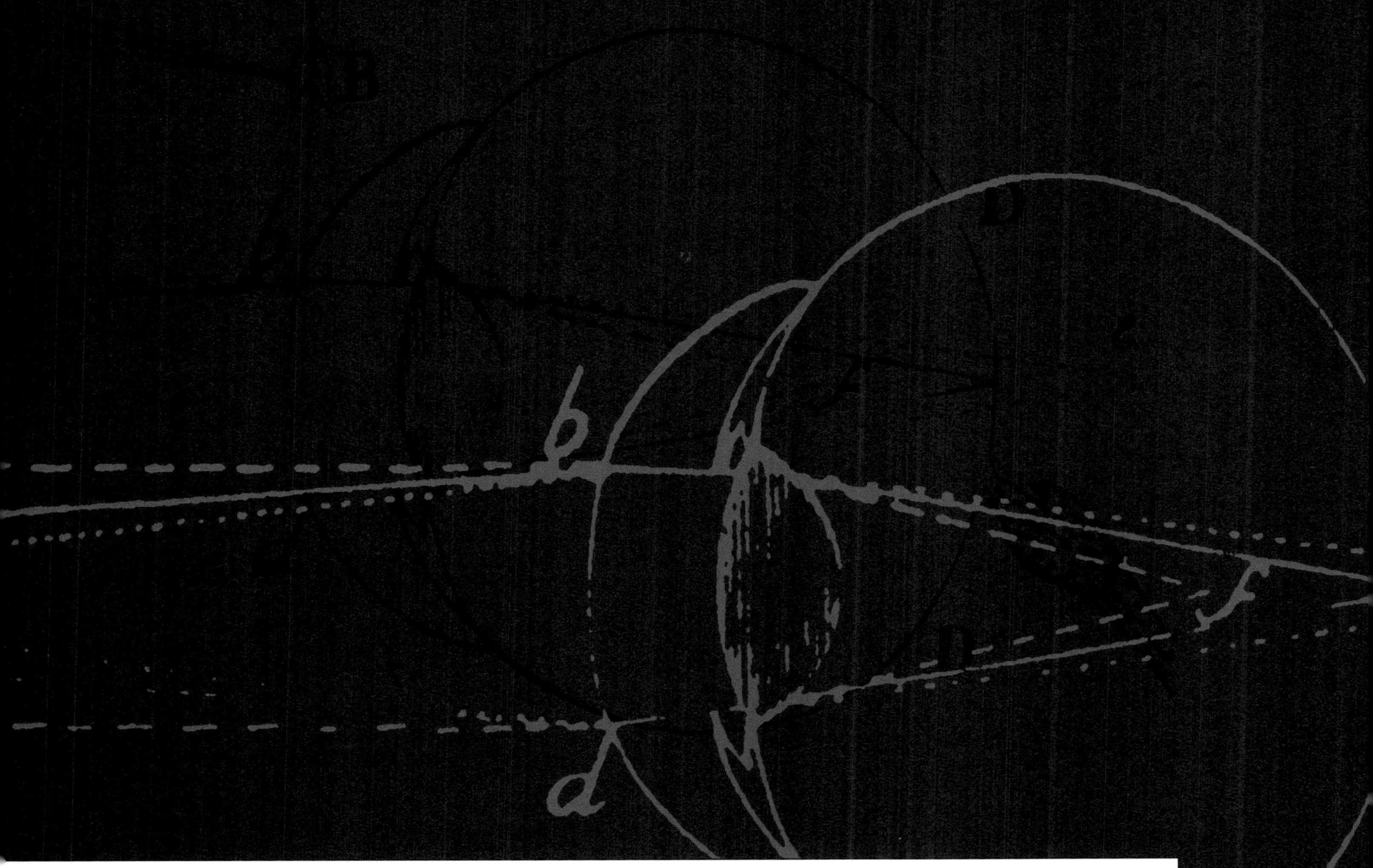

Utopien vom Fernsehen

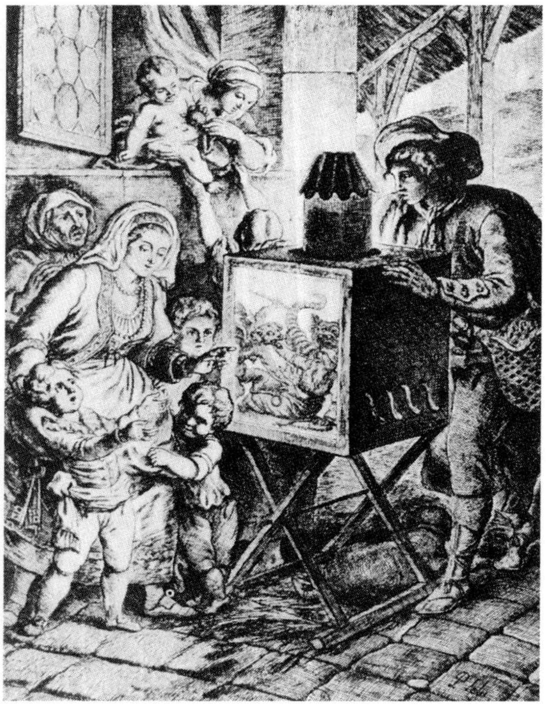

P. Lelu: *La Lanterne magique*
Frankreich 18. Jh.
Cabinet des Estampes de la
Bibliothèque Nationale de France, Paris

Die Lust am bewegten Bild wird im 19. Jahrhundert zunächst durch das Guckkasten-Theater oder die Laterna magica und schließlich durch Frühformen des Kinos befriedigt. Die Theater der Metropolen zaubern Bilder von exotischen Städten und Landschaften in nie zuvor gesehener Perfektion auf ihre Bühnen, doch der Wunsch, den an fernen Orten stattfindenden Ereignissen als Zuschauer beiwohnen zu können, muß unerfüllt bleiben.
Die einzigen Geräte, die einen Blick in die Ferne ermöglichen, sind nach wie vor die traditionellen Fernrohre. Ob Militärs, Forscher oder Voyeure, die Menschen sind auf diese rein optischen Hilfsmittel angewiesen. Der Blick endet am Horizont. Einzig in der Übertragung des Tones macht die Forschung am Ende des 19. Jahrhunderts im Bereich der Telekommunikation bedeutsame Fortschritte: Der Telegraph und das Telephon ermöglichen eine direkte Kommunikation über weite Entfernungen. Mit der ersten Telegraphen-Kabelverbindung zwischen Großbritannien und den USA ist der Beweis angetreten, daß selbst mehrere tausend Kilometer für die moderne Telekommunikation keine unüberwindbare Entfernung mehr darstellen. Diese Entwicklungen beleben die Hoffnungen auf eine baldmögliche Live-Übertragung von bewegten Bildern.
Gegen Ende des 19. Jahrhunderts wird in Zeitschriftenartikeln und Büchern der wirtschaftlich führenden Länder (zu denen die USA, Frankreich, Großbritannien und jüngst das Deutsche Reich zählen) zunehmend über das in absehbarer Zukunft realisierbare »Fern-Sehen« spekuliert. Hintergrund dieser Science-Fiction-Geschichten und wissenschaftlichen Fachartikel ist die zunehmende Globalisierung von Politik und Wirtschaft. Um die Jahrhundertwende dringen die europäischen

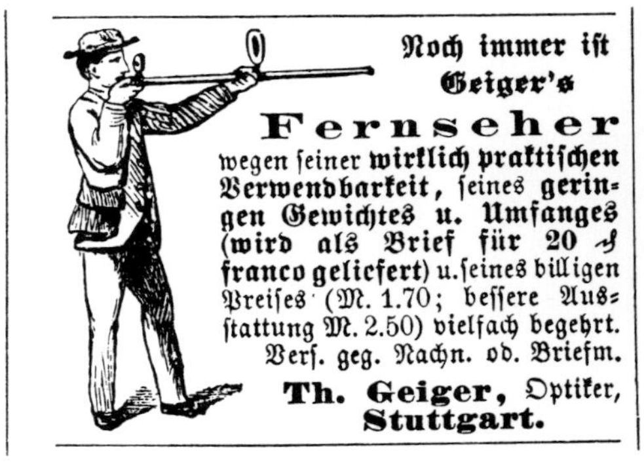

Werbeanzeige
19. Jh.

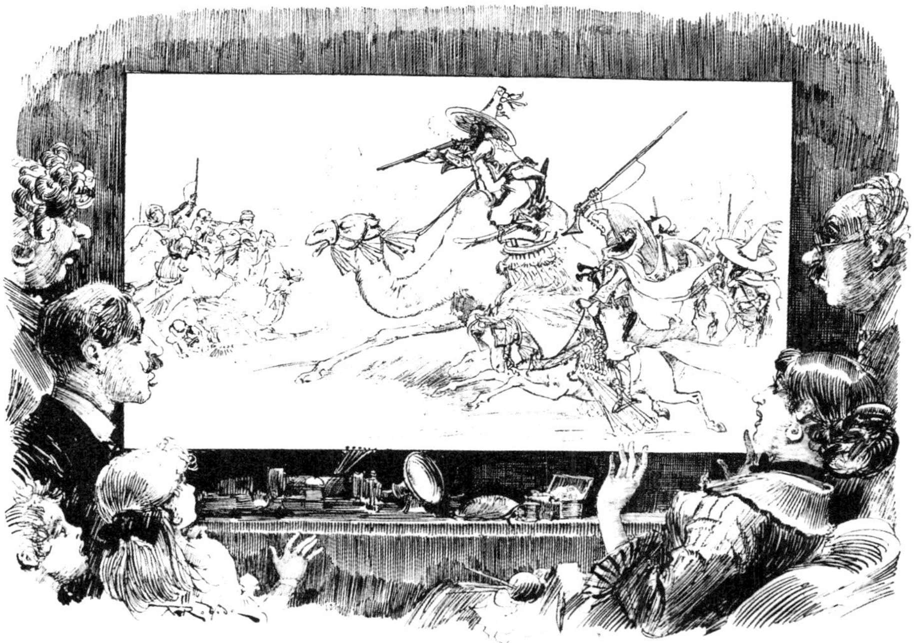

Le Journal Téléphonoscopique
(Bildberichterstattung durch Telephonoskop)
Illustration zu Albert Robidas Roman »Le vingtième Siècle« (»Das zwanzigste Jahrhundert«)
Paris 1883

Kolonialmächte in immer entferntere Gebiete vor. Die rasche und zuverlässige Kommunikation entwickelt sich für Millitär und Wirtschaft zu einem wichtigen Faktor. Der Informationshunger des am politischen Leben immer stärker teilnehmenden Bürgertums wächst und will durch eine möglichst aktuelle und anschauliche Berichterstattung befriedigt werden. Die Fortschritte der modernen Technik legitimieren den Anspruch auf audiovisuelle Informationsübertragung in Echtzeit.
Manifest werden all diese Wünsche in Albert Robidas Zukunftsroman *Das zwanzigste Jahrhundert*, der 1883 in Paris erscheint. Dort vermag das von Robida Telephonoskopie genannte Fernsehen der bürgerlichen Pariser Gesellschaft unmittelbare Einblicke in die Geschehnisse der Zeit zu vermitteln. Die Programme des im zwanzigsten Jahrhundert perfekt funktionierenden Mediums spiegeln das breitgefächerte Interesse der Zuschauer im gleichen Maße wider, wie es die illustrierten Zeitschriften des späten 19. Jahrhunderts taten. Neben Sendungen mit kulturell bedeutsamen Ereignissen gibt es spektakuläre Live-Übertragungen von kriegerischen Auseinandersetzungen in fernen Ländern.

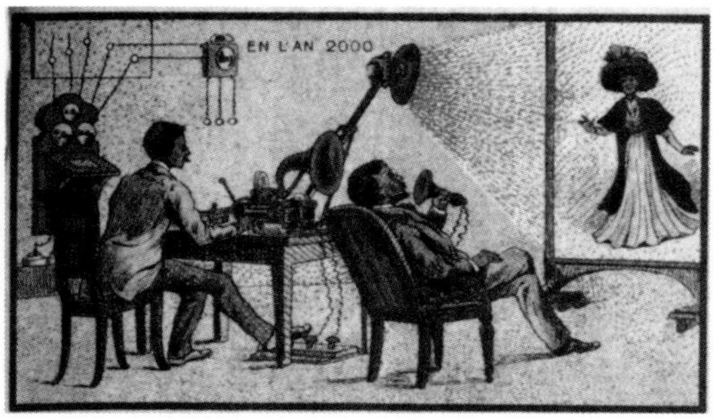
EN L'AN 2000

En l'an 2000. Correspondance
Cinéma-Telégraphique
Frankreich, um 1900, Postkarte

Edison's Telephonoscope
(Transmits Light As Well As Sound)
Zeitschriftenillustration
Großbritannien 1879

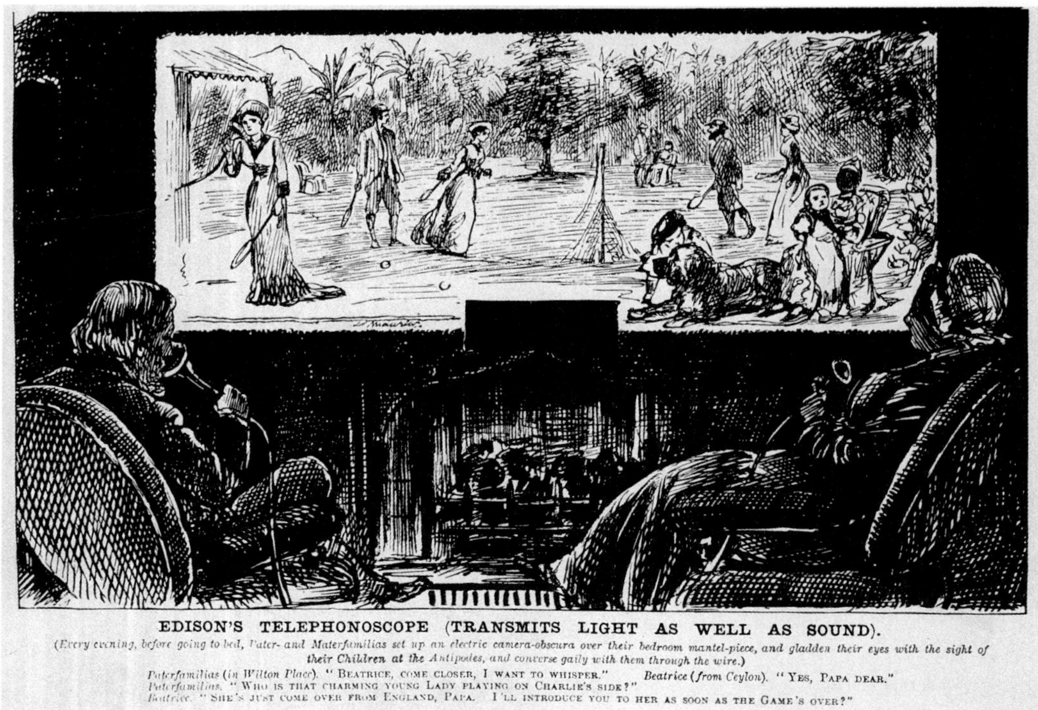
EDISON'S TELEPHONOSCOPE (TRANSMITS LIGHT AS WELL AS SOUND).
(Every evening, before going to bed, Pater- and Materfamilias set up an electric camera-obscura over their bedroom mantel-piece, and gladden their eyes with the sight of their Children at the Antipodes, and converse gaily with them through the wire.)
Paterfamilias (in Wilton Place). "Beatrice, come closer, I want to whisper." Beatrice (from Ceylon). "Yes, Papa dear."
Paterfamilias. "Who is that charming young Lady playing on Charlie's side?"
Beatrice. "She's just come over from England, Papa. I'll introduce you to her as soon as the Game's over?"

In vielen Zukunftsvisionen verbinden sich die neu entstehenden Technologien Kino, Telephon und Phonograph zu einem Bild-Ton-Telephon, das als ein Vorläufer des Fernseh-Telephons angesehen werden kann. Da sitzt in einer Graphik von 1879 ein britisches Paar vor dem heimischen Kamin, über dem anstelle des dort üblichen Spiegels oder Gemäldes eine großformatige Fernseh-Bildwand installiert ist: die beiden Eheleute kommunizieren per Telephonoskop mit ihrer Tochter, die sich in der fernen Kronkolonie Ceylon aufhält. Andere beliebte Motive sind Eheleute oder Liebespärchen, die über das Fernseh-Telephon miteinander reden, wobei niemand auf den Anblick des geliebten Partners zu verzichten braucht. Aber die Errungenschaften der durch Edison eingeleiteten medientechnischen Revolution dienen in diesen Visionen nicht nur dem privaten Interesse und Unterhaltungsbedürfnis: Wie man auf einem Bild aus dem Jahre 1883 sehen kann, wohnt eine eifrige Studentin der Mathematik-Vorlesung ihres Professors am Bildschirm bei. Die zukünftige Telephonoskopie verspricht also ein die Menschen verbindendes und den vielfältigsten Interessen dienendes Medium zu werden.

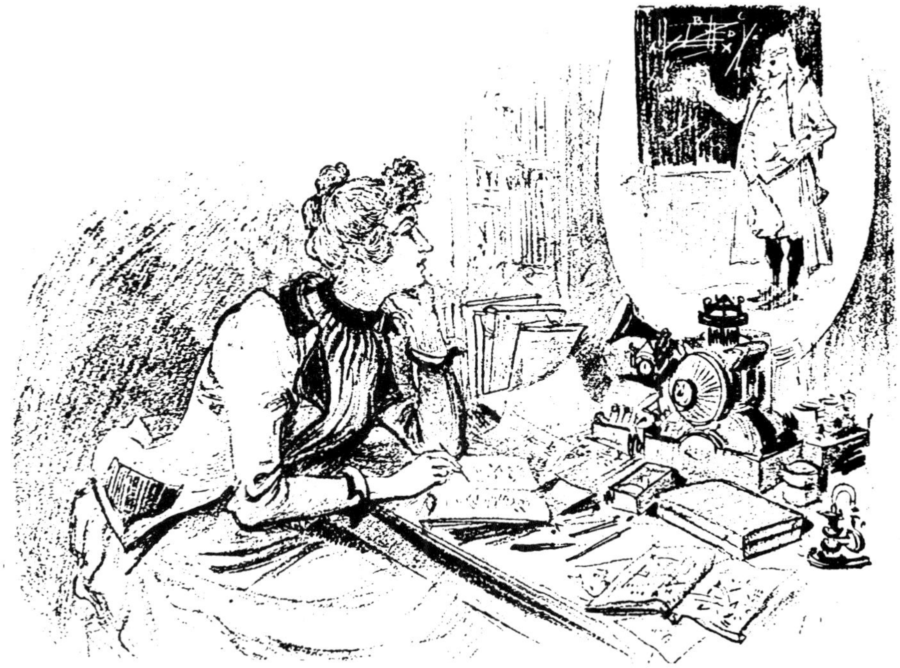

Illustration, eine Frau folgt der Erörterung eines geometrischen Problems durch einen Professor
USA oder Großbritannien 1883

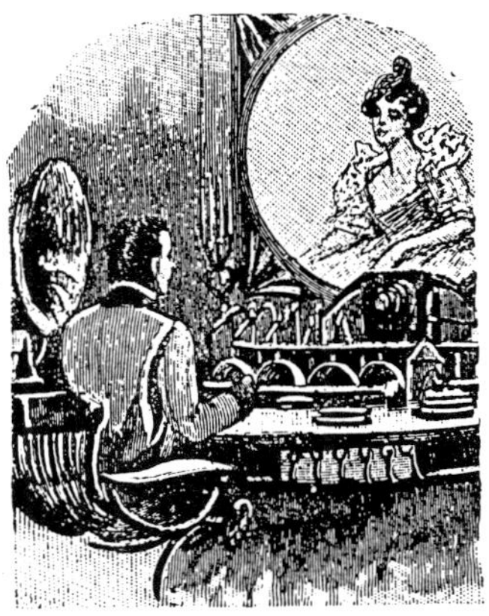

Illustration zu einem Zeitungsartikel von Jules Verne mit einem Phonotelephotograph
Frankreich / USA 1889

Abb. S. 140/141:
Illustrationen zu Albert Robidas Roman
»Le vingtième Siècle«
(»Das zwanzigste Jahrhundert«)
Paris 1883
Deutsches Technikmuseum Berlin

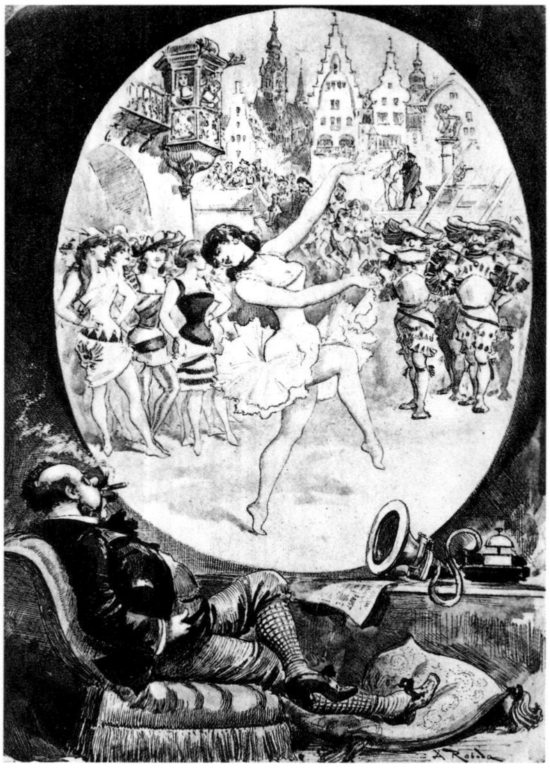

Während ein Romanheld Jules Vernes noch 90 Tage braucht, um die Welt zu umreisen, sind in Albert Robidas *Das zwanzigste Jahrhundert* die geographischen und damit auch die kulturellen Grenzen durch die Erfindung der Telephonoskopie endgültig aufgehoben. Ferngespräche mit Bildübertragung gehören zum Alltag. Und selbstverständlich lassen sich die aktuellen Pariser Theater- und Opernaufführungen bequem vom Bett aus verfolgen. Die Veranstaltungen finden begeisterte Zuschauer bis nach Schwarzafrika. Die Telephonoskopie ist ein wahrhaft grenzenloses Massenmedium, mit dessen Hilfe die französische Kultur in die Welt hinausgetragen wird. Der Export nationaler Auffassungen von Kultur geht einher mit der Zementierung und Ausdehnung europäischer Machtinteressen in Übersee. Robida gelingt es, verblüffend präzise Vorstellungen von den gesellschaftlichen Konse-

Le Théatre chez soi par le Téléphonoscope (Theaterübertragung durch Telephonoskopie)

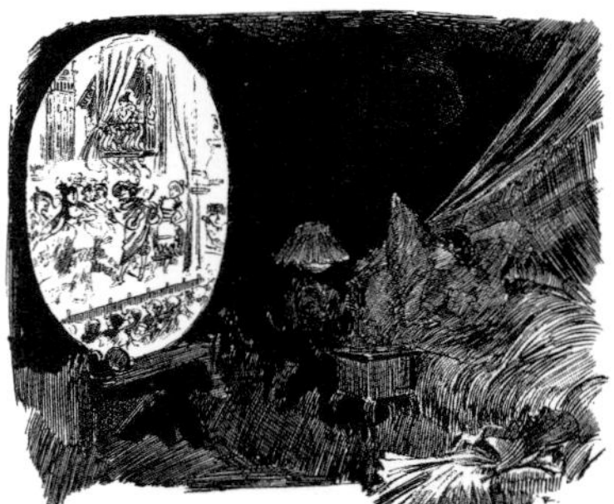

Les Bureaux de l' »Époque«
(Das Büro der Zeitschrift »Époque« mit Telephonoskop-Wänden)

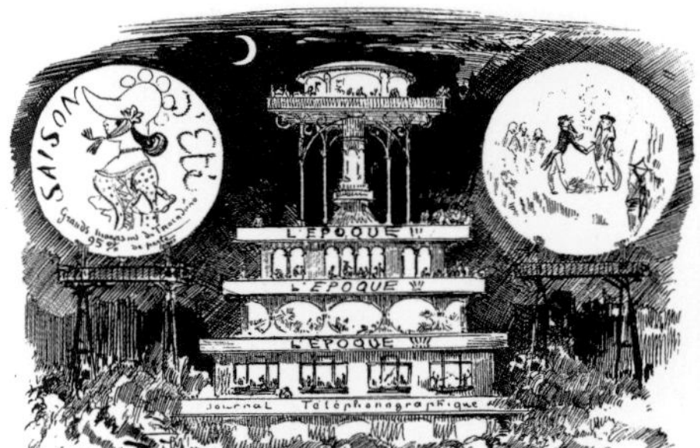

quenzen eines zukünftigen Fernsehens zu entwickeln. Die Telephonoskopie hält nicht nur Einzug in die Salons des Bürgertums, sie ist für alle Gesellschaftsschichten in Form von Großbildschirmen im Stadtbild präsent. Dieses Medium fesselt die Herren durch erotische Tanzdarbietungen und schokkiert Frauen und Kinder mit Bildern von brutalen Kriegshandlungen. Die Elemente Sex und Gewalt sind vereint in der Übertragung von Greueltaten aus dem fernen Peking. Gerade in dieser Illustration wird deutlich, wie die Übermittlung politischer Geschehnisse zur massenwirksamen Vorführung eines exotischen Spektakels mutieren kann. Die Telephonoskopie wäre damit der Nachfahre des in Frankreich so populären »Grand Guignol«. Die Technik der Zukunft ist neu, die Bedürfnisse der Menschen sind die alten geblieben.

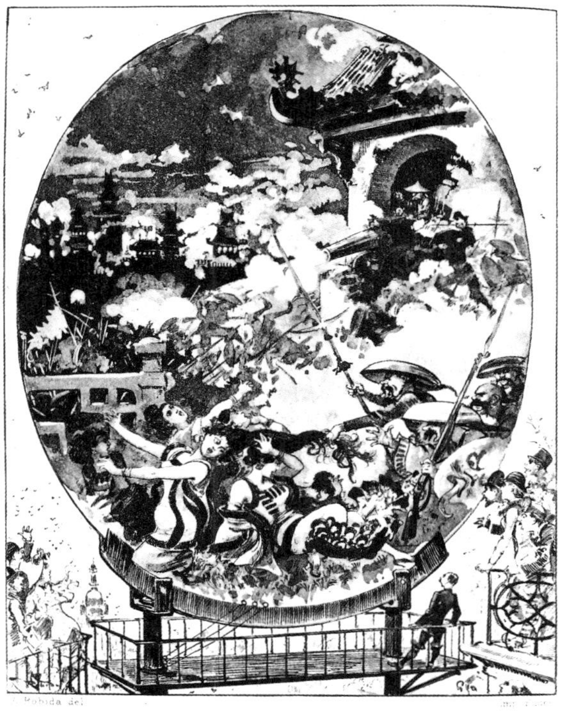

Le Parisiens assistant par le Téléphonoscope aux horreurs du Sac de Pékin (Live-Übertragung der Eroberung von Peking nach Paris durch das Telephonoskop)

Spectateurs Africains par le Téléphonoscope (Operrübertragung nach Afrika durch das Telephonoskop)

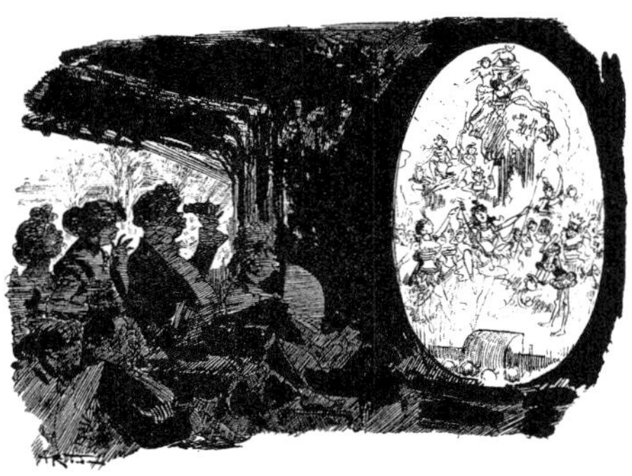

Effusions téléphonoscopiques (Telephonoskop-Sendungen)

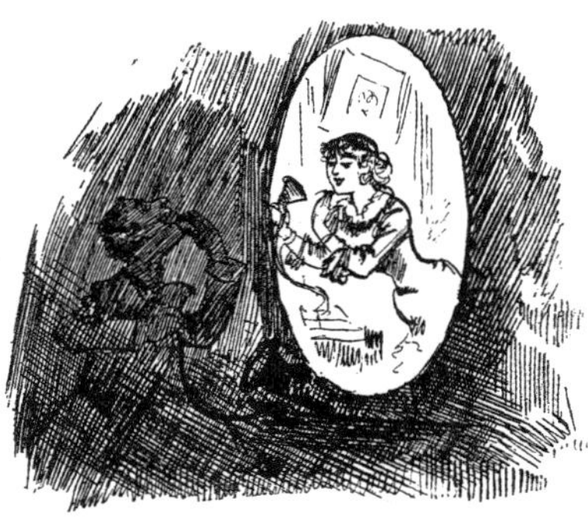

1926–1945

Das Fernsehen findet in den zwanziger und dreißiger Jahren wegen der zunächst noch extrem hohen Anschaffungskosten und der starken Störanfälligkeit der Empfangsgeräte nur eine geringe Verbreitung. Es gibt lediglich wenige Sendestationen, die zudem nur über begrenzte Reichweiten verfügen. Daher bleibt die Erfahrung mit dem neuen Medium zunächst einigen technisch versierten Enthusiasten in Großstädten wie Berlin oder London vorbehalten. Wenngleich auch in anderen Ländern mit der Fernsehtechnik experimentiert wird, ist London das kulturell wichtigste Zentrum dieser Pionierzeit.

In der Kunstszene stößt das anfänglich rein private Fernsehen auf keinerlei Resonanz. Das Interesse der Künstler gilt ausschließlich den beiden Medien Radio und Kinofilm, die sich in den Großstädten neben den Bühnen- und Konzerthäusern als unverzichtbarer Bestandteil des sozialen und kulturellen Lebens etabliert haben. An der marginalen Bedeutung des Fernsehens können auch aufwendige Präsentationen auf internationalen Fachmessen der Elektronikindustrie nichts ändern. Bis auf wenige Ausnahmen vor allem aus dem Filmbereich werden nahezu alle bildnerischen Auseinandersetzungen mit dem jungen Medium nur von denjenigen Künstlern geleistet, die im Auftrag für Sendestationen oder Rundfunkzeitschriften tätig oder mit der Werbung für Fernsehgeräte beauftragt sind.

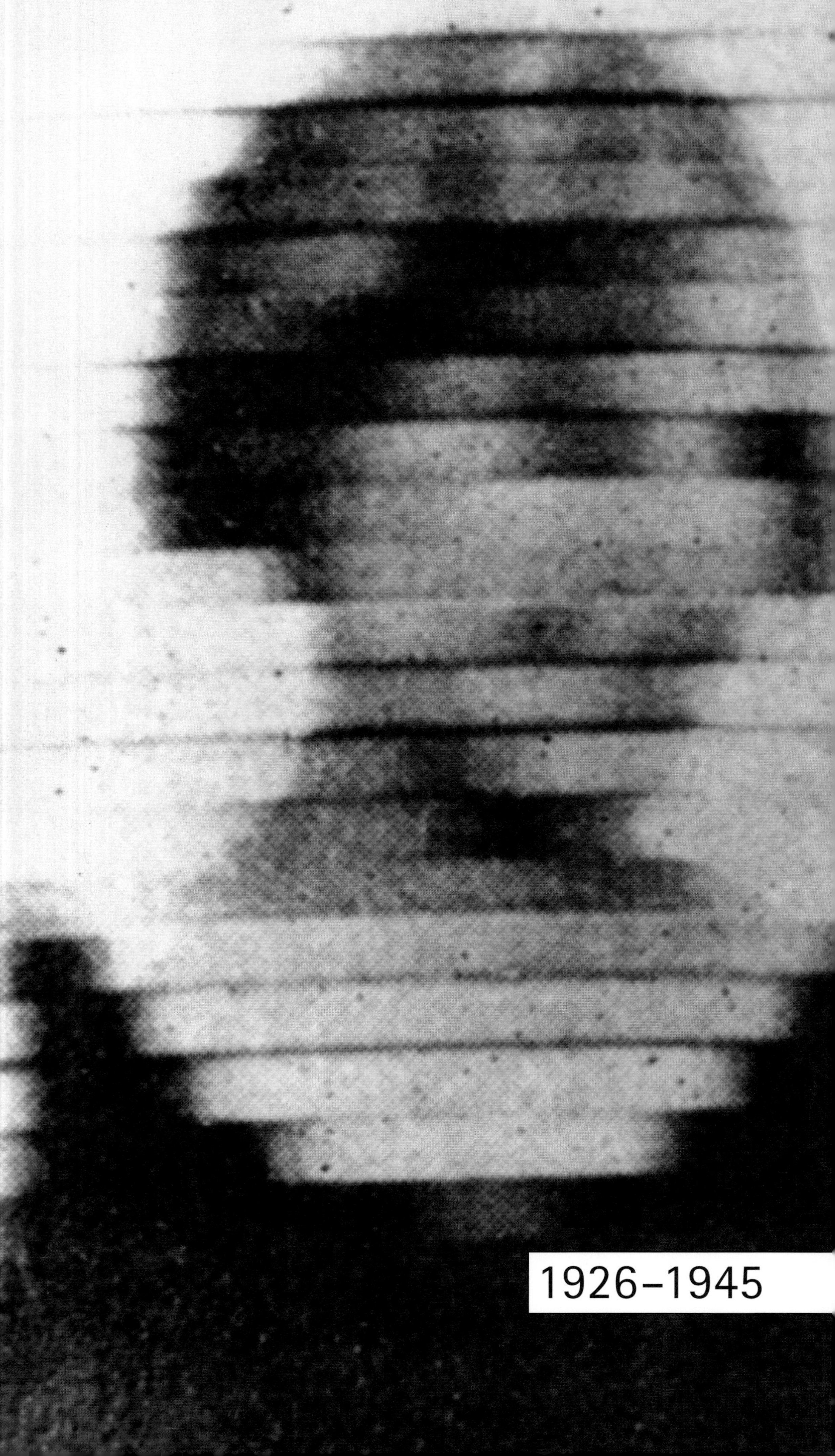

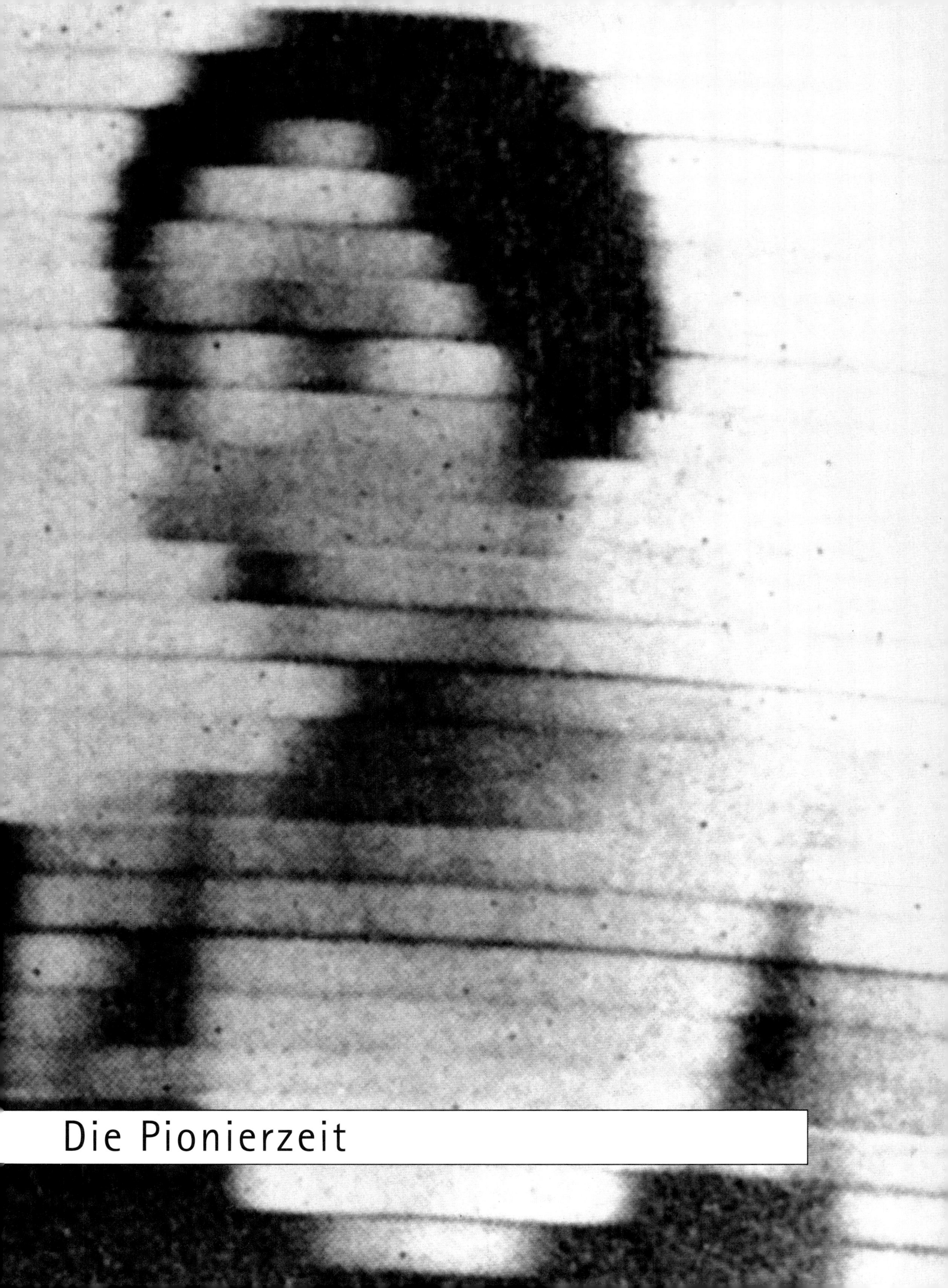

Die Pionierzeit

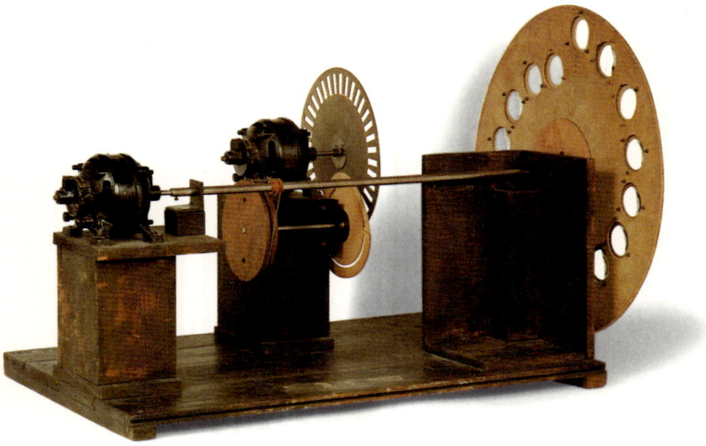

Baird »Falkirk« Transmitter
Großbritannien 1926
Falkirk Museum, Falkirk, Schottland

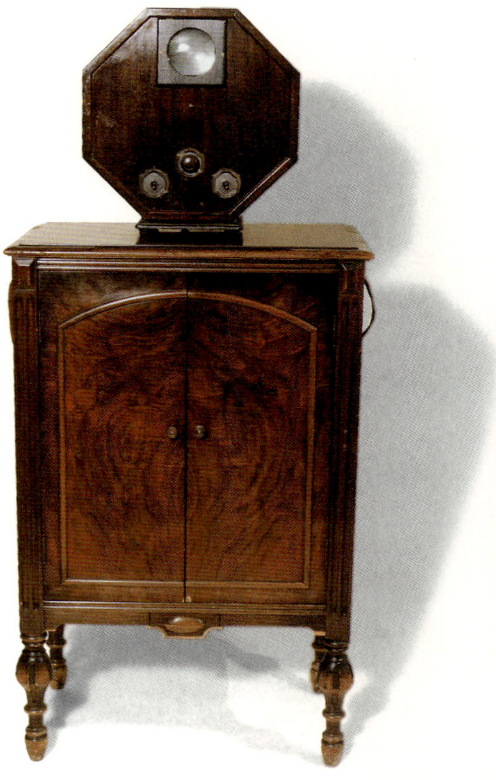

Alexanderson scanning TV der Firma
General Electric
USA 1927
MZ TV Museum, Toronto, Kanada

Percy Packman: *Baird Model A Televisor* der Firma Plessey
Großbritannien, März 1930

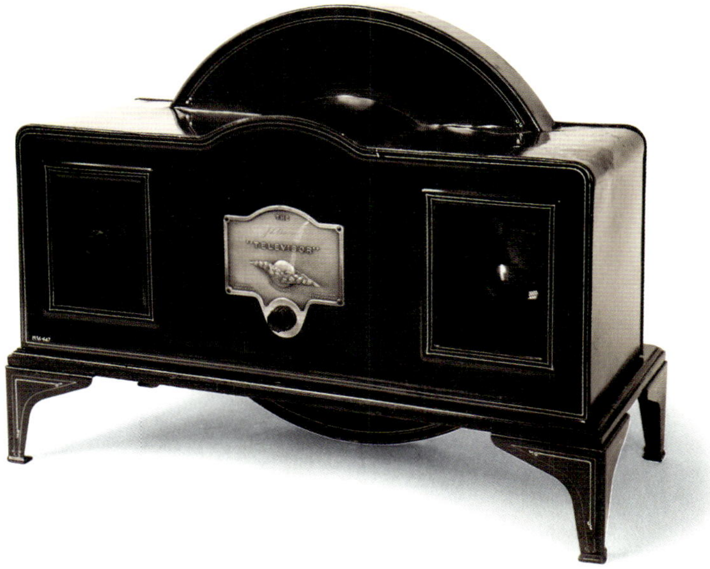

Baird Mirror Drum
Großbritannien 1933

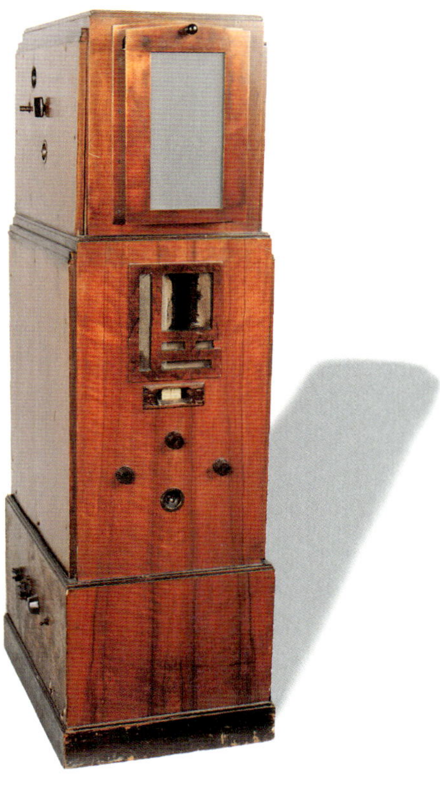

Das Design der allerersten Fernsehempfänger ist vorwiegend von deren Funktionalität geprägt. Vor der Einführung von Kathodenstrahlröhren war das Fernsehbild nur handtellergroß, es mußte noch nicht einmal die Mechanik mit ihrer sich schnell drehenden Scheibe im Gehäuse untergebracht werden. Die meisten jener Geräte sind entweder Unikate oder in geringer Stückzahl handgefertigte Prototypen. Industriell werden zunächst nur wenige Fernseher gebaut und z.T. ohne Gehäuse verkauft. Diese Apparate sind vorwiegend für den technisch versierten Bastler bestimmt. Eine allgemeine Vorstellung davon, wie ein Fernsehgerät idealiter auszusehen habe, hat sich noch nicht gebildet. Um eine Diskussion darüber in Gang zu bringen, veröffentlicht die Londoner Fachzeitschrift *Television* Photographien von den selbstgebauten Fernsehgehäusen ihrer Leser. Dabei wird deutlich, daß diese Bastler sich stilistisch am Design der Radiogeräte orientieren, was sich auch für das Aussehen der meisten von der Industrie hergestellten Apparate sagen läßt.

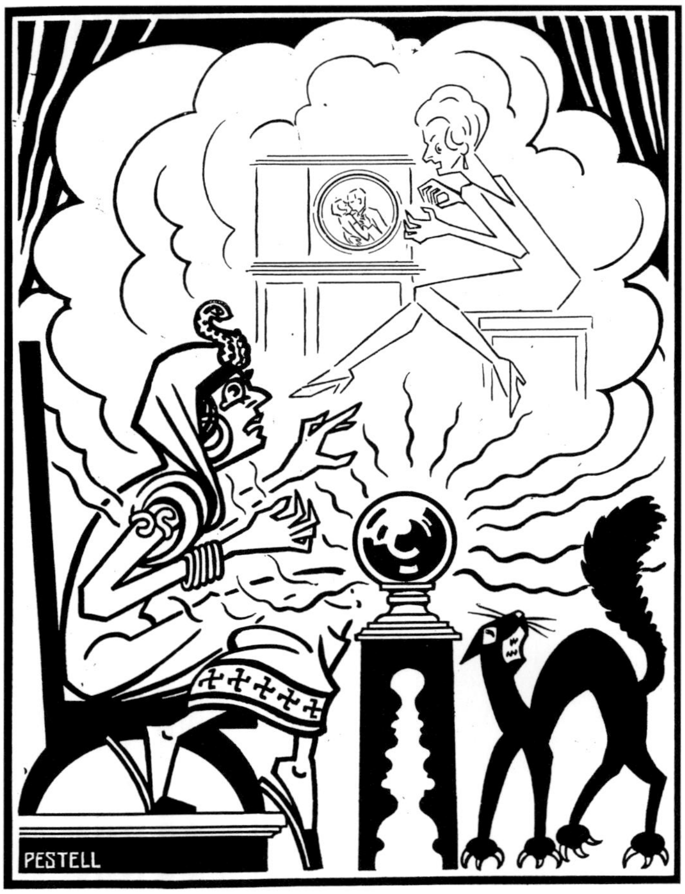

Clairvoyant: "Might just as well shut up shop now she has a Televisor."

Pestell: ohne Titel
Zeichnung, in der Zeitschrift »Television«,
London, April 1928

Am Ende der zwanziger Jahre hat sich die breite Öffentlichkeit schon längst an das einst so bestaunte Radio gewöhnt. Das Fernsehen erscheint den Zeugen der ersten Versuchssendungen als ein noch größeres Wunderwerk der Technik. Von dem jungen Medium geht eine magische Anziehungskraft aus, die der Hörfunk schon längst eingebüßt hat. Die neu erschlossene Möglichkeit, den Blick auf einen bisher unerreichbar fernen Ort zu lenken, gemahnt das erstaunte Publikum an Zauberei. Ein alter Menschheitstraum ist endlich wahr geworden. Allerdings ist die Bildqualität der ersten mechanischen Geräte vor der Einführung von Kathodenstrahlröhren miserabel. Die Fernsehpioniere hoffen auf einen ähnlich rasanten technischen Fortschritt, wie er beim Radio zu erleben war. Doch die Schwierigkeiten in der Weiterentwicklung der ersten, auf einem mechanischen System basierenden TV-Technik und der im Vergleich zu den relativ preiswerten Radioapparaten hohe Anschaffungspreis lassen die meisten Firmen der Rundfunkindustrie vor einem Einstieg in das Fernsehgeschäft lange zögern.

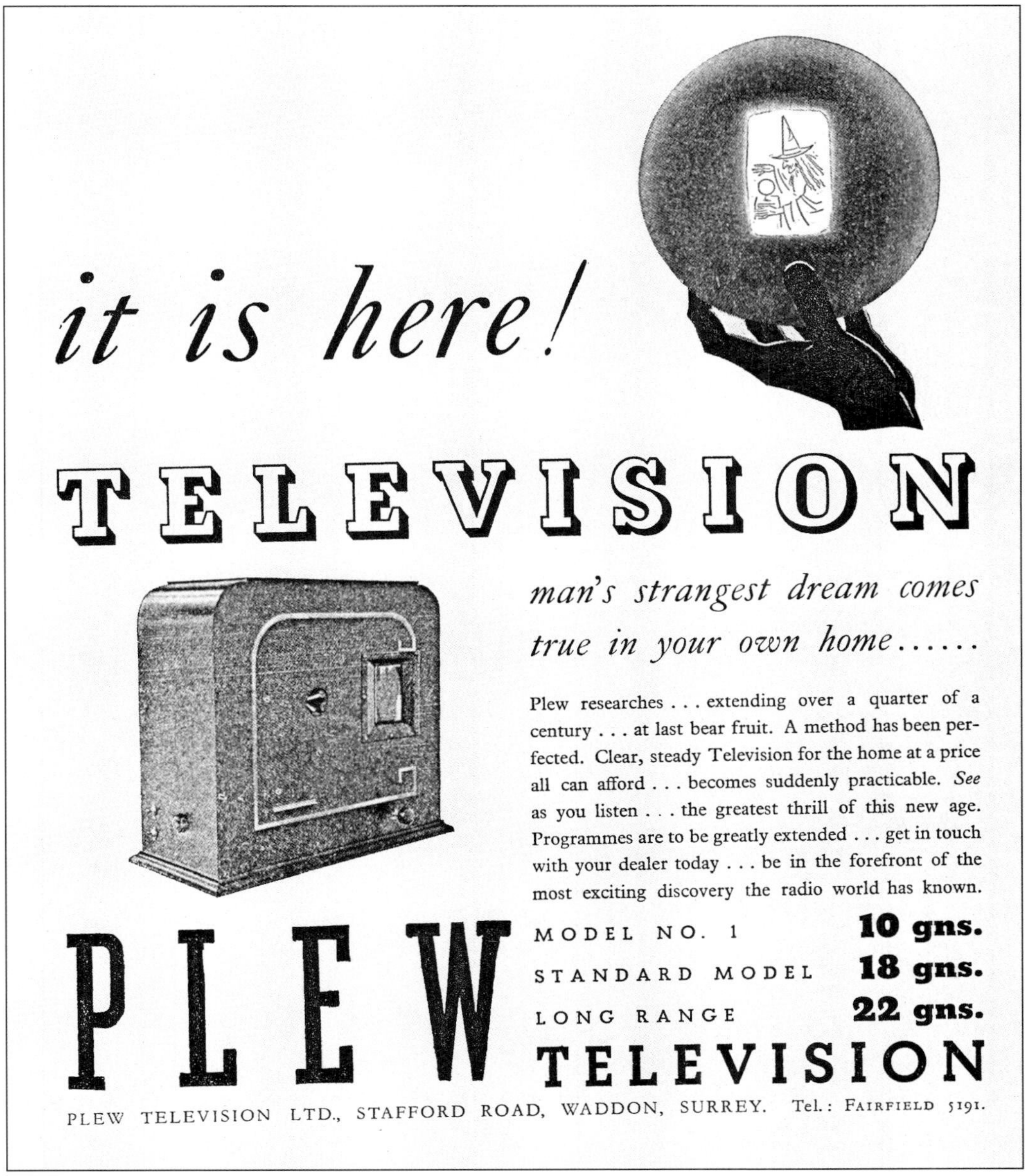

Zeitschriftenwerbung
in der Zeitschrift »Television«, London,
September 1934

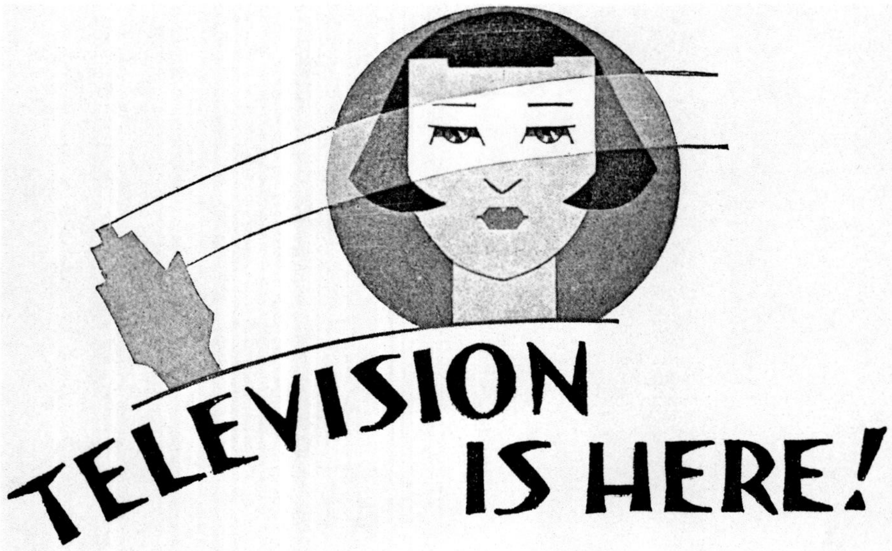

Werbung für ein Fernsehgerät der Baird Television Development Company in der Zeitschrift »Television«, London, Mai 1930

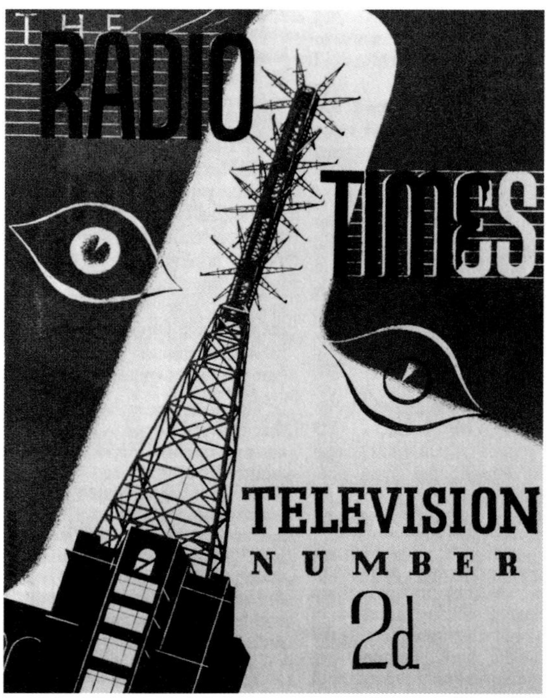

Titelblatt der Zeitschrift »The Radio Times. Television Number« Großbritannien 1936

Die zwanziger Jahre gelten allgemein als das »Goldene Zeitalter des Radios«. Der britische Radiohörer kann landesweit zwischen einer Vielzahl von internationalen Programmen rund um die Uhr wählen, während dem Londoner Fernsehinteressierten nur wenige nationale Testsendungen in einem durch die geringe Sendeleistung eng begrenzten Bereich geboten werden. Ungeachtet dieser Einschränkungen versuchen einige Hersteller von Fernsehgeräten, ihre Produkte als »das bessere Radio« anzubieten. Potentielle Kundschaft ist die große Masse der Rundfunkhörer. Daher versucht die Werbung, den Radiobesitzern mittels geschickt gestalteter Werbegraphiken zu suggerieren, daß ihren Hörfunkgeräten das Wichtigste fehlt: das bewegte Bild!

Die englischen Werbegraphiker finden einen treffenden bildlichen Ausdruck für die Erfahrung mit dem Fernsehen in der symbolischen Visualisierung des »klaren Blicks«: Mit der Markteinführung der TV-Geräte sei endlich die Zeit der Blindheit vorbei.

Die Fernsehindustrie übernimmt für ihre Werbung stilistische Vorbilder vom Film: So zeigt sich in einer Zeitungsanzeige für die britische Firma Cossor ein clownesker Pianist darüber erstaunt, daß die Noten der von ihm gespielten Klaviermusik sichtbar im Raum schweben.

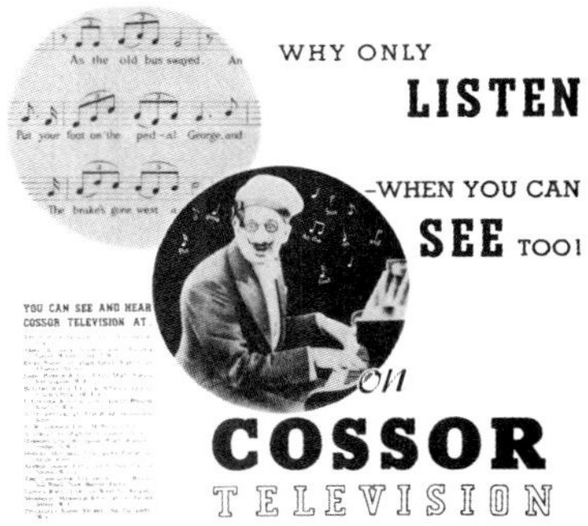

Why Only Listen – When You Can See Too! on Cossor Television
Großbritannien 1939, Werbegraphik

Der Hörfunksender British Broadcasting Company (BBC) reagiert auf das Fernsehen zunächst mit Zurückhaltung; er stellt zwar einen Sender zur Verfügung, beteiligt sich aber erst ab 1932 aktiv an dem Aufbau eines funktionsfähigen Fernsehsystems. Das offizielle Programm startet die BBC vier Jahre später. Dann aber setzt auch sie sich massiv für eine Verbreitung des neuen Mediums ein. Eine ganz dem Fernsehen gewidmete Sonderausgabe der von ihr herausgegebenen Zeitschrift *Radio Times* ziert ein farbiges Cover, das Aufmerksamkeit erheischt: Die in der Luft schwebenden Augen blicken den potentiellen Käufer direkt an und machen deutlich, daß die Antenne auf dem Londoner Alexander Palace nicht mehr nur Töne, sondern auch Bilder überträgt. Mit dieser Collage entsteht eines der ersten Sinnbilder des neuen Mediums Fernsehfunk.
Zum Ende der dreißiger Jahre macht die BBC erfolgreiche Versuche mit der Übertragung von Sportereignissen. Sie wirbt mit dem Bild einer Gruppe von Menschen, die sich vor dem Fernsehgerät versammelt und wie gebannt auf die Mattscheibe starrt: Mit dem selbstbewußten Slogan *Television Is Here* wird suggeriert, daß die Ruderregatta im Fernsehen für die Familie vor dem Bildschirm genauso spannend ist wie für das Publikum vor Ort.

Television Is Here: you can't shut your eyes to it
Großbritannien 1939, Zeitschriftenwerbung

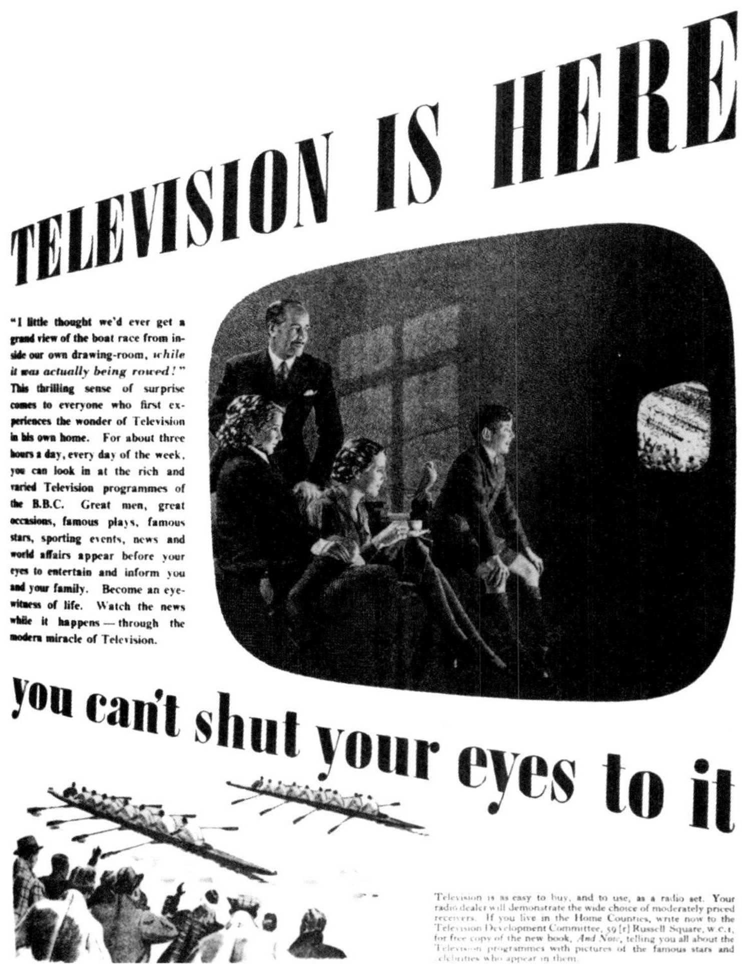
TELEVISION IS HERE
"I little thought we'd ever get a grand view of the boat race from inside our own drawing-room, while it was actually being rowed!" This thrilling sense of surprise comes to everyone who first experiences the wonder of Television in his own home. For about three hours a day, every day of the week, you can look in at the rich and varied Television programmes of the B.B.C. Great men, great occasions, famous plays, famous stars, sporting events, news and world affairs appear before your eyes to entertain and inform you and your family. Become an eye-witness of life. Watch the news while it happens — through the modern miracle of Television.
you can't shut your eyes to it
Television is as easy to buy, and to use, as a radio set. Your radio dealer will demonstrate the wide choice of moderately priced receivers. If you live in the Home Counties, write now to the Television Development Committee, 59 [r] Russell Square, W.C.1, for free copy of the new book, And Now, telling you all about the Television programmes with pictures of the famous stars and celebrities who appear in them.

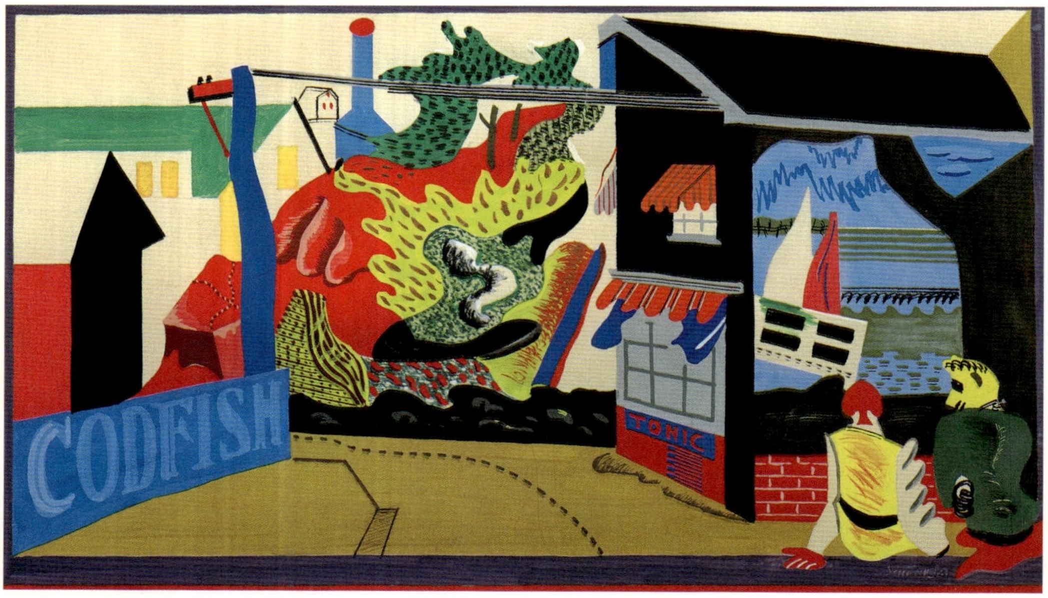

Stuart Davis: *Television*
USA 1931, Tempera auf Papier,
26,7 x 45,7 cm
Privatsammlung

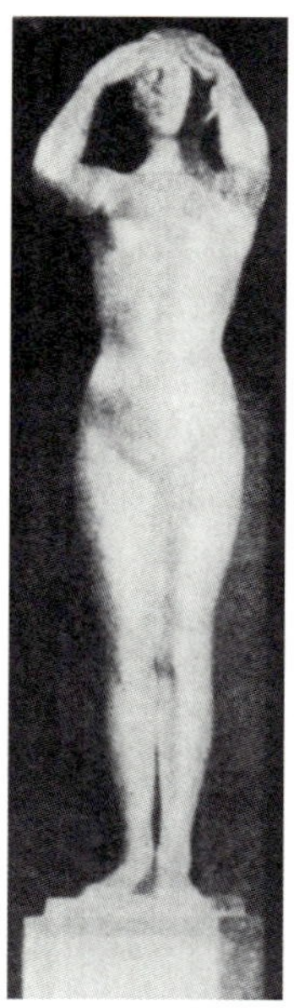

August Kattentidt: *Die allegorische Darstellung des Fernsehens*
Deutsches Reich 1930, Skulptur,
verschollen

Erstaunlicherweise ist das Fernsehen nach seiner Einführung in Europa trotz eines nicht geringen Echos in der Presse für die unabhängig arbeitenden bildenden Künstler überhaupt kein Thema.

Eine Ausnahme bildet der amerikanische Maler und Graphiker Stuart Davis mit einem kleinen Temperabild von 1931. Allerdings finden sich hier außer dem Titel *Television* keinerlei entschlüsselbare Hinweise auf eine künstlerische Auseinandersetzung mit dem Fernsehen.

Ähnlich verhält es sich bei August Kattentidts *Allegorischer Darstellung des Fernsehens.* Der

Bildhauer hat die Plastik im Auftrag der Deutschen Reichspost für die Fernsehabteilung der Berliner Funkausstellung von 1930 angefertigt. Die nackte Schöne entspricht dem konservativen Zeitgeschmack, indem sie nach gewohnt klassischem Muster präsentiert wird und sich somit nahtlos in die Tradition barocker Allegorien einfügt.
Nichts an Kattentidts Figur – außer Titel und Ausstellungsort – verweist auf die Errungenschaften der modernen Rundfunktechnik, die sie doch nach dem Willen der Auftraggeber eigentlich darstellen und verherrlichen soll. Eine nachvollziehbare künstlerische Auseinandersetzung mit dem Fernsehen hat weder bei Davis noch bei Kattentidt stattgefunden.
Ganz im Gegensatz zu dem völlig freien Umgang mit dem Thema »Television« bei Davis und Kattentidt müssen sich die für Fernsehzeitschriften und Werbung tätigen Gebrauchsgraphiker zwangsläufig mit den Details der Fernsehübertragungssysteme beschäftigen. Es ist deren selbstverständliche Aufgabe, in ihren Visualisierungen nach allgemeinverständlichen Formen in der Darstellung komplexer technischer Funktionen zu suchen. Deshalb finden sich die ersten wirklichen Darstellungen des Realität gewordenen Phänomens TV zunächst nur in den Bildern dieser (Gebrauchs-) Künstler.

Television Programs Sent on Light Beams

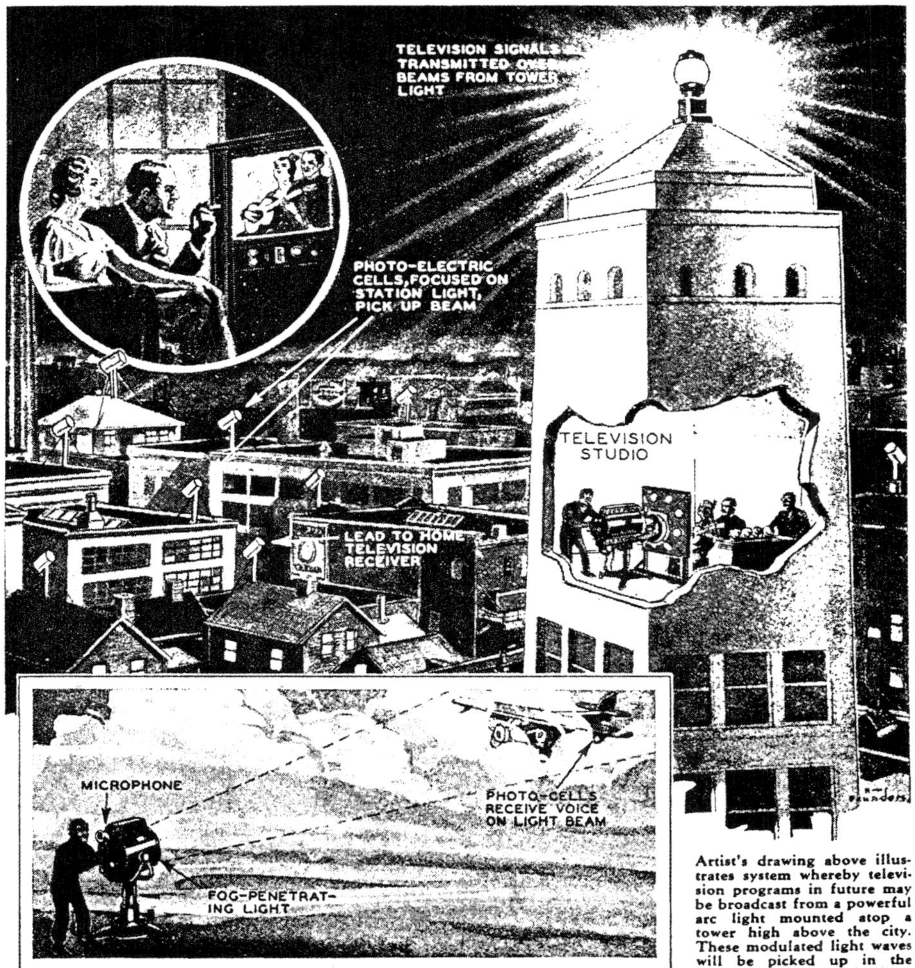
TELEVISION SIGNALS
TRANSMITTED
BEAMS FROM TOWER
LIGHT
PHOTO-ELECTRIC CELLS, FOCUSED ON STATION LIGHT, PICK UP BEAM
TELEVISION STUDIO
LEAD TO HOME TELEVISION RECEIVER
MICROPHONE
PHOTO-CELLS RECEIVE VOICE ON LIGHT BEAM
FOG-PENETRATING LIGHT

Artist's drawing above illustrates system whereby television programs in future may be broadcast from a powerful arc light mounted atop a tower high above the city. These modulated light waves will be picked up in the homes by individual photo electric cells, or "electric eyes," instead of the present type of wire antenna.

Airport supervisor directs plane landing over voice-modulated beam of light. Photocells on plane pick up beam, which is transformed back into voice speaking directions.

Television Programs Sent on Light Beams
Großbritannien, um 1930

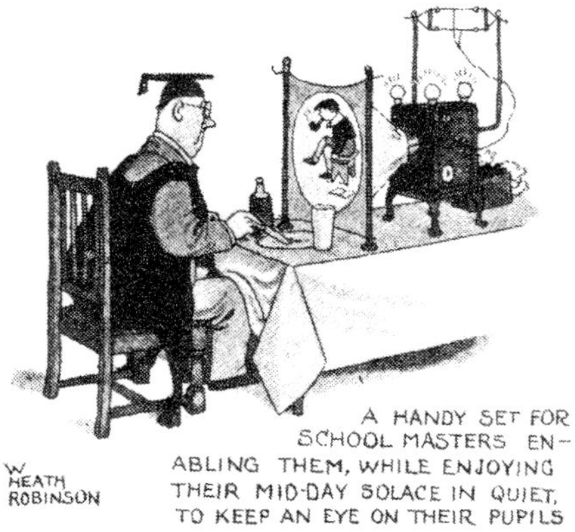
A HANDY SET FOR SCHOOL MASTERS ENABLING THEM, WHILE ENJOYING THEIR MID-DAY SOLACE IN QUIET, TO KEEP AN EYE ON THEIR PUPILS
W. HEATH ROBINSON

W. Heath Robinson: *Some New Uses for Television* (Detail)
Karikatur in der Zeitschrift »Television«, London, März 1928

Illustration zu der Science-Fiction-Story »The Televisor Solves a Mystery« von Edward J. Dutton in der Zeitschrift »Television«, London, März 1929

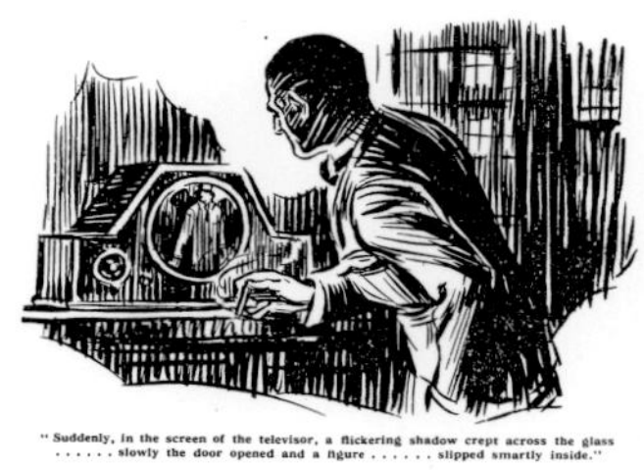

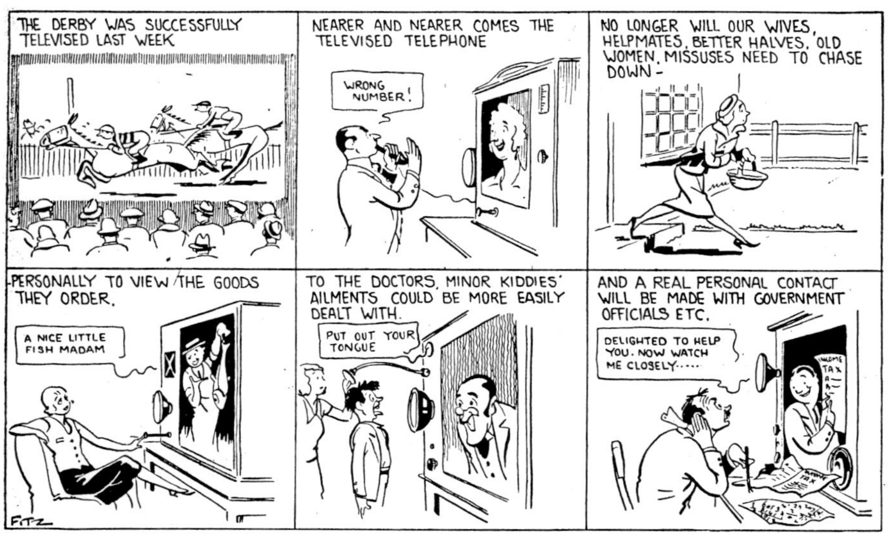
THE DERBY WAS SUCCESSFULLY TELEVISED LAST WEEK
NEARER AND NEARER COMES THE TELEVISED TELEPHONE
WRONG NUMBER!
NO LONGER WILL OUR WIVES, HELPMATES, BETTER HALVES, OLD WOMEN, MISSUSES NEED TO CHASE DOWN -
PERSONALLY TO VIEW THE GOODS THEY ORDER.
A NICE LITTLE FISH MADAM
TO THE DOCTORS, MINOR KIDDIES' AILMENTS COULD BE MORE EASILY DEALT WITH.
PUT OUT YOUR TONGUE
AND A REAL PERSONAL CONTACT WILL BE MADE WITH GOVERNMENT OFFICIALS ETC.
DELIGHTED TO HELP YOU. NOW WATCH ME CLOSELY.....
FITZ

Fitz: *How television appears to a popular cartoonist, who asks, »Will it be a help or a hindrance to life?«*
Großbritannien, dreißiger Jahre, Comic in »The Daily Mirror«

Nach Ansicht einiger Karikaturisten und Illustratoren um 1930 wird das zukünftige Fernsehen bis in die verborgensten Winkel des Privatlebens der Bürger vordringen. Trotzdem werden gewitzte Menschen immer wieder Wege finden, sich dem scheinbar objektiven Auge der Television zu entziehen. Das ist in einem britischen Cartoon von 1933 vorgeführt: Die Eheleute wissen während ihres Fernseh-Telephonats, das Fernsehauge – und damit ihr menschliches Gegenüber – mit Hilfe von Masken geschickt auszutricksen. Es gibt aber keine Chance, sich der Beobachtung durch die Television zu entziehen, wenn man die Fernsehüberwachung gar nicht bemerkt: In einem Comic spioniert ein Schullehrer mit Hilfe der Fernsehübertragung den Freizeitaktivitäten seiner Schüler nach. Da deutet sich schon die

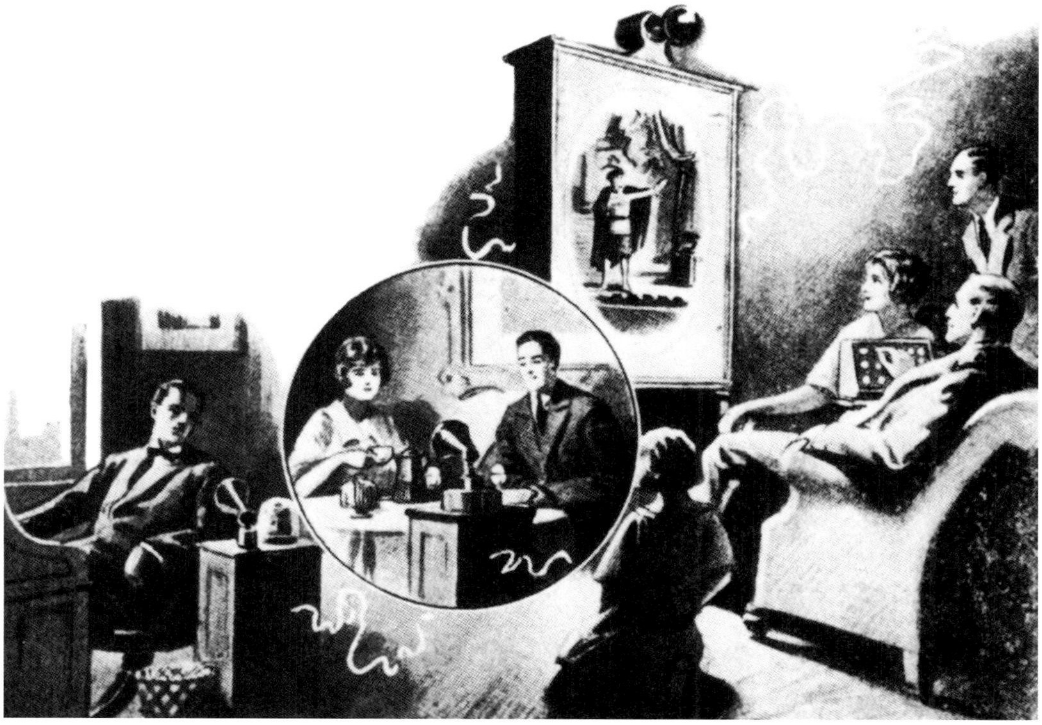

Illustration zu dem Zeitschriftenartikel »Wireless Wonders To Come« (Detail)
Großbritannien, um 1930

vorausgeahnte Instrumentalisierung des Mediums durch private oder staatliche Autoritäten an. Die Aussicht, in absehbarer Zukunft Theateraufführungen vom Wohnzimmer aus mitverfolgen zu können, läßt auch andere Nutzungsmöglichkeiten des Fernsehens realistisch erscheinen. In den Illustrationen der englischen Rundfunk-Fachzeitschriften vom Ende der zwanziger Jahre findet sich neben der Vorstellung, via Bildschirm Börsengeschäfte im fernen Amerika zu tätigen, sogar die faszinierende Vision, mittels Fernsehüberwachung Verbrechen beobachten und somit aufklären zu können. Das Fernsehen der Zukunft wird als ein das Gute beförderndes Medium dargestellt. Es dient der Kommunikation zwischen den Menschen, vermittelt Wissen und unterhält auf angenehme Weise.

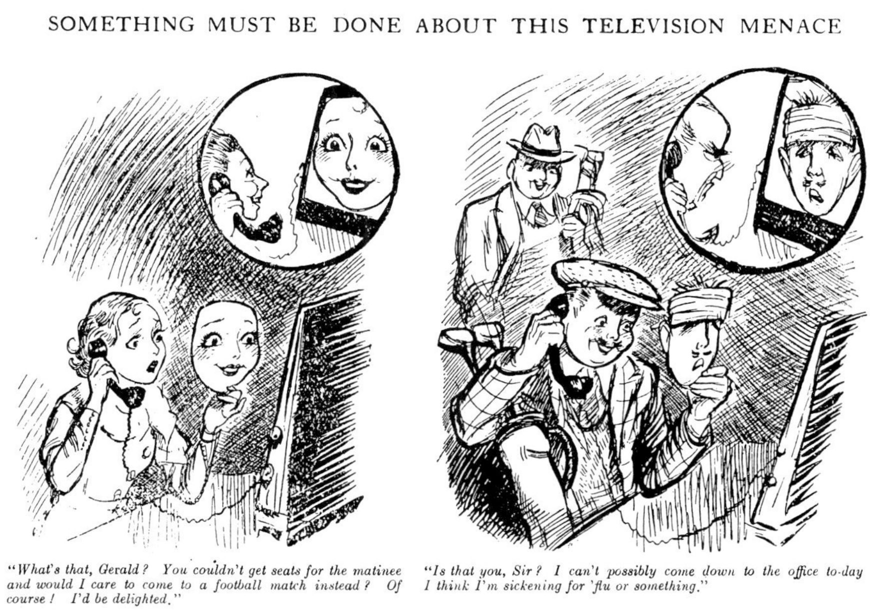

Karikatur aus den Zeitschriften »The Humorist« u. »Television«, London, April 1933

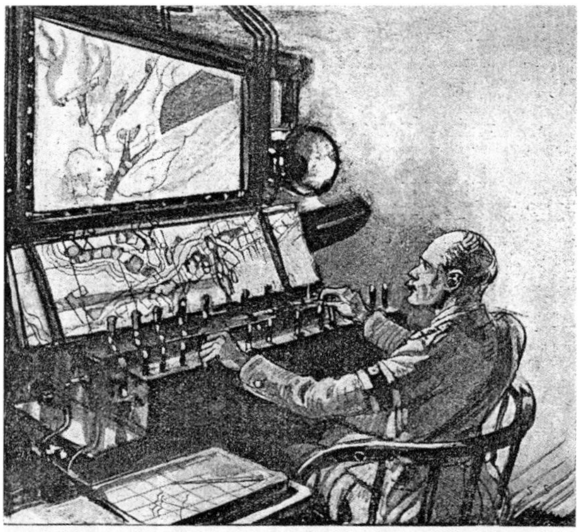

'A general may be seated in some farmstead in Kent, and yet be fighting a soulless battle in Poland. In the screen he will see the battlefield, on the map he will plan his manœuvres.'

Illustration zu Colonel J. F. C. Fullers
Zeitschriftenartikel
»The Day of Electrical Battles«
in der Zeitschrift »Radio Times«,
London, 6. 7. 1928

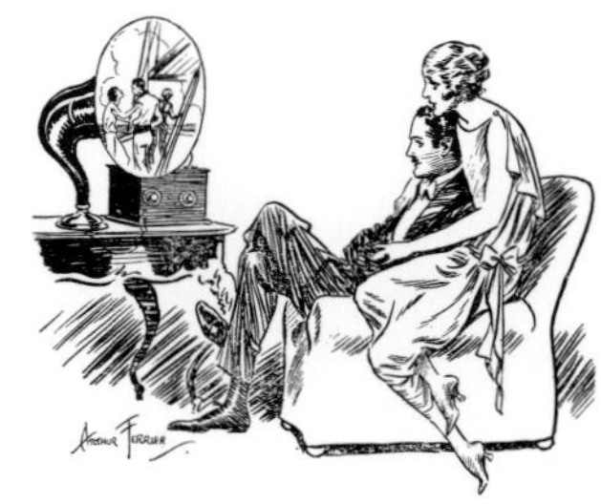

Arthur Ferrier: *A Vision of the Near Future. Listening and seeing at the same time*
Großbritannien, um 1928,
Zeitschriftenillustration

Illustration zu Derek Ironsides Artikel
»The Triumph of the Noctovisor«
in der Zeitschrift »Television«, London,
Dezember 1928

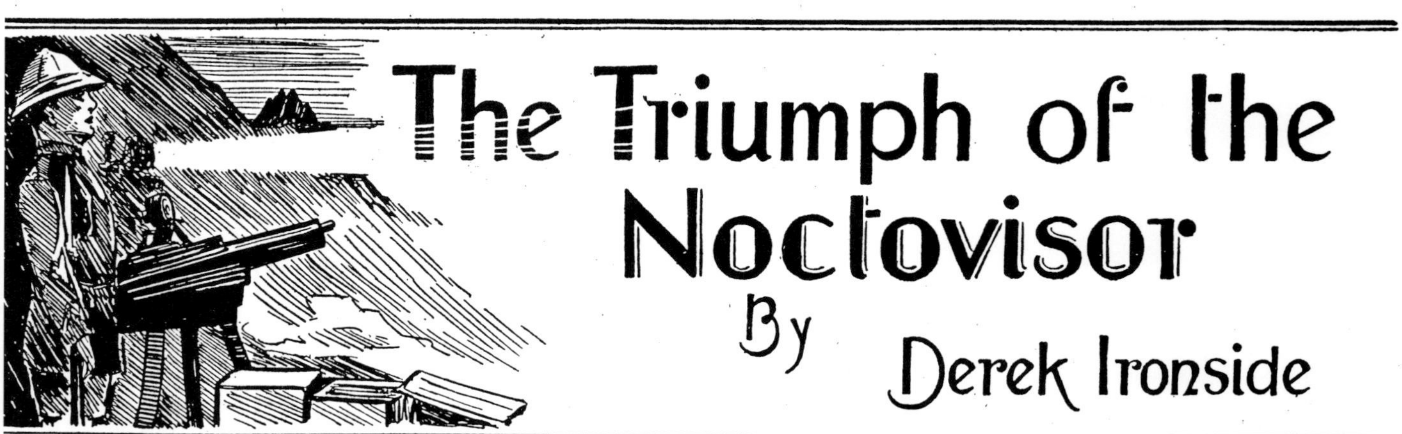

Während für die meisten Karikaturisten das Fernsehen nur ein weiteres Unterhaltungsmedium neben dem bis in die dreißiger Jahre hinein noch weitgehend unpolitischen Radio ist, erkennen andere Künstler schon früh sein immenses Potential für die politische Propaganda. Mit der 1928 veröffentlichten Karikatur *The General Election, 1929* wird prognostiziert, daß bei den Spitzenpolitikern einer zukünftigen Fernsehgesellschaft Telegenität ein entscheidendes Kriterium des Erfolgs sein wird. Die ironische Voraussage dieser Entwicklung für die absehbare Zukunft ist aber angesichts der schlechten Finanzierungsmöglichkeiten für technische Weiterentwicklungen von reinem Wunschdenken geprägt. In Ermangelung nötiger Sponsoren und angesichts des zunächst vorherrschenden Desinteresses der konservativen und relativ unbeweglichen BBC bemühen sich britische Erfinder und Förderer des Fernsehens um die Kontaktaufnahme mit dem finanzkräftigen Militär. Man versucht, den britischen Generalstab von den potentiellen Möglichkeiten einer fernsehgestützten Kriegsführung zu überzeugen. Die britische Armee begegnet diesen Vorschlägen zunächst mit zurückhaltendem Interesse. Nur wenige Militärs erahnen die zukünftige Bedeutung, welche der Fernsehtechnik in der modernen Kriegsführung zukommen wird.

SEEN ON THE TELEVISOR SCREEN

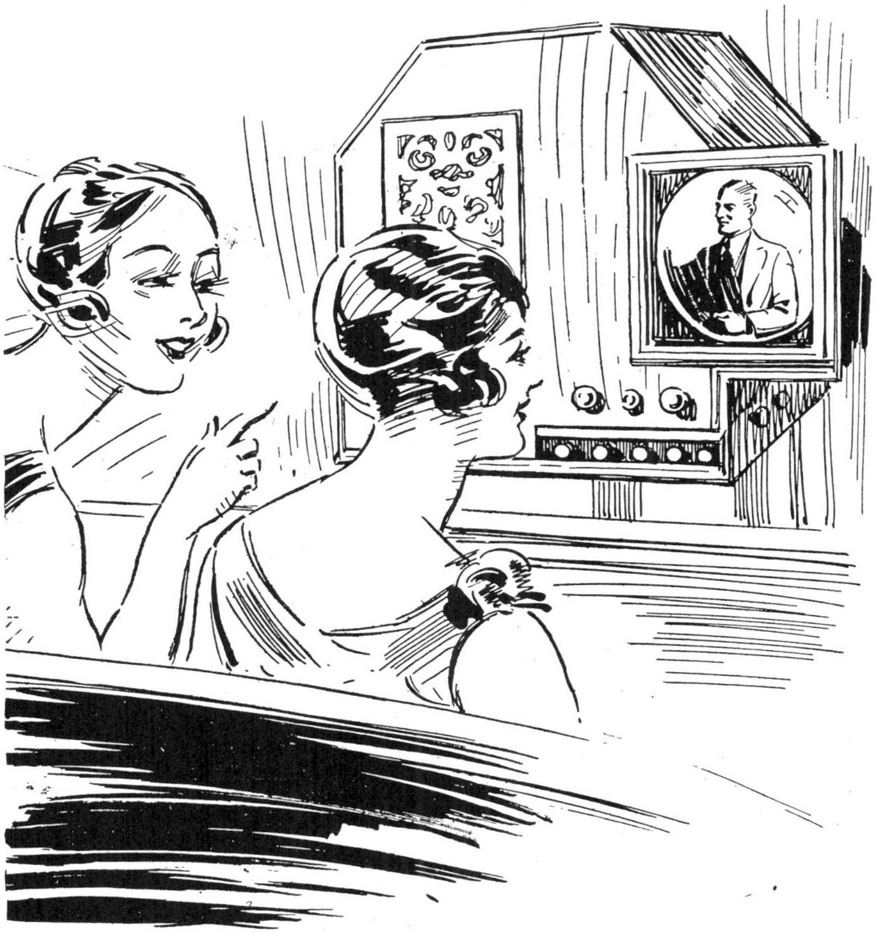

THE GENERAL ELECTION, 1929.

First Flapper:—"Father's voting Conservative."
Second Flapper (pointing):—"I'm voting for *HIM*. By the way: What party does the darling belong to?"

The General Election, 1929
Karikatur in der Zeitschrift »Television«, London, August 1928

Schon in seiner Anfangsphase verliert das Fernsehen als ziviles Kommunikationsmedium seine »Unschuld«, indem es sich freiwillig in den Dienst des Militärs stellt. Neben der journalistischen Kriegsberichterstattung soll die Live-Übertragung von den Kampfschauplätzen dem britischen Generalstab eine bessere Steuerung der eigenen Truppen und Flottenverbände gestatten. Besonders interessiert zeigt sich die Royal Navy als diejenige Waffengattung, welche neben der erst langsam zu Bedeutung gelangenden Air Force besonders abhängig von gutem Wetter und klaren Sichtverhältnissen ist.

Illustration zu »A Message from Mars« von Derek Ironside in der Zeitschrift »Television«, London, April 1929

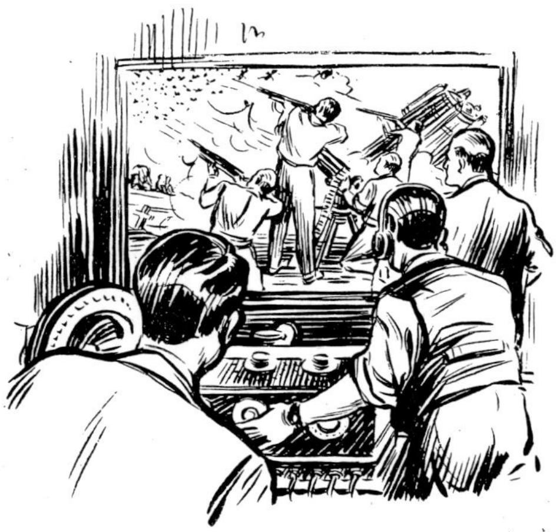

The picture on the screen had become intensely animated. The man at the machine-gun was aiming the barrel sharply upward. Others darted into view, armed with rifles.

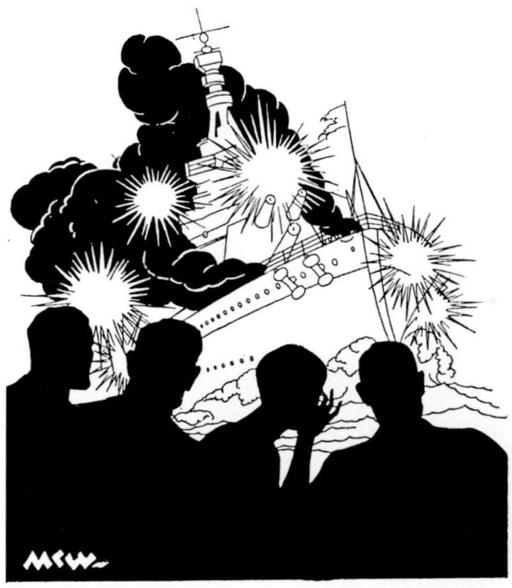

"There was a sudden close-up of a battleship on fire from stem to stern."

MCW: Illustration zu Derek Ironsides Science-Fiction-Story »How The Public Saw the Silent Navy« in der Zeitschrift »Television«, London, Februar 1929

Within the Next Few Years. »Tune in on the New War, I find these Oriental riots vastly boring.« in der Zeitschrift »Radio Times«, London, Mai 1931

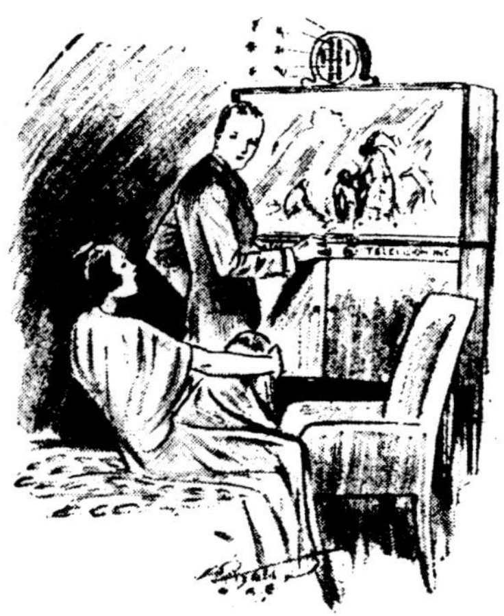

WITHIN THE NEXT FEW YEARS.
'Tune in on the New War, Albert. I find these Oriental riots vastly boring.'

THE TELEVISIONARY.

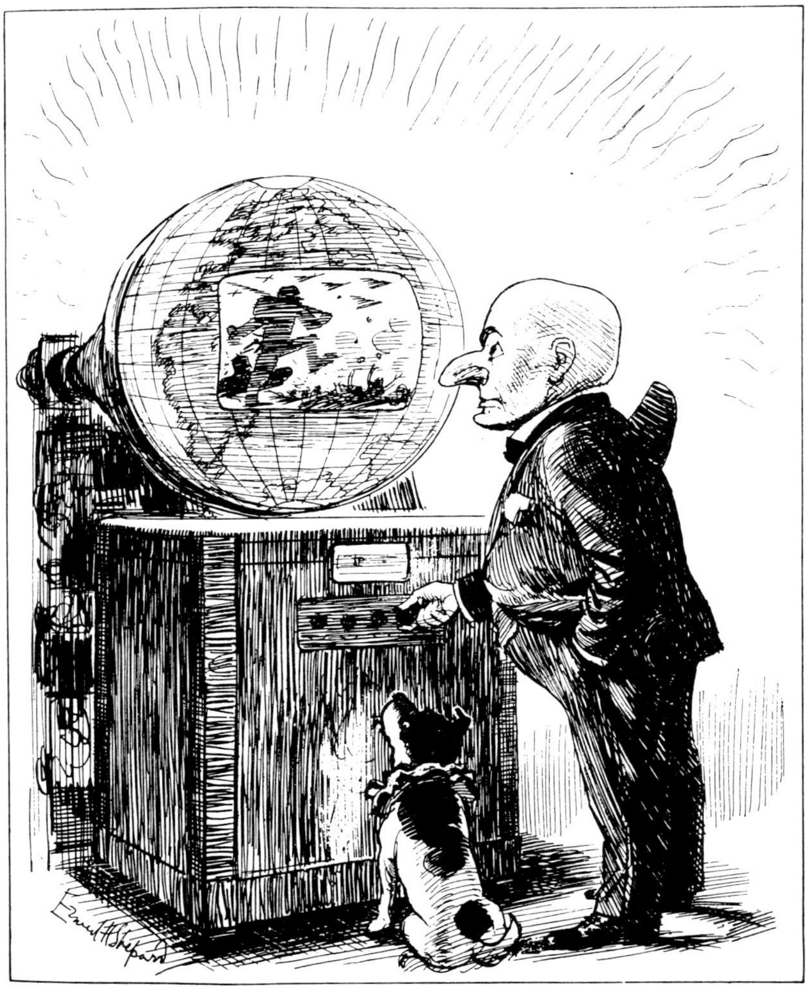

"I DON'T CARE HOW LONG IT TAKES ME, I'M GOING TO TURN AND TURN TILL I GET A SIGHT OF PEACE."

Edward H. Shepard: *The Televisionary: »I Don't Care How Long It Takes Me, I'm Going To Turn And Turn And Turn Till I Get A Sight Of Peace.«*
Großbritannien 1936, Karikatur in »Punch«

In den englischen Rundfunkzeitschriften finden sich zunehmend Artikel über die Entwicklung von kriegstauglichen TV-Geräten und bildschirmgestützten militärischen Kommandozentralen. Spekuliert wird sogar über die Wahrscheinlichkeit zukünftiger Kriege, die auf fernen Planeten geführt und dank des Fernsehens mitverfolgt werden. Daneben sind erste Experimente mit Prototypen von Nachtsichtgeräten und Vorläufern des Radars schon zu Beginn der dreißiger Jahre dokumentiert. Diese mit der Technologie des zivilen Fernsehens eng verknüpften Erfindungen versprechen für den gezielten Kampfeinsatz auch in der Nacht und bei starkem Nebel Erfolg. Die allgemeine Diskussion um diese Entwicklungen wird in den Fachzeitschriften öffentlich geführt. So gilt der Krieg den britischen Karikaturisten der dreißiger Jahre als ein bald live auf dem Bildschirm mitzuverfolgendes Medienereignis. Ihrer Meinung nach wird sich das Publikum schnell an die Übertragung der blutigen Ereignisse gewöhnen und sie als Unterhaltung goutieren.

Abb. rechts:
Ekco-Scophony Model 202
Großbritannien 1936, Werbephotographie

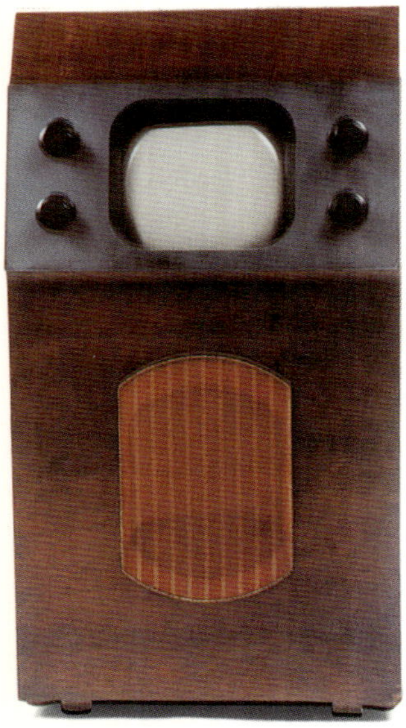

Murphy A56V console
Großbritannien 1938
Michael Bennett-Levy, Edinburgh

Erst mit der Standardisierung des Fernseh-Übertragungs-Systems und dem Beginn des offiziellen Fernsehprogramms der BBC im November 1936 eröffnet sich der britischen Fernsehindustrie ein vielversprechender Markt. Zeitgleiche Entwicklungen vor allem in Deutschland und Italien und große Fortschritte bei der Verbesserung der Geräte lassen die Produzenten auf hohe Zuwachsraten hoffen. Die Berliner Funkausstellung und die Londoner Radiolympia sind als Rundfunkmessen einer breiten Öffentlichkeit zugänglich und sorgen so für die notwendige internationale Publizität. Noch sind die Anschaffungskosten für die qualitativ besseren Empfangsgeräte sehr hoch; sie können an den Preis eines Kleinwagens heranreichen. Die günstigeren Tisch-Fernseher verfügen nur über ein unbefriedigend kleines Bildfeld. Damit bietet die Fernsehindustrie für den durchschnittlich verdienenden Bürger immer noch keine Alternative zum Radiokauf, zumal diese frühen Fernsehapparate noch sehr störanfällig sind. Folglich richten sich die Hersteller vorwiegend an Kunden aus den oberen Gesellschaftsschichten. Diese potentielle Käuferschicht stellt gehobene Ansprüche an das Design der Geräte. Die recht klobigen Apparate sind aufwendig mit Edelhölzern verkleidet oder im Stil der modischen Art Déco gestylt. Solche Fernseher sind repräsentativ und dominieren schon wegen ihrer Größe den Wohnraum, weshalb sie sich möglichst nahtlos in das Ambiente großbürgerlicher Wohnräume einpassen sollen. Hörfunkgeräte mit solchen Abmessungen sind die Ausnahme.

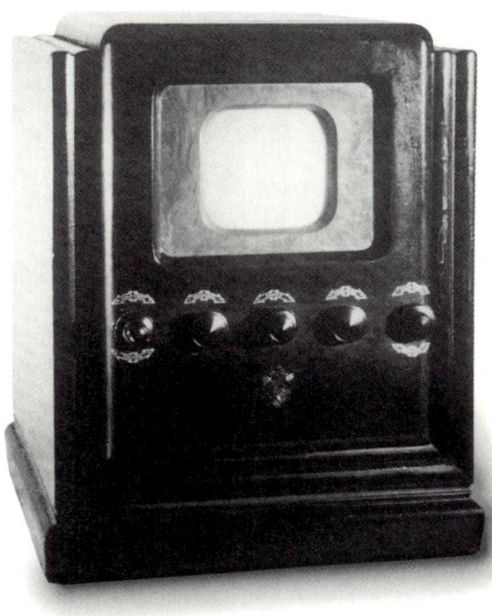

Magnetti Marelli: Fernsehgerät
Italien 1938

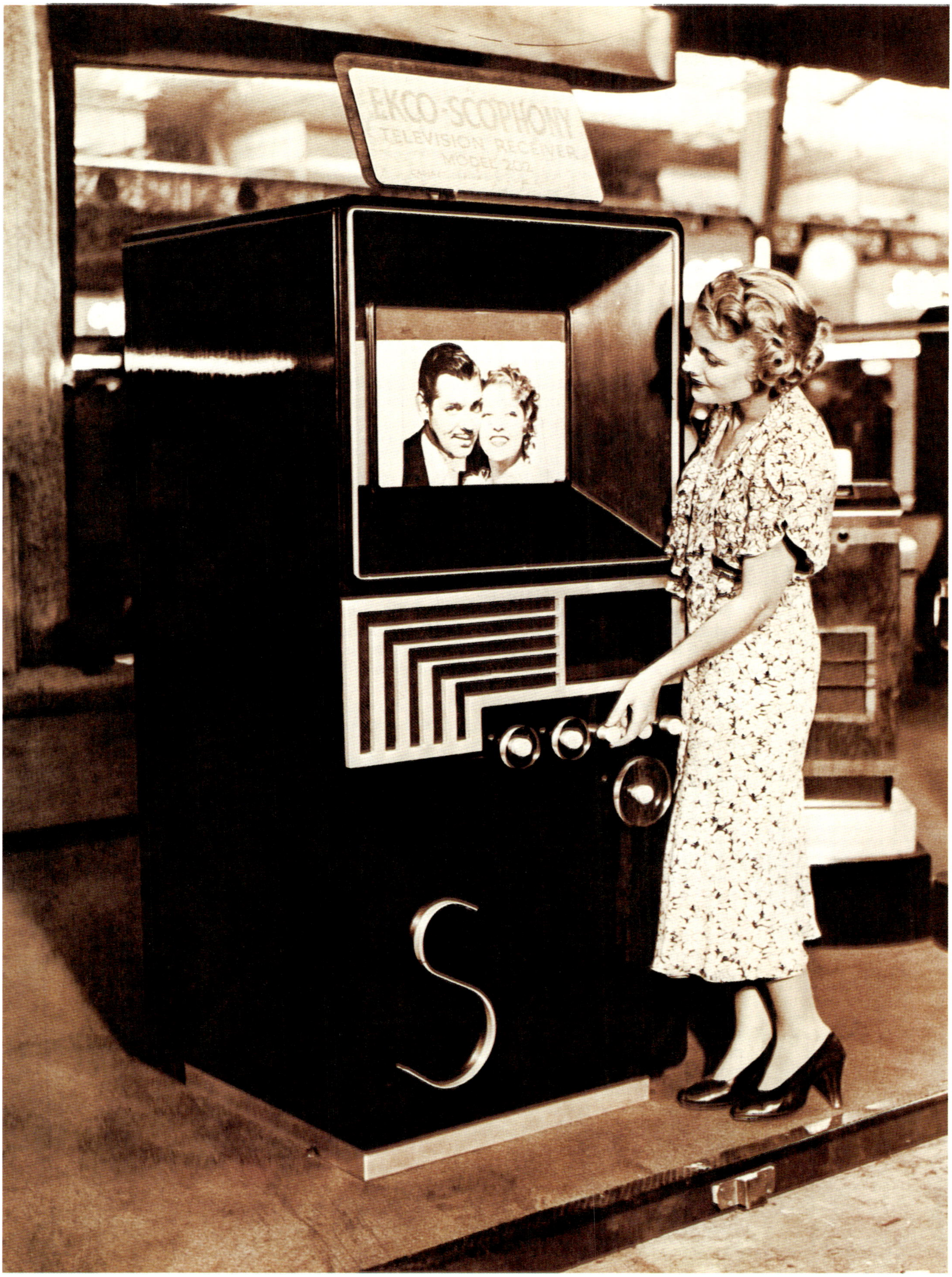
EKCO-SCOPHONY
TELEVISION RECEIVER
MODEL 202

Die Ablösung der kleinformatigen mechanischen Fernsehsysteme und die serienmäßige Einführung der Kathodenstrahlgeräte führt zur Entwicklung von technisch ausgeklügelten Empfangssystemen. Viele dieser mit modernster Technik ausgestatteten Apparate sind aufgrund ihrer meterlangen und daher zumeist aufrecht plazierten Bildröhre mit einem Spiegelsystem ausgestattet. Das ist notwendig, wenn ein ausreichend großes Empfangsbild gewünscht wird, um mehreren Zuschauern einen bequemen Fernsehgenuß zu bieten. Da solche Fernseher entsprechend groß dimensioniert sind, wird die optische Dominanz der Geräte von vielen Besitzern besonders dann als unangenehm empfunden, wenn das Gerät außer Betrieb ist. Dies ist aber der Normalfall, da sich der Sendebetrieb im besten Fall auf wenige Abendstunden beschränkt. Daher wird die Technikkonsole oftmals im Geräteinneren versteckt – der den Bildschirm zeigende Spiegel läßt sich ins Gehäuse versenken, oder die Bildröhre verschwindet hinter einem hölzernen Rolladen. In geschlossenem Zustand unterscheidet sich ein solches Fernsehgerät in nichts von einer repräsentativen Kommode.

In gewisser Hinsicht fügt sich die Gestaltung solcher Fernsehgeräte in die junge Tradition des Radioapparate-Designs ein. Die Radio-Kunden verlangen nach besonders schön gestalteten Apparaten, weil sie beim Hören oft lange Zeit auf das Gerät blicken. Und wer sich in den dreißiger Jahren einen Fernseher kauft, ist in der Regel schon Besitzer eines anspruchsvoll gestalteten Radioempfängers. Folglich soll das wesentlich teurere Fernsehgerät über ein mindestens vergleichbar schönes Gehäuse verfügen. Eine weitere Alternative ist die Kombination von Radio, Schellack-Plattenspieler und Fernsehgerät in einem Gehäuse. Damit hat sich zum Ende der dreißiger Jahre erstmals ein weithin gültiger und von der Kundschaft akzeptierter ästhetischer Maßstab für das Design großformatiger Fernsehgeräte etabliert, der wesentlich durch die »Funktion« der Nicht-Benutzung des Gerätes bestimmt ist.

Marconi Mastergram TV / Radio / Autogramophone Model 703
Großbritannien 1937
Michael Bennett-Levy, Edinburgh

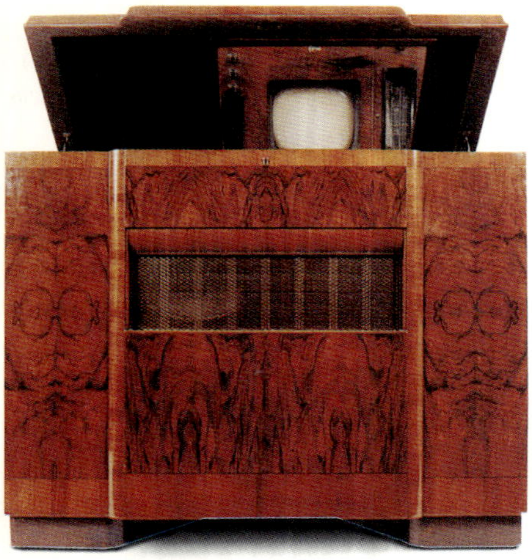

HMV 900 Mirror Lid TV / Radio
Großbritannien 1936
Michael Bennett-Levy, Edinburgh

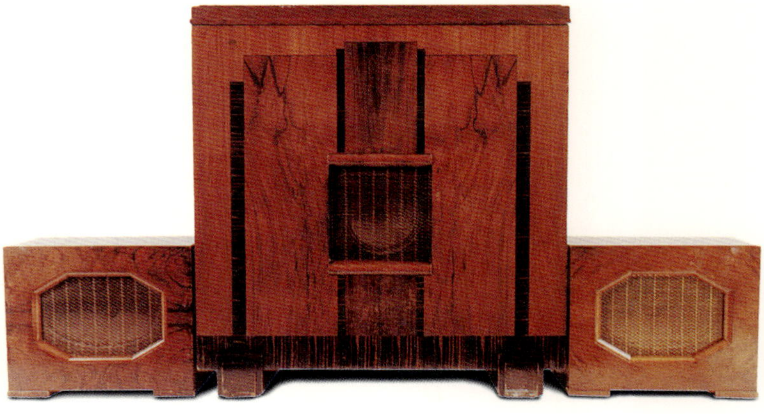

Großer Projektionsempfänger
Telefunken-Karolus mit Spiegelrad-
Apparatur und Kerr-Optik
Deutsches Reich 1929
Zü›icher Museen PTT Museen Bern Post
+ Telekom

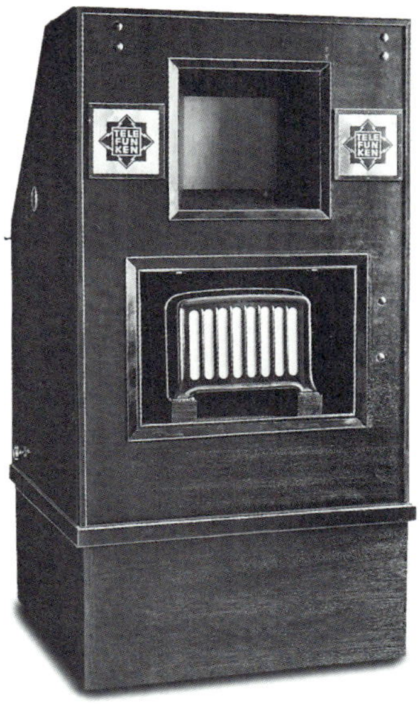

HMV 907
Großbritannien 1938
Michael Bennett-Levy, Edinburgh

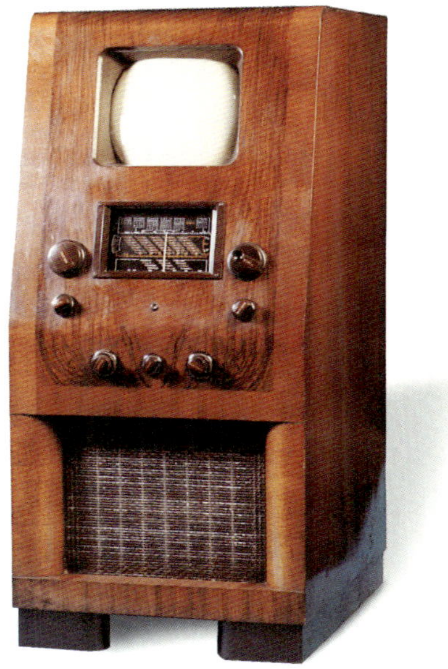

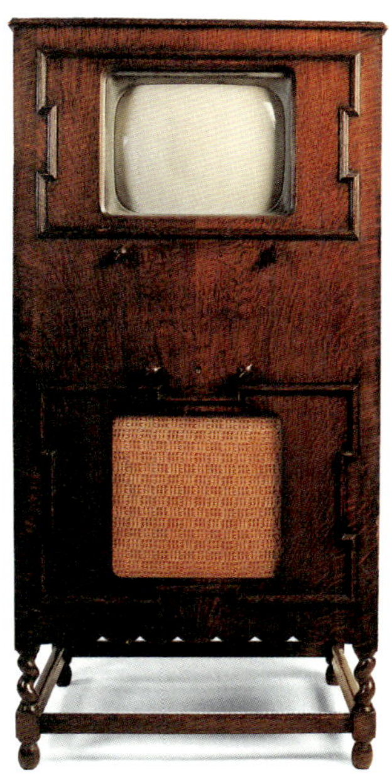

Dynatron TV23
Großbritannien 1939
Michael Bennett-Levy, Edinburgh

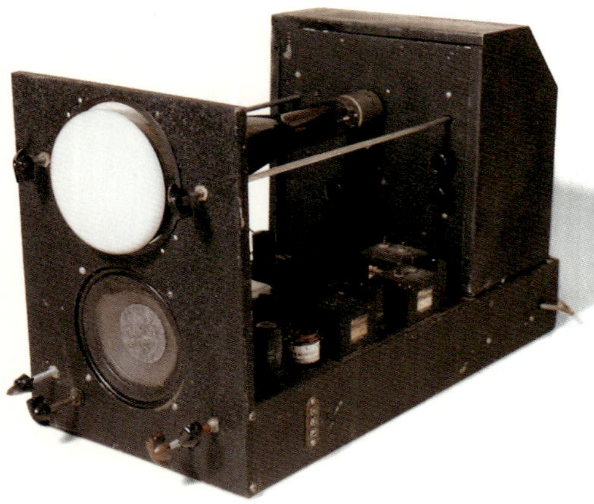

10-1153 Meissner S" TV-Bausatz
USA 1939
AMMI, New York

Am Ende der dreißiger Jahre werden in zunehmendem Maße kleinere Fernseher gebaut, die für den Massenmarkt bestimmt sind. Diese Empfänger werden immer funktionstüchtiger und sind durchaus erschwinglich – wenngleich noch lange nicht billig. Ein deutliches Manko im Gegensatz zu den großen Apparaten der Luxusklasse ist die kleinformatige Bildröhre. Zudem sind diese Geräte relativ schmucklos gestaltet. Sie geben sich mit ihren allzeit sichtbaren Knöpfen und Schaltern deutlich als ein technisches Gerät zu erkennen. Beliebt sind gerade jene handlichen Tisch-Fernseher mit ihren schlichten Holz- oder Bakelit-Gehäusen, die sich am Vorbild von modernen Radiogeräten der Mittelklasse orientieren.
Für den Hobby-Bastler werden preisgünstige Varianten ohne Gehäuse angeboten. Sie sind dazu bestimmt, entweder mit einer selbstgebauten Verkleidung versehen oder auch offen betrieben zu werden. Solche ungeschützten Geräte sind jedoch für den breiten Markt ungeeignet, denn

Marconi 707
Großbritannien 1938
Michael Bennett-Levy, Edinburgh

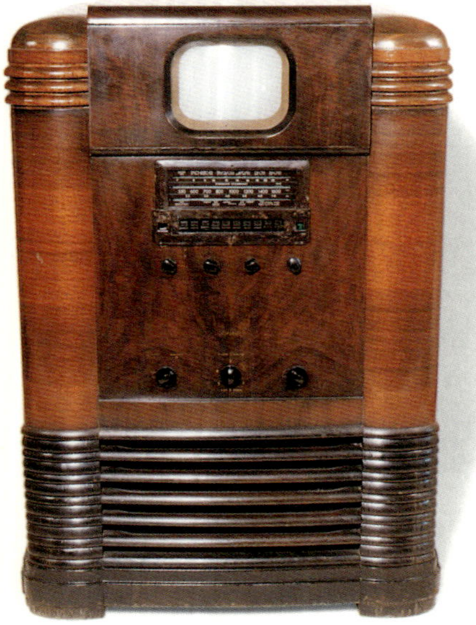

RCA TRK-9
USA 1939
AMMI, New York

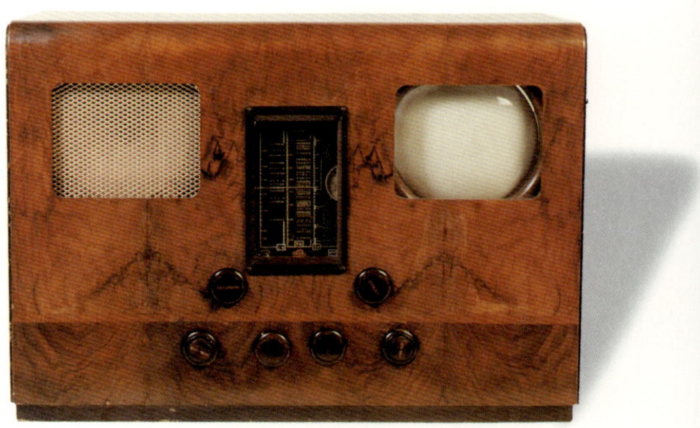

die Fernsehgeräte der dreißiger Jahre benötigen für viele ihrer elektronischen Bauteile eine extrem hohe Spannung: Das Berühren der stromführenden Teile ist lebensgefährlich. Daher kommt dem Gehäuse der Fernsehgeräte stärker als bei den wesentlich ungefährlicheren Radiogeräten eine den Benutzer schützende Funktion zu.
Bis ins Jahr 1939 werden in dem auf Groß-London beschränkten britischen Sendegebiet rund 20 000 Fernsehapparate an private Kunden verkauft. Mit dem Kriegseintritt Großbritanniens stellt die BBC ihren Fernsehbetrieb ein, um nicht mit ihrem starken Sendesignal der gegen London fliegenden Deutschen Luftwaffe die Peilung zu erleichtern. Für die heimische Fernsehindustrie kommt diese unerwartete Funkstille einem Desaster gleich, zumal die BBC offenläßt, ob sie nach dem Krieg überhaupt wieder mit einem TV-Programm auf Sendung geht. Für mehr als sechs Jahre bleiben nun die Fernsehtruhen geschlossen und dienen ihren Besitzern als Kommoden.

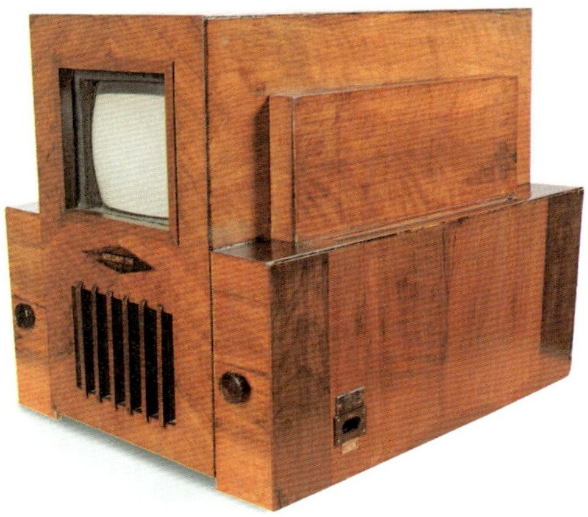

Loewe FE B
Deutsches Reich 1935
Postmuseum, Berlin

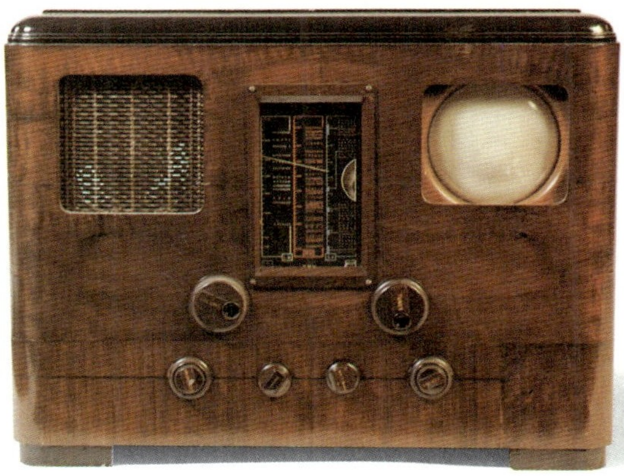

HMV 904
Großbritannien 1938
Michael Bennett-Levy, Edinburgh

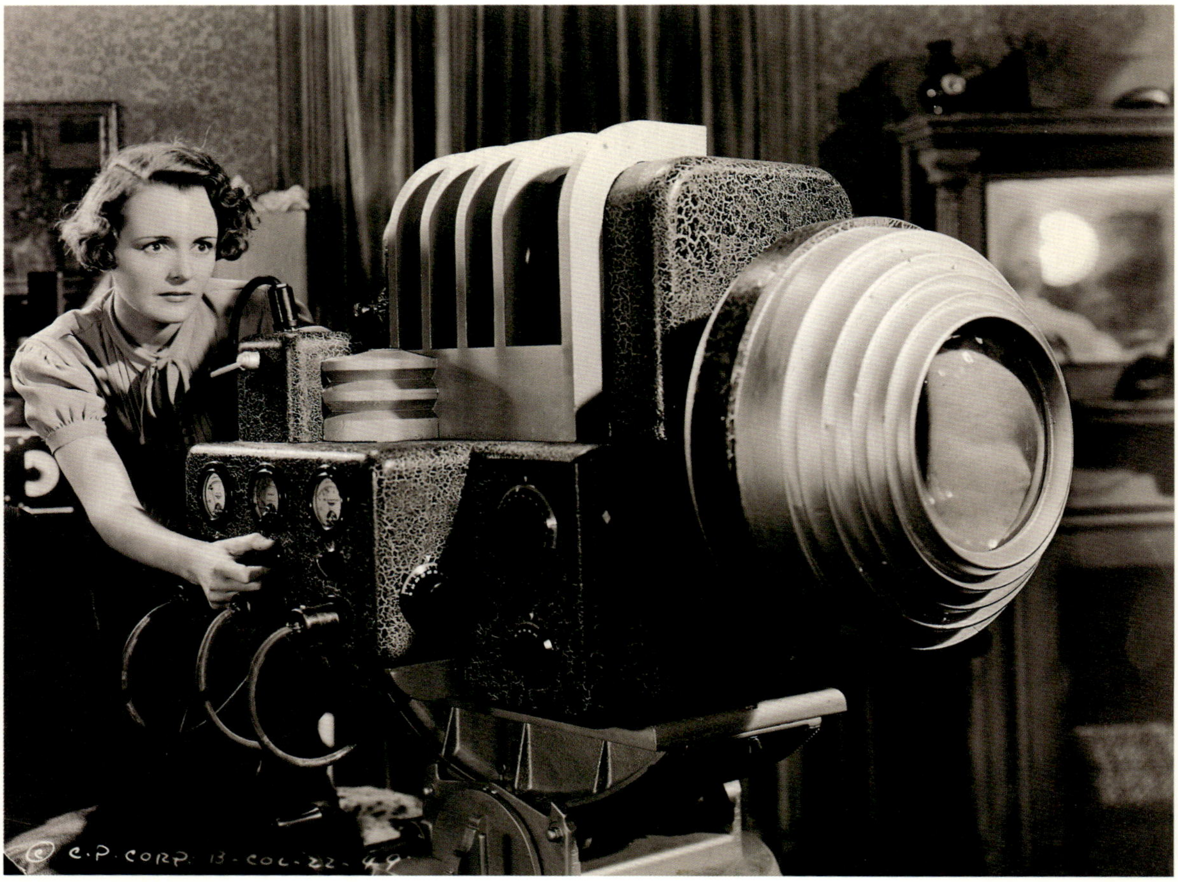

Trapped by Television (Standphoto)
USA 1936, 35 mm Kinofilm, schwarzweiß
Culver Pictures, New York

In der zweiten Hälfte der dreißiger Jahre ist das Fernsehen trotz eines wachsenden Interesses in der Öffentlichkeit immer noch eine Randerscheinung in der Medienlandschaft Englands und der USA. Die Erfolge der Fernsehtechniker lassen jedoch die Möglichkeiten zukünftiger Entwicklungen erahnen. Wie die Karikaturisten spekulieren auch die Autoren von Filmen mit Science-Fiction- und Krimi-Elementen über die Möglichkeiten der TV-Überwachung oder die Ausführung von Verbrechen mit Hilfe der Fernsehtechnik. Die Filmdesigner brauchen natürlich keine Rücksicht auf die technischen Limitierungen der Fernsehtechnik und etwaige Kundenwünsche zu nehmen: Sie entwerfen futuristisch anmutende Kameras und großformatige Flachbildempfänger, mit denen ein hell strahlendes TV-Bild in bester Kinoqualität wiedergegeben werden kann. Von diesen Visionen sind die zeitgleich stattfindenden realen Experimente mit ersten Videoprojektoren und Fernseh-Großbildprojektionen auf Kinoleinwänden noch weit entfernt. Die Filmindustrie zeigt sich zwar an einem besonders für Sportereignisse geeigneten Live-Übertragungssystem grundsätzlich interessiert, hält jedoch die vorhandene Technologie zu Recht für noch nicht ausgereift.

Edward Dmytryk (Regie):
Television Spy
USA 1939, Filmplakat
Paramount Pictures,
The Kobal Collection, London

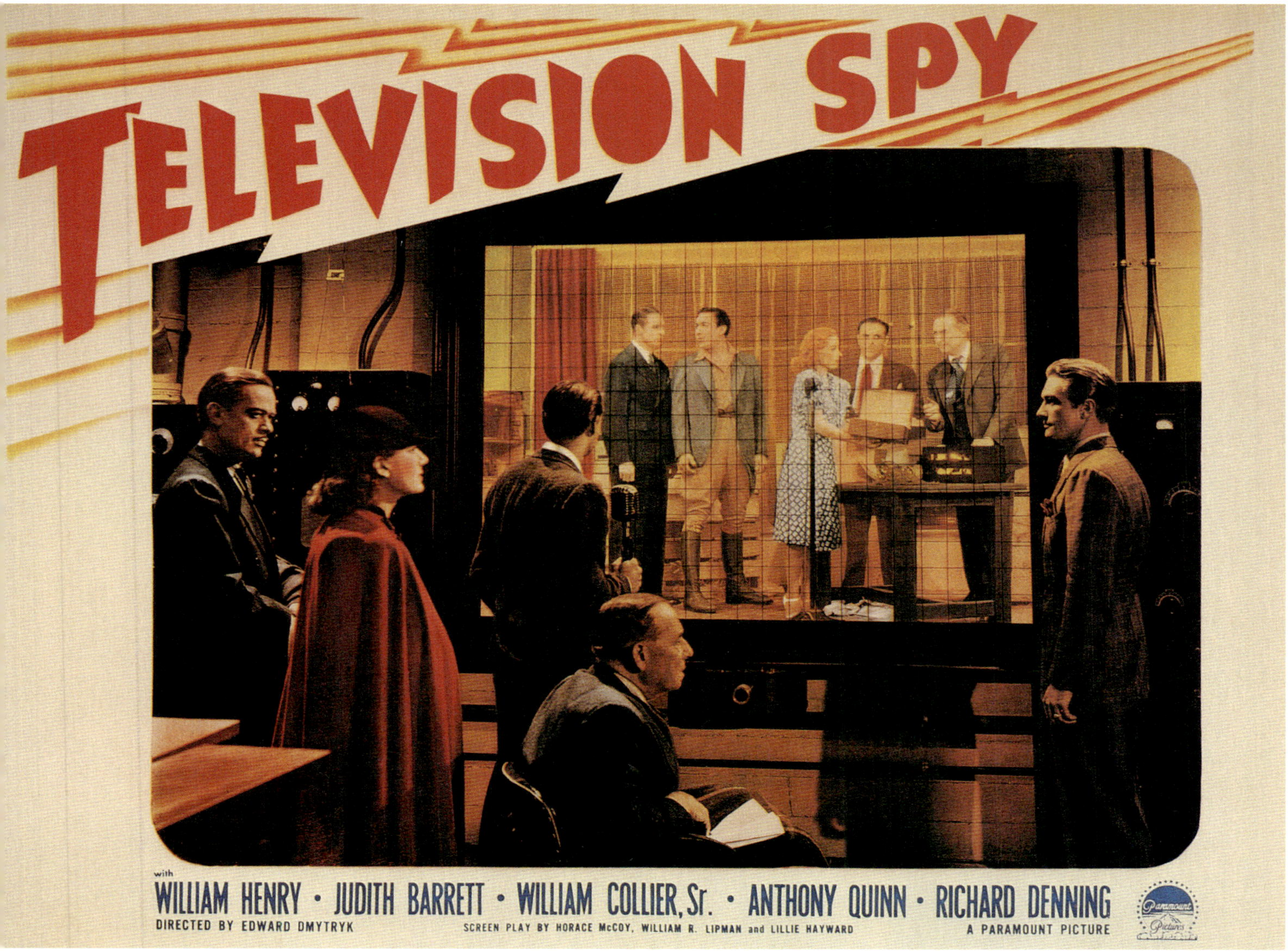

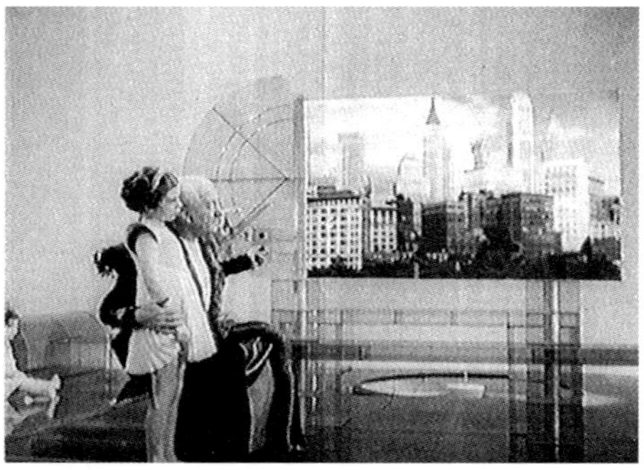

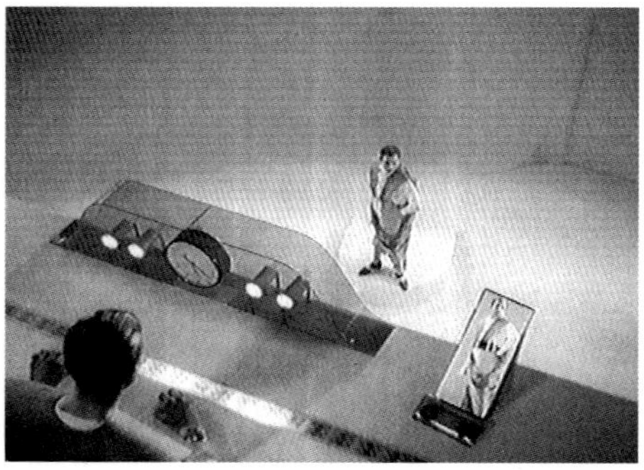

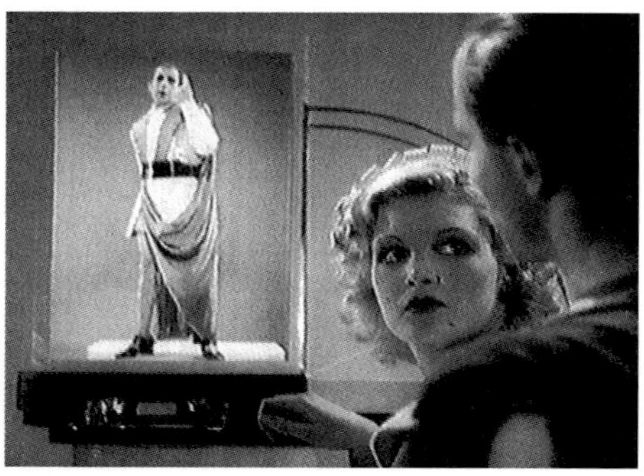

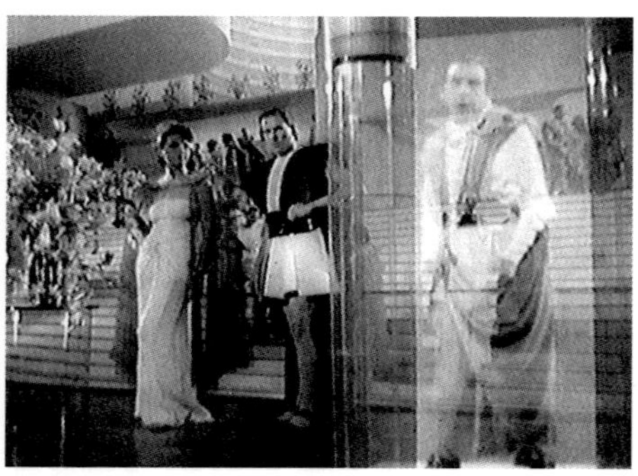

William Cameron Menzies (Regie);
Georges Périnal (Kamera);
Lawrence W. Butler/Edward Cohen/
Ned Mann/Harry Zech (Special Effects):
Things to come (*Was kommen wird*)
Großbritannien 1936, 35 mm Kinofilm,
schwarzweiß, 113 Minuten
Korda-London Films

Im Olympiajahr 1936, als die Nationalsozialisten der staunenden Weltöffentlichkeit in Berlin ein zwar noch primitives, aber funktionierendes Fernsehsystem vorstellen, präsentiert der britische Regisseur William Cameron Menzies die Verfilmung von H. G. Wells kritischem Science-Fiction-Roman *Things to come.* Mit einem großen Aufwand an Spezialeffekten schildert dieser Film eine TV-Kultur im Jahre 2036. *Was kommen wird* ist die Geschichte einer fiktiven Stadt namens Everytown und ihrer Bewohner, die vom Kindesalter an den selbstverständlichen Umgang mit moderner TV-Technologie gelernt haben. Diese Wohlstandsgesellschaft ist der suggestiven Wirkungskraft des Fernsehens völlig ausgeliefert. Diesen Umstand machen sich die Politiker zunutze, indem sie mit ihren Propaganda-Reden nicht nur in die Wohnstuben der wohlhabenden Menschen vordringen, sondern mit ihren TV-Agitationen über spezielle Projektionen in öffentlichen Räumen und auf Großbildwänden jeden Bürger des Landes erreichen können. Ungeachtet der medienkritischen Dimensionen bei Wells und Menzies wird unter dem Titel *Things to come* im Erscheinungsjahr der Romanverfilmung ein neues britisches TV-Gerät als Investition in die Zukunft angepriesen.

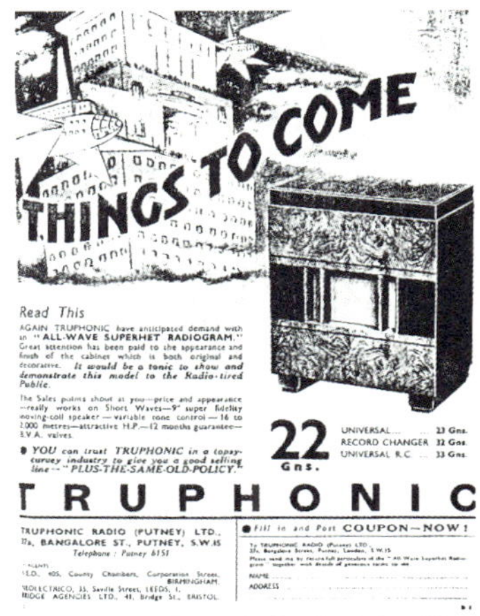

Werbung für ein Truphonic-Fernsehgerät
Großbritannien, Werbung in der Zeitschrift »The Wireless And Gramophone Trader« vom 28.3.1936

Am Ende der dreißiger Jahre spiegelt sich in den Massenmedien der USA die zunehmende Verbreitung des Fernsehens wider. In einen *Superman*-Comic aus dem Jahre 1940 wird ein großformatiges Fernseh-Standgerät mit Spiegeloptik in die Handlung einbezogen. Supermans Widersacher Lex Luthor, der den Comic-Lesern als ein genialischer Verbrecher mit Weltherrschaftsplänen bekannt ist, nutzt das Gerät, um aus sicherer Entfernung in persönlichen Kontakt mit dem verhaßten Superhelden zu treten. Das Fernsehen wird in letzter Konsequenz zu terroristischen Handlungen mißbraucht.
Als dieser Comic in den USA erscheint, haben die westeuropäischen Fernsehsender ihren Sendebetrieb bereits kriegsbedingt einstellen müssen. Allein der Fernsehfunk des Deutschen Reiches strahlt, wenngleich in eingeschränktem Maße, seine Unterhaltungs- und Propagandasendungen weiter aus.

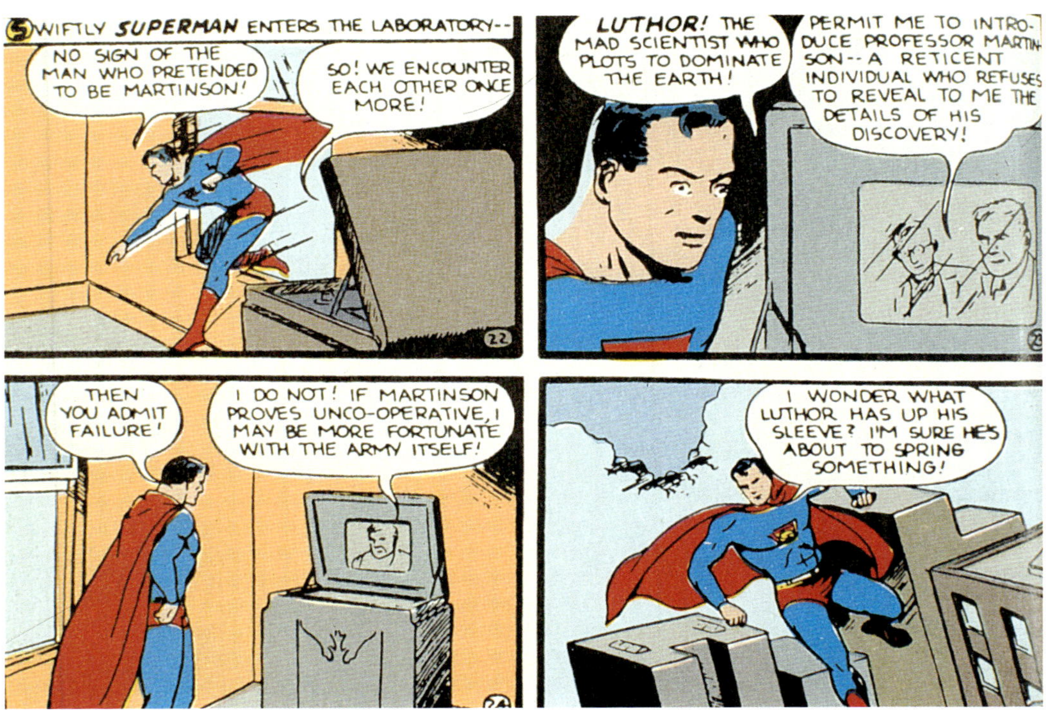

Jerry Siegel / Joe Shuster (Story und Zeichnung); Tom Ziuko (Kolorierung):
Superman versus Luthor
Comic, in »Superman No. 4«, DC Comics, New York 1940

Nachdem die Nationalsozialisten bei ihrem Machtantritt 1933 sofort Film und Hörfunk gleichgeschaltet haben, etablieren sie mit dem in Berlin ansässigen Fernsehsender »Paul Nipkow« ein weiteres Propagandainstrument. Vorrangige Aufgabe der Programmgestalter ist nach Goebbels Willen die Unterhaltung – und damit eine politisch funktionalisierte Ablenkung und Zerstreuung. Daneben werden die bildgerecht inszenierten SA-Aufmärsche oder politisch instrumentalisierte Trauerfeiern übertragen. 1935 eröffnet vor geladenen Gästen der Reichssendeleiter Hadamovsky den TV-Programm-Betrieb im Haus des Rundfunks.

Eröffnung des Fernsehsenders
»Paul Nipkow« durch den Reichssendeleiter Hadamovsky
Deutsches Reich, 22.3.1935,
Photographie, Süddeutscher Verlag,
Bilderdienst, München

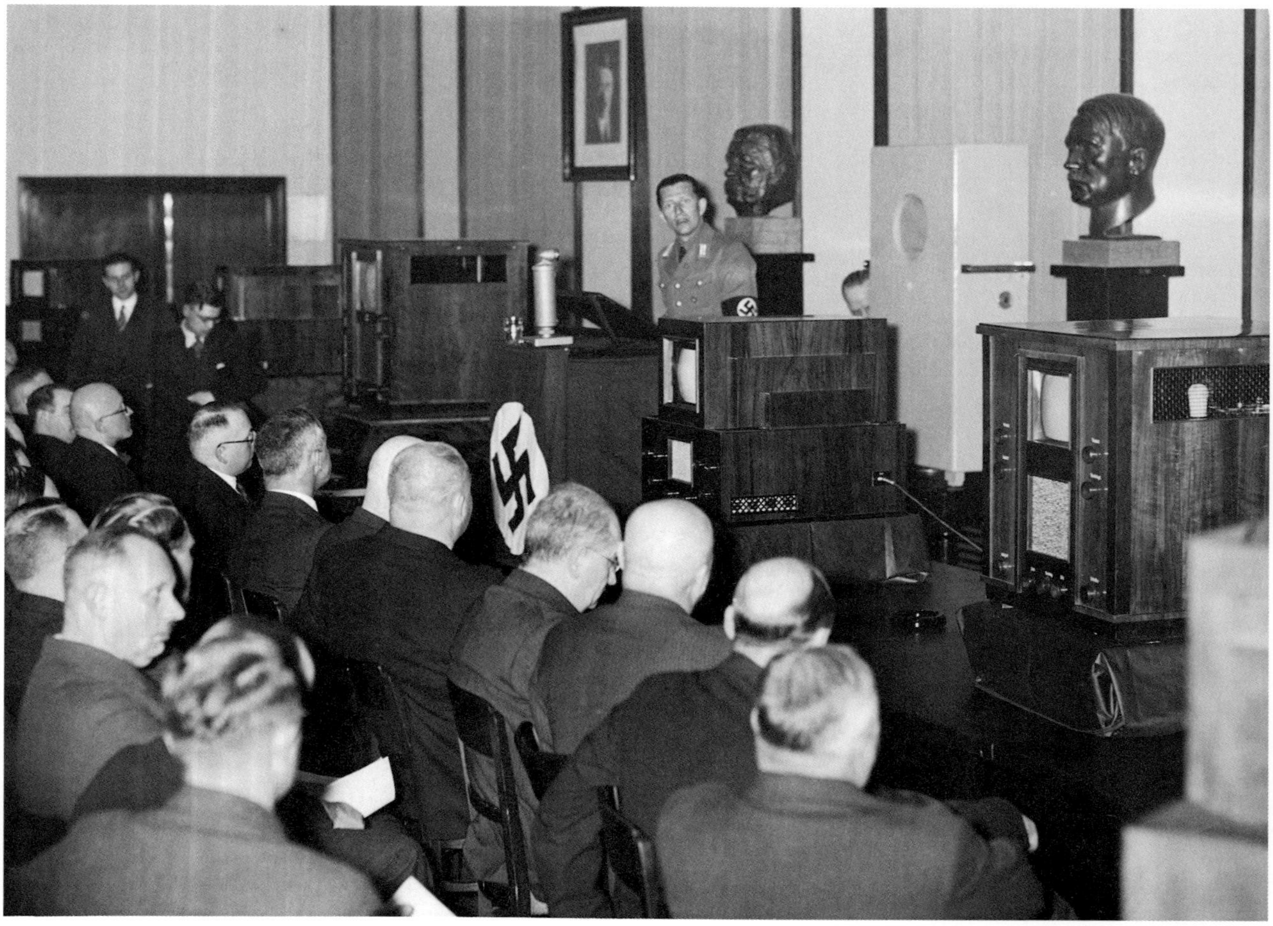

Die Hakenkreuzflagge und die neben einem Empfangsgerät stehende Büste Adolf Hitlers lassen keinen Zweifel daran, welchen Zielen der neue Fernsehsender dienen soll. Die Fernsehvorführung gerät zu einer Inszenierung des staatlichen Machtapparates. 1936 wird in Berlin anläßlich der Olympiade der internationalen Öffentlichkeit ein noch primitives, aber funktionierendes Fernsehsystem vorgeführt. Mit Live-Übertragungen der Wettkämpfe aus dem Olympiastadion und (vorher auf konventionellem Filmmaterial gedrehten) abendlich gesendeten Zusammenfassungen von den Sportereignissen vermittelt das Fernsehen seinen unbefangenen Zuschauern das trügerische Bild eines friedliebenden Deutschlands. Die Einrichtung sogenannter »Fernsehstuben« soll eine Ergänzung zum Kino bieten und eine möglichst breite Öffentlichkeit erreichen. Letzteres bleibt jedoch ein Wunschtraum der Fernsehleute, denn der Verbreitungsgrad des neuen Mediums ist ziemlich gering. Nur wenige Jahre später kommt es als sogenanntes »Lazarett-Fernsehen« bei der Unterhaltung verwundeter deutscher Soldaten zum Einsatz. Die anderen Länder Europas haben ihren Fernsehbetrieb eingestellt. In Paris läßt die Besatzungsmacht vom Eiffelturm herab deutschsprachige Sendungen ausstrahlen. Allein in den USA wird weiterhin ein politisch unabhängiges ziviles Fernsehprogramm gesendet.

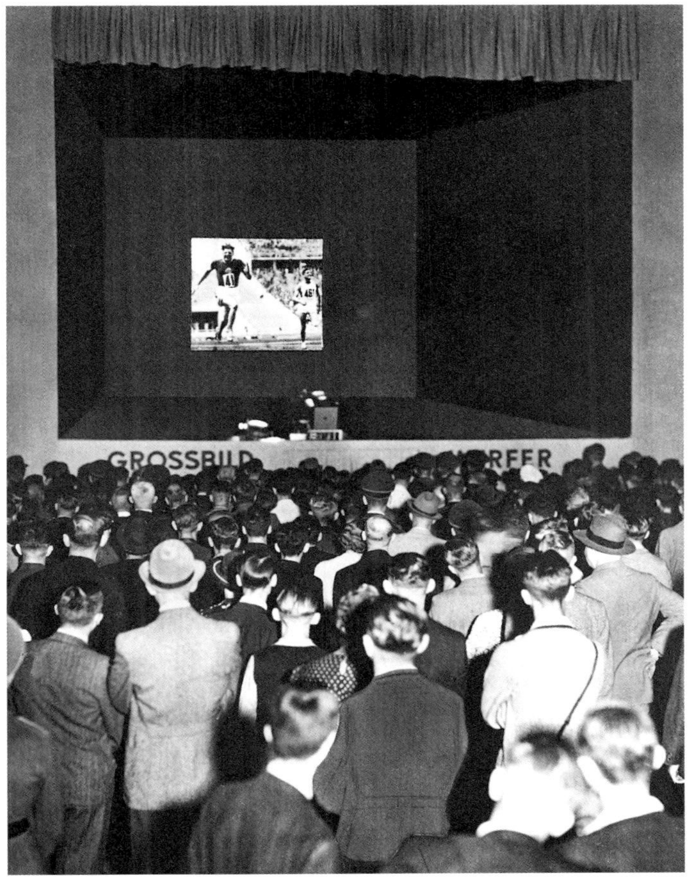

Fernsehtheater mit Großbildübertragung
von den Olympischen Spielen in Berlin
Deutsches Reich 1936, Photographie

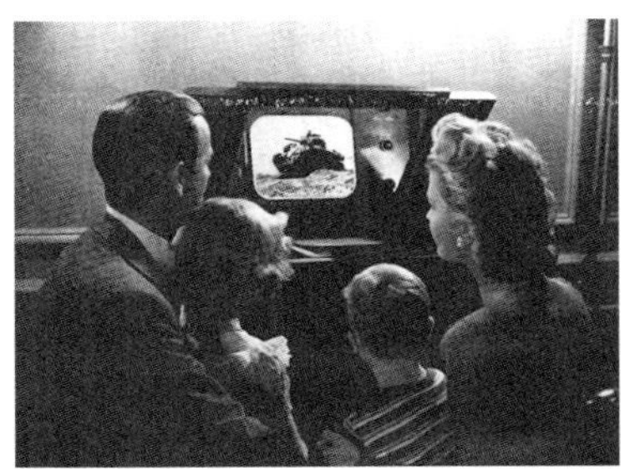

ohne Titel
USA 1945, Photomontage
in der Zeitschrift »Broadcast News«
No. 40, Jan. 1945, Camden, New Jersey

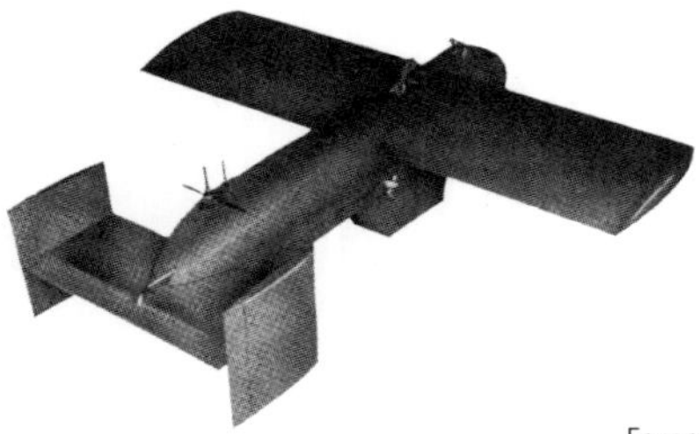

Fernsehgesteuerte Gleitflug-Bombe
USA, Juni 1943
in der Zeitschrift »Broadcast News«,
RCA Manufacturing Company, Camden,
New Jersey 1946

Nicht nur in Großbritannien, sondern auch im Deutschland der Nazizeit und in den USA haben weitsichtige Fernsehtechniker und Militärs schon in den dreißiger Jahren die Möglichkeit des militärischen Einsatzes von Fernsehtechnik erkannt.
Als sich im Zweiten Weltkrieg die Überlegenheit der radargestützten britischen Abwehr erweist, werden zahlreiche Forschungsvorhaben in geheimgehaltenen Versuchsreihen umgesetzt.
Nachtsichtgeräte, die von der amerikanischen Fernsehindustrie gefertigt werden, kommen bei der Eroberung von Okinawa erfolgreich zum Einsatz.
Die Deutschen und die Amerikaner entwerfen Flugzeuge, die mit TV-Kameras bestückt sind und in der Fernaufklärung für schnellen und relativ sicheren Datentransfer sorgen.

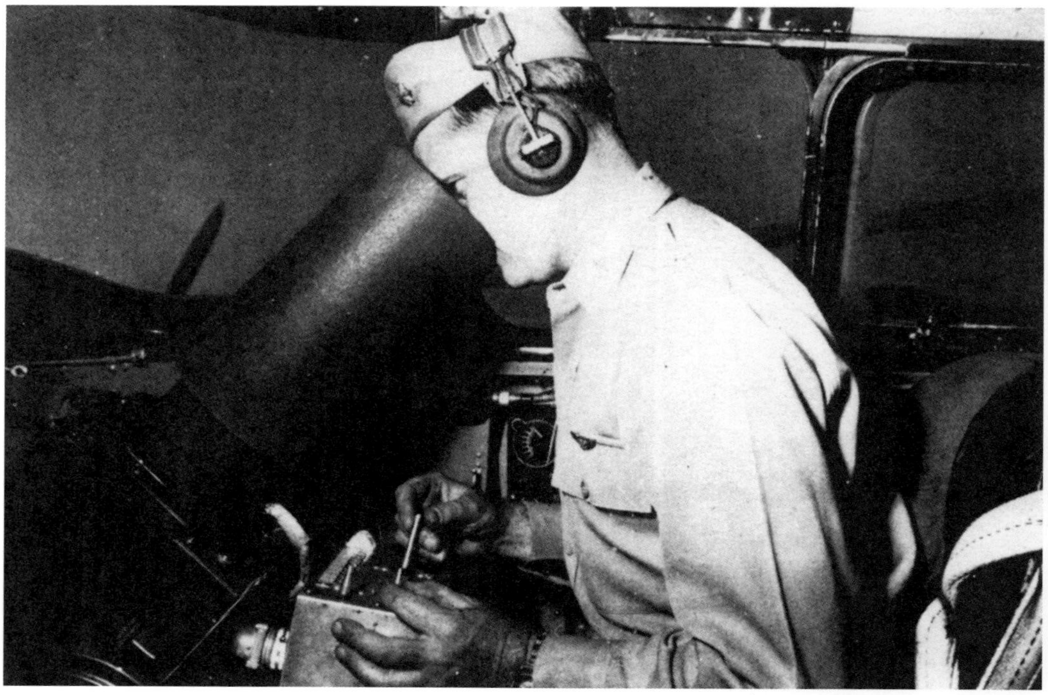

Co-Pilot am Fernsehmonitor mit Steuerungseinheit in B-23 Bomberflugzeug
USA, Juni 1943, Photographien
in der Zeitschrift »Broadcast News«,
RCA Manufacturing Company, Camden,
New Jersey 1946

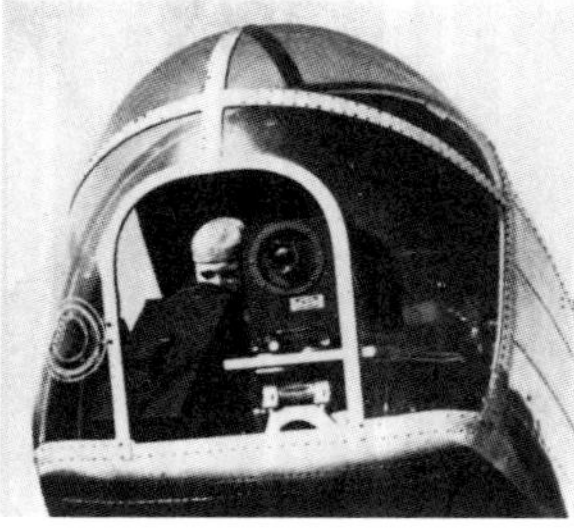

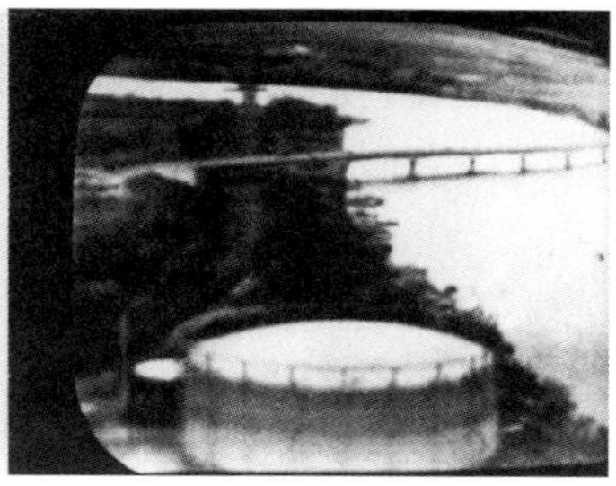

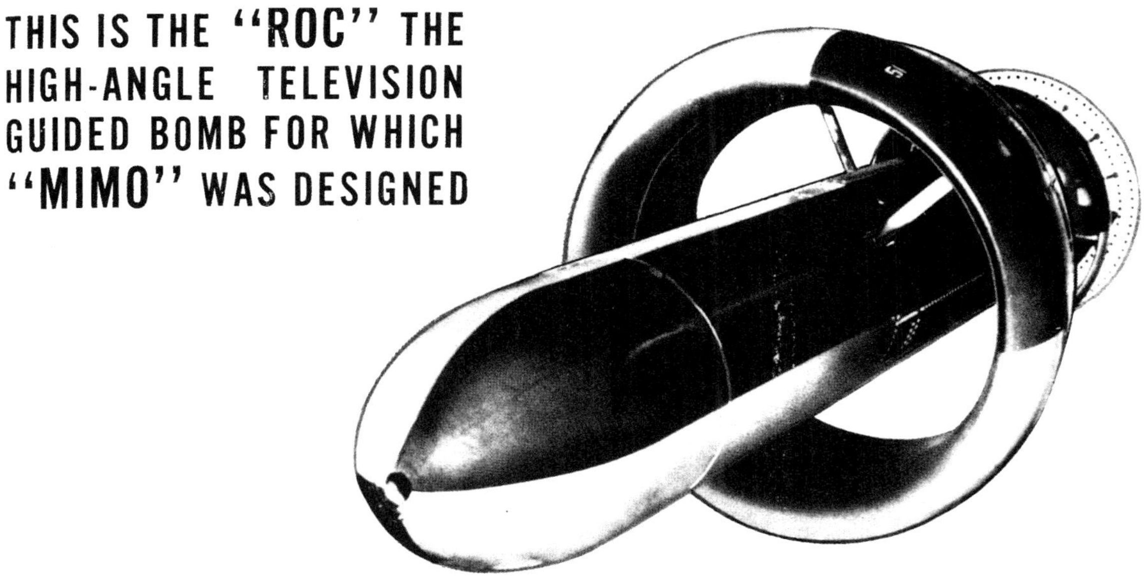

Fernsehgesteuerte fliegende Bombe
Roc Bird der Douglas Aircraft Company
USA 1944
in der Zeitschrift »Broadcast News«,
RCA Manufacturing Company, Camden,
New Jersey 1946

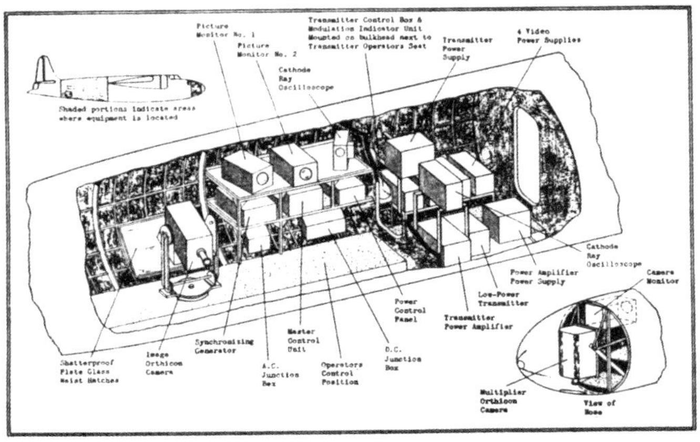

Schematische Querschnittszeichnung
mit der in ein Navy JM-1 Marauder
Bomberflugzeug eingebauten Fernseh-
steuerungseinheit
in der Zeitschrift »Television«, Princeton,
New Jersey 1947

In den Rüstungsschmieden der Nazis entstehen Prototypen von fernsehgesteuerten Bomben und sprengstoffbeladenen Flugkörpern, die für den Einsatz gegen stark verteidigte Bodenziele und Schiffe vorgesehen sind.
Am weitesten entwickelt sind diese High-Tech-Waffen in den Vereinigten Staaten. Noch während der Schlußphase des Kampfes gegen die deutsche Wehrmacht werden verschiedene Prototypen jener zukunftsträchtigen Waffensysteme durch die US-Army zum Einsatz gebracht.

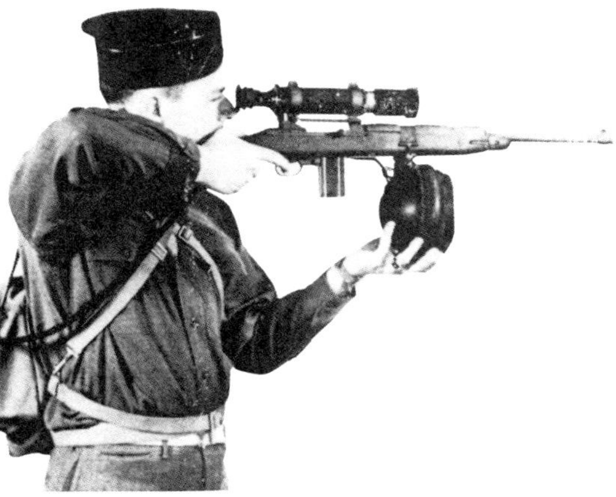

Soldat der US-Army mit Karabiner mit
angehängtem Infrarot-Scheinwerfer und
aufmontiertem Nachtsichtgerät
USA 1945
Photographie in der Zeitschrift »Broad-
cast News«,
RCA Manufacturing Company, Camden,
New Jersey 1946

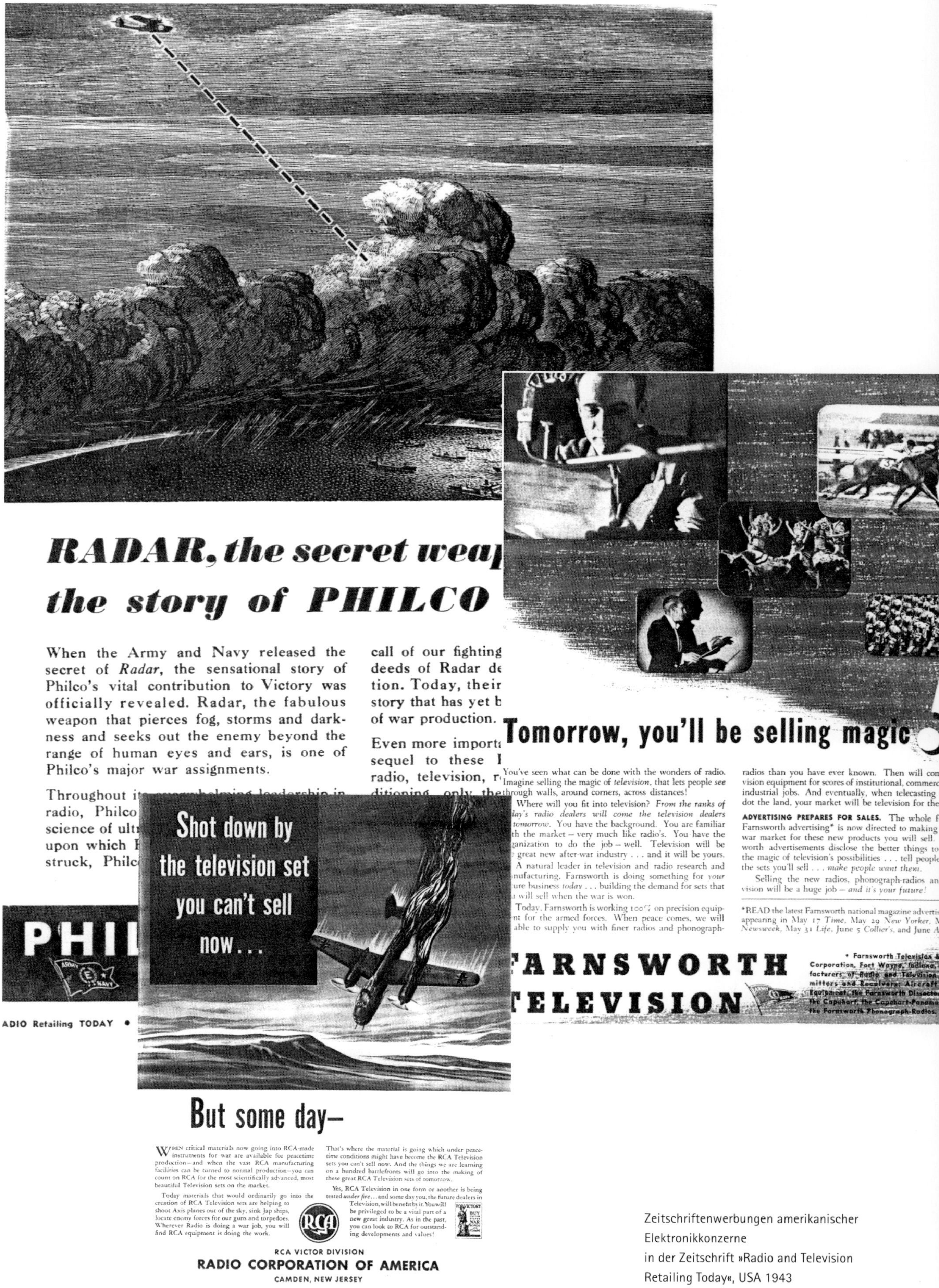

Zeitschriftenwerbungen amerikanischer Elektronikkonzerne in der Zeitschrift »Radio and Television Retailing Today«, USA 1943

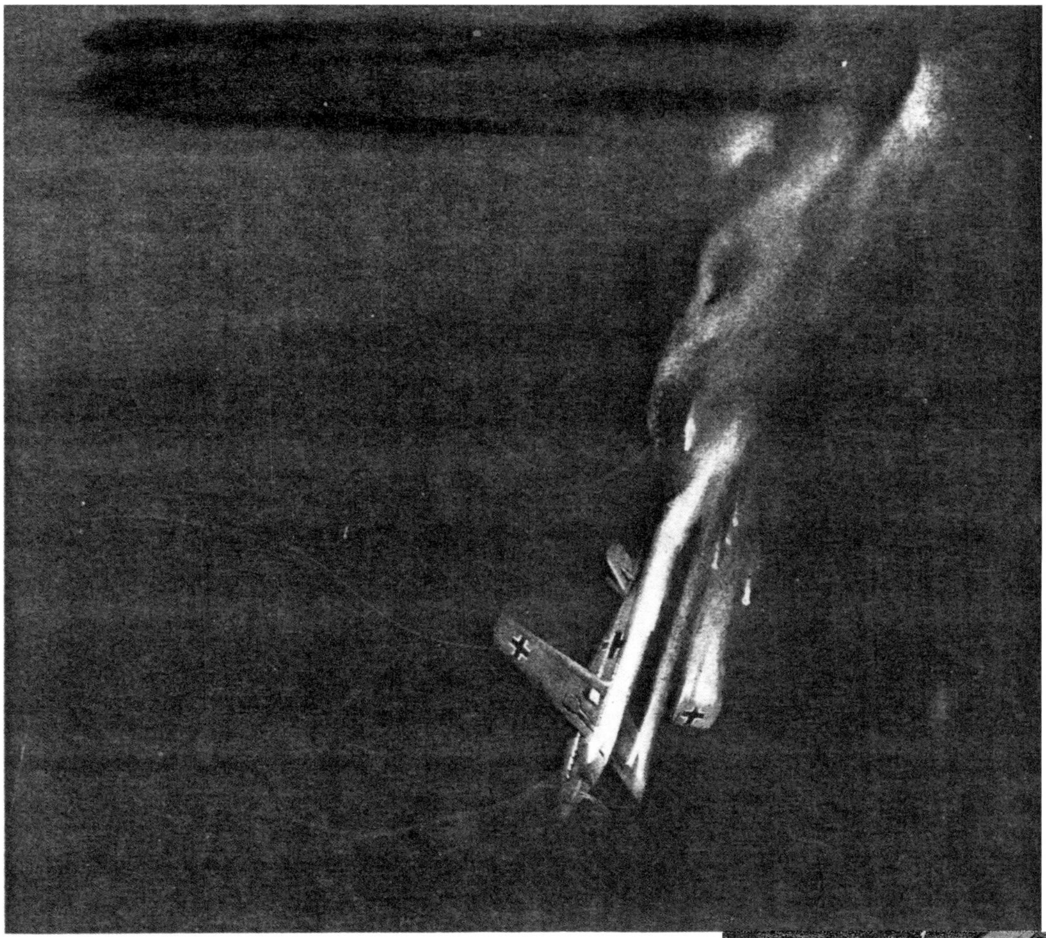

BULL'S-EYE IN THE DARK

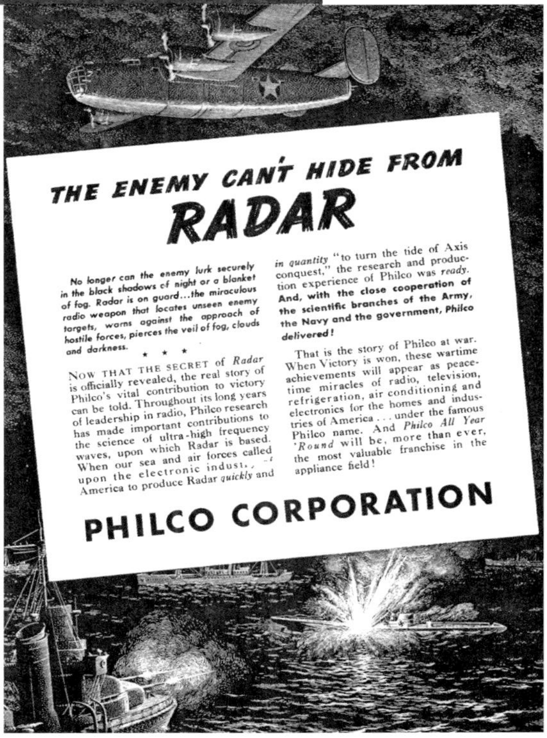

Wie in keinem Krieg zuvor werden die Schlachten des Zweiten Weltkrieges maßgeblich durch die technische Überlegenheit der Waffen- und Navigationssysteme entschieden. Die Elektronikindustrie hat eine nie dagewesene Bedeutung für die Kriegsindustrie gewonnen.
Die Erfahrung in der serienmäßigen Herstellung von Fernseh-Bildröhren erweist sich für Großbritannien und die USA als ein unschätzbarer Trumpf bei der Entwicklung und massenhaften Fertigung von Radar-Systemen, die vor allem von Luftwaffe, Luftabwehr und Marine genutzt werden. In den USA läßt eine schnelle Umstellung von zivilen Fertigungsstätten in Rüstungsbetriebe die Produktionszahlen von Fernsehgeräten für den Unterhaltungsbereich auf ein Minimum zurücksinken. Mit zahlreichen ganzseitigen Anzeigen in der Fachpresse wird bei Händlern und Kunden um Verständnis für diese kriegswichtigen Maßnahmen geworben.

Werbeanzeigen amerikanischer Elektronikkonzerne in der Zeitschrift »Radio and Television Retailing Today«, USA 1942-1945

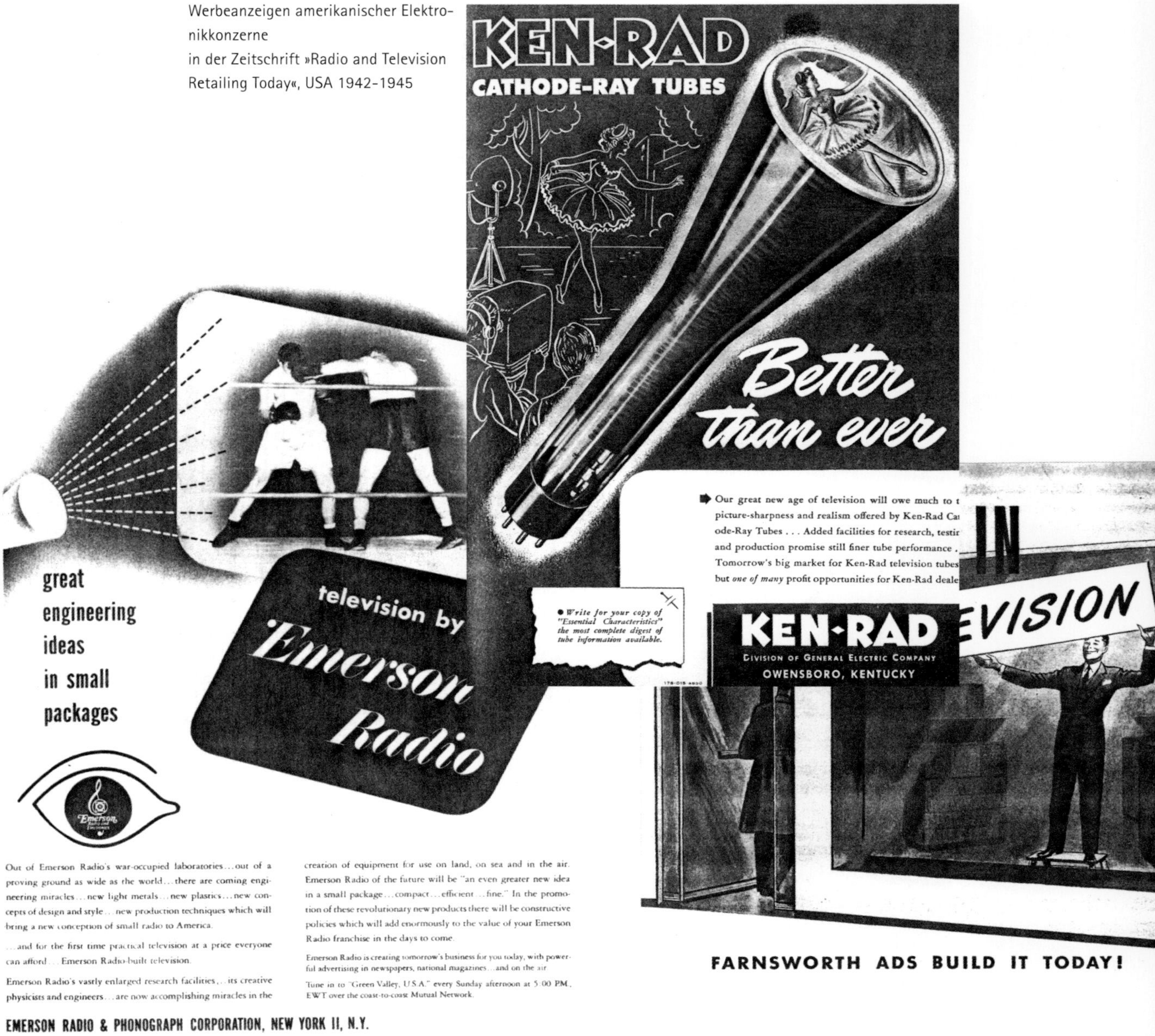

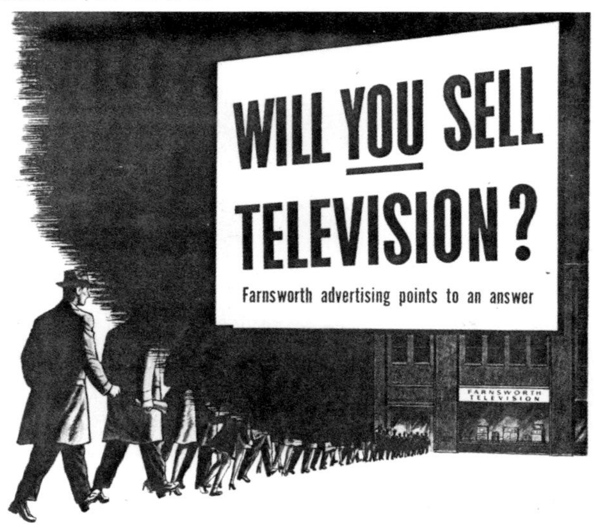

Um die Rundfunk- und Fernsehhändler, die durch kriegsbedingte Produktionsausfälle im Fernsehbereich starke Einnahmeverluste erlitten haben, zu besänftigen, führt die TV-Industrie der USA eine nationale Anzeigenkampagne durch. Sie verspricht dem TV-Handel für die Friedenszeit eine immens wachsende Nachfrage nach Fernsehapparaten und enorme Gewinne. Die TV-Industrie wird im Elektronikbereich zur vielversprechendsten Wachstumsbranche der Zukunft deklariert und das Medium Fernsehen zum Inbegriff der US-amerikanischen Wirtschaftsmacht verklärt.

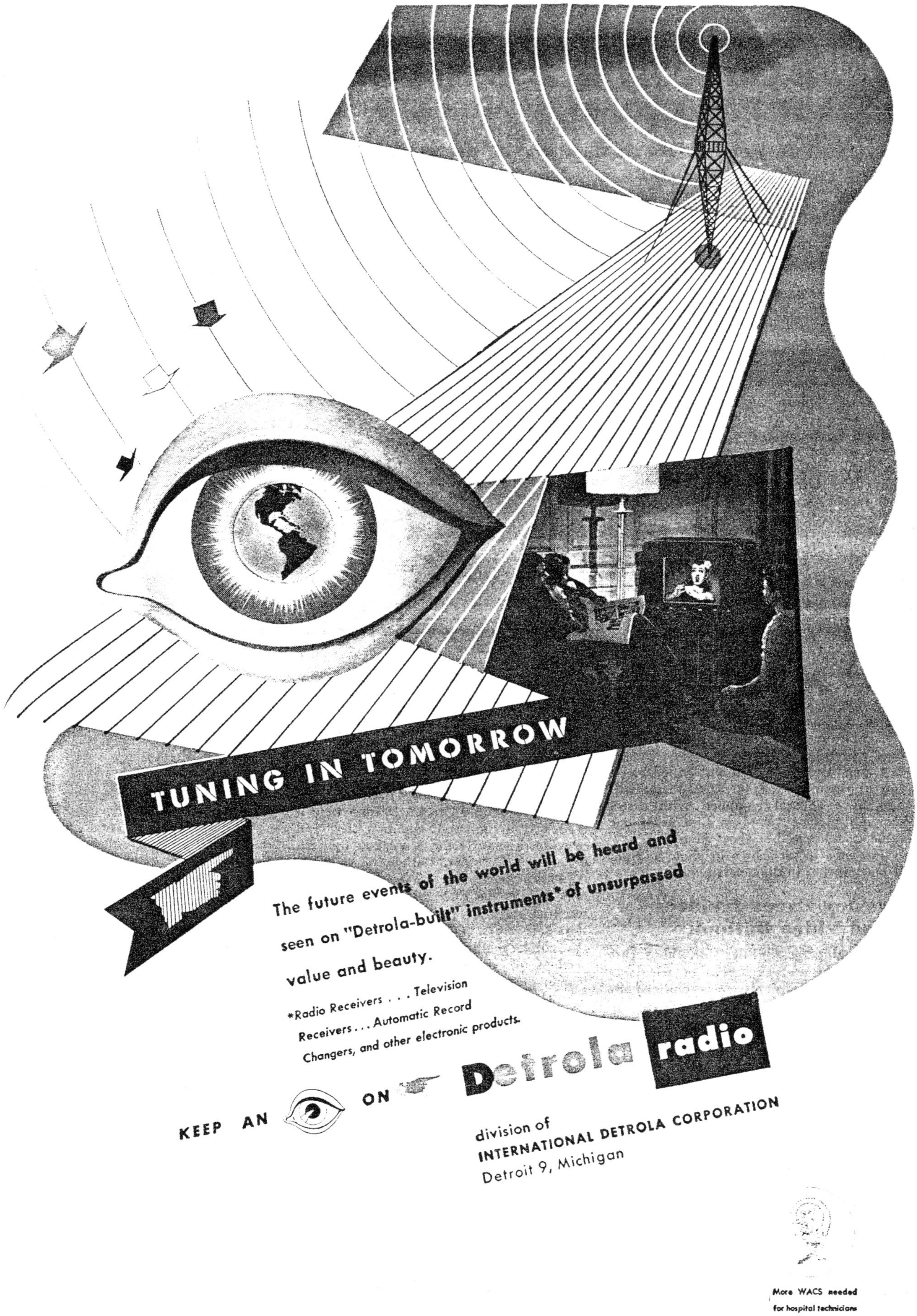
TUNING IN TOMORROW
The future events of the world will be heard and seen on "Detrola-built" instruments* of unsurpassed value and beauty.
*Radio Receivers . . . Television Receivers . . . Automatic Record Changers, and other electronic products.
Detrola radio
KEEP AN ON
division of
INTERNATIONAL DETROLA CORPORATION
Detroit 9, Michigan
More WACS needed
for hospital technicians

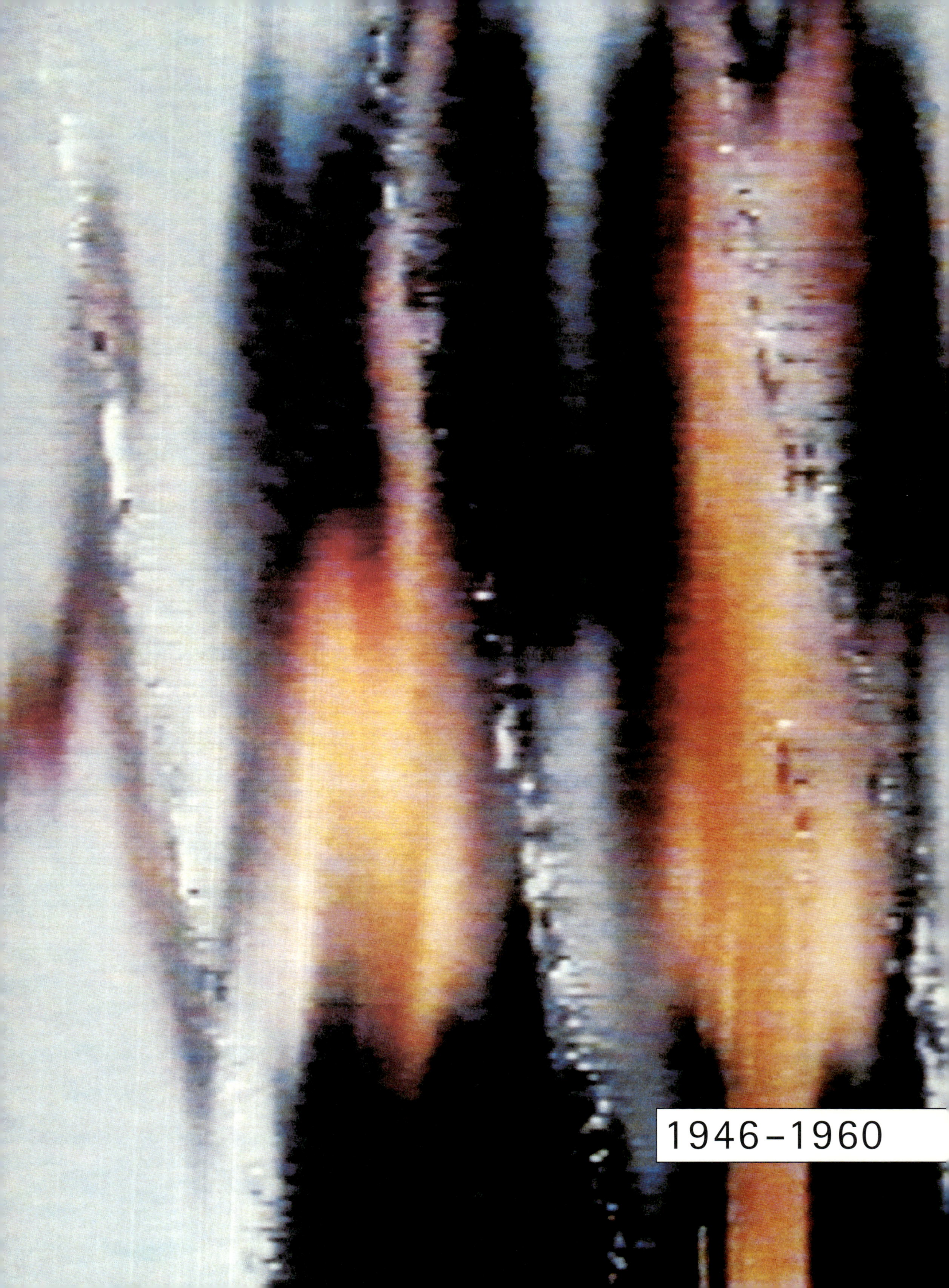

1946–1960

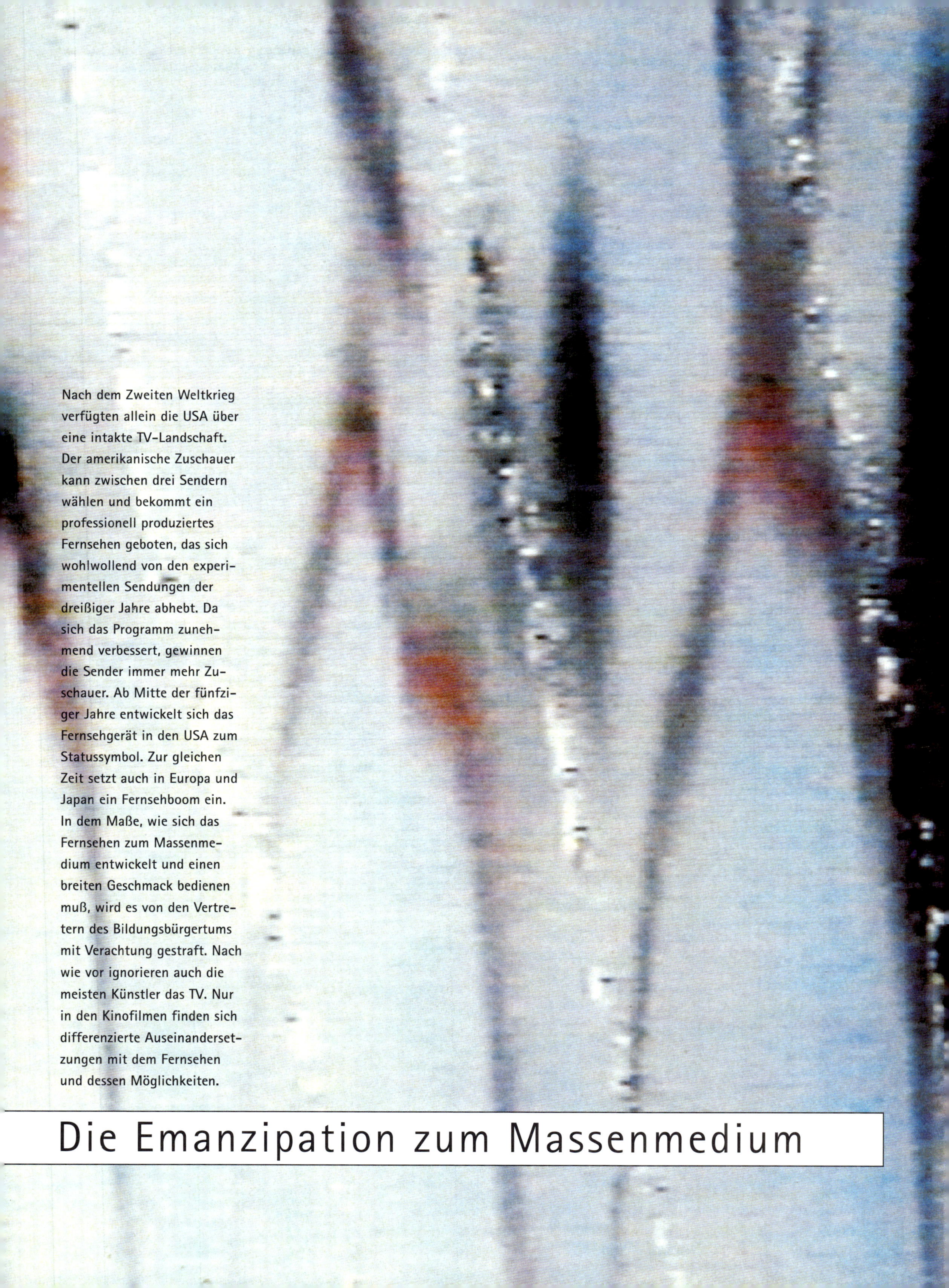

Nach dem Zweiten Weltkrieg verfügten allein die USA über eine intakte TV-Landschaft. Der amerikanische Zuschauer kann zwischen drei Sendern wählen und bekommt ein professionell produziertes Fernsehen geboten, das sich wohlwollend von den experimentellen Sendungen der dreißiger Jahre abhebt. Da sich das Programm zunehmend verbessert, gewinnen die Sender immer mehr Zuschauer. Ab Mitte der fünfziger Jahre entwickelt sich das Fernsehgerät in den USA zum Statussymbol. Zur gleichen Zeit setzt auch in Europa und Japan ein Fernsehboom ein. In dem Maße, wie sich das Fernsehen zum Massenmedium entwickelt und einen breiten Geschmack bedienen muß, wird es von den Vertretern des Bildungsbürgertums mit Verachtung gestraft. Nach wie vor ignorieren auch die meisten Künstler das TV. Nur in den Kinofilmen finden sich differenzierte Auseinandersetzungen mit dem Fernsehen und dessen Möglichkeiten.

Die Emanzipation zum Massenmedium

Pye Table Model Type LV30F (fringe model)
Großbritannien, Juni 1950
Michael Bennett-Levy, Edinburgh

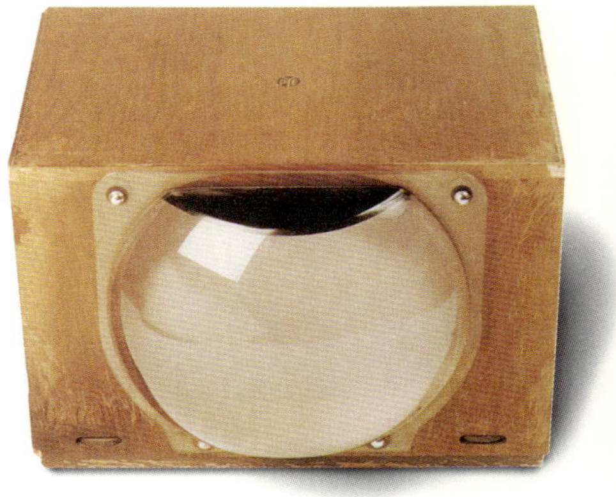

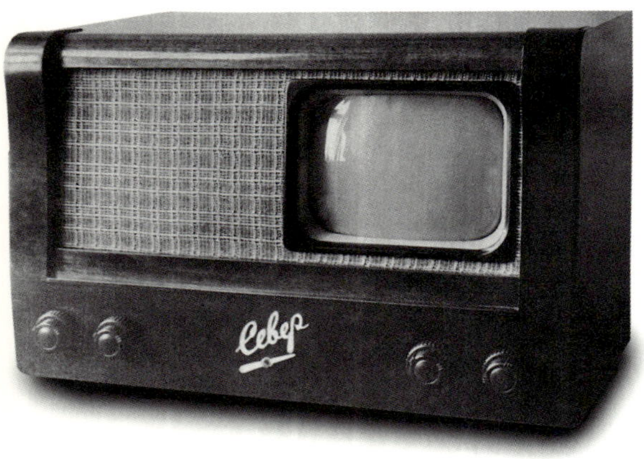

Tischfernsehgerät *Lewer*
Sowjetunion, um 1950

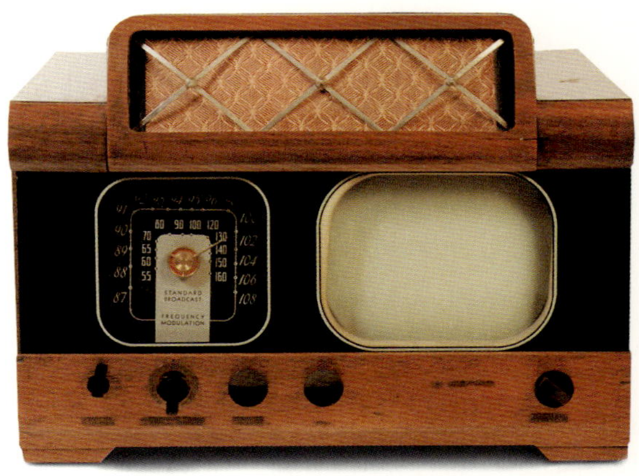

General Electric 803
USA, um 1950
Michael Bennett-Levy, Edinburgh

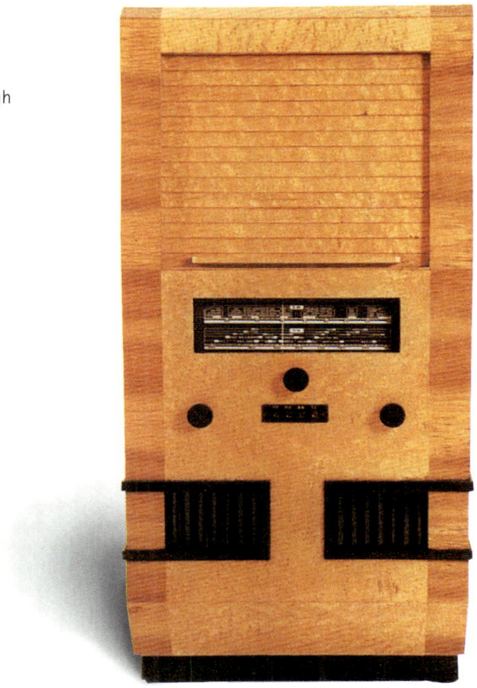

Baird »Lyric«
Großbritannien 1946,
105,4 x 50,8 x 50,8 cm
Michael Bennett-Levy, Edinburgh

Ab 1945 beginnt zunächst in den USA und dann auch in Großbritannien das Fernsehgeschäft erwartungsgemäß zu boomen. In den USA strahlen schon 1948 mehr als 70 Sender Fernsehprogramme aus. Die Elektronikproduzenten haben durch ihre Einbeziehung in die Rüstungsindustrie gewaltige Fortschritte in der Massenfertigung hochwertiger und wenig störanfälliger Technik gemacht. Diese Erfahrungen ermöglichen ihnen jetzt, für einen breiten zivilen Absatzmarkt, der auch die weniger gut verdienenden Bevölkerungsschichten einschließt, billige TV-Geräte zu produzieren. Auch die Sowjetunion, die schon vor dem Krieg erste Fernsehprogramme gesendet hat, beginnt unter besonderer Orientierung an der deutschen Fernsehtechnik mit der Produktion eigener Geräte für den heimischen Markt. Entsprechend vielfältig entwickelt sich jetzt das Angebot von Fernsehapparaten in allen Preisklassen. Die Palette reicht vom fabrikmäßig produzierten Tischempfänger mit kleiner Bildröhre und wassergefüllter Vergrößerungslinse bis hin zu kostbar verkleideten Apparaten, die in geringer Stückzahl handgefertigt werden. Die Luxus-Versionen unter den Fernsehern sind zudem mit zusätzlichen Hörfunk-Empfängern und hochwertigen Schellack-Wechsel-Plattenspielern ausgestattet.

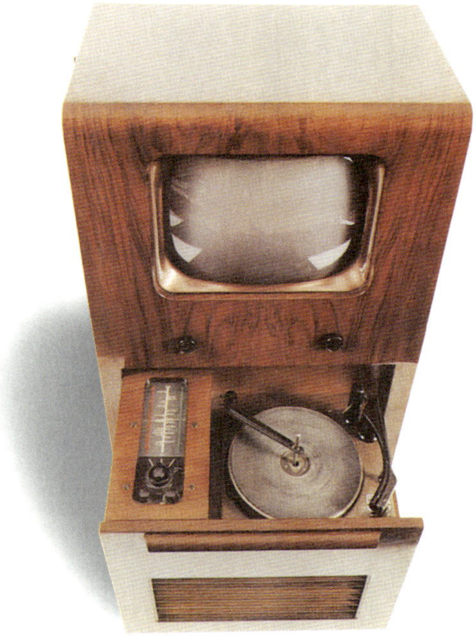

Decca TV/Radio/Gramophone Console Model 111
Großbritannien, um 1950,
101,6 x 61 x 61cm
Michael Bennett-Levy, Edinburgh

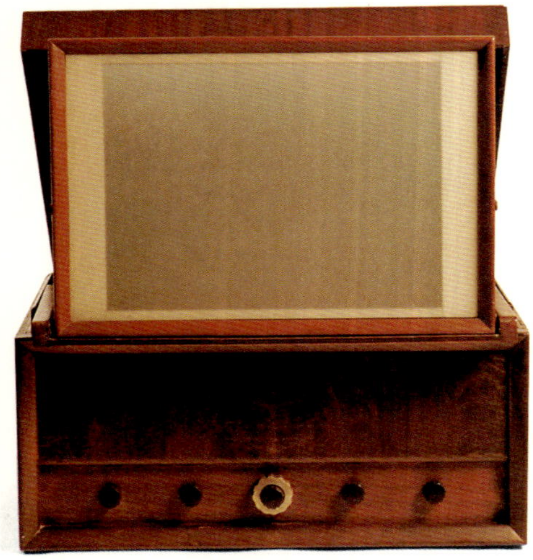

Scott 6 TU
USA 1949
Michael Bennett-Levy, Edinburgh

Das Design der meisten teureren Fernseher entspricht nach wie vor einem eher konservativen, an vergangenen Stilepochen orientierten Zeitgeschmack. Die betuchte Kundschaft der prosperierenden Nachkriegsgesellschaft will nicht auf den Fernsehgenuß verzichten, scheut sich aber, dieses profane Bedürfnis in ihren Wohnräumen zum Ausdruck zu bringen. Als Ausweg aus diesem Dilemma bieten ihnen die Hersteller von TV-Geräten solche Apparate, deren Design die Funktion des Fernsehers verleugnet. Mit antikisierendem Zierat und Andeutungen von falschen Türen und Schubladen wird das Aussehen einer Kommode perfekt imitiert. Wie schon im England der dreißiger Jahre sind bei der amerikanischen Kundschaft der späten vierziger Jahre großflächige Verblendungen mit Walnußholz, Mahagoni oder anderen Edelhölzern sehr beliebt. Doch jetzt handelt es sich nicht mehr allein um exquisite Spezialanfertigungen in geringer Stückzahl, sondern zumeist um massenhaft gefertigte Industrieprodukte.

Fisher Projector Set
USA, um 1948
Michael Bennett-Levy, Edinburgh

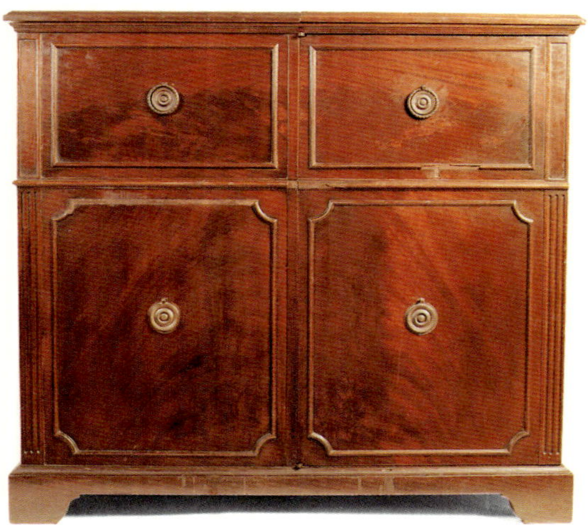

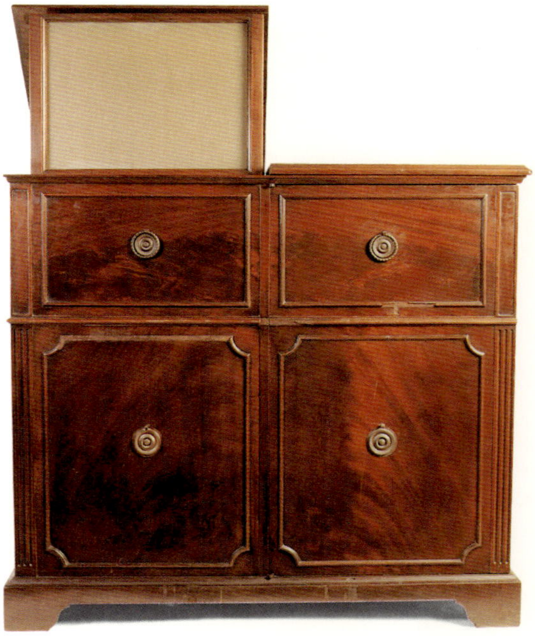

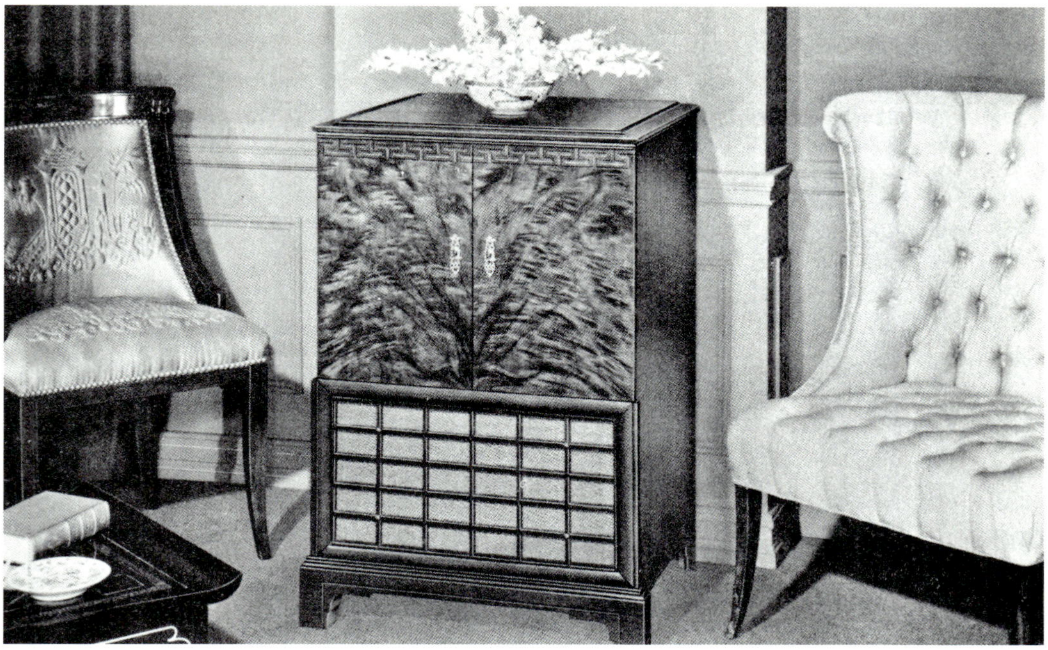

RCA 12-inch TV
USA 1950

Durch die Fachpresse der Elektronikindustrie werden die amerikanischen Einzelhändler in historischer Möbel-Stilkunde unterrichtet, damit sie ihre Kundschaft beim Kauf von Geräten in historisierendem Aussehen und bei der Kombination mit ihren anderen Möbelstücken kompetent beraten können.
Diese geschmackliche Orientierung an der Vergangenheit geht einher mit immensen technischen Neuerungen. Das elektronische Innenleben der Fernsehapparate wird ständig weiterentwickelt. Neuartige Projektionsfernseher versprechen eine bedeutend größere Bildfläche, als es die langgestreckten Bildröhren erlauben. Leider ist diese Technologie noch immer mit zahlreichen Mängeln behaftet und kann bei weitem nicht die Brillanz einer Filmprojektion erzielen.

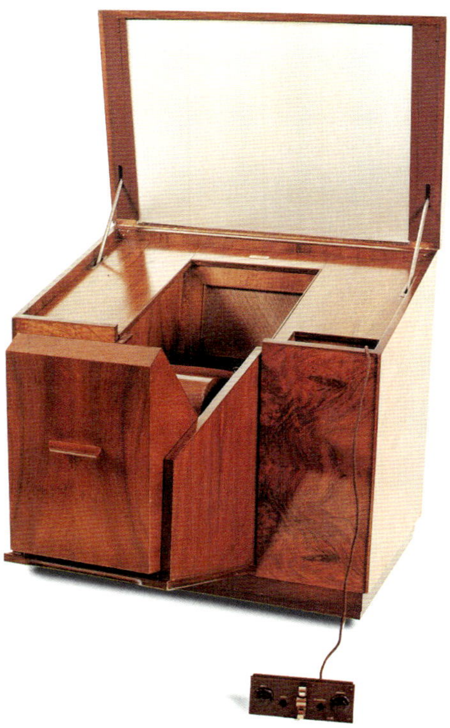

Nera Projection Set Model C30
Fernsehgerät mit Fernbedienung, 1954
Michael Bennett-Levy, Edinburgh

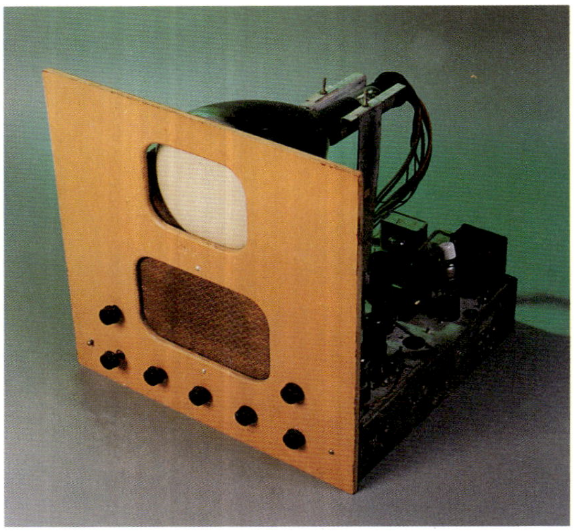

Premiere
USA 1948
Michael Bennett-Levy, Edinburgh

Du Mont Manchu
USA 1949
Michael Bennett-Levy, Edinburgh

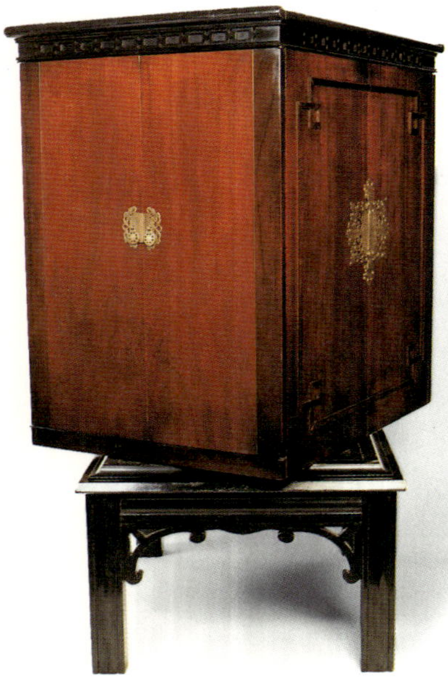

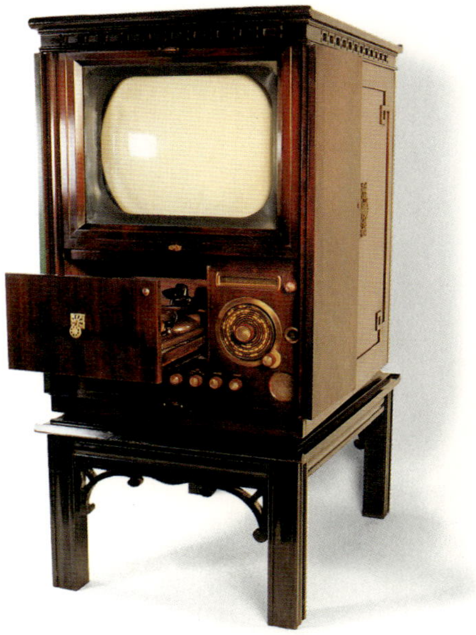

General Electric 800
USA, um 1948
Michael Bennett-Levy, Edinburgh

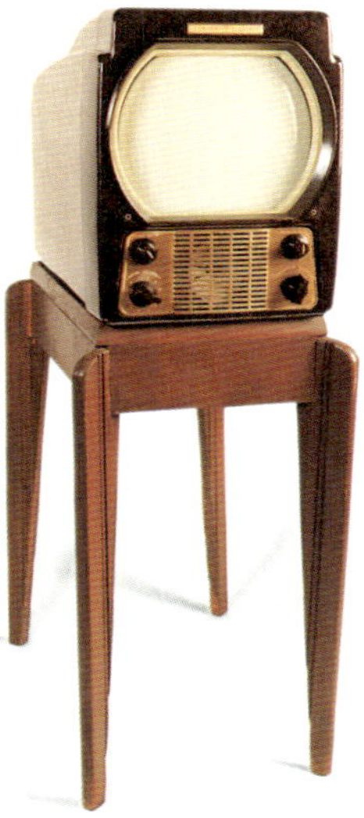

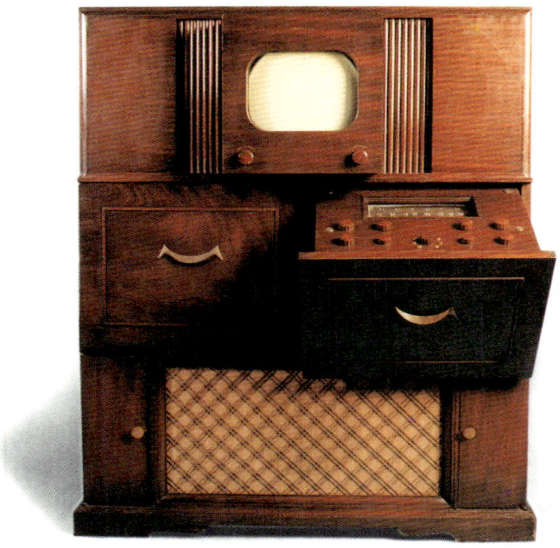

Crosley Spectator 348 CP
USA 1948
Michael Bennett-Levy, Edinburgh

Zenith H 2438 H
USA, um 1948
Michael Bennett-Levy, Edinburgh

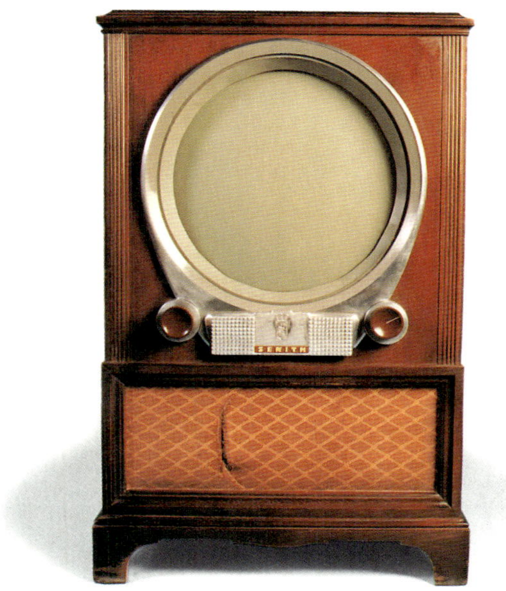

RG-D THE 17
Großbritannien 1953
Michael Bennett-Levy, Edinburgh

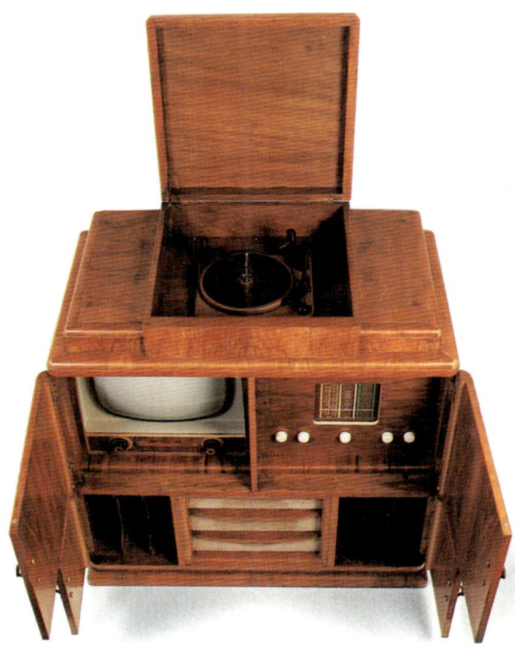

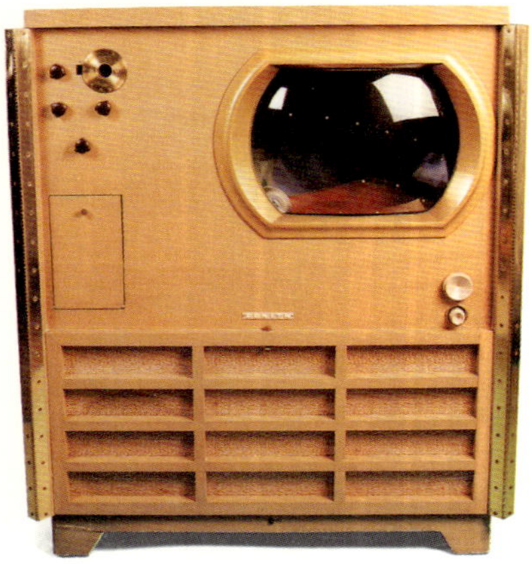

Zenith Field Sequential Color Television
USA 1949
Michael Bennett-Levy, Edinburgh

Automatic TV 709
USA, um 1948
Michael Bennett-Levy, Edinburgh

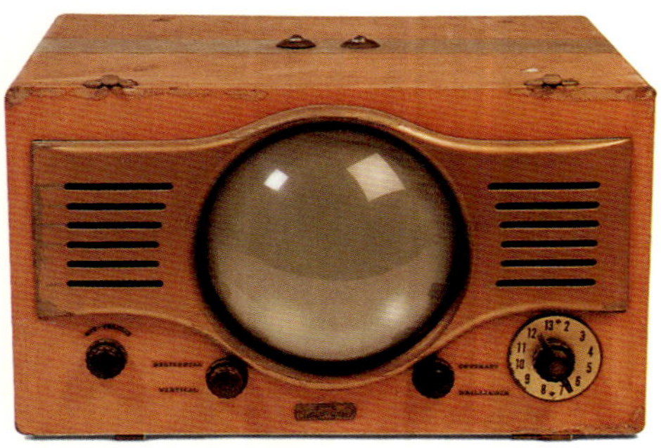

GEC BT 1091 B
Großbritannien 1949
Michael Bennett-Levy, Edinburgh

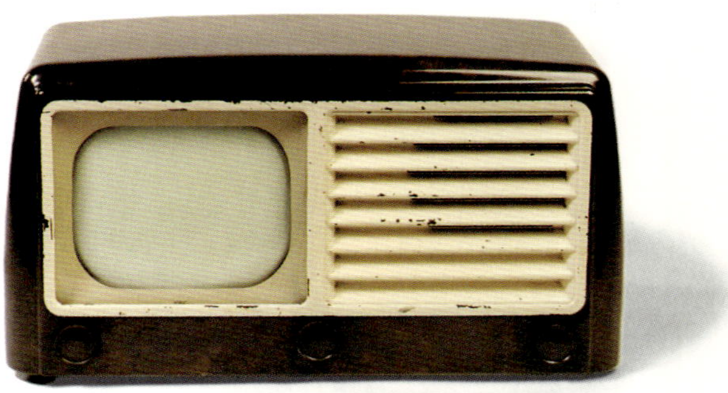

Motorola 9T1
USA, um 1948
Michael Bennett-Levy, Edinburgh

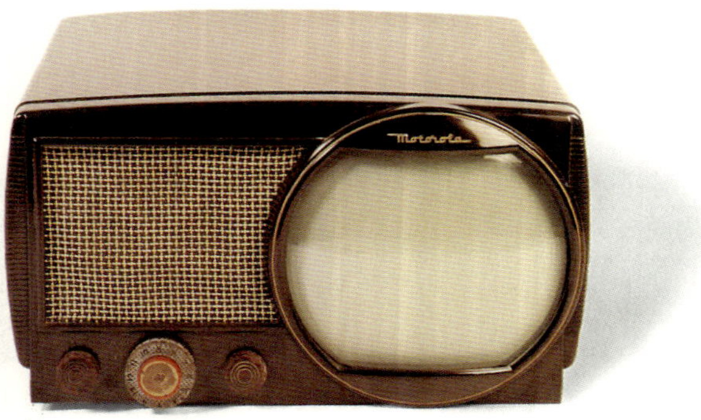

National TV 7
USA, um 1948
Michael Bennett-Levy, Edinburgh

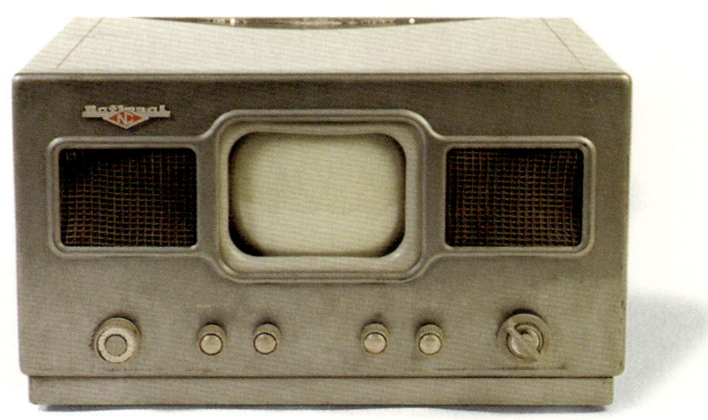

Mit dem Fortschreiten der Technik geht die Miniaturisierung der elektronischen Bauteile einher. Um den Zuschauer trotz einer kleinen Bildröhre in den Genuß eines möglichst großen Fernsehbildes kommen zu lassen, sind einige Apparate mit einem überdimensionierten Vergrößerungsglas versehen, das vom Hersteller vor der Bildröhre fest montiert wurde oder als Zubehör nachträglich angebracht werden kann. Diese Linse besteht aus geschliffenem Glas, bei späteren Modellen ist sie mitunter aus einer mit Wasser zu füllenden Kunststoff-Konstruktion gefertigt worden.
Die von Kargheit bestimmte Ästhetik der für das Militär entwickelten Elektronik-Geräte läßt sich auch bei einigen Fernsehgeräten der frühen Nachkriegszeit wiederentdecken. Nüchternheit und Funktionalität gelten als modern. Zunehmend finden farbige Kunststoffe und lackierte Metalle Verwendung. Der von Lebensfreude und Genußfähigkeit bestimmte Zeitgeschmack der Nachkriegsgeneration verschafft sich in der Vorliebe für hellfarbige Fernsehapparate seinen Ausdruck.

Pye BT 18
Großbritannien 1950
Michael Bennett-Levy, Edinburgh

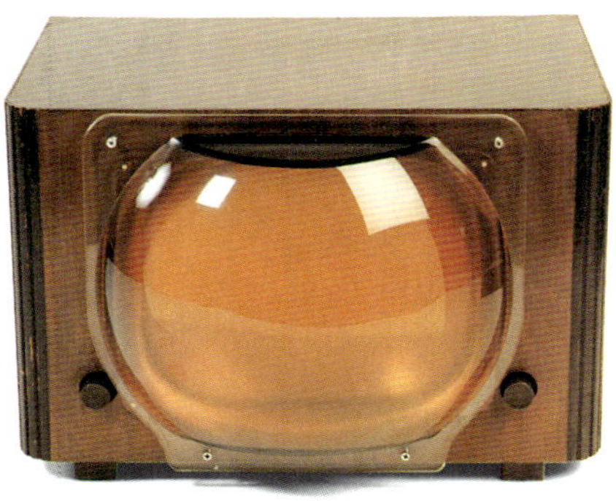

Zenith 28 T925 R
USA, um 1948
Michael Bennett-Levy, Edinburgh

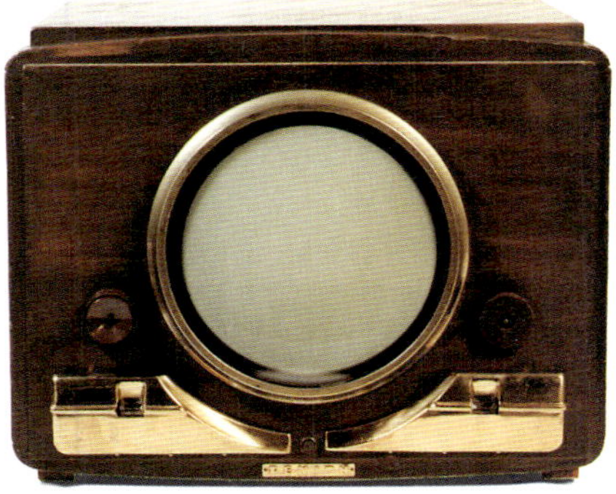

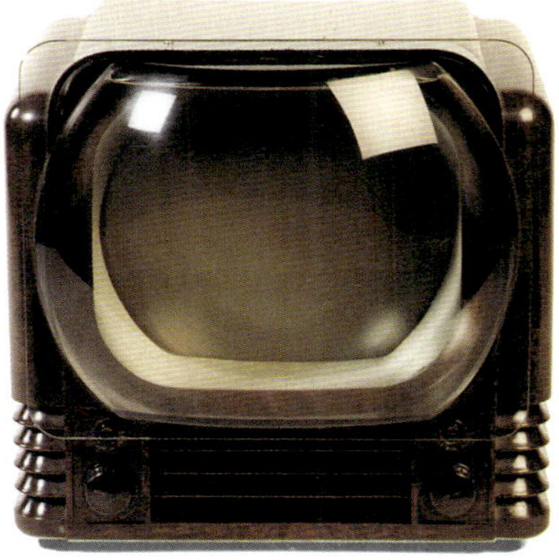

Bush Type 22
Großbritannien 1950
Michael Bennett-Levy, Edinburgh

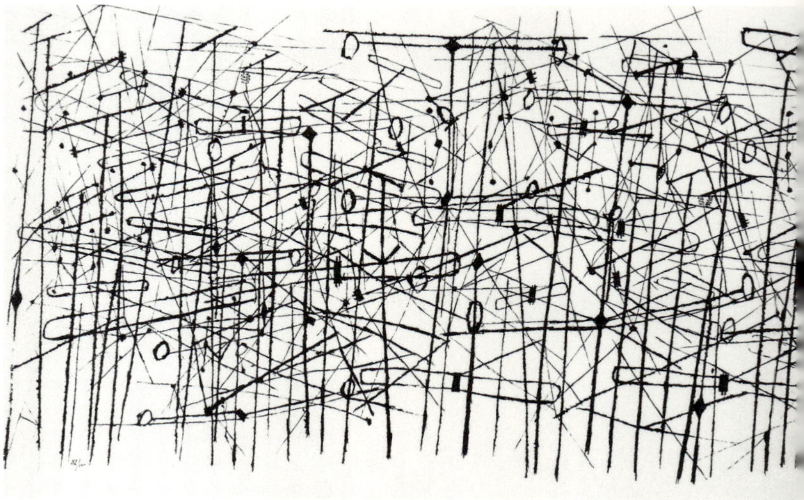

Ben Shahn: *TV Antennae (auch Caliban)*
USA 1953, Serigraphie, gedruckt in Schwarz, 63,8 x 98,4 cm
The Museum of Modern Art, New York, James Thrall Soby Fund

Einer der ersten Künstler, der die Fernsehbegeisterung seiner Landsleute reflektiert, ist der US-amerikanische Maler Norman Rockwell. In seinem 1949 als Zeitungscover abgedruckten Gemälde *The New Television Set* beobachtet ein typischer amerikanischer Kleinbürger aus dem Dachfenster seines Hauses, wie ein Techniker die neu erworbene Fernsehantenne installiert.

Der einst das Stadtbild beherrschende Kirchturm befindet sich bei Rockwell weit im Hintergrund und ist in die untere Bildhälfte gedrängt. Er wirkt wie ein Relikt der alten Zeit gegenüber dem neu etablierten Symbol des Fernsehzeitalters. Der überschwengliche Optimismus der prosperierenden Nachkriegsgesellschaft kristallisiert sich in der Fernsehantenne als einem weithin sichtbaren Zeichen für den wirtschaftlichen Erfolg und dem daraus resultierenden Anspruch auf Freizeit und Unterhaltung.

Vier Jahre nach Rockwells Gemälde entsteht Ben Shahns Graphik *TV Antennae*. Das chaotisch anmutende, den gesamten (Bild-)Raum beherrschende Liniengewirr macht sinnfällig, daß sich das Fernsehen als Massenmedium mit seinen Antennen sichtbar in den Himmel geschrieben hat.

Mit der ständig wachsenden Sendeleistung der TV-Stationen und dem forcierten Ausbau des Sendenetzes wird ein befriedigender Empfang zunehmend auch außerhalb der Ballungsgebiete und innerhalb der Häuser möglich. Die Industrie nutzt ihre Chance zur Expansion und reagiert mit der Markteinführung zahlloser Tischantennen, welche die kostspieligen und sturmgefährdeten Hausantennen sinnvoll ergänzen.

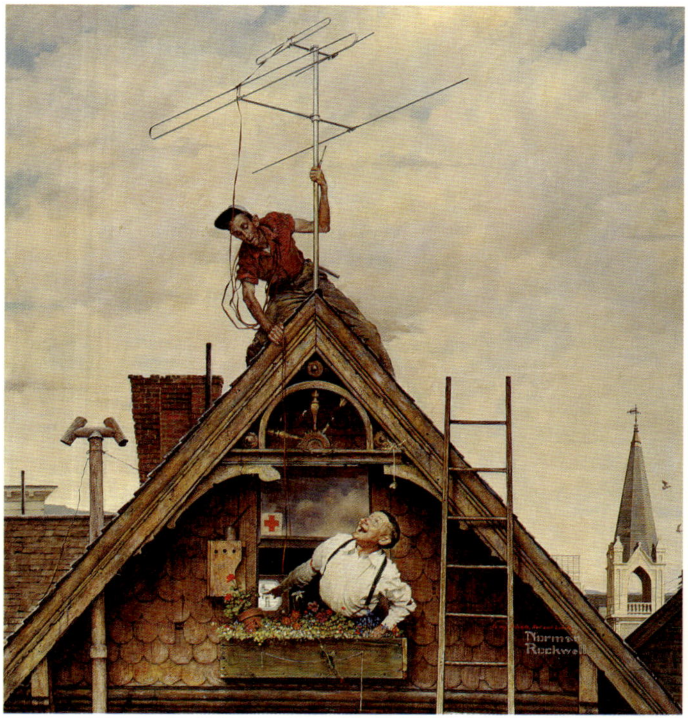

Norman Rockwell:
The New Television Set
USA, Öl auf Leinwand, 117,0 x 110,2 cm
Los Angeles County Museum of Art, Gift of Mrs. Ned Crowell

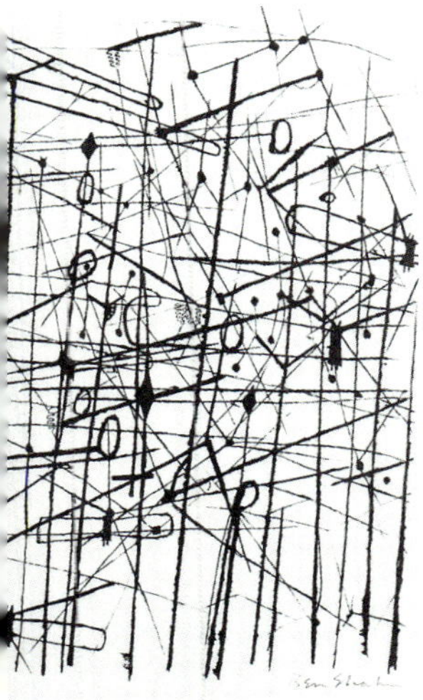

Innenraum-Antennen
verschiedener Hersteller aus den
USA und Großbritannien,
fünfziger bis sechziger Jahre
Michael Bennett-Levy, Edinburgh

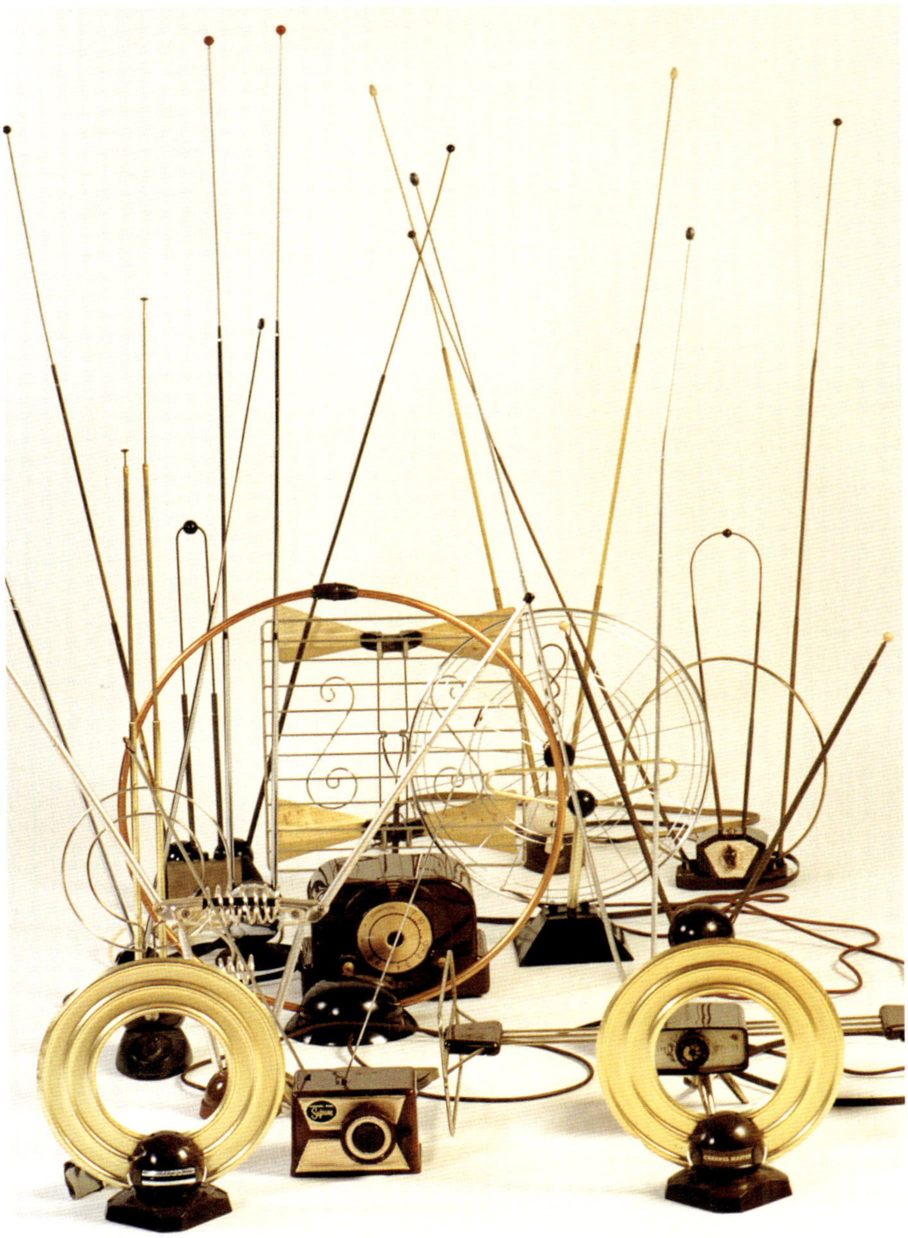

Von wenigen Ausnahmen abgesehen, überlassen die bildenden Künstler eine Beschäftigung mit dem Fernsehen immer noch ihren Kollegen aus der Unterhaltungsbranche. In den USA etabliert sich der Science-Fiction-Film als eines der beliebtesten Kino-Genres. Die hohen Gewinne, die mit diesen Streifen zu erzielen sind, erlauben den Produzenten aufwendige Ausstattungen und Spezialeffekte. Im Jahre 1951 kommt Rudolph Matés apokalyptischer Film *Der jüngste Tag* in die Kinos.
Das Werk glänzt mit nie zuvor gesehenen Trickeffekten, wobei der Vorführung zukünftiger TV-Technik mit großformatigen flachen Farbbildschirmen eine bedeutende dramaturgische Rolle zukommt. Das futuristische Design der Apparate ist völlig von deren Funktionalität geprägt und dementsprechend von wissenschaftlichen sowie militärischen Geräten inspiriert.
Die Demonstration von zukünftiger Fernsehtechnik im positiven Kontext ist für den Film vom Beginn der fünfziger Jahre an eine Ausnahmeerscheinung. Andere künstlerische Ausdrucksformen, die sich zunächst nicht vor der Konkurrenz des Fernsehens fürchten müssen (wie der Comic-Strip), können wesentlich unbefangener mit einer sich langsam etablierenden TV-Kultur umgehen. Ein interessantes Beispiel aus dieser Zeit, das den Fernseher zur Gestaltung eines Bildes im Bild nutzt, ist ein Cover der *Crime & Suspense Stories*. Eine Frau starrt gebannt auf den Bildschirm ihres TV-Gerätes; ihr blickt ein (live gesendeter) Fernsehsprecher entgegen, der jedoch außerstande ist, den sich in ihrem Rücken anschleichenden Mörder zu sehen. Während die meisten Science-Fiction-Filme der fünfziger Jahre das zukünftige Fernsehen als eine Art Bildtelephon darstellen, bei dem die Kommunikation in beide Richtungen möglich ist, geht diese Titelgraphik der *Crime & Suspense Stories* von der gegenwärtigen Realität eines eingleisigen TV-Konsums aus.

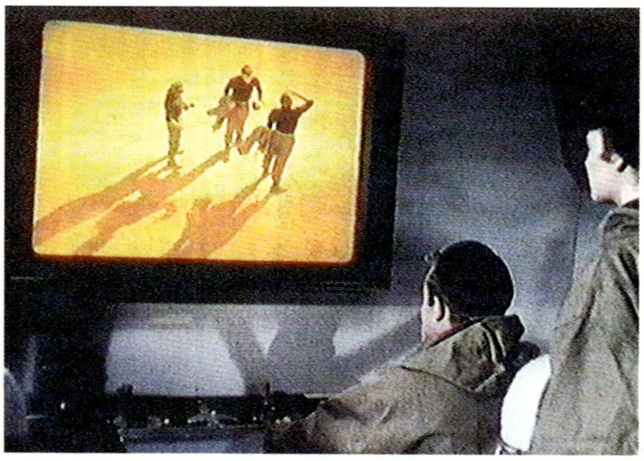

Rudolph Maté (Regie); John F. Seitz/
W. Howard Greene (Kamera);
Gordon Jennings/Harry Barndollar
(Special Effects): *When Worlds Collide*
(*Der jüngste Tag*)
USA 1951, 35 mm Kinofilm, farbig,
81 Minuten
Paramount Pictures

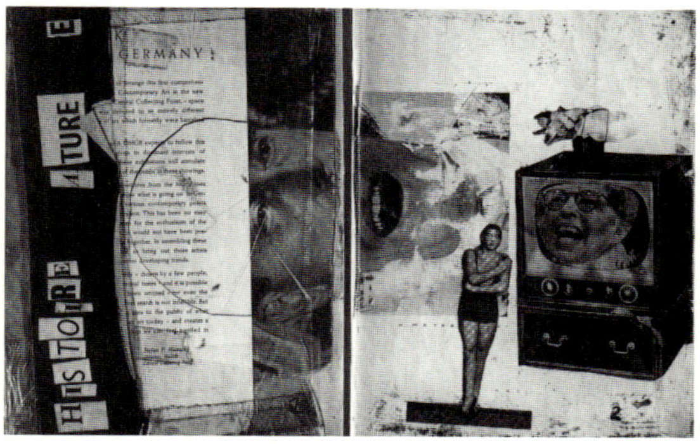

Eduardo Paolozzi: Seite aus dem
Psychological Atlas
Großbritannien 1949

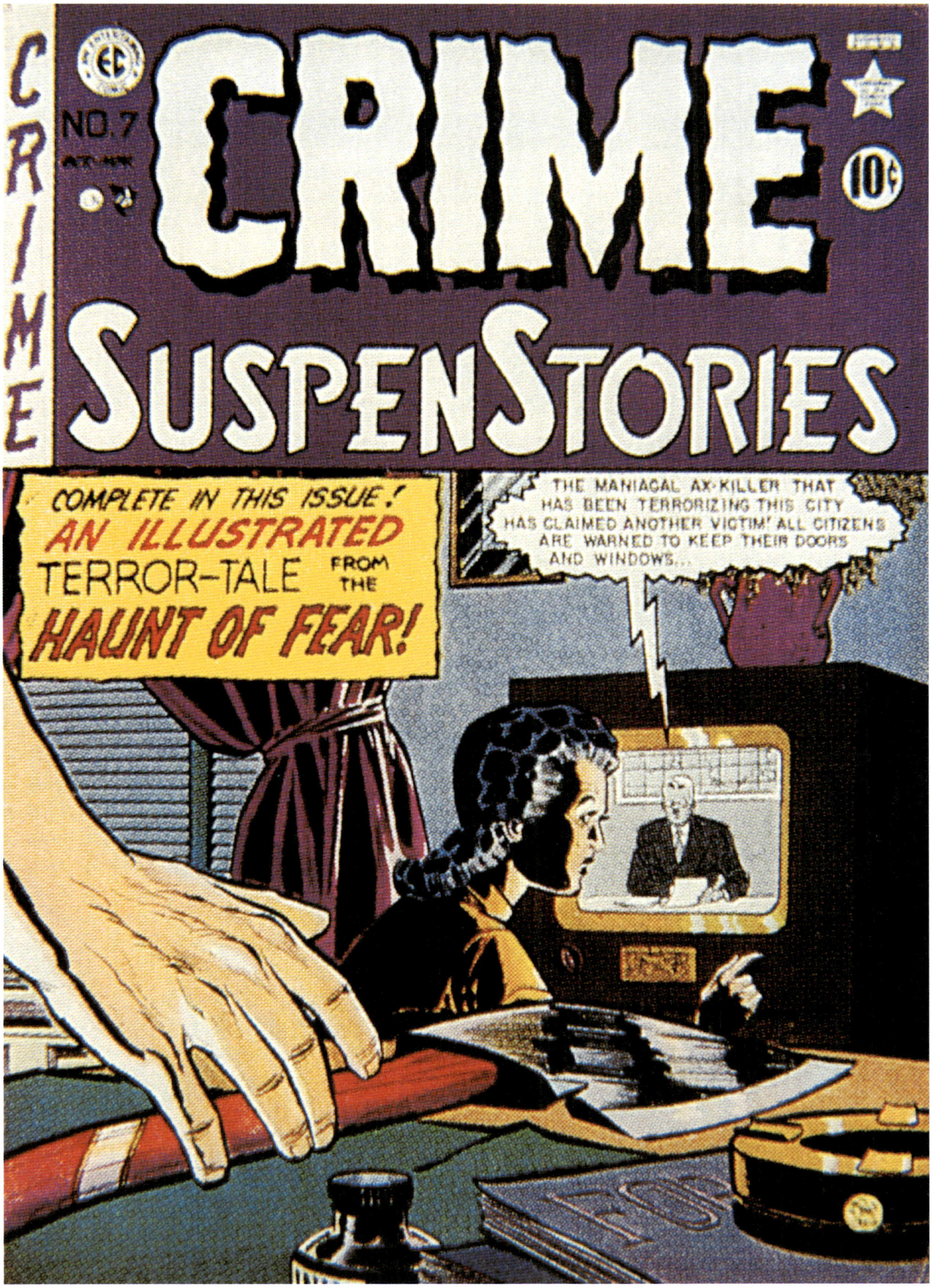

Cover von »Crime And Suspense Stories«, No. 7
USA um 1951, Comic

Summe aus allen bisher er-

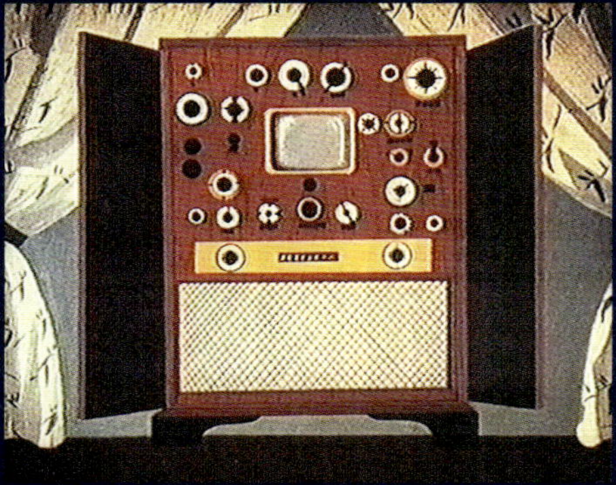

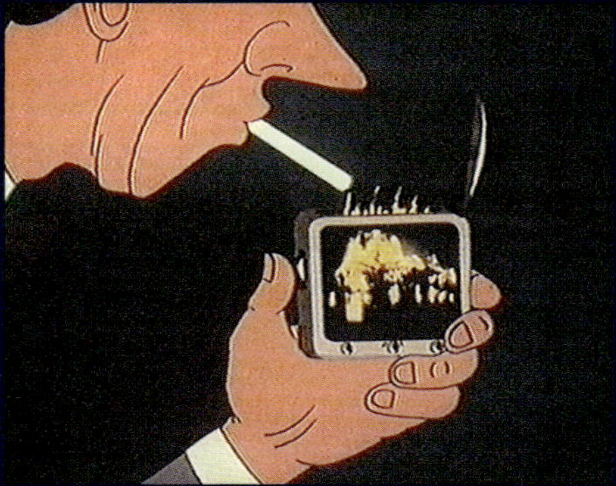

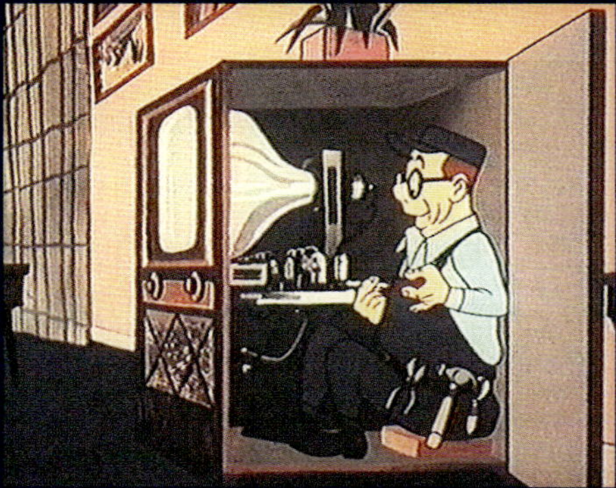

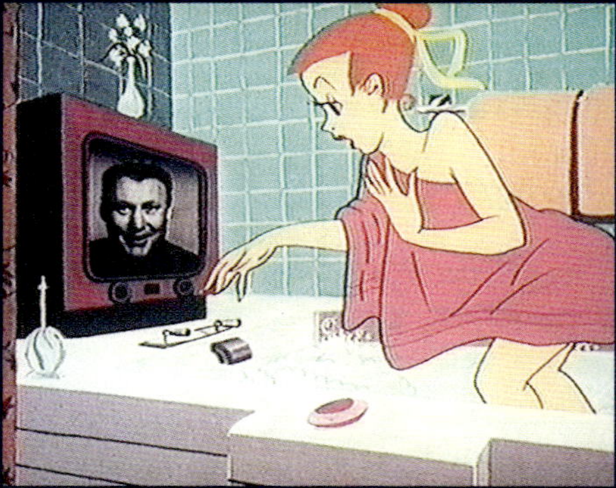

schienenen Karikaturen und die Zukunft prognostizierenden Zeichnungen. Da gibt es das TV-Gerät mit einer verwirrenden Vielzahl von Knöpfen und jene Multifunktions-Fernseher, die auch als Feuerzeug, Taschenlampe, Spielautomat oder Waschmaschine dienen. Technische Defekte sind dank des ins Gerät integrierten Mechanikers kein Problem, und atmosphärisch bedingte Empfangsstörungen können wegen der im Zimmer errichteten eigenen Sendestation nicht auftreten.
Das Fernsehen der Zukunft ist zudem interaktiv: Der passionierte Hochsee-Angler kann seiner Leidenschaft endlich bequem vom Sessel aus nachgehen, eine Dame im Gerät ergänzt die Runde von Kartenspielerinnen. Nur im Badezimmer ist der Blick aus

Tex Avery (Regie); Michael Lah / Ray Patterson / Robert Bentley / Walter Clinton / Grant Simmons (Animation): *TV of Tomorrow* (*Das Fernsehen der Zukunft*; auch: *Das Fernsehen macht alles möglich*)
USA, Juni 1953, 35 mm Kinofilm, Technicolor, 7 Minuten
MGM

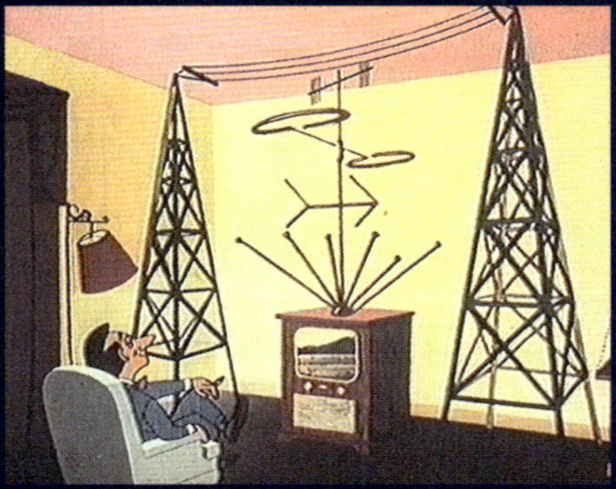

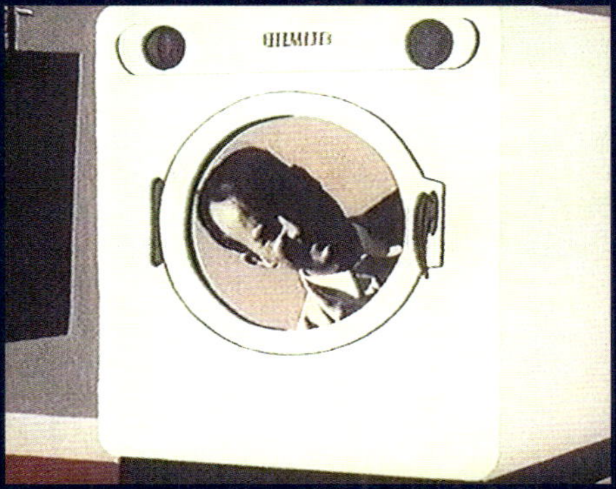

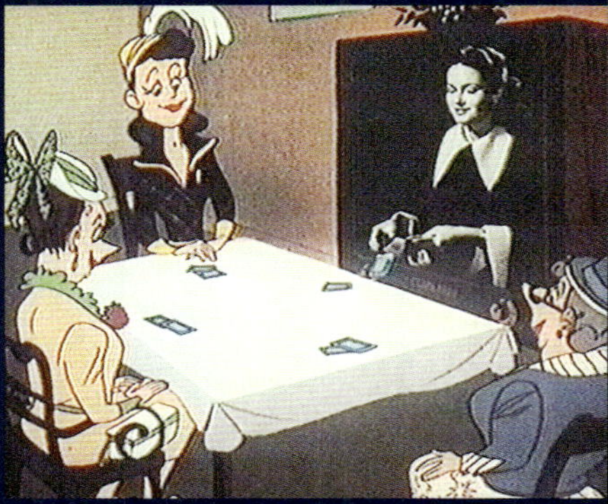

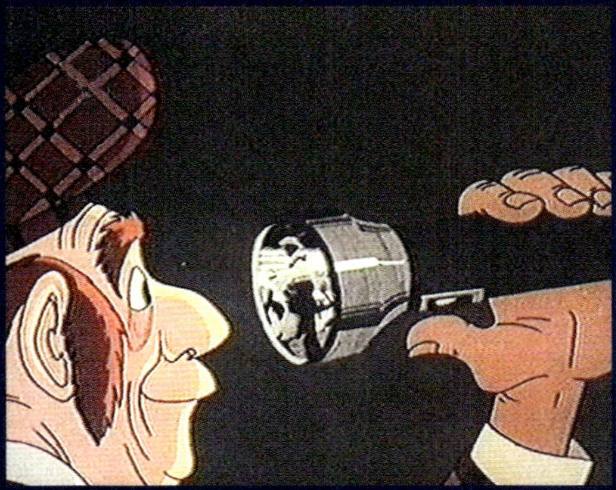

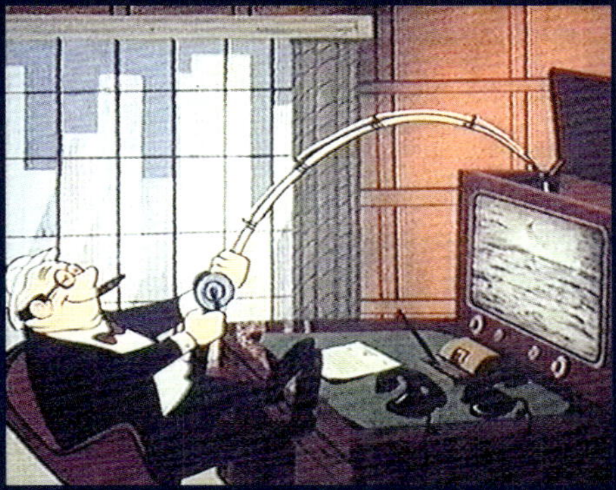

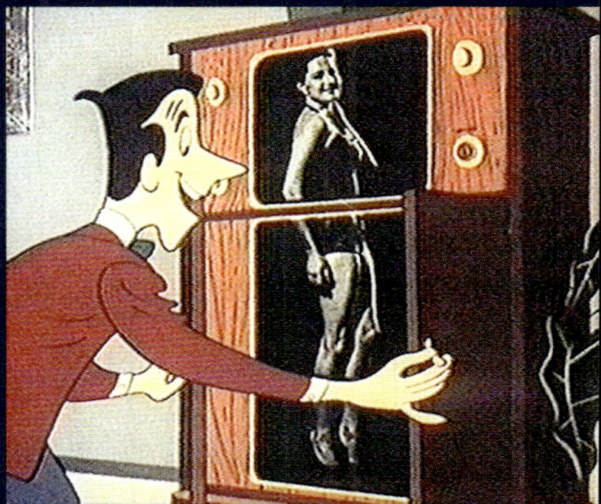

Die ersten Annäherungen der bildenden Künstler an das Fernsehen sind in den fünfziger Jahren vorwiegend von einer positiven Grundhaltung gegenüber dem noch neuen Medium geprägt. Wer den Fernseher überhaupt für darstellungswürdig erachtet, der zeigt ihn kaum in einem negativen Kontext. In stilistischer Anlehnung an die märchenhaften Bilderwelten Marc Chagalls stellt der schwedische Maler Olle Nordberg in seinem Gemälde *När teve kom till byn* das Fernsehen auf eine geradezu poetische Weise dar: Das anmutige Mädchengesicht auf der Mattscheibe und die Tauben auf dem Apparat lassen das Publikum in Verzückung geraten. Die Pathetik in Nordbergs Gemälde entbehrt nicht der Komik; sie steht in krassem Gegensatz zu Richard Hamiltons und John McHales 1956 in England entstandenen Collagen mit TV-Geräten.

Die Bedeutung von Hamiltons Bild, das als eine Ikone der Pop-Art gilt, kann nur vor dem Hintergrund der gesellschaftlichen Veränderungen im Großbritannien der letzten drei Jahre begriffen werden. Das nach der kriegsbedingten Pause ab 1947 rasch ausgebaute Fernseh-Sendenetz hatte die notwendigen Voraussetzungen für eine Verbreitung des Mediums über die Stadtgrenzen von London hinaus geschaffen, die wirtschaftliche Prosperität und die gefallenen Preise für Fernsehgeräte taten ein übriges.

Richard Hamilton: *Granada TV Logo*
Großbritannien, um 1955, Graphik

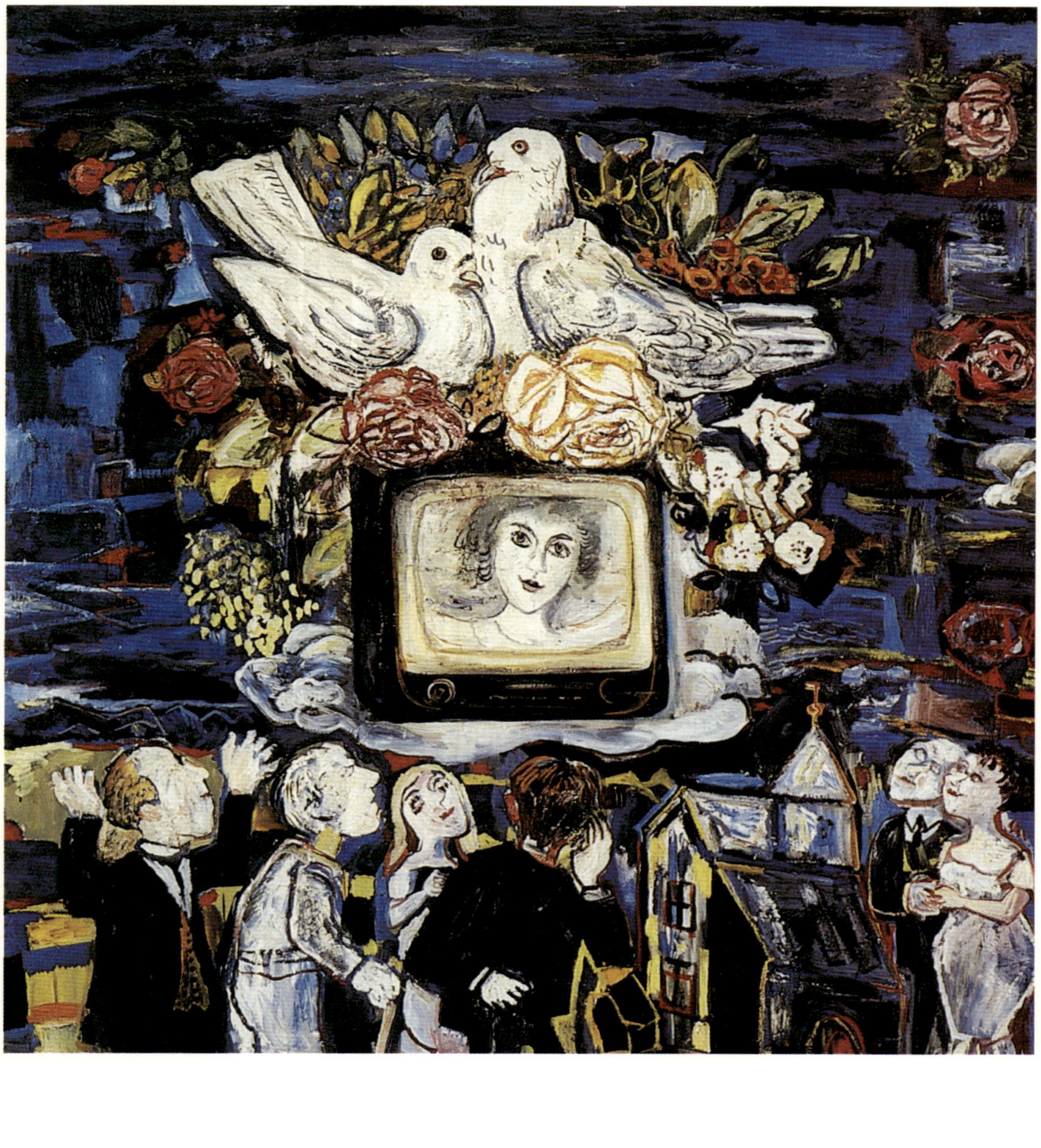

Olle Nordberg: *När teve kom till byn*
Schweden 1958, Ölmalerei, 125 x 124 cm
Kunstsammlung von Sveriges Radio/
Sveriges Television, Stockholm

Richard Hamilton: *Just what is it that makes today's homes so different, so appealing?*
Großbritannien 1956, Collage,
26 x 25 cm

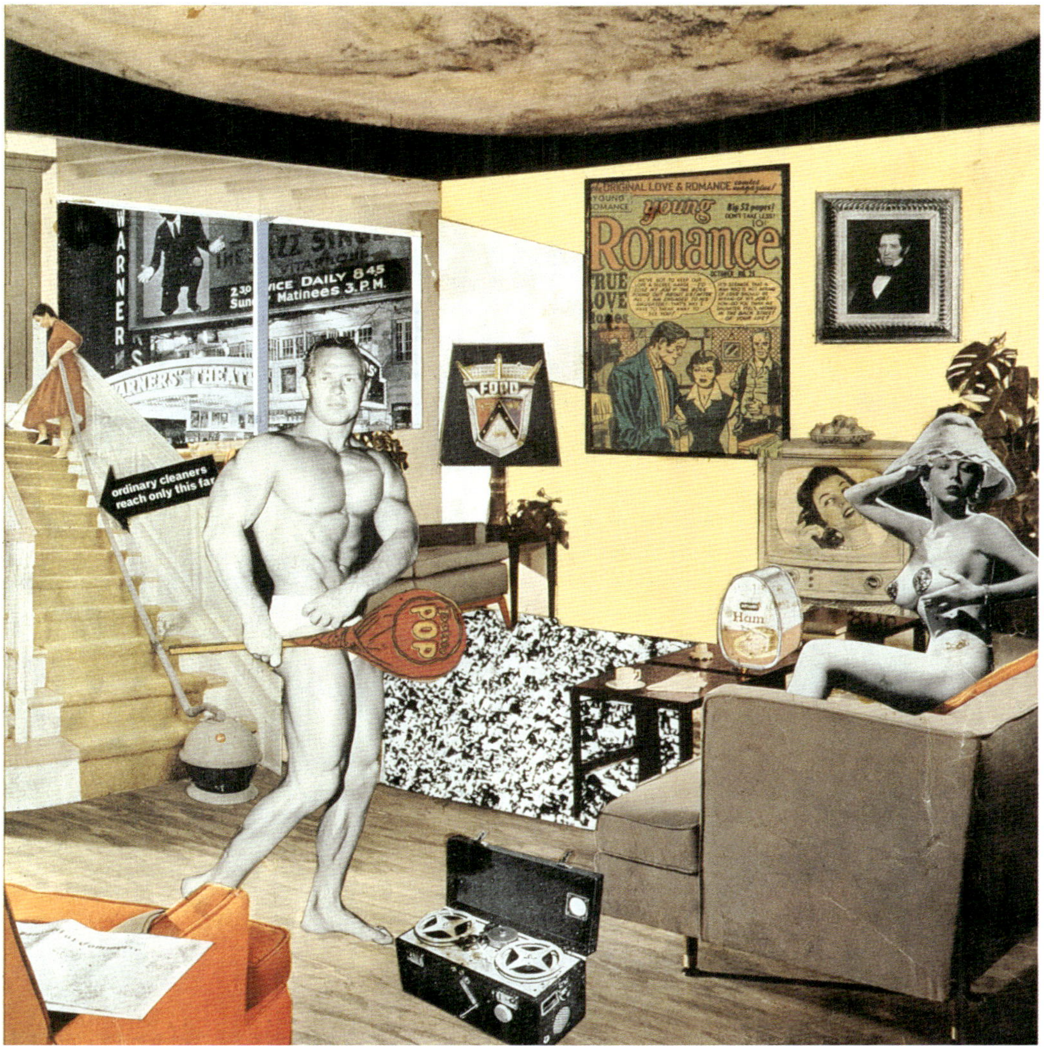

John McHale: *Machine-Made America I*
Großbritannien 1956–1957, Collage,
73,5 x 58,5 cm
Magda Cordell McHale, Buffalo

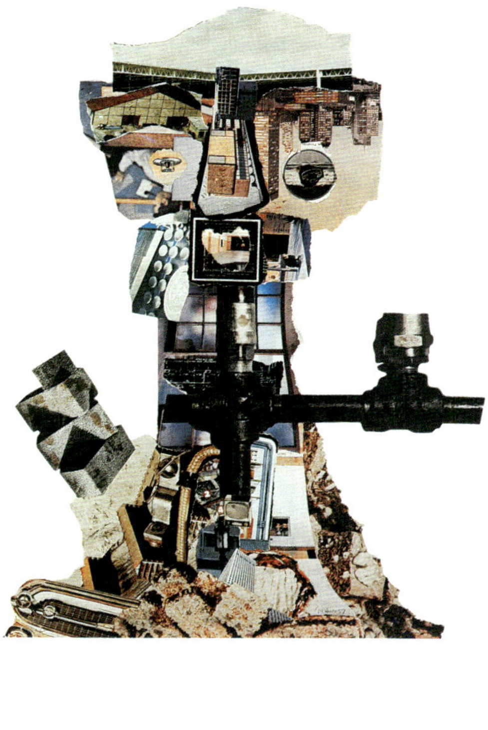

Mit der generalstabsmäßig geplanten Live-Übertragung der Krönung Elizabeths II. gelingt es der BBC 1953, internationale Aufmerksamkeit zu erregen. Dieses Fernsehereignis und die 1955 vollzogene Einführung eines kommerziellen Fernsehsenders lösen auf der britischen Insel eine allgemeine Fernsehbegeisterung aus. Hamilton beteiligt sich an diesem Boom zunächst als Gebrauchskünstler, indem er ein einprägsames Logo für den Privatsender Granada TV entwirft.
1956 entsteht dann als autonomes künstlerisches Werk *Just what is it that makes today's homes so different, so appealing?* In dieser Collage zitiert Hamilton all jene Elemente, die ihm typisch für das moderne Großstadtleben erscheinen.
Die Unterhaltungsindustrie ist in dem Bild mit ihren wichtigsten Hervorbringungen präsent: Auf dem Boden befindet sich ein Tonbandgerät, das Fenster des Appartements gibt den Blick auf ein Filmtheater frei. Das von Werbeästhetik geprägte Fernsehbild befindet sich in enger räumlicher Nähe zu Zitaten aus Comic, Kunstmalerei und Pornographie. Hamiltons Collage provoziert durch gezielt eingesetzte Geschmacklosigkeit und spiegelt so ungeschminkt den Zeitgeist wider, zu deren unverzichtbarem Bestandteil der Fernseher längst geworden ist.

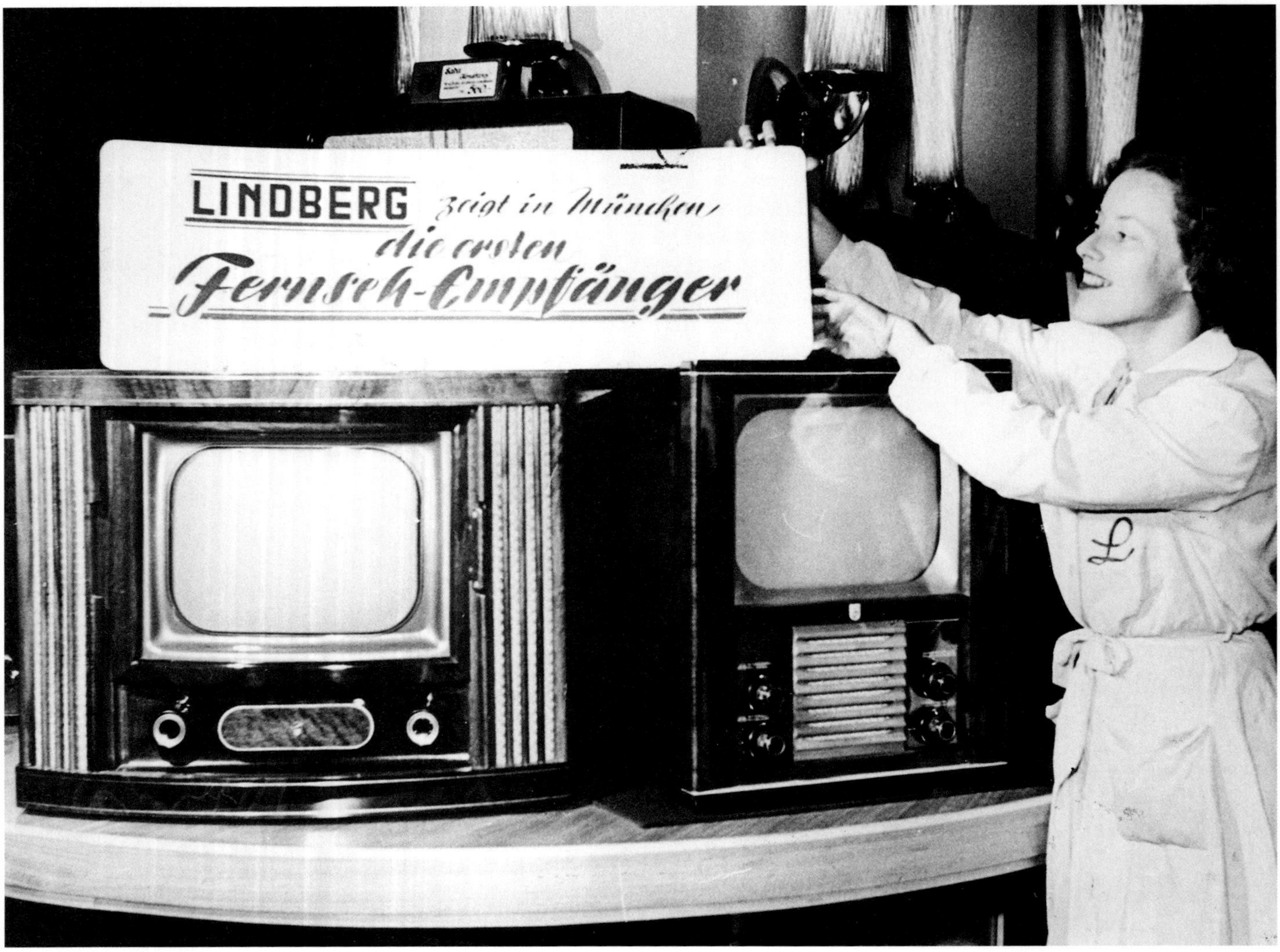

Berthold Fischer: ohne Titel
Bundesrepublik Deutschland, Photographie
um 1952/53
Süddeutscher Verlag,
Bilderdienst, München

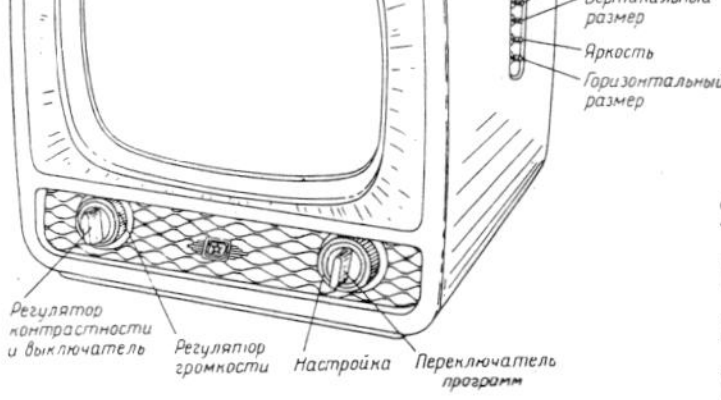

Schematische Darstellung des Fernsehgerätes *Start* in dessen Bedienungsanleitung
Moskau 1957

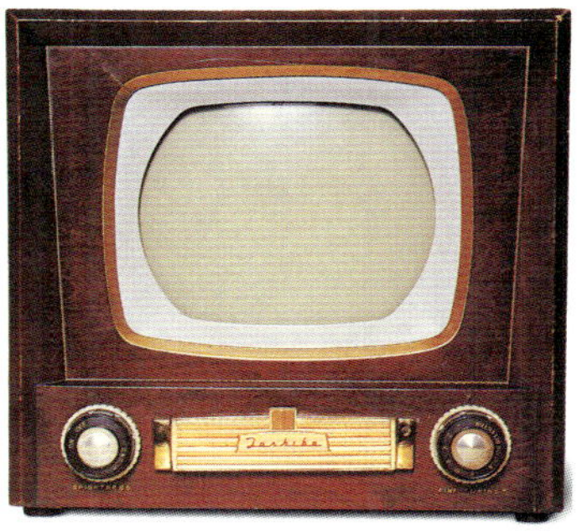

Fernsehgerät der Firma Toshiba
Japan 1954

Am 21. Dezember 1952 beginnt die DDR mit der Ausstrahlung ihres Fernsehprogramms, nur vier Tage später folgen Westberlin und der Norden der Bundesrepublik mit den ersten Sendungen der ARD. Bald schließen sich andere Bundesländer mit ihren Regionalsendern an. Anfangs findet das Fernsehen keine große Resonanz, denn die ersten Geräte sind mit einem Verkaufspreis von 1150 DM nur für wenige Bürger erschwinglich. Erst im Zuge des sogenannten »Wirtschaftswunders«, forciert durch die live übertragene Fußballweltmeisterschaft von 1954, steigt im Westteil Deutschlands die Zahl der Fernsehbesitzer in den folgenden Jahren um ein Vielfaches. Der gemeinsame TV-Konsum mit Freunden und Nachbarn entwickelt sich mehr und mehr zu einer Form des sozialen Lebens und tritt an die Stelle anderer Freizeitaktivitäten.
Auch in Japan und der Sowjetunion, deren Industrien stark von Kriegszerstörungen betroffen sind, werden schrittweise moderne Produktionsstätten für Fernsehgeräte aufgebaut. Die Hersteller zielen mit einfachen und schlicht gestalteten Geräten vor allem auf die breite Mittelschicht ab. Wenngleich die Verkaufszahlen in diesen Ländern noch sehr niedrig sind, ist auch dort ein erster Schritt auf dem Weg zur Fernsehgesellschaft gemacht.
In den Gesellschaften Ostasiens und der UdSSR hat das Fernsehen einen anderen Stellenwert als in Westeuropa oder in den USA. In den dortigen gebildeten Kreisen ist das TV bei weitem nicht so negativ besetzt, wie in der kulturellen Elite der westlichen Gesellschaften.

Fernsehgerät der Firma Sharp
Japan 1953

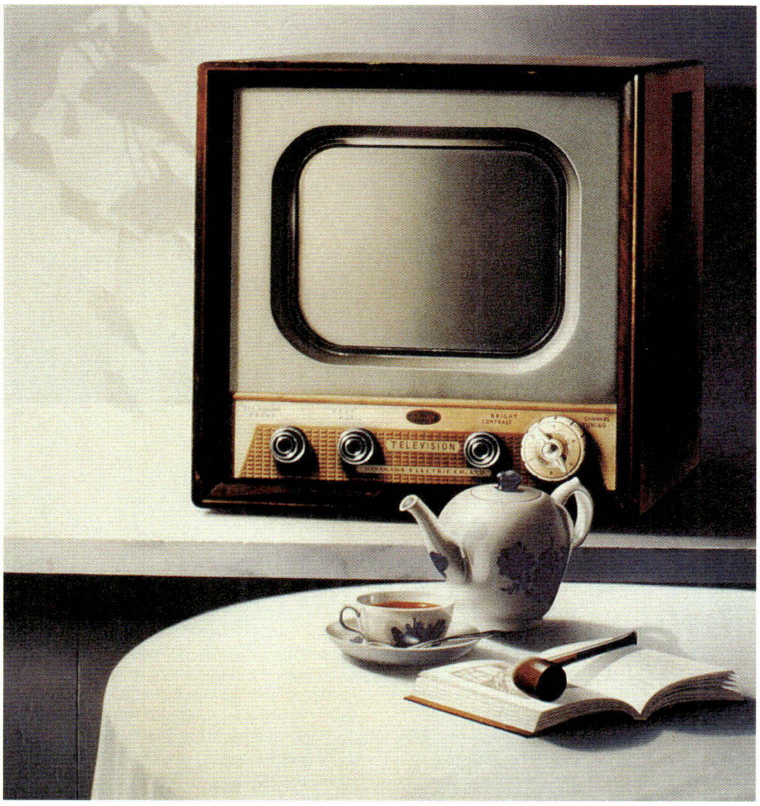

Zu Beginn der fünfziger Jahre wächst für die Kinoindustrie mit dem Fernsehen ein existenzbedrohender Konkurrent heran. Im Kampf um die Gunst der Zuschauer unternimmt die Filmindustrie u.a. mit Boykottmaßnahmen verzweifelte Versuche, dieser Entwicklung Einhalt zu gebieten. Auf dem Höhepunkt der Auseinandersetzung geht die selbstbewußte Fernsehindustrie offen zum Gegenangriff auf die Filmwirtschaft über. Der Konflikt zwischen den Medienbranchen läßt sich besonders gut an einer im Oktober 1953 veröffentlichten Werbegraphik ablesen: Ein Fernseher von gigantischen Ausmaßen wird dem interessierten Publikum auf einer Theater- oder Filmbühne präsentiert. Die surreal anmutende Szenerie ist in ihrer Wirkung genau kalkuliert: Das Bild weckt Assoziationen an den Kinobesuch, den ein Kauf des Gerätes der Marke Emerson letztlich überflüssig machen soll. Daß auch die Schauspielhäuser um ihre Existenz zu fürchten beginnen, versteht sich von selbst. Eine erste gelungene Live-Übertragung aus der New Yorker Metropolitan Opera deutet eine bedrohliche Entwicklung an.
Ab 1954 zeichnet sich eine zunehmende Kooperationsbereitschaft der Filmindustrie ab. Fernseher sind immer häufiger in Kinofilmen zu sehen, und wie in der Realität sind sie nicht nur in Wohnräumen, sondern auch in Restaurants, Kneipen und Schaufenstern von Elektrogeschäften präsent. Tatsächlich verfügen im Jahre 1955 schon rund 67 Prozent der amerikanischen Haushalte über ein TV-Gerät.

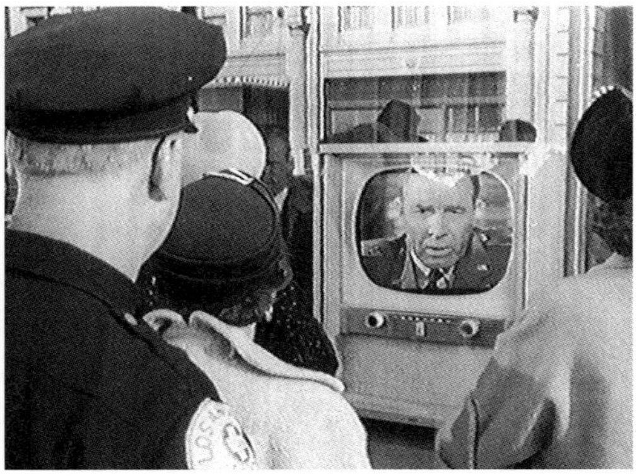

Gordon M. Douglas (Regie); Sid Hickox (Kamera); Ralph Ayres (Special Effects):
Them! (*Formicula*)
USA 1954, 35 mm Kinofilm, schwarzweiß, 93 Minuten
Warner Brothers

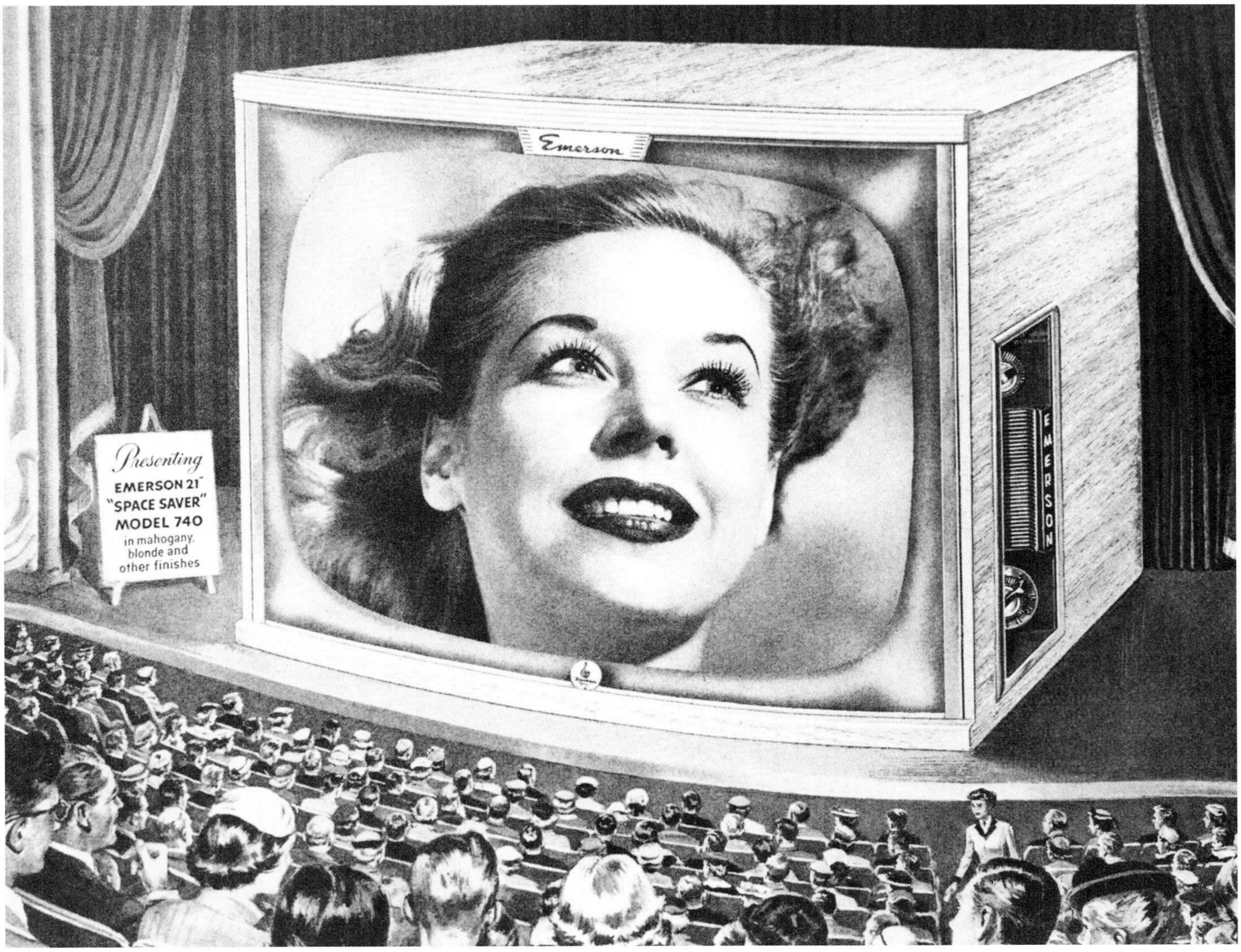

Werbung für das Fernsehgerät *Emerson 21" »Space Saver« Model 740*
USA 1953, in der Zeitschrift »Better Homes and Gardens«, 31. Oktober 1953

Ein Jahr nachdem mit der Einrichtung des staatlichen TV-Senders NHK 1953 das Fernsehen in Japan eingeführt wurde, erscheint auf der Kinoleinwand der erste *Godzilla*-

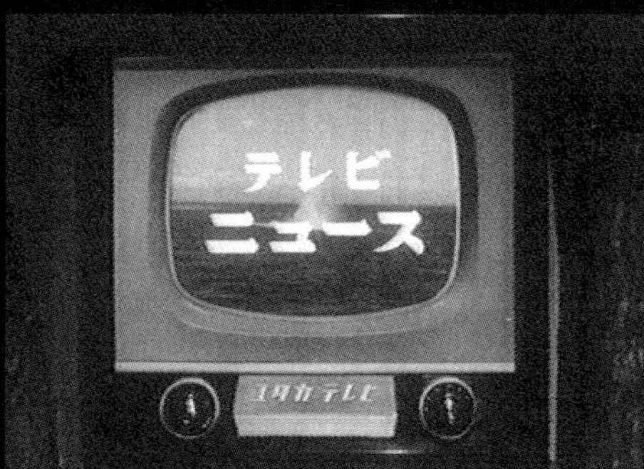

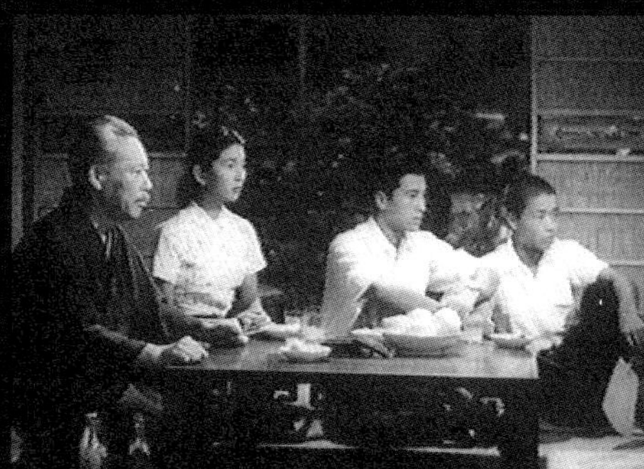

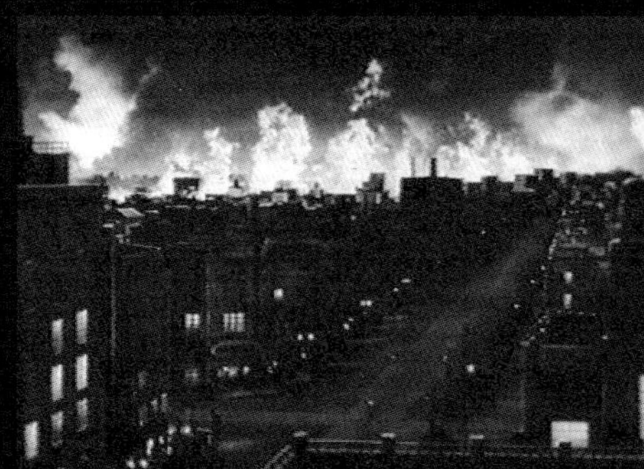

Film. In mehreren Szenen dieses Monster-Spektakels wird die Television als wichtiges und einflußreiches Informationsmedium vorgestellt. Einer der Höhepunkte des Films ist die mörderische Attacke des Riesensauriers auf einen Fernsehsendeturm, die ein TV-Team bis zu seinem gewaltsamen Tod live sendet.

In *Godzilla*, wie auch in späteren Science-Fiction-Filmen des Regisseurs Inoshiro Honda, spiegelt sich die Erkenntnis, daß dem Fernsehen für die Entwicklung der japanischen Nachkriegsgesellschaft eine große Bedeutung zukommt. Indem sich in den Folgejahren die heimische Elektronikindustrie mit ihren Produkten einen Weltrang erobert, verschafft sie den von Identitätskonflikten geplagten Japanern ein neues Selbstbewußtsein als Bürger einer aufstrebenden Industrienation.

Inoshiro Honda (Regie); Terry Morse (Co-Regie der USA-Fassung); Maseo Tama (Kamera); Guy Roe (USA-Fassung: Co-Kamera): *Gojra* (*Godzilla*)
Japan 1954 (USA-Fassung: 1956),
35 mm Kinofilm, schwarzweiß,
90 Minuten (USA-Fassung: 80 Minuten)
Tanaka-Toho/Embassey Pictures

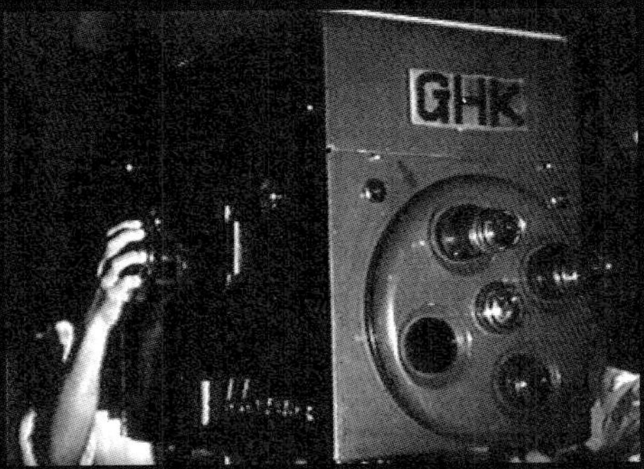

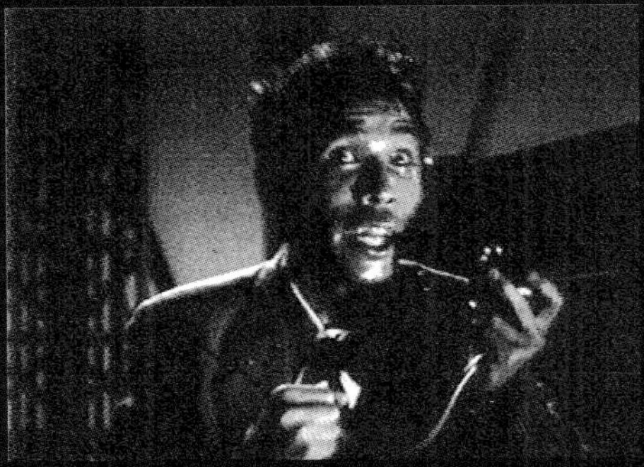

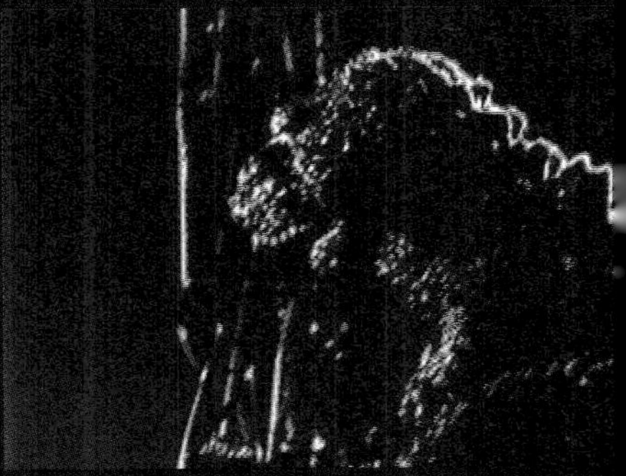

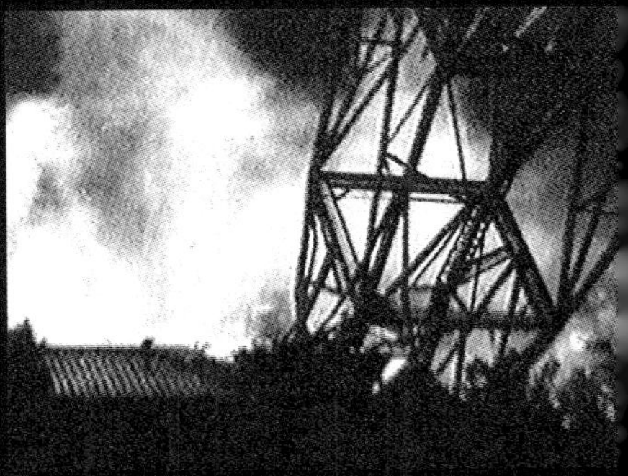

Byron Haskin (Regie); Lionel Lindon (Kamera): *Conquest of Space* (*Die Eroberung des Weltalls*)
USA 1955, 35 mm Kinofilm, farbig, 80 Minuten
Paramount Pictures

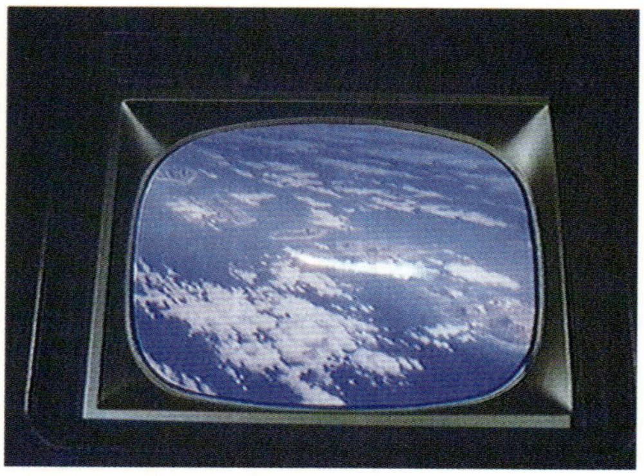

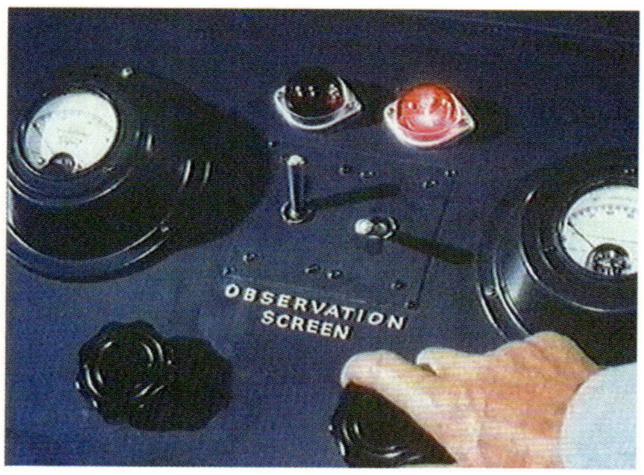

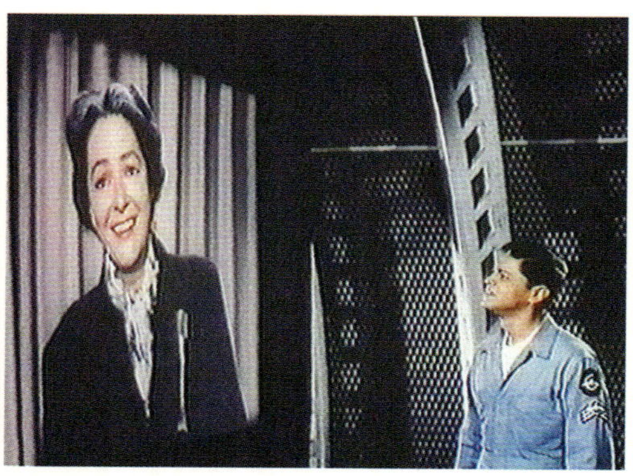

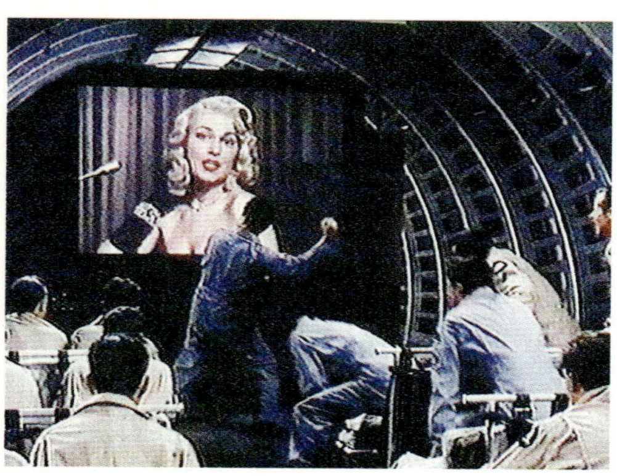

In den amerikanischen Science-Fiction-Filmen geraten die Spekulationen über eine zukünftige Fernsehtechnologie ab Mitte der fünfziger Jahre immer kühner. Da werden in *Die Eroberung des Weltalls* von Byron Haskin Fernsehsendungen in weit entfernte Weltraumstationen übertragen, sind Bildtelephonate zwischen Astronauten und ihren Angehörigen auf der Erde alltäglich. Das Fernsehen ermöglicht es einem der Astronauten sogar, während einer Fernseh-Konferenzschaltung zur Erde die weit entfernte Geliebte als treulos zu entlarven.

unten und rechte Seite:
Jack Arnold (Regie); Clifford Stine (Kamera u. Special Effects): *This Island Earth* (*Metaluna IV antwortet nicht*)
USA 1955, 35 mm Kinofilm, farbig, 86 Minuten

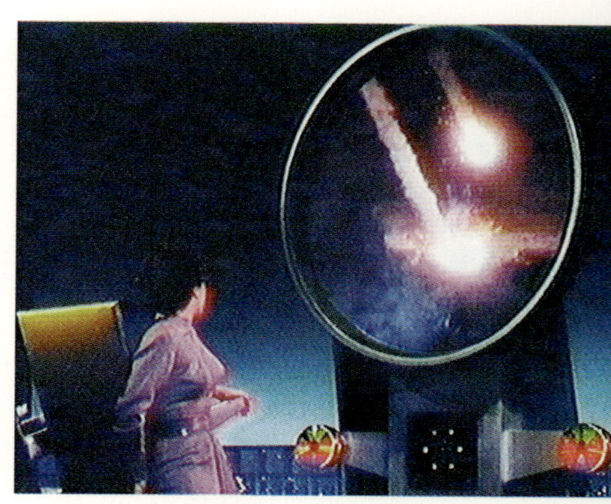

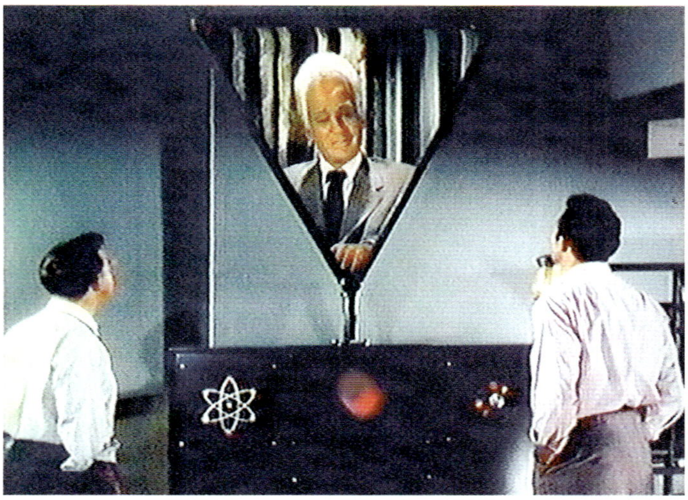

Weitaus beängstigender als solche eher belustigenden Szenen sind die Zukunftsvisionen in *Metaluna IV antwortet nicht* von Jack Arnold. Ein von Außerirdischen auf die Erde gebrachtes, hypermodern gestyltes Fernsehgerät erweist sich als eine wahre Wundermaschine. Ihr Bild läßt sich nicht photographieren. Die Konstrukteure haben das Gerät vor Mißbrauch geschützt, indem sie es mit einem Selbstzerstörungsmechanismus ausgestattet haben. Der futuristische Fernsehapparat dient zugleich der Kommunikation wie der Zerstörung, denn er kann tödliche Strahlen aussenden, die sogar in der Lage sind, Stahlplatten zu durchbohren.

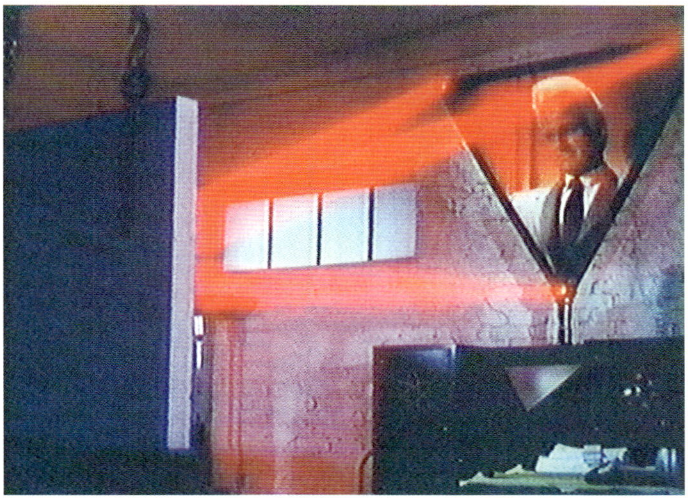

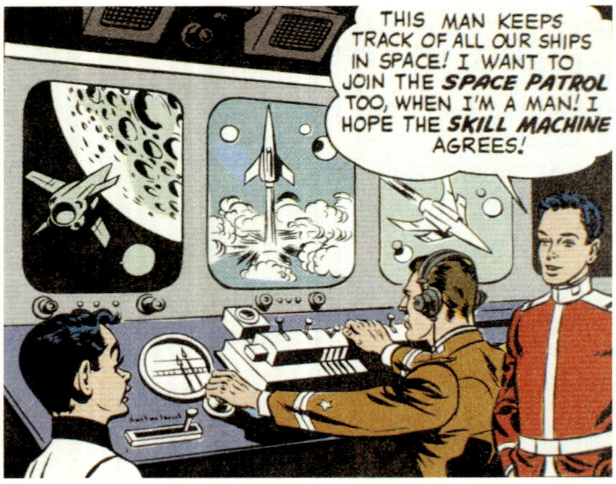
THIS MAN KEEPS TRACK OF ALL OUR SHIPS IN SPACE! I WANT TO JOIN THE SPACE PATROL TOO, WHEN I'M A MAN! I HOPE THE SKILL MACHINE AGREES!

Wayne Boring/Stan Kaye (Zeichnung); Bob LeRose (Kolorierung); Otto Binder (Story):
Superman's Other Life
In »Superman« No.132, USA 1959,
DC Comics, New York

Die breite Schicht der Rezipienten von Filmen, Romanheften und Comics des Science-Fiction-Genres ist bereits Mitte der fünfziger Jahre an das vielfältige Aussehen von futuristischen Fernsehgeräten gewöhnt. Die Idee eines vom Übertragungsapparat befreiten, frei schwebenden Bildes ist noch reine Zukunftsvision.
Am Ende des Jahrzehnts wird diese Vorstellung in die Wirklichkeit umgesetzt. Die Fernsehgeräte-Hersteller übernehmen Anregungen aus der zeitgenössischen Kunst, genau gesagt vom Science-Fiction-Film. Das dort vorgeführte Funktionsprinzip der Trennung zwischen dem Empfangsteil mit Bedienungselementen einerseits und der Kathodenstrahlröhre andererseits wird jetzt in der Industrieproduktion realisiert. Damit ist ein Design kreiert, das direkt von den spezifischen technischen Voraussetzungen des Fernsehgerätes ausgeht. Dem ersten Anschein nach hat sich der Fernseher vom Radio als seinem stilistischen Vorbild emanzipiert; genau betrachtet sieht das Gerät jedoch so aus, als hätte man eine Bildröhre auf ein Radio mit großem Front-Lautsprecher gepflanzt.

Tele Avia
USA 1957
Michael Bennett-Levy, Edinburgh

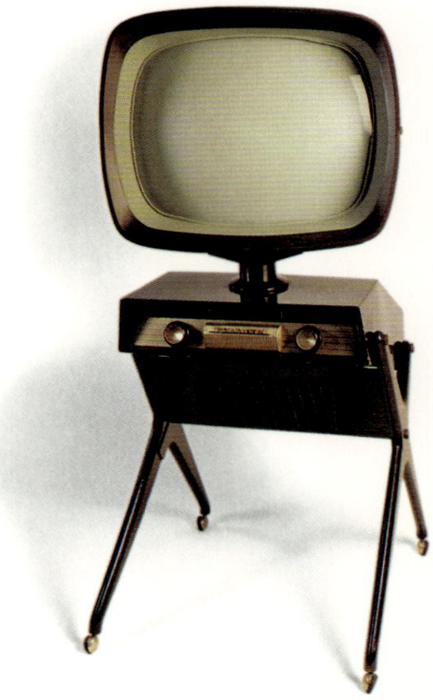

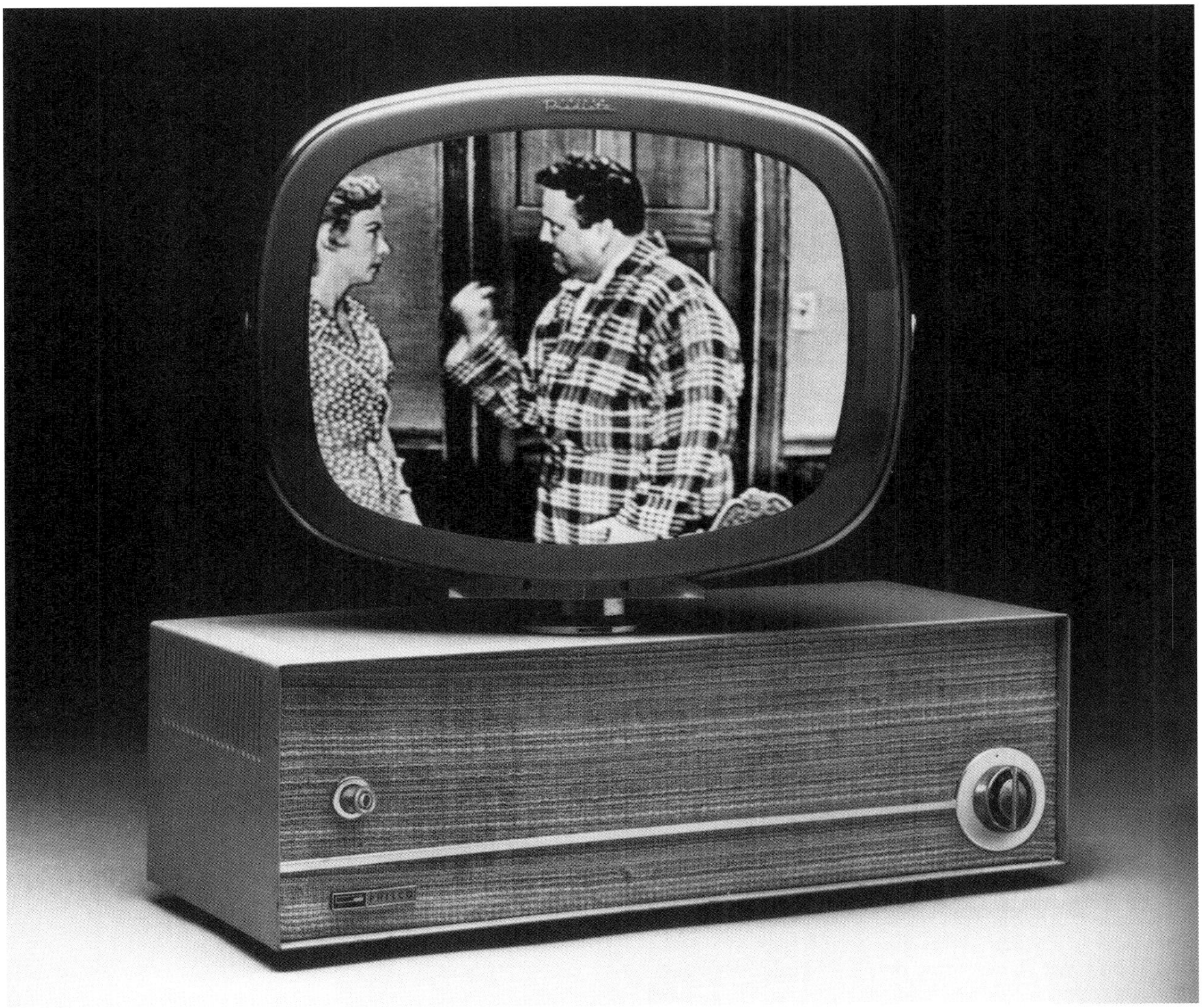

Philco Predicta
USA 1958 (Modell vom Anfang der sechziger Jahre)

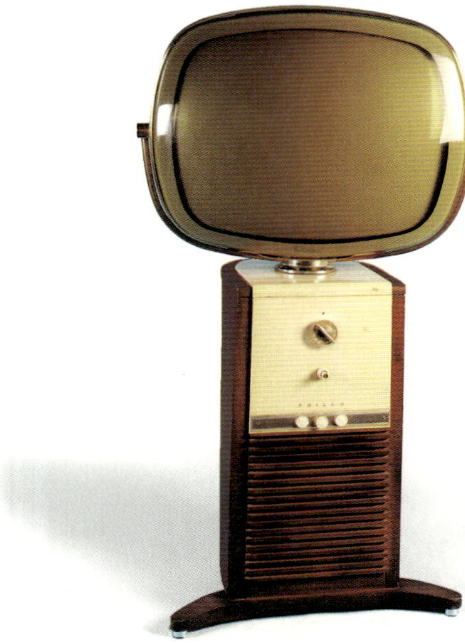

Philco Predicta »Barber Pole«
USA 1959
Michael Bennett-Levy, Edinburgh

Die Isolierung der Bildröhre vom eigentlichen Empfangsgerät mit all seiner komplizierten Elektronik ermöglicht eine Vielzahl von Modellen, bei denen die Bildröhre allein auf einer schlanken Metallsäule ruht. Am weitesten geht dabei die amerikanische Firma Philco mit ihrem Modell *Predicta »Penthouse«*. Hier ist die Bildröhre nur noch durch einen langen Kabelstrang mit dem Tuner verbunden und ruht auf einem eigenen Sockel. Diese Technologie hat offensichtliche Nachteile: Die empfindliche Bildröhre ist kaum vor mechanischer Be-

Philco Predicta HCI 126
USA 1959
Michael Bennett-Levy, Edinburgh

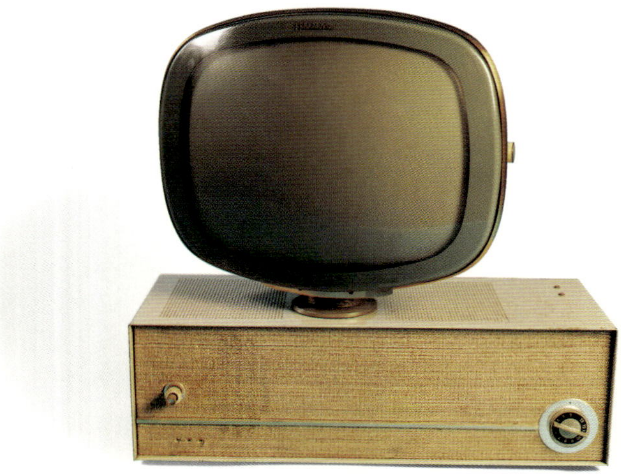

schädigung geschützt, die Kabel liegen frei und können bei häufigem Knicken brechen. Ein unleugbarer Vorteil der Geräte ist, daß der Zuschauer das Geräteteil mit den Bedienungselementen direkt neben seinem Sitzplatz aufstellen kann und so bei einer Veränderung der Einstellungen seinen Sitzplatz nicht verlassen muß. Die massenhafte Einführung von Fernbedienungen macht diesen Vorteil schnell wieder zunichte. Die Fernseher mit ihren nahezu freischwebenden Bildröhren bleiben trotz ihrer Eleganz eine temporäre Modeerscheinung.

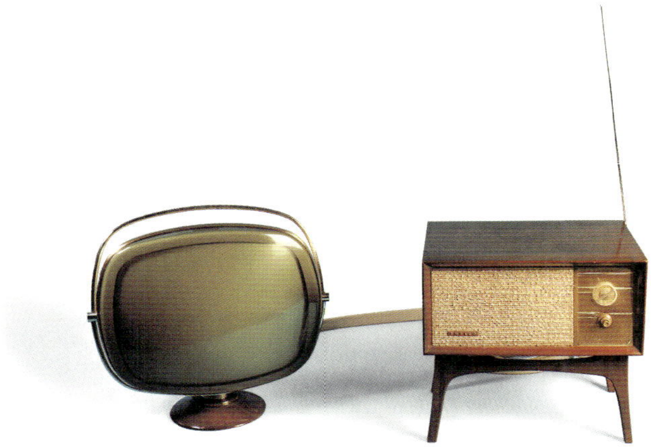

Philco Predicta »Penthouse«
USA 1959
Michael Bennett-Levy, Edinburgh

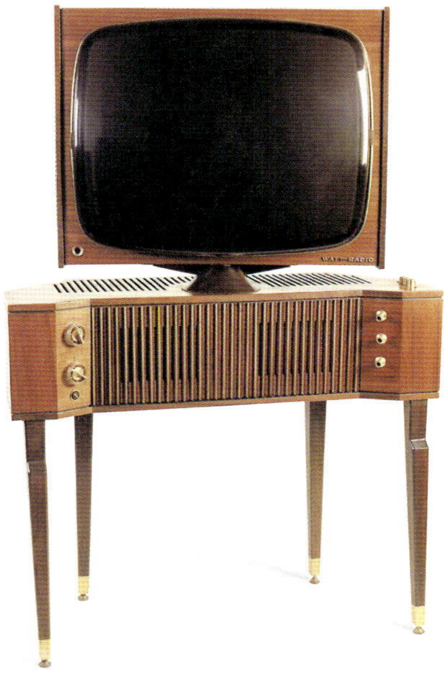

Watt Radio Model 6700
Italien 1958
Michael Bennett-Levy, Edinburgh

Maßstabsetzend für das moderne Design sind zwei Fernsehgeräte aus dem Jahre 1958: das von dem Bauhaus-Schüler Herbert Hirche entworfene *Braun Fernseh-Tischgerät HF 1*, das der internationalen Öffentlichkeit erstmals im Deutschen Pavillon auf der Weltausstellung in Brüssel präsentiert wird, und der von den Dänen Bang & Olufsen herausgebrachte *Capri TV 514*. Beide Apparate zeichnen sich durch klare Formgebung und kühle Sachlichkeit aus.
Während Hirche gemäß der neuen, auf sichtbare Modernität setzenden Produktlinie der Elektrogerätefirma Braun Kunststoff, Metall und erstmals eine Plexiglasfront verwendet, setzen Bang & Olufsen mit der Verwendung von schlichten Naturhölzern auf einen bewußt nordeuropäischen Stil.

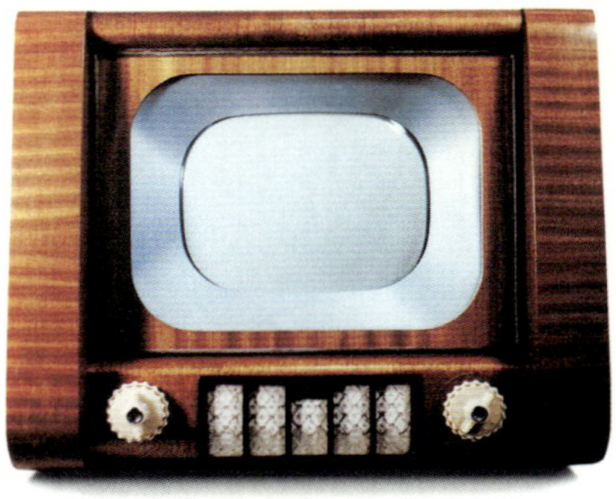

Fernsehempfänger *Rubens* des VEB
Sachsenwerk Radeberg
DDR 1956–1958

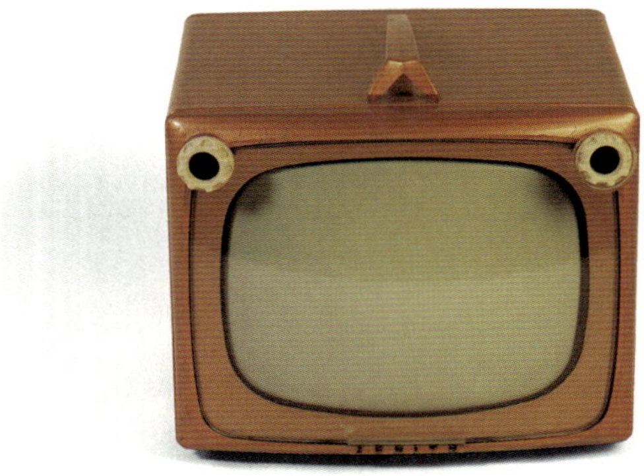

Zenith 16C 20U
USA 1957
Michael Bennett-Levy, Edinburgh

Herbert Hirche (Entwurf); Braun AG
(Ausführung): *Fernseh-Tischgerät »HF 1«*
Bundesrepublik Deutschland 1958
Staatliche Museen zu Berlin,
Preußischer Kulturbesitz, Kunstgewerbemuseum, Geschenk Herbert Hirche

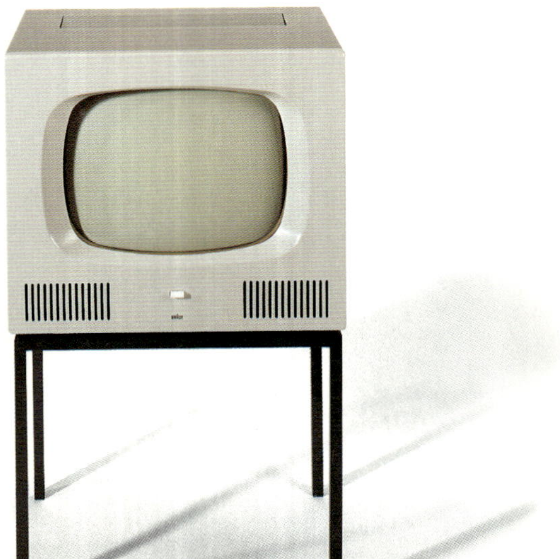

Bang & Olufsen: *Capri TV 514*
Dänemark, 1958
Bang & Olufsen

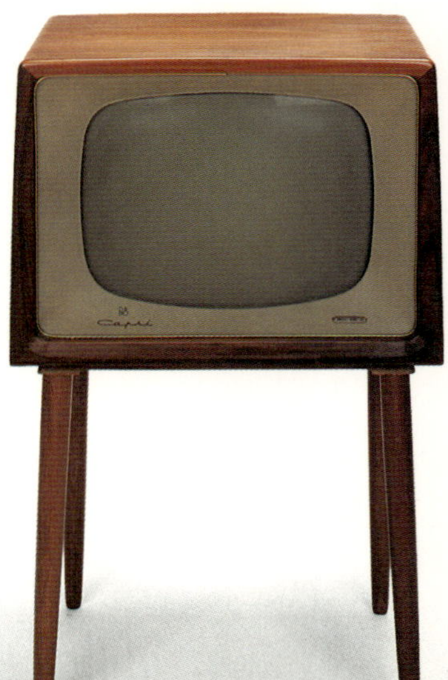

Diese beiden unauffälligen Fernsehgeräte legen den Grundstein zu zwei in der Zukunft erfolgreichen Baureihen.
Während der fünfziger und bis in die frühen sechziger Jahre hinein wird in Großbritannien, den USA, Japan und auch in der Sowjetunion weiter mit Fernseh-Großbildprojektoren experimentiert, wenn auch ohne sichtbaren Erfolg. Die mangelnde Lichtleistung und die geringe Schärfe des projizierten Bildes bereiten den Ingenieuren unlösbare Probleme. Die Geräte sind nur in völlig abgedunkelten Räumen nutzbar. Unrealisierbar bleibt die Projektion von Farb-Fernsehbildern in befriedigender Qualität. Schon jetzt zeichnet sich in den USA eine steigende Nachfrage nach Farbfernsehgeräten ab. Darum werden alle Baureihen mit Videoprojektoren, die für den privaten Anwender bestimmt sind, nach und nach eingestellt.
Bessere Verkaufschancen als diese »Dinosaurier« haben die neuen tragbaren Kleingeräte. Aufgrund der zunehmenden Mobilisierung breiter Bevölkerungsschichten vor allem in den USA ist die Voraussetzung für die Markteinführung solcher Fernseher äußerst günstig. Die bahnbrechende technische Neuerung, welche eine radikale Verkleinerung und Reduzierung des Gewichtes der Geräte überhaupt erst möglich macht, ist die Entwicklung des Transistors, der die Röhren ersetzt. Diese neu entwickelten handlichen Apparate können z.T. mit integrierten oder separaten wiederaufladbaren Batterien betrieben werden. Tragegriffe für den Transport sind serienmäßig angebracht.

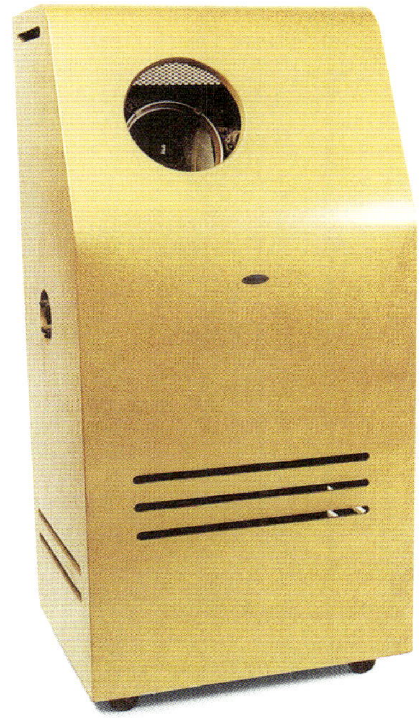

Valradio V5C Projection-Set
Großbritannien 1952
Michael Bennett-Levy, Edinburgh

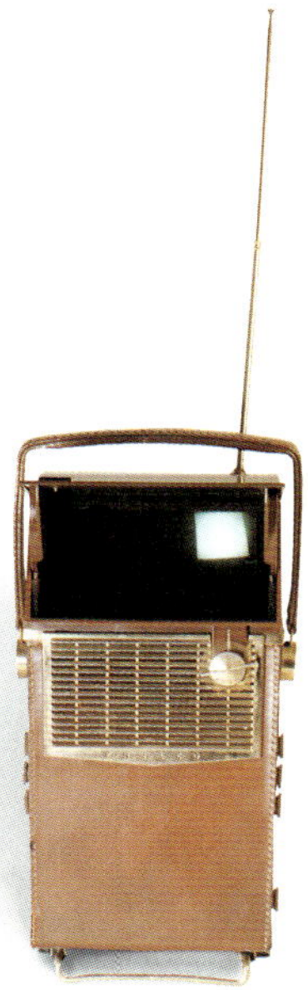

Philco Safari H-2010
USA 1959
Michael Bennett-Levy, Edinburgh

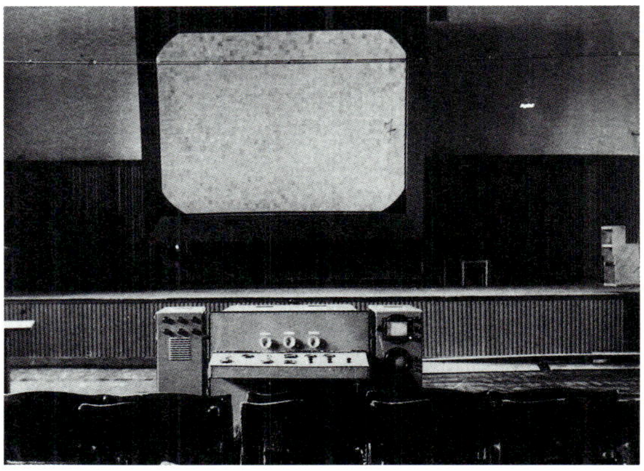

Fernsehprojektor (Studiogerät)
Russische Sowjetrepublik, um 1959

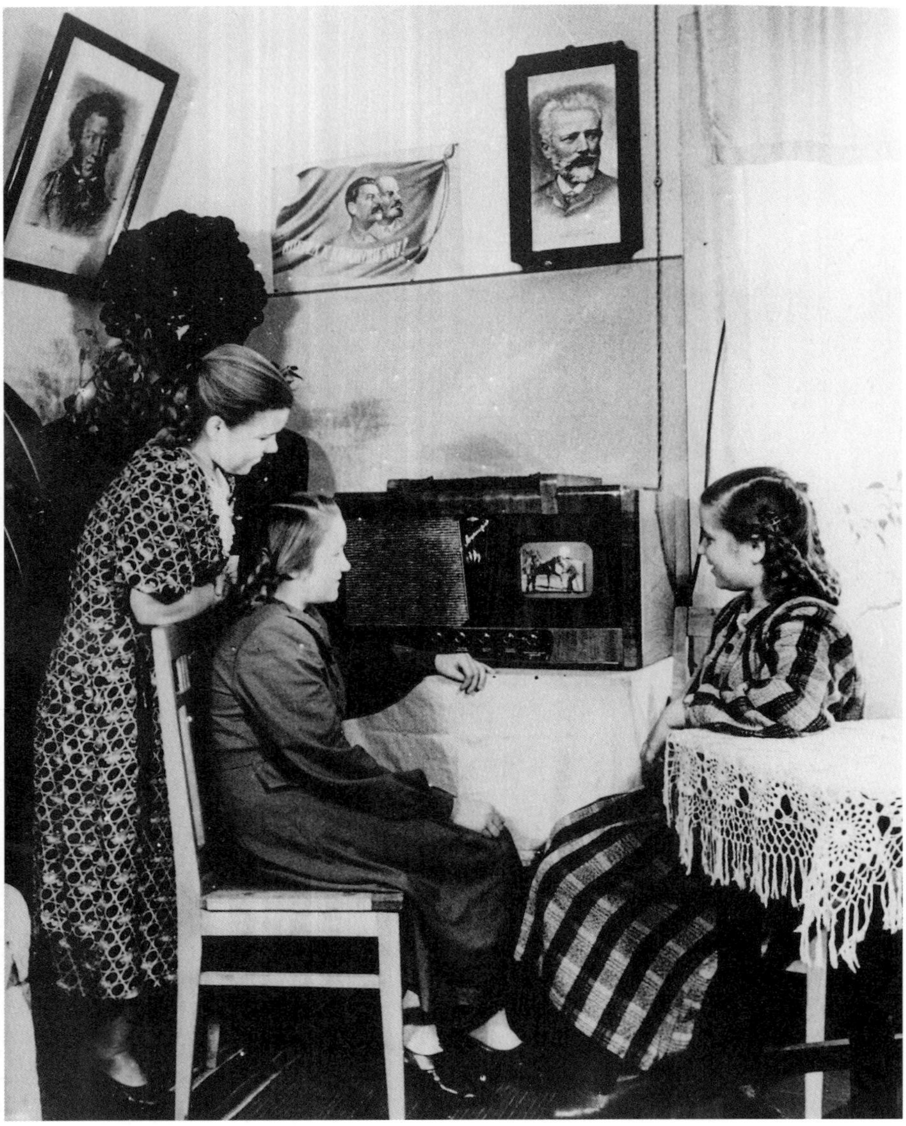

Auszubildende einer Berufsschule in der Vladimir-Region
Sowjetunion 1954, Photographie
Topham Picturepoint, Edenbridge, Kent

In der Sowjetunion der fünfziger Jahre ist das Fernsehen weniger ein privates Vergnügen, als vielmehr ein öffentliches, ein in der Gruppe erlebtes Ereignis. Der autoritäre Staat ist bestrebt, mit seinen politisch gefärbten und zugleich kulturell anspruchsvollen Programmen eine möglichst breite Masse zu erreichen. Dem stehen zunächst die wirtschaftlichen Schwierigkeiten der Nachkriegsjahre und die Anbindung der Elektroindustrie an die Rüstungsproduktion entgegen. Das Fernsehen ist sogar in Städten wie Moskau, Leningrad oder Kiew, die über eigene Sendeanstalten mit einer guten technischen Ausstattung und hervorragende Techniker verfügen, noch weit davon entfernt, ein auch nur annähernd so großes Publikum wie das Radio zu erreichen. Aus diesem Grunde werden Fernseher in zahlreichen öffentlichen Einrichtungen aufgestellt. Sportveranstaltungen, Ballettübertragungen und Kindersendungen gehören zu den beliebtesten Programmen.
Eine Photographie aus dem Jahre 1954 zeigt drei sowjetische Lehrlinge aus der Region um Vladimir, die im Clubraum ihres Wohnheimes eine TV-Sendung aus Moskau verfolgen. Über dem Fernsehgerät prangen die Konterfeis von Puschkin, Tschaikowski, Lenin und Stalin. Die Photographie vereint die verschiedensten Bildelemente zu einer eindeutig politischen Botschaft: Technologische Modernität wird unter dem Patronat der stalinistisch geprägten kommunistischen Partei in Zusammenhang mit nationaler Kulturtradition vorgestellt.

Im Jahre 1957 hat sich das Fernsehen in den USA längst als ein eigenständiger Industriezweig mit hohen Umsätzen etabliert. Eine Vielzahl privater TV-Anstalten überzieht das Land mit einem dichtgeflochtenen Netz von Sendern und erreicht große Teile der amerikanischen Bevölkerung. Finanziert werden die Programme durch Werbeeinnahmen. Prominente Filmschauspieler wie Ronald Reagan verkörpern nicht nur anspruchsvolle Rollen in TV-Dramen, sondern treten auch in banalen Werbespots auf. Die Fernsehwerbung ist für das kommerzielle Fernsehen zu einem lebenswichtigen wirtschaftlichen Faktor geworden. Die Gewährung oder der Entzug von Werbeverträgen entscheidet über Leben und Sterben eines Senders. Auf diese Weise gewinnen branchenfremde Kapitalgeber einen enormen Einfluß auf die Programmgestaltung. Das vorwiegend der Unterhaltung dienende TV-Medium befindet sich aufgrund seiner Abhängigkeit von der Wirtschaft in ständiger Gefahr, politischer Einflußnahme zu unterliegen.
Eine tiefgehende und künstlerisch anspruchsvolle Auseinandersetzung mit dieser neu entstandenen Problematik findet sich in dem amerikanischen Kinofilm *Das Gesicht in der Menge* von 1957. Der Regisseur Elia Kazan führt einen vielgeliebten Fernsehstar vor, der eine heimliche Allianz mit rechtsextremen Politikern eingeht; für das Versprechen auf eine politische Karriere läßt der sich als willfähriges Werkzeug zur Beeinflussung der Fernsehzuschauer mißbrauchen.

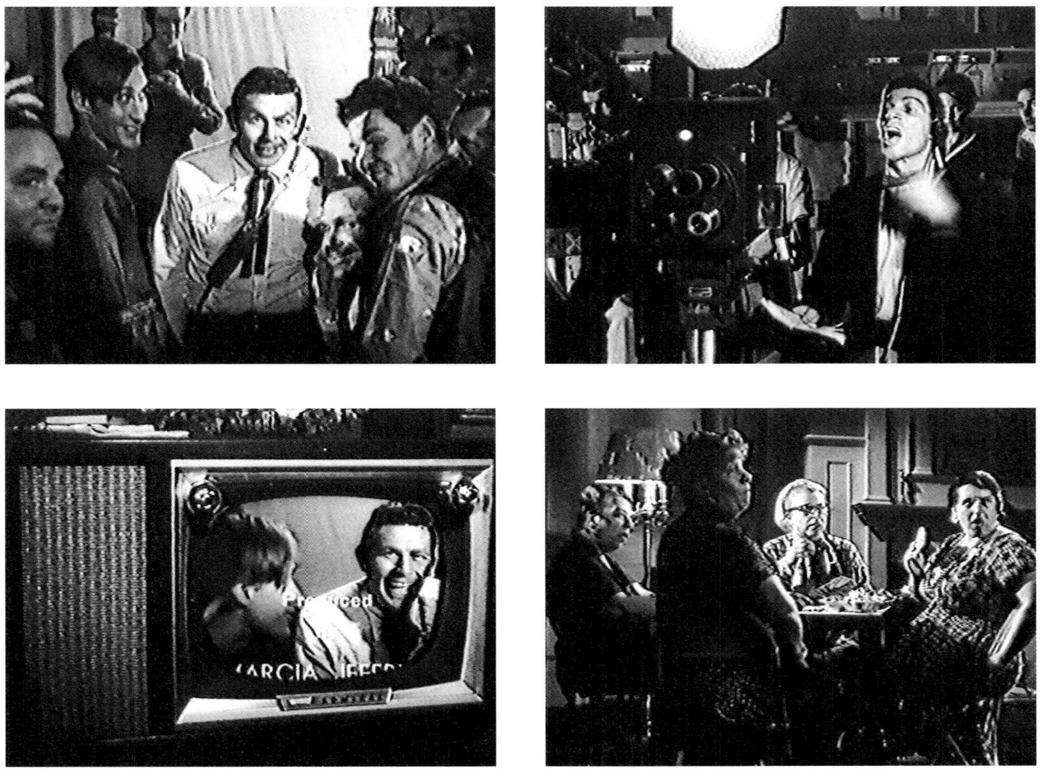

Elia Kazan (Regie);
Gayne Rescher/Harry Stradling (Kamera): *A Face in the Crowd* (*Das Gesicht in der Menge*)
USA 1957, 35 mm Kinofilm, schwarzweiß, 126 Minuten
Warner Brothers

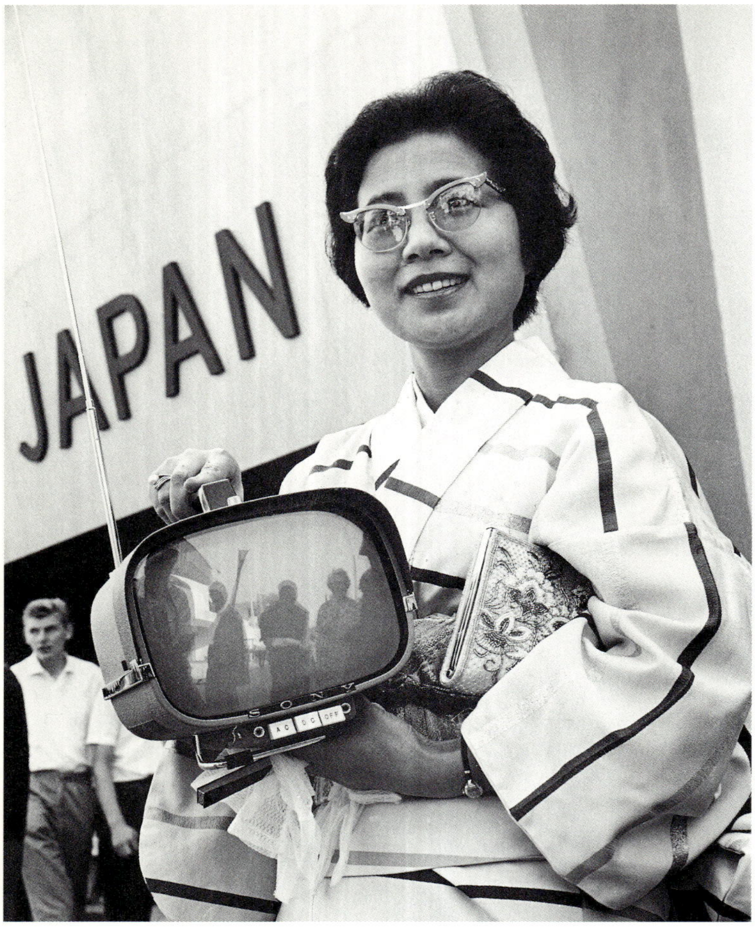

Japanerin mit dem Fernsehgerät *Sony TV8-301*
Photographie, Japan 1959
Popperfoto

Am Ende der fünfziger Jahre hat sich die japanische Elektronikindustrie vom amerikanischen Vorbild gelöst und eigene Entwicklungen hervorgebracht, die international konkurrenzfähig sind. Auf der Weltausstellung von 1959 präsentiert eine traditionell gekleidete Japanerin stolz den weltweit ersten volltransistorisierten Fernseher von der Firma Sony. Das handliche TV-Gerät *TV8-301* verkörpert eine typisch japanische Auffassung vom Fernseher als High-Tech-Gerät: Der Blickfang soll die Bildröhre und nicht etwa das Gehäuse sein. Alles ist auf die Funktion reduziert. Die Schönheit des Gerätes liegt in der übersichtlichen Anordnung der Bedienungselemente, die nicht versteckt, sondern formbestimmend sind. Der Fernseher wird ein Erfolg und verhilft der japanischen Elektronikindustrie zum Vorstoß auf den US-amerikanischen Markt; John F. Kennedy schafft sich ein solches Gerät für die Kreuzfahrten mit seiner Jacht an.

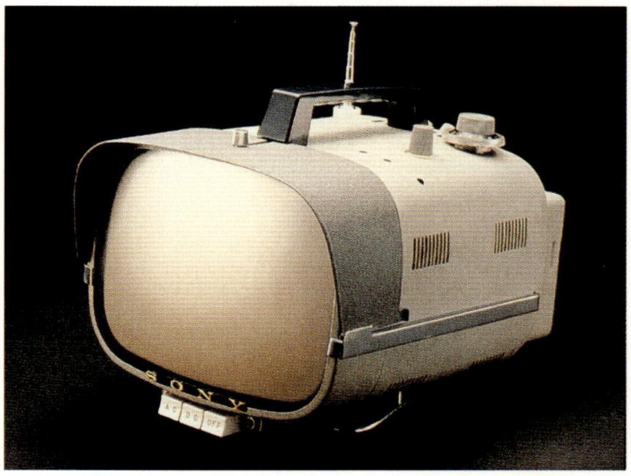

Sony TV8-301
Japan 1959
Sony Gallery, Tokio

Auch in den Werbeanzeigen der anderen japanischen Fernseh-Hersteller spiegelt sich der Stolz einer Nation, die sich nach den Zerstörungen des Zweiten Weltkrieges auf dem Weg zur wissenschaftlich-technologischen Weltmacht weiß. Während bei den meisten Geräten aus Europa und den USA die Technik eher versteckt wird, ist sie in der japanischen Werbung offen präsentiert. Geworben wird für Geräte, die ihre Knöpfe, Tasten und elektronischen Bauteile deutlich zur Schau stellen. Die Fernsehapparate sind in die Nachbarschaft von Weltraumraketen und Orbitalstationen gerückt. Nicht an die Vergangenheit erinnernde Gerätenamen wie *Rembrandt* oder *Rubens* finden Verwendung, sondern die kryptographisch anmutenden Werksbezeichnungen der Bauserien liefern die Namen für die japanischen Fernseher.

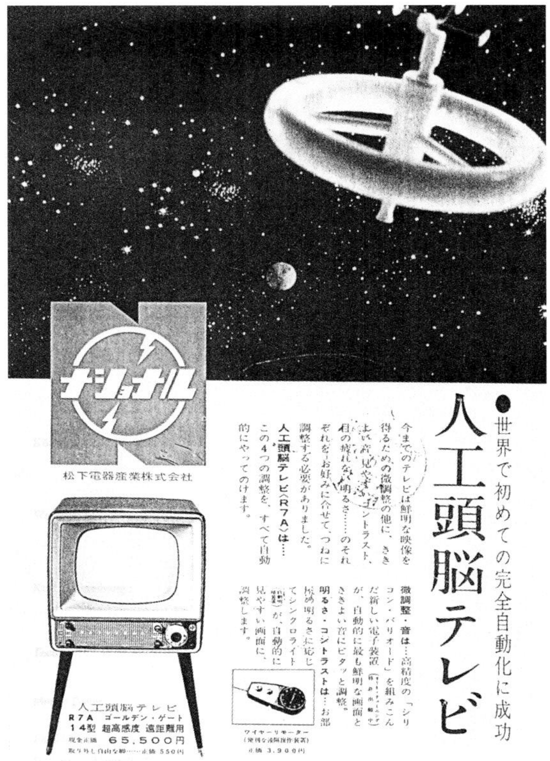

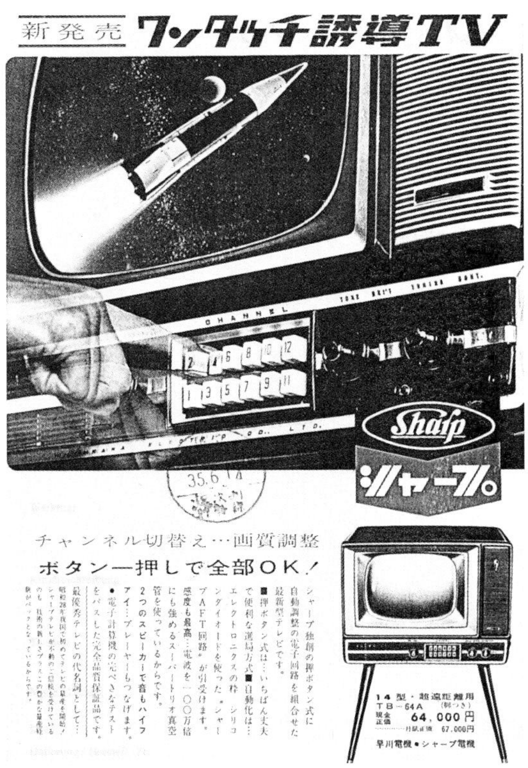

Fernsehgerätewerbung
in der Zeitschrift »NHK«, Japan 1960

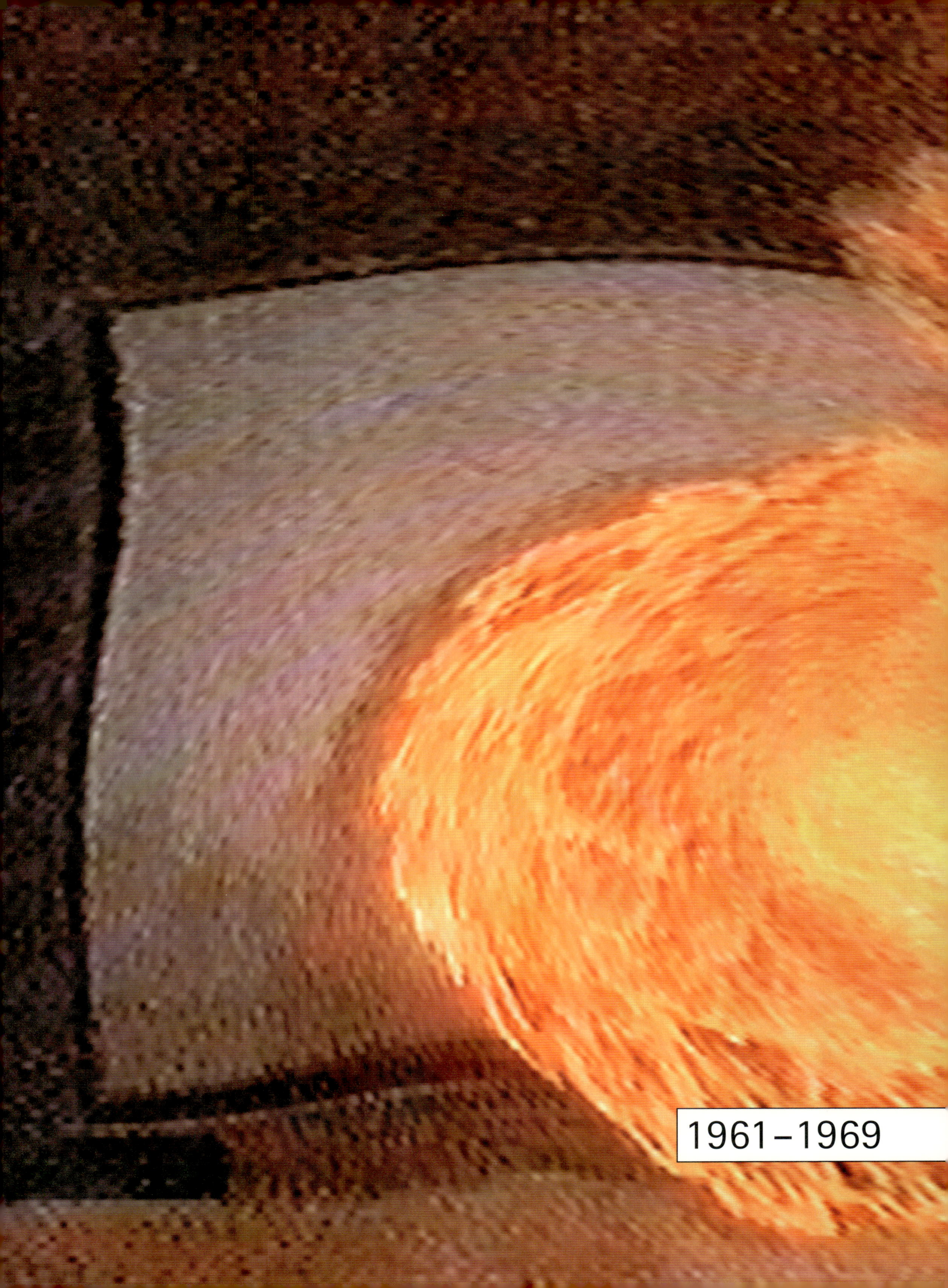

1961–1969

Die Kritik an der TV-Kultur

Nachdem das Fernsehen bisher von den meisten Künstlern ignoriert worden war, beginnt mit den sechziger Jahren die erste umfassende Auseinandersetzung mit dem Medium. Die Einbeziehung der Television in den US-amerikanischen Wahlkampf, die Berichterstattung vom Vietnamkrieg und die Übertragung der ersten Weltraumflüge markieren Fernsehereignisse, die in ihrer propagandistischen Wirkung nicht überschätzt werden können. Aggressive Ausdrucksformen wie die demonstrative Zerstörung des Fernsehapparates prägen die zumeist gesellschaftskritisch motivierte Beschäftigung mit dem TV. Eine ablehnende Haltung gegenüber dem normalen Fernsehprogramm motiviert die Künstler zur Gestaltung eigener alternativer Programme. Die ersten Werke der Videokunst entstehen.

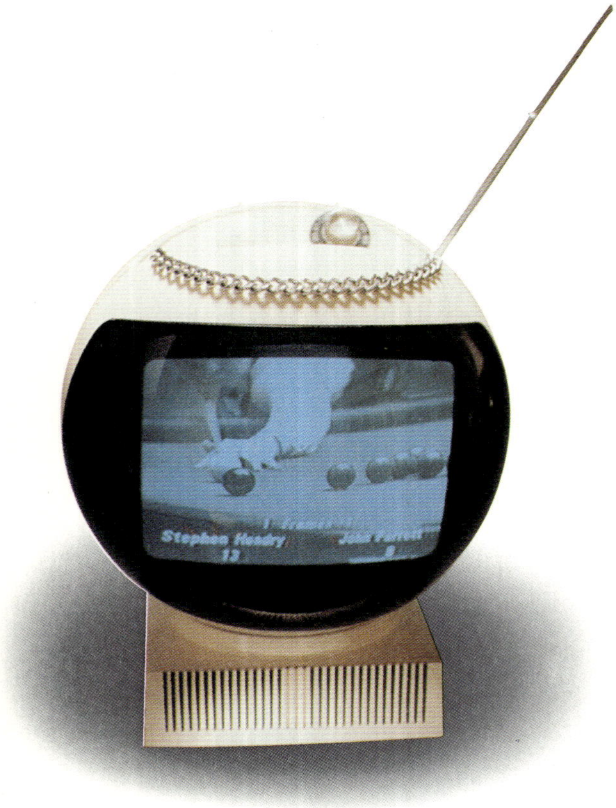

Fernsehgerät in Kugelform,
sechziger Jahre
Stedelijk Museum Amsterdam,
Sammlung Sylvia Katz

Nachdem sich die Fernsehindustrie weitgehend auf die fortschrittliche Transistortechnik umgestellt hat, was endlich den Bau von leichten und kleinen Geräten zuläßt, sind den Designern kaum noch Grenzen für die phantasievolle Gestaltung der Apparate gesetzt. Vor allem die tragbaren Fernseher werden zunehmend mit Kunststoffgehäusen versehen, die dem Käufer in verschiedensten Farben zur Auswahl stehen. Der Einfluß der Pop-Art setzt sich in der grellen Farbgebung einiger Geräte und einer von keinen Konventionen gebremsten experimentellen Formgebung um. Der Fernseher selbst wird zu einem Bestandteil der Pop-Kultur.
Marco Zanuso und Richard Sappers, die in den sechziger Jahren

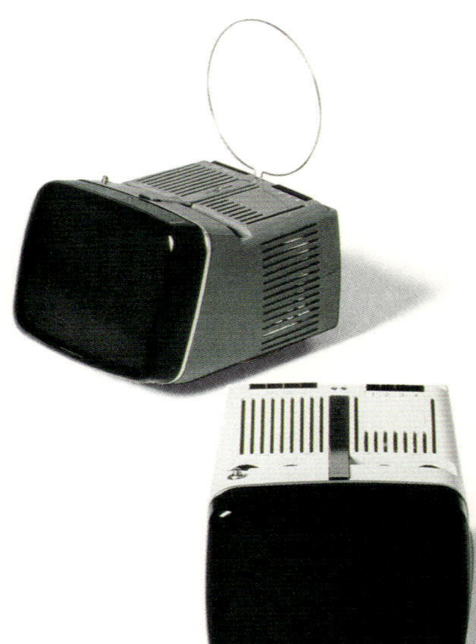

Marco Zanuso/Richard Sappers:
Bronivega Algol 11
Italien 1964

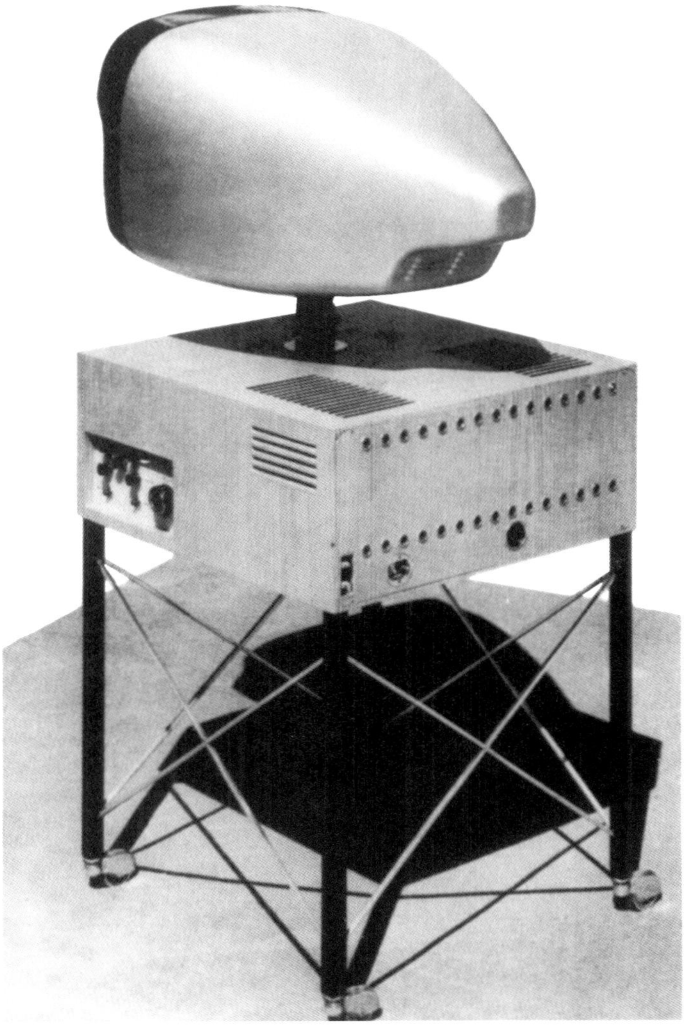

Marco Zanuso/Richard Sappers:
Bronivega Doney 14
Italien 1962v50

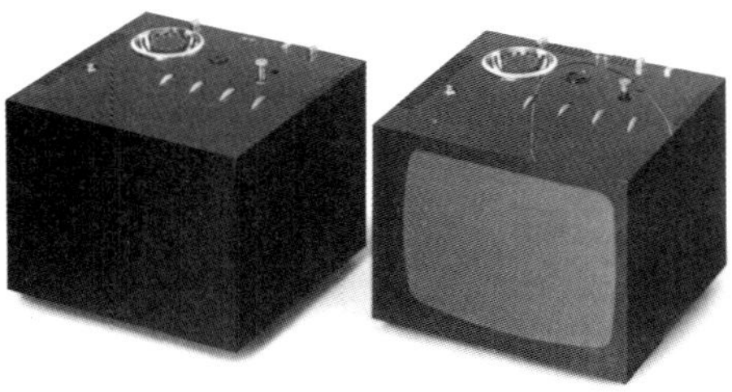

Marco Zanuso/Richard Sappers:
Bronivega Black 201
Italien 1969

gemeinsam für die italienische Firma Bronivega Fernsehgeräte entwerfen, setzen mit ihren eigenwilligen Kunststoff- und Metallgehäusen neue Maßstäbe für das Design.
Der von ihnen entworfene und im Jahre 1969 in den Handel gebrachte *Black 201* ist ein schwarzer Kasten, der die Magie des Phänomens Television spüren läßt. Zanuso und Sappers haben sich offensichtlich von Stanley Kubricks Spielfilm *2001 – Odyssee im Weltraum* inspirieren lassen, der im Vorjahr in die Kinos gekommenen ist: Dort entdecken Astro-Forscher einen geheimnisvollen schwarzen Monolithen auf dem Mond, der seltsame Signale in Richtung Erde aussendet. Der *Black 201* erinnert unweigerlich an diesen mattschwarzen Block, der eine mythisch geprägte Technologie der Zukunft symbolisiert.

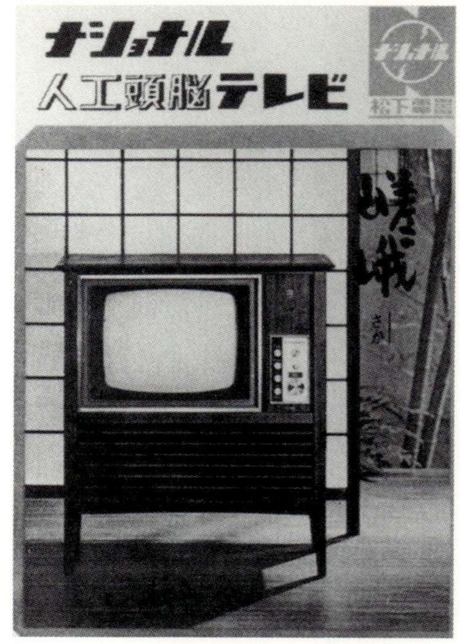

Fernsehen: Der künstliche Kopf
Japan, sechziger Jahre, Werbung der Firma National

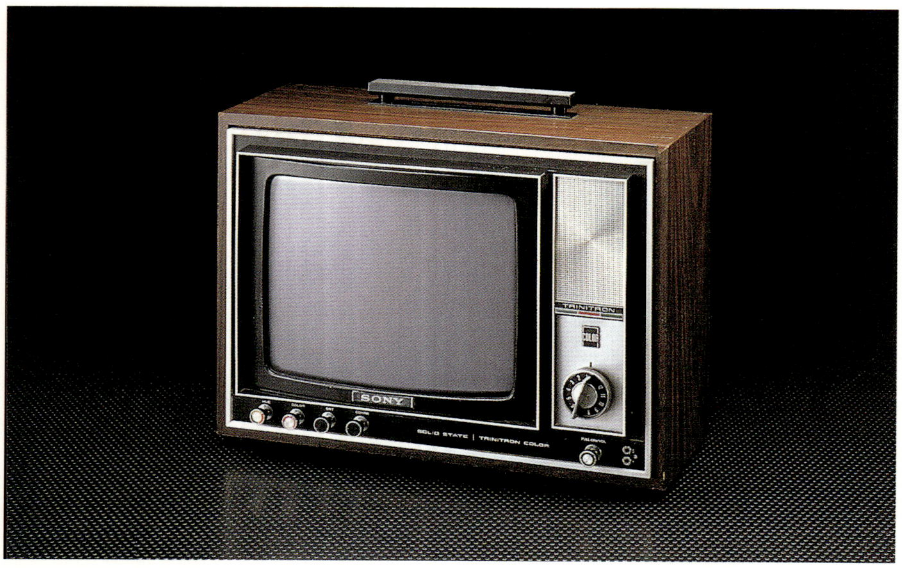

Fernsehgerät *Sony KV-1310*
Japan 1968
Sony Gallery, Tokio

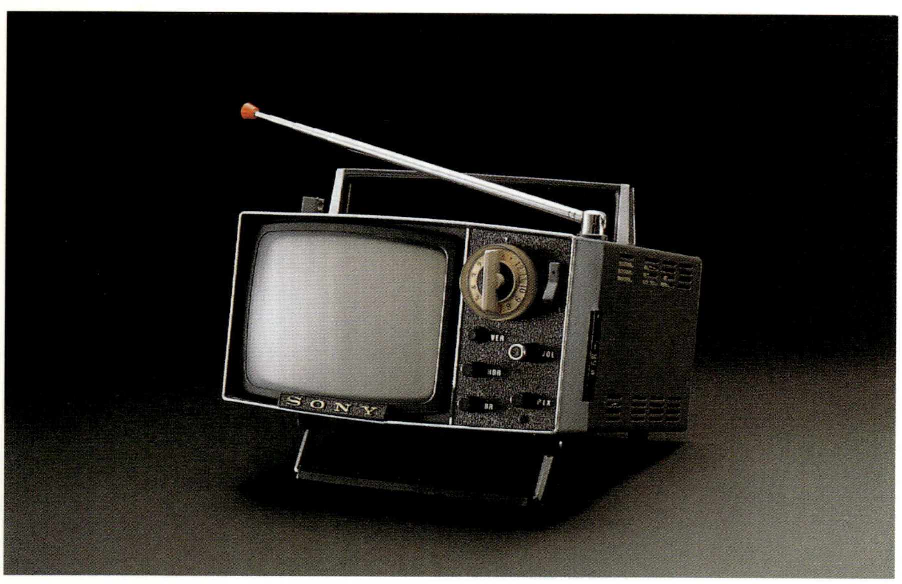

Fernsehgerät *Sony TV5-303*
Japan 1962
Sony Gallery, Tokio

In den sechziger Jahren drängen die überaus erfolgreichen amerikanischen und japanischen Elektronikkonzerne ihre britischen Konkurrenten zunehmend ins wirtschaftliche Abseits. Die einst so innovativen und erfolgreichen Traditionsbetriebe können mit den rasanten technologischen Entwicklungen nicht mehr Schritt halten. Zudem führen der rasante Preisverfall und das aggressive Marketing der Konkurrenz aus Übersee immer mehr britische Firmen in die Pleite. Versuche der Anpassung an neumodische Designs können diese Entwicklung nicht aufhalten. Insbesondere die japanischen Geräte locken die Käufer mit hervorragender technischer Ausstattung, hohem Bedienungskomfort und einem niedrigen Preis. Die neuartigen Triniton-Farbbildröhren sind kaum gewölbt und bieten eine nie zuvor dagewesene Farbbildqualität. Ihre fast plane Bildfläche hat gerade Kanten und verzichtet auf die für das Fernsehbild charakteristische Abrundung der Ecken.

Die Tendenz der modernen Ästhetik zu Klarheit und Einfachheit korrespondiert mit traditionellen japanischen Formen. Beispielgebend dafür ist der volltransistorisierte *Sony KV-1310* aus dem Jahre 1968. Sosehr das Design dieses Gerätes einer von Klarheit und Einfachheit geprägten modernen Ästhetik entspricht, fügt sich dessen Gestaltung in traditionelle japanische Formenmuster ein. Die Werbung für ein ähnliches Gerät der Firma National verdeutlicht diese Haltung: Der Fernseher steht vor der typischen Reispapier-Wand eines traditionellen Hauses; die Fläche ist durch Quadrate untergliedert, die vom Holzrahmen vorgegeben sind. Solche strengen, von einfachen geometrischen Mustern gegliederten Bauformen bestimmen seit Jahrhunderten die Ästhetik der japanischen Architektur. Deshalb passen sich besonders solche Apparate in die Innenarchitektur der japanischen Wohnräume harmonisch ein, die ebenso auf einfachen geometrischen Formen beruht und starke Rundungen vermeidet. Zudem werden von den japanischen Kunden aus Gründen der akuten Raumnot kompakte Geräte bevorzugt.

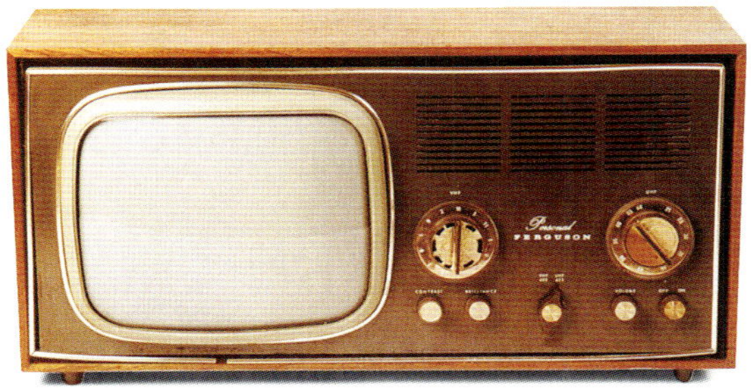

Ferguson Table Model Type 3629
Dual Standard
Großbritannien 1965
Michael Bennett-Levy, Edinburgh

Fernsehgerät der Firma Murphy
Großbritannien, um 1965

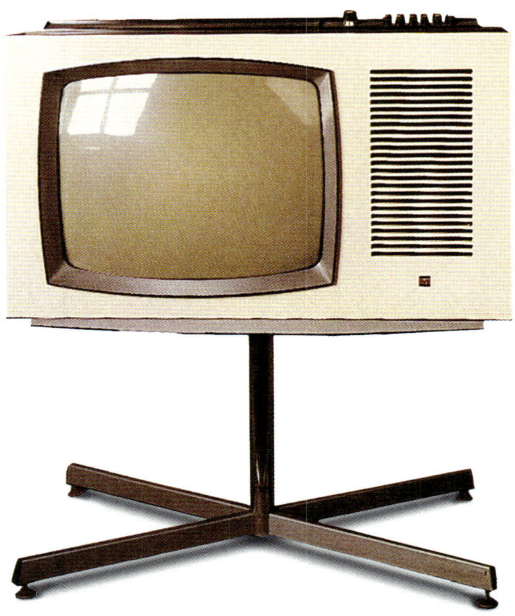

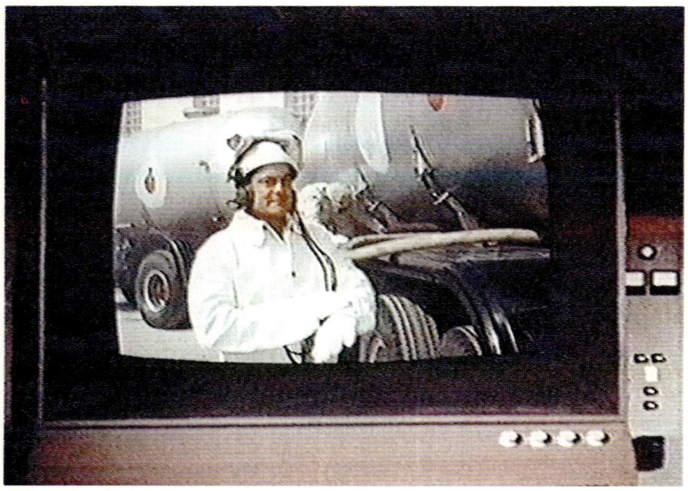

Andrew Marton (Regie);
Manuel Berenguer (Kamera);
Alex C. Weldon (Special Effects):
Crack in the World (*Ein Riß in der Welt*)
USA 1964, 35 mm Kinofilm, farbig,
97 Minuten
Security

Die spektakulären Erfolge der zivilen Raumfahrt am Anfang der sechziger Jahre geben der weltweiten Fortschrittsgläubigkeit neue Nahrung. In japanischen Science-Fiction-Filmen wie Inoshiro Hondas *Ufos zerstören die Erde* von 1962 wird wie in den amerikanischen Streifen der Zeit die Zukunft einer von Großbild-Fernsehern und Bildtelephonen bestimmten Welt vorausgesagt. Der britische Fernseh-Hersteller Sobell versucht, von dieser Euphorie zu profitieren, indem er sein neuestes Gerät als einen Apparat im Design der Zukunft anpreist. Nachdem der sowjetische Kosmonaut Juri Gagarin mit seiner Raumkapsel *Wostok I* die Erde umkreist und erste verschwommene Fernsehbilder aus dem All hinunter auf die Erde gefunkt hat, sind die zukünftigen Möglichkeiten des Fernsehens auch zu einem aktuellen Thema für die öffentliche Diskussion in der UdSSR geworden: 1962 prognostiziert die russische Fernsehzeitschrift *Sowjetskoje radio i televidenie* in einer Karikatur die baldige Eroberung des Kosmos durch das Fernsehen.

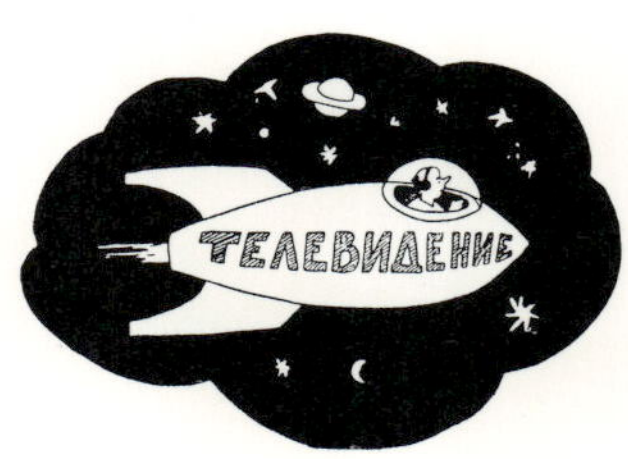

Television
Sowjetunion 1962, Zeichnung, in der Zeitschrift »Sowjetskoje radio i televidenie«, Moskau

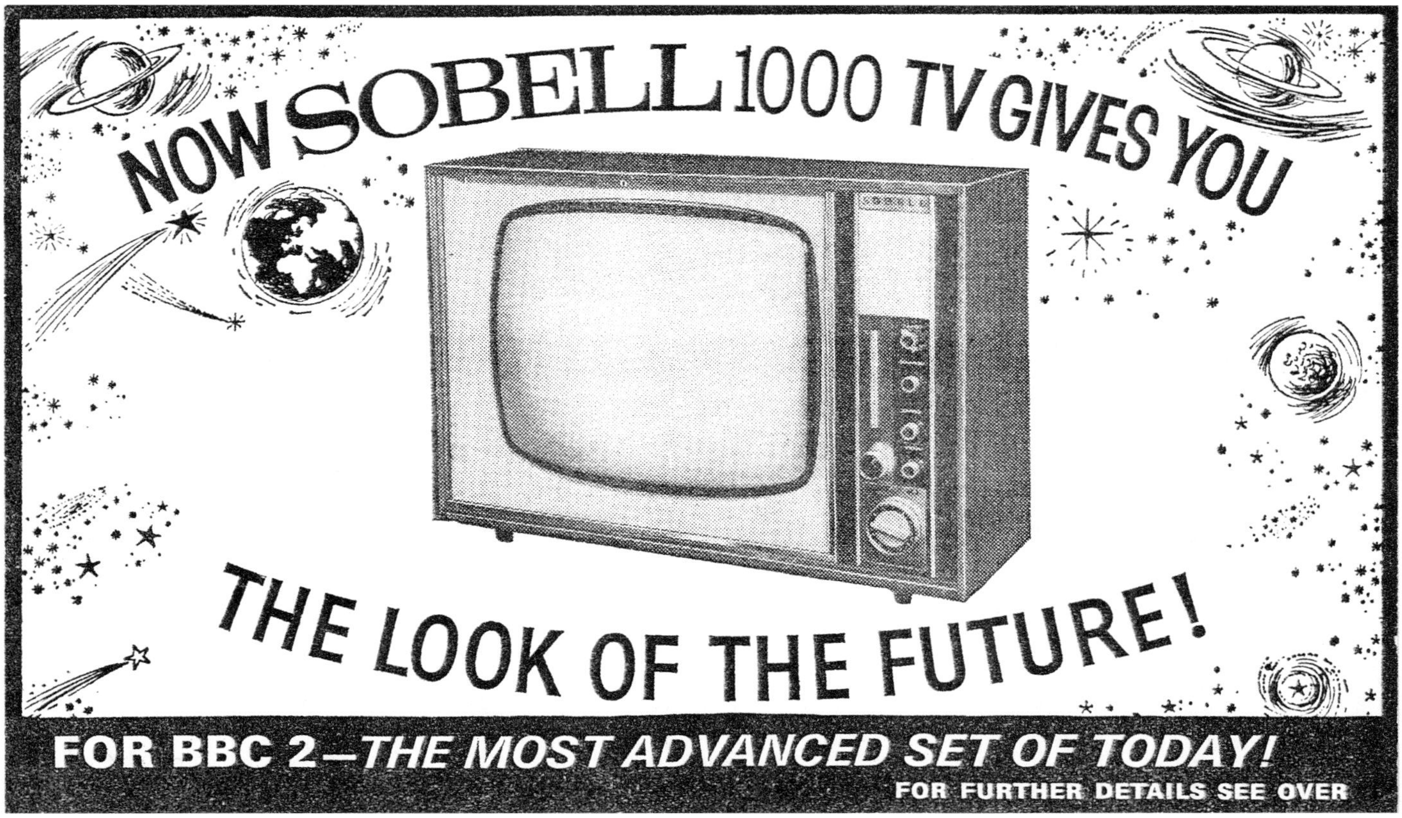

Werbung für das Fernsehgerät
Sobell 1000
Großbritannien 1964

Im Jahre 1960 schafft der junge Andy Warhol mit seiner Graphik *199 Television* und dem auf dieser Studie basierenden Ölgemälde *TV $199* erste Bilder, die den Fernseher als einen gewöhnlichen Konsumartikel zeigen. Dabei handelt es sich um reine Kunstwerke, die nicht im Auftrag der TV-Industrie entstanden sind – die Werbung für Fernsehgeräte ist ihr Gegenstand!
Anders als Richard Hamilton, der vier Jahre zuvor mit seiner Collage *Just what is it that makes today's homes so different, so appealing?* eine künstlerische Analyse der modernen Konsumgesellschaft versucht hat, gibt Warhol seinen Gegenstand ohne jede Wertung wieder. Die Darstellung der Zeitungsanzeige für ein preiswertes Fernsehgerät ist auf die reine Abbildung beschränkt; über die Funktion des Fernsehers erfährt der Betrachter nichts.
Auch bei Robert Bechtlers fotorealistischem Gemälde *Zenith* aus dem Jahr 1968 sagt der Titel des Werkes nicht mehr, als es zeigt: ein Fernsehgerät der amerikanischen Marke Zenith.
Das TV-Gerät als Gegenstand der künstlerischen Auseinandersetzung scheint in diesen beiden Fällen austauschbar zu sein, es interessiert die Künstler offenbar nur in seiner äußeren Erscheinung. Für sie gehört der Fernseher zu den alltäglichen Dingen wie ein Kühlschrank, ein Haartrockner oder eine Konservendose.

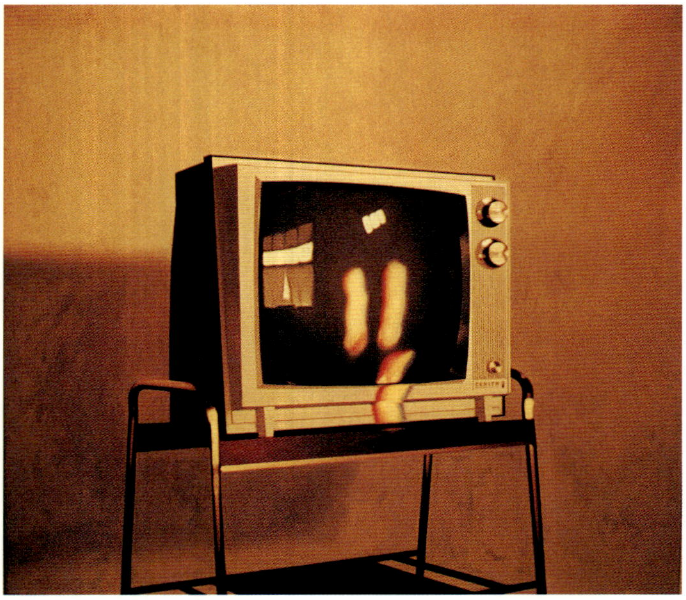

Robert Bechtler: *Zenith*
USA 1968, Öl auf Leinwand,
91,5 x 101,6 cm
O.K. Harris Works of Art, New York,
Privatsammlung

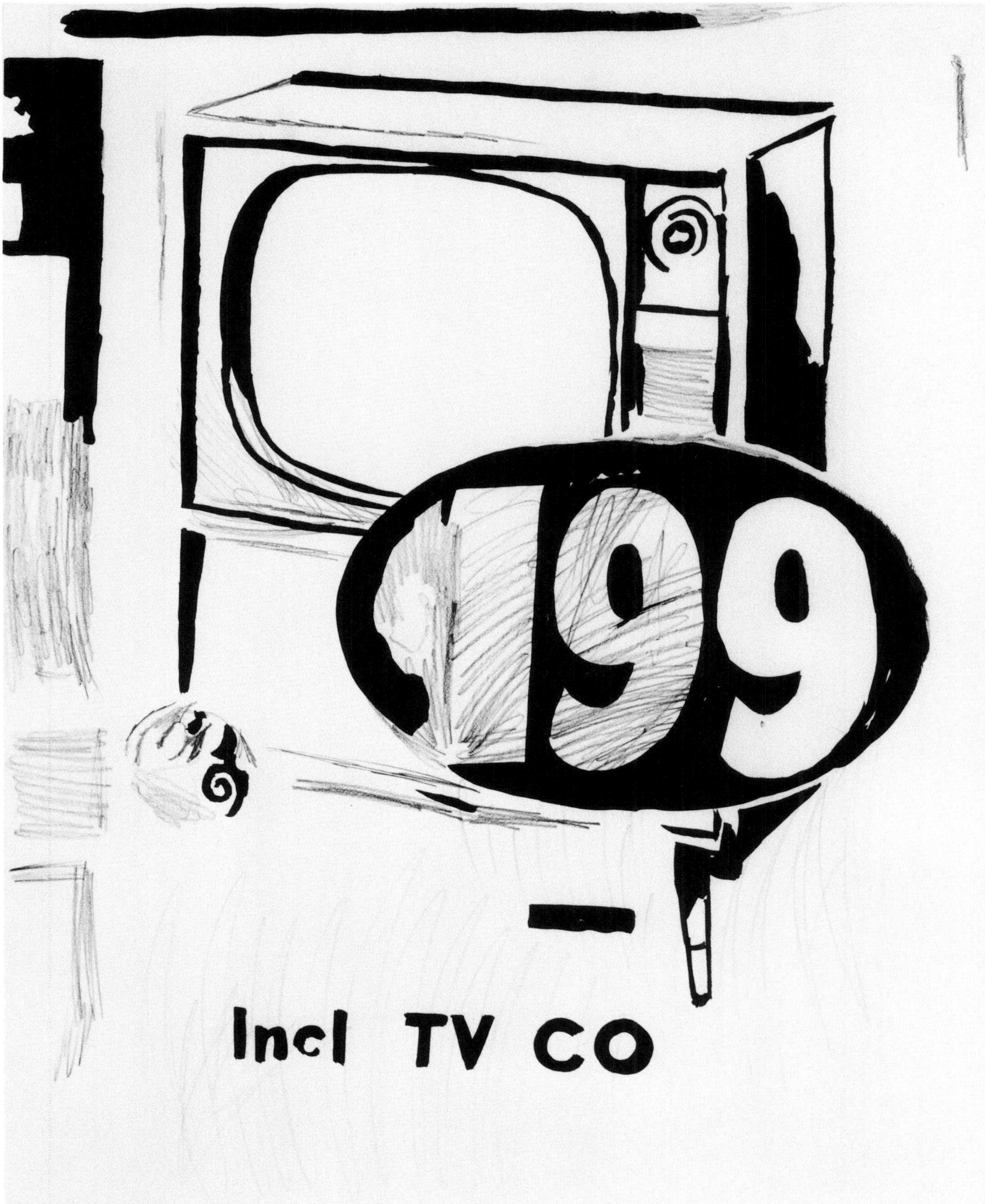

Andy Warhol: *199 Television*
USA, 1960, Tusche und Bleistift auf Papier, 73,7 x 83,8 cm

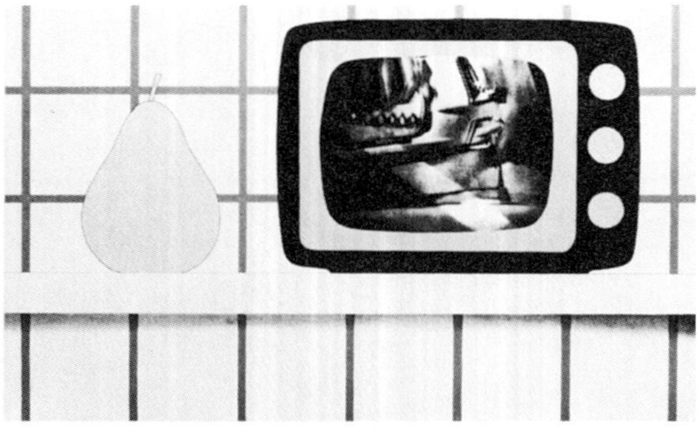

Tom Wesselmann: *T.V. Still Life*
USA 1965, Siebdruck in einer Auflage von 200 Exemplaren, 73,5 x 96,5 cm

Tom Wesselmann ist einer der wenigen Künstler der Pop-Art, die das Fernsehen konsequent in ihr Schaffen integriert haben. Sowohl in der Serie seiner aufsehenerregenden *American Nudes* als auch in seinen *Still Lifes* vom Anfang der sechziger Jahre ist das TV ein nicht mehr wegzudenkendes Element des täglichen Lebens. Die Kombination mit Lebensmitteln kennzeichnet den TV-Apparat als einen Konsumartikel und stellt so den Fernsehgenuß gleich mit dem Verzehr von Speisen und das Trinken von Alkoholika. Die Plazierung des Fernsehers neben dem Bett einer nackten Schönheit kombiniert die Situation des Fernsehens zusätzlich mit einer latenten Erotik. Gleichzeitig stellt sich Wesselmann mit diesen Bildern bewußt in die starke amerikanische Tradition des Stillebens und erweitert dessen Repertoire mit dem Fernseher um einen provokanten Gegenstand. Eine ähnliche Verfahrensweise läßt sich auch im Werk von David Hockney antreffen.

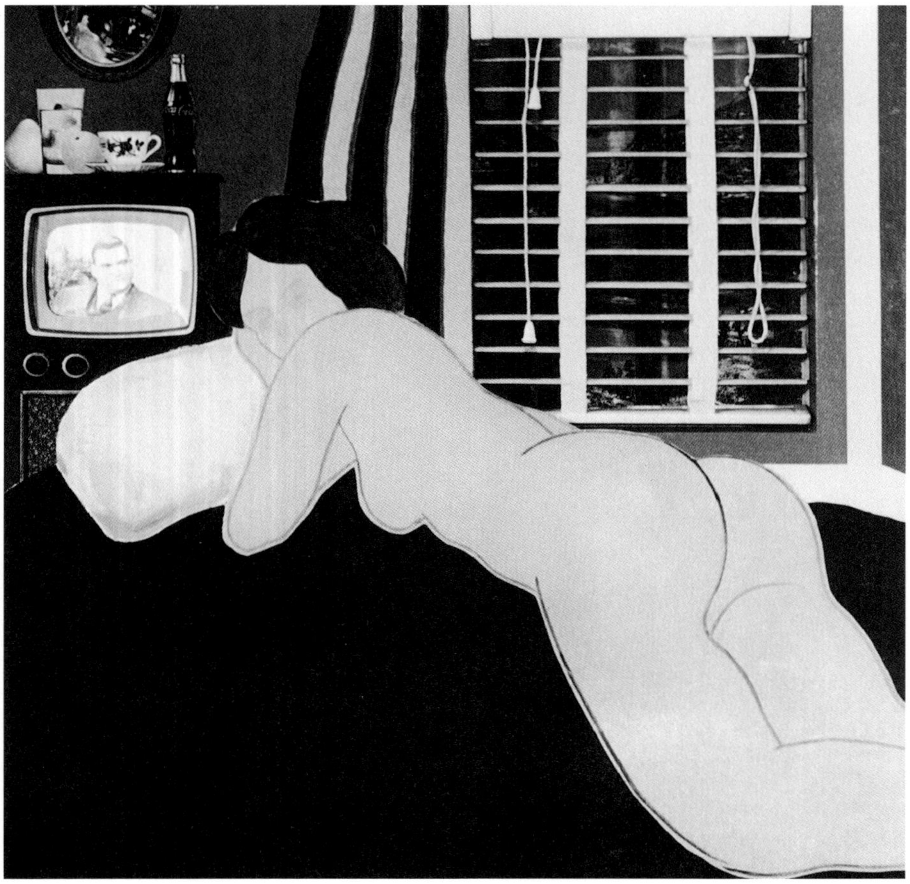

Tom Wesselmann:
Great American Nude #39
USA 1962, Holzkohle, Acrylfarbe, Emaille, funktionsfähiges Fernsehgerät, Collage und Assemblage auf Holz, 122 x 122 x 3 cm

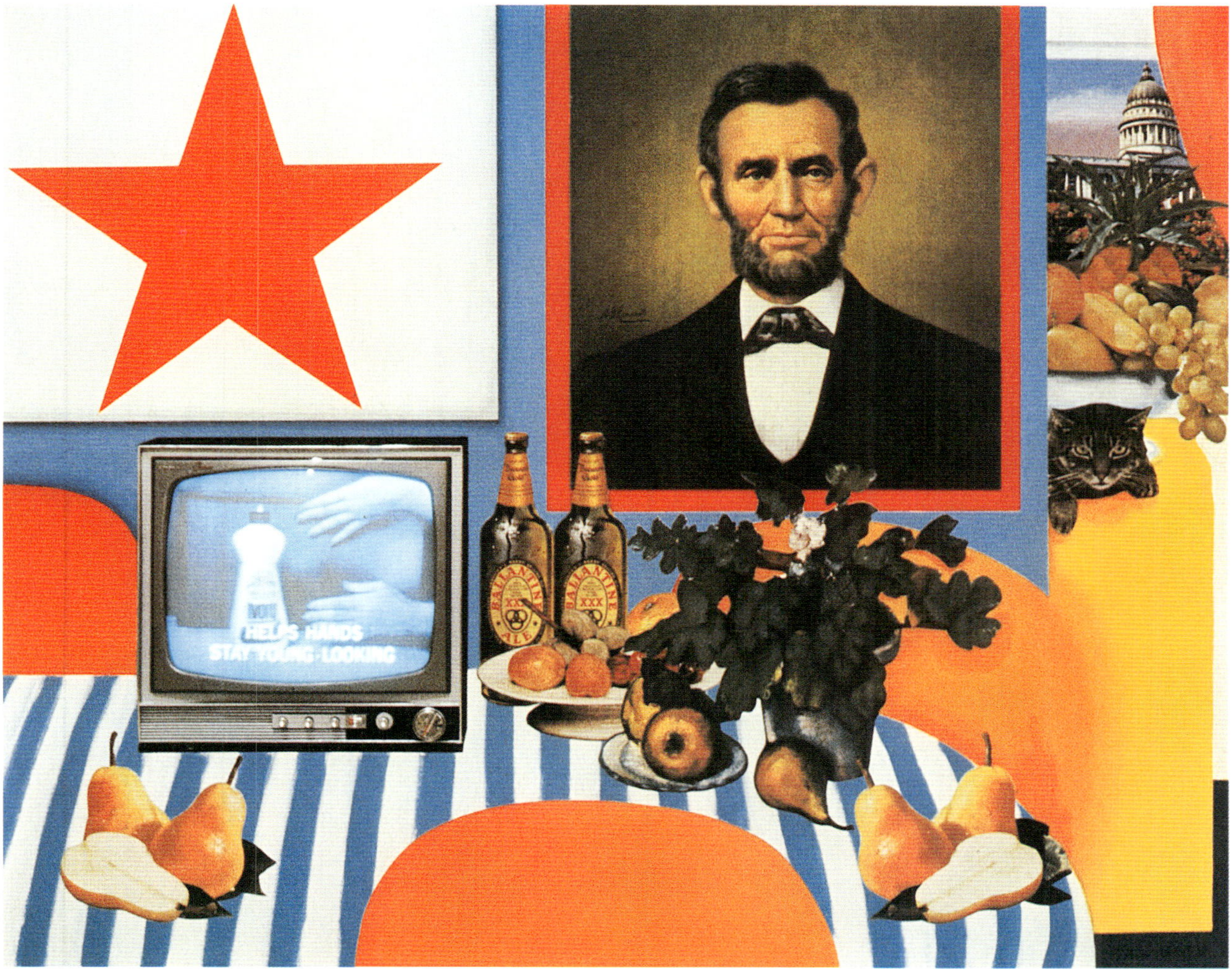

Tom Wesselmann: *Still Life # 28*
USA 1963, Acrylfarbe, funktionsfähiges Fernsehgerät und Collage auf Holz, 122 x 150 cm
Harry N. Abrams Family Collection, New York

Eine zeitkritische Komponente kann Wesselmanns 1963 entstandenem *Still Life # 28* und *Still Life # 31* unterstellt werden: In die beiden sich stark ähnelnden Gemälde sind Collage-Elemente und jeweils ein funktionierendes Fernsehgerät integriert. Während das schwarzweiße TV-Bild natürlich vom gerade eingestellten Programm bestimmt ist, befinden sich neben den TV-Apparaten als konstantes zeitloses Element die in Öl gemalten Porträts der amerikanischen Präsidenten Abraham Lincoln und George Washington. Diese Ikonen der amerikanischen Demokratie konfrontiert Wesselmann mit der heutigen (Medien)Wirklichkeit.

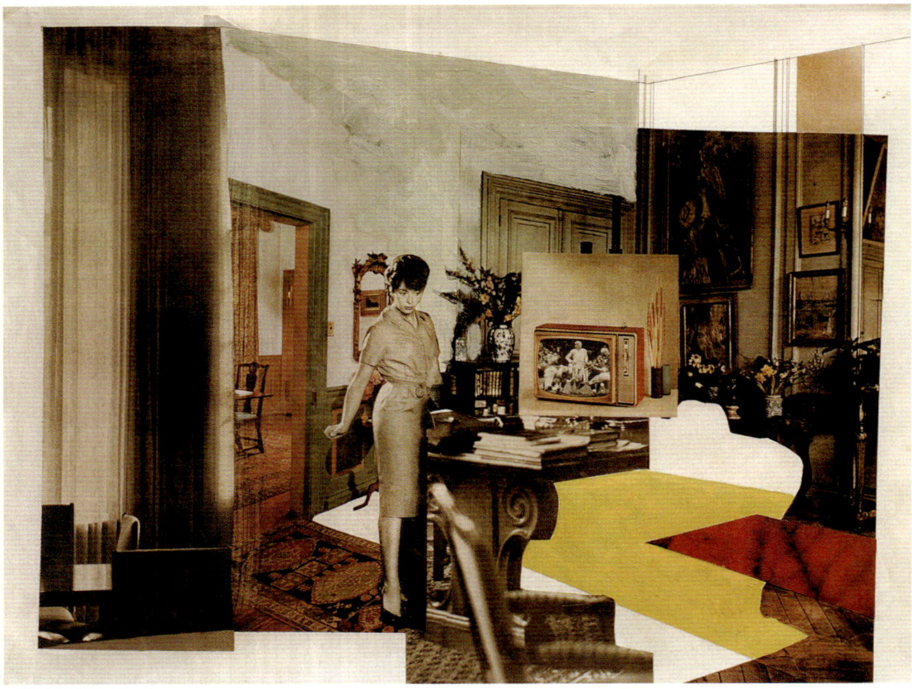

Richard Hamilton: *Interior study (a)*
Großbritannien 1964,
Collage und Öl auf Papier, 38 x 51 cm

Richard Hamilton wendet sich 1964 in seinen *Interior studies* erneut dem Fernsehen zu, doch lassen diese Graphiken nichts mehr von der einst schockierenden Attitüde seiner erst acht Jahre zuvor entstandenen Collage *Just what is it that makes today's homes so different, so appealing?* erahnen. Auch die Photographien von Diane Arbus, auf denen Innenräume mit Fernsehgeräten abgelichtet sind, belegen, daß die Präsenz des Fernsehers im US-amerikanischen Wohnzimmer zur Selbstverständlichkeit geworden ist. Man läßt sich, wie bei *Tokyo Rose*, gerne vor seinem TV-Gerät ablichten. Eine andere Photographie zeigt ein weihnachtlich ausgestattetes Zimmer in einem Vorort von New York, das seltsam kalt wirkt. Die Spitze des Weihnachtsbaums ist wegen der geringen Deckenhöhe gekappt, der daneben befindliche und mit Lametta sowie einer Christbaumkugel geschmückte Fernseher vermitteln einen Eindruck von der trostlosen Feststimmung in diesem Zimmer.

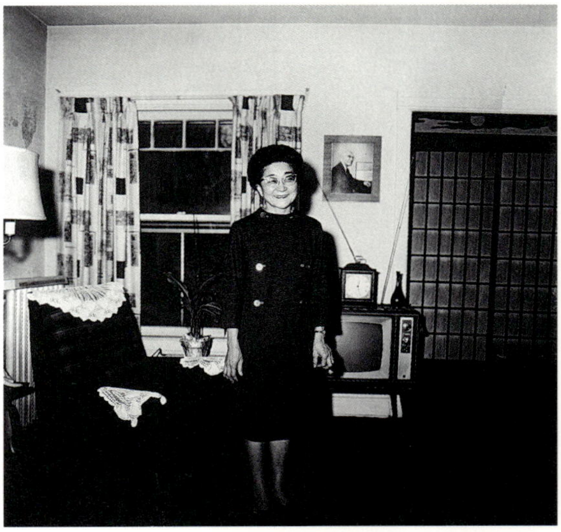

Diane Arbus: *Tokyo Rose*
USA 1969, Photographie

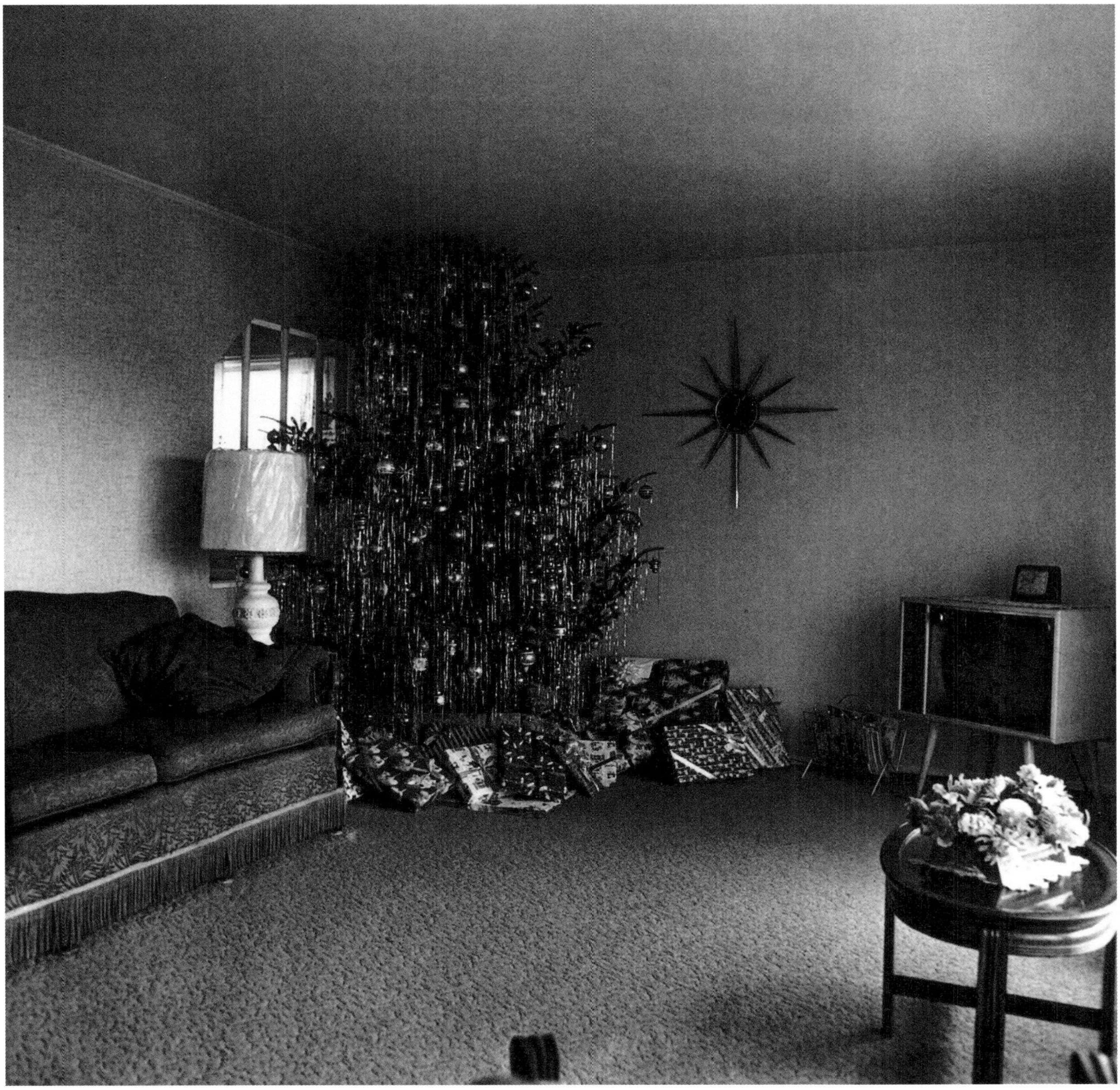

Diane Arbus: *Xmas Tree in a Livingroom in Levittown, L.I.*
USA 1963, Photographie, 50,8 x 40,6 cm

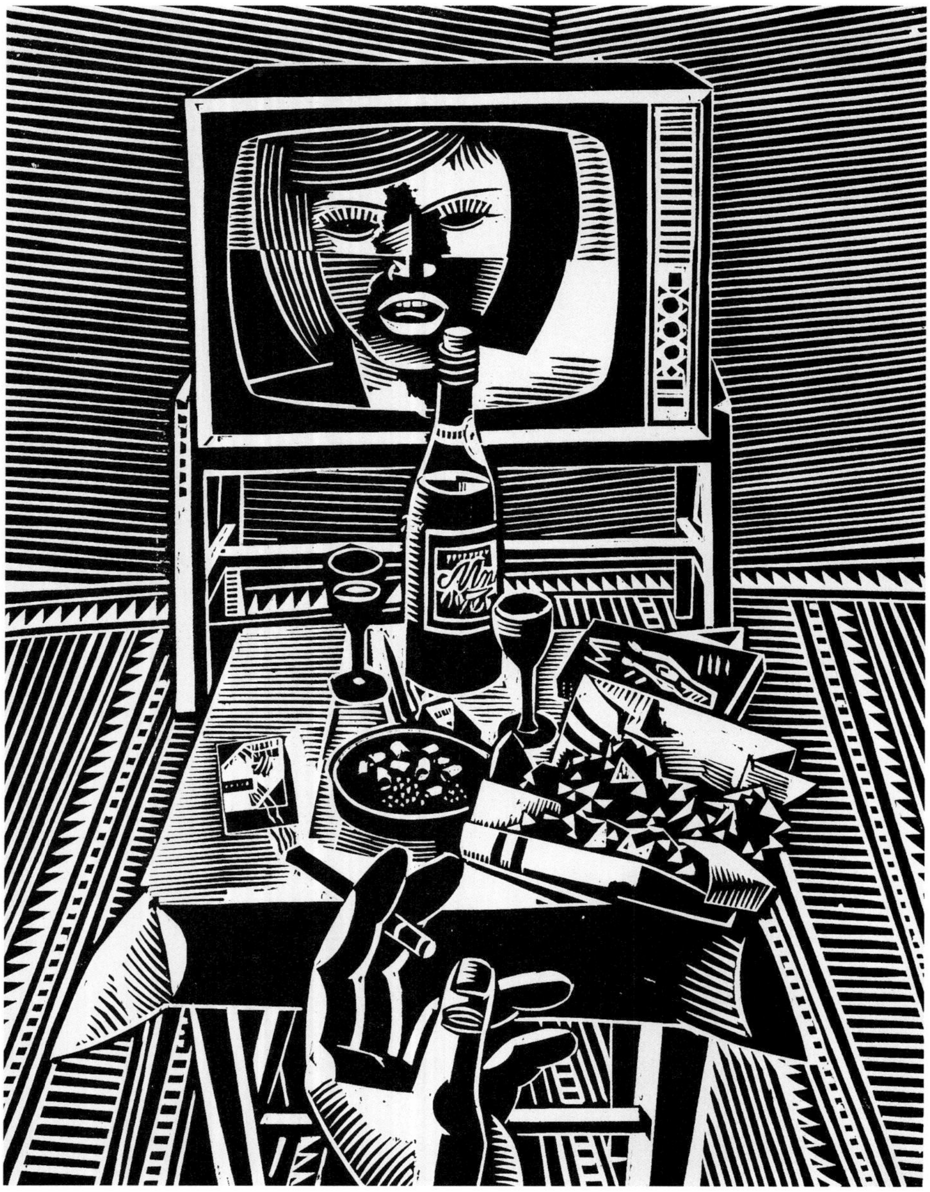

Wolfgang Mattheuer: *Fernsehstilleben*
Deutsche Demokratische Republik 1967,
Holzschnitt, 47,7 x 35,9 cm

Der in der DDR wirkende Maler und Graphiker Wolfgang Mattheuer schafft 1967 ein graphisches *Fernsehstilleben*, das ähnlich wie Wesselmanns Stillleben und Eduardo Paolozzis *Montage for General Dynamics FUN* von 1970 die Elemente Fernsehen und Essen miteinander verknüpft. Während bei Mattheuer die linke Hand (des Künstlers?) mit der Zigarette in die untere Bildhälfte ragt, ist es bei Paolozzi eine Frauenhand mit einem Sandwich und eine Gabel mit Salat. In der oberen Bildhälfte erscheint jeweils das Fernsehbild, bei Paolozzi gleich in dreifacher Folge. Das durch die Bilder vorgegebene Blickfeld des Betrachters ist mit dem des Künstlers beim Fernsehen identisch. Damit ist eine distanzierte Sicht auf den Fernseher zugunsten der Rekonstruktion des Fernsehkonsums mit all seinen kulinarischen Begleiterscheinungen aufgegeben.
Eine besondere Brisanz erhält der Holzschnitt Mattheuers, wenn man das Gesicht auf dem Fernsehschirm als Nachrichtensprecherin des staatlichen DDR-Fernsehfunks deuten will. Dann nämlich wird die politische Botschaft der Sendung durch den gedeckten Tisch, der zwischen Zuschauer und dem TV-Gerät steht, und die ins Fernsehbild hineinragende Schnapsflasche zur bloßen Unterhaltung degradiert.

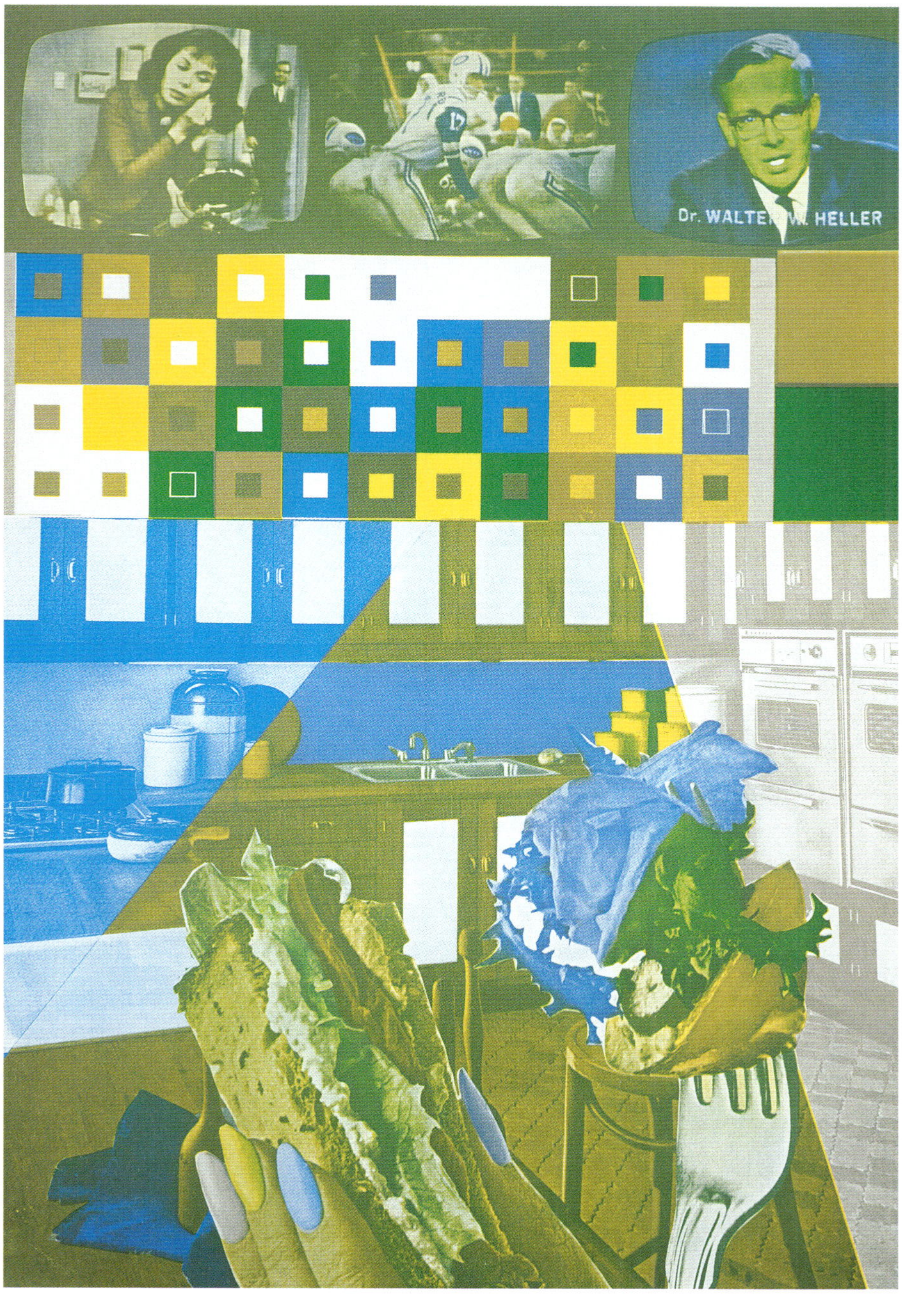

Eduardo Paolozzi: *Montage for General Dynamics FUN*
Großbritannien 1970, Siebdruck, 38 x 25,5 cm

Gernot Bubenik: *Schautafel Nr. 19A: Selbstbildnis*
Bundesrepublik Deutschland 1967, Wiecolux auf Aluminium, 200 x 100 cm
Privatbesitz, Wolfsburg

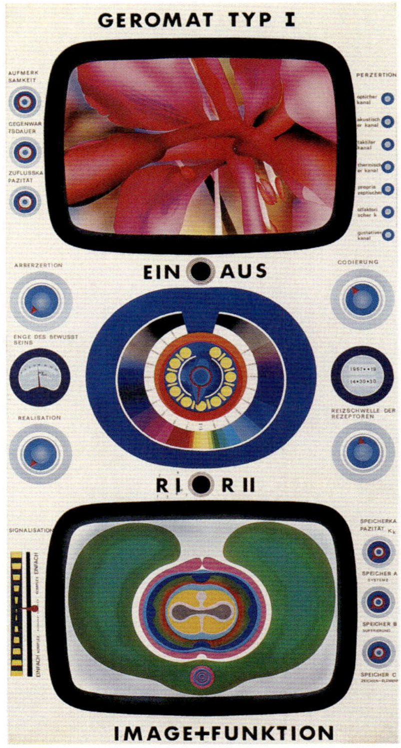

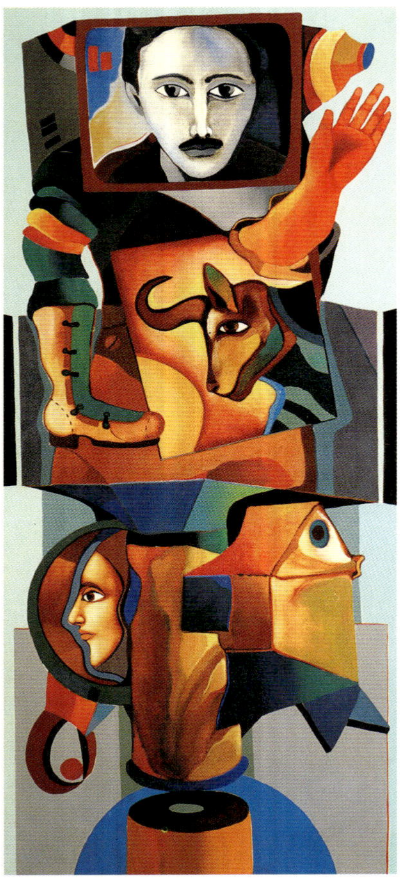

João Câmara: *Triptychon für die Stadt Recife* (rechter Flügel)
Öl auf Holz, 275 x 122 cm, Brasilien
1968

Seit Ende der sechziger Jahre werden zunehmend Farbfernsehempfänger verkauft, wenngleich die Qualität der bunten Bilder noch sehr zu wünschen übrig läßt. Je nach Einstellung des Gerätes kann die Darstellung von der Wirklichkeit mehr oder weniger stark abweichen. Viele der ursprünglich nur schwarzweiß produzierten Fernsehserien werden inzwischen farbig gesendet. Zu den beliebtesten amerikanischen Produktionen gehört die Krimi-Serie *Get Smart* mit den Abenteuern des tolpatschigen Agenten Maxwell Smart, die auch in der Bundesrepublik Deutschland ausgestrahlt wird. 1966 porträtiert Andy Warhol im Auftrag der Fernsehzeitschrift *TV Guide* die Schauspielerin Barbara Feldon, die eine Hauptrolle in dieser Serie verkörpert.

Andy Warhol: *Get Smart's Barbara Feldon*
USA, März 1966, Cover für *TV Guide*,
The Archives of the Andy Warhol Museum, Pittsburgh, Founding Collection, contribution the Andy Warhol Foundation for the Visual Arts

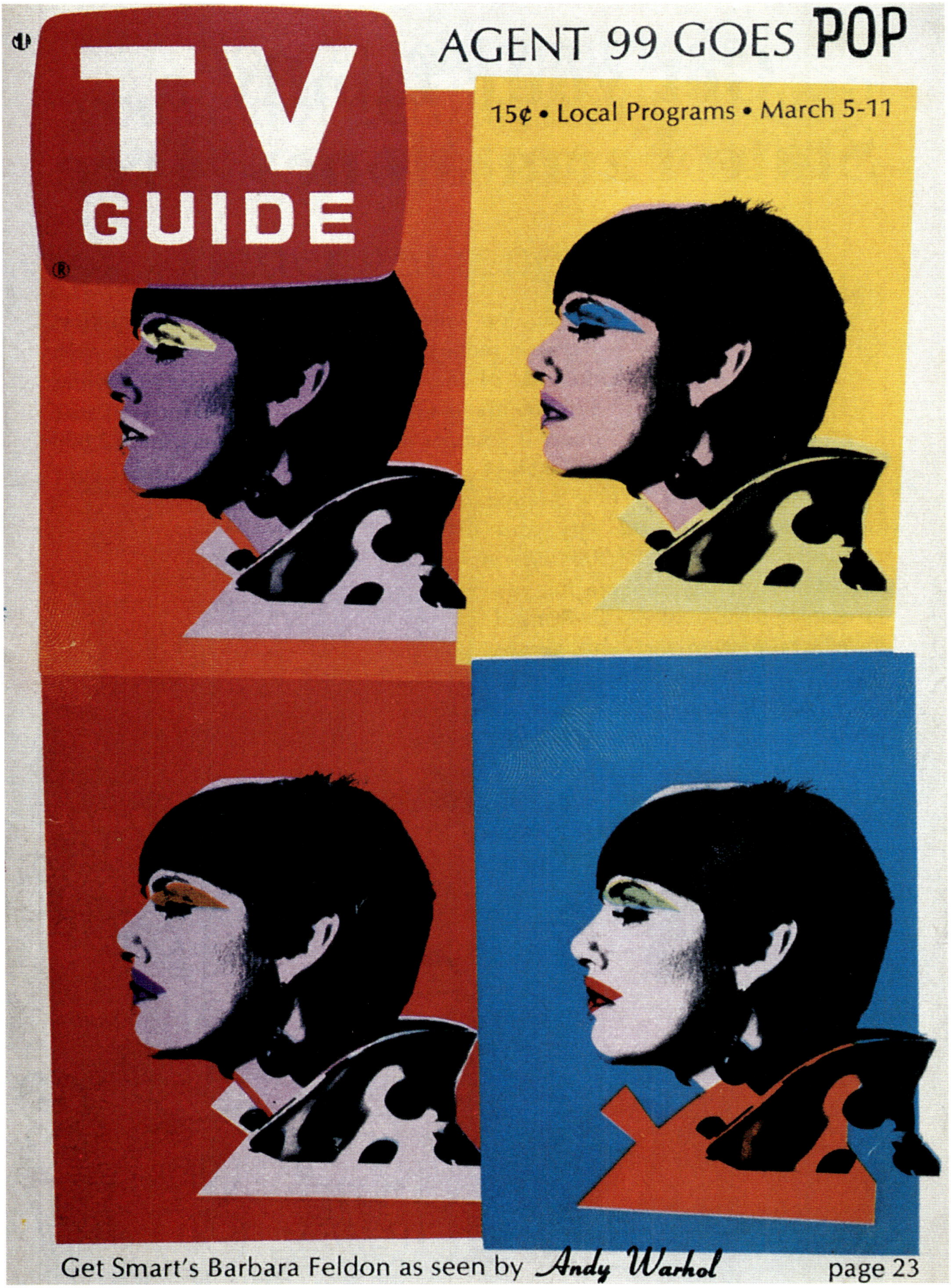
TV GUIDE
AGENT 99 GOES POP
15¢ • Local Programs • March 5-11
Get Smart's Barbara Feldon as seen by Andy Warhol
page 23

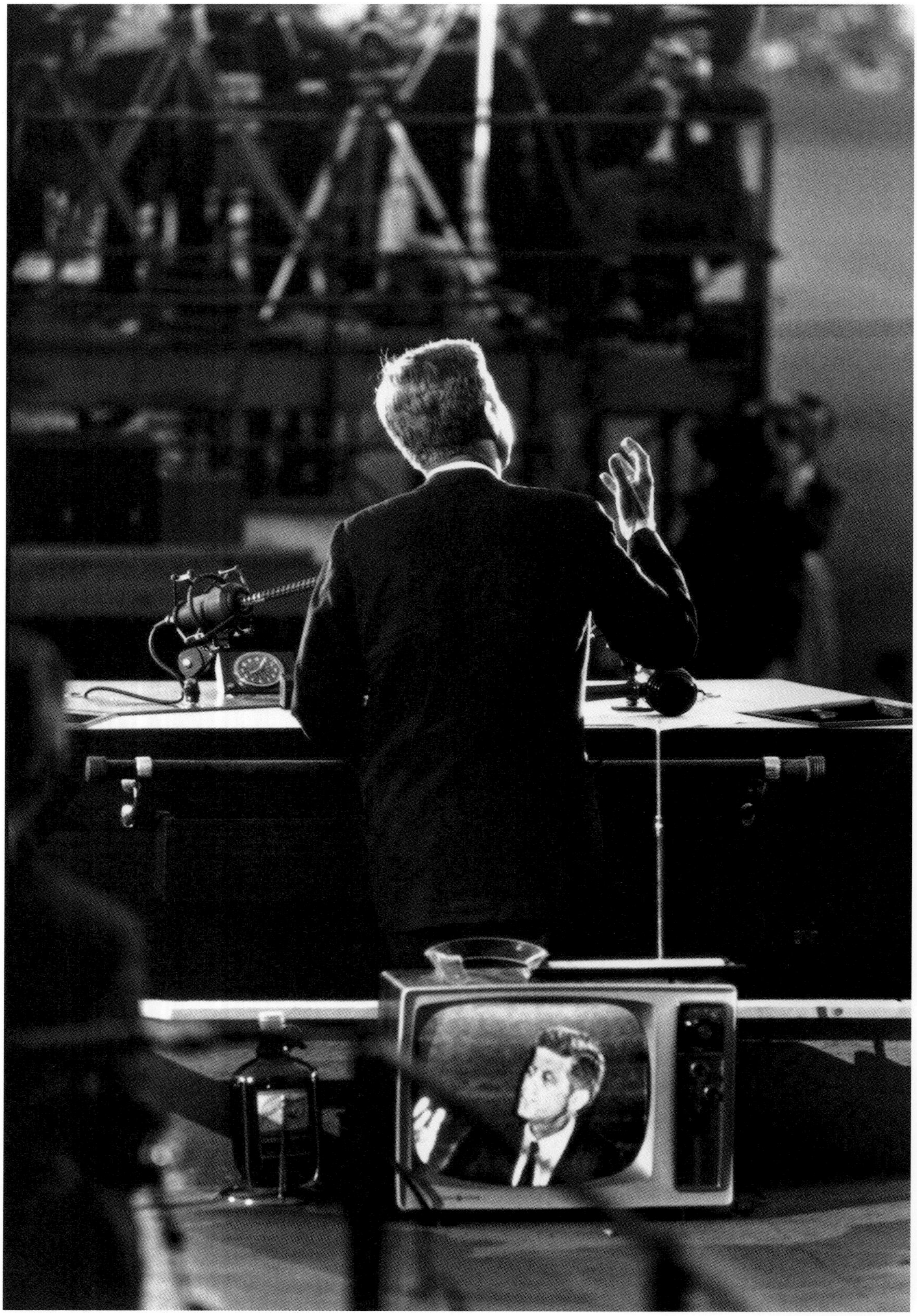

Garry Winogrand:
Democratic
National Convention
USA 1960, Photographie

John F. Kennedy ist einer der ersten Politiker, die das Fernsehen virtuos für ihre Wahlkämpfe zu nutzen wissen. Anders als der amtierende Vizepräsident Richard M. Nixon unterschätzt er nicht die Wirkung seiner Erscheinung auf dem TV-Bild. Der Photograph Garry Winogrand zeigt Kennedy während einer vom Fernsehen live übertragenen Rede in einer Rückenansicht, die er mit dem TV-Bild zu einem Bild im Bild kombiniert; es ergeben sich zwei zeitgleiche Ansichten derselben Person aus unterschiedlicher Perspektive. Eine andere Photographie aus dem selben Jahr zeigt, wie eine typische amerikanische Familie die erste Fernsehdebatte zwischen Kennedy und dem republikanischen Spitzenkandidaten Nixon am heimischen Bildschirm verfolgt.
Kennedy hat seine Auftritte vor der Fernsehkamera vorher geübt und ist mit Hilfe seiner Mitarbeiter psychisch bestens vorbereitet; dem Präsidentschaftskandidaten der Demokraten gelingt es, trotz seines labilen Gesundheitszustandes, über die Bildmedien den Eindruck eines starken und dynamischen Politikers zu vermitteln. Richard Nixon leidet am Tag der entscheidenden Fernsehdebatte an einer starken Erkältung. Dennoch lehnt er es ab, sich in der bei Fernsehauftritten üblichen Weise schminken zu lassen. Sein Erscheinungsbild ist ihm ziemlich egal, statt dessen vertraut er auf seine rhetorischen Fähigkeiten und die Überzeugungskraft seiner Ideen. Das Ergebnis der nachträglichen Umfragen ist frappierend: Die Mehrheit der Radiohörer hält Nixon für den Mann mit den besseren Argumenten, das Fernsehpublikum vertritt die Ansicht, Kennedy sei der überzeugendere Kandidat! Gewählt wird schließlich der telegene John F. Kennedy.

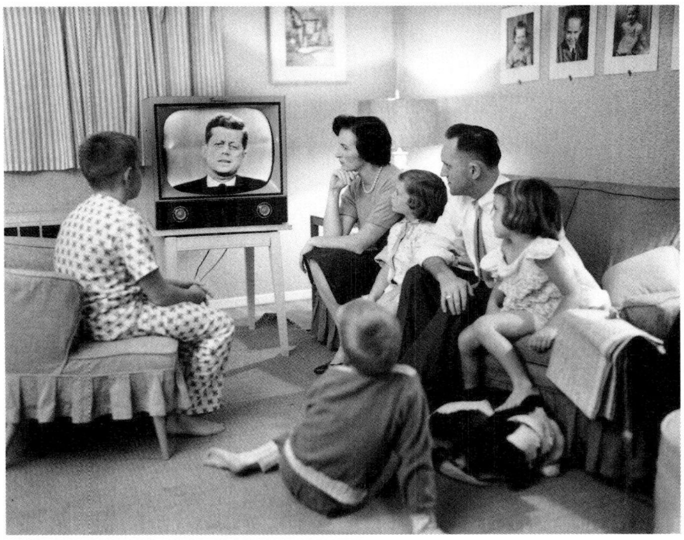

Kennedy-Nixon Debate
USA, 27.9.1960, Photographie
Bettman News Photos, New York

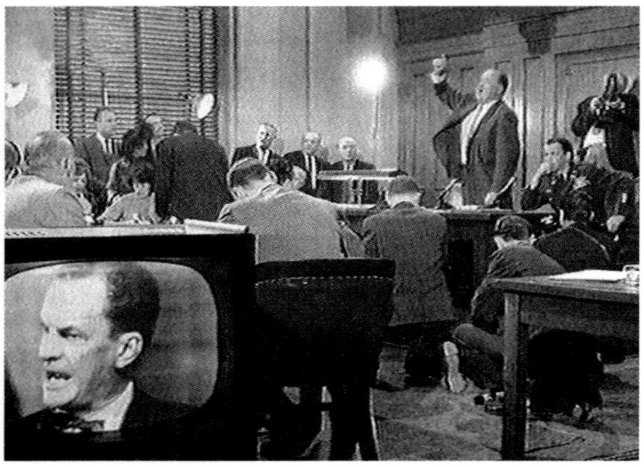

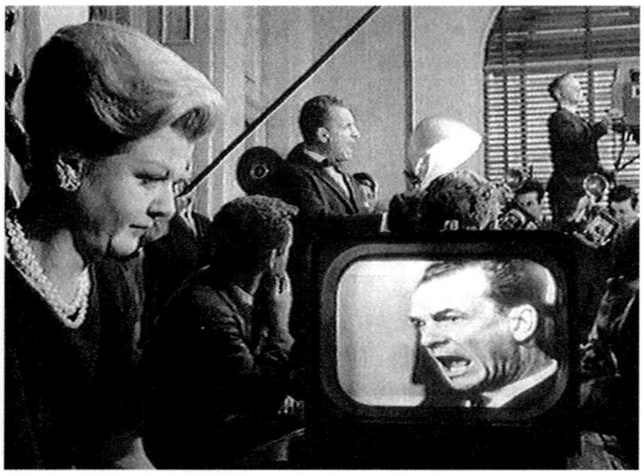

John Frankenheimer (Regie); Lionel Lindon (Kamera); Paul Pollard (Special Effects): *The Manchurian Candidate* (*Botschafter der Angst*) USA 1962, 35 mm Kinofilm, schwarzweiß, 126 Minuten United Artists

Im Jahre 1961 zieht John F. Kennedy als 35. Präsident der Vereinigten Staaten ins Weiße Haus ein. In Amerika hat sich längst eine Fernsehkultur etabliert, die er geschickt zu instrumentieren weiß. Trotz der sogenannten »Tauwetterstimmung« in der Sowjetunion herrscht noch immer Kalter Krieg. Nikita Chruschtschows Besuch in den USA ist von den Supermächten als erster Schritt einer gegenseitigen Annäherung gedacht und wird zu einem weltweiten Medienspektakel, bei dem Chruschtschow einen guten Eindruck hinterläßt: Auch der sowjetische Ministerpräsident hat inzwischen gelernt, mit dem Fernsehen umzugehen.
Amerika demonstriert derweil seine technologische Stärke mit immer gewagteren bemannten Raumflügen, die in stundenlangen Fernseh-Sondersendungen live übertragen werden. Zu diesem Zweck installiert der in New York ansässige Nachrichtensender CBS eine Großbildwand in der Grand Central Station. Kennedy wohnt den Ereignissen vom Weißen Haus aus bei. Cecil Stoughton, ein Photograph des U.S. Army Signal Corps, hält fest, wie der Präsident, seine Gattin Jackie, der Vize-Präsident und der Vorsitzende der Demokratischen Partei die Live-Übertragung von John Glenns letzter Orbital-Mission gespannt verfolgen.
In dieser Zeit beginnt der den Demokraten nahestehende Regisseur John Frankenheimer mit den Arbeiten zu seinem Politthriller *Botschafter der Angst*, der 1962 in die Kinos kommt. Thematisiert wird nicht zuletzt die Instrumentalisierung des Fernsehens durch kommunistische und rechtsextreme Kreise. Höhepunkte des spannenden Filmes sind ein vom Fernsehen direkt gesendetes Rededuell der politischen Widersacher und ein Mordversuch am demokratischen Präsidentschaftskandidaten vor laufenden Fernsehkameras während einer Wahlkampfveranstaltung.

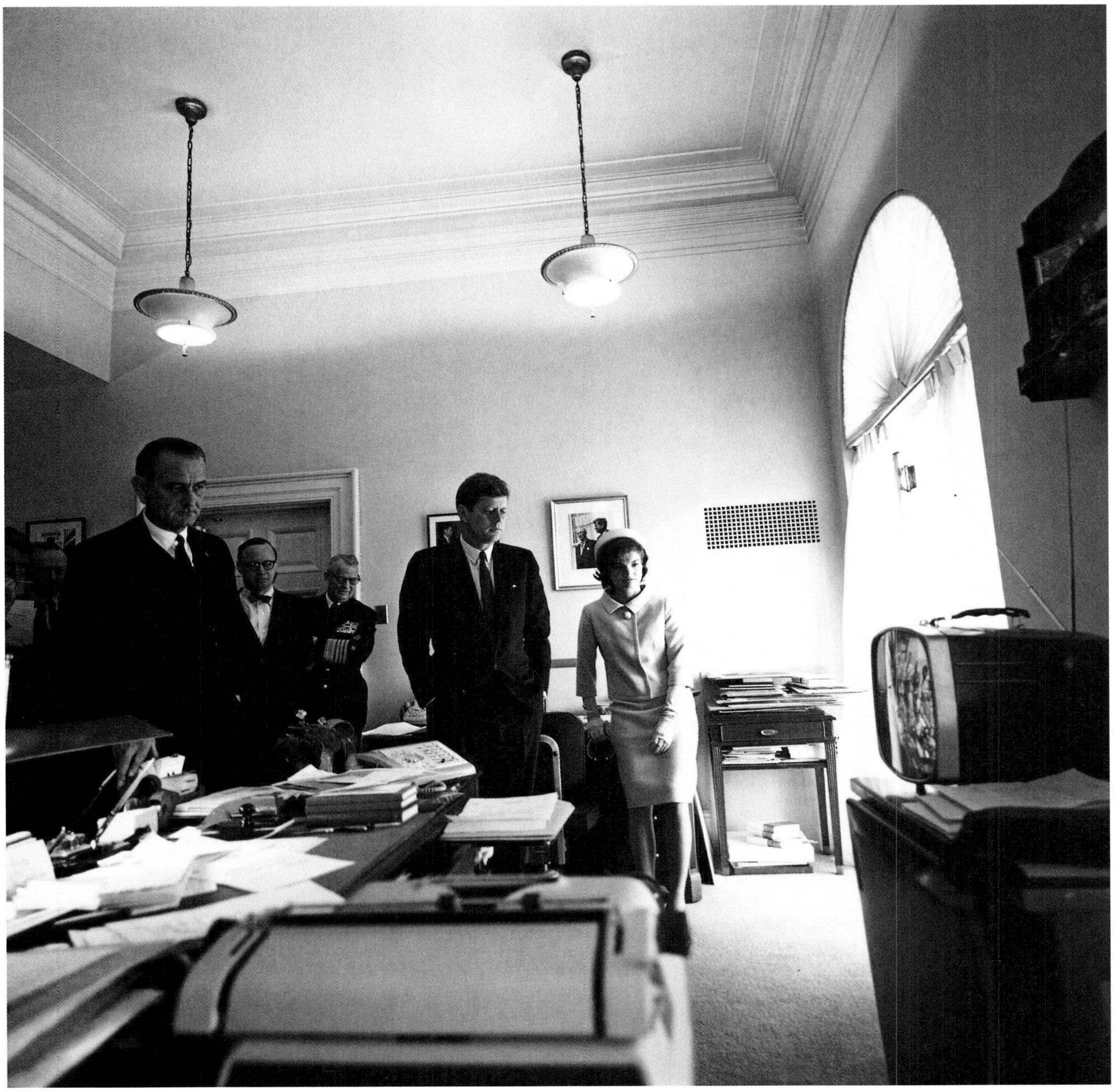

Cecil Stoughton: ohne Titel
USA, 5. Mai 1961, Photographie
John F. Kennedy Library, Boston

Nach *Botschafter der Angst* von 1962 nimmt Frankenheimer die Arbeit an einem weiteren Politthriller auf. Die Vorlage liefert der Roman *Sieben Tage im Mai* von den Autoren Knebel und Bailey II, der in den USA die Bestsellerliste anführt. Das Drehbuch stammt von dem durch seine Fernsehspiele berühmt gewordenen Rod Serling. Die im Jahre 1974 angesiedelte Handlung spielt vor dem Hintergrund der Bemühungen des amerikanischen Präsidenten um einen friedlichen Ausgleich mit der Sowjetunion. Führende Militärs machen jedoch in Hetzreden gegen die Friedenspolitik des Präsidenten Front. Die rechtsextrem gesinnten Offiziere planen einen Putsch gegen die demokratisch gewählte Regierung der USA und bereiten den atomaren Erstschlag gegen die UdSSR vor. Der Aufstand soll während einer Fernsehansprache des Präsidenten mit der Übernahme einer strategisch wichtigen TV-Station beginnen, kann aber in letzter Minute vereitelt werden.

Für die Dreharbeiten zu *Sieben Tage im Mai* genießen Frankenheimer und sein Team die Unterstützung des Pressebüros Kennedys, das ihnen die Dreharbeiten vor dem Weißen Haus gestattet. Ein knappes Vierteljahr vor der Premiere des Films wird John F. Kennedy in Dallas erschossen.

Während Frankenheimer die Aufnahmen für *Sieben Tage im Mai* leitet, malt der Amerikaner Paul Thek eine Serie von eindringlichen Ölgemälden nach Motiven aus dem Fernsehen. *Study – Rama* von 1963 ist eines dieser TV-Bilder.

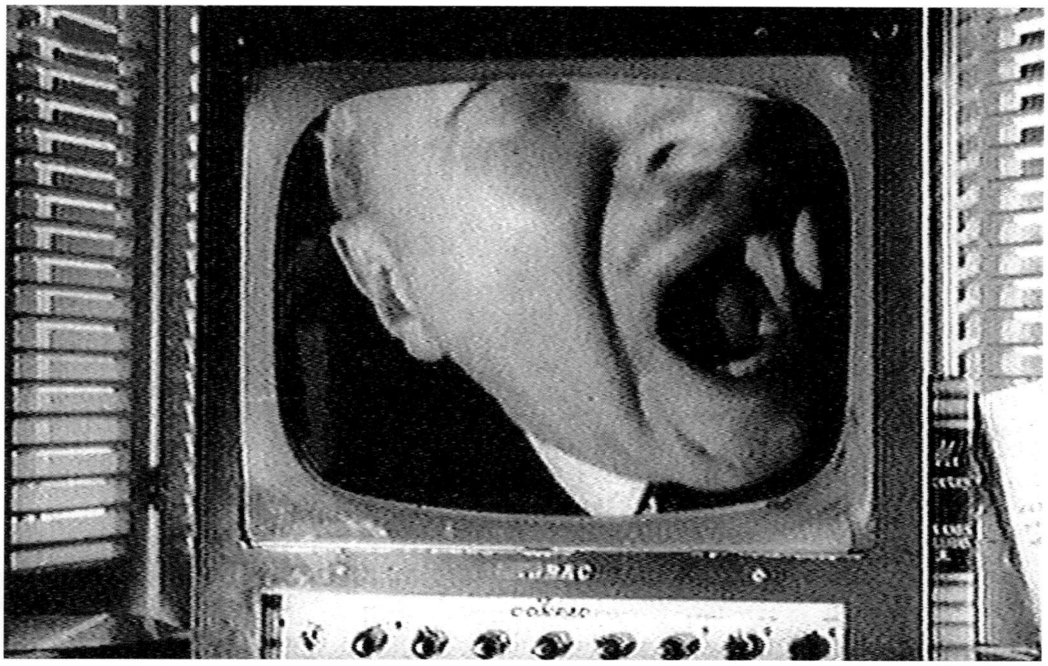

John Frankenheimer (Regie); Ellsworth Fredricks (Kamera): *Seven Days In May* (*Sieben Tage im Mai*) USA 1964, 35 mm Kinofilm, schwarzweiß, 117 Minuten Paramount Pictures

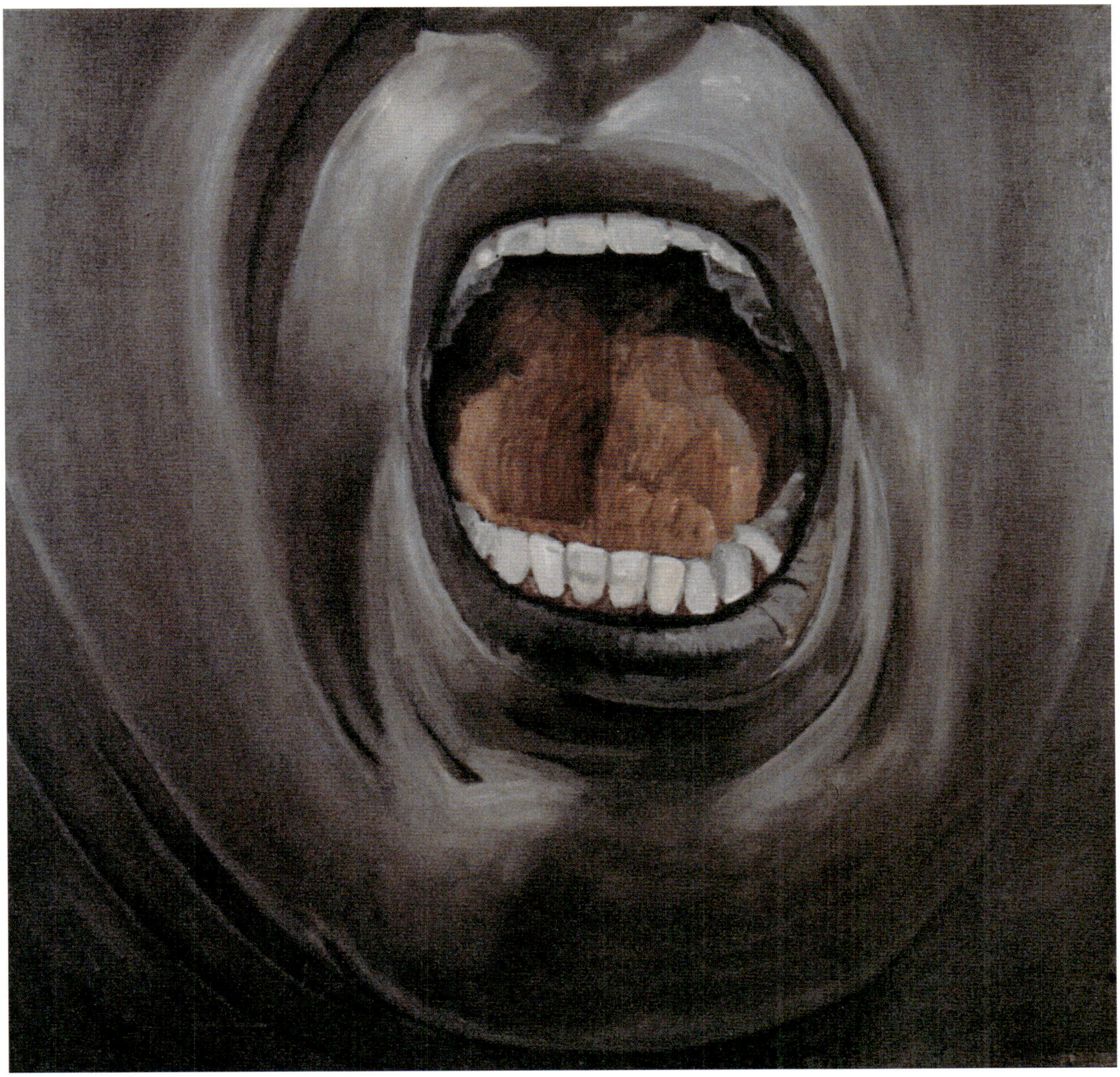

Paul Thek: *Study – Rama*
USA 1963, Öl auf Leinwand, 76 x 76 cm
Privatsammlung

Edward Kienholz: *The Big Eye (Hommage To H.S.)*
USA 1961, bemaltes Fernsehergehäuse, Plastik, Zeitungen und Figurine, 142,2 x 61,0 x 76,2 cm
Sammlung Reinhard Onnasch, Berlin

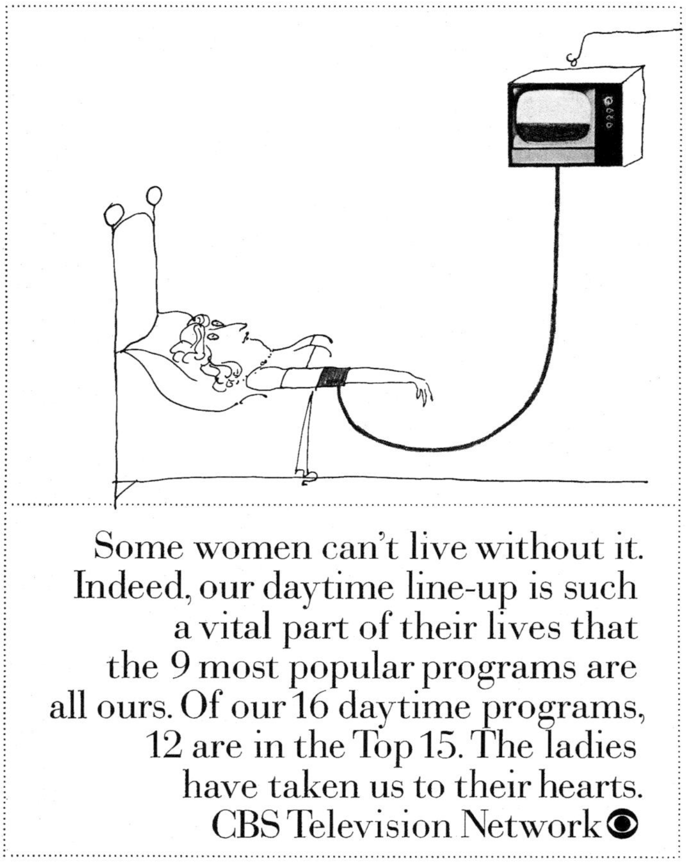

Werbung für den Fernsehsender CBS
Zeichnung, USA 1963
CBS, New York

In den USA erlangt das Fernsehen in den sechziger Jahren einen nahezu vollständigen Verbreitungsgrad. 1960 erreichen die Sender 87 Prozent der Haushalte. Die Bedeutung des Radios und der Presse für die politische Berichterstattung nimmt ab, während die Abhängigkeit des Publikums vom Fernsehen wächst. TV-Sender wie CBS sehen diese Entwicklung mit Wohlwollen.
In seinem Werk *The Big Eye (Homage To H.S.)* nimmt Edward Kienholz offensiv Stellung gegen den konservativen Kunstkritiker Henry Seldis. Dabei bezieht er sich auf die beliebte Fernsehserie *Playhouse 90*, für die auch Rod Serling und John Frankenheimer gearbeitet haben.

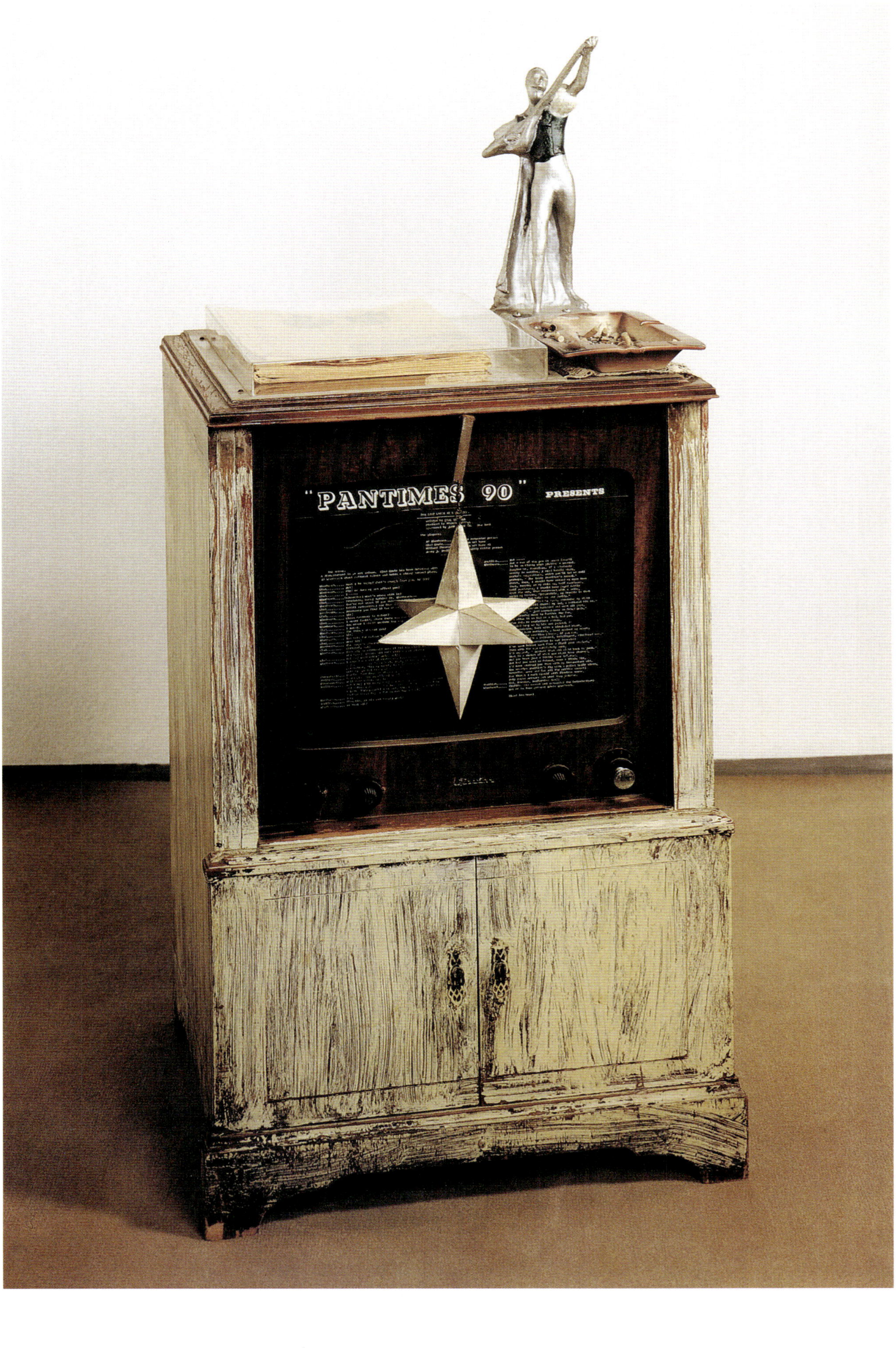
"PANTIMES 90" PRESENTS

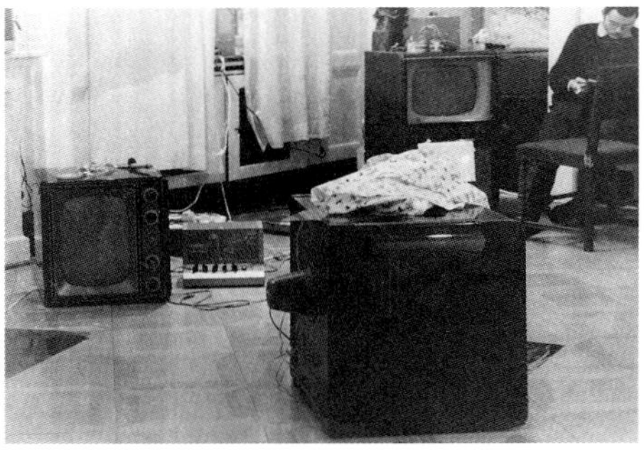

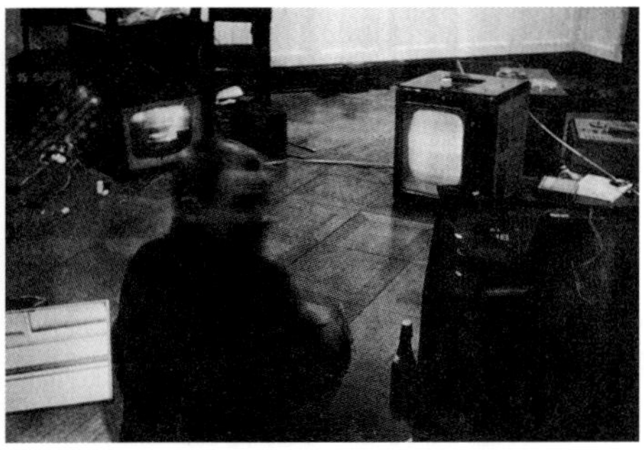

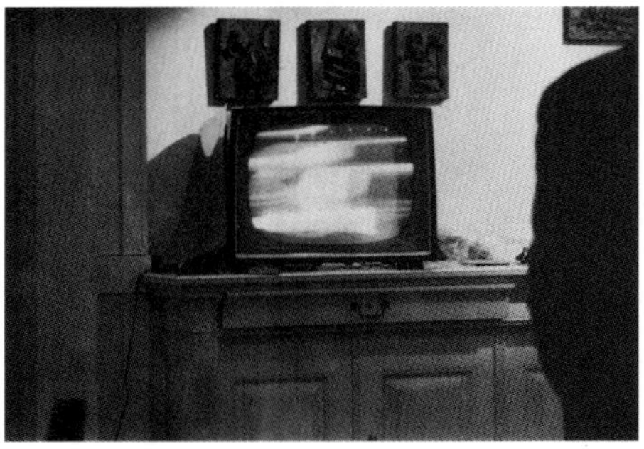

Nam June Paik: *Exposition of Music – Electronic Television*
Südkorea/Bundesrepublik Deutschland
1963, Ausstellung im Hause des Architektenpaares Jährling,
Galerie Parnaß, Wuppertal

Einen radikalen Umgang mit dem Fernsehen demonstriert der Südkoreaner Nam June Paik erstmals 1963 in der Wuppertaler Galerie Parnaß mit seiner Installation *Exposition of Music – Electronic Television.* Seit 1962 experimentiert der junge Künstler mit der technischen Manipulation von Fernsehgeräten. Die dabei eingesetzten Mittel sind von frappierender Einfachheit. Mit Hilfe eines Magneten auf dem TV-Gerät, der die Elektronenstrahlen der Bildröhre ablenkt, zaubert Paik höchst ästhetische Störungsmuster auf den Bildschirm. Außerdem gelingt es ihm mit diesem Verfahren, die von den Fernsehsendern ausgestrahlten TV-Bilder zu verzerren. So bilden sich zuvor nie gesehene Kombinationen von elektronisch erzeugten abstrakten Mustern und verfremdeten konventionellen Fernsehbildern. Der zweckentfremdete Fernseher wird hier selbst zum Kunstwerk.
Paik hatte seine Künstlerkarriere zunächst als Komponist begonnen. Ihm sind die musikalischen Verfahren der elektronischen Verfremdung vorhandenen Klangmaterials aus seinem Studium bestens bekannt. Er adaptiert diese dekonstruktivistische Vorgehensweise geschickt in der bildenden Kunst. Sein respektloser Umgang mit den vom Fernsehen gesendeten Bildern staatlicher Autoritäten wie Richard Nixon findet ihre Parallelen in der Musik der sechziger Jahre: 1966 realisiert Karlheinz Stockhausen seine Hörfunk-Klangcollage *Hymnen*, 1969 schockiert Jimi Hendrix auf dem Woodstock-Festival das konservative Amerika mit seiner auf der Elektrogitarre bis zur Unkenntlichkeit verzerrten Nationalhymne. Die aggressive Rebellion gegen die überkommenen Kulturvorstellungen ist allen diesen Künstlern gemeinsam.

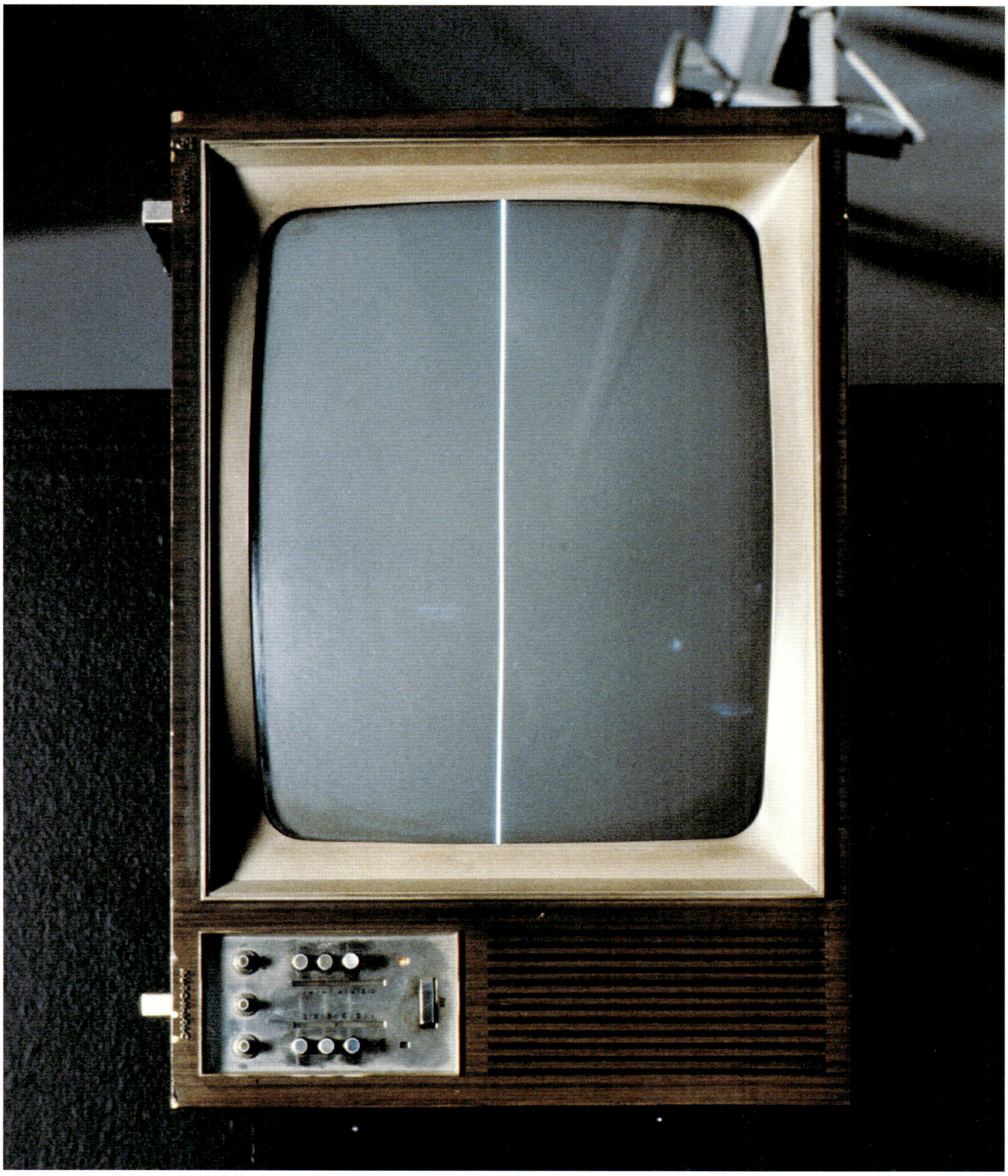

Nam June Paik: *Zen for TV, zweite Fassung*
Südkorea/Bundesrepublik Deutschland
1963 (1982)
Original: Museum Moderner Kunst, Wien (ehemalige Sammlung Hahn, Köln)

Bei seiner Präsentation der elf manipulierten Fernsehgeräte in der Wuppertaler Galerie Parnaß läßt sich Paik auch vom Zufall leiten. Keiner der Apparate zeigt das gewohnte Fernsehbild. Statt dessen wird der Ausstellungsbesucher mit dem Flimmern und Rauschen der verstellten und gekippten Apparate oder deren Rückenansicht konfrontiert. Da Videorecorder für den privaten Bereich noch nicht erhältlich sind, muß sich Paik auf die Manipulation der gesendeten Fernsehbilder und die mit elektronischen Mitteln hergestellten künstlichen Bilder beschränken. Zusätzlich bezieht er die auf dem Transport der Geräte aufgetretenen Störungen und Defekte in sein Konzept mit ein. Am deutlichsten ist diese, von einer typisch ostasiatischen Ergebenheit in den Lauf der Dinge und die Beschränkung der Möglichkeiten geprägte Haltung dem mit *Zen for TV* betitelten Fernseher abzulesen. Die Funktionen des Gerätes sind derart verstellt, daß seine Bildröhre nur noch einen hellen horizontalen Streifen produziert. Paik kippt es auf die Seite: mit seiner klaren senkrechten Linie auf dem hochkantigen Bildschirm weckt *Zen for TV* umweigerlich Assoziationen an die abstrakt anmutende klassische Zen-Malerei.

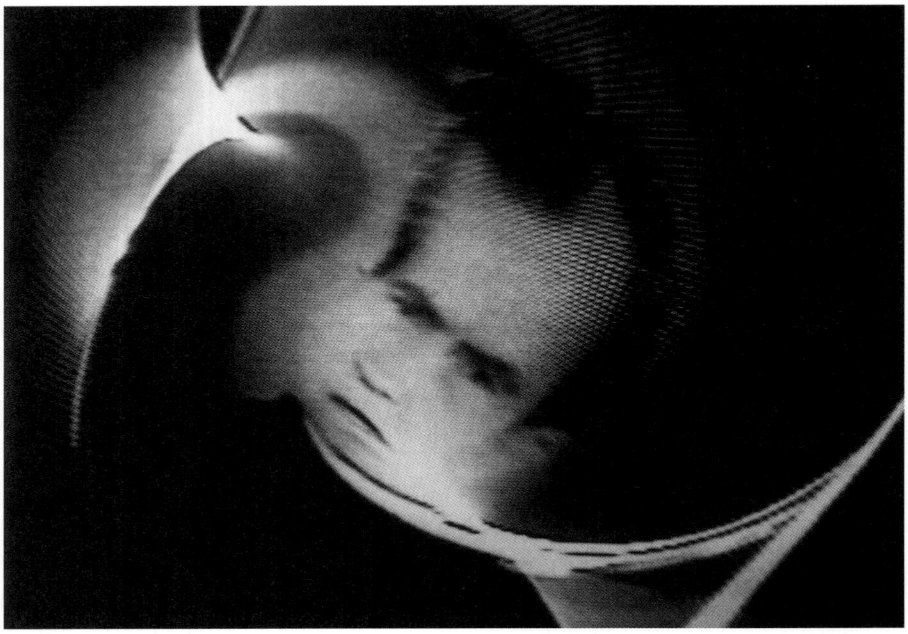

Nam June Paik: *Richard Nixon* (Standphoto) aus *Videotape Study No. 3/ McLuhan Caged* (auch verwendet in *Global Groove*, 1973)
Südkorea/USA 1967–69, Photographie vom Videoband
Collection vidéo du Musée national d'art moderne, Centre Georges Pompidou, Paris

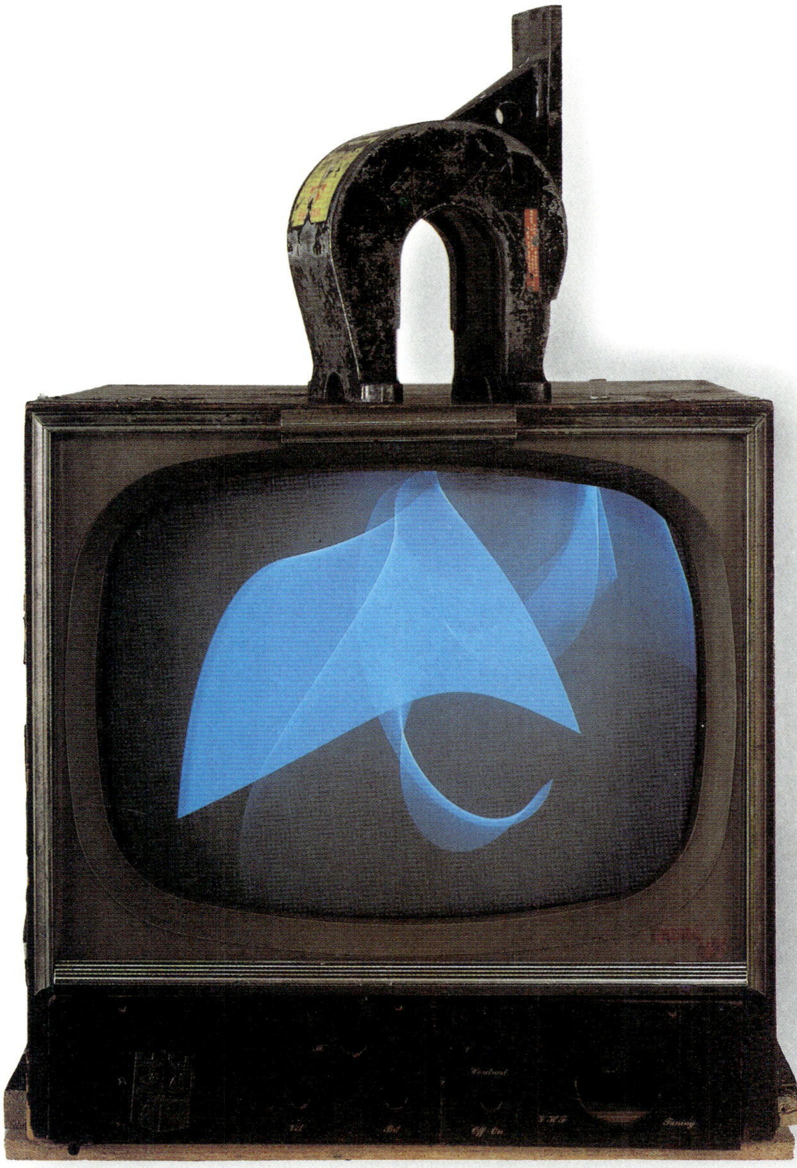

Nam June Paik: *Magnet-TV*
Südkorea/USA, 1965
Schwarzweiß-Fernsehgerät und Magnet,
Fernsehgerät: 45,7 x 48,9 x 62,2 cm,
Whitney Museum of American Art, New York

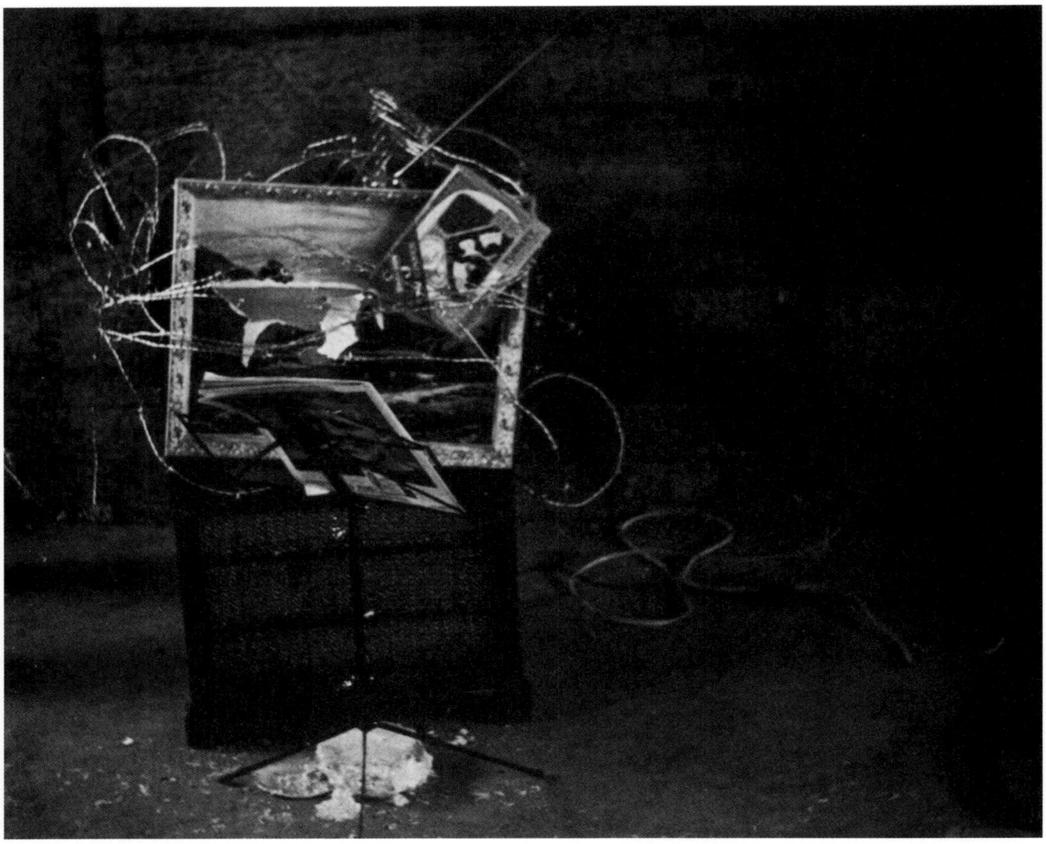

Wolf Vostell: *TV-Begräbnis*
Bundesrepublik Deutschland/USA, 19. Mai 1963, Fernseher, Gemäldereproduktion, Packung mit Putenschnitzeln, Stacheldraht, Notenständer mit Magazin; ausgeführt während des »YAM Festival« auf der Farm von George Segal in New Brunswick, New York

Die Videokunst nimmt ihren Anfang mit der symbolischen oder konkreten Zerstörung des überkommenen Fernsehens. Das geschieht auf zwei Wegen. Der eine ist der Versuch, auf die bestehenden Senderstrukturen Einfluß zu nehmen. Künstler, die aus dem Bereich der bildenden Künste, der Performance, des Fluxus oder des Experimentalfilms kommen, versuchen, mit ihren Ideen ins Fernsehen zu gelangen – meist vergeblich. Einer der wenigen Künstler, denen auf Grund ihrer Zusammenarbeit mit dem Fernsehgaleristen Gerry Schum die Gelegenheit zur freien Gestaltung eines Sendebeitrags gegeben wird, ist der Niederländer Jan Dibbets. Mit *TV as a fireplace* funktioniert er 1969 das Fernsehgerät zu einem Kamin um. Damit erinnert er die Zuschauer an eine vergangene Epoche, da die Menschen ihre Abende vor dem Kamin sitzend, miteinander kommunizierend und nicht nur rein rezipierend vor dem Fernseher verbracht haben.
Dibbets (auf konventionellem Filmmaterial gedrehtes) Kaminfeuer wird vom Westdeutschen Rundfunk Köln an sechs Abenden für jeweils drei Minuten gesendet. Am Ende dieser Reihe ist das Feuer abgebrannt, der Kamin erloschen. Indem das TV-Gerät zum Kamin mutiert, verliert es seine eigentliche Funktion als Vermittler von Informationen und Unterhaltung.
Dieser behutsamen Auflösung des herkömmlichen Fernsehens bei Dibbets gehen die schrillen Aktionen des Wolf Vostell voraus, der wie kein anderer Künstler in immer neuen Aktionen die Zerstörung des Fernsehers zelebriert. Da werden die Geräte mit Hämmern zertrümmert, mit Stacheldraht umwickelt oder dem Flammentod überantwortet. Der aggressive Impetus dieser öffentlich vollzogenen Autodafés erklärt sich aus der Abwehrhaltung gegenüber dem Fernsehen als Sinnbild einer versteinerten Gesellschaft. Vostell setzt seine gesellschaftskritische Haltung in medienkritische Happenings um. Seine Aktionskunst vollzieht eine Befreiung von der Bevormundung durch das konformistische Fernsehen im Sinne der anarchistischen Forderung »Macht kaputt, was euch kaputt macht!«.

Jan Dibbets (Realisation), Fernsehgalerie Gerry Schum (Produktion):
TV as a fireplace
Niederlande/Bundesrepublik Deutschland, gesendet vom WDR Köln am 25.–30. Dezember 1969,
Film, farbig, Ton, 6 Folgen á 3 Minuten
WDR, Köln

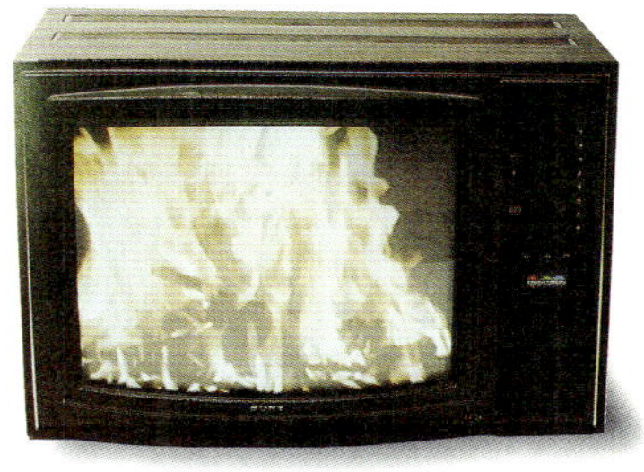

Wolf Vostell: *YOU-Happening N.Y.*
USA 1964

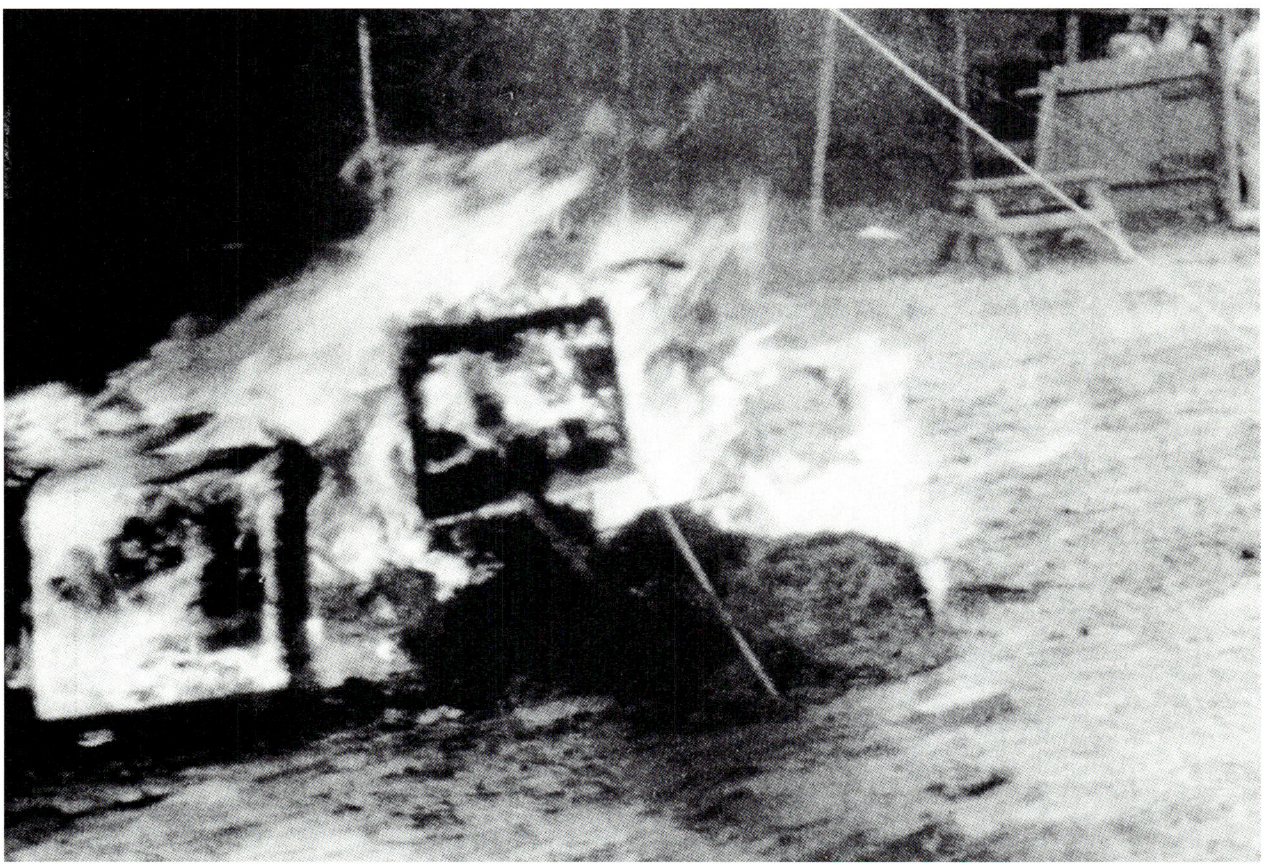

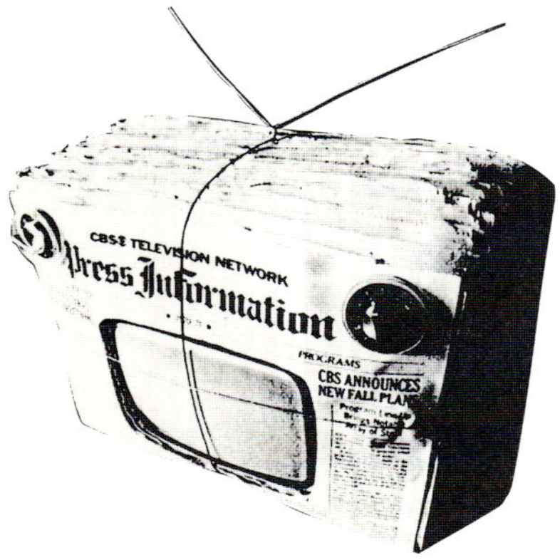

Werbung für das Fernsehprogramm
des Senders CBS als »Pressemappe«
mit TV-Gerät
USA 1969, Photographie
CBS, New York

Günther Uecker und Christo wenden ihre typischen Techniken der Verfremdung vorhandener Gegenstände in den sechziger Jahren auch auf das TV-Gerät an: Christo, indem er den Fernseher in eine durchsichtige Plastikfolie verpackt und mehrfach verschnürt, Günther Uecker, indem er den Apparat und den Fernsehtisch mit einer Vielzahl von Nägeln spickt.
Eine Anzeigenserie des Nachrichtensenders CBS hat sich deutlich von solchen künstlerischen Annäherungen an das TV inspirieren lassen.

Christo: *Wrapped Television Set (for Nam June Paik)*
29,2 x 27,3 x 45,7 cm,
Fernsehgerät, Polyäthylen, Schnur,
USA 1967, rekonstruiert 1996

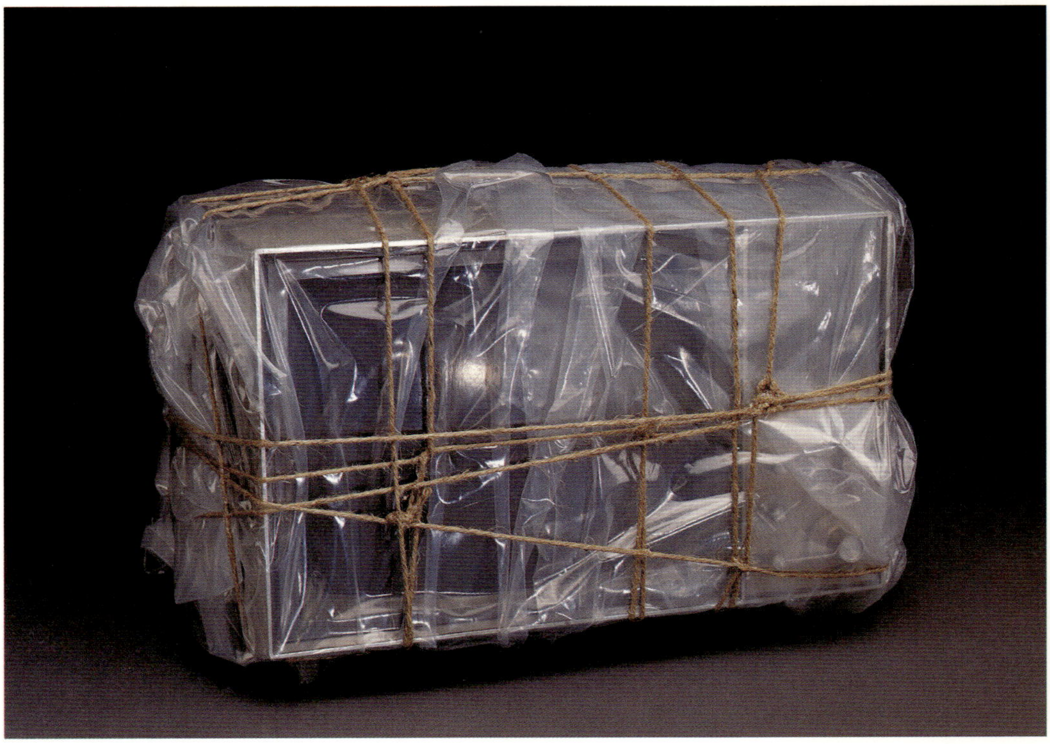

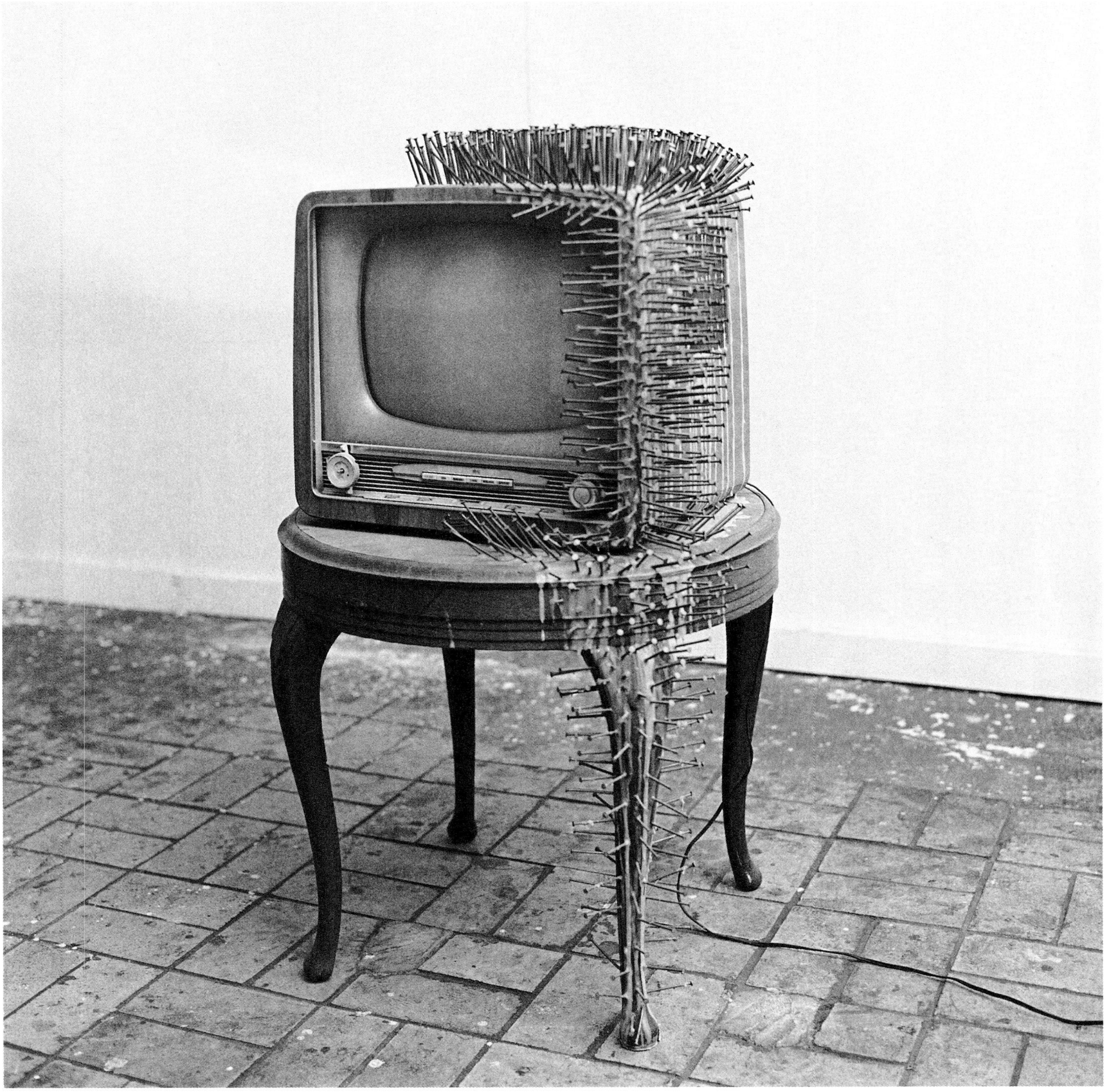

Günther Uecker: *TV*
Bundesrepublik Deutschland 1963,
Fernsehgerät, Nägel, Holztisch, Holz,
Leim

Nam June Paik: *Moon is the Oldest TV*
Südkorea/USA, seit 1965 verschiedene Fassungen, 12 bis 17 Schwarzweiß-Fernsehgeräte, zunächst mit Magneten, später mit Videodisk, Collection vidéo du Musée national d'art moderne, Centre Pompidou, Paris

In seiner erstmals 1965 ausgeführten Installation *Moon is the Oldest TV* verbindet Nam June Paik erneut asiatische mit westlichen Elementen. In der traditionellen fernöstlichen Malerei spielen Mondansichten eine ebenso große Rolle wie in der Bildwelt der deutschen Romantik. Die besinnliche Ansicht vom Mond mit seinem ewig gleichen Wechsel der Gezeiten ist ein überkommenes Muster aus der taoistisch geprägten Kunst. Auf frappierende Weise erneuert Paik diese jahrhundertealte Ikonographie mit seiner Serie von elektronisch generierten Mondbildern.

Während die Mondbetrachtung dem meditierenden Asiaten im Sinne des buddhistischen Zen zur Reflexion seines Innersten dienen soll, vollzieht der in Berlin lebende Künstler Wolf Kahlen eine ganz andere, direkte Form der Selbstbespiegelung. Bei seinem Objekt *TV-Spiegel* hat er die Bildröhre eines Fernsehgerätes mit einer spiegelnden Oberfläche überzogen, so daß das eigentliche Fernsehbild nicht mehr sichtbar wird. Der vor dem Apparat sitzende Mensch ist seinem Ebenbild überlassen.
Beide Werke versuchen, dem Fernsehen eine archaisch anmutende Qualität abzugewinnen.

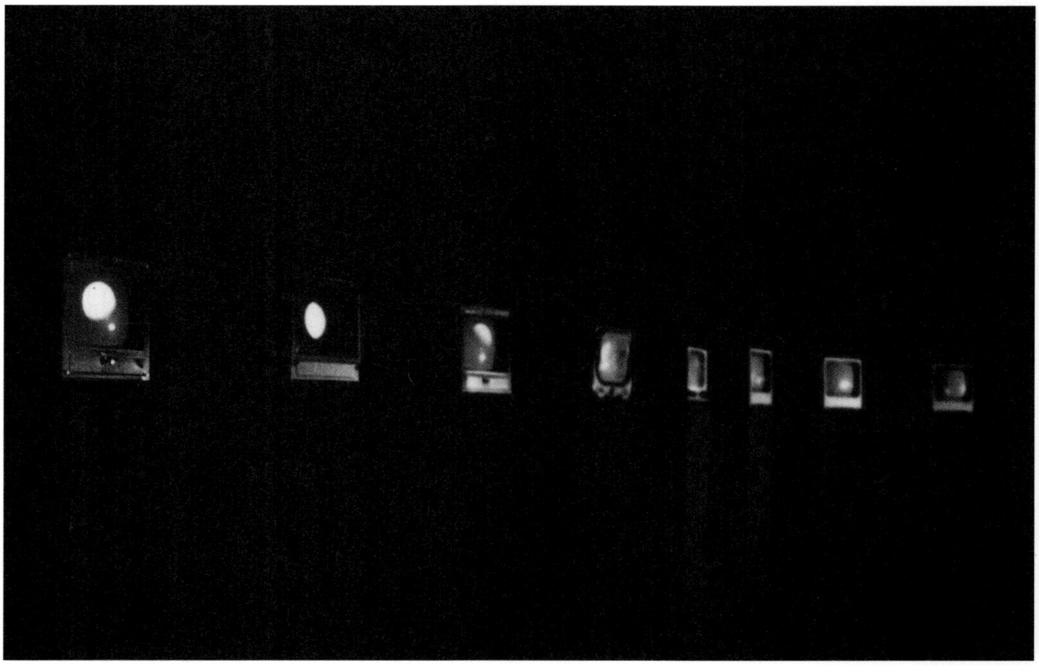

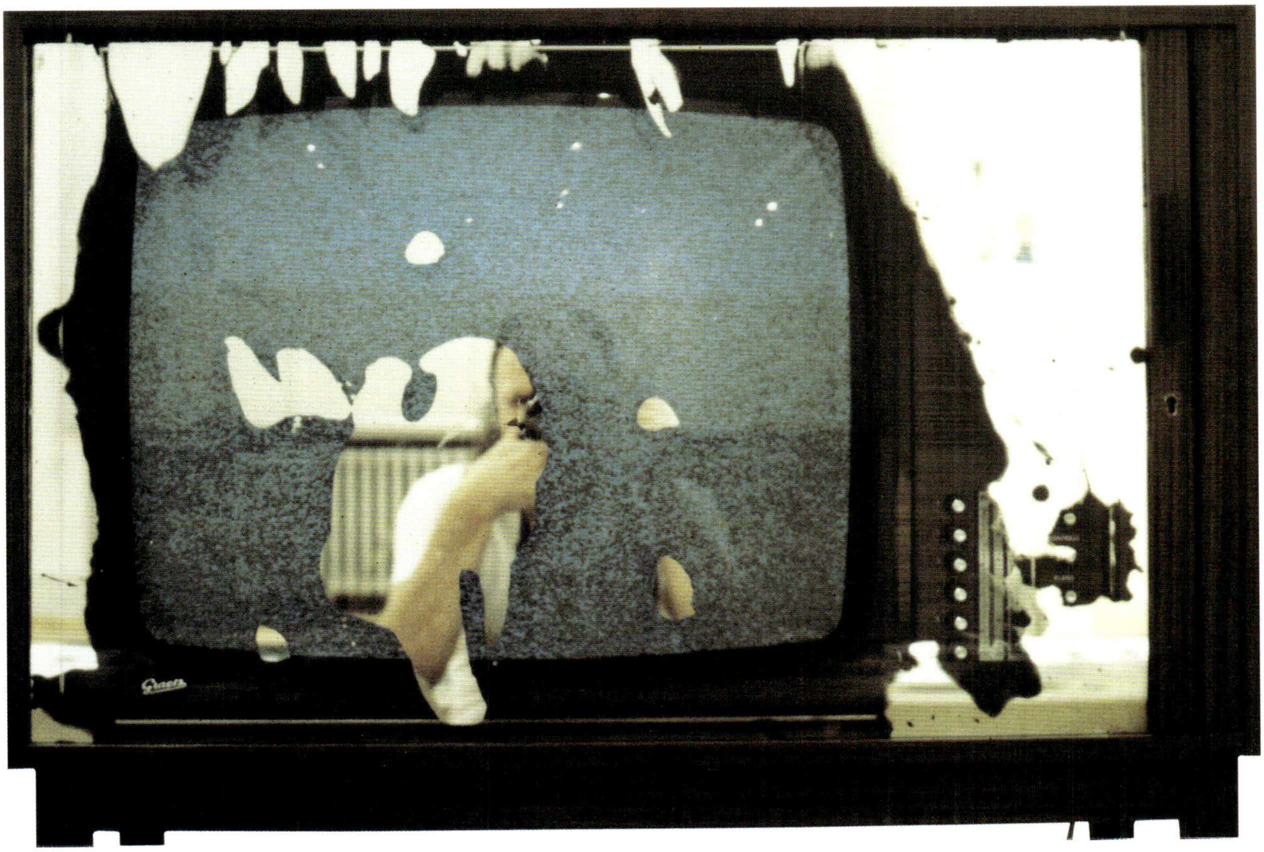

Wolf Kahlen: *TV-Spiegel*
Bundesrepublik Deutschland 1969 (Rekonstruktion 1977), Fernsehgerät mit verspiegelter Bildröhre, Photographie von Wolf Kahlen, Staatliche Museen zu Berlin, Sammlung Preußischer Kulturbesitz, Nationalgalerie

Die Ödnis des Fernsehkonsums und die Einsamkeit vieler Fernsehzuschauer rückt zunehmend ins Blickfeld der Künstler. Die Umsetzung dieser Problematik kann völlig unterschiedlich ausfallen, wie zwei Werke von Nam June Paik und Jürgen Waller zeigen. Paik reagiert mit der 1968 geschaffenen Videoskulptur *T.V. Symphony* auf die Auswüchse der modernen Fernsehkultur, indem er einen Fernseher in einen Küchenstuhl einbaut, dem die Sitzfläche fehlt. Beide Elemente, Küchenstuhl und TV-Apparat, sind zu einer Einheit verschmolzen. Die Arbeit bezieht ihre Ironie aus dem Umstand, daß man auf dem Stuhl nicht zugleich sitzen und dem Fernsehprogramm bequem folgen kann.

Der Hintergrund für diese Arbeit ist real: Längst haben ja die kleinen und portablen Geräte die Küchen erreicht, befinden sich in vielen Haushalten der USA zwei oder gar mehr Empfänger, um das Fernsehen möglichst überall in der Wohnung und auch während des Kochens und Essens zu ermöglichen. Auch eine Assoziation an Klo-Stühle ist möglich.
Anders als Paiks von spielerischem Umgang geprägtes Werk ist Jürgen Wallers 1969 entstandenes Gemälde *Der Fernseher* von Ernst und Resignation bestimmt. Das Gerät erscheint als Büchse der Pandora, aus der quälende Geister steigen, die den apathischen Zuschauer neben seinem Pantoffelkino zum bloßen Möbelstück mutieren lassen.

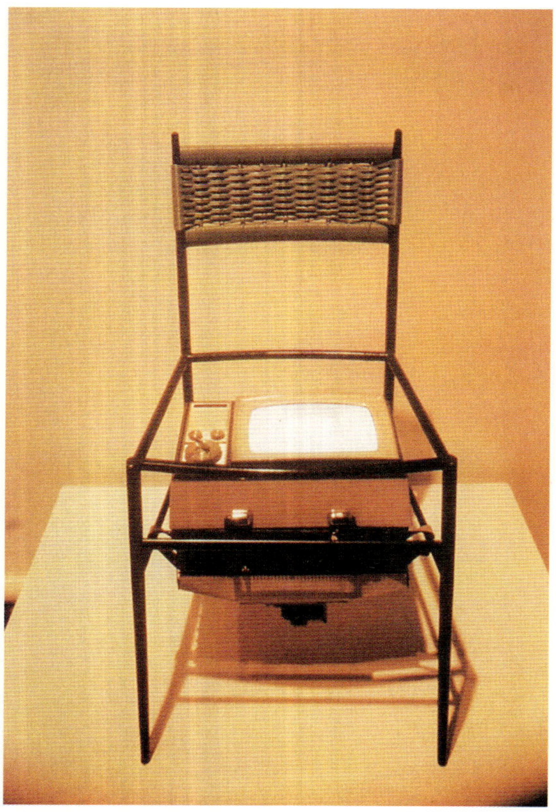

Nam June Paik: *T.V. Symphony*
Südkorea/USA 1968, Küchenstuhl, Glasplatte und Fernsehgerät,
81,3 x 40,6 x 45,7 cm
Ausgestellt in »The Machine, As Seen At The End Of The Mechanical Age«, Museum of Modern Art, New York 1968
Sammlung Allan Kaprow

Jürgen Waller: *Der Fernseher*
Bundesrepublik Deutschland 1969,
Öl auf Leinwand, 150 x 120 cm

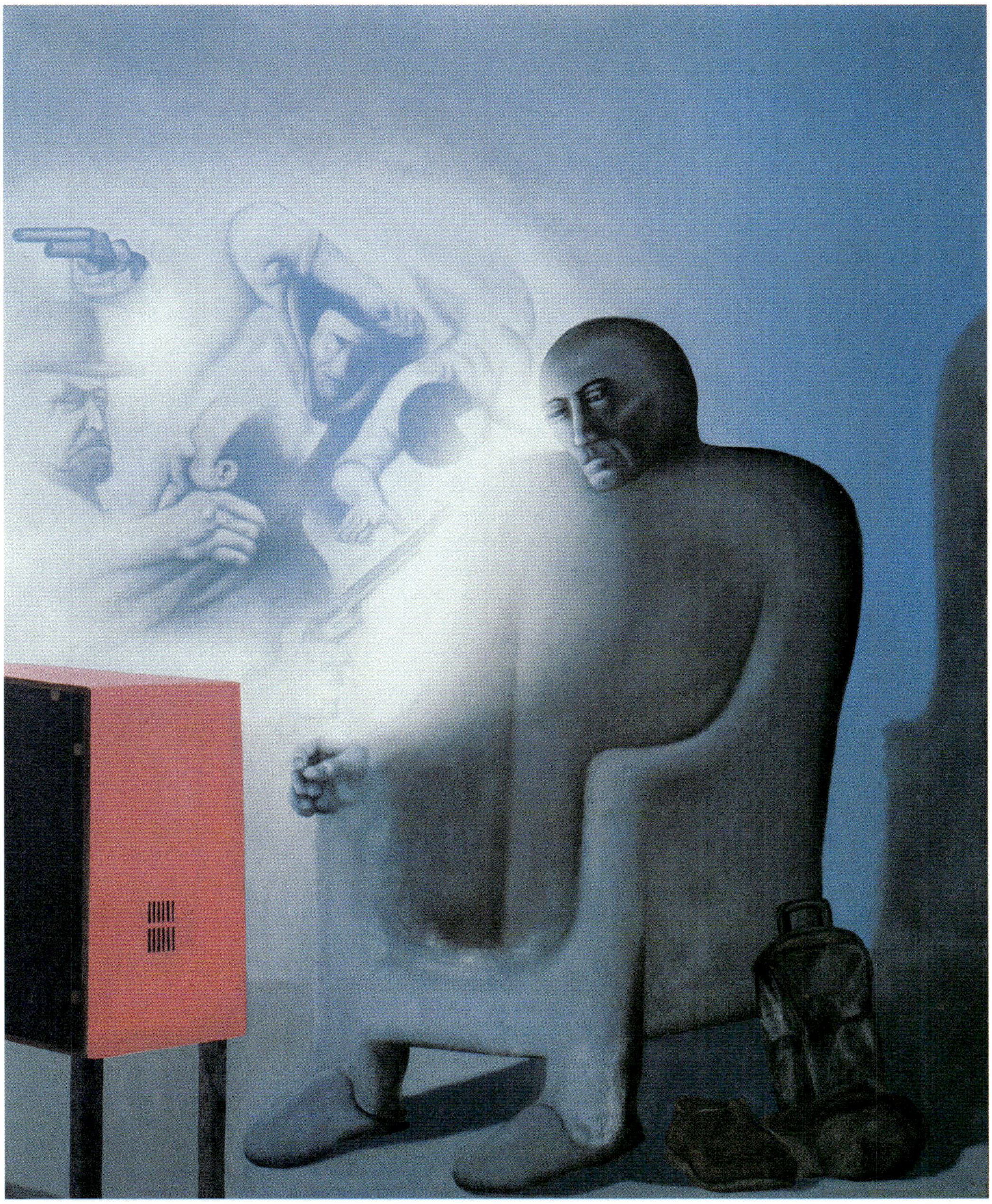

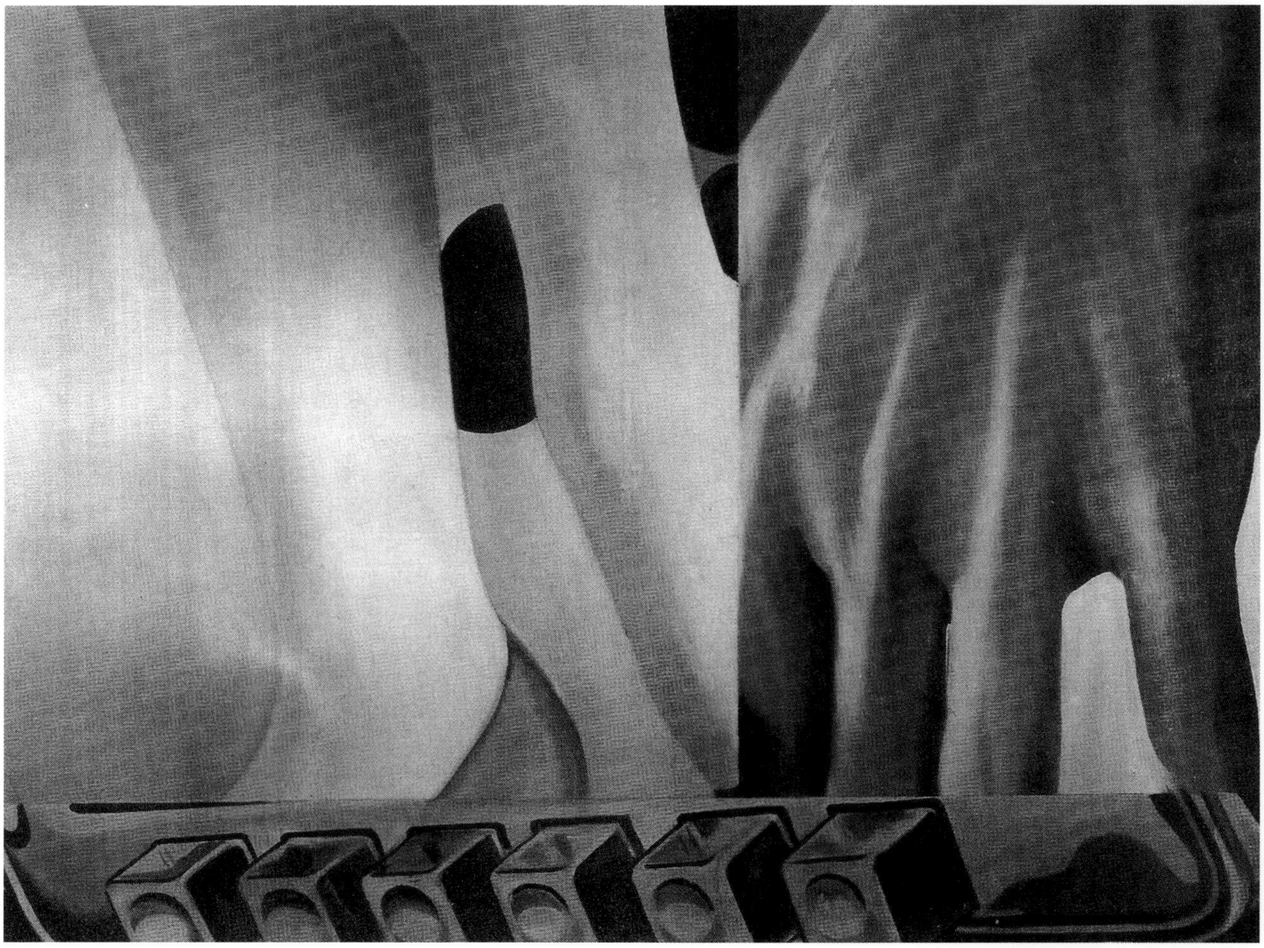

James Rosenquist: *Waves*
(auch: *Pushbutton*)
USA 1960–61, Öl auf Leinwand,
210,8 x 268 cm
Sammlung Giuseppe Panza di Biumo,
Mailand

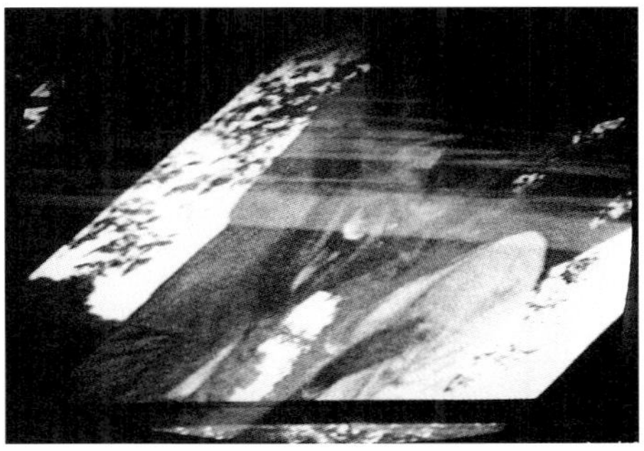

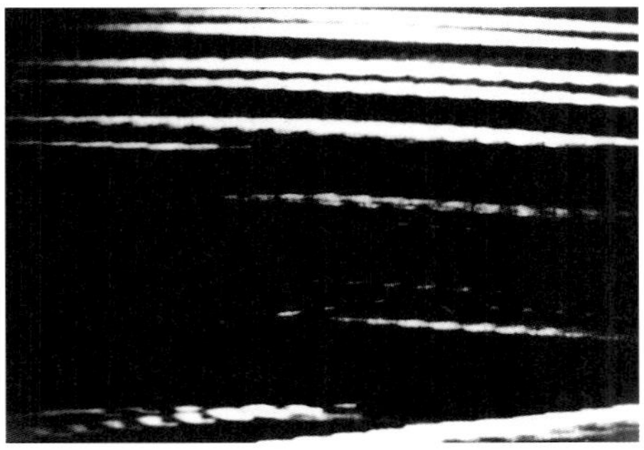

Wolf Vostell: *Sun in your head*
Bundesrepublik Deutschland 1963,
Schwarzweißfilm vom Fernseher
aufgenommen

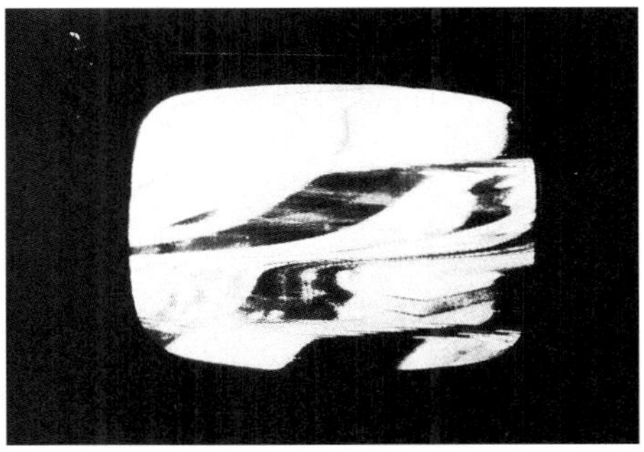

Seit den zwanziger Jahren haben die Künstler-Photographen in unzähligen Arbeiten abstrakte Formen aus ihrer näheren Umgebung abgelichtet – das gestörte Fernsehbild mit seinen vielfältigen Formen war ihnen jedoch keine Aufmerksamkeit wert. Erstmals erschließt der amerikanische Maler James Rosenquist 1960 dem Betrachter die Schönheit der charakteristischen Wellenformen des TV-Bildes mit seinem auch *Waves* genannten Bild *Pushbuttons*. Drei Jahre später entlockt Wolf Vostell dem Fernseher durch geschickte Manipulationen befremdliche Bilder, die z.T. rein abstrakt sind und das Ausgangsbild kaum noch erahnen lassen. Indem Vostell die verfremdeten Fernsehbilder mit einer Filmkamera aufnimmt, schafft er den ersten Film, der allein mit elektronisch generierten Bildern gestaltet ist.

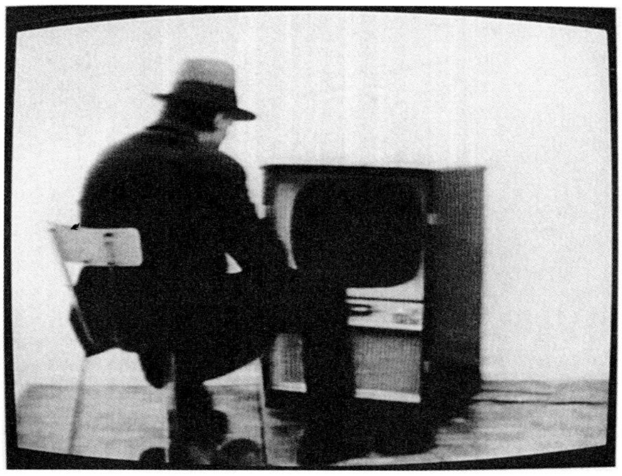

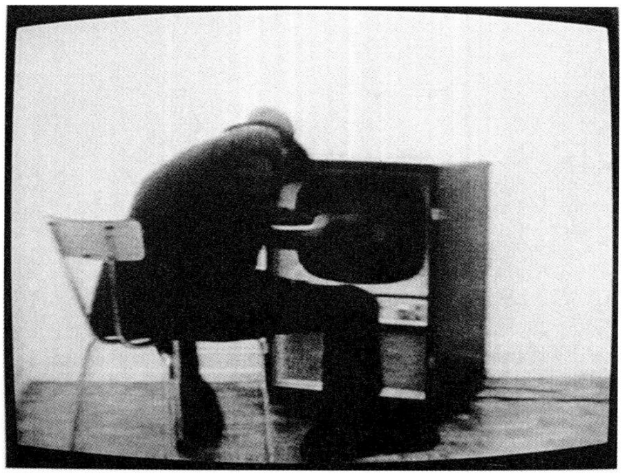

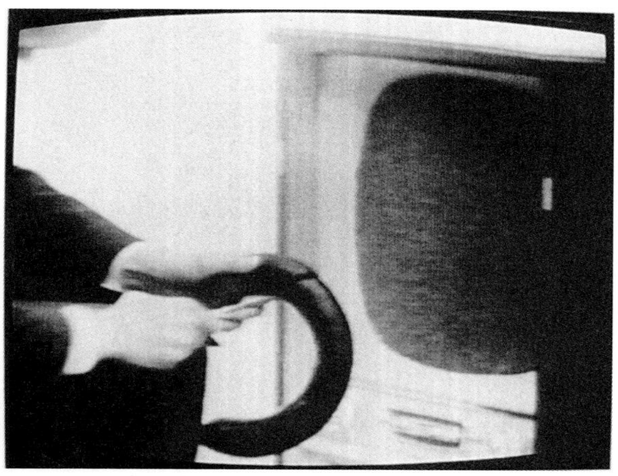

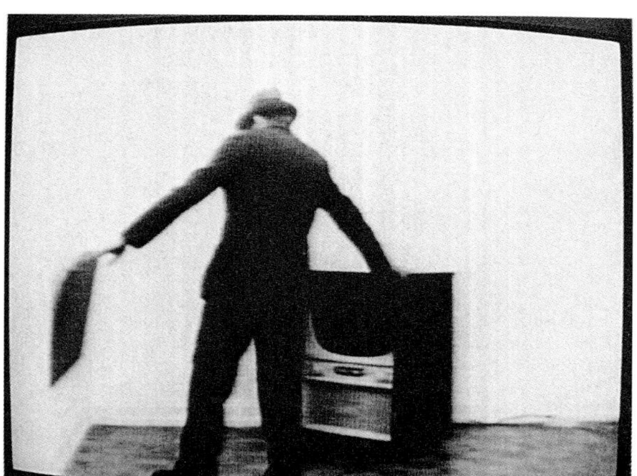

Joseph Beuys, Gerry Schum (Realisation des Videos): *Identifications/ Filz-TV*
Bundesrepublik Deutschland 1970
Videoband, schwarzweiß, 11 Minuten, Ton

Joseph Beuys: *Filz-TV*
Bundesrepublik Deutschland 1968,
Fernsehgerät, Zimmerantenne, Holzplatte, Filz, Wurst, Stethoskop: 107 x 64 x 45 cm; Platte: 107 x 64 x 2 cm
Staatliche Museen Kassel, Neue Galerie

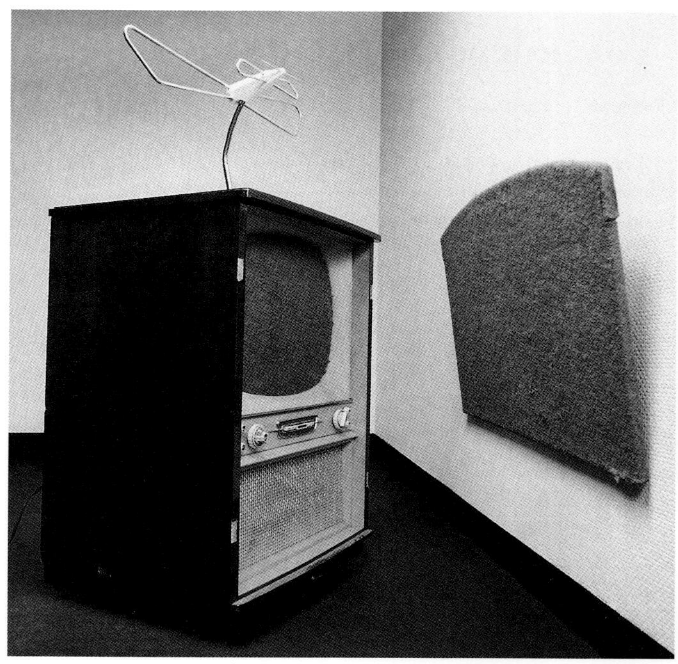

Als mobile und erschwingliche Videokameras auf den Markt kommen, ist Joseph Beuys einer der ersten Künstler, der die immensen Möglichkeiten dieses neuen Mediums erkennt und für seine Arbeit nutzt. Es entstehen Videobänder, die ihn bei seinen künstlerischen Aktionen zeigen und zugleich Bestandteil seines Werkes sind. Ein Beispiel ist *Identifications* mit dem *Filz-TV*. Bei einer Aktion in der Düsseldorfer Video-Galerie macht sich Beuys ein konventionelles TV-Gerät u.a. durch das Aufkleben einer Filzplatte auf die Bildröhre in der für ihn typischen Weise zu eigen. Das von Gerry Schum initiierte Video dokumentiert diesen künstlerischen Akt und ist gleichzeitig Bestandteil desselben. Die Betrachter des Bandes verfolgen, wie Beuys den Bildschirm eines Fernsehgerätes verändert hat. Es entstehen noch nie dagewesene Bilder von hoher Komplexität.
Der Utopie eines neuen, besseren und demokratischen Fernsehens geht demnach die Zerstörung der alten Formen und Inhalte voraus. Eine ähnliche Verweigerungsstrategie gegenüber dem konventionellen Fernsehen vollzieht Nam June Paik (den mit Beuys eine enge Künstlerfreundschaft verbindet und der mit ihm einige Aktionen vor der Videokamera ausübt) mit seinem Werk *Rembrandt-Automatik*. Das erstmals 1963 in der Wuppertaler Galerie Parnaß präsentierte Fernsehgerät liegt mit der Bildseite auf dem Boden. Der Betrachter ist auf Assoziationen verwiesen, die durch den Markennamen des Gerätes, das tatsächlich *Rembrandt-Automatik* heißt, in ihm ausgelöst werden.

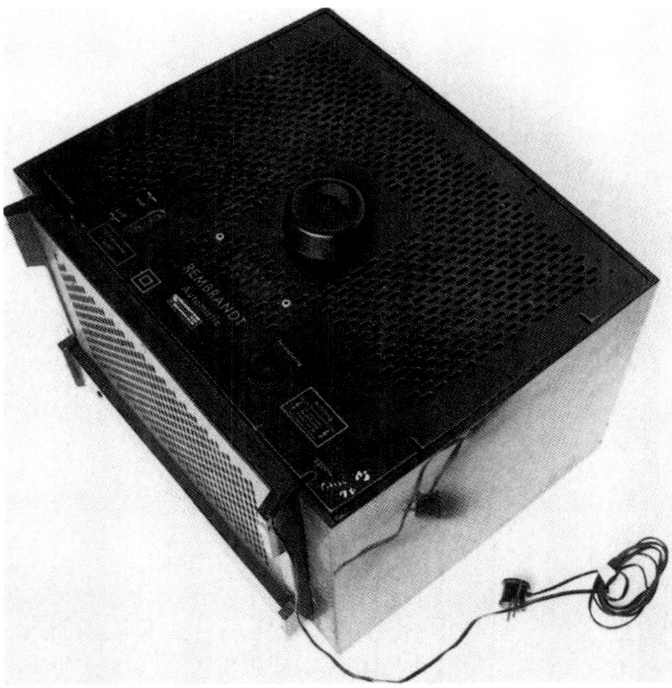

Nam June Paik: *Rembrandt-Automatik*
Südkorea/Bundesrepublik Deutschland
(zweite Fassung), 1976 (Original 1963),
gebrauchtes Fernsehgerät
Privatsammlung, Bremen

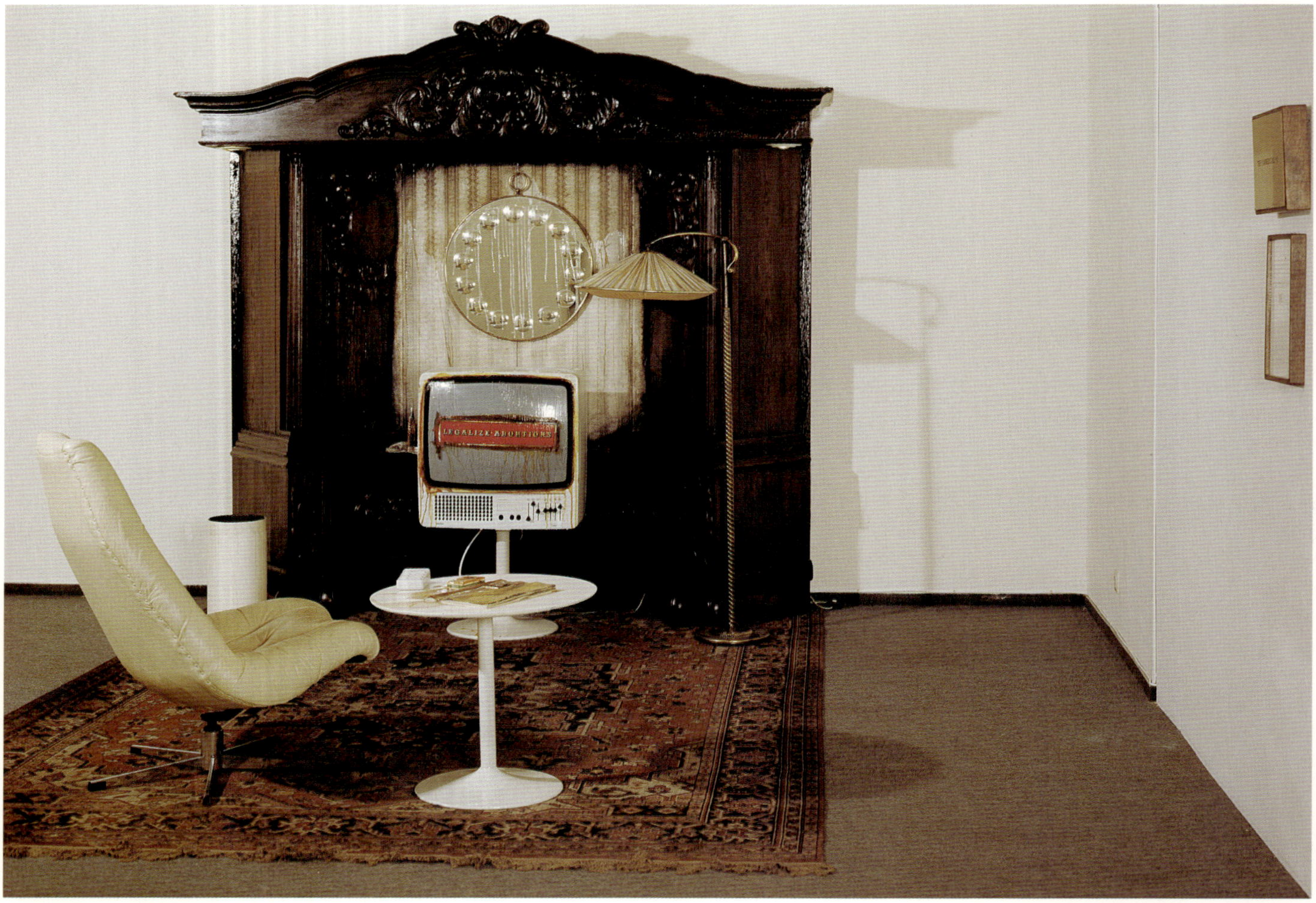

Edward Kienholz: *The Commercial No. 2*
USA 1965, Mischtechnik
Sammlung Reinhard Onnasch, Berlin,
Leihgabe im Neuen Museum Weserburg,
Bremen

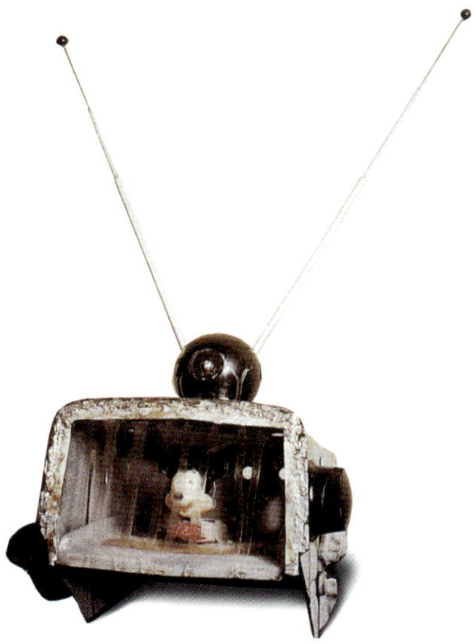

Edward Kienholz: *Six O'Clock News*
USA 1964, Metall, Fiberglas, Wollflocken, Lachsack, Mickey-Mouse-Nachtlicht, Glas, Plastikgriff
Mischtechnik mit Lampen, Glas und Fiberglas, 52 x 25,4 x 49,5 cm

Als Edward Kienholz seine raumgreifenden Installationen mit Fernsehern wie *The Beanery* (1965) ausführt, ist die Auseinandersetzung um den Sinn und die Berechtigung der amerikanischen Beteiligung am Vietnamkrieg voll entbrannt. Die 1965 einsetzenden Flächenbombardierungen durch die Luftstreitkräfte der USA markieren eine zunehmende Härte in der Kriegsführung. Die Zahl der gefallenen GI's schnellt in die Höhe. Das amerikanische Fernsehen zeigt die durch Napalm-Brände grauenhaft verstümmelten Frauen und Kinder. Die TV-Reporter berichten – von keiner nennenswerten Zensur behindert – über die Erfolge der nordvietnamesischen Tet-Offensive und das von amerikanischen Soldaten begangene Massaker von My Lai. Während die Soldaten in Vietnam den Krieg als Apokalypse erleben, bleibt er für die daheimgebliebenen Amerikaner ein ungefährliches Fernseheereignis. Genau diese Situation stellt Kienholz mit seiner Installation *The Eleventh Hour Finale* von 1968 dar: Ein Fernsehgerät ist in einen Grabstein aus Beton eingelassen. Auf der Bildröhre befindet sich eine ständig aktualisierte Gravur mit der aktuellen Bilanz der toten und verwundeten Amerikaner und Nordvietnamesen. Der Titel des Werkes, *The Eleventh Hour Finale*, bezieht sich auf die allabendlichen Spätnachrichten. Die allgemein laut werdende Kritik an der üblicherweise unterhaltsamen Vermittlung politischer Fakten in den Nachrichtensendungen bringt Edward Kienholz mit seiner Plastik *Six O'Clock News* auf den Punkt: Der Nachrichtensprecher wird von Mickey Mouse verkörpert.

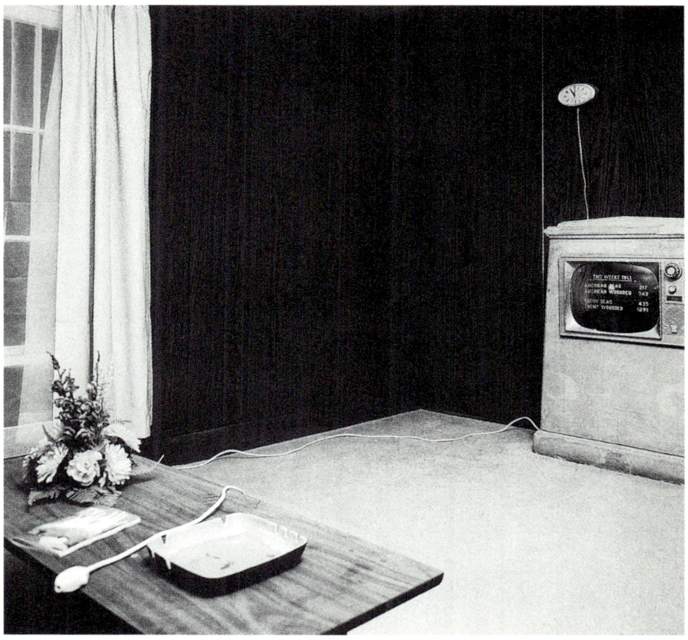

Edward Kienholz:
The Eleventh Hour Finale
USA 1968, Holzwand, Bild, Wanduhr, Sofa, Tisch, Beistelltisch, Lampe, Aschenbecher, Blumen, Fernsehzeitschrift, Beton-Grabstein, Fernsehgerät mit Gravierung auf der Bildröhre, Fernbedienung, 305 x 366 x 427 cm, Sammlung Reinhard Onnasch, Berlin/University of California, Berkeley

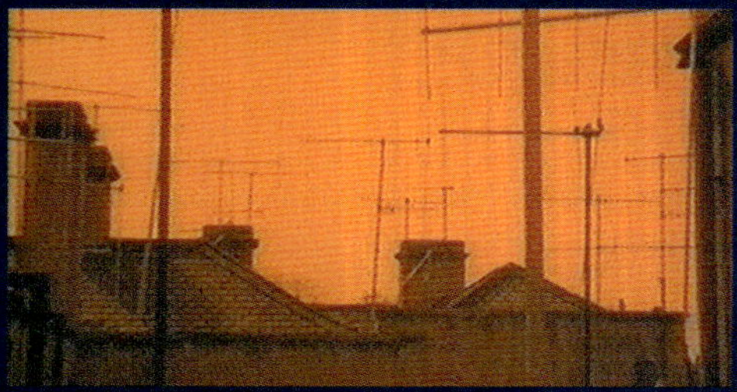

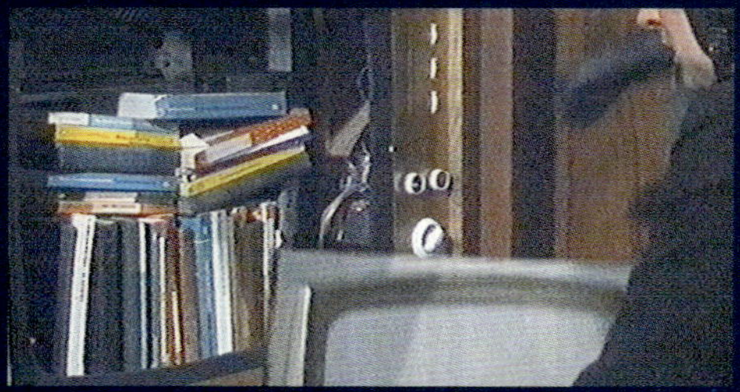

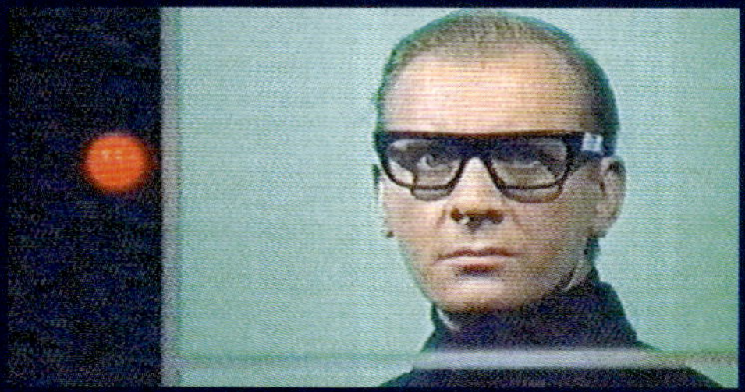

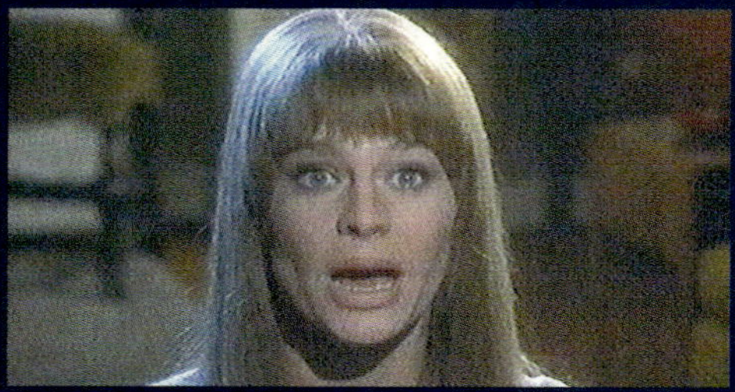

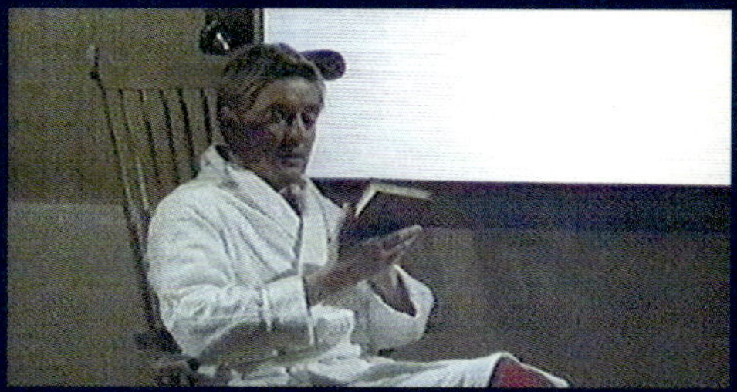

François Truffaut (Regie); Nicholas Roeg (Kamera); Bowie Films (Special Effects): *Fahrenheit 451*
Großbritannien 1966, 35 mm Kinofilm, farbig, 112 Minuten
Anglo Enterprise (Vineyard)/Universal Pictures

Im Jahre 1966 realisiert der französische Filmregisseur François Truffaut die düstere Zukunftsvision *Fahrenheit 451*. Der nach Ray Bradburys gleichnamigem Roman gedrehte Kinofilm spielt in einem fiktiven Polizeistaat, wo aus Gründen des Machterhalts der Besitz von Büchern verboten ist. An die Stelle der Druckerzeugnisse ist ein technisch perfektioniertes Fernsehen getreten, das totaler staatlicher Kontrolle unterliegt. Mit einem seichten TV-Programm halten die Machthaber die Bürger zur bedingungslosen Loyalität gegenüber dem Staat an.
Der Film beginnt mit einer Sequenz von Bildern, die nur eines zeigen: daß nahezu alle Häuser mit Fernsehantennen gespickt sind. Wo dies nicht der Fall ist, werden die Bewohner von ihren Nachbarn bei der »Feuerwehr« denunziert.
Die einzige Aufgabe dieser »Feuerwehr« besteht darin, versteckte Bücher, die z.B. in Fernseher-

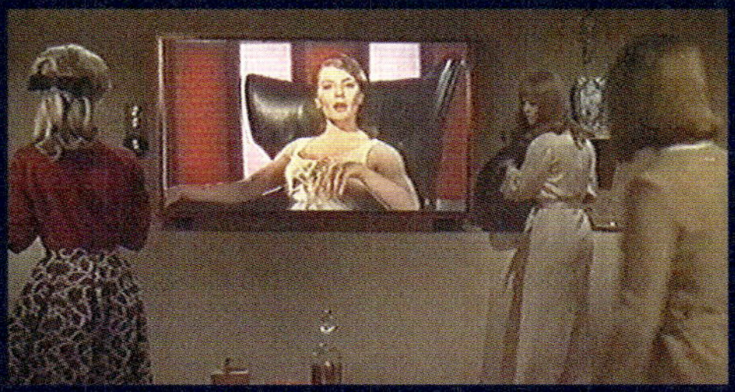

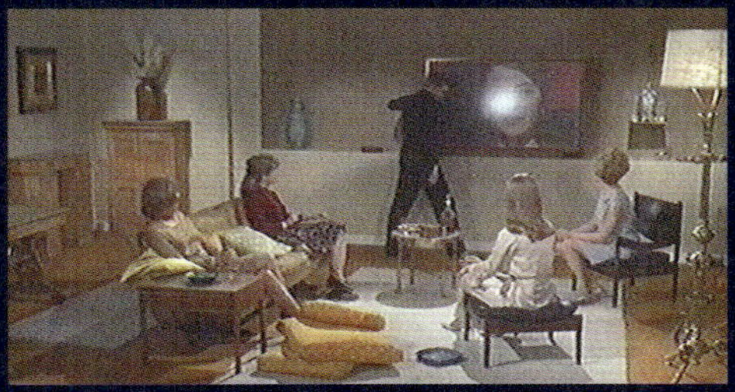

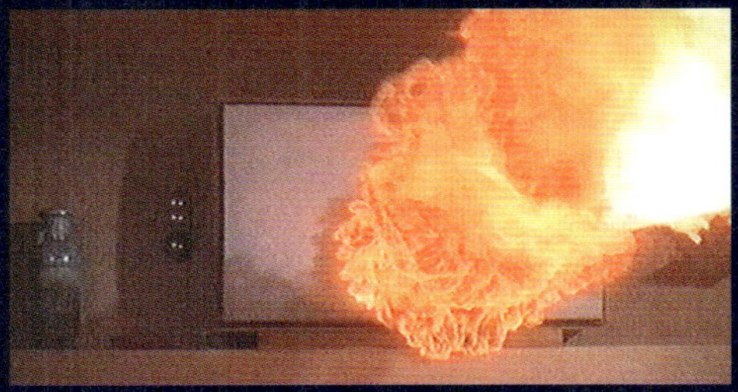

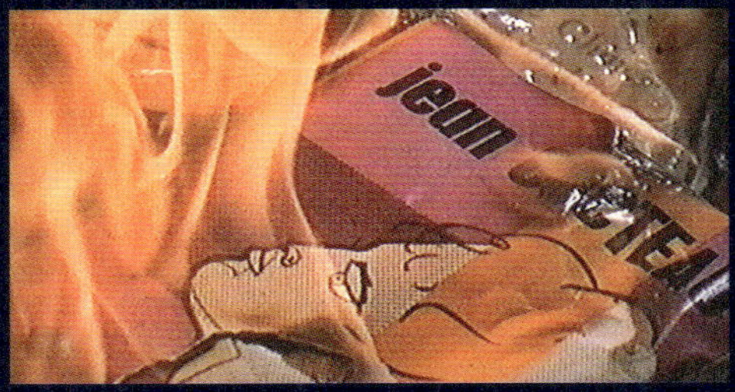

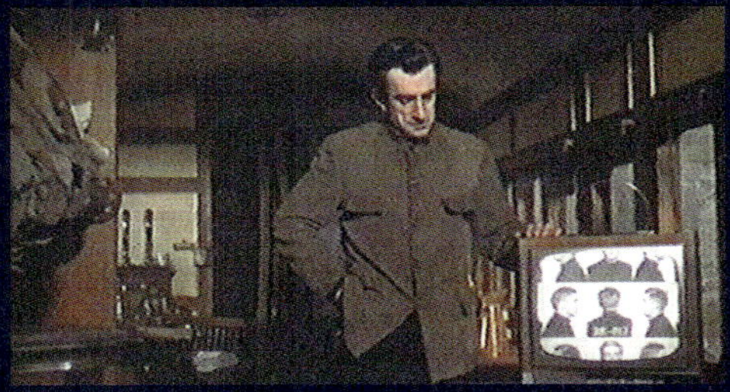

Attrappen versteckt sind, aufzuspüren und ausnahmslos alle sofort zu verbrennen.
Im Verlauf der Handlung muß der zunächst autoritätsgläubige Feuerwehrmann Montag erkennen, daß er im Fernsehen nur belogen wird, wohingegen die Wahrheit in den verbotenen Büchern zu finden ist. Nachdem er sich im privaten Kreis zu seiner Leseleidenschaft bekennt, wird er von den Freundinnen seiner fernseh- und tablettensüchtigen Frau denunziert. Als er seine eigenen, heimlich gesammelten Bücher verbrennen soll, antwortet er mit der Zerstörung der TV-Großbildwand und der Ermordung seines Vorgesetzten. Am Ende seiner gelungenen Flucht findet er sich in einem abgelegenen Wäldchen wieder, wo jeder Mensch ein auswendig gelerntes Buch verkörpert. Im Fernsehen ist in einer Live-Sendung die angebliche Erschießung des Flüchtigen zu sehen.

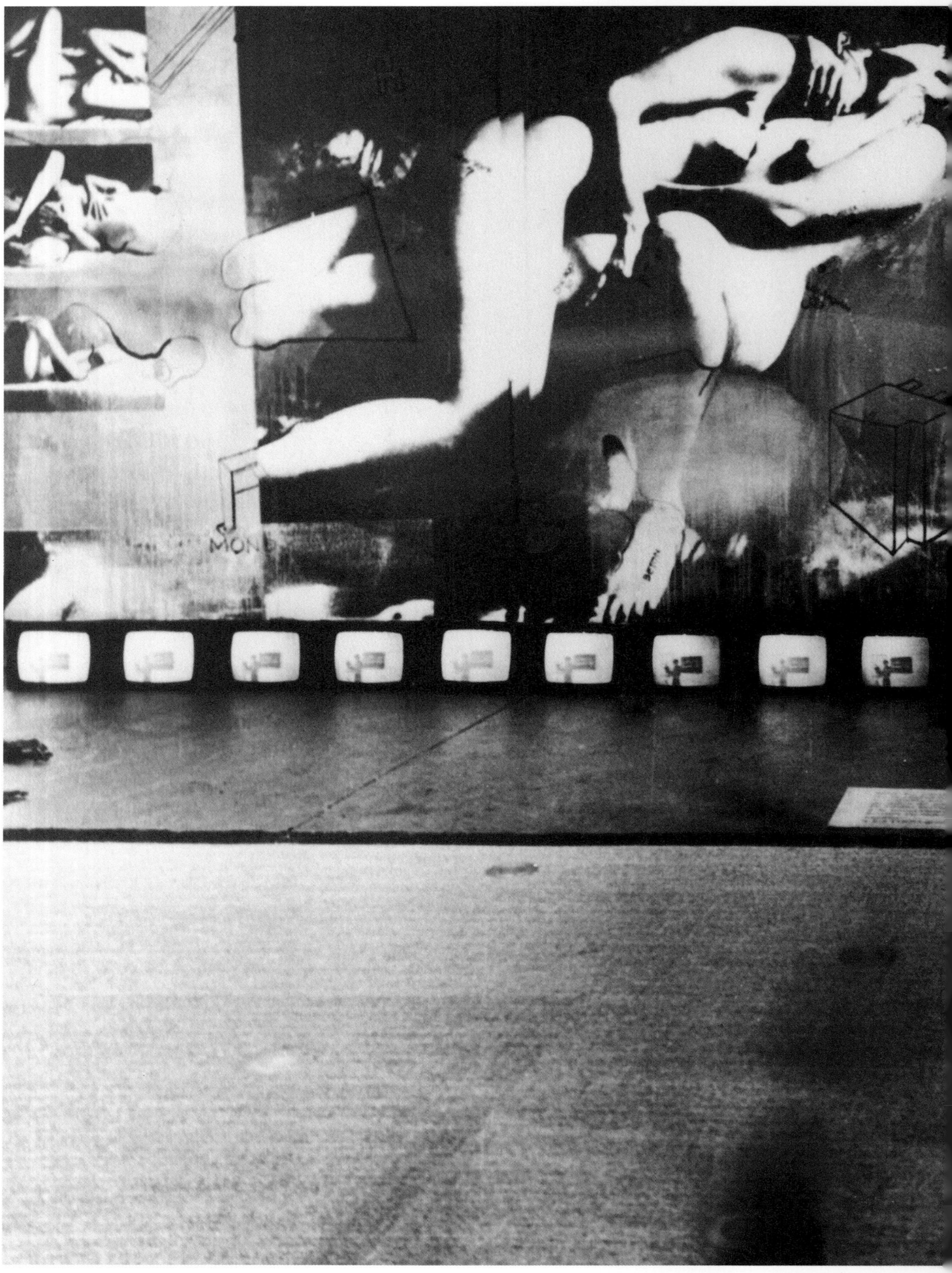

In den meisten Ländern des Ostblocks ist der Empfang westlicher Fernsehsender nicht möglich (oder wenn ja, dann entweder sehr eingeschränkt oder zumindest nicht erlaubt). Die Berichterstattung unterliegt einer strengen staatlichen Zensur. Als der sogenannte Prager Frühling am 21. 8. 1968 durch den Einmarsch von Truppen der Warschauer-Pakt-Staaten gewaltsam beendet wird, fällt die Berichterstattung in den Medien des Ostens und des Westens entsprechend unterschiedlich aus, was die Fernsehzuschauer besonders kraß im geteilten Berlin erleben können: Im Fernsehfunk der DDR wird der Einsatz sowjetischer Panzer als friedenssichernde Maßnahme gerechtfertigt, während die im Westteil der Stadt ausgestrahlten Sender die militärische Intervention auf das schärfste verurteilen.
Der in Köln und West-Berlin wirkende Künstler Wolf Vostell verarbeitet seine (Medien-)Erlebnisse mit diesem Vorgang in der Videoinstallation *Heuschrecken* von 1969/70: In einer über zwanzig Videomonitore plazierten großformatigen Photographie, die Vostell malerisch bearbeitet hat, ist der ungleiche und aussichtslose Kampf Prager Bürger gegen die sowjetischen Panzer wiedergegeben.

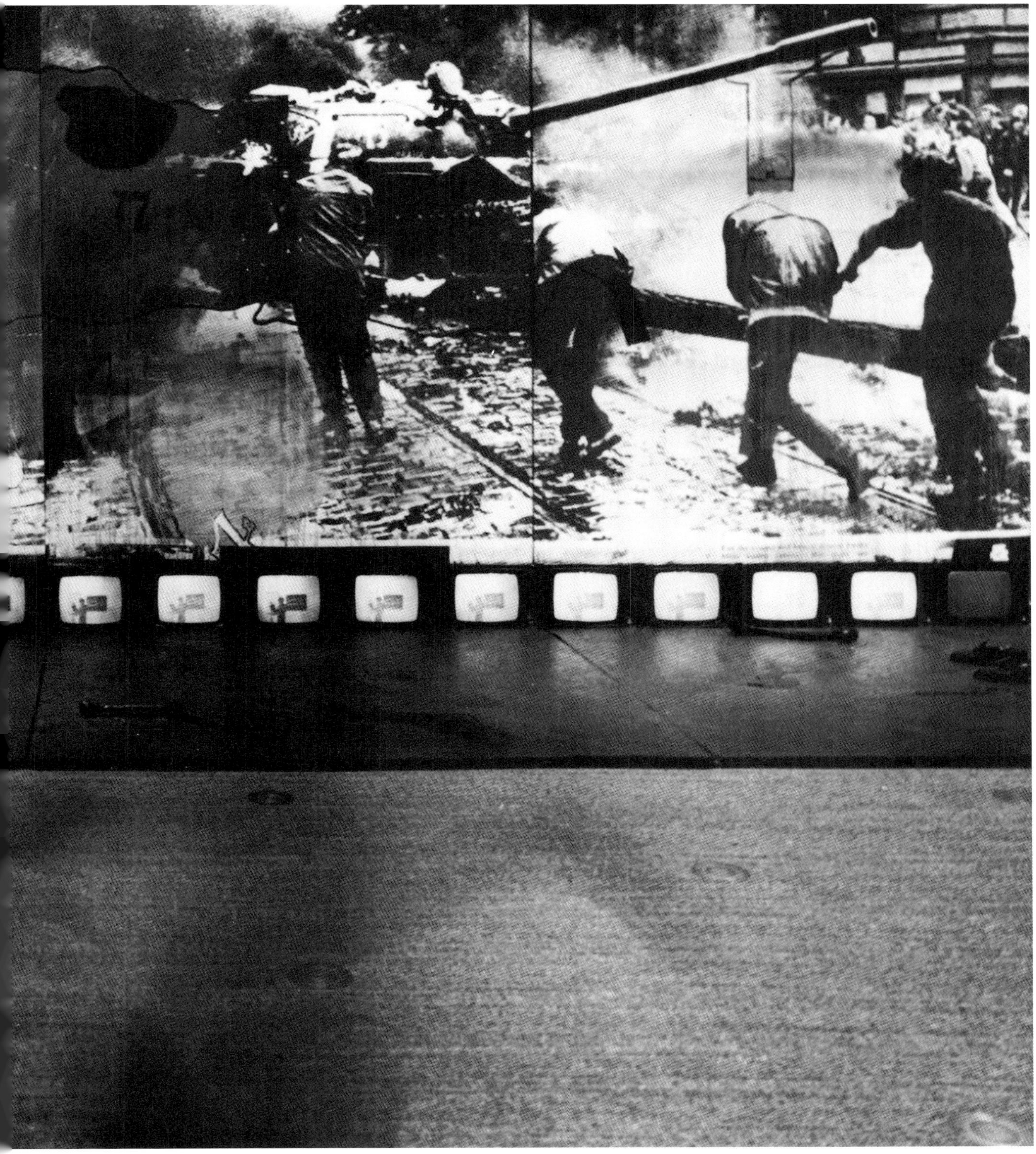

Wolf Vostell: *Heuschrecken*
Bundesrepublik Deutschland 1969/70,
Environment, Leinwandphoto mit Photosäure verwischt und mit Acrylfarbe überarbeitet, 1 Sony-Videokamera, 20 Fernsehgeräte Philips Philetta, Knochen, Haare, Schuhe, Tennisschläger, 280 x 800 x 200 cm; Gravurplatte: Stahl auf Holz, graviert, 28,7 x 21,0 cm
Museum moderner Kunst, Wien, Leihgabe der Österreichischen Ludwig-Stiftung

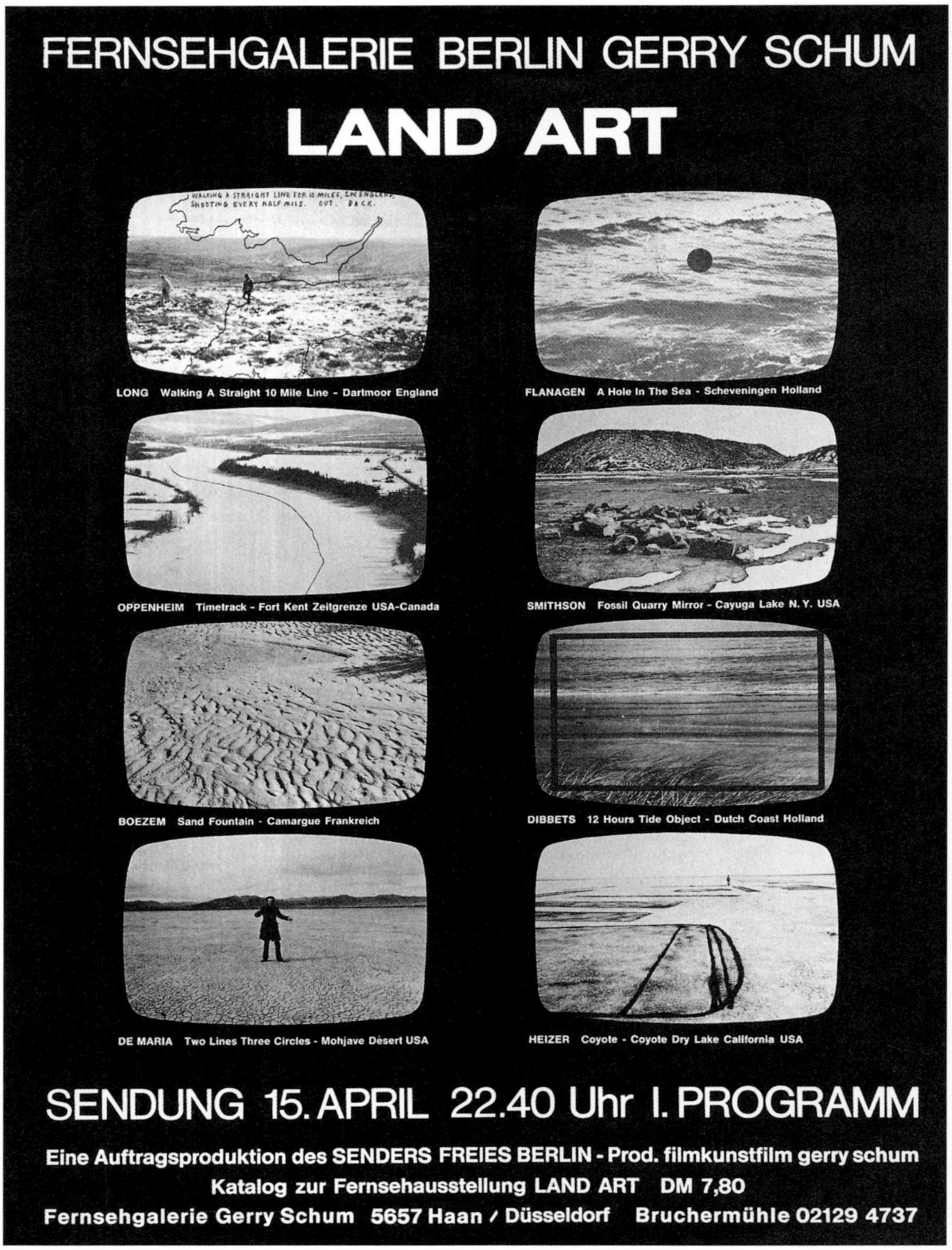
FERNSEHGALERIE BERLIN GERRY SCHUM
LAND ART
LONG Walking A Straight 10 Mile Line - Dartmoor England
FLANAGEN A Hole In The Sea - Scheveningen Holland
OPPENHEIM Timetrack - Fort Kent Zeitgrenze USA-Canada
SMITHSON Fossil Quarry Mirror - Cayuga Lake N. Y. USA
BOEZEM Sand Fountain - Camargue Frankreich
DIBBETS 12 Hours Tide Object - Dutch Coast Holland
DE MARIA Two Lines Three Circles - Mohjave Desert USA
HEIZER Coyote - Coyote Dry Lake California USA
SENDUNG 15. APRIL 22.40 Uhr I. PROGRAMM
Eine Auftragsproduktion des SENDERS FREIES BERLIN - Prod. filmkunstfilm gerry schum
Katalog zur Fernsehausstellung LAND ART DM 7,80
Fernsehgalerie Gerry Schum 5657 Haan / Düsseldorf Bruchermühle 02129 4737

Gerry Schum: *Fernsehgalerie Berlin – Land Art*
Bundesrepublik Deutschland 1969,
Plakat zur Sendung am 15. April
22.40 Uhr in der ARD, Offsetdruck
Stadt Karlsruhe – Städtische Galerie

Nach den aggressiven Aktionen vom Anfang der sechziger Jahre versuchen die Künstler am Ende des Jahrzehnts, zunehmend alternative Vorstellungen vom Fernsehen umzusetzen. Ein herausragender Pionier auf diesem Gebiet ist der Deutsche Gerry Schum, der mit dem Versuch einer Fernsehgalerie für einige wenige Sendungen mit dem Sender Freies Berlin zusammenarbeitet. Er kann eine illustre Gruppe von internationalen Künstlern für sein Projekt gewinnen (Long, Oppenheim, Boezem, De Maria, Flanagen, Smithson, Dibbets, Heizer). Ein Umdenken bei den Verantwortlichen in den Sendern bewirkt Schum mitnichten. Diese Beteiligung von Künstlern am Fernsehprogramm bleibt eine Ausnahme.

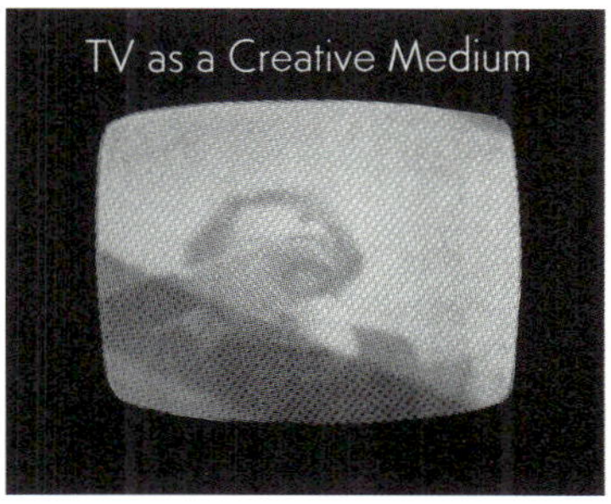

Nam June Paik: *TV as a Creative Medium*
Südkorea/USA 1969, Faltblatt zur Ausstellung in der Howard Wise Gallery, New York

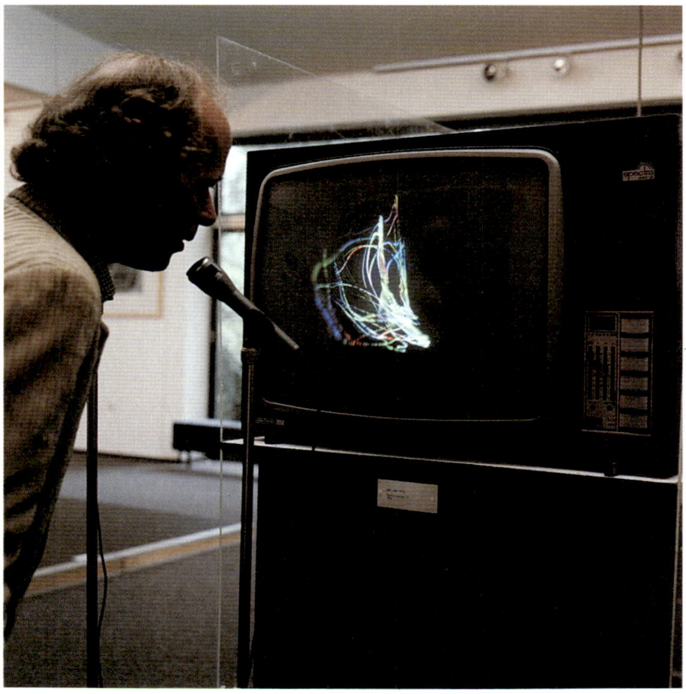

Nam June Paik: *Participation TV* (Fassung mit Mikrophon)
Südkorea/USA 1969, Gerhard von Graevenitz auf der Ausstellung »Videokunst in Deutschland«, Kölnischer Kunstverein 1982

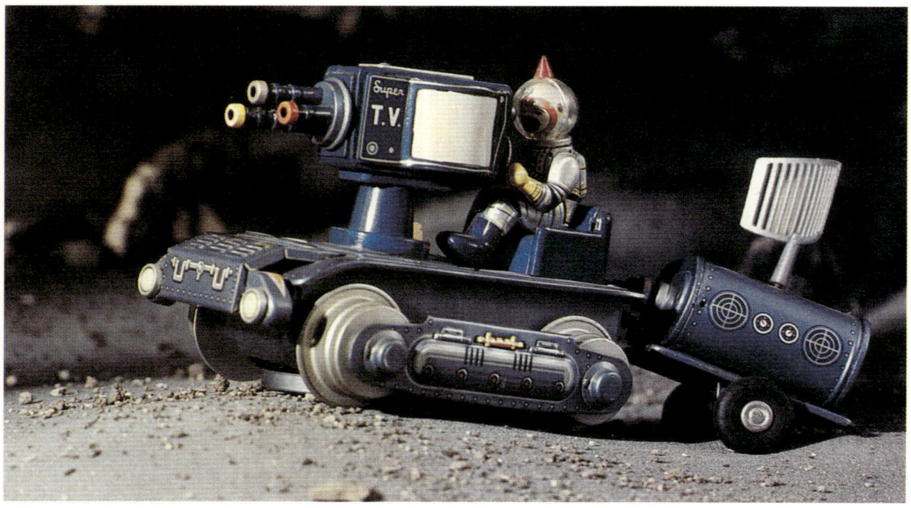

Mobile Space T.V.
USA, Ende der sechziger Jahre,
Spielzeug aus Blech, Metall und
Kunststoff

In den sechziger Jahren liefern sich die USA und die UdSSR ein erbittertes Wettrennen um die Eroberung des Weltalls. Die Weltraumfahrt ist für beide Weltmächte zu einem Prestigeunternehmen ersten Ranges geworden und findet entsprechende Resonanz in den Medien. 1968 kommt mit *2001 – Odyssee im Weltraum* ein futuristisches Breitwandepos in die Kinos, das unter aktiver Mitwirkung der NASA entstanden ist. Angehörige der amerikanischen Weltraumbehörde haben an den Entwürfen für das Filmdesign mitgearbeitet. Während man ähnliche Bildtelephone und Fernsehmonitore schon in anderen Filmen früherer Jahre gesehen hat, sind die graphikfähigen und multimedial funktionierenden Computerterminals neu: Auf den farbigen Flachbildschirmen des Großraumschiffes werden technische Informationen ausgegeben, Videobänder abgespielt oder Schach gespielt. Selbstredend können die Astronauten auch dem irdischen Fernsehprogramm – z.B. »BBC 12« – folgen. Zwischen den Bildschirmen befindet sich das Auge des hochintelligenten Computers H.A.L 9000, über den alle Bildausgaben gesteuert werden. Als der über menschliche Charakterzüge verfügende H. A. L. vom Astronauten Bowman auf ewig abgeschaltet wird, flackert als letztes Lebenszeichen eine Videoszene mit dessen Schöpfer über den letzten noch eingeschalteten Monitor; Kubrick ist mit diesem Bild eine »Sterbeszene« von großer Eindringlichkeit gelungen.

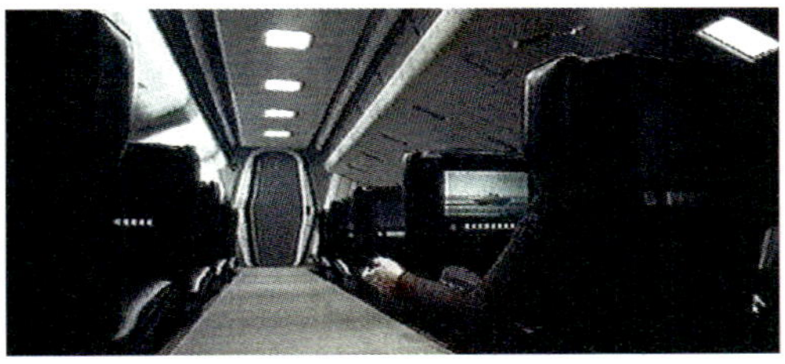

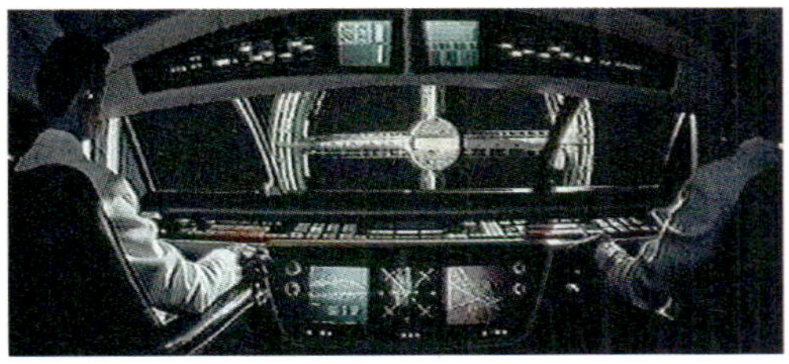

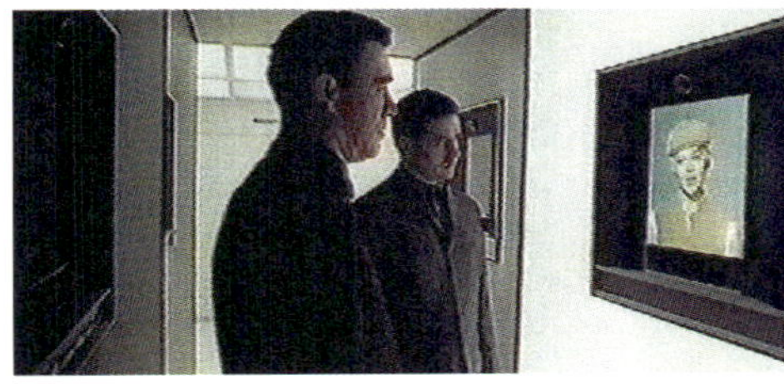

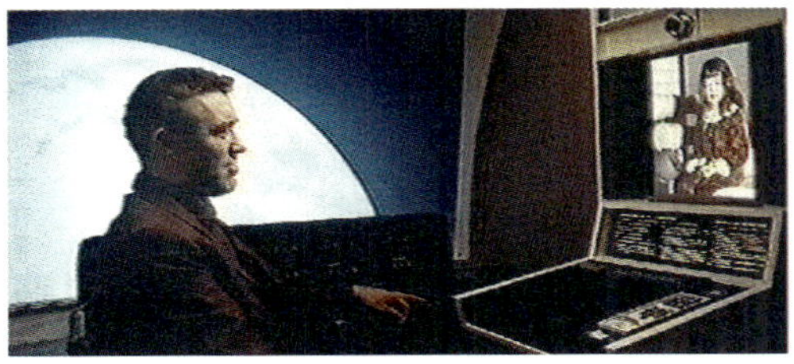

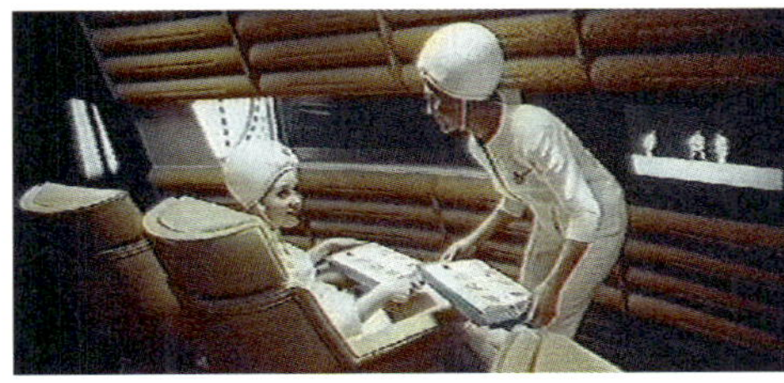

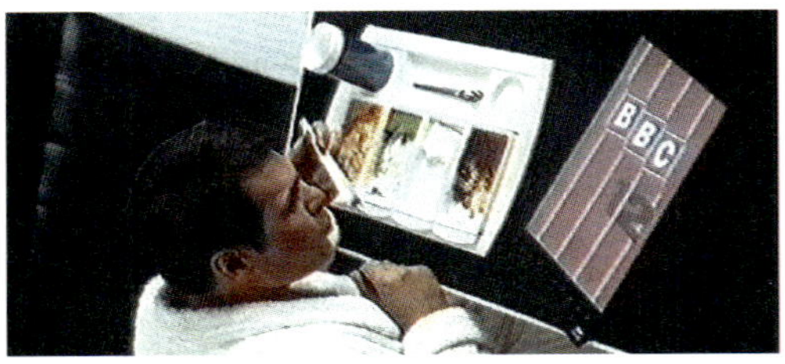

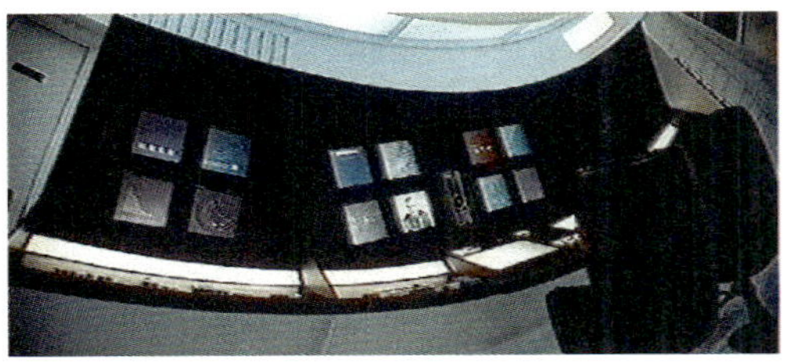

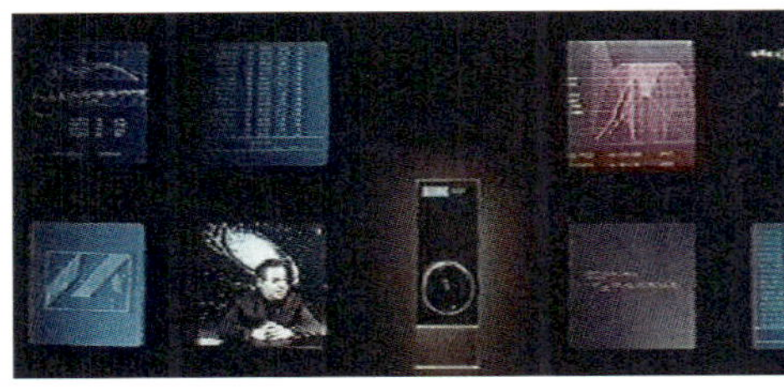

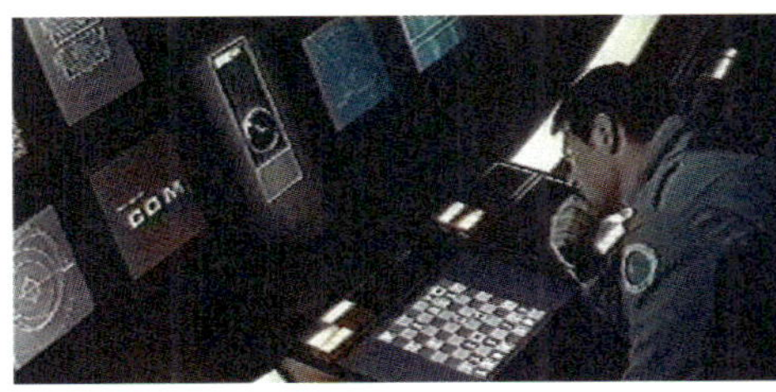

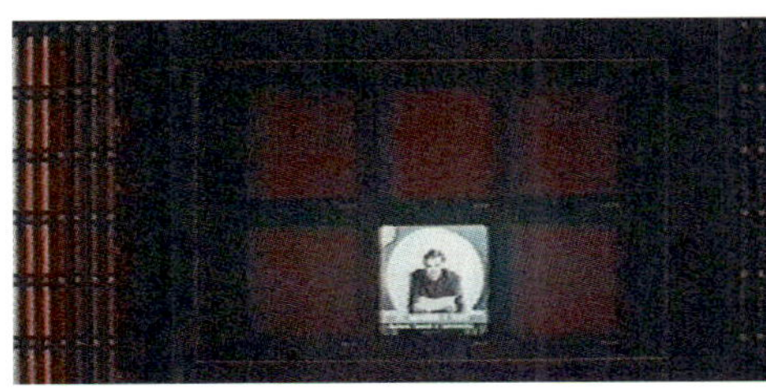

Stanley Kubrick (Regie); John Alcott/
Geoffrey Unsworth (Kamera);
Tom Howard/Stanley Kubrick/Bryan
Loftus/Bruce Logan/David D. Osborn/
Douglas Trumbull/Wally Veevers
(Special Effects): *2001: A Space Odyssey*
(2001 – Odyssee im Weltraum)
Großbritannien, 1968, 70 mm Super-
panavision Kinofilm, farbig,
149 (Original: 160) Minuten
MGM

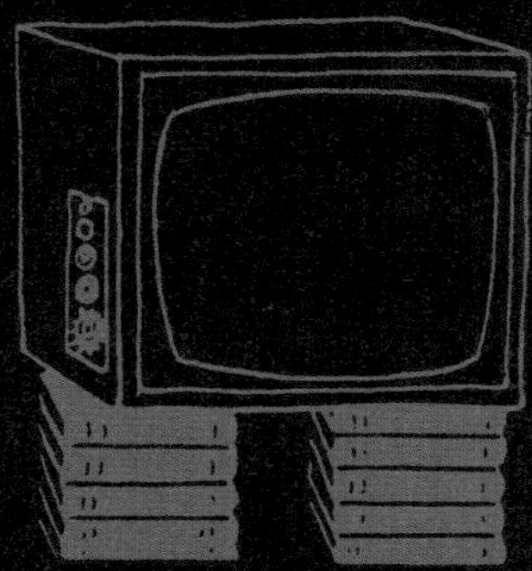

Literatur und Fernsehen
Karikatur in der Zeitschrift »Schpilki«
Russische Sowjetrepublik 1967

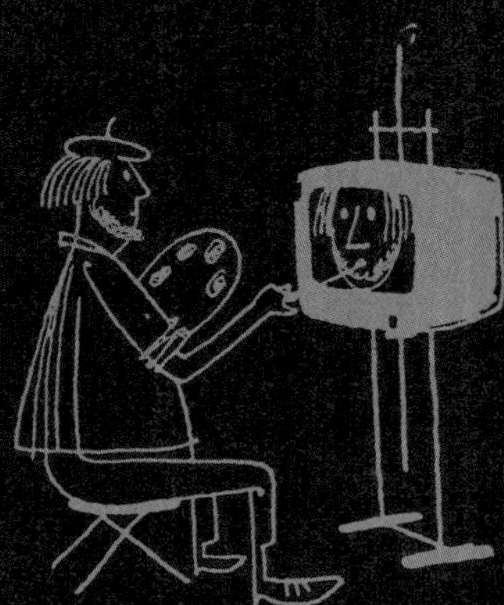

E. Victorow: ohne Worte
Karikatur in Wladimir Semjonowitsch
Sappaks Buch »Televidenie i mui«,
Moskau 1963

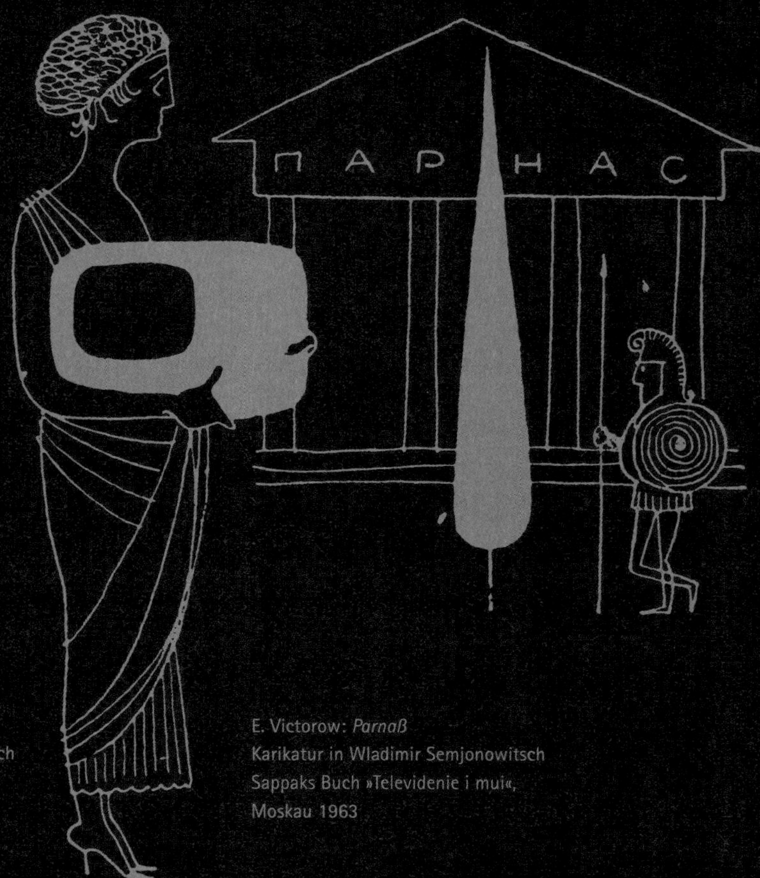

E. Victorow: *Parnaß*
Karikatur in Wladimir Semjonowitsch
Sappaks Buch »Televidenie i mui«,
Moskau 1963

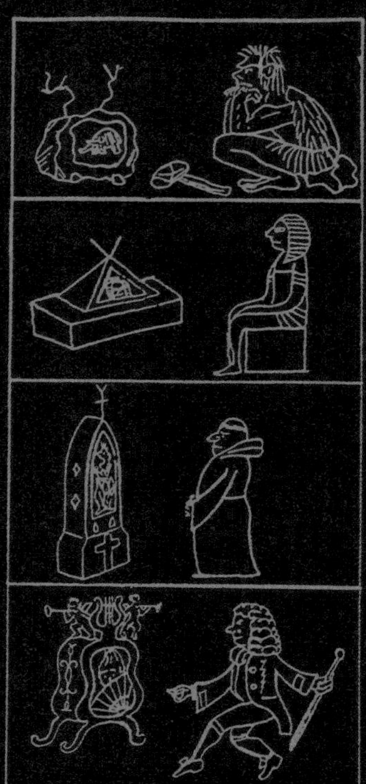

Karikatur in der Zeitschrift
»Sowjetskoje radio i televidenie«,
Moskau, Dezember 1965

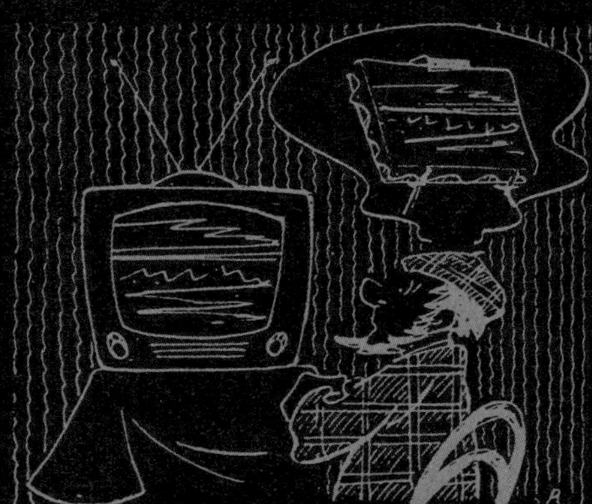

Karikatur in der Zeitschrift
»Sowjetskoje radio i televidenie«,
Moskau, Mai 1966

Rußland ist ein Land mit einer ausgeprägten Filmkultur, deren ästhetische Impulse auch die bildenden Künstler stark beeinflußt. Das Fernsehen hat von den Kunstschaffenden des Landes niemals die gleiche Wertschätzung erfahren. Eine Auseinandersetzung der Maler und Bildhauer mit dem TV findet während der sechziger Jahre im Gegensatz zu den westlichen Staaten so gut wie nicht statt, obwohl sich das Fernsehen auch hier zunehmender Verbreitung erfreut. Dafür gibt es zwei einfache Gründe. Zum einen haben die sowjetischen Künstler keinen Zugang zu der neu entwickelten und teuren Videotechnik, die vorwiegend in Japan und in den USA gebaut wird. Zum anderen sorgen die rigiden Mechanismen

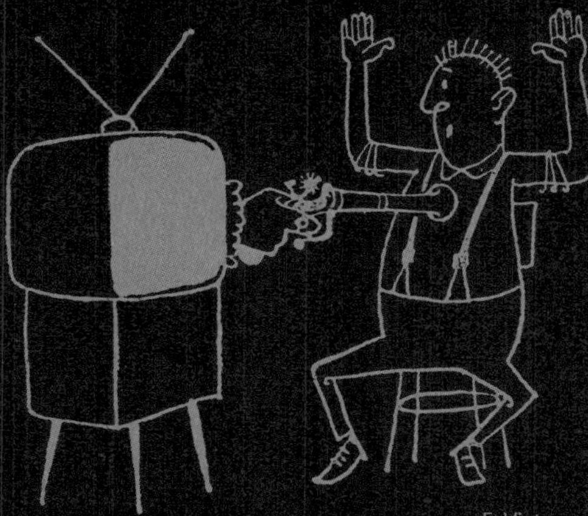

E. Victorow: ohne Worte
Karikatur in Wladimir Semjonowitsch
Sappaks Buch »Televidenie i mui«,
Moskau 1963

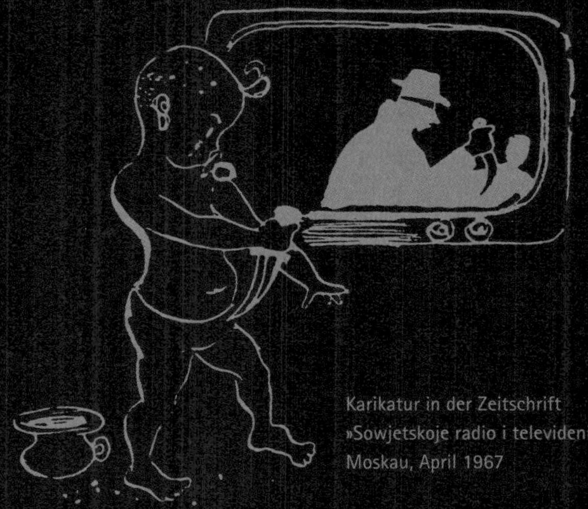

Karikatur in der Zeitschrift
»Sowjetskoje radio i televidenie«,
Moskau, April 1967

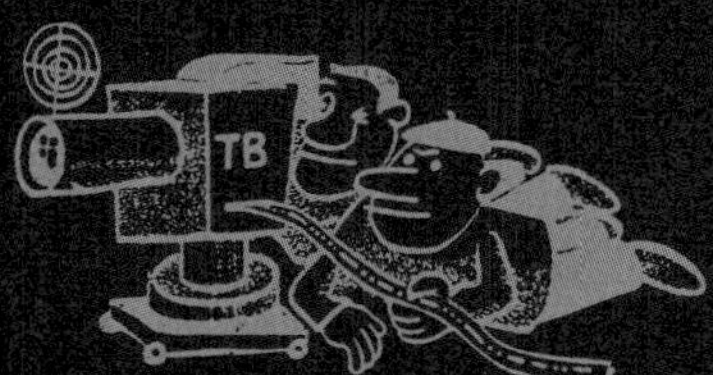

Karikatur in der Zeitschrift
»Sowjetskoje radio i televidenie«,
Moskau, September 1967

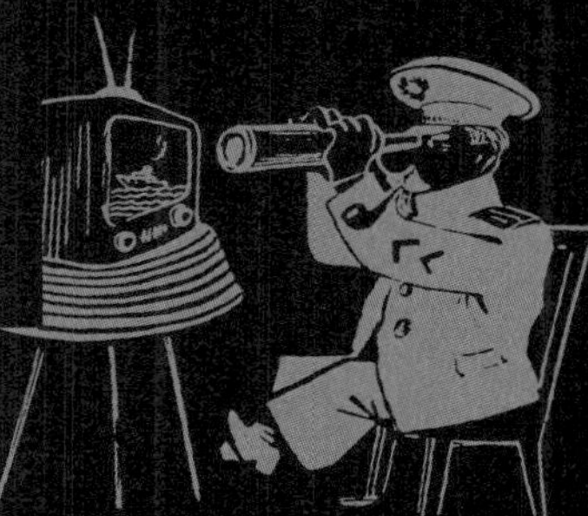

W. Drogalina: *Die Gewohnheit wird zur zweiten Natur*
Karikatur in der Zeitschrift
»Sowjetskoje radio i televidenie«,
Moskau, Juni 1965

der Zensur dafür, daß das monopolistische Staatsfernsehen der UdSSR von niemandem angetastet wird.
Im Zuge des von Chruschtschow eingeleiteten sogenannten »Tauwetters« wird in den frühen sechziger Jahren erstmals öffentliche Kritik am Fernsehen und seinen politischen Strukturen möglich. In der offiziellen Rundfunk- und Fernsehzeitschrift *Sowjetskoje radio i televidenie* und in einigen wenigen Fachbüchern zum Fernsehen wird eine Vielzahl von Karikaturen veröffentlicht, deren bissiger Spott in den westlichen Zeitungen nur selten Vergleichbares findet. Die Themen der sowjetischen Künstler sind in den meisten Fällen durchaus auf westliche Verhältnisse zu übertragen und beweisen die Internationalität des Phänomens Television. Nicht nur einzelne Sendebeiträge, sondern die negativen gesellschaftlichen Auswirkungen des Fernsehens und die verkommenen Strukturen der Sender oftmals mit ihren feigen und korrupten Intendanten werden zur Zielscheibe der Karikaturisten. Die mutigsten unter ihnen schrecken nicht einmal vor der Kritik an der Instrumentalisierung des Fernsehens durch die Interessen des Militärs zurück. Mit der 1964 erfolgten Absetzung Chruschtschows und der Machtübernahme durch Breschnew werden die Liberalisierungsmaßnahmen schrittweise zurückgenommen, so daß zum Ende der sechziger Jahre die Kritik am sowjetischen Fernsehen wieder verstummen muß.

Und jetzt für Tante Walja Leontjewa
Karikatur in der Zeitschrift
»Sowjetskoje radio i televidenie«,
Moskau, November 1966

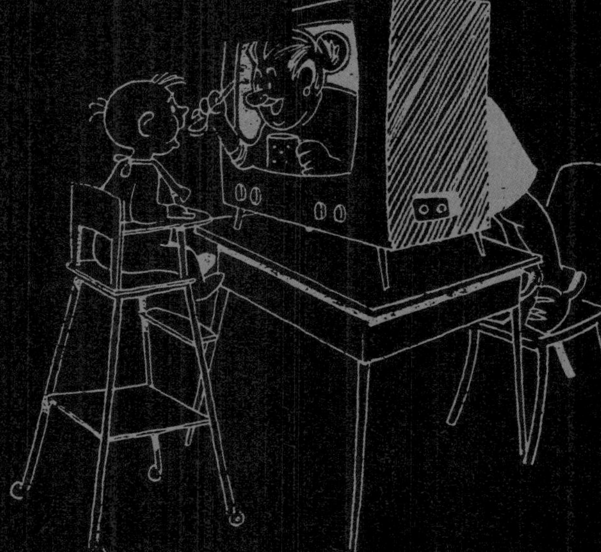

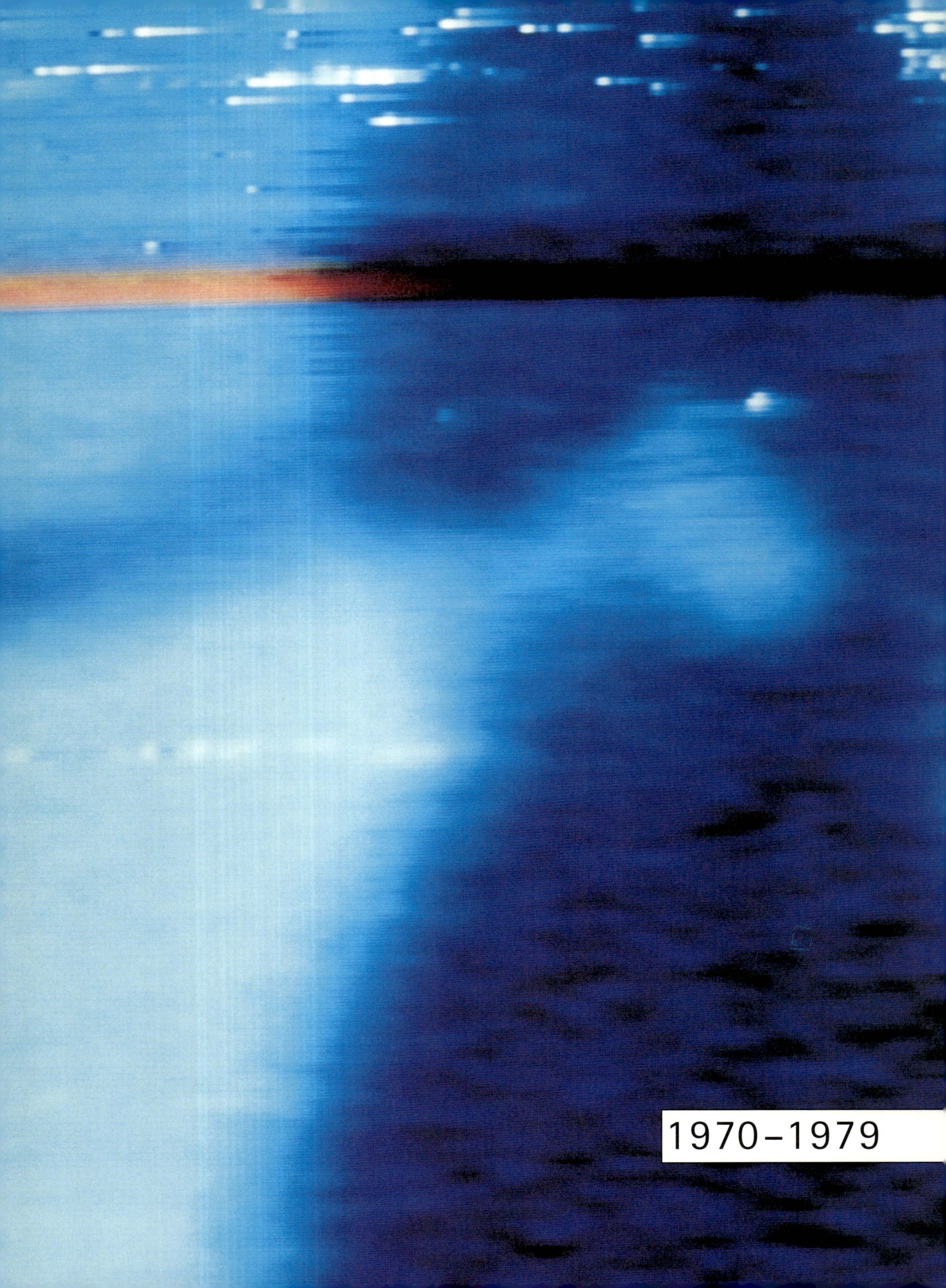

1970–1979

In den siebziger Jahren finden die Künstler zu immer vielfältigeren Formen der Auseinandersetzung mit dem Fernsehen. Die Einführung preiswerter und leicht zu bedienender Videotechnik ermöglicht es, daß sich immer mehr Interessierte der Videokunst zuwenden. Die Beschäftigung mit dem TV wird in der Kunstszene selbstverständlicher. Es ergeben sich neue Formen der spielerischen Aneignung des Mediums. Daneben beginnt sich eine junge und kritische Generation von Künstlern vorwiegend für den politischen Aspekt des Fernsehens zu interessieren. Während von den Sozial- und Kunstwissenschaften in verstärktem Maße eine kritische Analyse der Massenmedien betrieben wird, entstehen Kunstwerke mit konkreter politischer Zielrichtung. Gefordert wird von beiden Gruppen eine umfassende Veränderung des bestehenden Fernsehsystems.

Die Politisierung der TV-Kultur

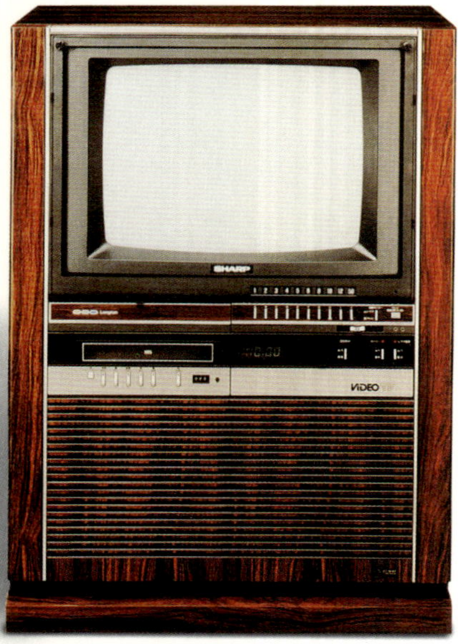

Videofernsehkonsole der Firma Sharp
Japan, um 1970

In den siebziger Jahren knüpft das Design der Fernsehgeräte bruchlos an die Formgebung der sechziger Jahre an. Allein technische Neuerungen wie die weiter fortschreitende Miniaturisierung bewirken marginale Veränderungen im Aussehen der Geräte. Auf den internationalen Rundfunkmessen werden zahlreiche handliche Apparate vorgestellt, die Radio- und TV-Empfänger in sich vereinen. Mit einer Vielzahl von Schaltern, Knöpfen und Skalen wendet sich die Industrie bei diesen Geräten vor allem an eine technikbegeisterte Jugend, der die Bedienung solcher Apparate keine Schwierigkeiten bereitet. Einige Geräte wie das *Fliegende Untertasse* genannte Modell *TR-005* der japanischen Firma Panasonic erinnern in Form und Namen an Bekanntes aus den beliebten Science-Fiction-Filmen und -Fernsehserien; andere TV-Geräte geben sich sogar das Aussehen von Astronautenhelmen. Neu sind vor allem die in einem Gehäuse untergebrachten Kombinationen von Fernseher und Videorecorder.

JVC Model 360
Japan/USA 1978
Michael Bennett-Levy, Edinburgh

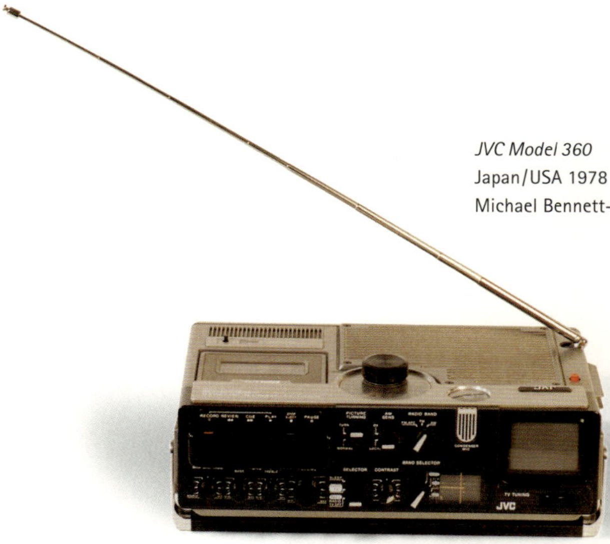

Solar Model 555 x
siebziger Jahre
Michael Bennett-Levy, Edinburgh

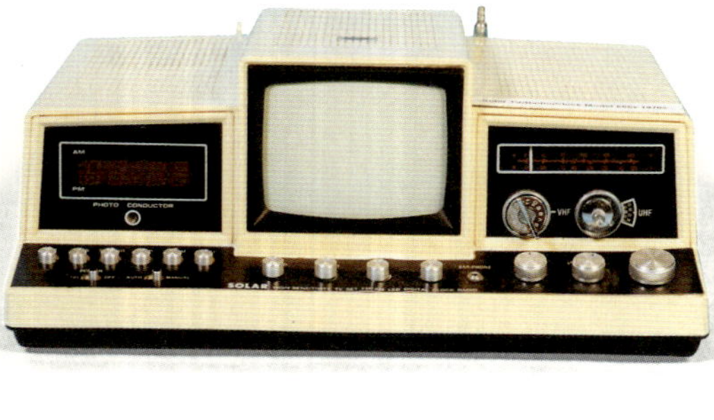

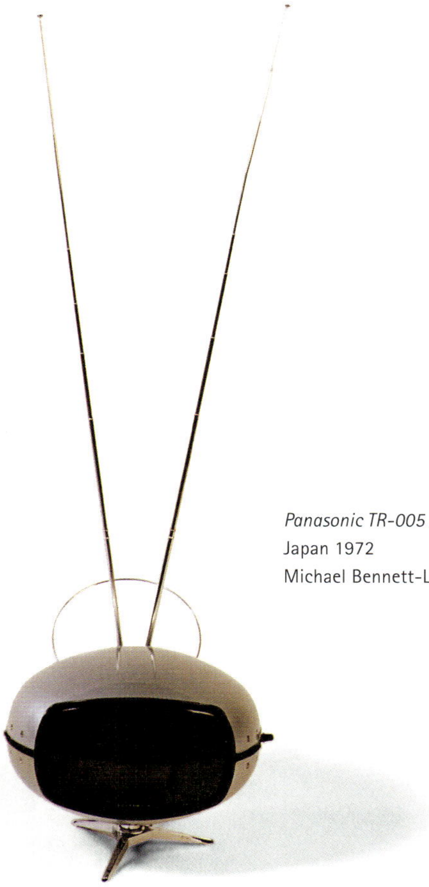

Panasonic TR-005 »Flying Saucer«
Japan 1972
Michael Bennett-Levy, Edinburgh

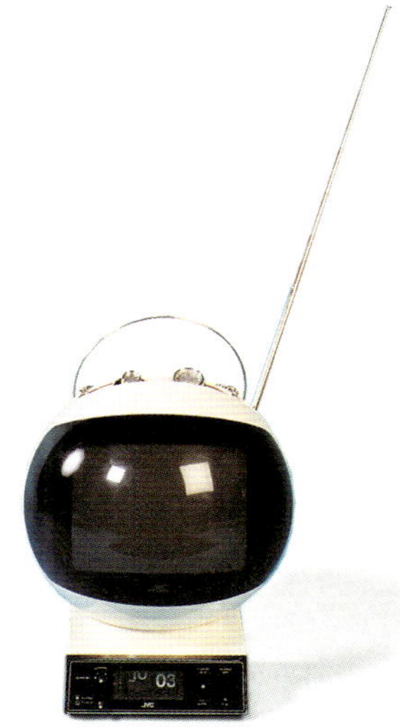

JVC Videosphere
Japan, siebziger Jahre
Michael Bennett-Levy, Edinburgh

Keracolour white
Großbritannien, um 1970
Michael Bennett-Levy, Edinburgh

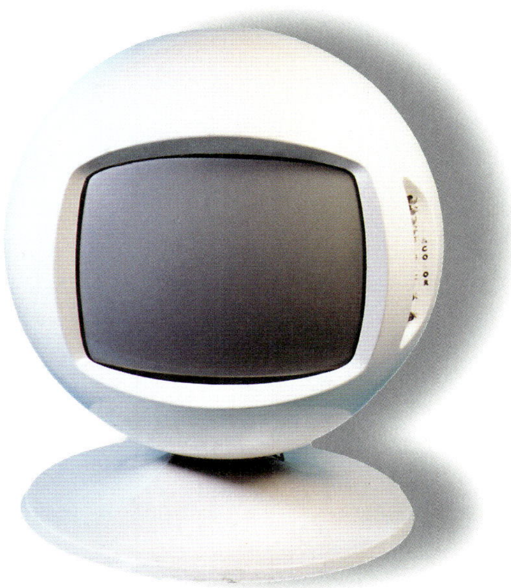

Keracolour
Großbritannien, um 1970
Michael Bennett-Levy, Edinburgh

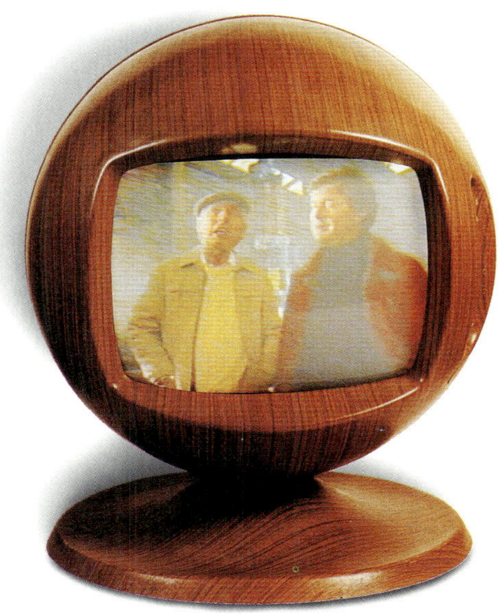

Der Amerikaner Edward Kienholz setzt die Reihe der Werke mit integrierten Fensehgeräten in den siebziger Jahren weiter fort. Seine regelmäßigen Aufenthalte in West-Berlin konfrontieren ihn ganz unmittelbar mit der politischen Situation in der eingemauerten Stadt. Das dem Viermächte-Status unterliegende Berlin spiegelt auch in seiner Medienlandschaft wie kein anderer Ort der Welt den Status quo des Kalten Krieges wider. Das Fernsehen wirkt als grenzübergreifendes Sprachrohr und dient zur gegenseitigen Einflußnahme. Die Konkurrenz zwischen kapitalistischen und dem kommunistischen System findet zwischen den Fernsehkanälen als eine Art Stellvertreter-Kampf um die Gunst der Zuschauer statt. Kienholz reflektiert diese komplexe Situation u. a. in seinem *TV*-Multiple von 1977: In das militärisch anmutende Blechgehäuse eines tragbaren Fernsehgerätes ist anstelle der Bildröhre ein Abbild der Berliner Mauer eingelassen.

Im Alltagsleben der Stadt sind die Militärs vielfach präsent. Der zweite der beiden von Ost-Berlin ausgestrahlten DDR-Sender hat mit der Reihe *Für Freunde der russischen Sprache* sogar ein spezielles, deutsch untertiteltes Programm für die Angehörigen der sowjetischen Streitkräfte eingerichtet.

Im Westteil werden neben dem regionalen Sender Freies Berlin die Programme der Bundesrepublik gezeigt; darüber hinaus strahlen Fernsehsender der in Berlin stationierten französischen und amerikanischen Armeen eigene Programme in ihrer jeweiligen Landessprache aus.

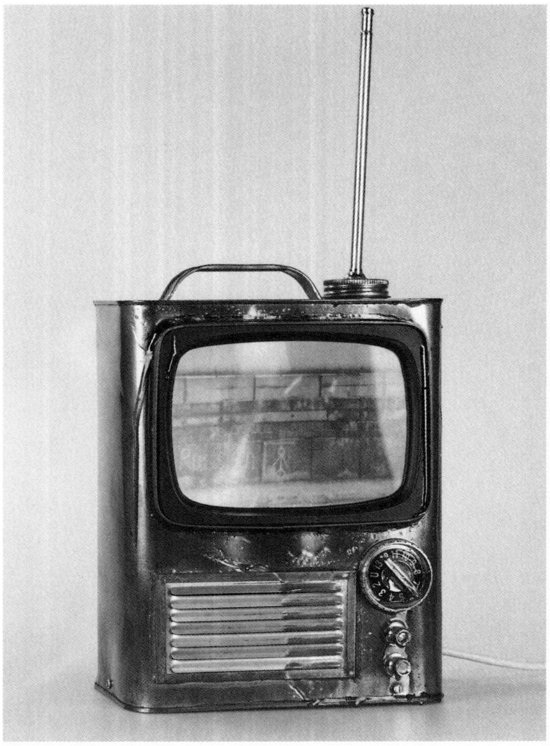

Edward Kienholz: *TV*
USA 1977, Multiple, Nr. 7 von 55
Privatsammlung Hamburg

Edward Kienholz: *The Tiptoe Widow*
USA 1975, Holz, Gipshülle, Schuhe, galvanisiertes Metall, Farbe, hölzerne Trittleiter, galvanisiertes Metallblech, bronzene Eidechse, Armprothese, Scheibenwischer, Antenne, Photographie, Stickrahmen, Notlicht, Elektrokabel, Fernsehgerät, Fußschalter, Sperrholz, 200 x 120 x 230 cm
Neues Museum Weserburg, Bremen, Leihgabe der Sammlung Reinhard Onnasch, Berlin

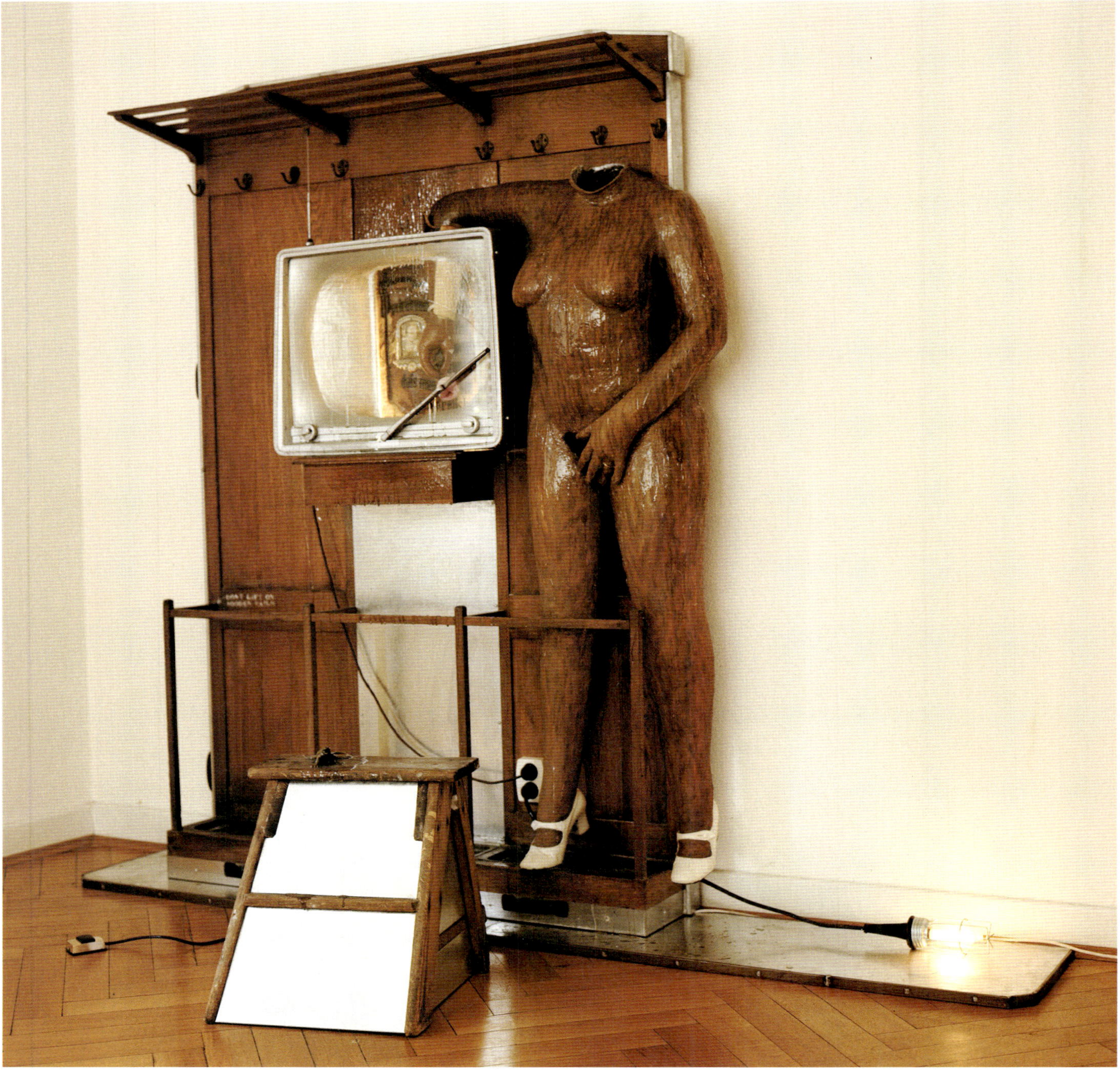

Am 9. September 1976 stirbt der chinesische Parteiführer Mao Zedong. Im selben Jahr malt der DDR-Künstler Wolfgang Mattheuer 1976 sein Bild *Weihnachtsstilleben*. Der Mao-Kopf auf dem Fernseher wirkt als irritierender Fremdkörper zwischen den traditionellen weihnachtlichen Figuren aus dem Erzgebirge.
Der Bildschirm zeigt mit dem Slalomlauf eines Skifahrers ein scheinbar unpolitisches Motiv. Zwar wird das Fernsehen vom Staat als ein Mittel der politischen Beeinflussung gebraucht, aber die meisten Sendungen bieten reine Unterhaltung. In den zwei Programmen der DDR nimmt die ausführliche Berichterstattung von Sportveranstaltungen einen großen Raum ein. Die spektakulären Erfolge der DDR-Spitzensportler dienen dem staatlichen Streben nach internationaler Anerkennung und wirken identitätsstiftend für die Bürger des Landes.
Ebenfalls ein Weihnachtsstilleben mit Fernseher zeigt eine unbetitelte Photographie des Amerikaners Bill Owens: Neben Weihnachtsbaum und Geschenken steht der eingeschaltete Apparat; dieser bildet das Podest für die christlichen Krippenfiguren.

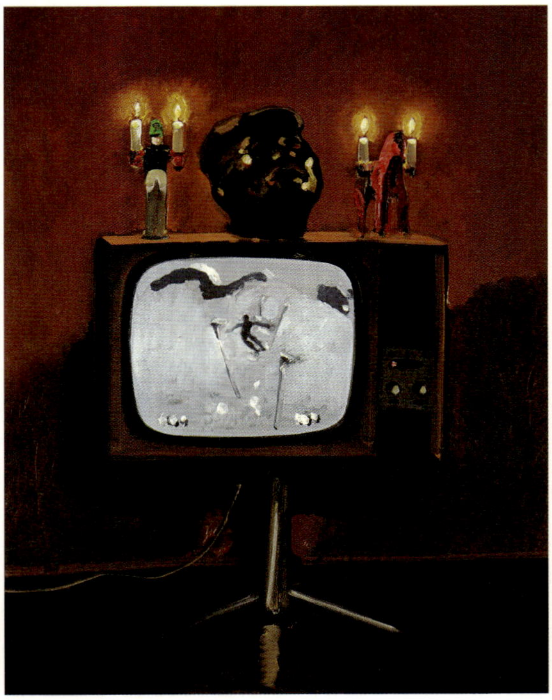

Wolfgang Mattheuer:
Weihnachtsstilleben
Deutsche Demokratische Republik 1976,
Öl auf Hartfaser, 39,3 x 49,5 cm
Kunstsammlungen zu Weimar

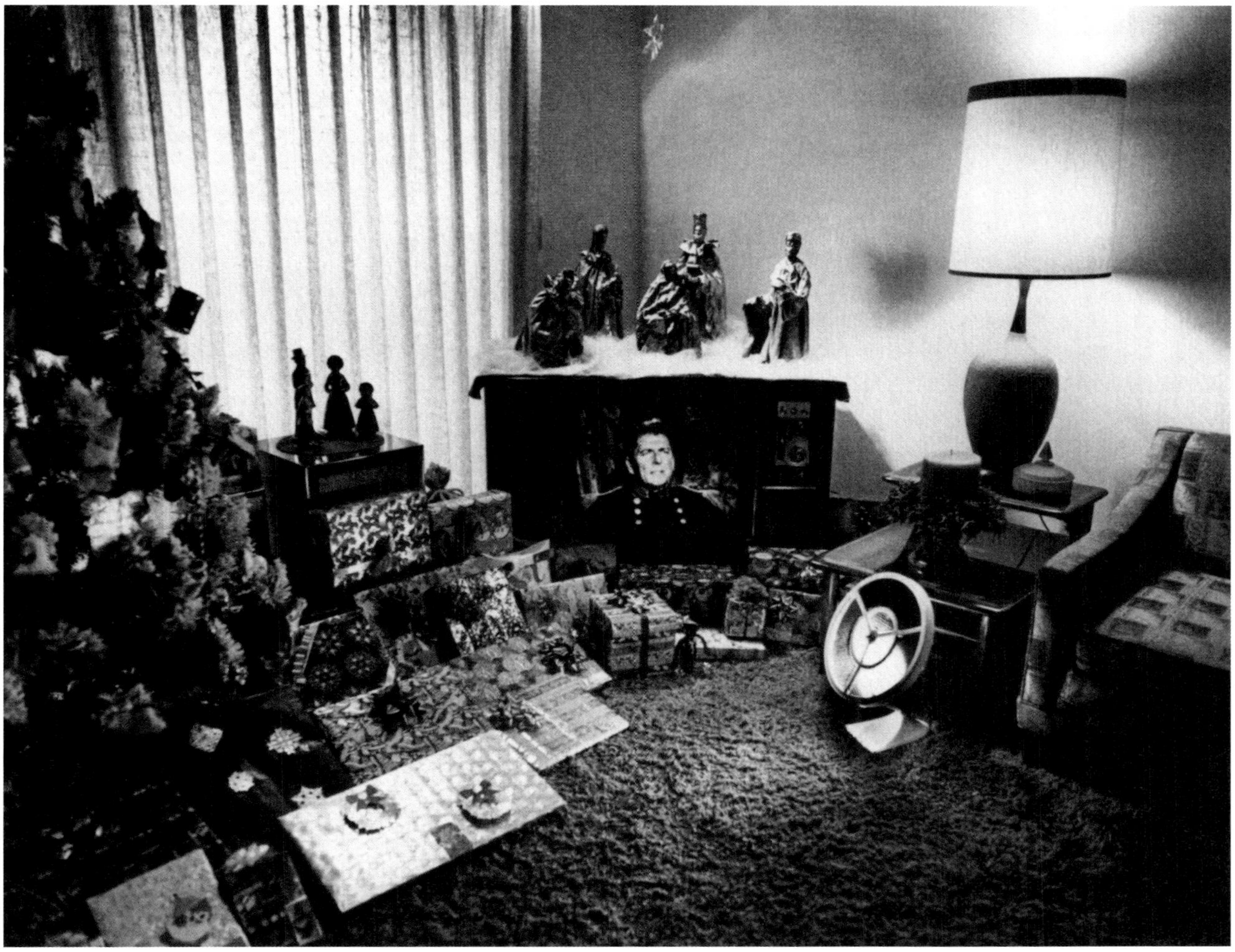

Bill Owens: ohne Titel
USA, um 1971, Photographie

In vielen Photographien mit künstlerischem Anspruch erscheint das TV-Gerät als Fenster in eine ferne, unzugängliche Welt. Das Fernsehbild wirkt oft wie ein Fremdkörper in menschenleeren Räumen – oder es wird, im Gegensatz zu seiner oft beschworenen Bestimmung als Kommunikationsmittel, als eine Metapher für die Sprachlosigkeit und Einsamkeit der Menschen gebraucht.
Der in Frankreich lebende, aus der Tschechoslowakei stammende Photograph Josef Koudelka ist nicht zuletzt durch seine sensiblen Porträts zu Berühmtheit gelangt. In dem expressionistisch anmutenden Bild *Wales 1975* tritt der Mensch nur noch in schemenhafter Reduzierung auf: als Schatten und als Fernsehbild.

Auch in Richard Hamiltons Graphik *Motel II* läßt der Fernsehempfänger Rückschlüsse auf die Gesellschaft zu: In einem leeren Motelzimmer mit geschlossenen Vorhängen befindet sich ein TV-Gerät gegenüber den beiden getrennten Betten. Ein den Motelzimmern in der bildenden Kunst und im Film oft nachgesagtes erotisches Flair will sich angesichts dieser Raumsituation gar nicht erst einstellen. Das unscheinbare Fernsehgerät dominiert den nüchternen Raum und damit die Menschen.

Josef Koudelka: *Wales 1975*
Großbritannien/Frankreich 1975,
Photographie
Magnum Photos, Paris/Focus, Hamburg

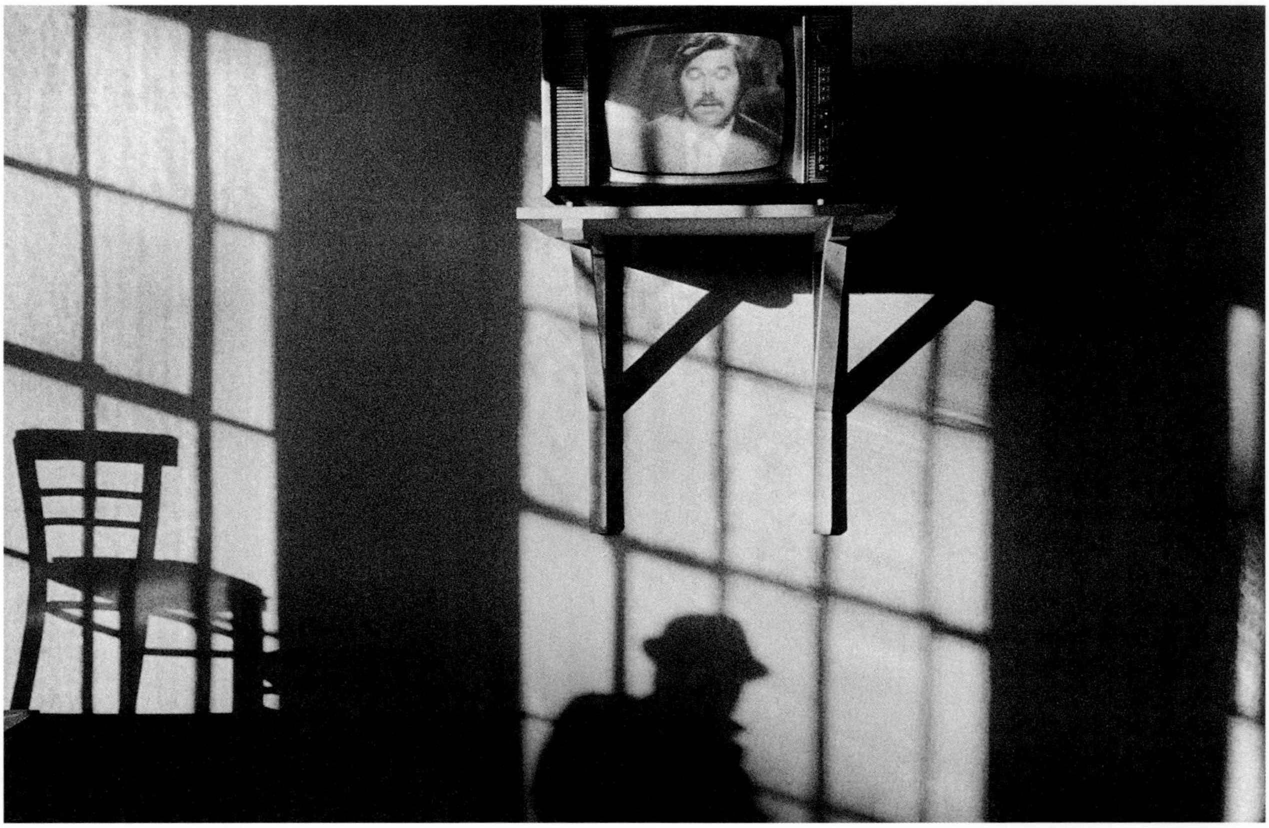

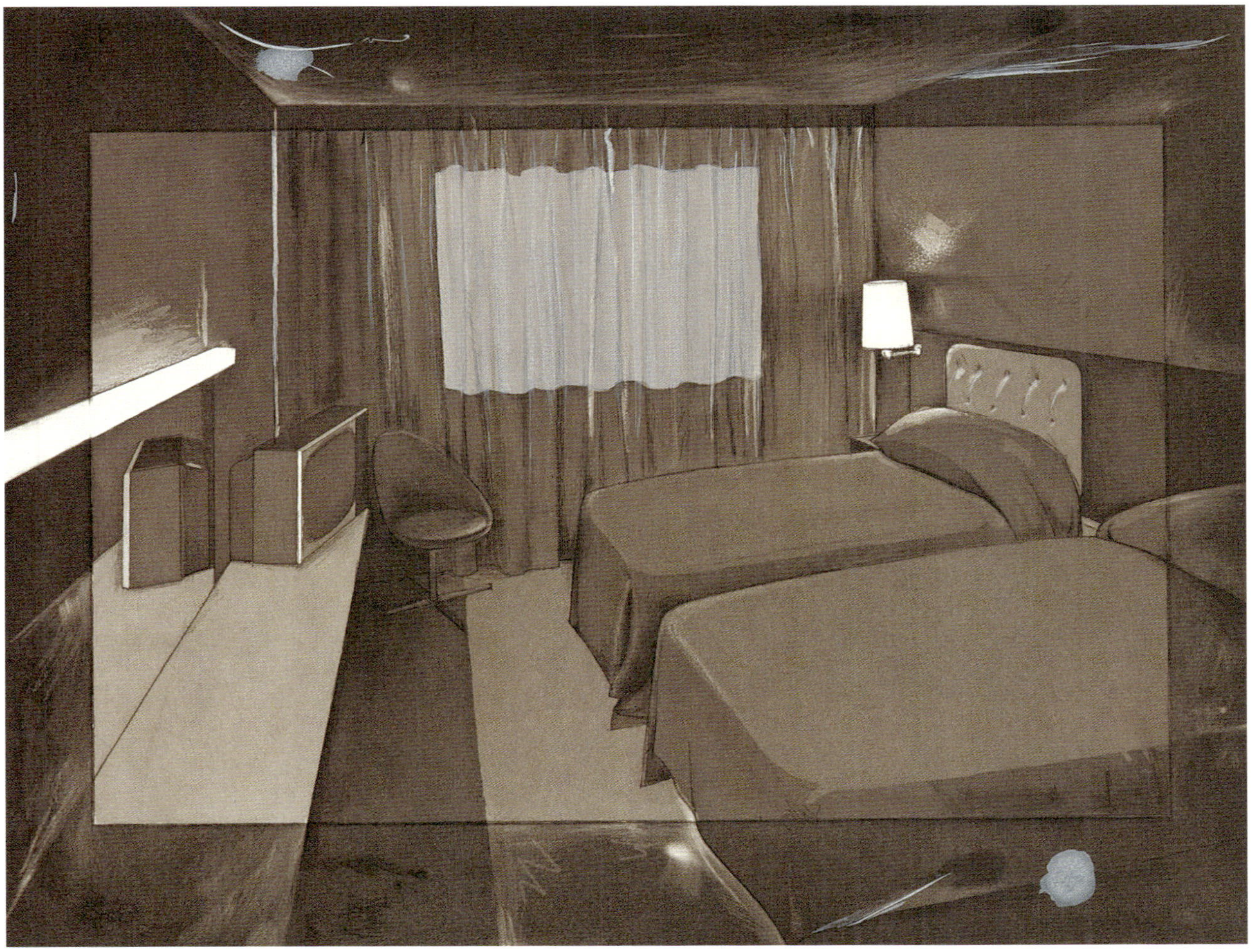

Richard Hamilton: *Motel II*
Großbritannien 1979, Aquatinta,
gedruckt von zwei Platten,
Bild: 27,8 x 35,0 cm,
Blatt: 44,0 x 56,5 cm

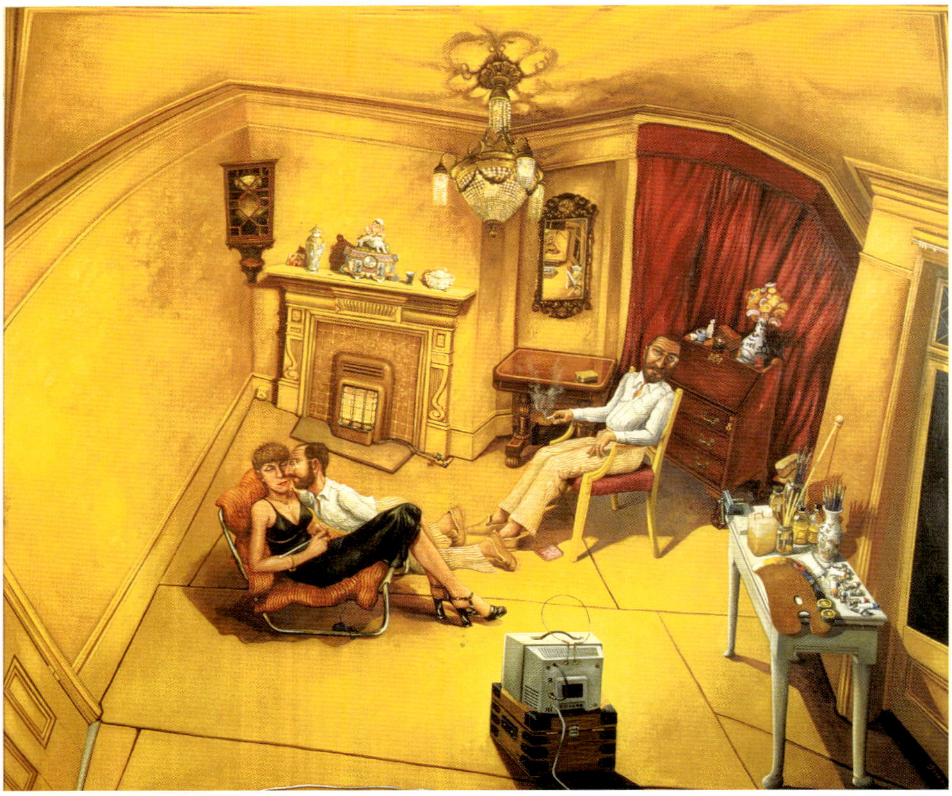

Anthony Green: *The Yellow Studio*
Großbritannien 1979, Öl auf Hartfaser,
198 x 229 cm

In den siebziger Jahren ist das Fernsehen weltweit ein das soziale Leben wesentlich bestimmender Faktor. Künstler beginnen damit, sich und ihre Umwelt beim Fernsehen zu beobachten. Sie dokumentieren dies in ihren Werken. Der Brite Anthony Green schafft mehrere Gemälde, in denen er sich, seine Freunde und seine Familienangehörigen vor dem TV in unterschiedlichsten Situationen zeigt. Er gehört zu den wenigen Malern, die sich offen als Fernsehkonsumenten zu erkennen geben. Dem Ruf eines Künstlers tut es keinen Abbruch, z.B. als drogen- oder alkoholabhängig zu gelten, doch nach wie vor wird man als Fernsehkonsument schnell verachtet. Daher ist es erstaunlich, daß Green mit *The Yellow Studio* von 1979 offen preisgibt, ein TV-Gerät in seinem Studio aufgestellt zu haben.
Ein Jahr zuvor hat der Photograph Delahaye während des Libanonkrieges ein Bild aufgenommen, das eine gespenstische Fernseh-Szene zeigt. In einem bunkerähnlichen Wohnraum, der nur spärlich ausgestattet ist, sitzt eine Familie im sicheren Dunkel und starrt gebannt auf das Fernsehgerät. In der oberen Fensteröffnung strahlt über dem Schlachtfeld des Beiruter Bürgerkrieges eine Leuchtrakete auf und erhellt die nächtliche Szene mit ihrem gleißenden Licht. Niemand schaut nach oben. Der Fernseher ist das eigentliche Fenster in die feindliche Außenwelt.

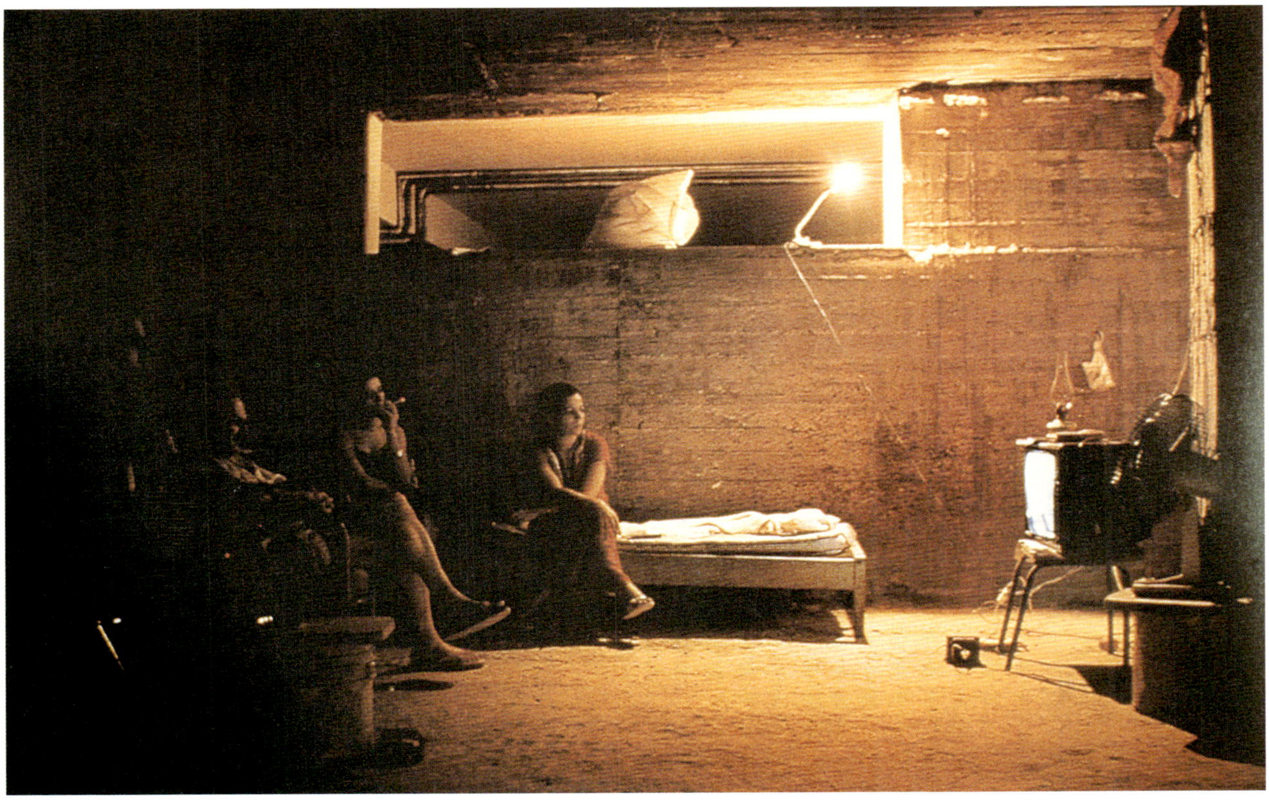

Delahaye: ohne Titel
Libanon 1978, Photographie
Delahaye, Photoagentur Sipa

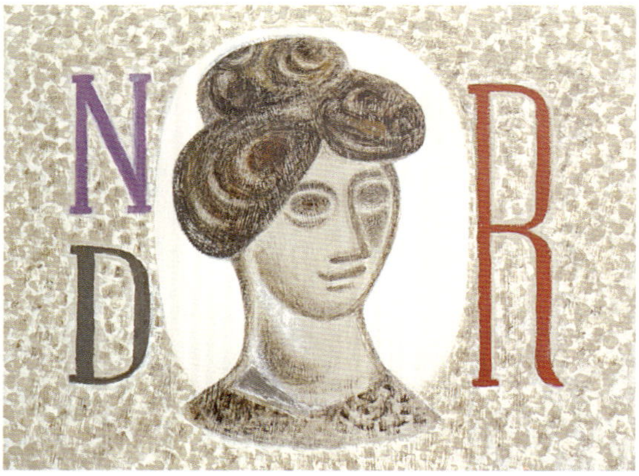

Bruno Goller: *NDR-Senderbild*
Bundesrepublik Deutschland 1976,
36 x 46 cm, Öl auf Leinwand,
entstanden im Auftrag des NDR
Bruno Goller-Archiv, Köln

Seit August Kattentidts *Allegorischer Darstellung des Fernsehens* als weibliche Schönheit von 1930 hat es mehrfach Versuche der Idealisierung des TV nach klassischem Muster gegeben. In den siebziger Jahren wird der bundesdeutsche Maler Bruno Goller vom Norddeutschen Rundfunk mit der Herstellung von Bildern beauftragt, die das Logo des Senders tragen und für die Ausstrahlung in Sendepausen bestimmt sind. Goller verfällt mit seinem *NDR-Senderbild* auf dieselbe Art der unzeitgemäßen Allegorie und fügt nach überkommenem Muster die Initialen des NDR mit dem Antlitz einer schönen Frau zusammen. Während sich in der Kunstszene die Videokunst zu etablieren beginnt, malt Goller ein für die Ausstrahlung durch das Fernsehen bestimmtes Kunstwerk in der herkömmlichen Technik der Ölmalerei und verweigert sich einer medienspezifischen Ästhetik völlig.

Auch Niki de Saint Phalle erarbeitet ihre Plastik *Television* unter Anwendung traditioneller Techniken, wenngleich sie dafür neuartige Materialien wie Acrylfarbe und Polyester benutzt. Was ihre Skulptur aber grundlegend von Gollers Ölgemälde *NDR-Senderbild* unterscheidet, ist nicht die Machart, sondern die Ironie und der Einfallsreichtum. Auch hier haben wir es mit einer schön anzusehenden Dame zu tun, die als Verkörperung der Television gelten kann; auf deren Kopf befindet sich ein eingeschaltetes Fernsehgerät. Allein schon der darauf stehende Blumentopf und die verbogene Antenne nehmen dem Ganzen den Ernst. Zudem ist der Betrachter von der ungewohnten Situation irritiert, daß er sowohl von der Dame als auch von der Person auf dem Fernsehschirm angeschaut wird: Wem soll er seine Aufmerksamkeit zuwenden? Niki de Saint Phalle spielt auf raffinierte Weise mit dem Dilemma, das jeder Fernsehkonsument kennt: Soll er sich dem TV-Programm oder den anwesenden Menschen zuwenden?

Niki de Saint Phalle: *Television*
Frankreich 1974, Polyesterguß, mit
Acrylfarben und Ölkreiden bemalt,
77 x 43 x 26 cm

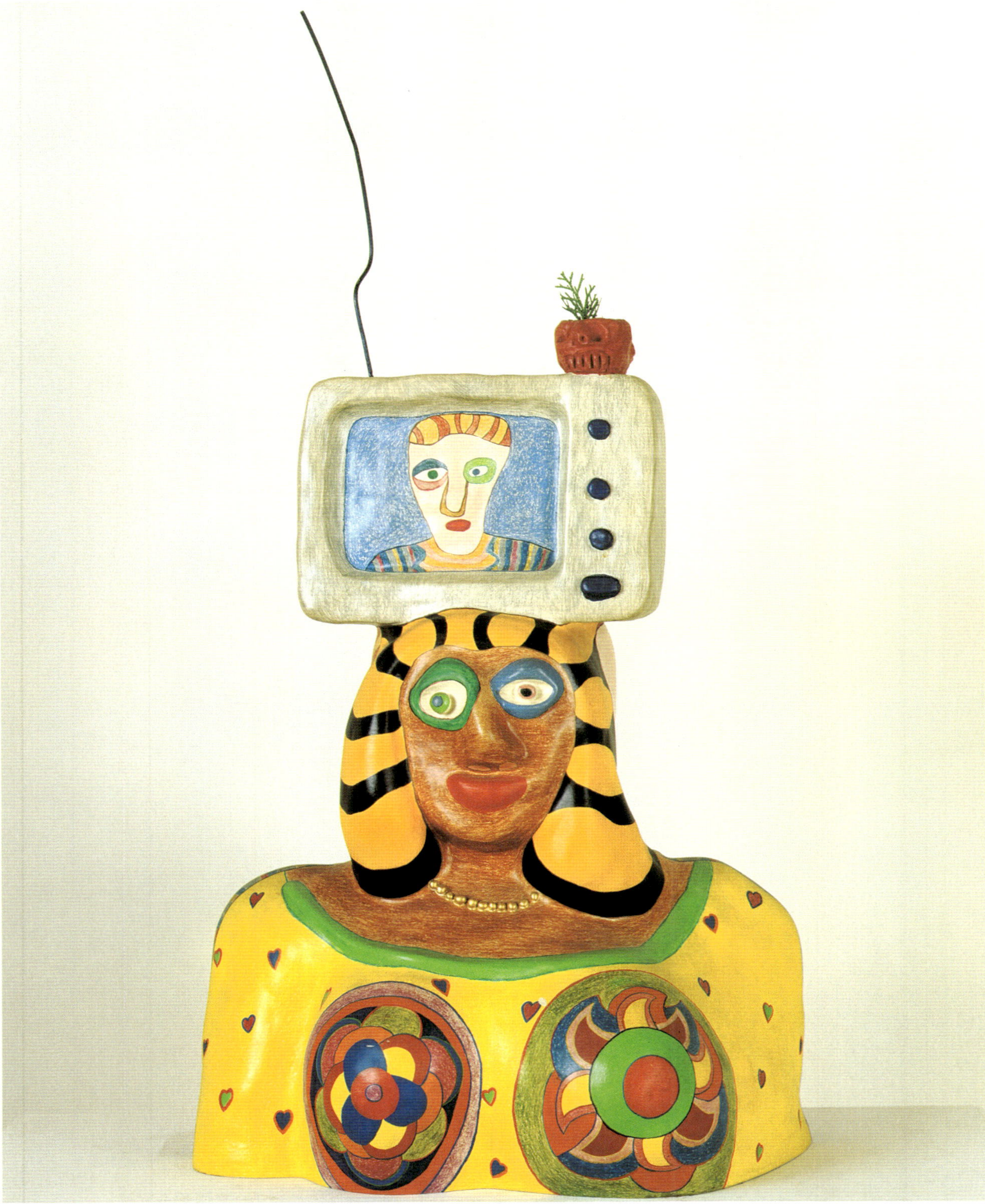

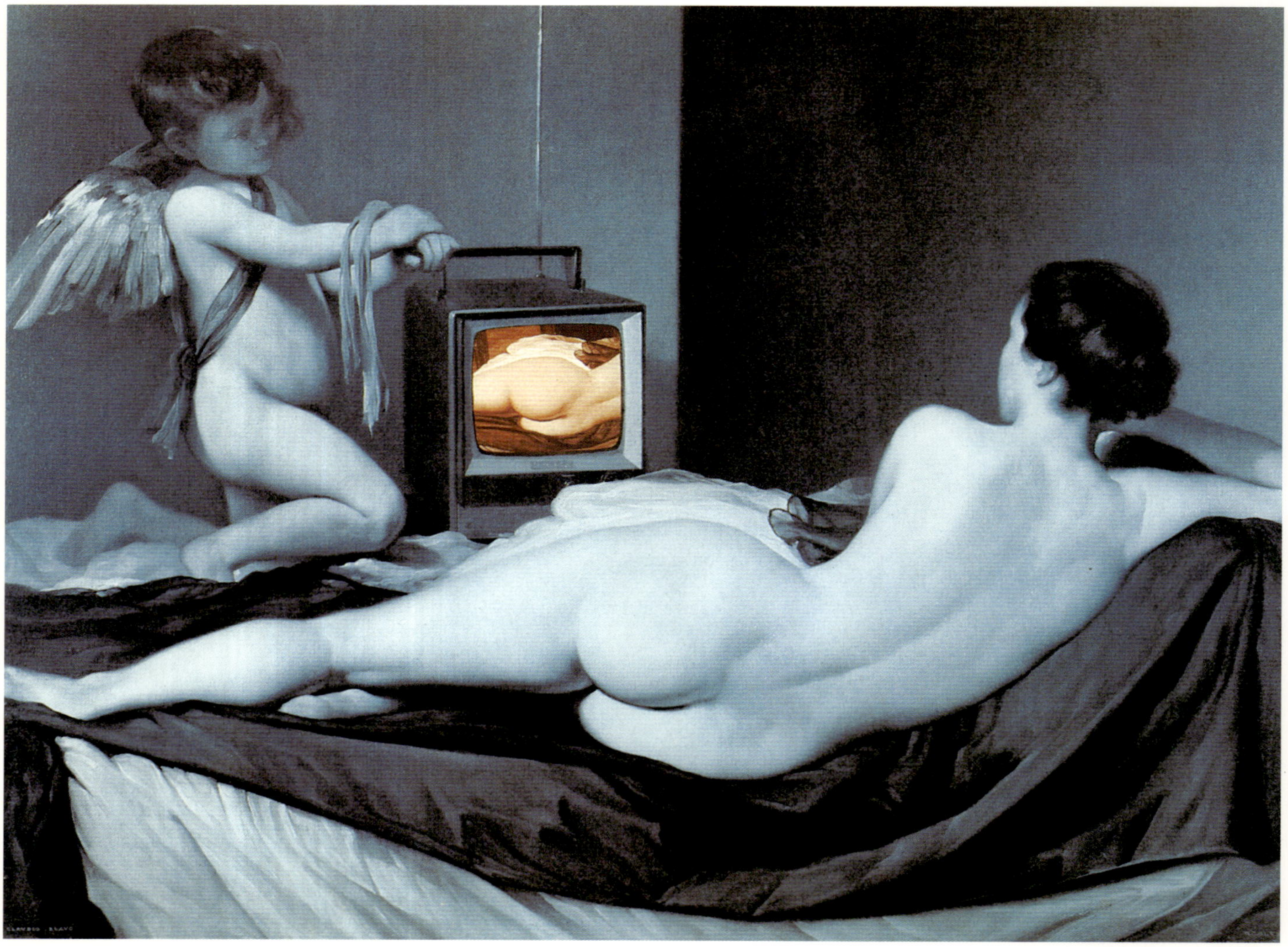

Juan Downey (Videoinstallation);
Claudio Bravo (Malerei):
Venus And Her Mirror
Chile/USA 1979/80, Videoinstallation im San Francisco Museum of Modern Art unter Verwendung eines Gemäldes nach Velázquez' Gemälde *Venus mit Spiegel*
Öl auf Leinwand, 96 x 129 cm

Das Fernsehen der siebziger Jahre ist weitgehend von einem konservativen Moralkodex geprägt. Der starke Einfluß rechter Parteien und kirchlicher Kreise in den westlichen Demokratien Europas und der USA verbannt Erotik und Sex weitgehend von der Mattscheibe, wenngleich in einigen Ländern die Pornographie-Gesetze gelockert werden. In Ostasien bestimmen konfuzianische und shintoistische Wertvorstellungen die Fernsehprogramme, in den Staaten des Warschauer Paktes sind es die konservativ ausgerichteten Richtlinien der kommunistischen Parteien.
Während die Revolte der 68er Generation zur vermeintlichen sexuellen Befreiung und einer Lockerung der kulturellen Tabus geführt hat, geht die sogenannte »Sexwelle« am Fernsehen nahezu spurlos vorüber. Es bleibt der Kunst vorbehalten, diese Impulse aufzunehmen und mit ihren Mitteln zu verarbeiten. Im Zuge dieser Entwicklung drängen die homosexuellen Künstler mit ihren zugleich erotischen wie politischen Arbeiten selbstbewußt an die Öffentlichkeit und feiern damit Erfolge. Andy Warhols »Factory« bildet einen Kulminationspunkt, in dem alle diese Tendenzen zusammenlaufen. Während Warhol mit provokanten Spielfilmen wie *Trash* von 1970 auf eine breite Öffentlichkeit abzielt, werden von anderen Künstlern radikale Videoinstallationen und Videobänder hergestellt, die wegen ihres Nischendaseins auf dem Kunstmarkt nicht von der gleichen Härte der Zensurmaßnahmen wie die Kinofilme betroffen sind.

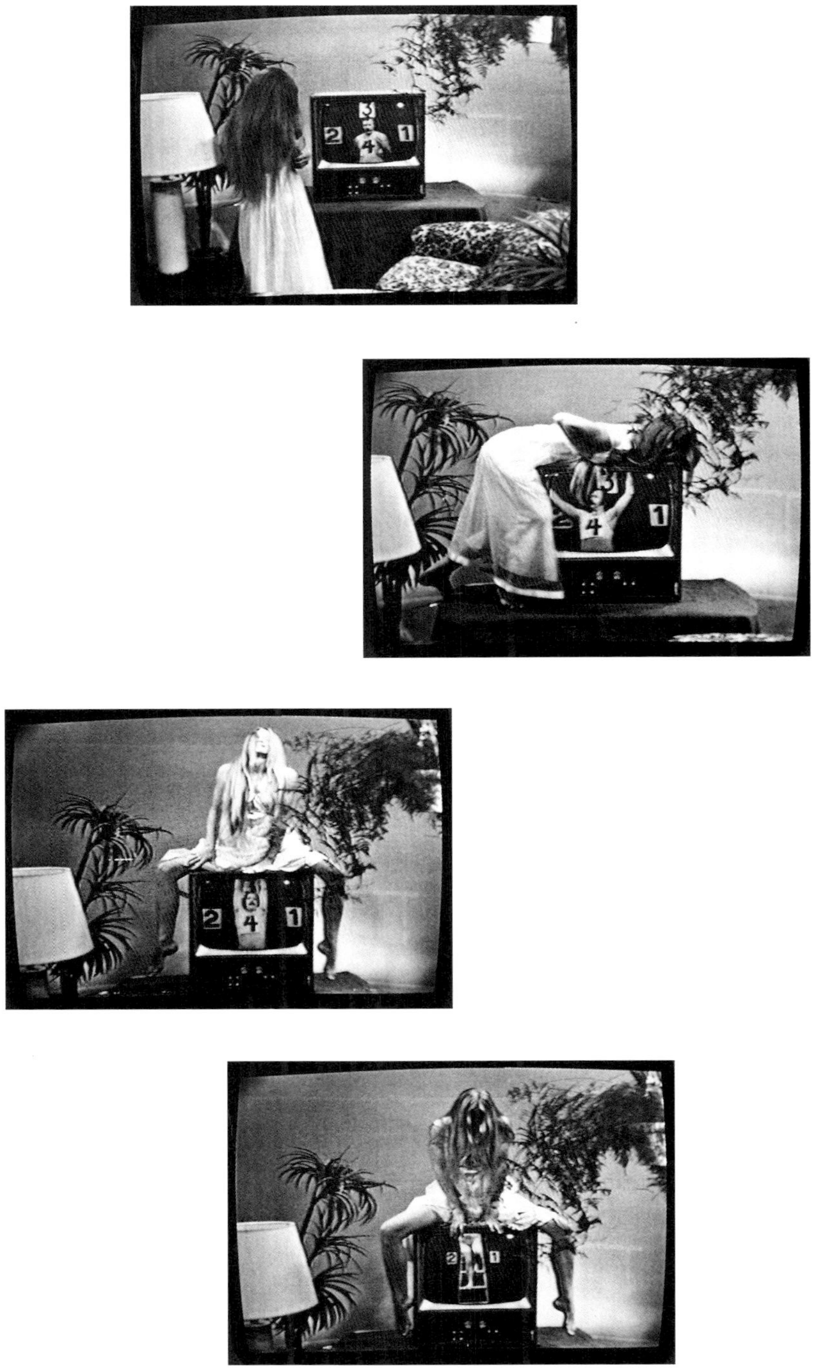

Willie Boy Walker: *Live with Video*
USA 1972, Videoband, farbig, Ton, 13 Minuten
Elektronic Arts Intermix, New York

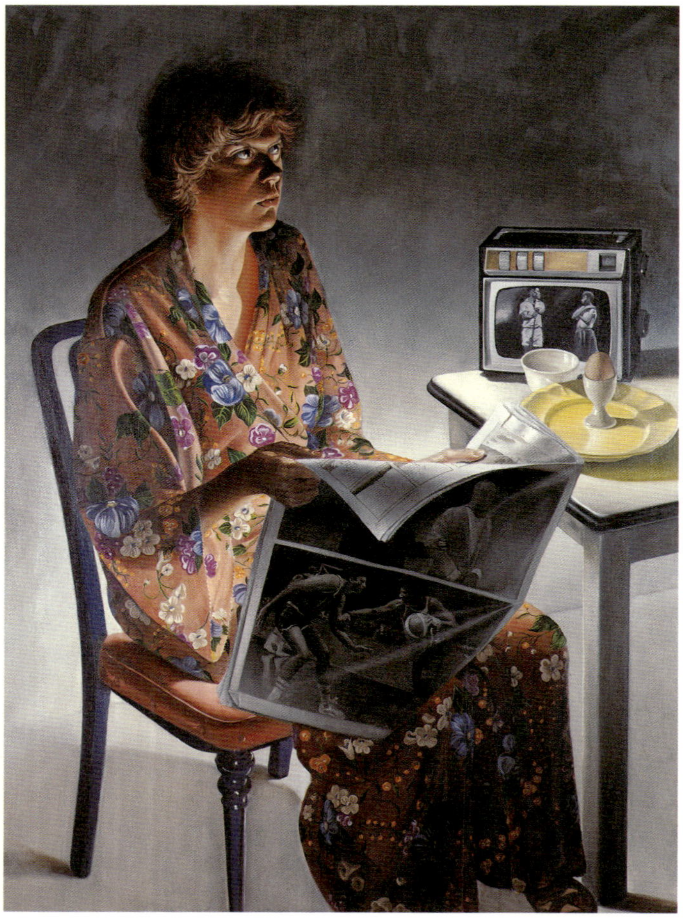

Alfred Leslie: *Seven A. M. News*
USA 1976–1978, Öl auf Leinwand,
213,4 x 152,4 cm
Sammlung Joseph Shein, Philadelphia,
Pennsylvania

Von den Anfängen des Fernsehens an bildet die Übertragung von Sportereignissen eine der beliebtesten Programmsparten. Die zunehmende wirtschaftliche Verflechtung der Sportveranstalter mit dem Fernsehen und die Vereinnahmung von erfolgreichen Spitzensportlern durch Werbung und Politik lassen den Begriff »Fernsehsport« entstehen. Olympiaden sind weltweit live ausgestrahlte Fernsehereignisse ersten Ranges. Mit zunehmendem Fernsehangebot wächst auch die Zahl derjenigen Sportenthusiasten, die bei Bier und Knabberzeug Stunden und ganze Tage vor dem TV-Gerät zubringen, ohne daß sie sich selbst jemals sportlich betätigt hätten.
Welch magische Anziehungskraft der Fernsehsport vor allem auf die männlichen Fernsehzuschauer ausüben kann, demonstriert das Gemälde *Sport* des Berliners Matthias Koeppel, das 1972, also im Jahr der Olympiade von München, geschaffen wurde: Die Aufmerksamkeit der Ausflügler gilt ganz einer Sportsendung. Auf dem Monitor des mitgebrachten Fernsehers erscheint eine Hochsprunglatte, die einen ironischen Bezug zum Landschaftshorizont herstellt.

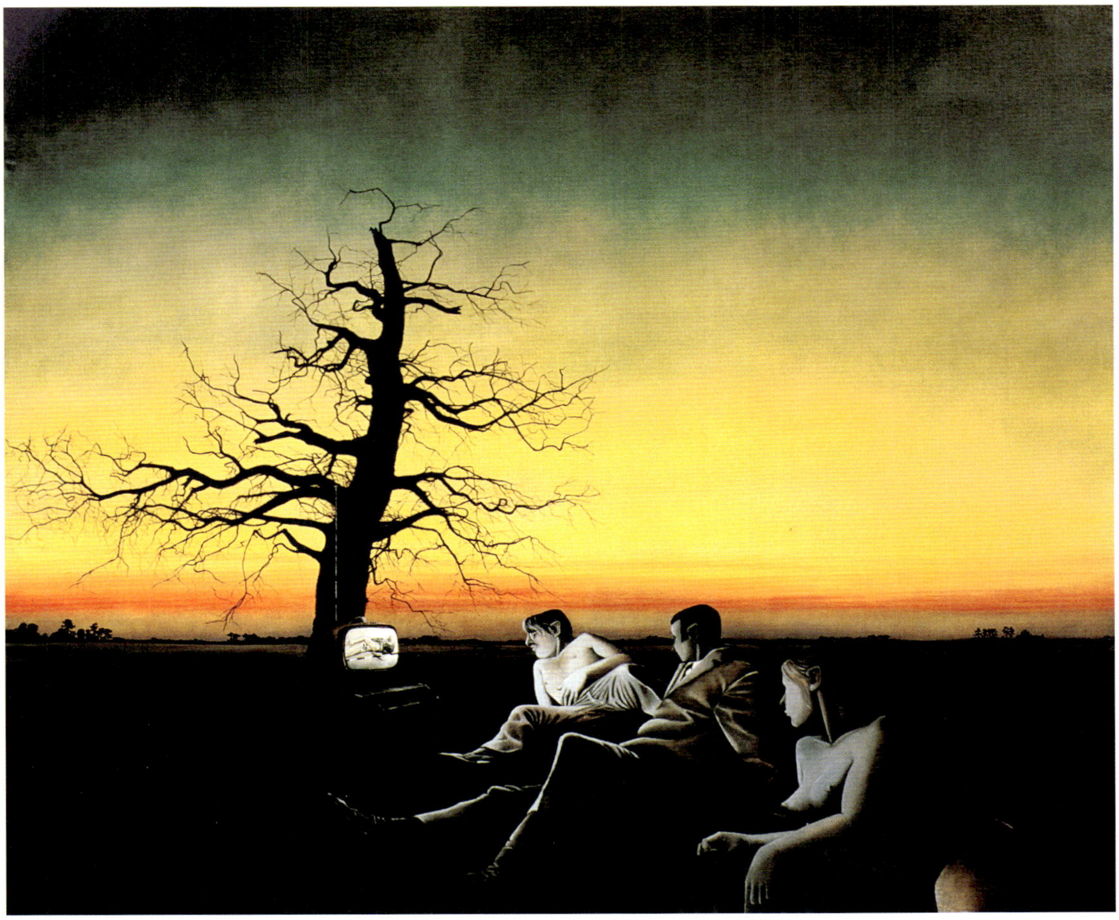

Matthias Koeppel: *Sport*
Bundesrepublik Deutschland 1972,
Öl auf Leinwand, 170 x 200 cm

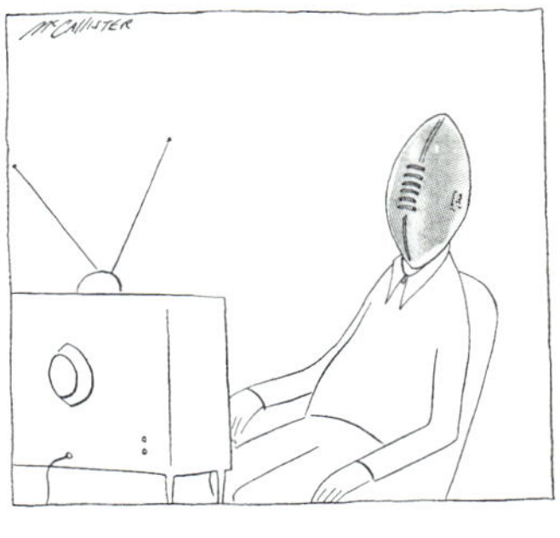

McCallister: ohne Titel
USA 1971, Zeichnung
in »The New Yorker Magazine«, Vol. 47,
No. 40, New York, 20. 11. 1971

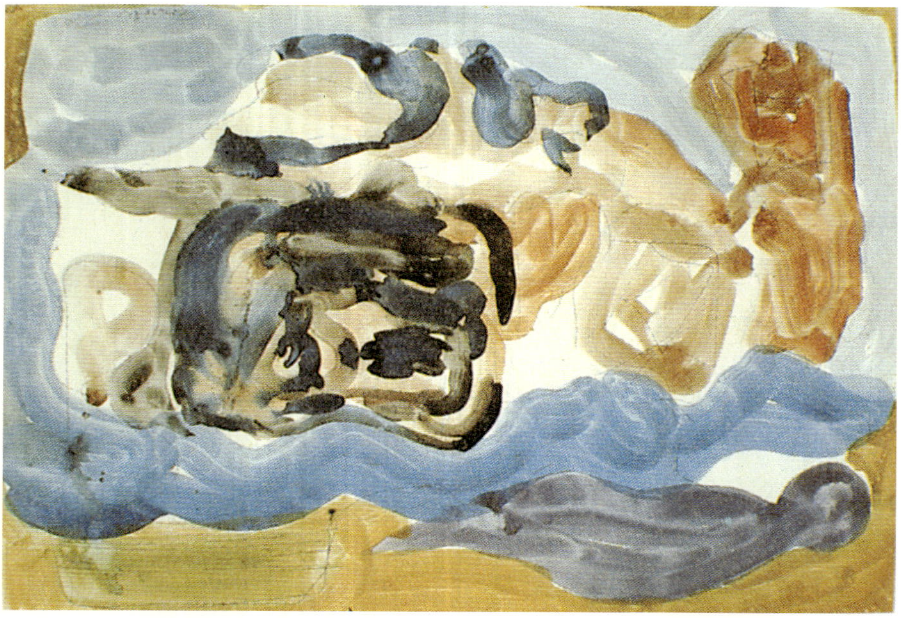

A. R. Penck: *Fernseher*, aus der Serie *24 TM-Aquarelle*
Bundesrepublik Deutschland 1974–1976,
Kugelschreiber und Gouache,
42,2 x 59,4 cm

Respekt und Verachtung gegenüber dem Fernsehen weichen bei den Künstlern in gleichem Maße. In einem seiner sehr persönlichen Bilder aus der Serie *24 TM-Aquarelle* zeigt A. R. Penck schemenhaft ein TV-Gerät. Lediglich der Titel *Fernseher* gibt einen Hinweis auf das nur angedeutete TV-Gerät.
Künstler wie Nam June Paik und Wolf Kahlen schaffen zwar nach wie vor spektakuläre Arbeiten mit explizit politischer Aussage (z. B. Paiks Videoband *Guadalcanal Requiem* von 1979) oder zerstörerischem Charakter, aber es gibt auch Werke voller Ruhe und Ironie.

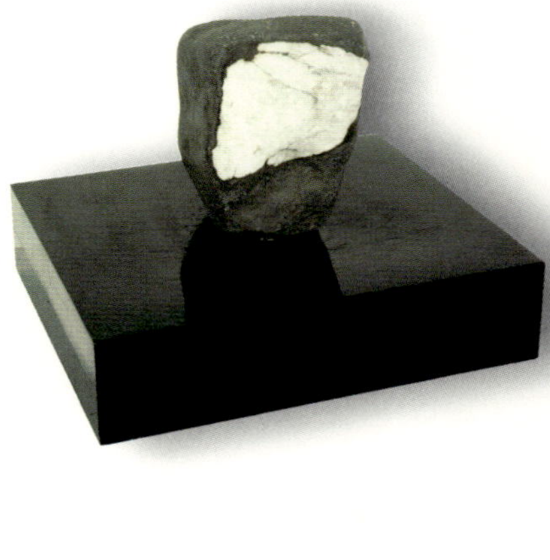

Wolf Kahlen: *Irish TV-Set*
Bundesrepublik Deutschland 1973,
Marmor, Naturstein, schwarze Lackfarbe
Privatbesitz

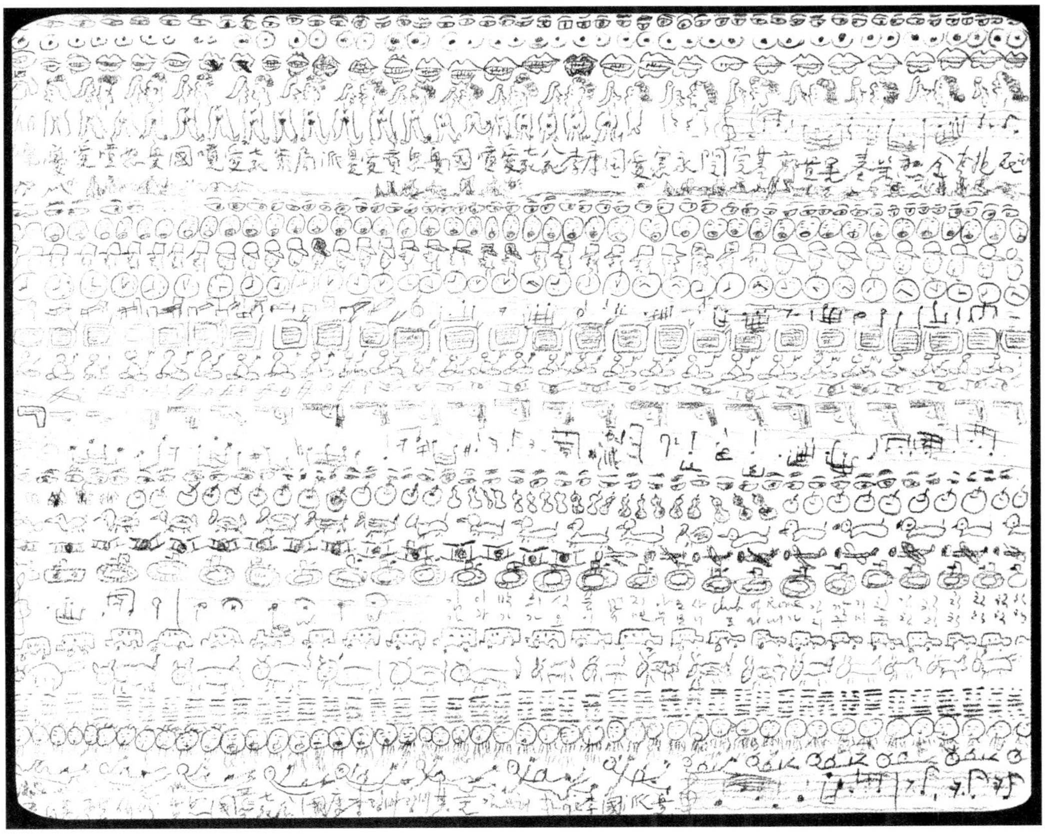

Nam June Paik: *Virgin-vierge (Ecran du television)*
Südkorea/Bundesrepublik 1971,
Bleistift auf weißem Papier, aufgeklebt auf schwarzes Papier, 49,5 x 64,7 cm

Einige ungezwungene, ja geradezu verspielte Arbeiten entstehen in den siebziger Jahren. Das TV ist ohne jede Wertung als ein bildgebendes Ding dargestellt, das zeitlos zu sein scheint. Paik setzt die Bildfläche des Fernsehers mit der Zeichenfläche auf dem Papier oder einem japanischen Holzschnitt gleich. Das Fernsehen scheint die selbstverständlichste Sache der Welt, ganz so, als sei es schon immer ein Bestandteil der Weltkultur gewesen.
Wolf Kahlen imaginiert mit seinem *Irish TV-Set* ein antikes TV-Gerät; auf den in grober Form eines Fernsehers gearbeiteten Naturstein ist ein bildschirmähnlicher Marmorstein appliziert.

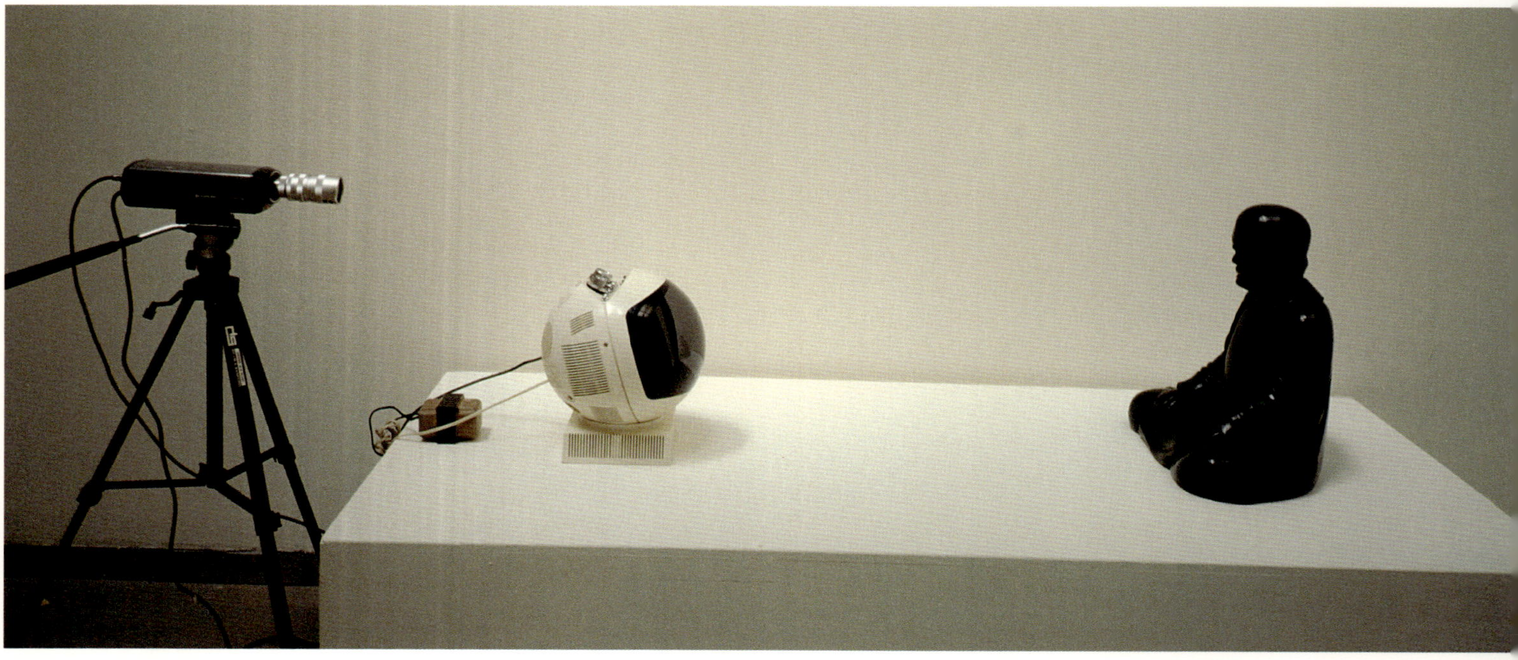

Nam June Paik: *TV-Buddha*
Südkorea/USA 1974, Buddha-Statue, Videokamera, Fernsehmonitor, Installation in der Ausstellung »Projekt 74« im Kölnischen Kunstverein
Stedelijk Museum Amsterdam

Eine vollendete Einheit von buddhistischer Meditationskunst und modernster Videotechnologie stellt Nam June Paiks *TV-Buddha* dar. Der koreanische Künstler setzt einer neuartigen japanischen Video-Kamera einen steinernen Buddha in Meditationshaltung gegenüber. Das Video-Auge registriert sein Bild und gibt es an einen Fernseher weiter, auf den der Blick des Buddhas fällt. Es ergibt sich eine zugleich simple und doch komplexe Situation: Der Buddha konzentriert sich auf das Bild seiner selbst, welches vom Objektiv der Videokamera eingefangen und ihm gleich einem Spiegel vorgehalten wird (in seitenrichtiger Wiedergabe); seine meditative Versenkung ins Innere wird durch die Ansicht auf das blickende Äußere befördert. Die Verbindung vom Buddha zur Kamera, von dort zum Fernseher und wieder zurück zum Buddha ist ein im Sinne des Tao in sich geschlossener Kreis: Die Energie kann in Form von Blicken, Gedanken und Elektronen frei und unbehindert fließen. Das Fernsehen und die Videotechnik sind zu Hilfsmitteln der künstlerisch motivierten Meditation geworden.
Während einer 1974 im Kölnischen Kunstverein veranstalteten Performance meditiert Paik selbst (in einem ähnlichen Geräteaufbau) vor seinem Ebenbild auf dem TV.

Eine Videoskulptur, die wie Paiks *TV-Buddha* auf dem Prinzip des »Closed Circuit« beruht, ist das Werk *TV-Set* des deutschen Künstlers VA Wölfl. Zwei Fernsehgeräte sind so miteinander verschraubt, daß ihre Bildröhren sich gegenseitig anstrahlen, wobei der Betrachter nur die Töne der Fernsehprogramme hören kann.

Der *TV-Garden* Nam June Paiks lockt den Besucher mit einer Vielzahl von bunt flimmernden Monitoren an. Gezeigt wird das Videoband *Global Groove* von 1973, das eine Collage aus den unterschiedlichsten Video- und Filmaufnahmen ist, die z. T. mit dem Videosynthesizer verfremdet sind.

Für den taoistisch geprägten Asiaten gibt es prinzipiell keine Wesensfremdheit zwischen Natur und Technik, da beide ein und derselbe Ausdruck kosmischer Kräfte sind.

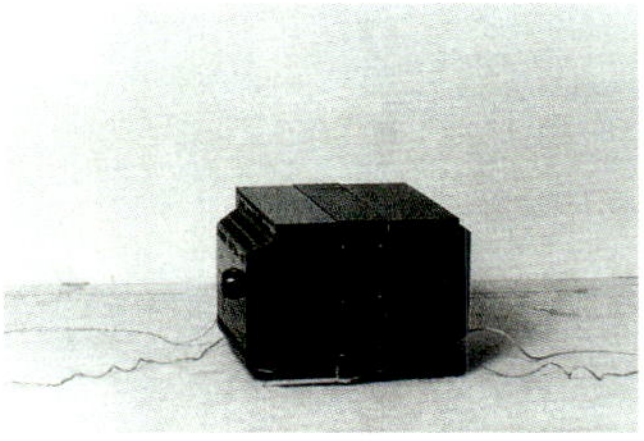

VA Wölfl: *TV-Set*
Bundesrepublik Deutschland 1974,
2 Fernsehgeräte, Metall, Schrauben

Nam June Paik: *TV-Garden*
(auch: *Video-Garden / Video-Dschungel*)
Südkorea / USA, Videoinstallation auf der »documenta 6«, Kassel 1977
Zentrum für Kunst und Medientechnologie Karlsruhe – Museum für Gegenwartskunst

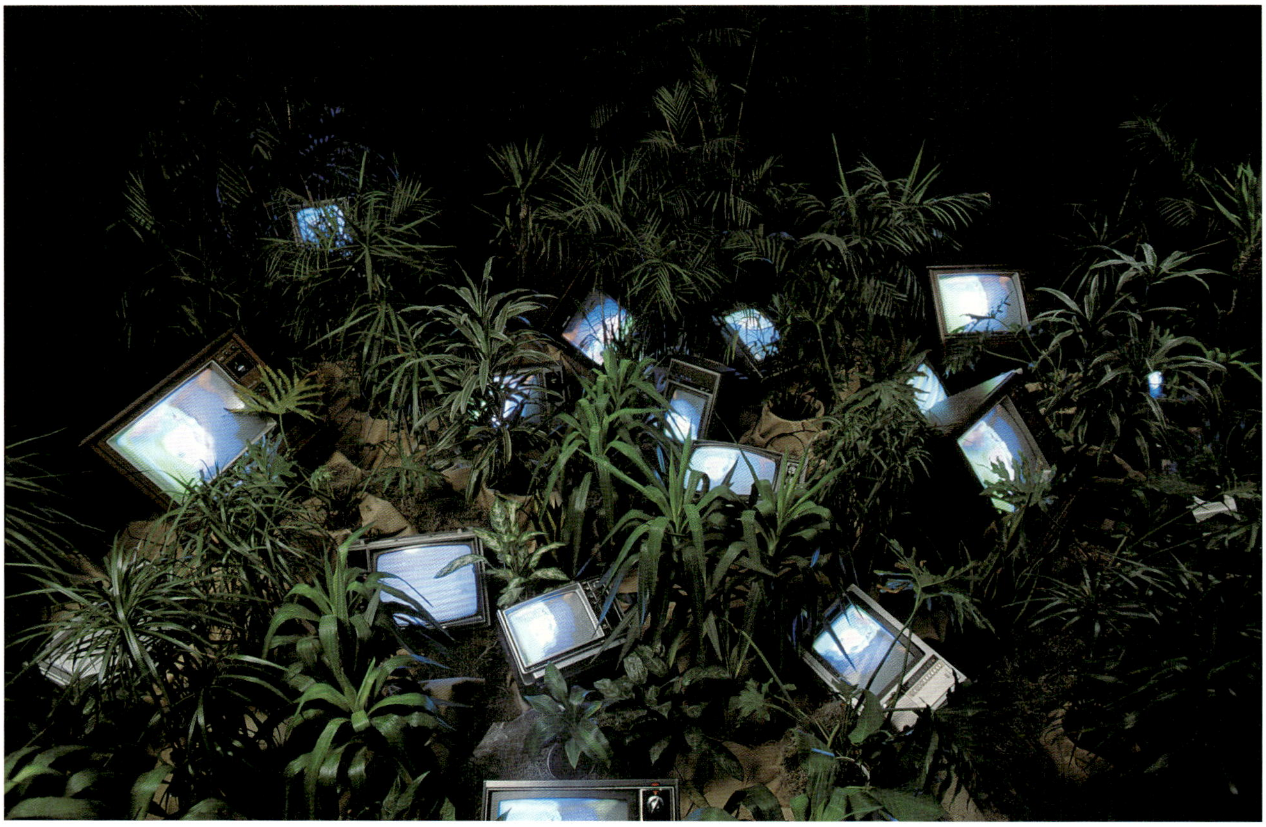

In dem surrealen Comic *fantasmachine* des französischen Künstlers Loquet wird ein Mann wie in Hitchcocks berühmtem Film *Die Vögel* das Opfer der ihn attackierenden Möwen; er endet in einem ausgekernten Fernsehgehäuse: Das TV ist bei Loquet eine phantastische Maschine mit bedrohlichen Zügen.
Der Koreaner Paik offenbart hingegen eine optimistische Haltung in seinem Umgang mit dem TV. Einige seiner Zeichnungen und Skizzen, in denen die Form des Fernsehbildes zitiert wird, sind offenkundig von der Zen-Malerei beeinflußt. Manche von diesen Bildern verweisen unter Einbeziehung koreanischer und chinesischer Schriftzeichen sowie entsprechender Sinnsprüche deutlich auf seine asiatische Herkunft. Bei anderen Zeichnungen sind solche Bezüge verschlüsselter. In einer Zeichenfolge verwendet Paik die charakteristische Form des Fernsehbildes, um daraus Vögel fliegen zu lassen; das Rechteck bedeutet dem asiatischen Betrachter zugleich das Zeichen für »Mund«: In Paiks Bildern hat das Fernsehen zu einer poetischen Sprache gefunden.

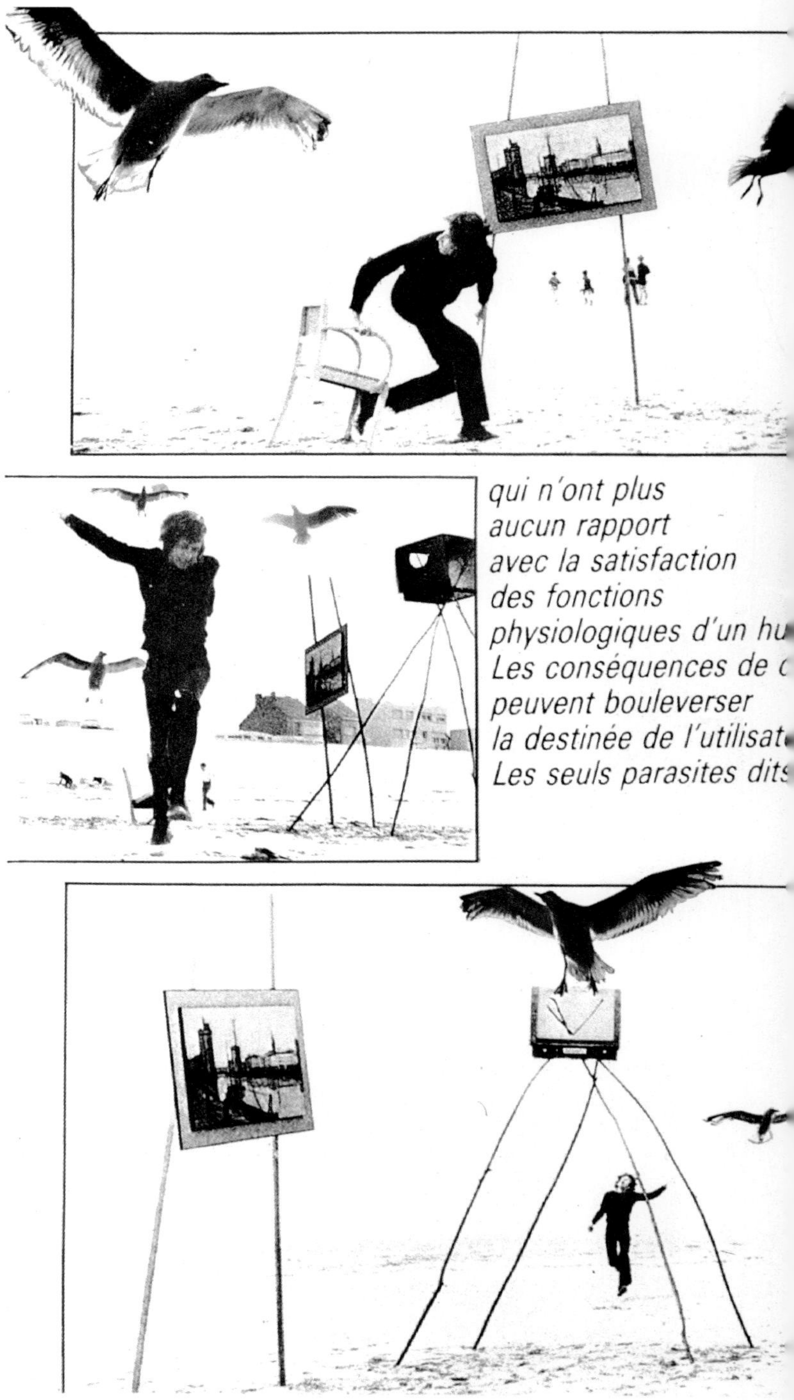
qui n'ont plus
aucun rapport
avec la satisfaction
des fonctions
physiologiques d'un hu
Les conséquences de c
peuvent bouleverser
la destinée de l'utilisat
Les seuls parasites dits

Nam June Paik: ohne Titel
Südkorea/USA, um 1975, Kugelschreiber auf Papier

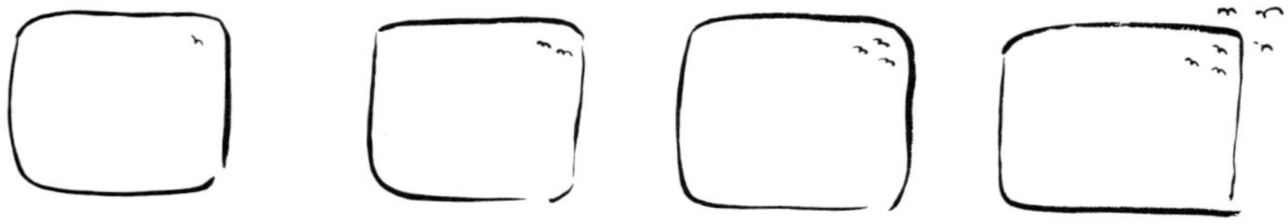

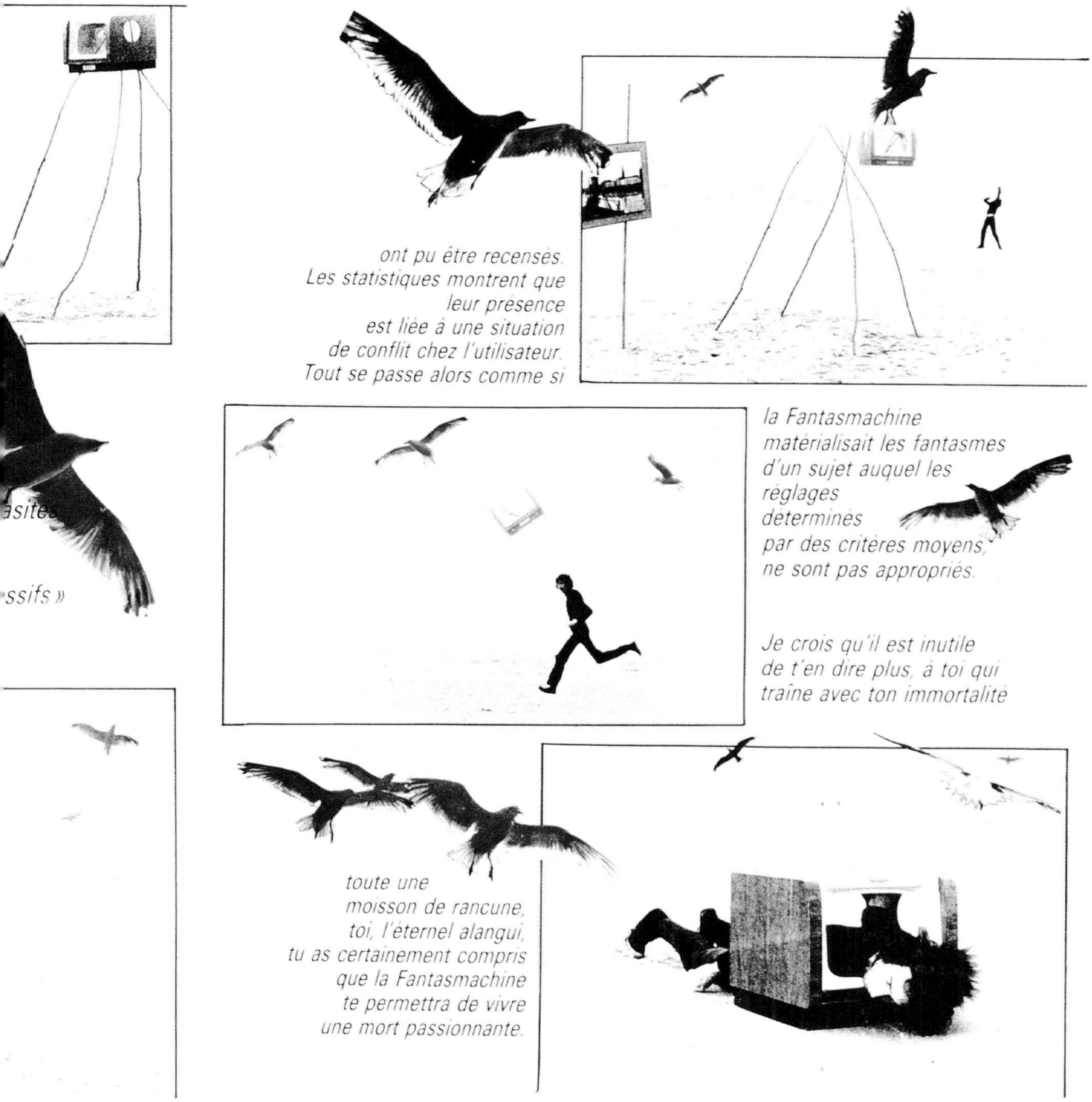
ont pu être recensés.
Les statistiques montrent que
leur présence
est liée à une situation
de conflit chez l'utilisateur.
Tout se passe alors comme si
la Fantasmachine
matérialisait les fantasmes
d'un sujet auquel les
réglages
déterminés
par des critères moyens,
ne sont pas appropriés.
Je crois qu'il est inutile
de t'en dire plus, à toi qui
traîne avec ton immortalité
toute une
moisson de rancune,
toi, l'éternel alangui,
tu as certainement compris
que la Fantasmachine
te permettra de vivre
une mort passionnante.

Locquet: *fantasmachine* (Detail)
Frankreich 1977, Comic, Photocollage
mit Zeichnung und gedrucktem Text, in
»Métal Hurlant No. 16«, Paris, April 1977
L. F. Editions, Les Humanoïdes Associés,
Paris

Joseph Farris: ohne Titel
USA 1970, Karikatur in »The New Yorker Magazine«

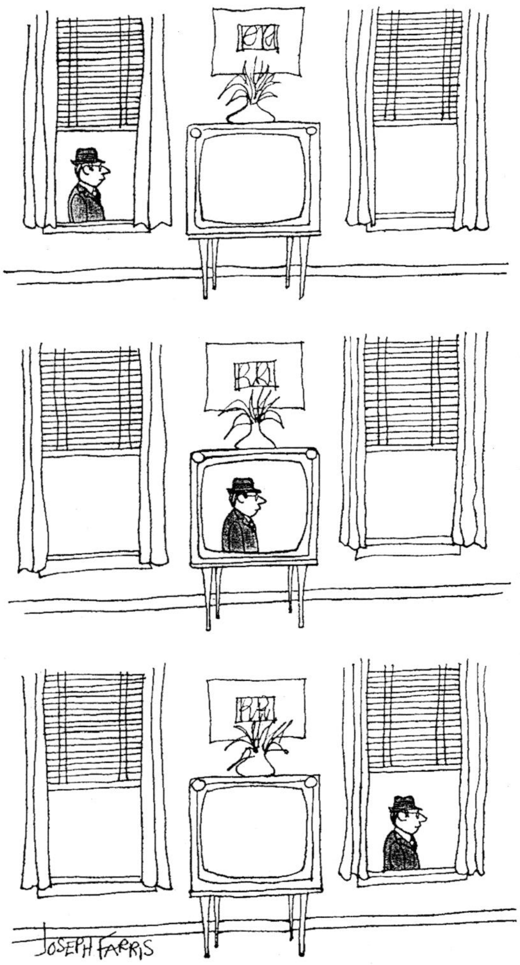

Das Fernsehgerät ist wie ein Theater im kleinen, wo die Figuren innerhalb der Umgrenzung des Bildfeldes wie auf einer Bühne agieren. Einigen Arbeiten der Videokunst und der Karikatur liegt die Vorstellung zugrunde, daß Menschen in den Fernseher tatsächlich hineingelangen und ihn nach ihrem Auftritt wieder verlassen können. Ausstellungsbesucher können bei manchen Videoinstallationen in das TV-Bild hineingeraten (ohne daß sie es bemerken), indem sie mit der Videokamera aufgenommen und auf ihre Bilder auf den Monitor weitergeleitet werden. Der Einstieg in den Apparat kann aber auch vom Künstler als ein Verschwinden im TV inszeniert werden.
Was viele Werke der Videokunst auszeichnet, ist der Versuch einer direkten Ansprache des Publikums. Die Künstler erkennen, daß das Fernsehen ein ideales Medium wäre, um den kleinen Kreis elitärer Galerien und Museen zu verlassen und ein weltweites Publikum mit ihren Aktionen zu erreichen.
Mit der Eröffnungsveranstaltung der Kasseler documenta 6 von 1977 bietet sich dafür eine erste Gelegenheit, die sich so niemals wiederholen wird: Es handelt sich um die erste Satellitenübertragung einer Kunstaktion im Fernsehen. Zwölf Sender sind an der Übernahme des Live-Programms beteiligt, darunter Venezuela und zeitversetzt New York. Zwar übernimmt und bezahlt auch die Sowjetunion das Programm, strahlt es aber selbstverständlich nicht aus. Während die Nachrichtensprecher und Moderatoren im Fernsehen eine Distanz zu der Kunstaktion wahren, versucht Paik, während der Live-Übertragung die Grenzen des Mediums wenigstens in Form einer symbolischen Handlung zu überwinden: Er klopft vom Inneren eines Fernsehergehäuses an die Frontscheibe des Gerätes, als begehre er Einlaß in die Wohnstuben der Zuschauer.

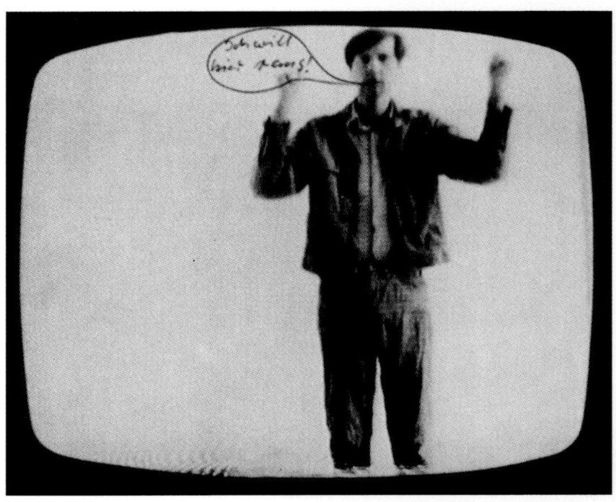

Jochen Hiltmann: *Für Künstler*
Bundesrepublik Deutschland 1972, Videoband
Erstaufführung Szene Rhein-Ruhr 1972
Museum Folkwang, Essen

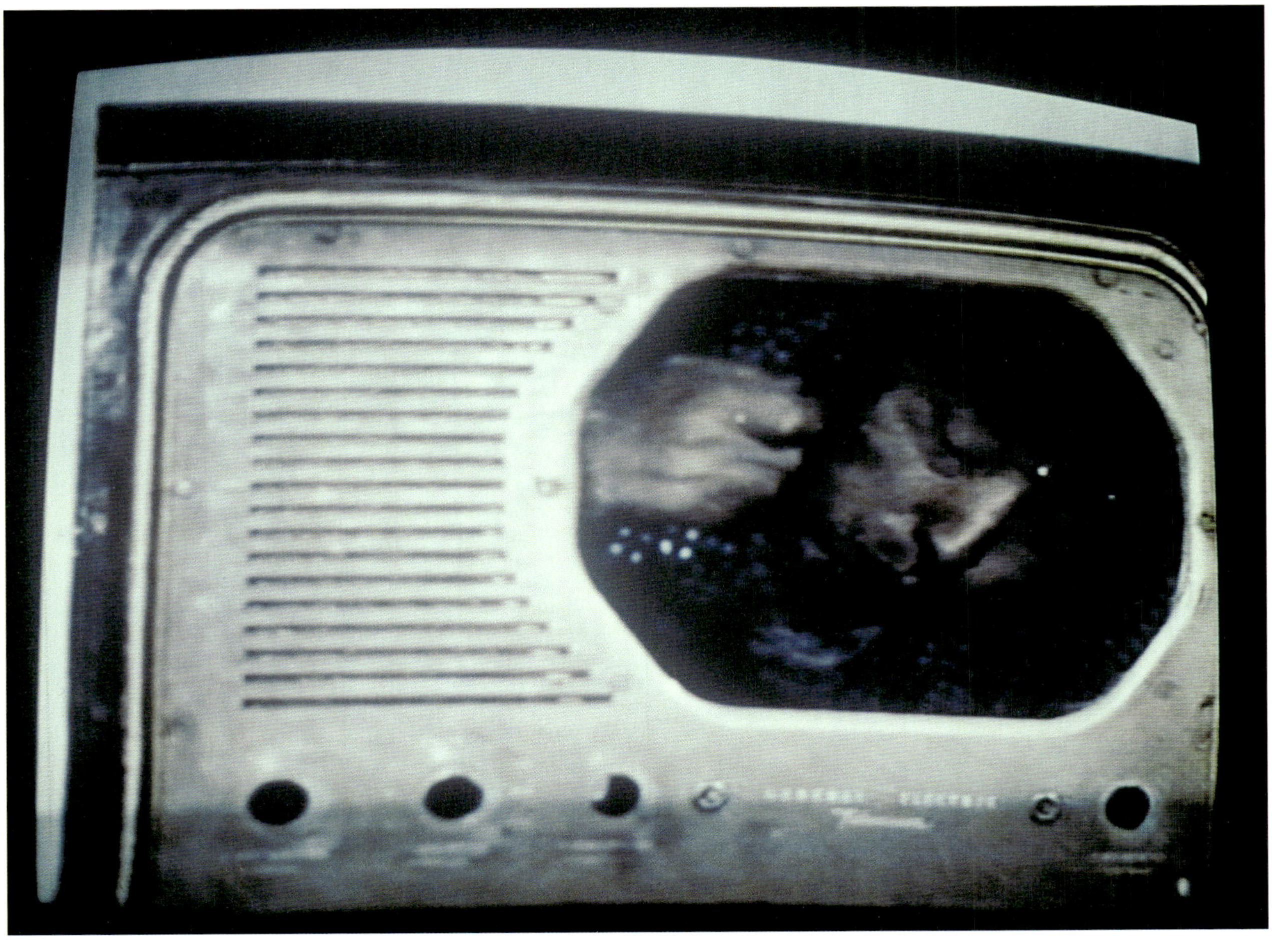

Nam June Paik während der weltweiten Satellitenübertragung der Eröffnung der »documenta 6« durch die ARD, den Hessischen Rundfunk und den Westdeutschen Rundfunk Köln, Kassel 1977
Südkorea/USA 1977

Daniel Buren (Realisation);
Gerry Schum (Produktion):
Identifications
Frankreich 1970, Videoband,
schwarzweiß, ohne Ton, 1 Minute

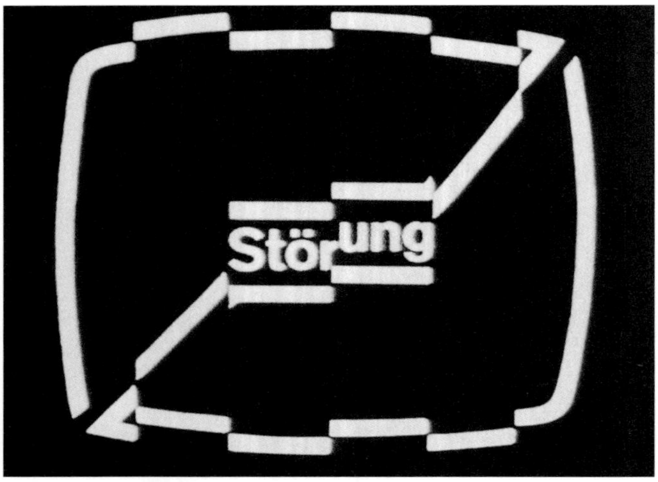

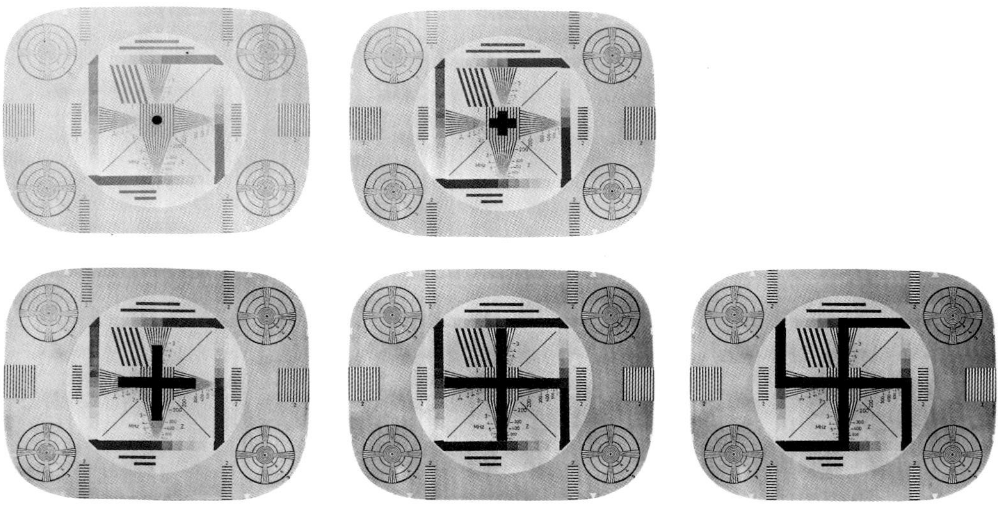

K. P. Brehmer: *Testbild TV (Braunwerte)* aus der Mappe *Weekend* (mit Werken von Brehmer, Hödicke, Polke, Richter und Vostell)
Bundesrepublik Deutschland 1970, Klischeedruck auf Karton, 5 Brauntöne, 49 x 62 cm, 95 Exemplare und 5 Probedrucke
Edition René Block, Berlin

Das Schlimmste, was einer Fernsehstation passieren kann, ist der Ausfall des Senders. Dieser in den fünfziger Jahren noch alltägliche Vorgang wird in den siebziger Jahren von den Verantwortlichen als ausgesprochen peinlich empfunden. Gesendet wird in einem solchen Fall – sofern das überhaupt noch möglich ist – eine Störungsmeldung oder das Testbild. Daß Künstler in ihren Graphiken und Videos ausgerechnet diese Eingeständnisse der Störanfälligkeit des Fernsehens zitieren, wirkt auf den ersten Blick wie reine Boshaftigkeit. Bei genauem Hinsehen lassen diese Bilder jedoch weitaus mehr als die Lust an der Zer-Störung des Fernsehbildes erkennen.
Der französische Künstler Daniel Buren präsentiert in seinem stummen Videoband als Teil der Gerry Schum-Produktion *Identifications* eine solche Störungsmeldung, die ihrerseits in vertikale, gegeneinander verschobene Streifen zerlegt und damit selbst »gestört« ist. Der bundesdeutsche Künstler K.P. Brehmer läßt in den abstrakten Testbild-Mustern seiner Graphikmappe *Testbild TV* mit zunehmender Deutlichkeit Hakenkreuze erkennen (der auf die Nazis verweisende Untertitel *Braunwerte* assoziiert den technischen Begriff »Farbwerte«). Der US-Amerikaner Bill Viola zeigt in seinem Video *Information* verzerrte Bilder, deren Inhalt nicht mehr entschlüsselbar ist.

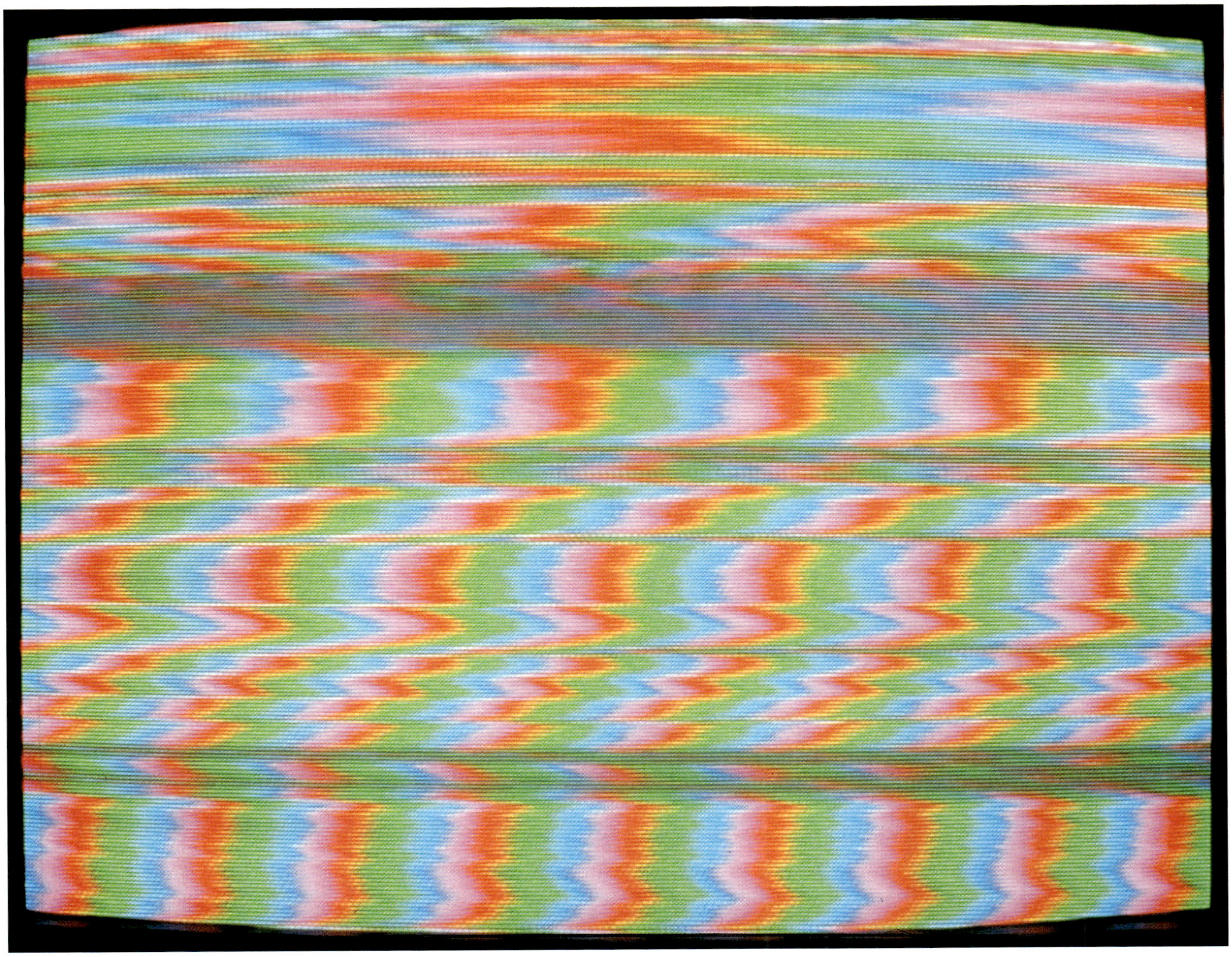

Bill Viola: *Information*
USA 1973, Videoband, farbig, Ton, 30 Minuten

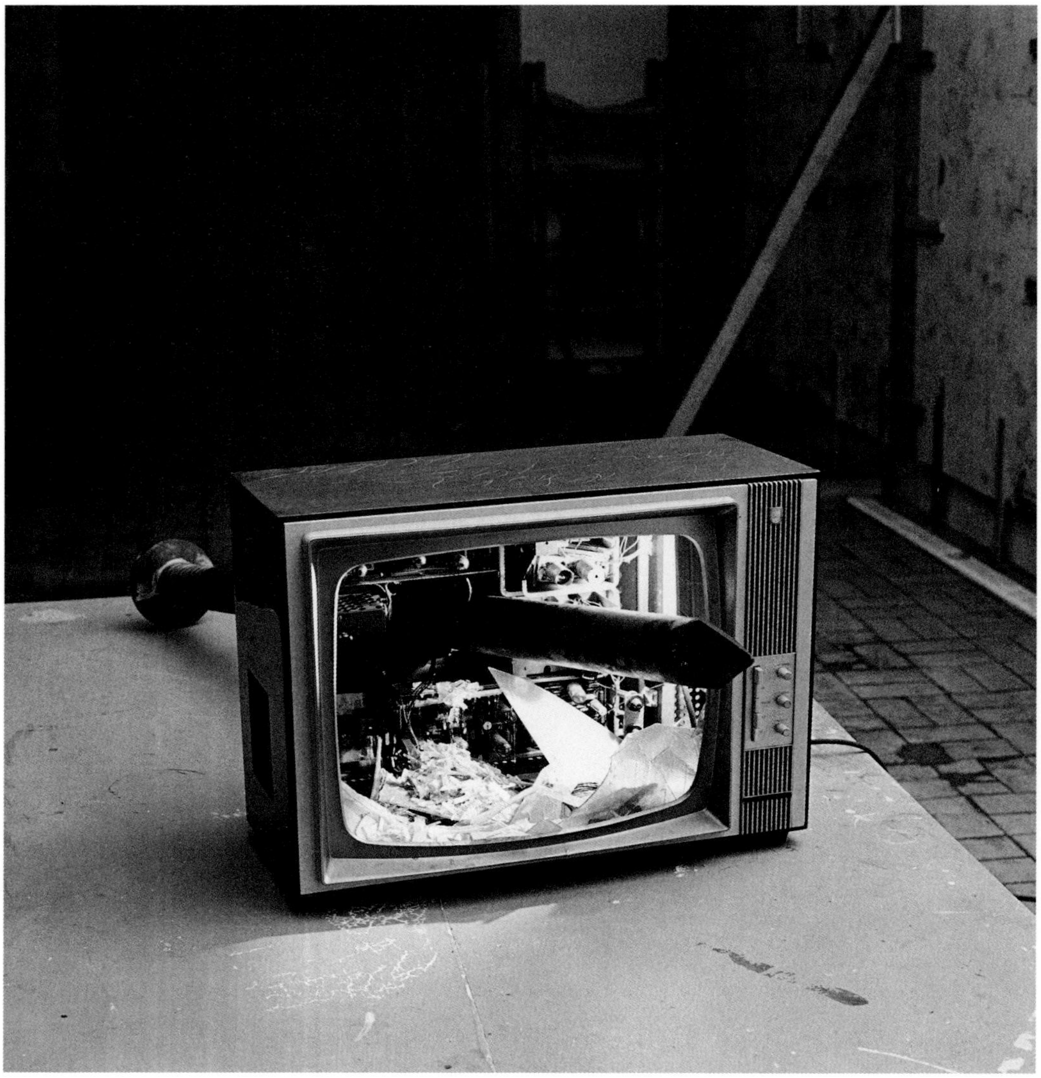

Günther Uecker: *TV Aktion Film 1977*,
entstanden anläßlich des Filmes *Uecker Arbeiten 1957–1977*
Bundesrepublik Deutschland 1977,
Fernsehgerät, Metallnagel, Holztisch,
Maße des Fernsehgeräts: 52 x 70 x 44 cm,
Länge des Nagels: 180 cm
Skulpturenmuseum Marl

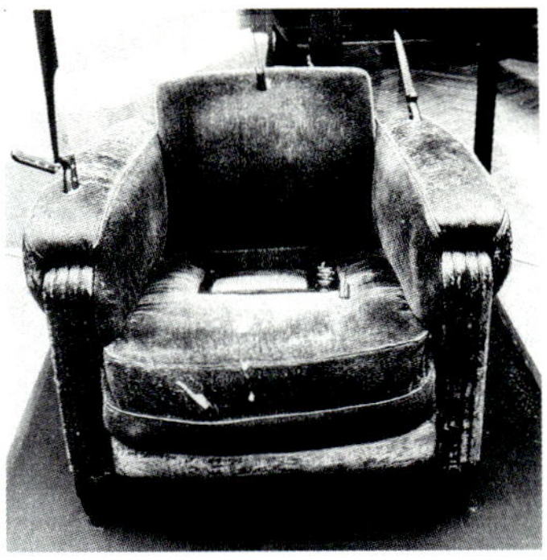

Wolf Vostell: *New Yorker Stuhl*
Bundesrepublik Deutschland 1976,
Sessel aus Leder, Messer, Fernsehgerät

Auch in den siebziger Jahren vollziehen immer noch einige Künstler emphatisch die Zerstörung von Fernsehgeräten. Daneben wird in Werken wie Wolf Vostells *New Yorker Stuhl* die psychische Zerstörung des Zuschauers visualisiert, für die das Fernsehen von seinen Kritikern verantwortlich gemacht wird. Der Fernsehgenuß erscheint in Vostells *New Yorker Stuhl* als überaus gefährliches Unterfangen.

Gruppe Ant Farm mit Chip Lord, Doug Michels und Curtis Schreier:
Media Burn (Standbild)
San Francisco 1975, Videoband, farbig, Ton, 26 Minuten

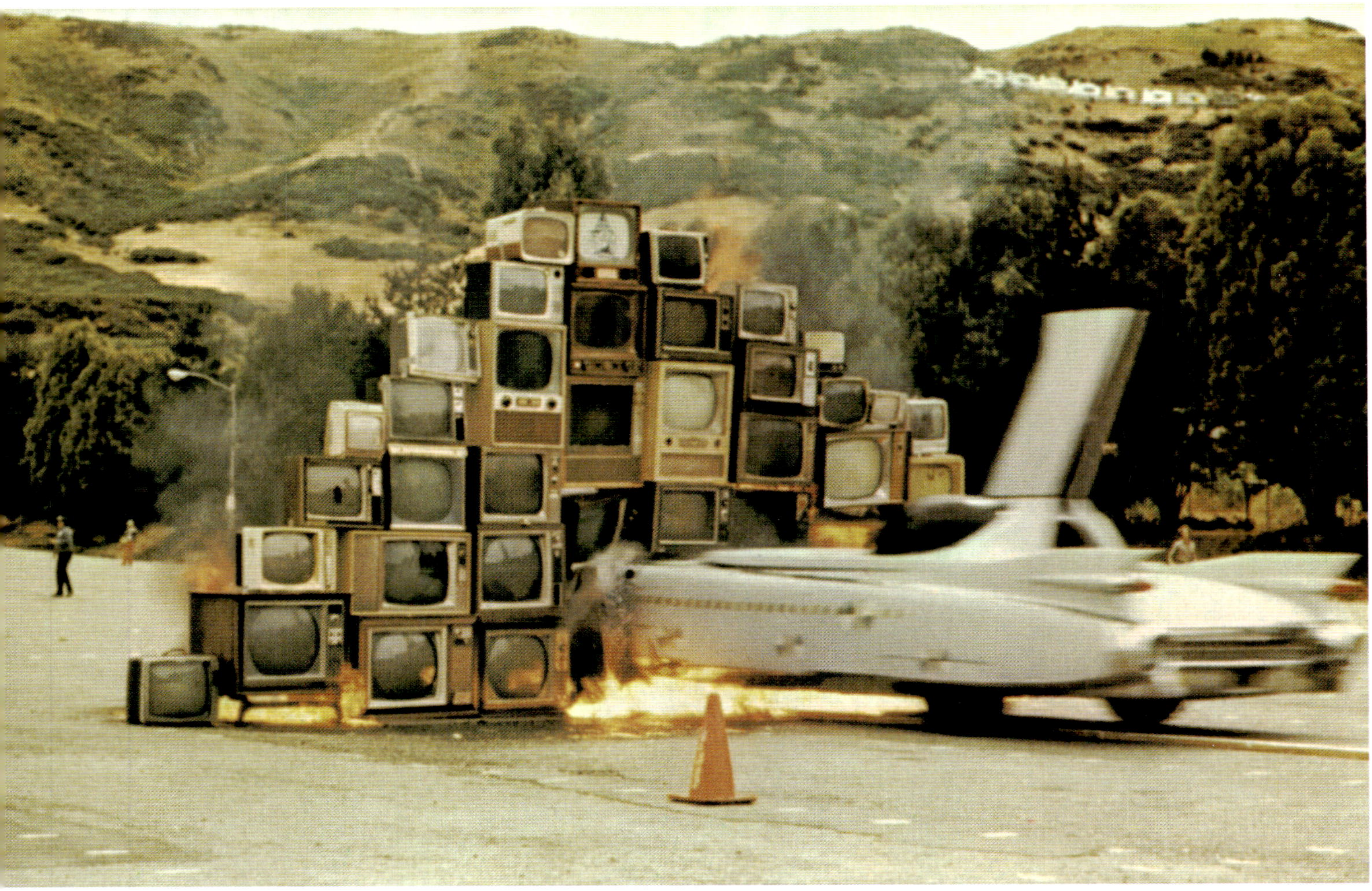

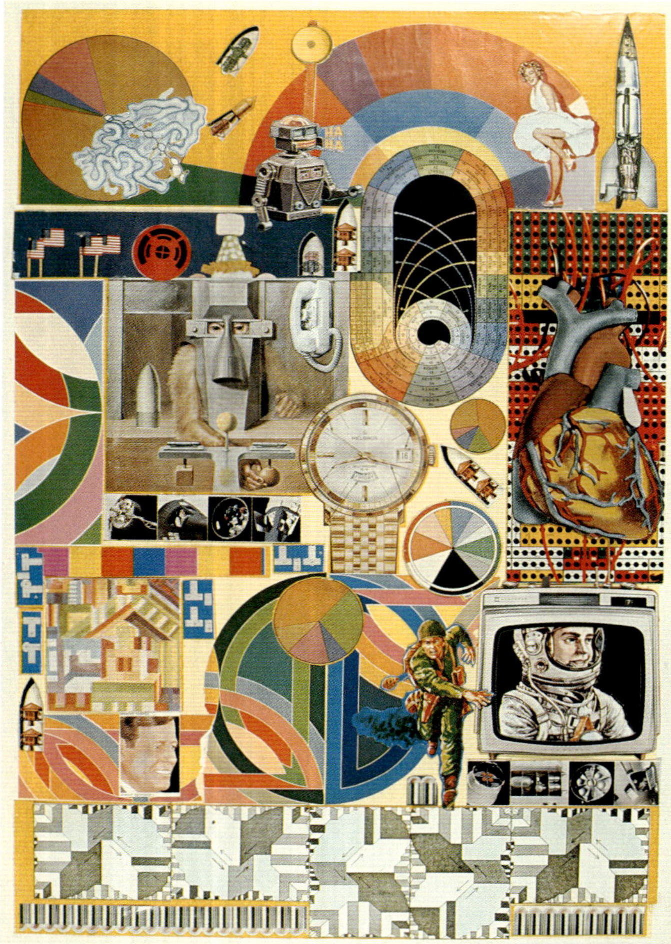

Eduardo Paolozzi: *B.A.S.H.*
Großbritannien 1971, Siebdruck und Collage, 74 x 50 cm, 3 000 Exemplare, gedruckt von Advanced Graphics für die Galerie Leonhardt, München

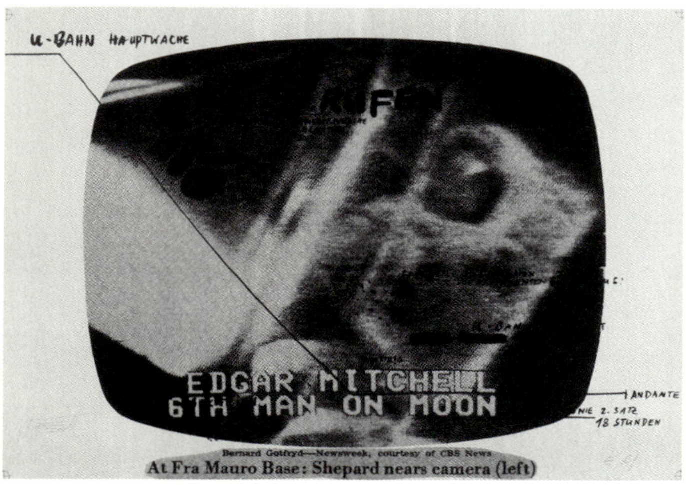

Wolf Vostell: *Vietnamsinfonie (Dritter Satz)*
Bundesrepublik Deutschland 1971, Siebdruck auf Bristolkarton in rot/grau/schwarz, 50 x 70 cm, Auflage 100 Ex. u. 25 Probedrucke

Eines der unzweifelhaft bedeutendsten und weitreichendsten Fernsehereignisse war die einst von Präsident Kennedy initiierte erste Mondlandung, die Neil Armstrong im Juli 1969 zu einem internationalen Medienhelden machte. Die USA hatte das Rennen mit der UdSSR gewonnen und wußte diesen prestigeträchtigen Erfolg in den Medien entsprechend auszustellen. Im selben Jahr zeichnete sich die amerikanische Niederlage in Vietnam ab; die Vereinigten Staaten nahmen Friedensverhandlungen mit Nordvietnam auf und begannen mit dem Abzug ihrer Truppen. Währenddessen wurden die Mondflüge durch die NASA weitergeführt und mit großer öffentlicher Resonanz im Fernsehen der westlichen Industriestaaten präsentiert. Aus dieser politischen Situation erklären sich drei interessante Details in Eduardo Paolozzis Pop-Art-Collage *B.A.S.H.* von 1971: Auf der unteren rechten Bildhälfte ist ein Fernsehgerät zu sehen, das einen Astronauten zeigt; daneben stürmt ein amerikanischer Soldat mit kampfentschlossener Miene voran, weiter links ist ein Porträt John F. Kennedys zu sehen. Ebenfalls 1971 entwirft Wolf Vostell mit seiner *Vietnamsinfonie* eine graphische Partitur, die in einem gegen den Vietnamkrieg gerichtetes Happening zur Aufführung kommen soll.

In den *Dritten Satz* der *Vietnamsinfonie* ist die Photographie eines Fernsehbildes eingefügt, das die Mondlandung Edgar Mitchells im Februar des Entstehungsjahres der Graphik zeigt. Vostell stellt die Fernsehsendungen mit den Mondlandungen als ein vom Vietnamkrieg ablenkendes Medienspektakel dar.
Die These, daß Ereignisse des Vietnamkrieges Inszenierungen für die Fernsehkameras waren, vertritt Francis Ford Coppola in seinem 1979 fertiggestellten Kinofilm *Apokalypse Now*. Der amerikanische Filmemacher verkörpert dort selbst den Regisseur eines TV-Teams. Mit ausladenden Gesten versucht er, die ein Dorf stürmenden amerikanischen Soldaten filmgerecht zu dirigieren. Welche Ausmaße die Instrumentalisierung der Medien für den Krieg annehmen kann, hat der Schweizer Filmautor und Videokünstler Godard an einem schockierenden Beispiel in einem seiner Videobänder vorgeführt, das dokumentarisches Filmmaterial aus Bangladesch verwendet: Wehrlose Gefangene werden extra für die Kameras der geladenen Vertreter von Presse und Fernsehen grausam gequält und schließlich wie Vieh abgestochen.

Jean Luc Godard/Anne-Marie Miéville (Regie): *Six Fois Deux/Sur Et Sous La Communication*
Schweiz 1976, Videoband

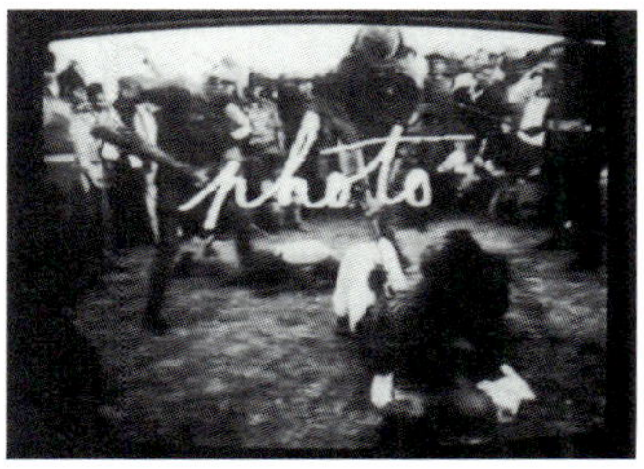

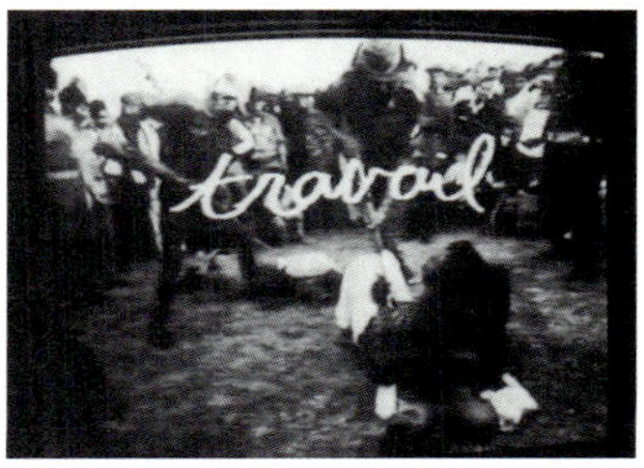

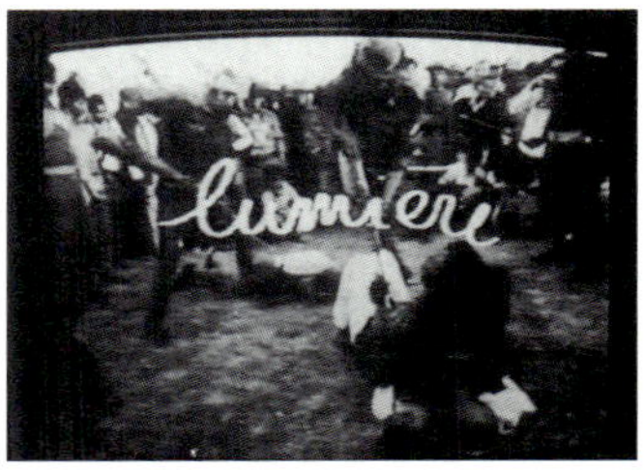

Francis Ford Coppola (Regie); Vittorio Storaro (Kamera): *Apocalypse Now*
USA 1979, 70 mm Kinofilm, farbig, 153 Minuten
Omni Zoetrope

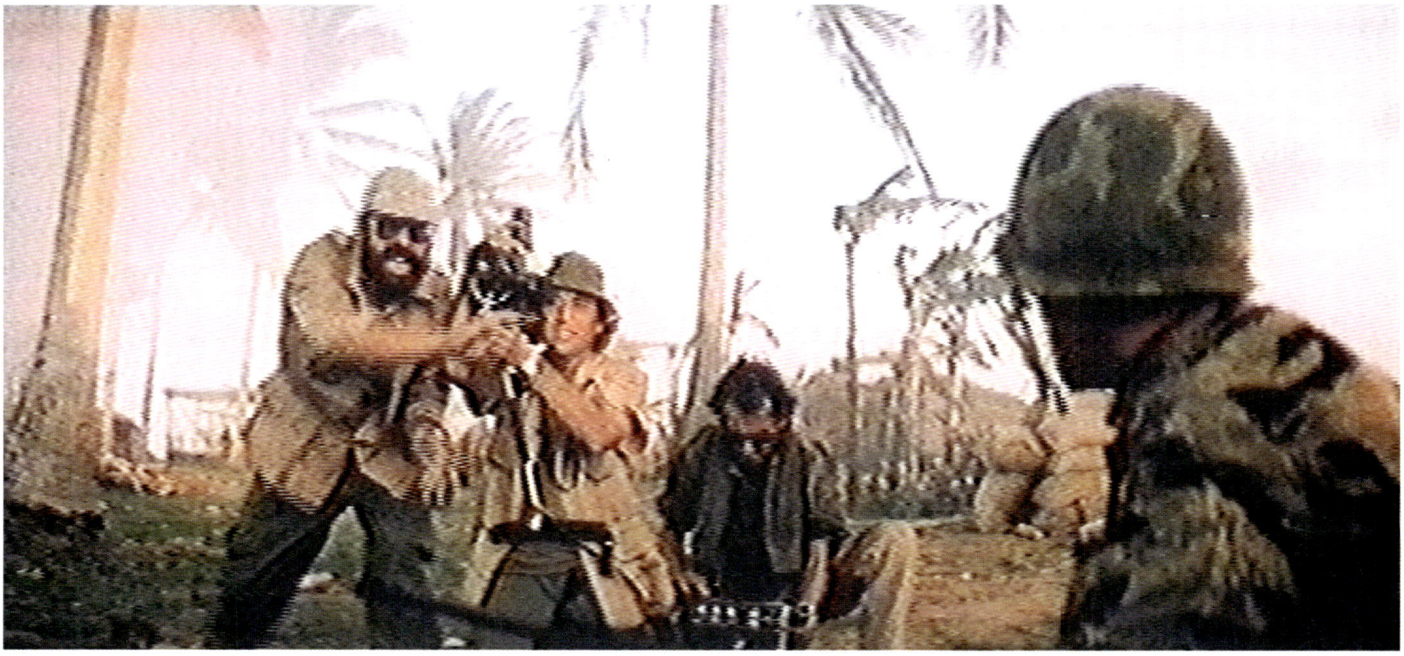

Mit der 1968 beginnenden Studentenbewegung setzt auch in Europa eine Protestwelle gegen den Vietnamkrieg ein. Das Musical *Hair* trägt das Lebensgefühl der jugendlichen amerikanischen Kriegsgegner nach Europa. Mit großem Interesse wird nun auch hier die Fernsehberichterstattung über die amerikanischen Anti-Kriegsaktionen verfolgt. Am 4.5.1970 flimmern schockierende Bilder von der Kent State University in Ohio über die Bildschirme: Gegen den Vietnamkrieg demonstrierende Studenten werden von Angehörigen der Nationalgarde niedergeschossen.
Der britische Künstler Richard Hamilton wird am Fernseher Zeuge dieser Ereignisse und photographiert das Gesehene vom Bildschirm ab. Diese Bilder nutzt er als Vorlage für seine *Kent-State*-Graphiken, die alle den am Boden liegenden Dean Kahler

Richard Hamilton: Photographie von einem Fernsehbild, das die Unruhen in Kent State, USA, zeigt
Großbritannien, 4.5.1970
Richard Hamilton

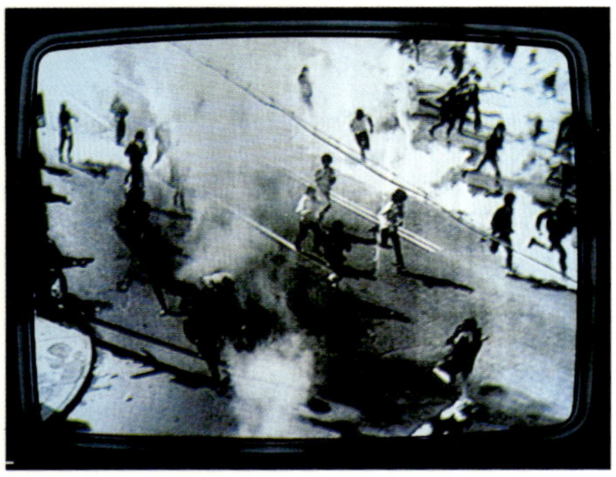

Richard Hamilton: *Kent State*
Großbritannien 1970,
Siebdruck von 13 Schablonen
Bild: 67,3 x 87,0 cm, Blatt: 73,0 x 102,2 cm

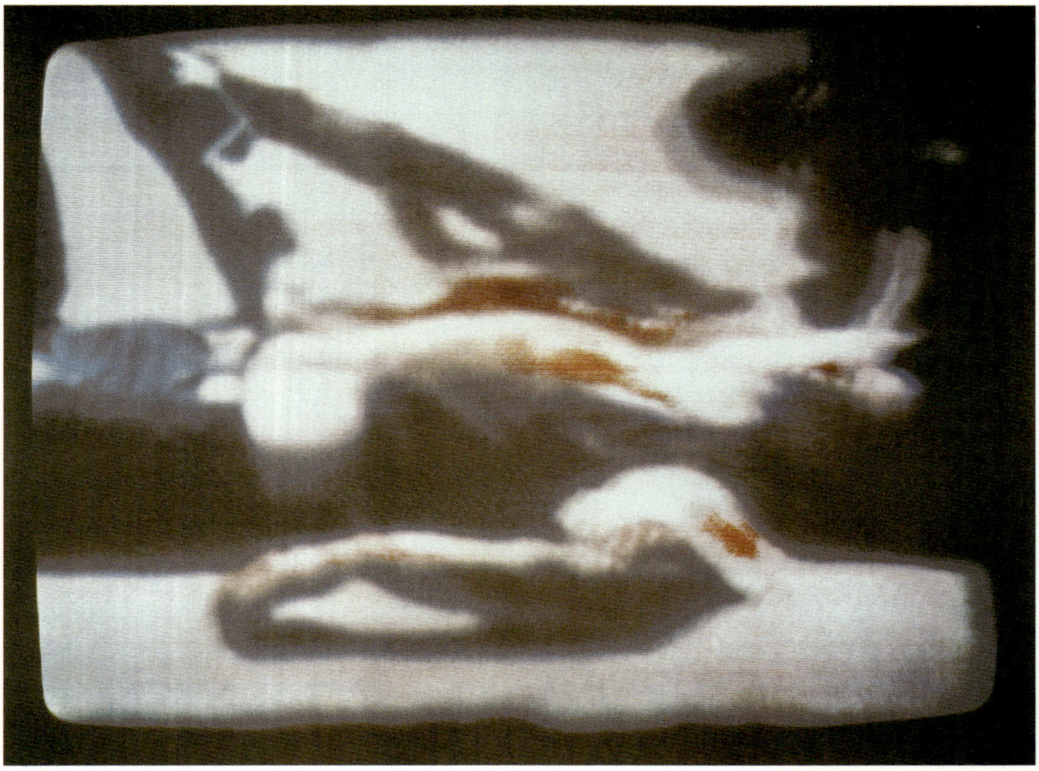

zeigen. Eines der Bilder wird in einer massenhaften Auflage gedruckt, den Erlös nutzt Hamilton für die Unterstützung der Opfer von Kent State.
In der Bundesrepublik Deutschland beginnt Karl-Josef Pazzini schon als Zwölfjähriger damit, schwarzweiße Bilder vom Fernsehen abzuphotographieren. Er versucht damit nach eigener Aussage, »die Zumutung des Mediums Fernsehen durch Transposition ins Photo auf ein erträgliches Maß zu reduzieren«. Pazzinis Themen sind durchweg politisch. Zu seinen ikonenhaft wirkenden Motiven gehören die US-Flagge, ein gemaltes Dreierporträt von Marx, Engels und Lenin, Filmaufnahmen von Franz-Josef Strauß, Wolf Biermann und Live-Bilder von der Rückkehr befreiter deutscher Geiseln, die von Terroristen nach Somalia entführt worden waren.

Karl-Josef Pazzini: ohne Titel, aus der Serie *Fernsehfotos*
Bundesrepublik Deutschland 1976, Photographie

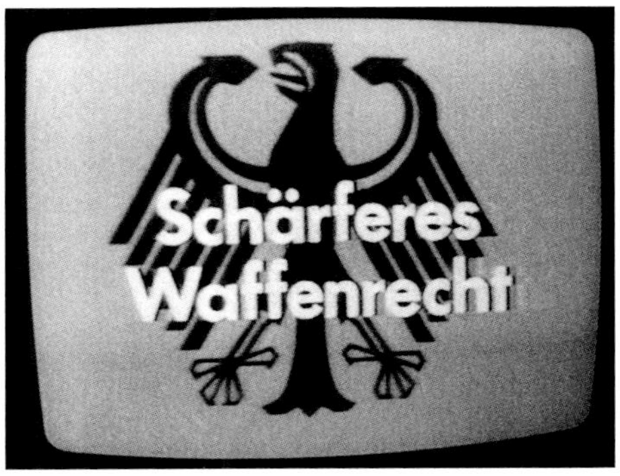

VA Wölfl: *Videofaschist (Wien/Frauenblutig)*
Bundesrepublik Deutschland 1979, Video, farbig, 11 Minuten, 30 Sekunden

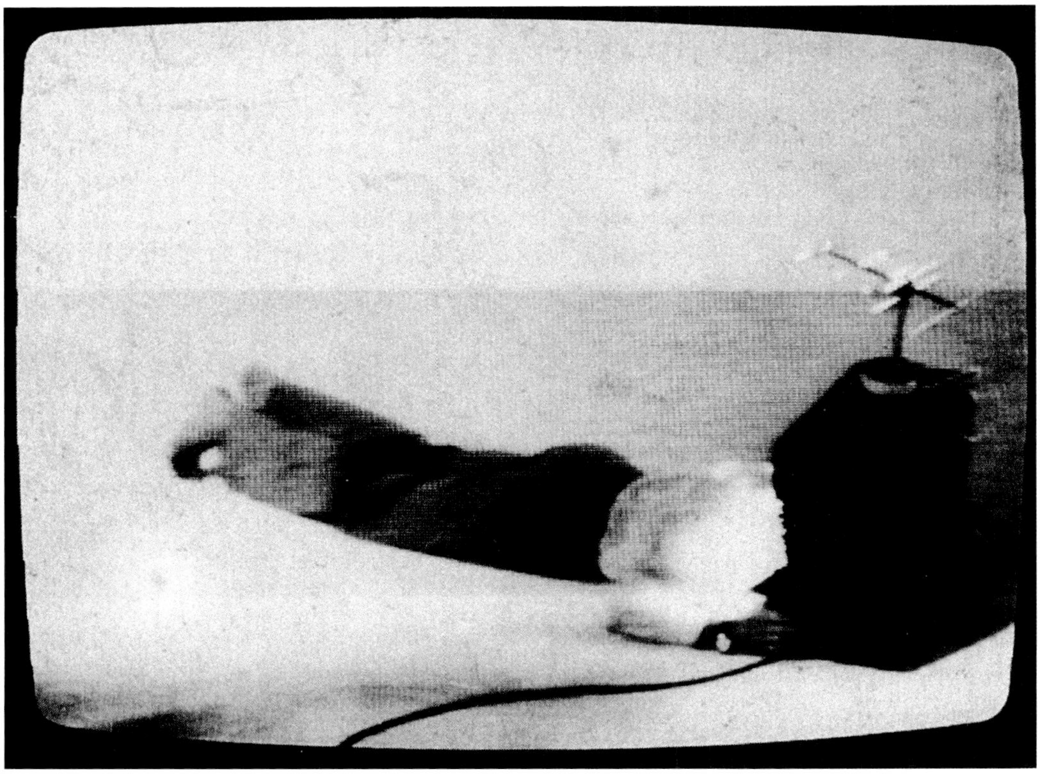

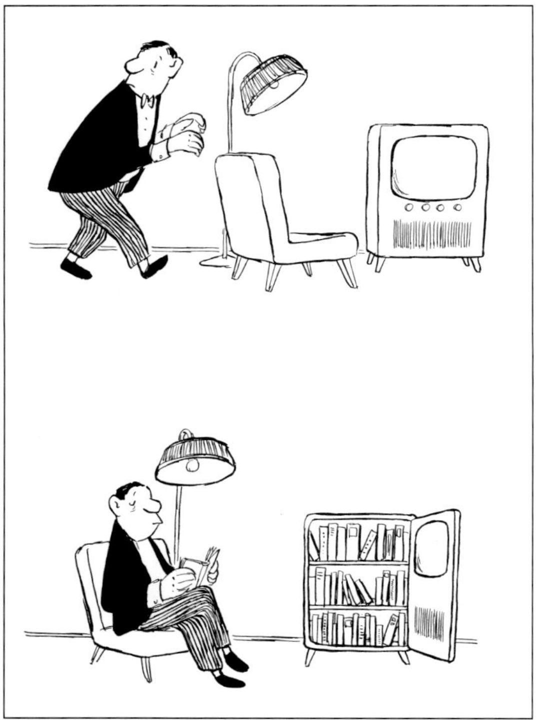

Loriot (Victor von Bülow):
aus *Loriots Heile Welt*
Bundesrepublik Deutschland, um 1971,
Zeichnung

Der von Jahr zu Jahr wachsende TV-Konsum geht einher mit einem deutlich abnehmenden Interesse an anspruchsvoller Literatur. Der Fernseher ersetzt zunehmend das Buch. Der bundesdeutsche Karikaturist Loriot stellt diese Situation auf den Kopf: Ein Literaturfreund hält seine Bücher in einer Fernsehattrappe versteckt und wagt diese nur dann herauszuholen, wenn er sich unbeobachtet weiß. Loriots Bildfolge erinnert an eine ähnliche Szene in François Truffauts *Fahrenheit 451*. Das Verhältnis der Theaterleute zum Fernsehen ist durchaus zwiespältig. Einerseits beklagen die Intendanten einen allgemeinen Besucherschwund, andererseits erklären sie sich zu Kooperationen mit dem Fernsehen bereit. Live-Übertragungen und Aufzeichnungen von Premieren oder aufsehenerregenden Inszenierungen werden in den Kulturprogrammen gesendet und wirken letztlich als Werbung für die Bühnen. Das gilt für die Länder Westeuropas genauso wie für die Staaten des Ostblocks. Selbst der internationale Austausch von Theater- und Opernsendungen auch über den »Eisernen Vorhang« hinweg ist keine Seltenheit mehr. Außerdem sind Intendanten, Regisseure und Bühnendarsteller gleichermaßen an Videoaufzeichnungen ihrer doch so vergänglichen Kunst interessiert. An einigen Häusern wird sogar Studentengruppen die Erlaubnis zu Aufzeichnungen von Aufführungen für Analyse- und Archivierungszwecke erteilt. Loriot ist ein Künstler, der (ähnlich wie sein britischer Kollege Peter Ustinov) immer wieder zeigt, wie man mit diesen Widersprüchen umgehen kann. Im Verlauf seiner Karriere erweist er sich als erfolgreicher Autor von Büchern und Schallplatten, schreibt und inszeniert TV-Sendungen und Filme, in denen er selbst mitspielt – und er macht sich als Opernregisseur einen Namen (einige seiner Bühneninszenierungen werden natürlich im TV gezeigt).

Auf der Bühne selbst findet die Television noch so gut wie überhaupt nicht statt.

Allerdings unternimmt 1979 der prominente Regisseur Hansgünther Heyme zusammen mit dem erfahrenen Videokünstler Wolf Vostell das spektakuläre Experiment eines *Elektronischen Hamlet*. Mittels einer »Closed Circuit«-Installation, die das Gesicht Hamlets über eine Videokamera auf mehrere Monitore überträgt, wird das gespaltene Ich des Helden visualisiert. Im Schlußbild sind die Fernsehgeräte auf der Bühne des Schauspielhauses Köln nicht etwa nur Bühnendekoration, sondern sie werden geschickt in die Handlung des Stückes miteinbezogen. Die jeweiligen Spätnachrichten mit ihren brandneuen Meldungen aktualisieren den klassischen Text Shakespeares.

Hansgünther Heyme (Regie);
Wolf Vostell (Medienkonzept und Bühnenbild): *Elektronischer Hamlet*
Bundesrepublik Deutschland 1979,
Schauspiel Köln (+ Stuttgart)

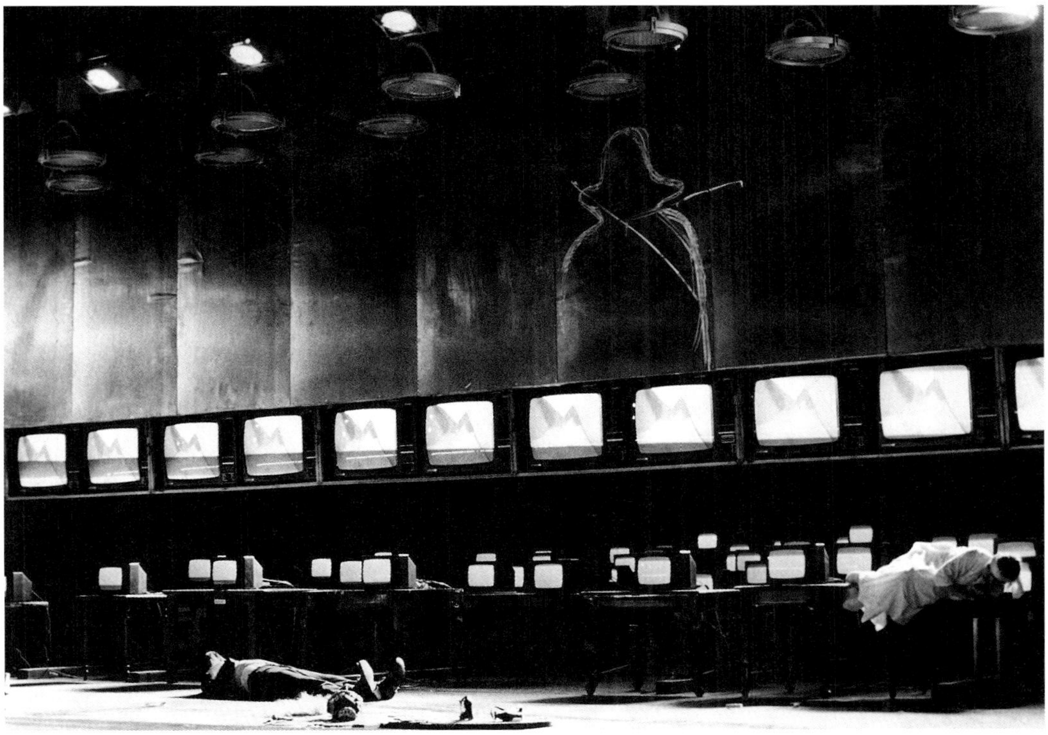

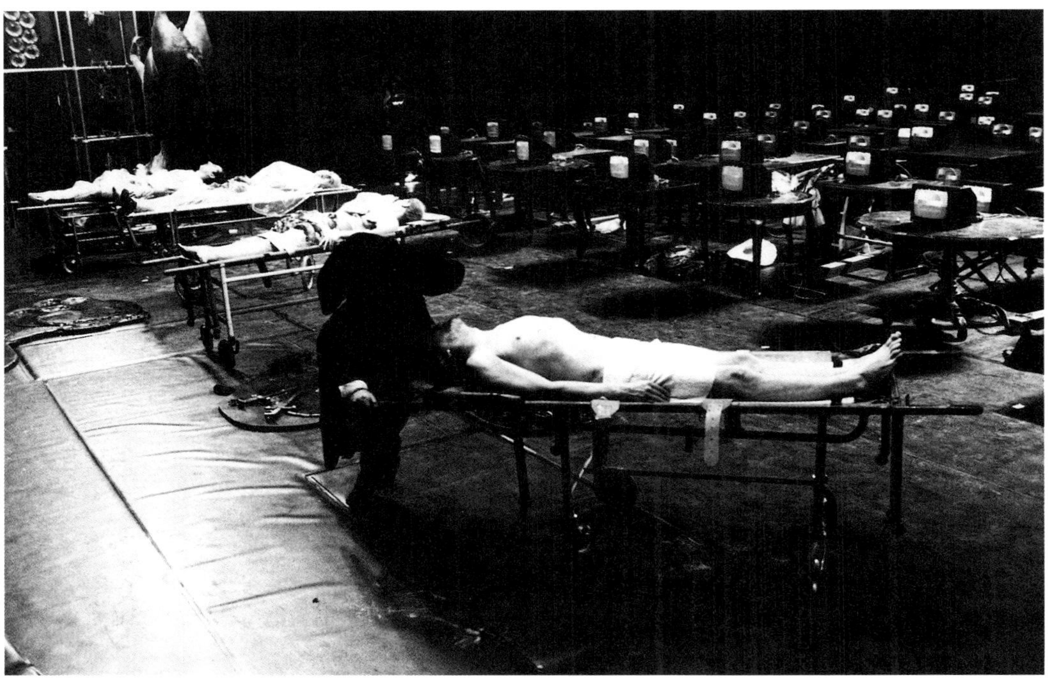

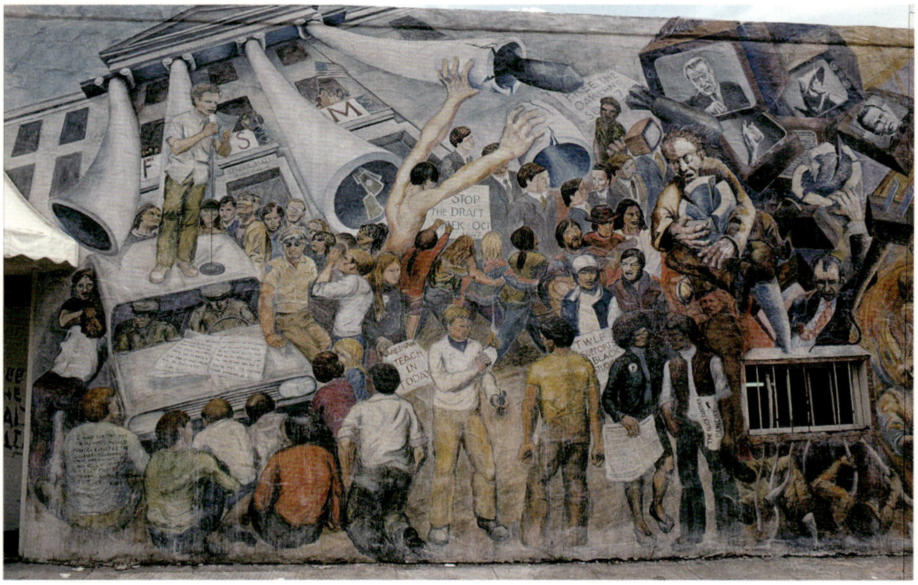

Osha Neumann/Daniel Galvez/
Brian Thiele: *A People's History of Telegraph Avenue* (Detail)
USA 1976, Wandmalerei
Haste Street & Telegraph Avenue,
Berkeley, Kalifornien, USA

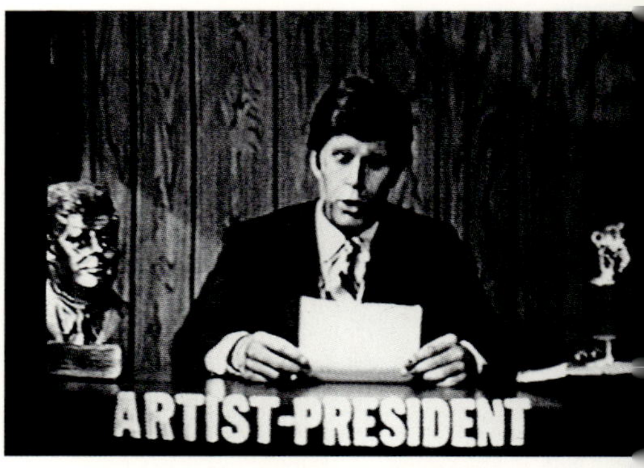

Die politischen Ziele der amerikanischen Demokratiebewegung finden ihren weithin sichtbaren Ausruck in den »Murals« genannten Wandbildern. Dabei steht in den siebziger Jahren besonders der soziale Kampf der amerikanischen Minderheiten gegen Diskriminierung und der Protest gegen den Vietnamkrieg im Vordergrund. Fernsehgeräte symbolisieren in diesen plakativen Propaganda-Gemälden die verlogene Informationspolitik durch das US-Establishment. Die »Talking Heads« der Nachrichtensprecher und Politiker werden durchweg der Lüge bezichtigt. Bei vielen Amerikanern hat die allgemeine Berichterstattung über den Mord an John F. Kennedy Zweifel an der Redlichkeit der Medien und der staatlichen Institutionen geweckt. Es existieren keine mit Fernsehkameras aufgenommenen Bilder von der Bluttat, aber ein 8 mm-Amateurfilm hat das Ereignis festgehalten. Der Streifen wird von der Untersuchungskommission erst Jahre später für die Öffentlichkeit freigegeben, dann aber dutzendfach in Fernsehsendungen ausgestrahlt. Mitglieder der Videogruppen T. R. Uthco und Ant Farm stellen 1975 die zwölf Jahre zurückliegenden Ereignisse von Kennedys letzter Fernsehansprache bis hin zu der Mordszene in Dallas nach.

T. R. Uthco/Ant Farm: *The Eternal Frame*
(Standbilder)
USA 1975, Videoband

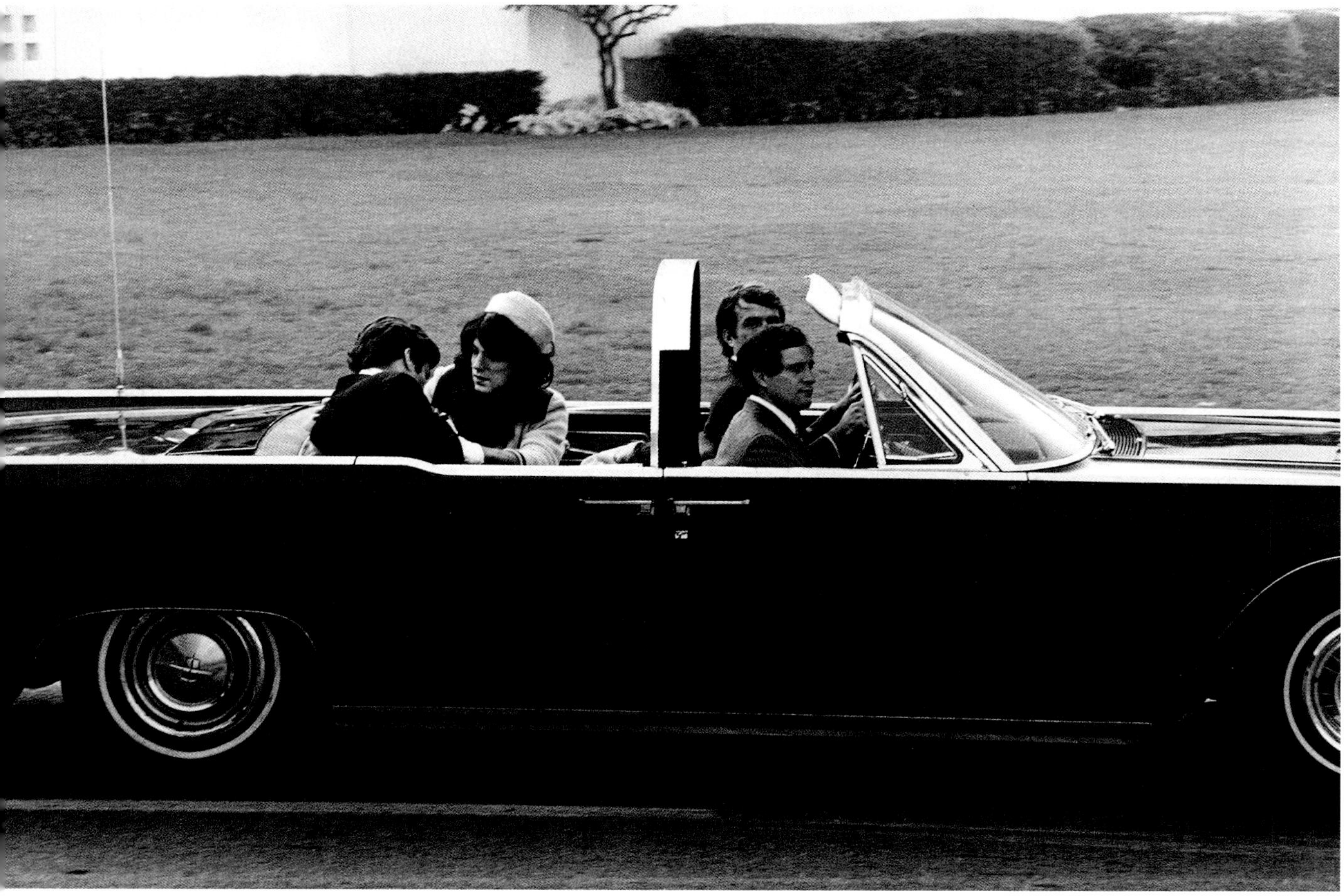

In den Ländern des Warschauer Paktes wird eine mit künstlerischen Mitteln vorgebrachte Kritik gegen das staatliche Fernsehen gar nicht oder allenfalls nur innerhalb eng abgesteckter Grenzen geduldet. Im Polen der siebziger Jahre genießt künstlerische Kritik am kommunistischen System noch eine relative Freiheit. Andrzej Waida bezichtigt in seinem Spielfilm *Der Mann aus Marmor* 1976 den polnischen Fernsehfunk offen der politischen Manipulation und des bewußten Betruges am Publikum. Diesen Wagemut muß der weltberühmte Film-, Theater- und Fernsehregisseur mit von der Zensur verordneten Schnitten an seinem Film büßen.
Dagegen wird in den sozialistischen Staaten die Kritik am Fernsehprogramm des Klassenfeindes, wie sie im DDR-Fernsehen z.B. durch Karl-Eduard von Schnitzlers Sendung *Der Schwarze Kanal* demagogisch betrieben wird, offiziell unterstützt. So dürfte Rolf Kuhrts Holzschnitt *Das Interview* kaum als Kritik am DDR-Fernsehen gemeint sein.

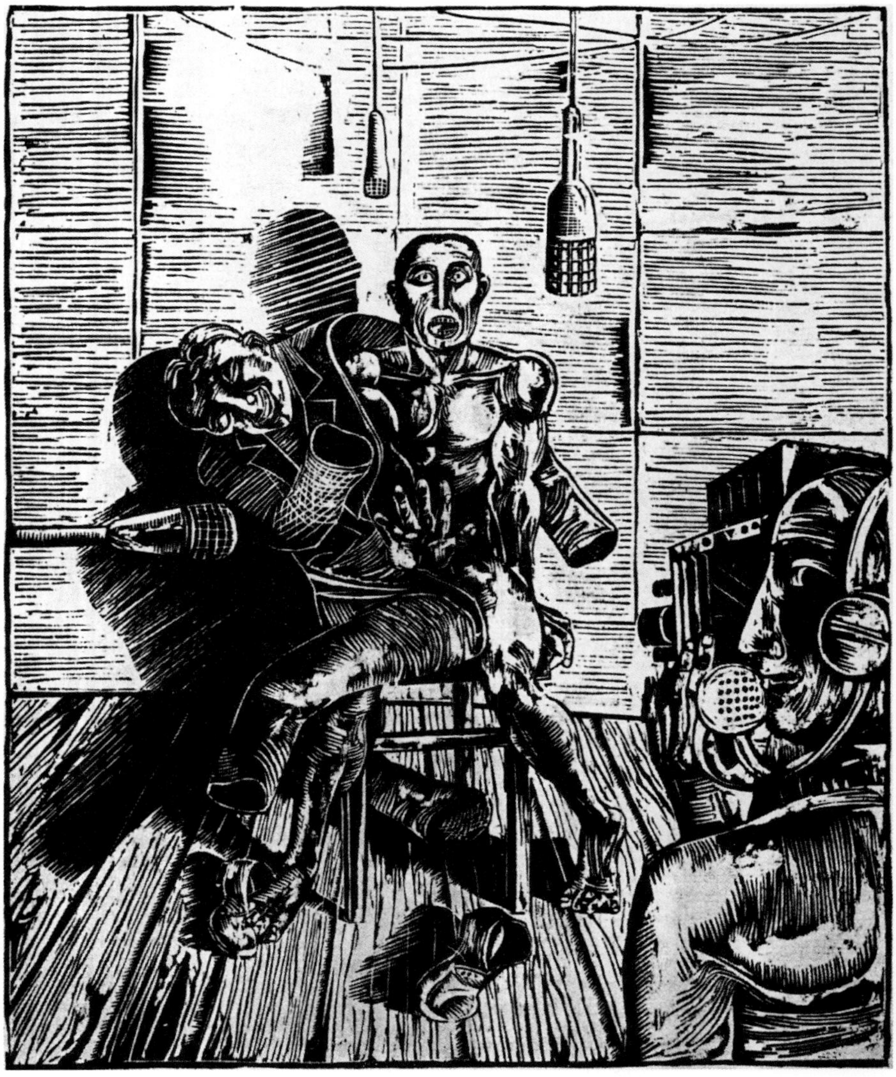

Rolf Kuhrt: *Das Interview*
Deutsche Demokratische Republik 1973,
Holzschnitt, 48 x 44 cm

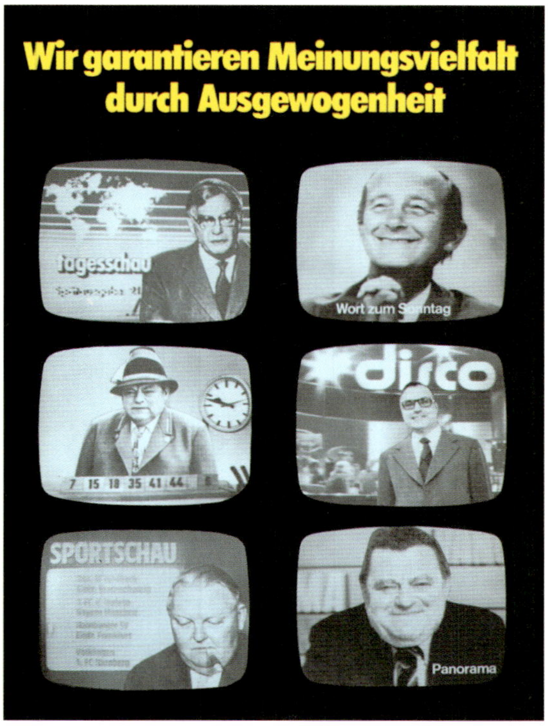

Klaus Staeck: *Wir garantieren Meinungsvielfalt durch Ausgewogenheit*
Bundesrepublik Deutschland 1975,
Offsetdruck, 84 x 59,5 cm

Künstler wie Klaus Staeck in der Bundesrepublik Deutschland und Richard Serra in den USA versuchen mit unterschiedlichen künstlerischen Mitteln, aber derselben aufklärerischen Haltung, vor den politischen Manipulationen durch das Fernsehen zu warnen.
Staeck konstatiert in seiner als Plakat und Postkarte verbreiteten Collage mit dem Titel *Wir garantieren Meinungsvielfalt durch Ausgewogenheit* ein rechtslastiges »Kartell« des öffentlich-rechtlichen Rundfunks, in dem allein die Vertreter der Regierungsparteien CDU und CSU zu Wort kommen. Den Moderatoren der beliebtesten Unterhaltungssendungen hat er die Köpfe von prominenten Spitzenpolitikern aufmontiert, um zu zeigen, daß auch mit den scheinbar unverfänglichen Unterhaltungssendungen des Fernsehens politische Propaganda betrieben wird.
In Serras Video *Television Delivers People* wird mit den Stilmitteln des Werbefernsehens die These formuliert: »Soft propaganda is considered entertainment.«

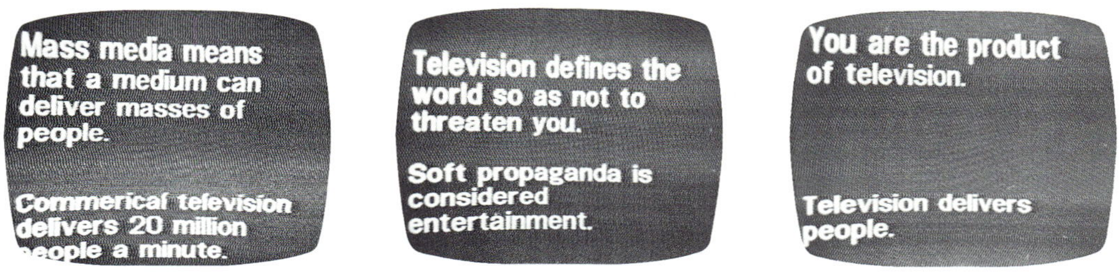

Richard Serra: *Television Delivers People*
USA, 1973, Videoband, farbig, Ton,
6 Minuten

Sidney Lumet (Regie);
Owen Roizman (Kamera):
Network
USA 1976, 35 mm Kinofilm, farbig,
122 Minuten
MGM/United Artists

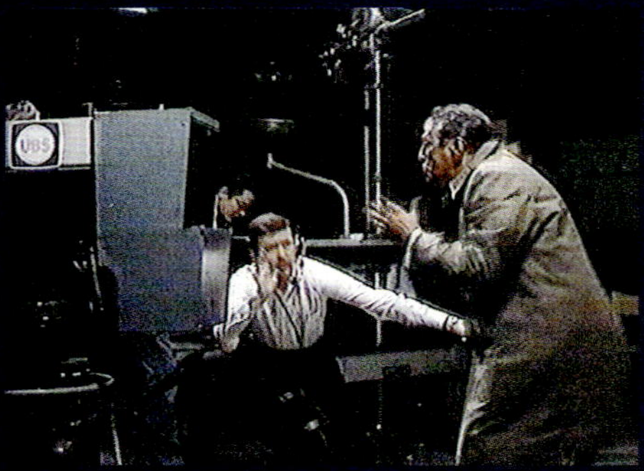

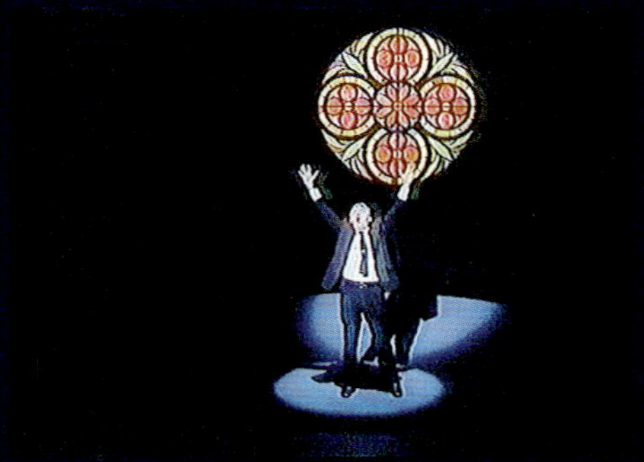

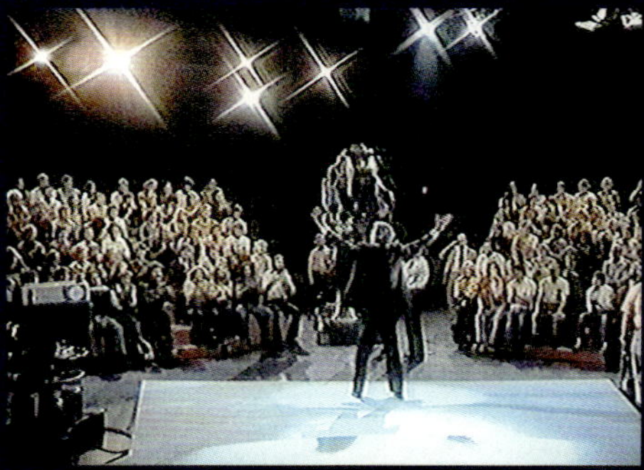

Im Jahr 1976 entsteht der Spielfilm *Network*. Der ehemalige Fernsehregisseur Sidney Lumet zeichnet das Bild eines völlig verkommenen Journalismus, der nur noch an Einschaltquoten interessiert ist. Die älteren Fernsehredakteure mit ihrem altmodischen Moralkodex haben in dieser härter gewordenen Medienwelt keinen Platz mehr und werden aus dem Geschäft gedrängt. Eine der Hauptfiguren ist ein TV-Moderator, der sich als nihilistischer Prophet mit pseudoreligiöser Rhetorik gebärdet. Mit dieser kruden Mischung landet er einen unerwarteten Erfolg beim Publikum und wird zum Star aufgebaut. Für die eigentliche Botschaft seiner Sendungen interessiert sich von den Redakteuren niemand wirklich. Marshall McLuhans vielzitierte These, das Medium sei die Botschaft, ist hier brillant in eine Spielfilmhandlung umgesetzt.
Als die Einschaltquoten seiner Show und damit auch die Werbeeinnahmen drastisch sinken, entschließen sich die verantwortlichen Redakteure, den lästigen »Quotenkiller« umbringen zu lassen. Das ahnungslose Opfer wird während seiner Fernsehshow von angeheuerten Mördern (Terroristen, mit denen eine neue Sendung geplant ist) regelrecht hingerichtet. Die Kameramänner fangen das grausame Geschehen ohne jede Regung ein. Alles wird live gesendet.
Die Sicht auf die blutige Leiche wird am Ende des Films nach und nach von anderen Fernsehbildern und der Werbung verdrängt. Die Devise lautet: »The Show must go on!«

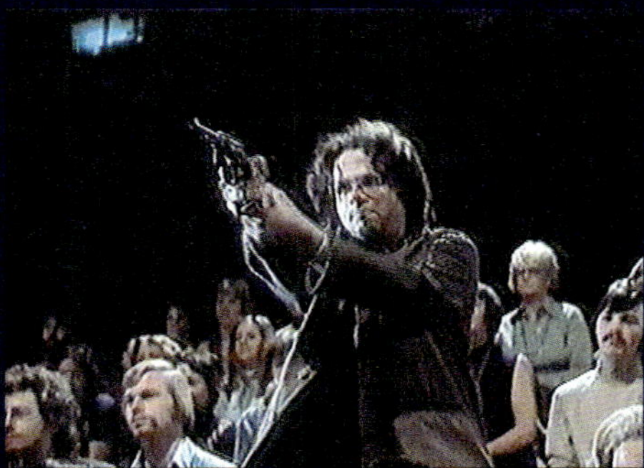
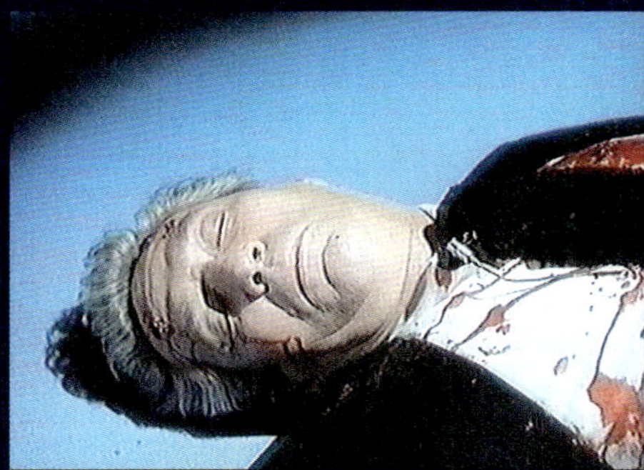
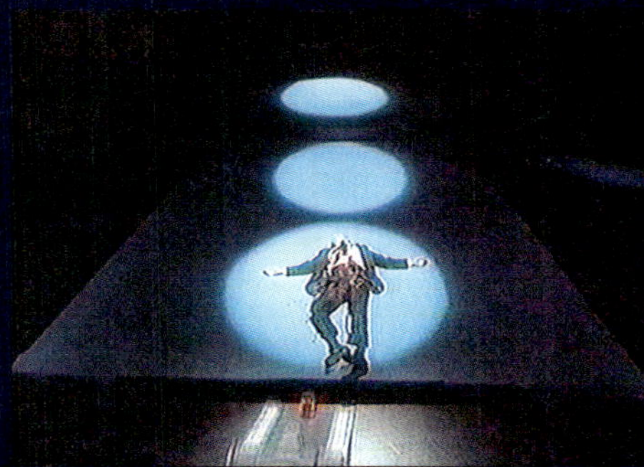
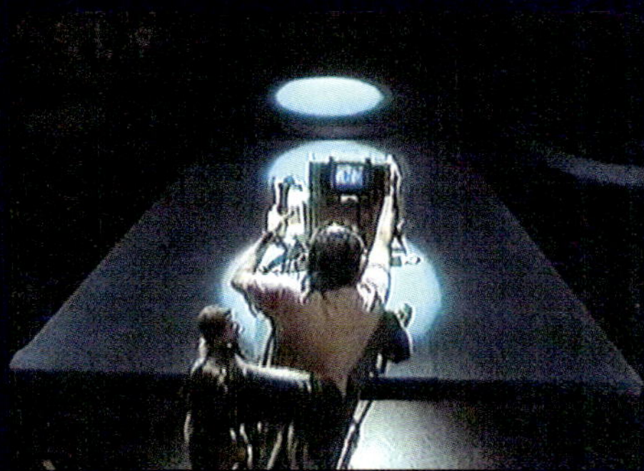
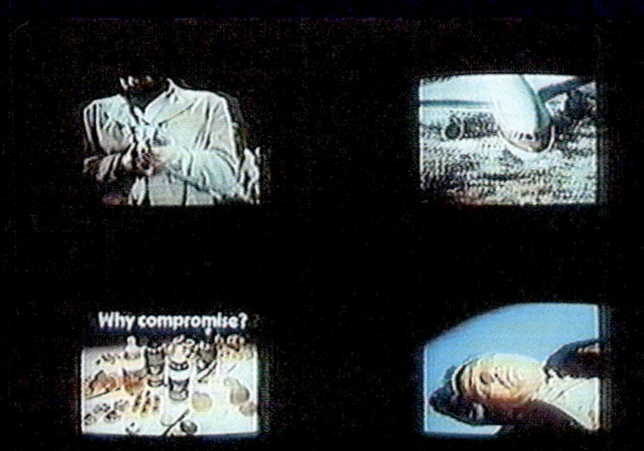
Why compromise?

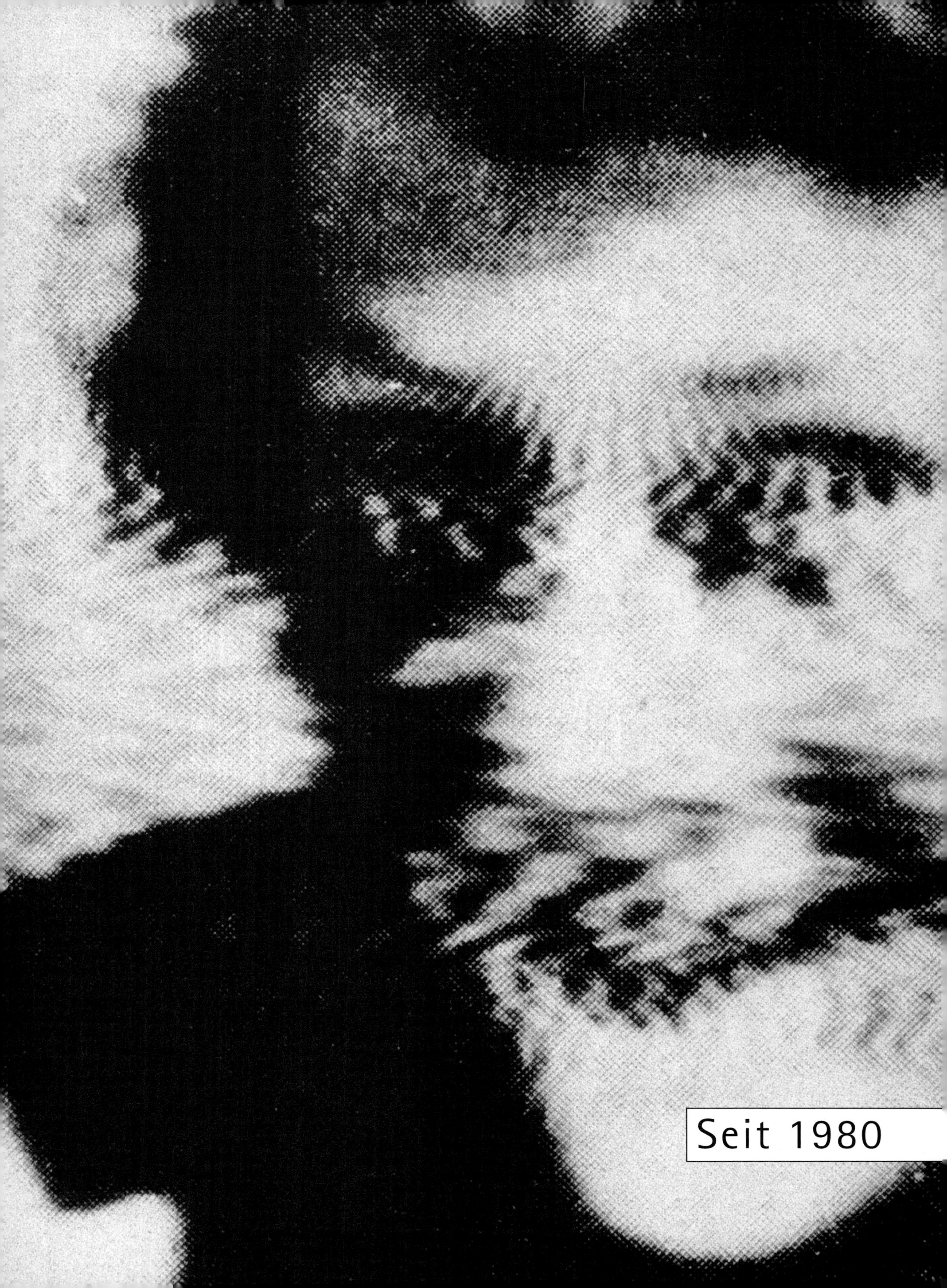

Seit 1980

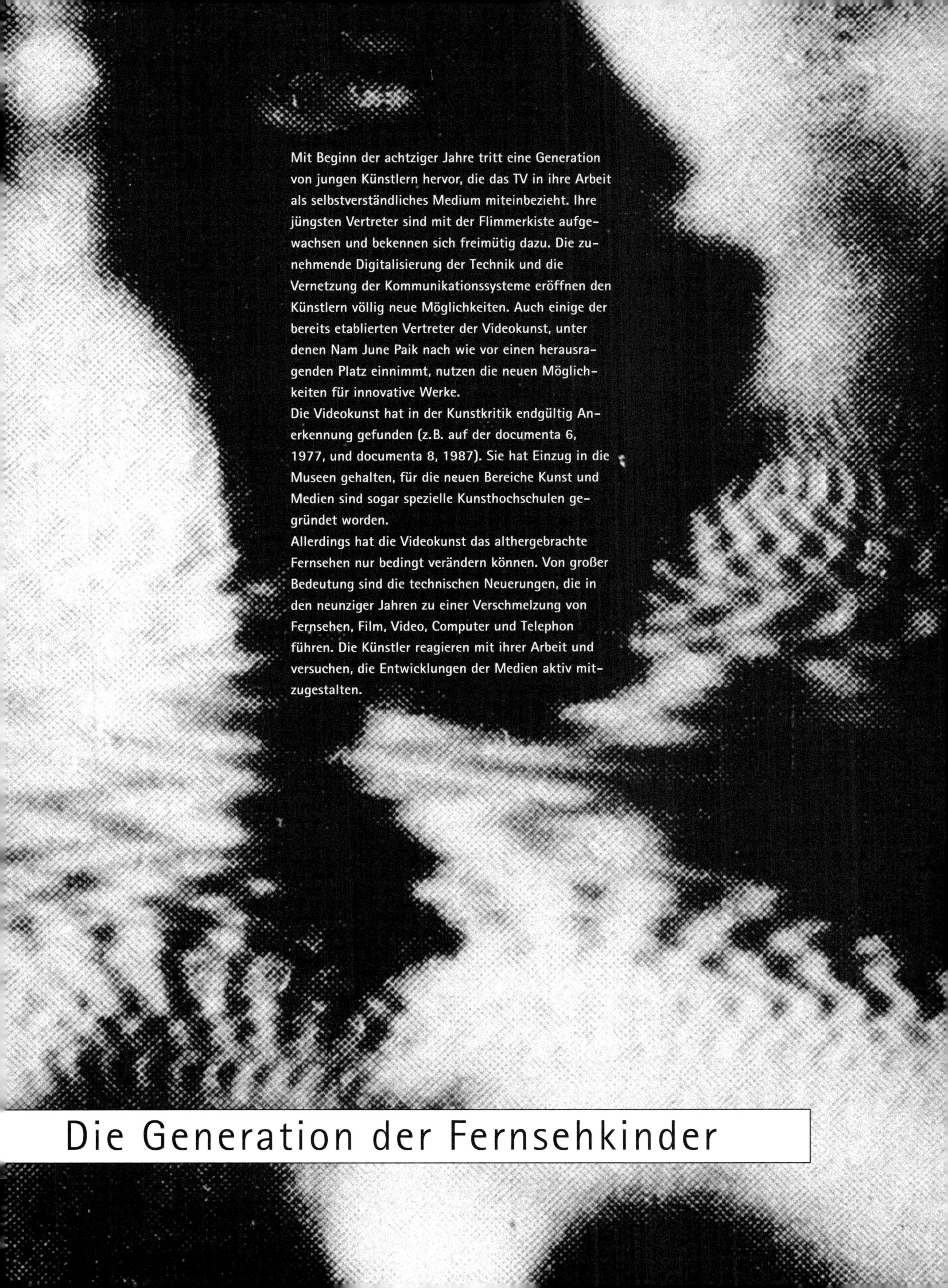

Mit Beginn der achtziger Jahre tritt eine Generation von jungen Künstlern hervor, die das TV in ihre Arbeit als selbstverständliches Medium miteinbezieht. Ihre jüngsten Vertreter sind mit der Flimmerkiste aufgewachsen und bekennen sich freimütig dazu. Die zunehmende Digitalisierung der Technik und die Vernetzung der Kommunikationssysteme eröffnen den Künstlern völlig neue Möglichkeiten. Auch einige der bereits etablierten Vertreter der Videokunst, unter denen Nam June Paik nach wie vor einen herausragenden Platz einnimmt, nutzen die neuen Möglichkeiten für innovative Werke.

Die Videokunst hat in der Kunstkritik endgültig Anerkennung gefunden (z.B. auf der documenta 6, 1977, und documenta 8, 1987). Sie hat Einzug in die Museen gehalten, für die neuen Bereiche Kunst und Medien sind sogar spezielle Kunsthochschulen gegründet worden.

Allerdings hat die Videokunst das althergebrachte Fernsehen nur bedingt verändern können. Von großer Bedeutung sind die technischen Neuerungen, die in den neunziger Jahren zu einer Verschmelzung von Fernsehen, Film, Video, Computer und Telephon führen. Die Künstler reagieren mit ihrer Arbeit und versuchen, die Entwicklungen der Medien aktiv mitzugestalten.

Die Generation der Fernsehkinder

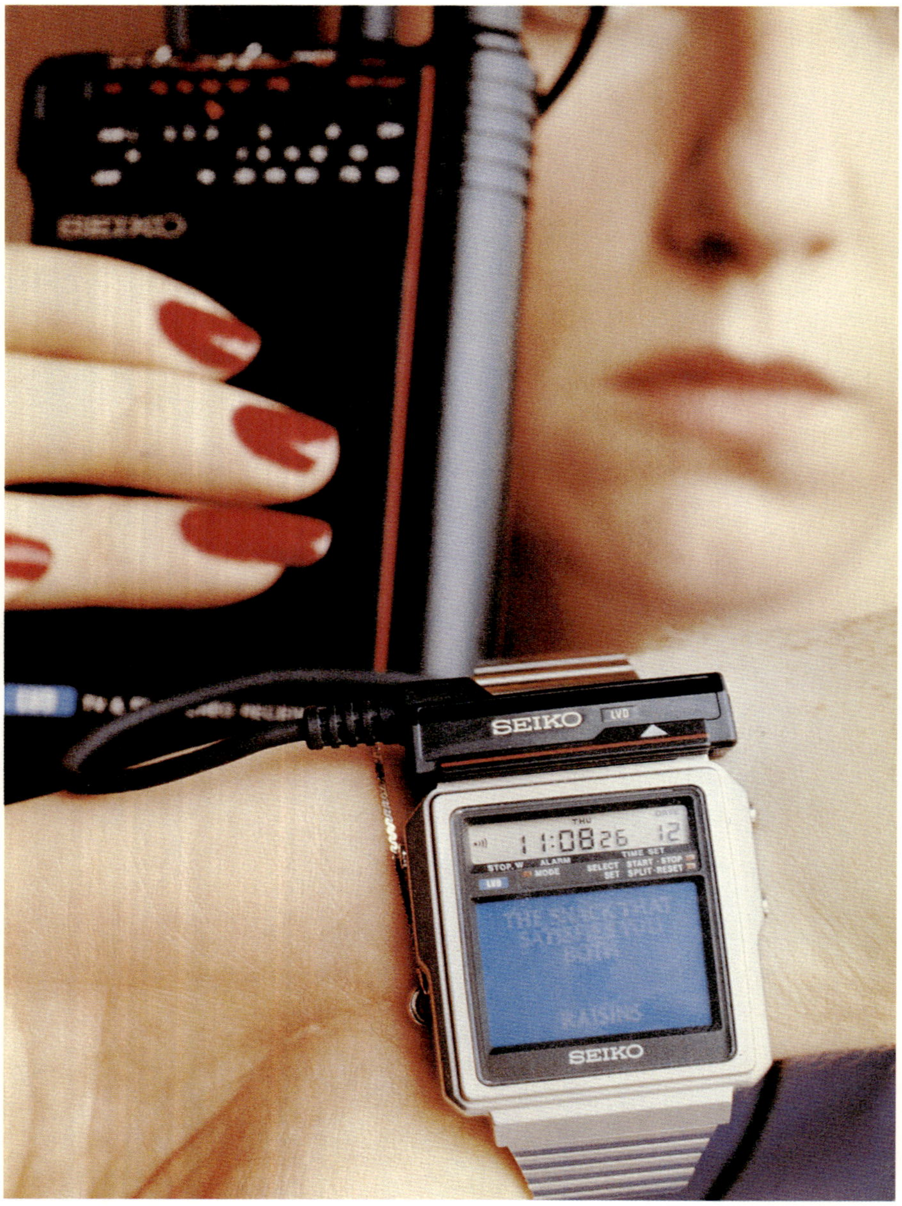

Seiko Television Wristwatch
Japan 1983

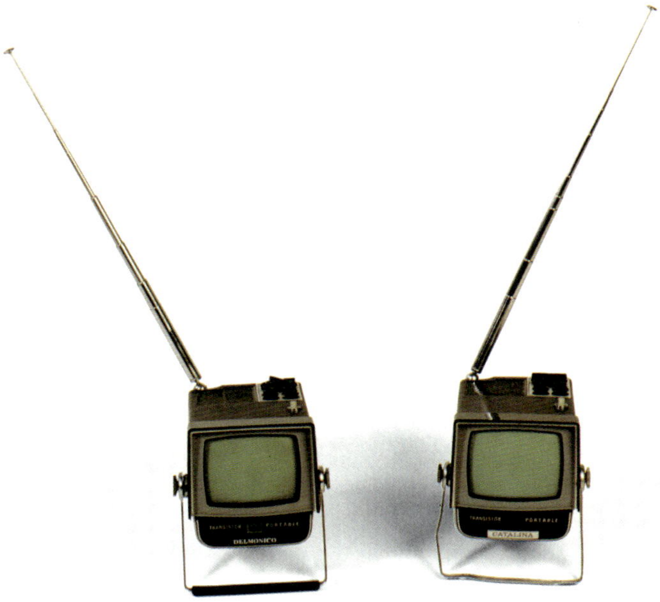

Panasonic TR-425R
Japan, um 1980
Michael Bennett-Levy, Edinburgh

JVC 4T-20V
Japan, um 1980
Michael Bennett-Levy, Edinburgh

Die fortschreitende Miniaturisierung der elektronischen Bauteile und die schrittweise Einführung digitaler Technik macht in den achtziger Jahren eine weitere Verkleinerung der Fernsehgeräte möglich. Jetzt sind die Abmessungen des TV-Apparates nur noch durch die Größe der Bildröhre bestimmt. So kann bei einigen Geräten die Bildröhre für den Gebrauch aus dem Gehäuse hochgeklappt werden; in der Ruheposition ist der Fernseher extrem schmal. Die Einführung von kostengünstig hergestellten Flachbildschirmen, die zunächst auf der digitalen LCD-Technik mit Flüssigkristallen basieren, macht die Herstellung von Miniaturgeräten möglich. Die japanische Firma Seiko stellt einen Fernseher vor, dessen Bildschirm in einer elektronischen Armbanduhr Platz findet. Allerdings gelingt es den Ingenieuren zunächst nur, schwarzweiße TV-Displays herzustellen, und die Bildqualität läßt wegen der geringen Auflösung sehr zu wünschen übrig.
Am Ende der achtziger Jahre sind die LCD-Monitore technisch ausgereift und werden durch sogenannte TFT-Displays ergänzt, die auf der fortschrittlicheren Transistortechnik beruhen. Die farbigen Flachbildschirme in den Fernsehgeräten sind weitgehend die gleichen, wie sie in der Computertechnik Anwendung finden. Hat der Kunde seine Kaufentscheidung in früheren Jahren wesentlich nach dem Aussehen des Fernsehers getroffen, entwickeln sich jetzt die technische Ausstattung, die Bedienungsfreundlichkeit und vor allem die Bild- und Tonqualität zu den entscheidenden Kriterien.

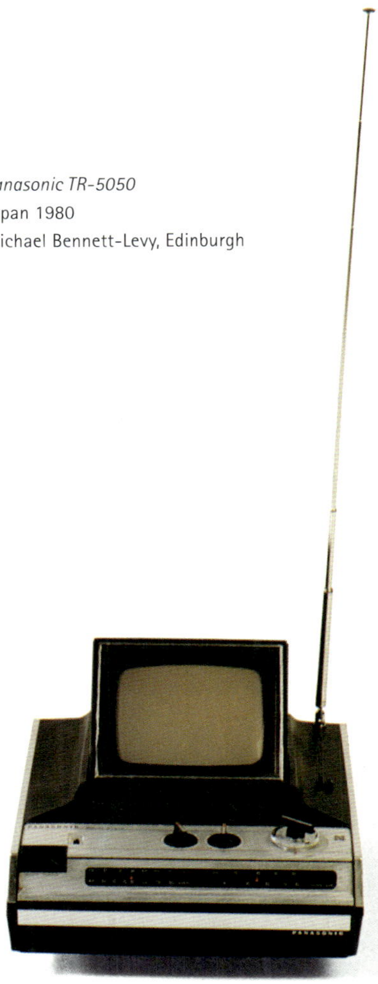

Panasonic TR-5050
Japan 1980
Michael Bennett-Levy, Edinburgh

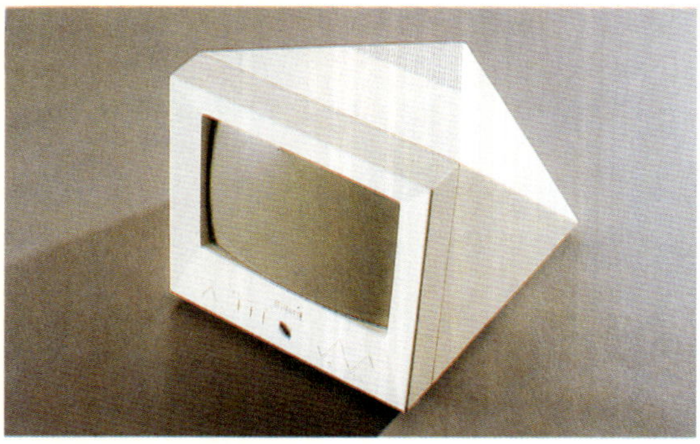

Fernsehgerät der von National Panasonic entwickelten *Future Design-Serie*
Japan 1985
Design Station

Abb. rechts:
Stefano Marzano: *Cosy Fire*
Im Auftrag der niederländischen Firma Philips während eines Workshops entworfenes Fernsehgerät
Italien 1994

In den achtziger Jahren verschwinden die sichtbaren Bedienungselemente zusehends von den Frontseiten der Fernsehapparate. Die notwendigen Knöpfe werden hinter unauffälligen Klappen versteckt oder an die Rückseite des Gerätes verbannt. Bedienung und Einstellung des Fernsehers erfolgen bei modernen Apparaten fast nur noch über die Fernbedienung, mit der sich oftmals auch ein angeschlossener Videorecorder steuern läßt. Statt auf mechanischen Skalen erscheint die Anzeige nun als elektronische Einblendung im Fernsehbild. Videotext ist ein Standard geworden. Bei einigen Geräten fehlen die Lautsprecher, da der HiFi-Stereo-Ton über externe Boxen wiedergegeben wird. Die häufig in Fernsehstudios und bei audiovisuellen Präsentationen verwendeten Monitore von Sony sind in dezentem Mattschwarz gehalten und somit beim Betrieb im verdunkelten Raum unsichtbar. Sie haben Tragegriffe und lassen sich dank ihrer Kastenform übereinander stapeln. Das macht diese Geräte für künstlerische Videoinstallationen besonders tauglich.
Im bewußten Kontrast zu solcher einfachen und unaufdringlichen Formgebung werden am Geschmack der Postmoderne orientierte Fernseher entworfen, die sich als auffälliges Designer-Möbelstück geben.

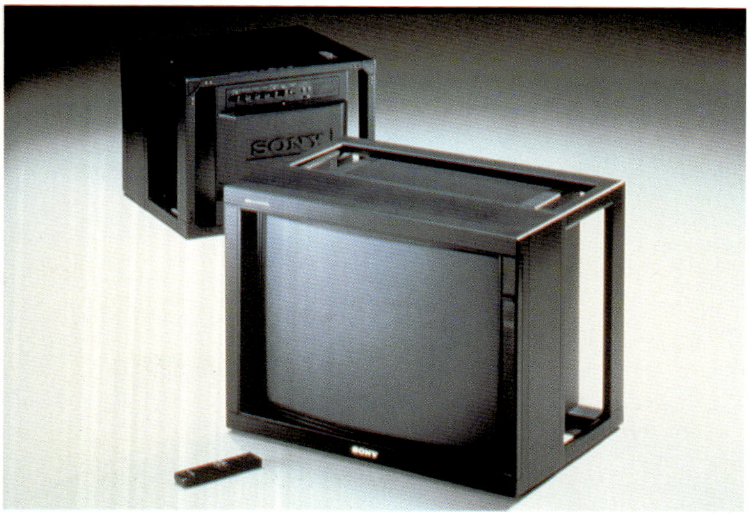

Profeel-Pro-Fernsehmonitore der von Sony seit 1980 entwickelten *Profeel-Serie*
Japan 1986
Sony Corporation, Tokio

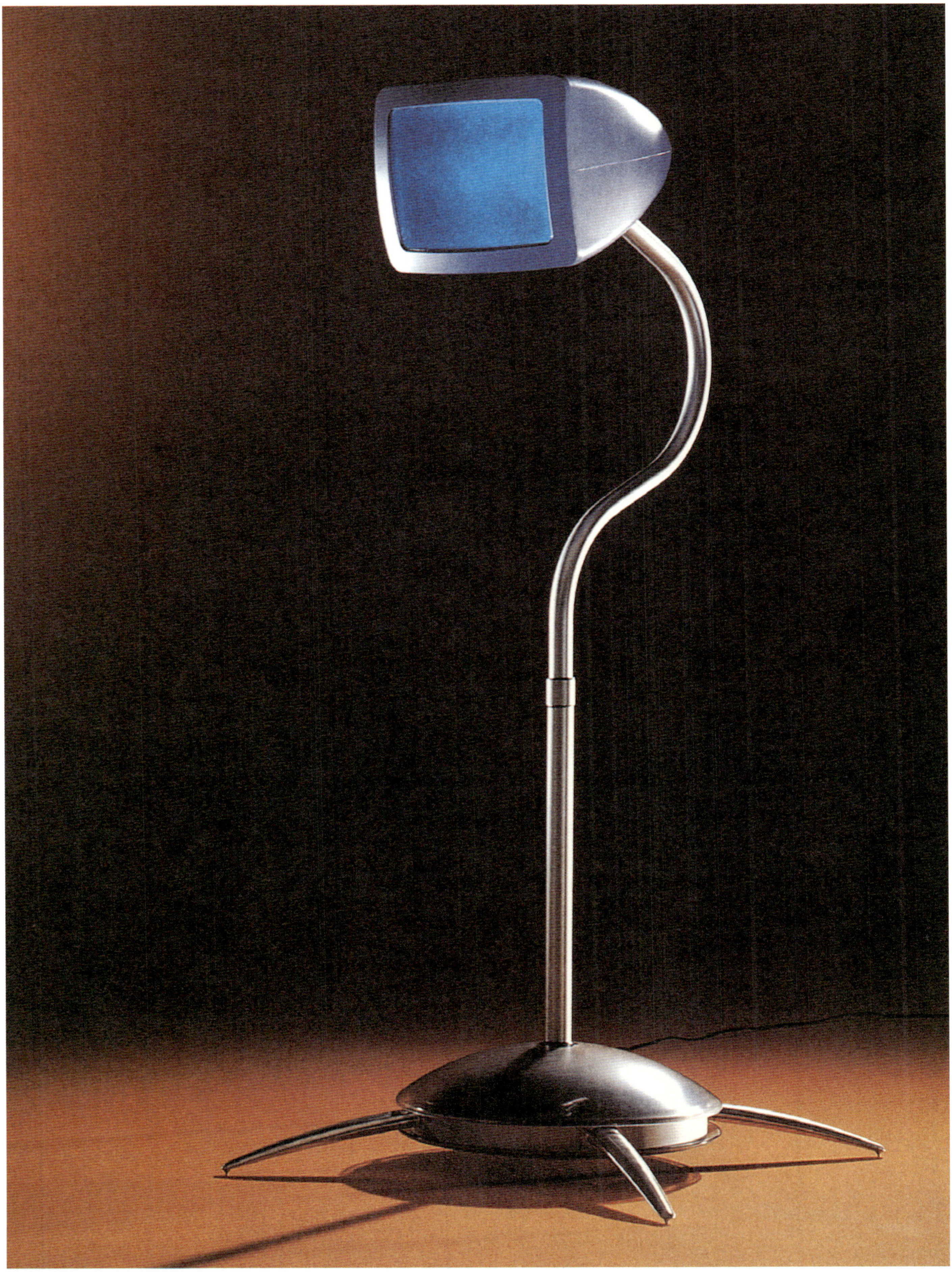

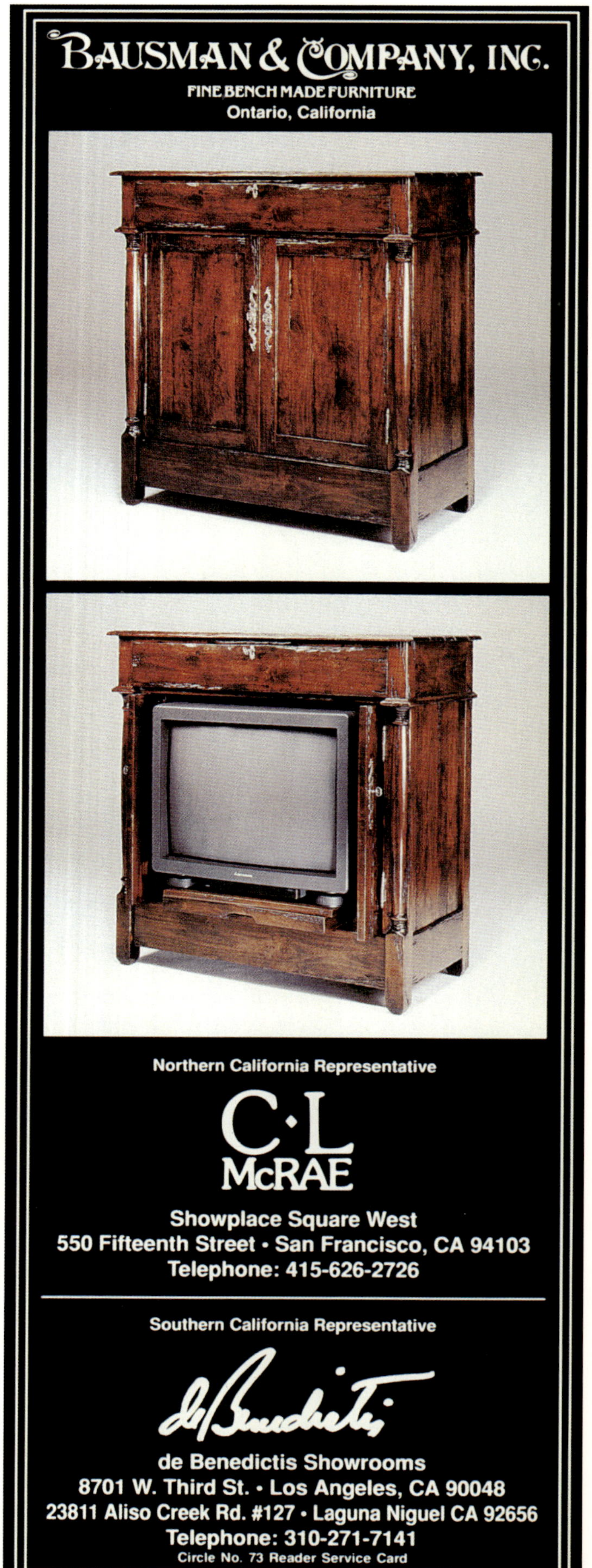

Werbung für den Möbelhersteller Bausman & Company Inc., Fine Bench Made Furniture, Ontario, California USA 1992, in der Zeitschrift »Designers West«, Juli 1992

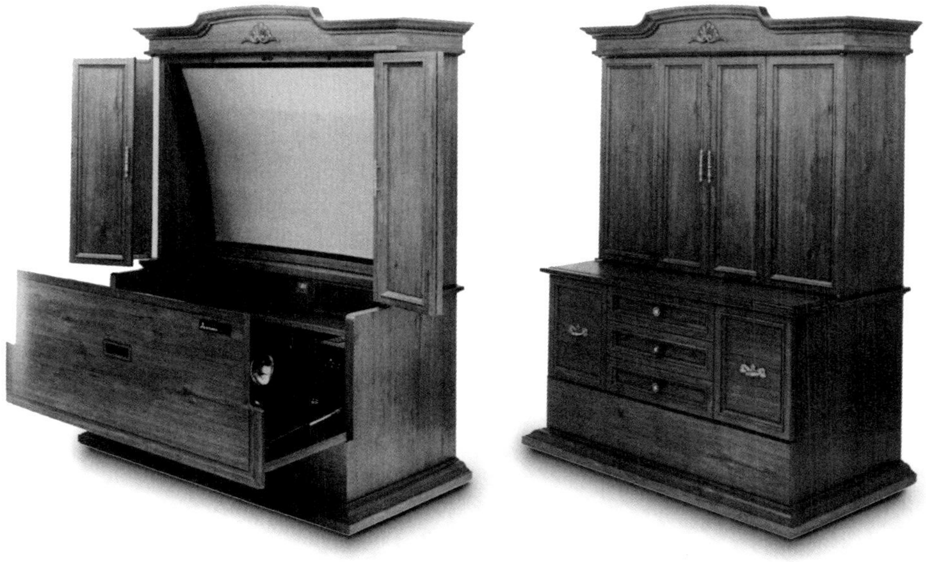

Projektionsfernsehgerät *Mitsubishi VS-521UD*
Japan 1988

Während der allgemeine Trend im Design der Fernsehgeräte von den beiden Elementen Nüchternheit und Modernität bestimmt ist, gibt es vor allem in den USA immer noch einen Markt für altmodische Gehäuse. Möbelhersteller bieten in Design-Zeitschriften teurere, auf die individuellen Wünsche des Kunden zugeschnittene Spezialanfertigungen von Kommoden an, die um TV-Geräte aus der industriellen Serienproduktion herumgebaut werden. Eine kleine, wohlhabende und konservative Kundschaft in den USA wird auch durch große Elektronikkonzerne wie Mitsubishi bedient. Unter der technikbegeisterten japanischen Bevölkerung finden Fernsehgeräte mit solchem Design allerdings keine Käufer – sie werden lediglich für den Export in die USA produziert.

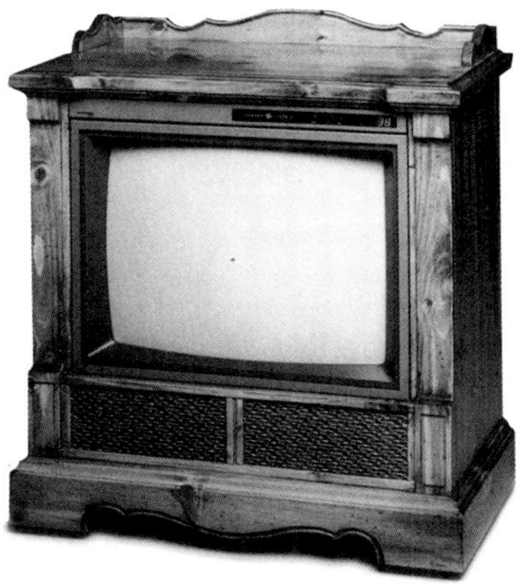

Fernsehgerät *General Electric 25PM4854L* aus der *Performance Plus-Serie*
USA 1984

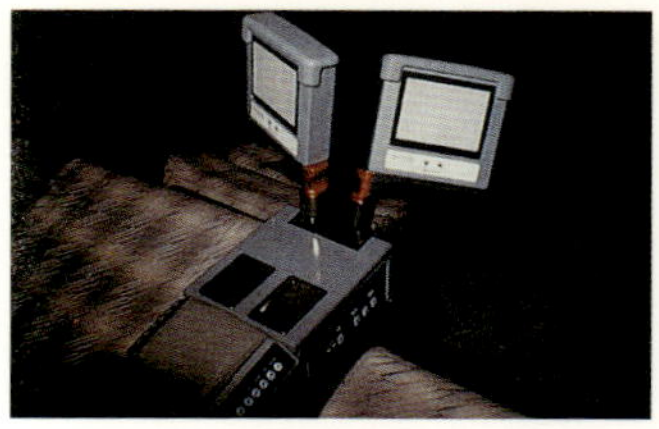

First class »Premiere«
Frankreich 1992, TV-Monitore in einer Concorde der Air France

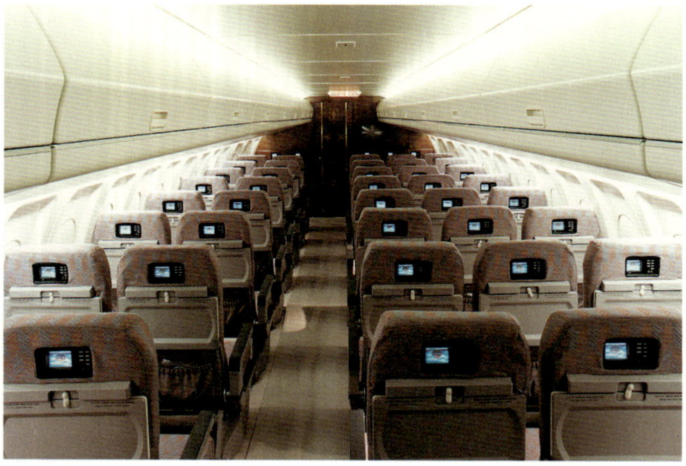

Passagierkabine einer *Fokker 100*
Frankreich/Bundesrepublik Deutschland, um 1988, Côte d'Ivoire

Ridley Scott (Regie); Jordan S. Cronenweth (Kamera); Douglas Trumbull (Special Effects): *Blade Runner (Der Blade Runner)* (Standphoto)
USA 1982, 70 mm Kinofilm, farbig, 122 Minuten
Warner-Columbia

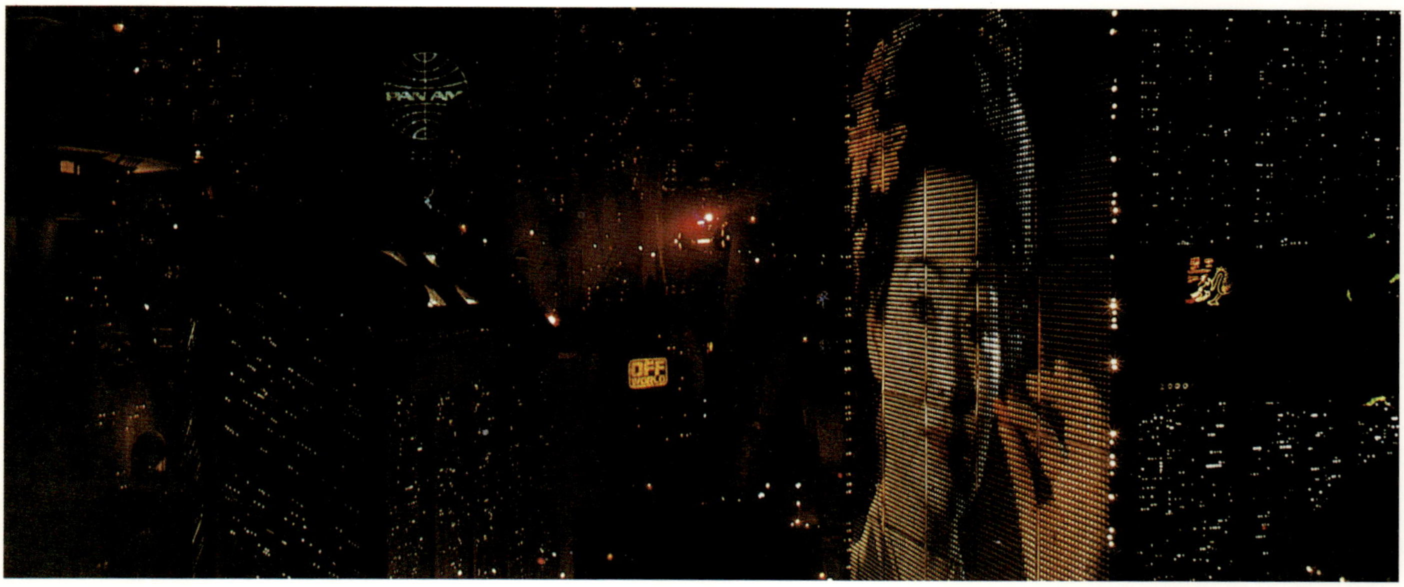

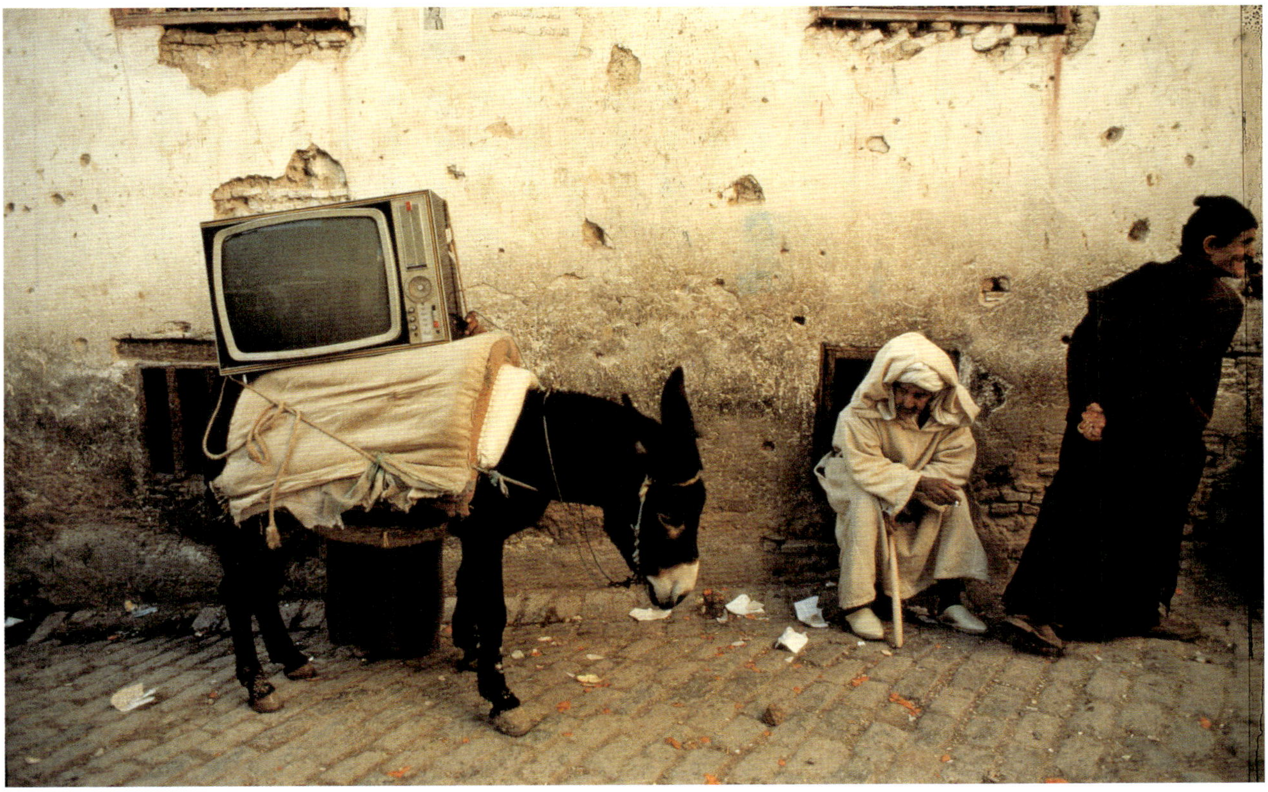

Bruno Barbey: *Morocco Fez*
Marokko/Frankreich 1986, Photographie
Magnum Photos, Paris/Focus, Hamburg

Einige der beeindruckendsten Beispiele für neueres futuristisches Fernsehdesign finden sich in dem 1982 von Ridley Scott in Hollywood realisierten Spielfilm *Blade Runner*, dessen Handlung im Jahre 2019 angesiedelt ist. Zu der überzeugenden Vision einer futuristischen Großstadt tragen nicht zuletzt die eindrucksvoll gestylten TV-Monitore und Fernseh-Großbildwände bei. Inzwischen sind Videowände von gigantischen Ausmaßen in modernen Metropolen wie New York oder Tokio selbstverständlicher Bestandteil des Stadtbildes. Die im Jahre 1936 in William Cameron Menzies Film *Things to come* entworfene Vision eines Fernsehens, das über die unterschiedlichsten Geräte von der Größe eines Notizbuches bis hin zu einer im öffentlichen Raum plazierten Riesenbildwand nahezu alle Menschen erreicht, ist Wirklichkeit geworden. Die Sender strahlen ihre Programme über Satelliten überallhin aus – ob mit oder ohne Billigung der dortigen Machthaber. Der Fernseher gelangt an die entlegensten Orte der Welt – und sei es, daß er mit dem Esel dorthin transportiert werden muß. Die Television ist nicht mehr nur ein Privileg der reichen Großstädte: die Dörfer erhalten einen Hauch von Globalität.

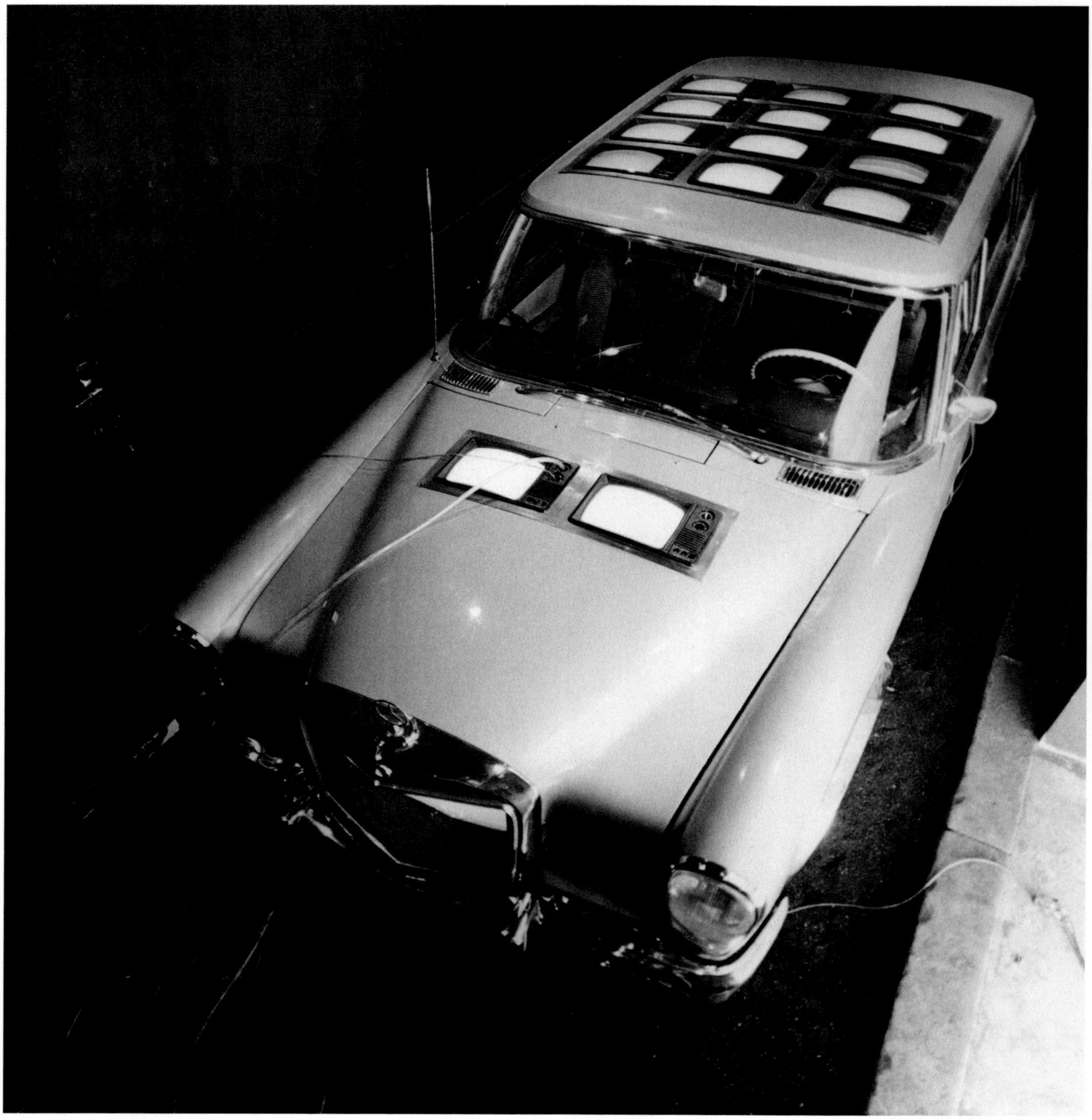

Wolf Vostell: *Die Winde* (Details)
Bestandteil des *Fluxus-Zuges*, der in 15 Städten Nordrhein-Westfalens Station machte
Bundesrepublik Deutschland 1981,
Mercedes Benz mit 21 eingelassenen Fernsehgeräten, Videokamera, plastische Figur, Seil, Schlauch, Kohle, Auto: 200 x 580 cm, Ambiente: 400 x 900 cm

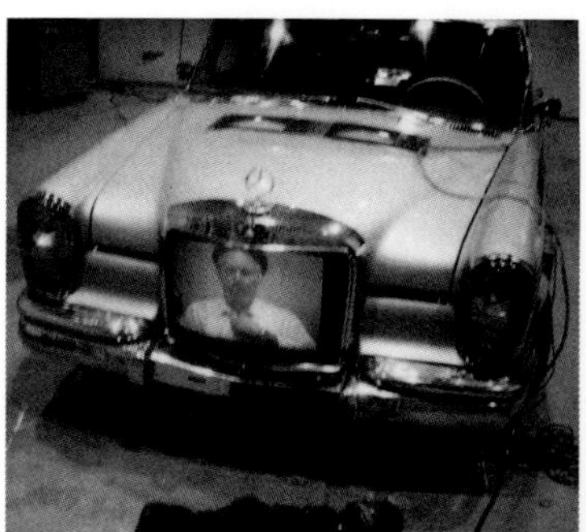

Mit Hilfe der ausgereiften Videotechnik können die Künstler in den achtziger Jahren beliebige Bilder für die Mattscheibe produzieren. Mit der gezielten Herstellung von Videobändern läßt sich das beim reinen Fernsehempfang unvermeidliche Element des Zufalls ausschalten. Für *Die Winde* hat Wolf Vostell mehrere Fernsehgeräte in einen überlangen Mercedes Benz eingebaut. Dieser TV-Wagen ist ein Bestandteil seines *Fluxus-Zuges* von 1981. Die elektronischen Videobilder erscheinen wie Löcher in der Außenhaut des metallenen Objektes. Dadurch entsteht eine Transparenz, die den Übergang in andere, zuvor auf den Videos konservierten Räume erlaubt. Die Steinskulpturen des Kubach-Wilmsen-Teams spielen mit der Form des Fernsehers: Statt eines elektronischen Bildes sieht sich der Betrachter mit der polierten Oberfläche eines Natursteins konfrontiert.

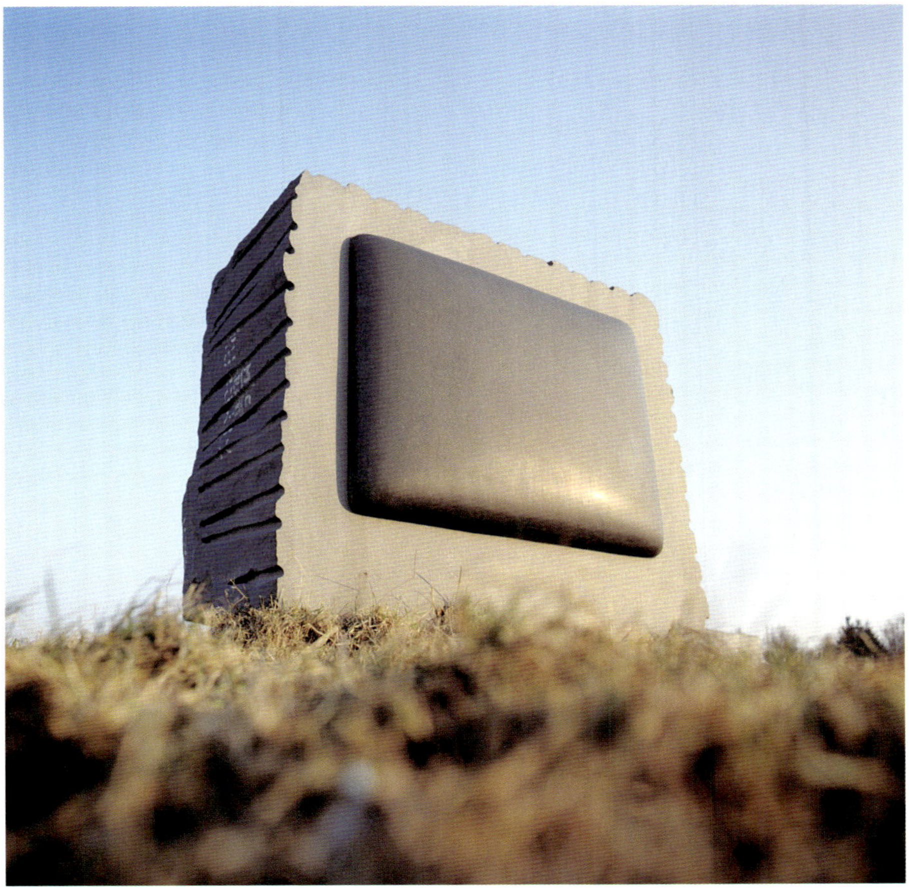

Kubach-Wilmsen-Team: *L'Image de Pierre*
Bundesrepublik Deutschland 1993,
Südafrikanischer Granit,
70 x 180 x 103 cm

In den frühen achtziger Jahren bemühen sich Videokünstler verstärkt, ihre Position innerhalb des Medienbereiches zu bestimmen. Von seiten der Filmemacher wird ihnen oftmals nur Hohn und Spott entgegengebracht, da die Videotechnik noch nicht über alle die gestalterischen Mittel des traditionellen Films verfügt. Besonders beim Schnitt sind dem rein analogen Video erhebliche Grenzen gesetzt. Erst mit der Einführung digitaler Technologie, die in den neunziger Jahren auch für Künstler erschwinglich wird, ändert sich diese Situation zugunsten des Videos. Die Hoffnung, das konventionelle Fernsehen in seinem Grundwesen verändern zu können und an der Gestaltung von Programmen mitzuwirken, hat sich als trügerisch erwiesen. Nicht zuletzt die schwierige kommerzielle Verwertbarkeit von Videobändern läßt einige Videokünstler resignieren und sich dem Film, der Werbung und den Musik-Videoclips zuwenden.

Bei anderen Künstlern kann dagegen eine bewußte Abkehr von der alten Idee, das Fernsehen beeinflussen zu wollen, beobachtet werden. So kommt in Wolf Vostells Videoinstallation *Endogene Depression II* das wachsende Selbstbewußtsein der Videokünstler gegenüber dem Fernsehen zum Ausdruck.
In den sechziger Jahren prägte eine Gruppe von rebellischen deutschen Filmemachern den Leitspruch »Opas Kino ist tot!«. Diese Aussage war programmatisch für den erfolgreichen Versuch eines filmischen Neuanfangs. Rund zwanzig Jahre später wird in einem kanadischen Kunstwerk die Behauptung »TV is Dead« aufgestellt; es folgt der Zusatz »Long Live Video«. Mit einer Sprache, die an Losungen bei politischen Umstürzen erinnert, kommt hier der optimistische Glaube zum Ausdruck, daß in einer neuen Ära die Videokunst an die Stelle des Fernsehens tritt.

Wolf Vostell: *Endogene Depression II*
Bundesrepublik Deutschland 1980, Videoinstallation auf der »Elektra 1983« im Musée d'art moderne de la ville de Paris, Environment mit 30 Fernsehgeräten, 5 Truthähnen und Beton

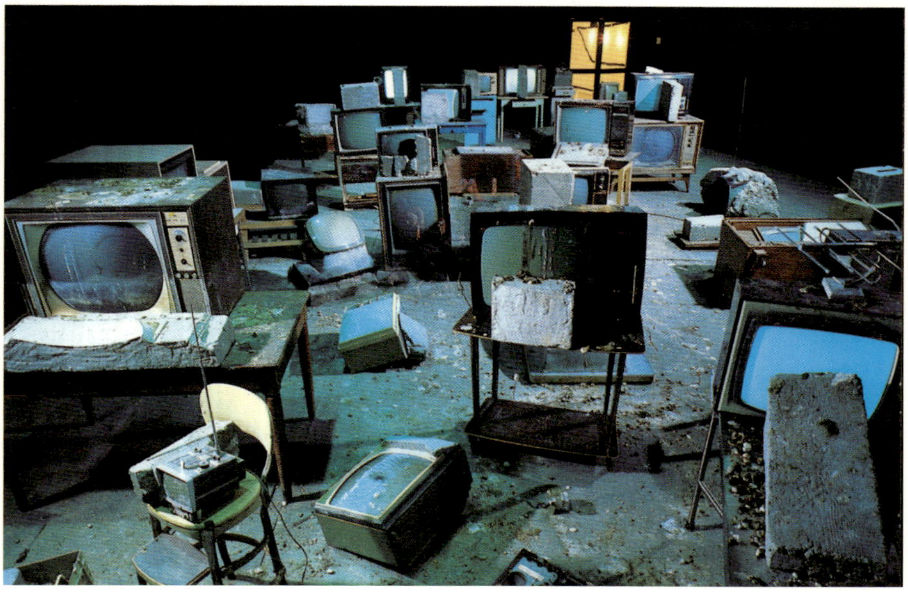

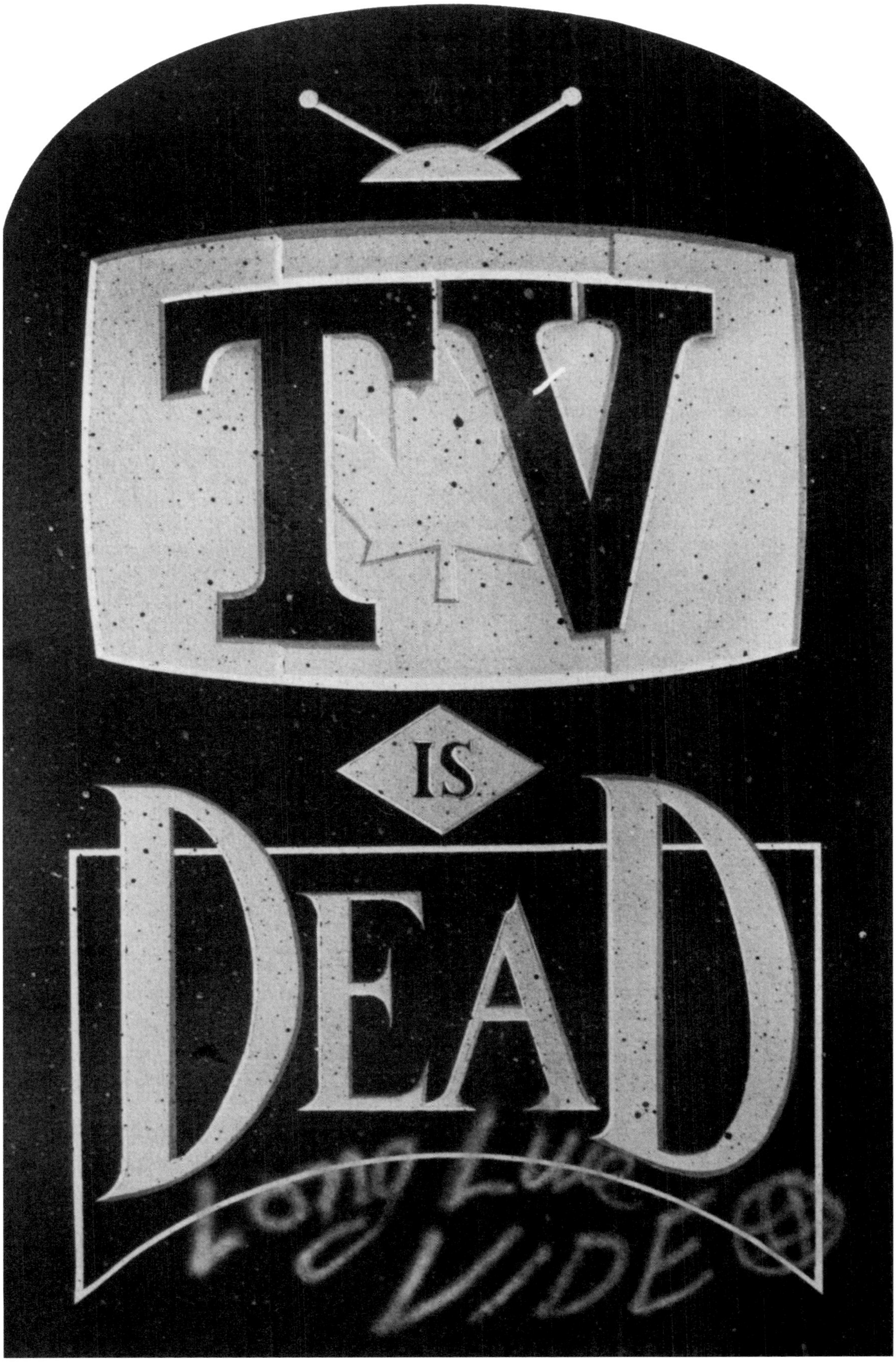

Gary Cooper/High Noon Studios:
TV is Dead ...
Kanada 1982
Star Week, Toronto Star, Kanada

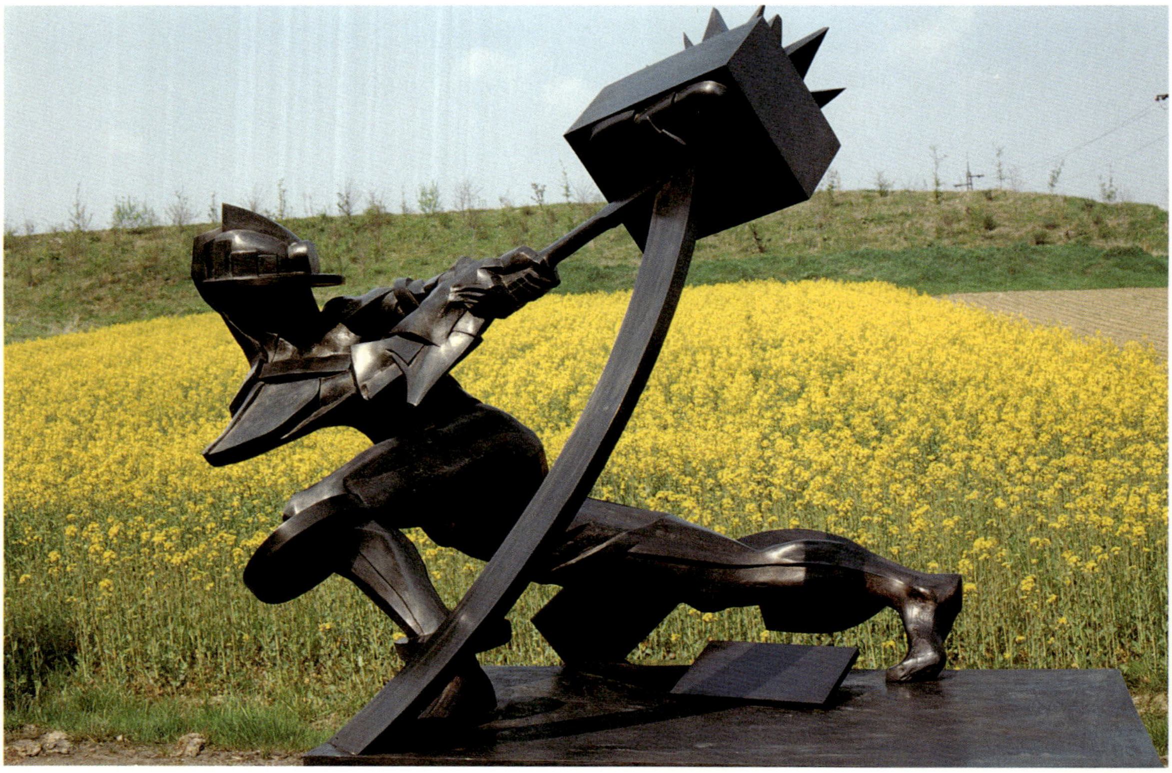

Michael Sandle: *A Mighty Blow for Freedom/Fuck the Media*
Großbritannien/Bundesrepublik Deutschland 1988, Bronze, 300 x 130 x 220 cm, aufgestellt in einem Rapsfeld in Darmsbach

In der Kunst der sechziger Jahre hat sich die Zerstörung des Fernsehers aus einer anarchisch zu nennenden Haltung heraus gegen den »großen Bruder« TV gerichtet. In den siebziger Jahren waren es vor allem konkrete politische Erscheinungsformen des TV und spezielle Sendungen, die zur Zielscheibe kritischer Kunst wurden. In den achtziger und neunziger Jahren sind diese beiden Tendenzen gleichzeitig anzutreffen.
Dabei wird in zunehmendem Maße die Zerstörung des Fernsehgerätes aus dem Bereich der Happenings und Aktionen in die traditionellen Gattungen der Kunst überführt.

Die meisten der in den sechziger Jahren zerstörten Fernsehgeräte sind auf dem Müll gelandet, nachdem sie ihre aktionistische Aufgabe erfüllt hatten. Seit sich der Kunstmarkt und die Museen für diese Werke in verstärktem Maße zu interessieren beginnen, sind von den Künstlern selbst zahlreiche Rekonstruktionen angefertigt worden. Der »kaputte Fernseher« ist zum Gegenstand kunsthistorischer Publikationen und damit »salonfähig« geworden.
Bleibende Plastiken zum Thema der Zerstörung des TV-Gerätes entstehen. Wolf Kahlen bedient sich dabei einfachster Mittel, die der Ästhetik des Fernsehens angepaßt sind. Für *Manhattan Cable Feedback* benutzt er eine gekaufte, aus Plastik gefertigte Spielzeugfigur des aus Comics und Fernseh-Zeichentrickfilmen bekannten Hulk.
In Michael Sandels Œuvre findet sich eine aufwendig in Bronze gegossene Großplastik mit dem kämpferischen Titel *A Mighty Blow for Freedom/Fuck the Media*. Dabei handelt es sich natürlich nicht – wie einst bei Kattentidts Auftragswerk für die Funkausstellung von 1930 – um eine verherrlichende *Allegorische Darstellung des Fernsehens*, sondern um die autonom produzierte Manifestation eines allgemeinen Unbehagens an TV-Kultur.
Immerhin gelingt es einigen Videokünstlern, sich zumeist auf regionaler Ebene an der Gestaltung des Fernsehprogramms mit eigenen wenigen, nach basisdemokratischen Gesichtspunkten produzierten Beiträgen zu beteiligen. Eine Photographie zeigt das amerikanische Paper Tiger Team bei den Vorbereitungen zu Dreharbeiten an einem ihrer unkonventionellen Videos, das für eine Ausstrahlung durch ein Satellitenprogramm bestimmt ist.

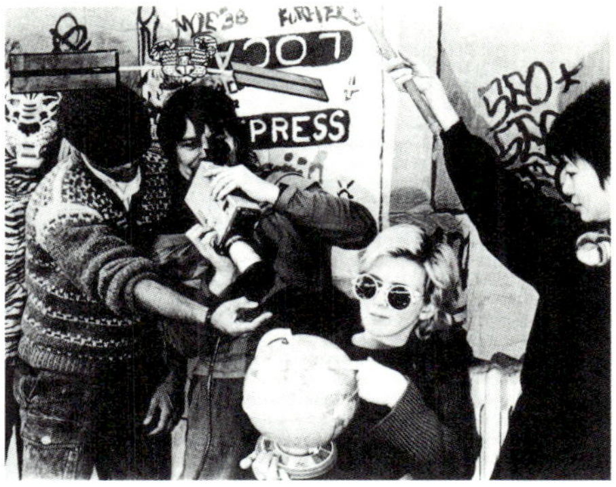

Paper Tiger TV Collective: *Deep Dish TV*
(Produktionsphoto)
USA, Ausstrahlung April 1988,
Videoband, farbig

Wolf Kahlen: *Manhattan Cable Feedback*
Bundesrepublik Deutschland/USA 1980,
industriell gefertigte Plastikfigur,
Fernsehgerät

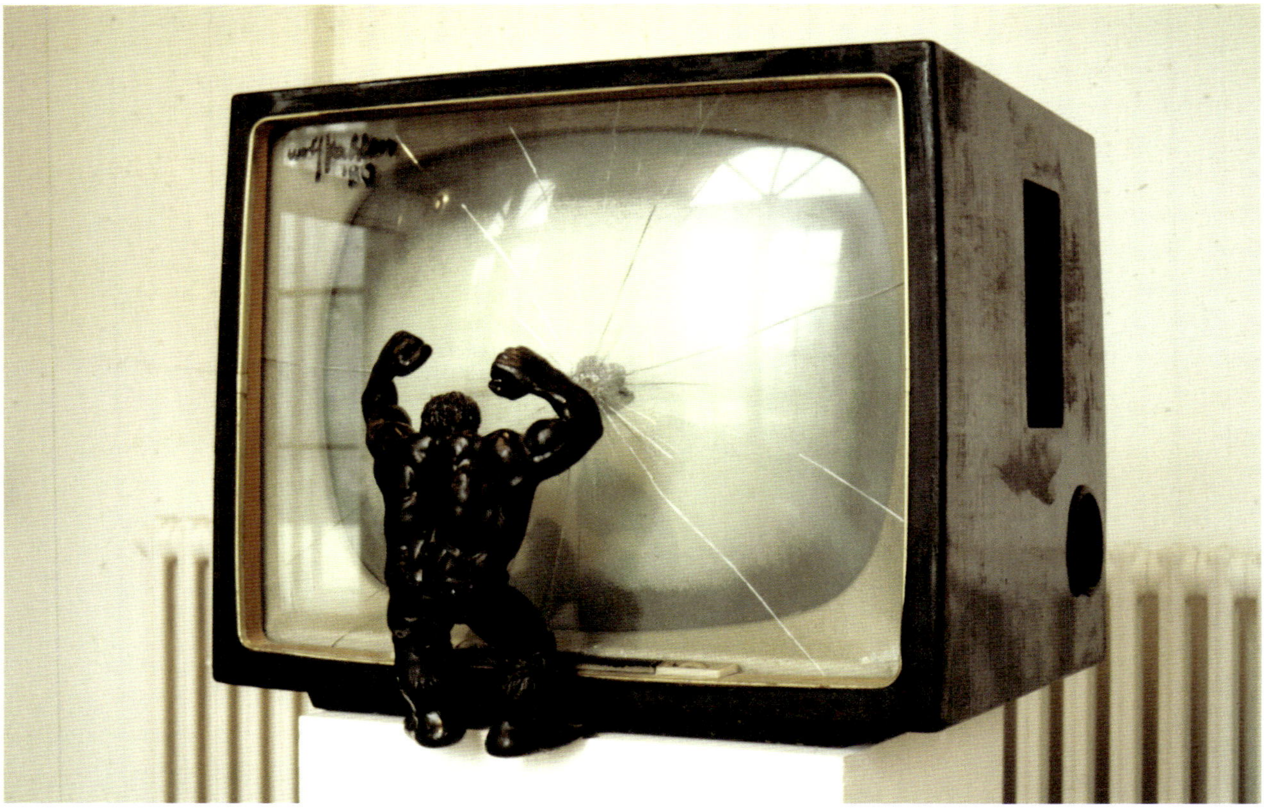

Michael Klier: *Der Riese*
Bundesrepublik Deutschland 1983,
Videoband, schwarzweiß u. farbig,
83 Minuten
Michael Klier, Berlin/ZDF, Redaktion
»Das Kleine Fernsehspiel«/Freunde der
Deutschen Kinemathek

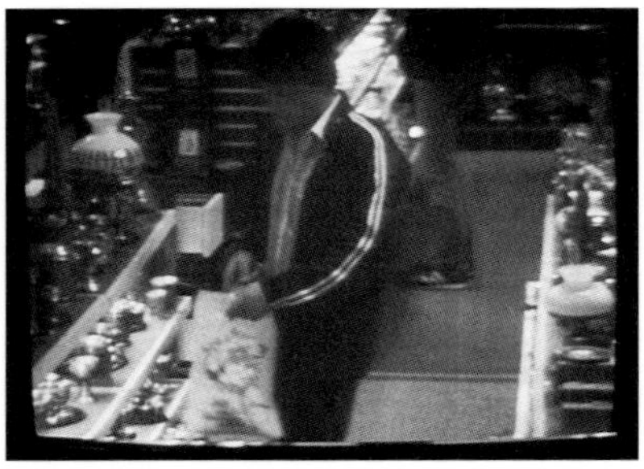

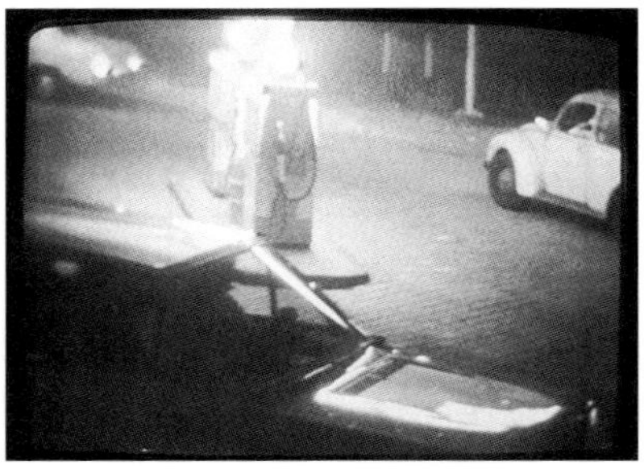

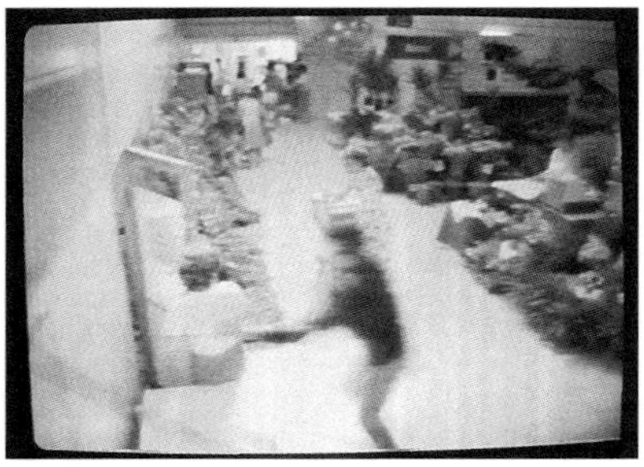

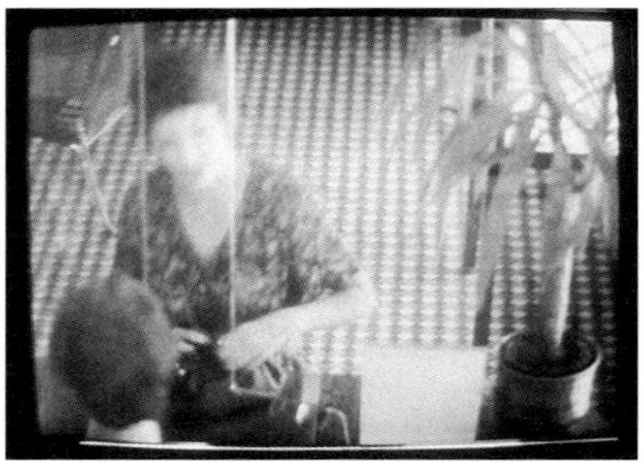

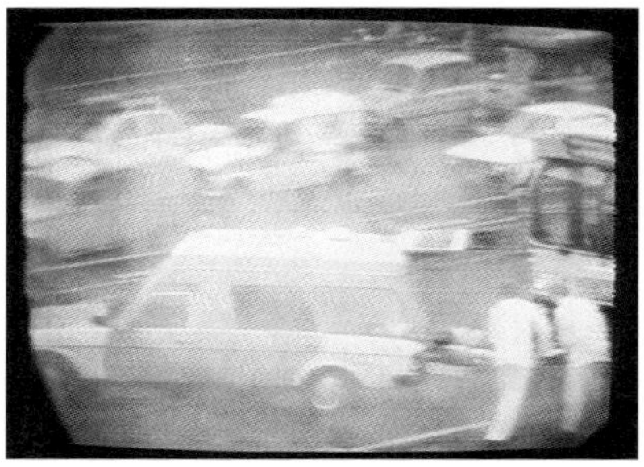

von links nach rechts:
Dieb in einem Kaufhaus in Berlin
Tankstelle nachts in Berlin
Überfall im Ruhrgebiet Köln
Bankschalter in Berlin
Ambulanz im Stadtverkehr in Hamburg

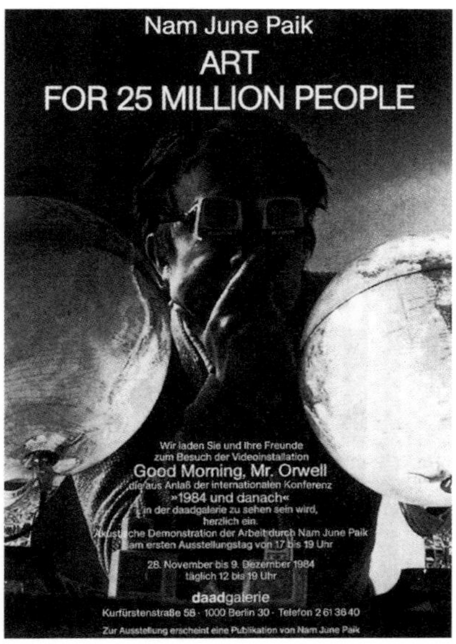
Nam June Paik
ART
FOR 25 MILLION PEOPLE
Wir laden Sie und Ihre Freunde
zum Besuch der Videoinstallation
Good Morning, Mr. Orwell
die aus Anlaß der internationalen Konferenz
»1984 und danach«
in der daadgalerie zu sehen sein wird,
herzlich ein.
am ersten Ausstellungstag von 17 bis 19 Uhr
28. November bis 9. Dezember 1984
täglich 12 bis 19 Uhr
daadgalerie
Kurfürstenstraße 58 · 1000 Berlin 30 · Telefon 2 61 36 40
Zur Ausstellung erscheint eine Publikation von Nam June Paik

Nam June Paik: Einladungskarte zu
Art for 25 Million People
Südkorea/USA 1984
daadgalerie, Berlin

Im Jahr 1984 wird eine Reihe von Kunstwerken aller Gattungen bis hin zum Comic vorgestellt, die sich auf George Orwells pessimistischen Zukunftsroman *1984* beziehen. Der 1949 erstmals veröffentlichte Roman schildert einen faschistoiden Überwachungsstaat, in dem eine totale Kontrolle über die Bürger ausgeübt wird.
1984 entbrennt eine auf breiter Ebene geführte Diskussion, inwieweit sich die bei Orwell geschilderten Verhältnisse durch die Anwendung von Video-Überwachungskameras und computergestützten Datenbanken schon jetzt finden lassen. Eine der wichtigsten künstlerischen Bestandsaufnahmen hatte der Berliner Videofilmer Michael Klier schon 1983 mit seinem Video *Der Riese* vorgenommen. Das vom Zweiten Deutschen Fernsehen koproduzierte Band dokumentiert die umfassende Überwachung des öffentlichen Lebens. Klier zeigt kommentarlos, wie fest installierte Fernsehkameras die lückenlose Verfolgung eines Wagens durch die Stadtlandschaft ermöglichen.
Im Großbritannien des Orwell-Jahres erscheint Michael Radfords aufwendig inszenierte Neuverfilmung des Buches *1984*. Im Vordergrund steht dabei nicht die Manipulation des Bürgers durch gezielte Veränderung der Sprache, sondern dessen Beeinflussung durch das Fernsehen: Auf öffentlichen Plätzen, in jedem Wohnraum, an jedem Arbeitsplatz, in jedem Fahrstuhl und sogar in den Gefängniszellen sind TV-Geräte angebracht, von denen herab der »große Bruder« blickt. Die Orwell-Verfilmung endet mit einem düsteren Ausblick auf die Zukunft.
Nam June Paik stellt wiederum seine vom Fernsehen übertragene Satellitensendung *Good Morning Mr. Orwell* in den Kontext seiner positiven Utopie *Art for 25 Million People*. Damit gelingt ihm die Versöhnung von »High and Low«, von ernster und unterhaltender Kunst.

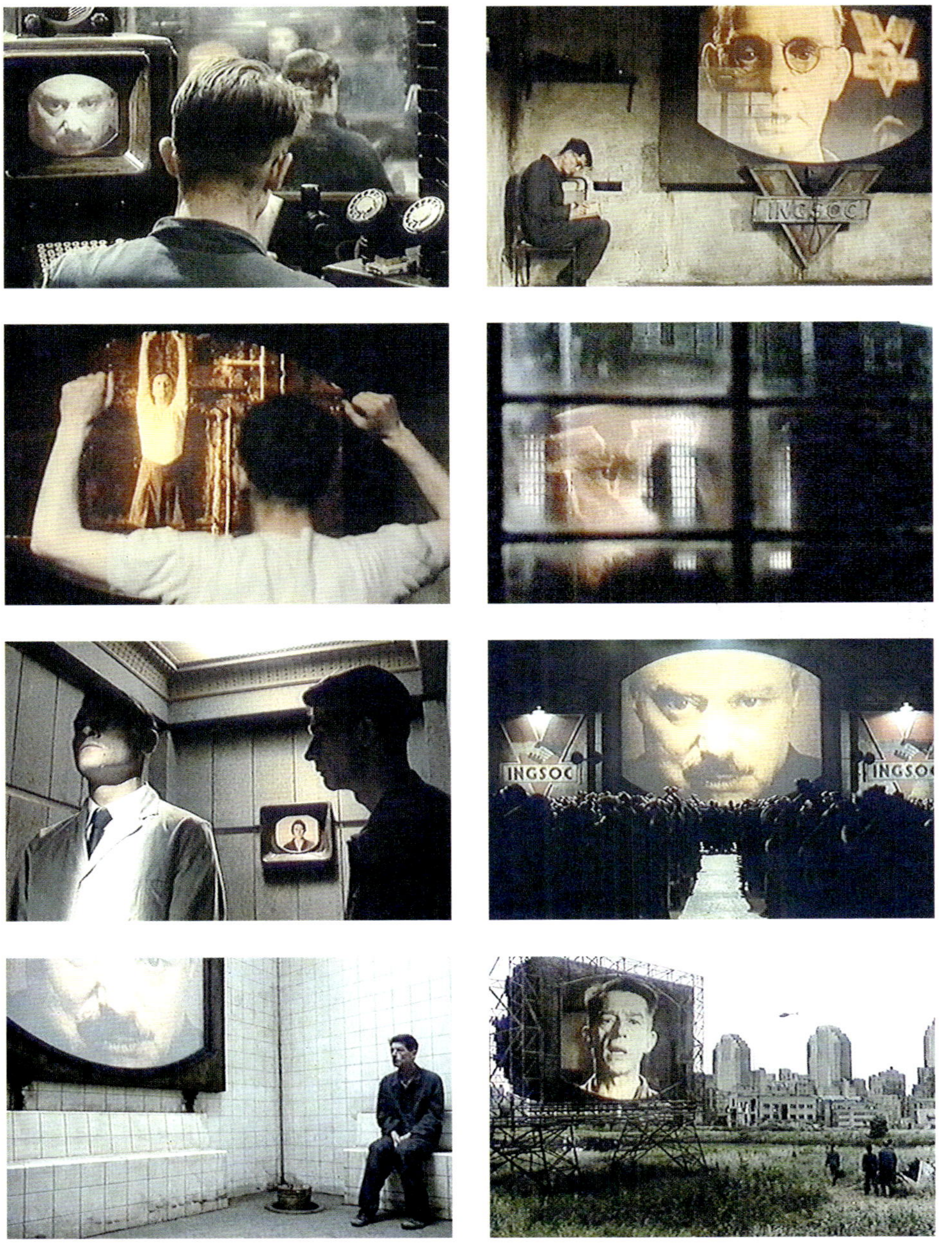

Michael Radford (Regie);
Roger Deakins (Kamera): *1984*
Großbritannien 1984, 35 mm Kinofilm,
farbig, 114 Minuten
Virgin

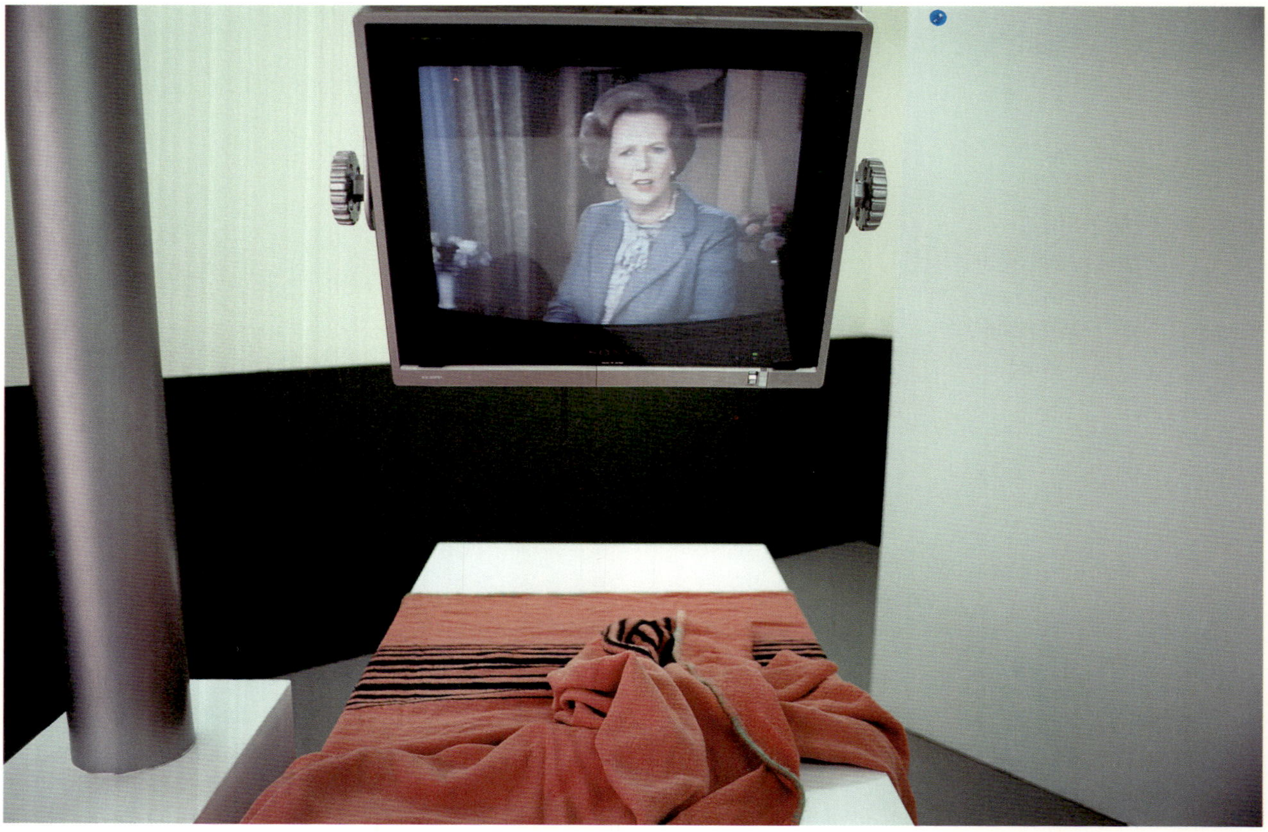

Richard Hamilton: *Treatment room*
Großbritannien 1983/84, Videoinstallation, 275 x 550 x 550 cm
The South Bank Centre,
The Arts Council Collection, London

Im Jahr 1984 kommt der britische Film *Brazil* von Terry Gilliam in die Kinos. Am Anfang dieser apokalyptischen Zukunftsvision steht der Bombenanschlag auf ein Fernsehgeschäft. Gilliam inszeniert diese Szene mit überdeutlichen Anklängen an die Fernseh-Berichterstattung über terroristische Aktivitäten der IRA. Die Nachrichtensendungen des Fernsehens sind in *Brazil* nicht mehr als ein propagandistischer Verlautbarungsjournalismus.
Mit ähnlicher Wut wie Gilliam reagiert Richard Hamilton auf

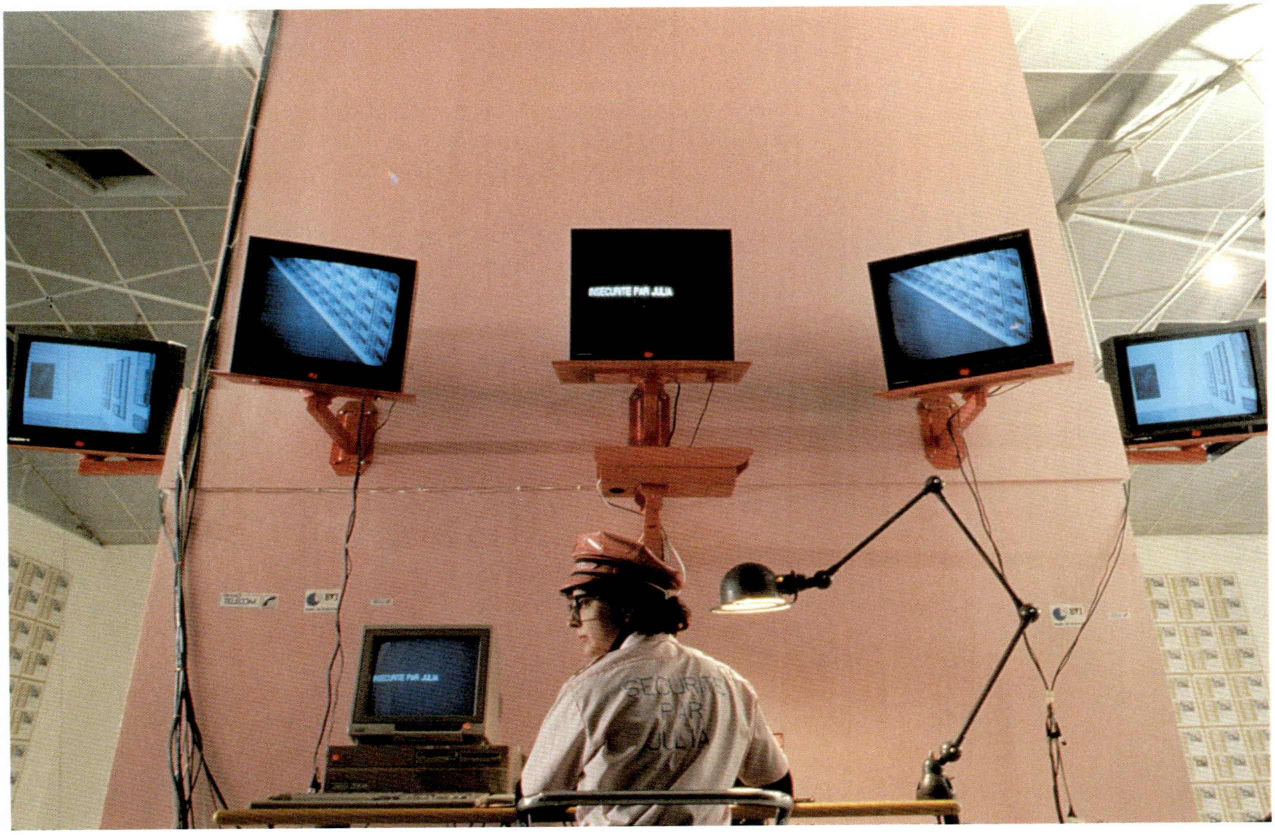

Julia Scher: *Security by Julia, IX*
USA 1990 (erste Version 1989)
Videoinstallation in Dijon

das Fernsehen der Thatcher-Ära. In seiner kalt wirkenden Video-Installation *Treatment room* ist der Fernseher mit der britischen Premierministerin ein Sinnbild für die Bedrohung der Demokratie durch staatliche Bevormundung und Instrumentalisierung der Medien.
Die Gefahr, welche von einer Nutzung der Videotechnik durch private Anwender ausgeht, thematisiert Julia Scher, die für ihre mehrfach ausgeführte Installation *Security by Julia* selbst in die Rolle der Angehörigen eines Sicherheitsdienstes schlüpft.

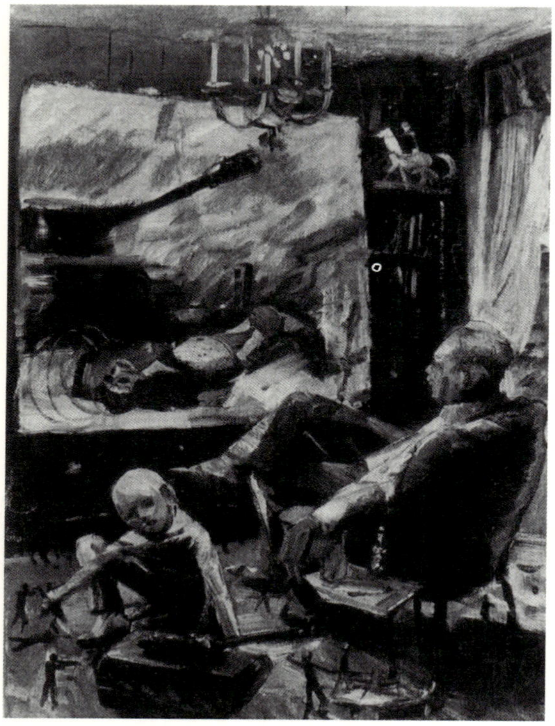

Harald Duwe: *Studie zu Tagesthemen*
Bundesrepublik Deutschland 1981,
Öl auf Hartfaserplatte, 47 x 32 cm
Privatbesitz

Zu Beginn der achtziger Jahre nimmt das ungebremste Wettrüsten der Supermächte neue Dimensionen an. Begriffe wie Neutronenbombe, SDI oder NATO-Doppelbeschluß stehen für die Ängste dieser Zeit. Von der Aufrüstung in Ost und West fühlen sich besonders die Deutschen bedroht. Sie wissen, daß ein neuer Weltkrieg die Bundesrepublik und die DDR in eine nukleare Wüste verwandeln würde. Die Anti-Kriegsbewegung erlebt eine ungeheure Mobilisierung. Der Protest gipfelt in der Bundesrepublik in Demonstrationen von nicht gekanntem Ausmaß. Der ideologische Wettstreit von NATO und Warschauer Pakt spiegelt sich verstärkt und emotionalisiert in den Fernsehberichten wider. Viele Mitglieder der Friedensbewegung in der Bundesrepublik finden sich mit ihren meist friedlichen Aktionen in den Medien falsch dargestellt und beginnen an der Objektivität des Fernsehens zu zweifeln. Vergleichbare Bewegungen in der DDR werden vom dortigen Fernsehfunk entweder verunglimpft, totgeschwiegen oder für die Politik der SED vereinnahmt. Deshalb bevorzugen die meisten DDR-Bürger – wenn sie es überhaupt empfangen können – das westliche Fernsehen.

Diese politische Entwicklung bringt es mit sich, daß sich auch Künstler mit den politischen TV-Sendungen engagiert auseinandersetzen. Die bundesdeutsche Super-8-Szene nimmt sich genauso wie linke Kabarett-Gruppen der Nachrichtenmagazine an, in anderen Staaten Westeuropas finden ähnliche politisch motivierte Kunstaktionen statt. Der Bundesdeutsche Ingo Günther und der Österreicher Richard Kriesche sind nur zwei der zahlreichen Videokünstler, die für ihre Bänder Aufnahmen von der westdeutschen *Tagesschau* oder der ostdeutschen *Aktuellen Kamera* verwenden.
Der kritische Realist Harald Duwe malt in dieser Zeit zahlreiche agitatorische Bilder mit Szenen von der Friedensbewegung oder dem Kampf gegen die Atomkraftwerke. In seinem nach der gleichnamigen Fernsehsendung benannten Gemälde *Tagesthemen* befaßt er sich mit der politischen Fernsehberichterstattung.
Der in der DDR ansässige Joachim Jansong stellt seine Soldatenmarke mit der Personenkennzahl gegen ein Bild aus dem West-Fernsehen, wo die *Tagesschau* die Meldung über einen Vorstoß der Warschauer-Pakt-Staaten zur Eindämmung der Kriegsgefahr bringt.

Abb. rechts:
Ingo Günther: *Novideovoodoo*
Bundesrepublik Deutschland 1980

Abb. links:
Richard Kriesche: *die trennung hat nichts mit ost- und west-berlin zu tun. sie ist die manifestation des technischen bewußtseins, dessen kodifizierung die videomaschine sichtbar macht. politische und ästhetische prozesse haben eine gemeinsame technologische basis.*
Bundesrepublik Deutschland, um 1984,
Videoband

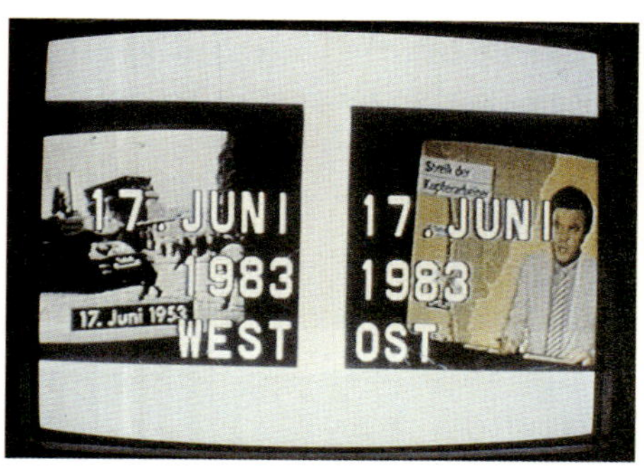

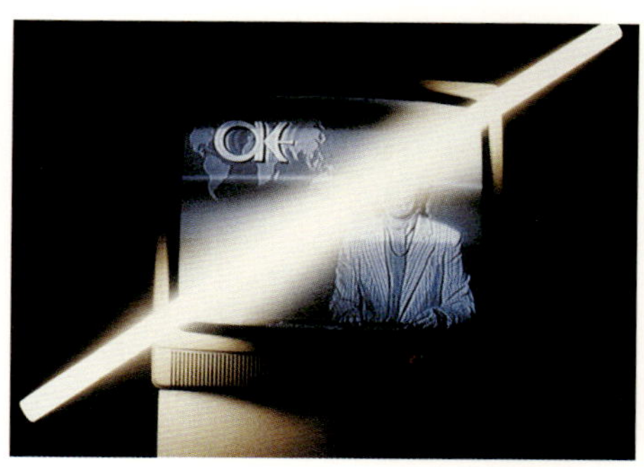

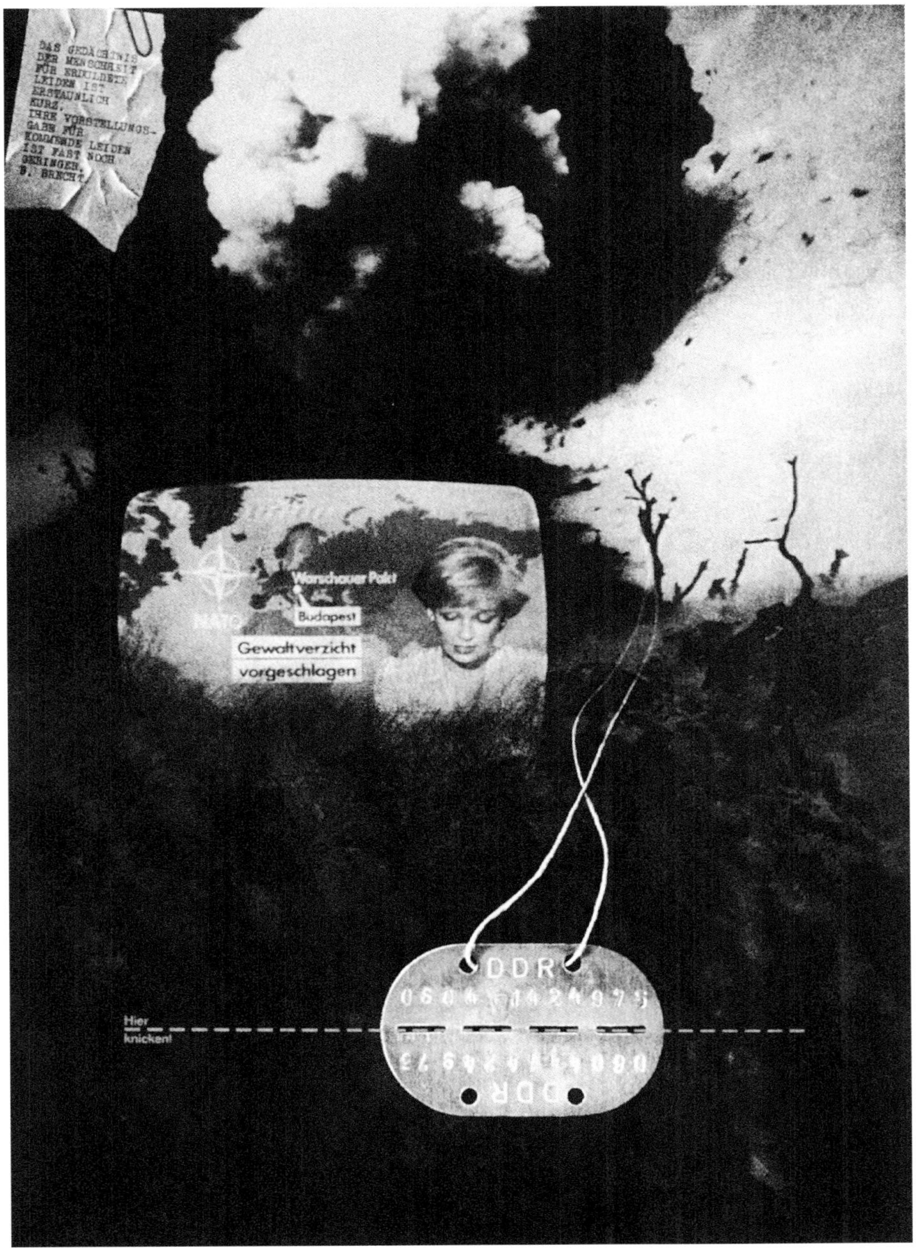

Joachim Jansong: *Meine Marke mit PKZ*
Deutsche Demokratische Republik 1984,
Radierung/Siebdruck, 44,0 x 31,0 cm
Sammlung Wolfgang Schreiner, Berlin

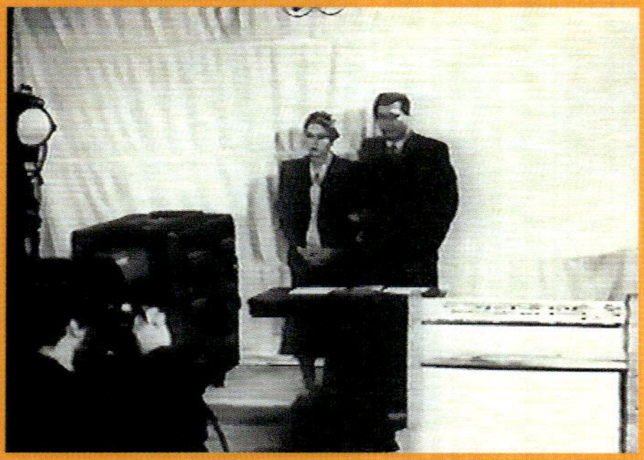
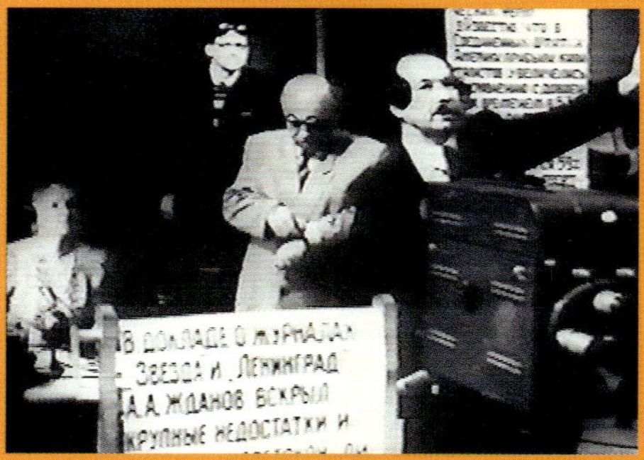
В ДОКЛАДЕ О ЖУРНАЛАХ
ЗВЕЗДА И ЛЕНИНГРАД
А.А. ЖДАНОВ ВСКРЫЛ
КРУПНЫЕ НЕДОСТАТКИ И
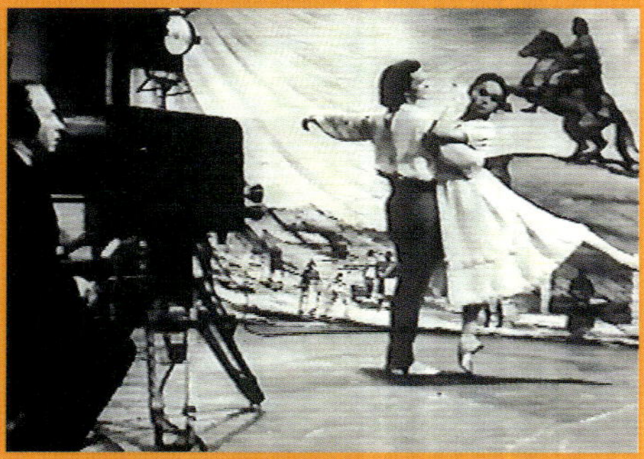
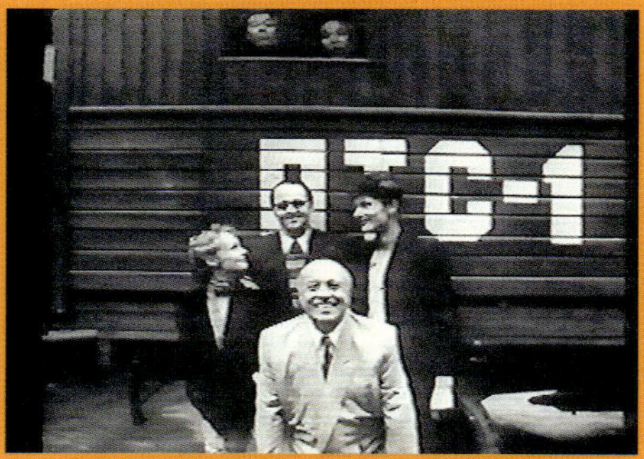
ПТС-1
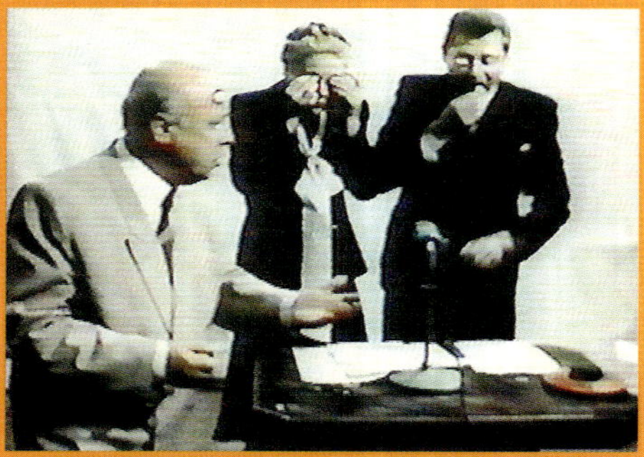
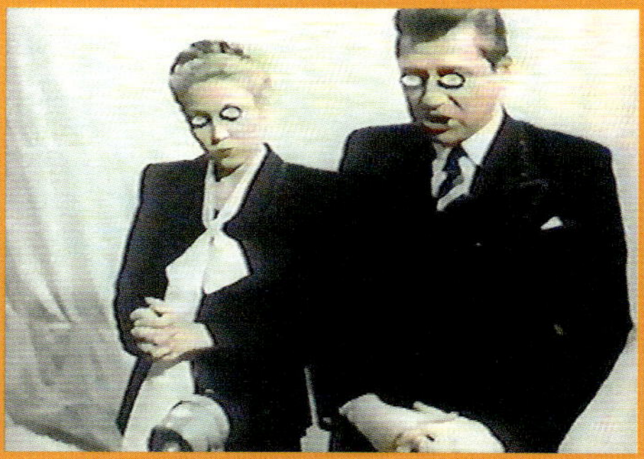
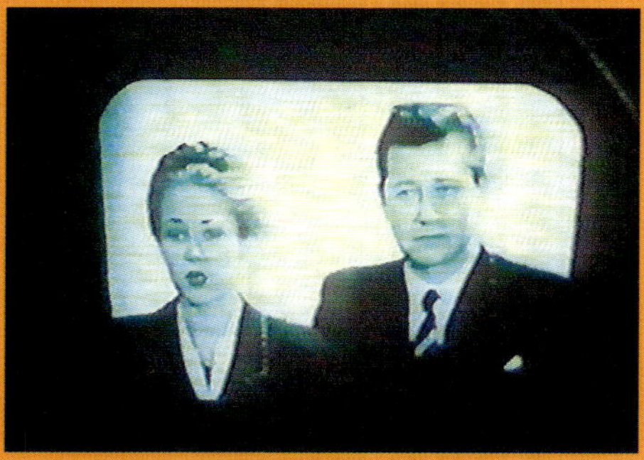
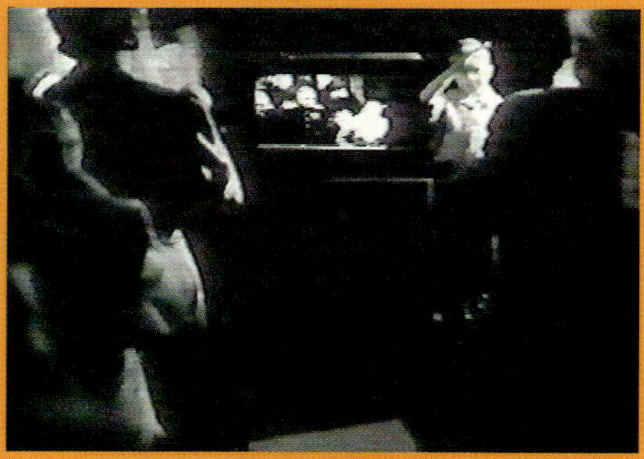
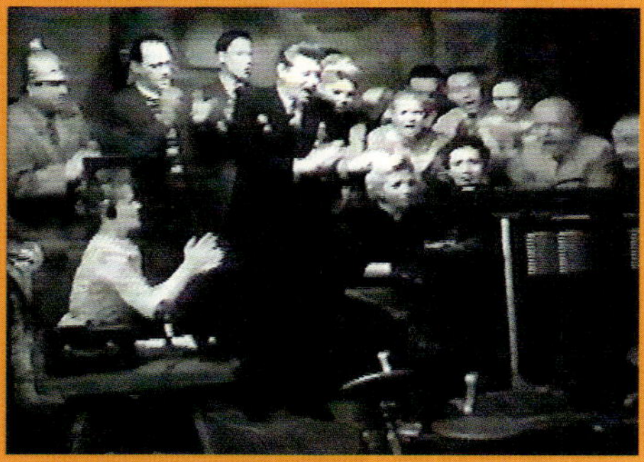
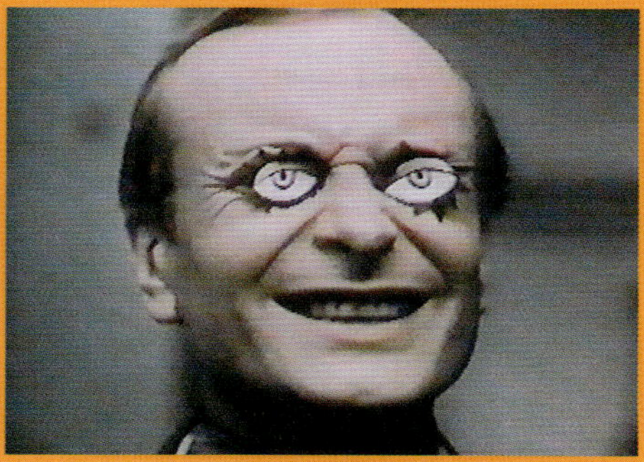

Die Lockerung der Zensur in der Sowjetunion ermöglicht im Zuge von Glasnost 1989 die Entstehung des ersten Spielfilms, der sich mit dem Fernsehen in der Stalin-Ära auseinandersetzt. Der russische Regisseur Valery Ogorodnikov rekonstruiert in *Prischwins Papieraugen* Szenen aus der Pionierzeit der sowjetischen Television unter Verwendung von Dokumentarfilm- und Photomaterial. Der Titel des Films spielt auf einen Witz aus der Zeit Stalins an: Damit der Zuschauer nicht bemerkt, daß die Verlautbarungen in den Nachrichtensendungen abgelesen werden, kleben sich die Sprecher gemalte Papieraugen auf die Augenlider; so vermitteln sie den Eindruck, daß der Text aus ihrem tiefsten Inneren kommt.

Der Held des Filmes recherchiert für einen fiktiven Dokumentarfilm über die Aufnahmegruppe der ersten mobilen Fernsehstation Sowjetrußlands. Im Verlauf der Geschichte begegnet er nicht nur den wiederbelebten Relikten des Stalinismus, sondern auch einem todverheißenden Doppelgänger, der auf einem TV-Monitor erscheint. Ogorodnikov knüpft mit dieser Bildfolge an ein traditionelles Motiv aus der deutschen Romantik an. Am Ende des Filmes liegt der Journalist mit einem Loch im Kopf auf dem Eis der zugefrorenen Newa. Den Fernsehfilm hat er nicht beendet. Ob er von politischen Widersachern ermordet wurde, bleibt offen. Ogorodnikow läßt *Prischwins Papieraugen* mit einem pessimistischen Schluß enden, weil er kaum Chancen für eine tiefgreifende Veränderung des russischen Mediensystems sieht. Auch nach den politischen Umwälzungen bleiben integre Journalisten gefährdet.

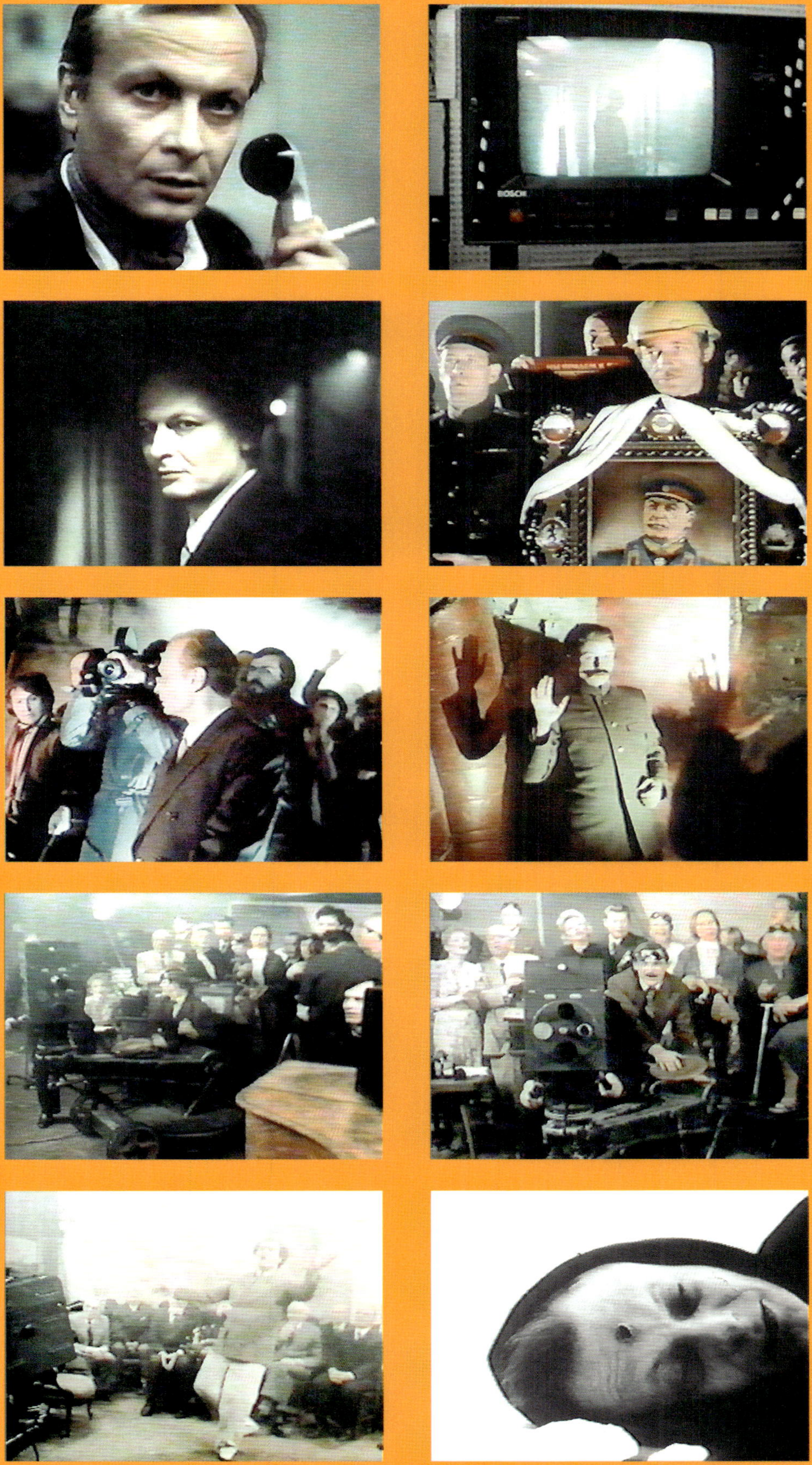

Valery Ogorodnikov (Regie);
Valery Mironow (Kamera):
Prischwins Papieraugen
Russische Sowjetrepublik 1989,
35 mm Kinofilm, farbig, 139 Minuten
Lenfilmstudio St. Petersburg

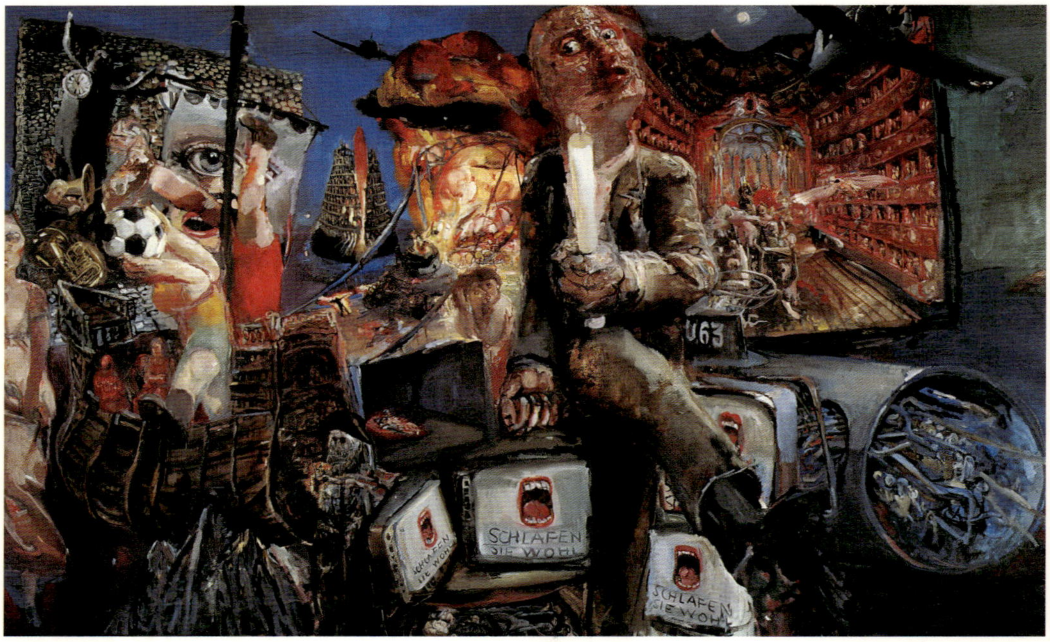

Bernhard Heisig: *Ende des Abendprogramms*
Deutsche Demokratische Republik 1982,
Öl auf Leinwand, 200 x 332 cm
Ludwig-Institut für Kunst der DDR,
Städtische Galerie Schloß Oberhausen

Die TV-Nachrichtensprecher und -Moderatoren sind auf der Mattscheibe gemeinhin nur als Köpfe oder allenfalls bis zur Hüfte präsent. Dieses Phänomen geht unter dem Begriff »Talking Heads« in den allgemeinen Sprachgebrauch ein. Der Held der amerikanischen Fernsehserie *Max Headroom* ist der »Talking Head« par exellence, ein computergeneriertes Wesen, das nur aus einem Kopf besteht – den Rest des Körpers braucht diese Figur nach den Gesetzen des Mediums in ihrer Funktion als Fernsehsprecher ja sowieso nicht. Dieser Max Headroom ist genaugenommen ein Krüppel, dessen »Behinderung« durch die Ästhetik des Fernsehens bedingt ist.

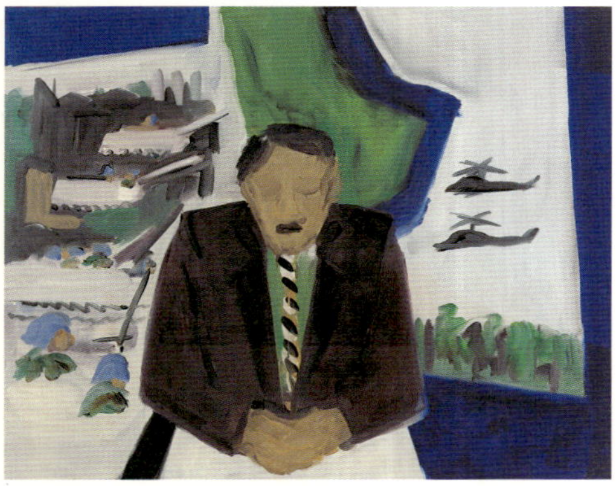

Bernd Ikemann: *Blauhelmeinsatz*
Bundesrepublik Deutschland 1993,
Öl auf Leinwand, 95 x 120 cm

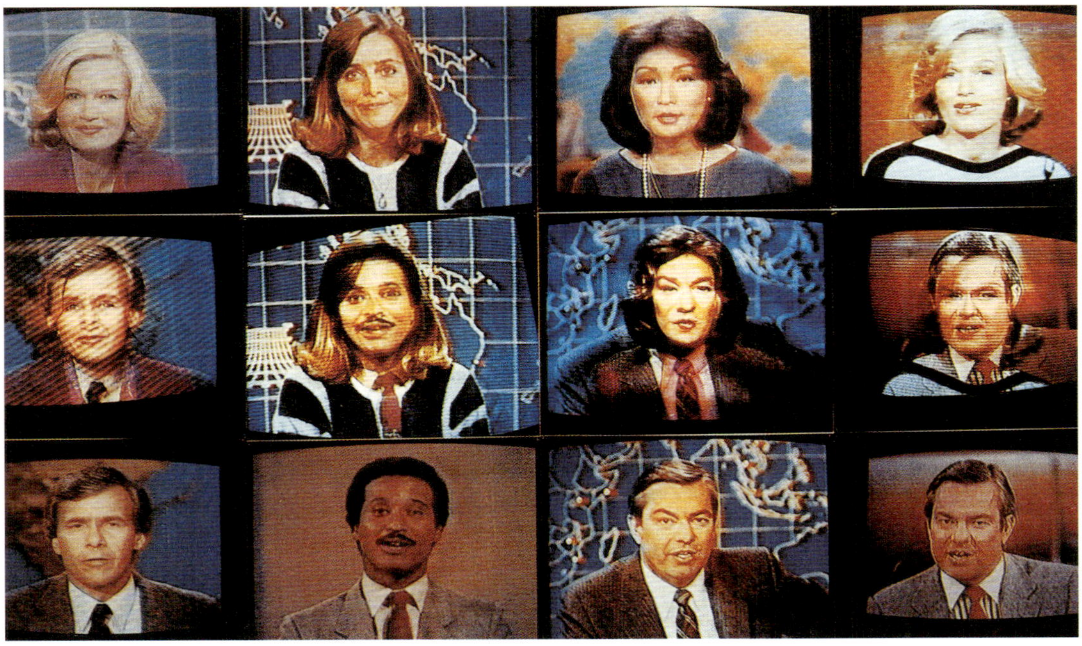

Robert Heinecken: *CBS Docu-drama: A Case Study in Finding an Appropriate TV Newswoman*
USA 1984, Photographie, 28 x 35,5 cm

In der bildenden Kunst werden die »Talking Heads« mehrfach Gegenstand der künstlerischen Deformation werden. Das Gesicht des Nachrichtensprechers in Bernd Ikemanns Gemälde *Blauhelmeinsatz*, das sich auf die umstrittene Beteiligung deutscher UN-Soldaten auf internationalen Kriegsschauplätzen bezieht, ist fast augenlos; die Frisur und der Oberlippenbart erinnern an Adolf Hitler. Das Gemälde entsteht zu einer Zeit, da der Rechtsextremismus in Deutschland neuen Aufwind erfährt.

In einer Photo-Collage des Amerikaners Robert Heinecken werden die Gesichter mehrerer weiblicher Nachrichtensprecher in die Köpfe ihrer männlichen Kollegen hineinkopiert. Dabei entstehen seltsame androgyne Gesichter, deren einzige Aufgabe das Sprechen von Meldungen ist. Sie erscheinen allesamt künstlich wie die Computerkreation Max Headroom.

Auch der Maler Bernhard Heisig deformiert in einem 1982 entstandenen Gemälde die Physiognomie von Fernsehsprechern. Den Gute-Nacht-Gruß zum Schluß der Fernsehausstrahlung entrichtet nur noch ein weit aufgerissener Mund. In dieser gespenstischen Vision ist der Kopf des Sprechers auf das Werkzeug seines Berufes beschränkt.

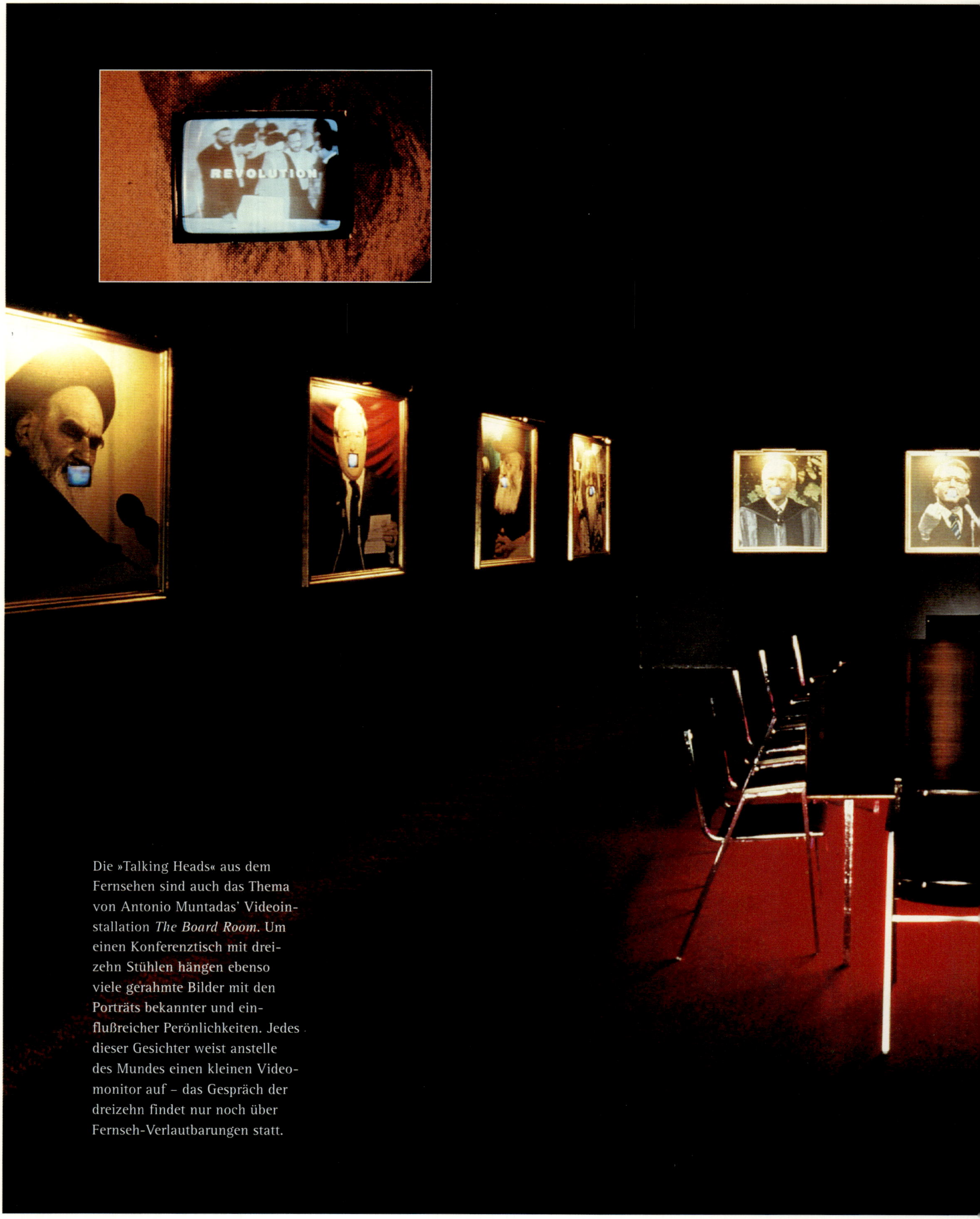

Die »Talking Heads« aus dem Fernsehen sind auch das Thema von Antonio Muntadas' Videoinstallation *The Board Room.* Um einen Konferenztisch mit dreizehn Stühlen hängen ebenso viele gerahmte Bilder mit den Porträts bekannter und einflußreicher Perönlichkeiten. Jedes dieser Gesichter weist anstelle des Mundes einen kleinen Videomonitor auf – das Gespräch der dreizehn findet nur noch über Fernseh-Verlautbarungen statt.

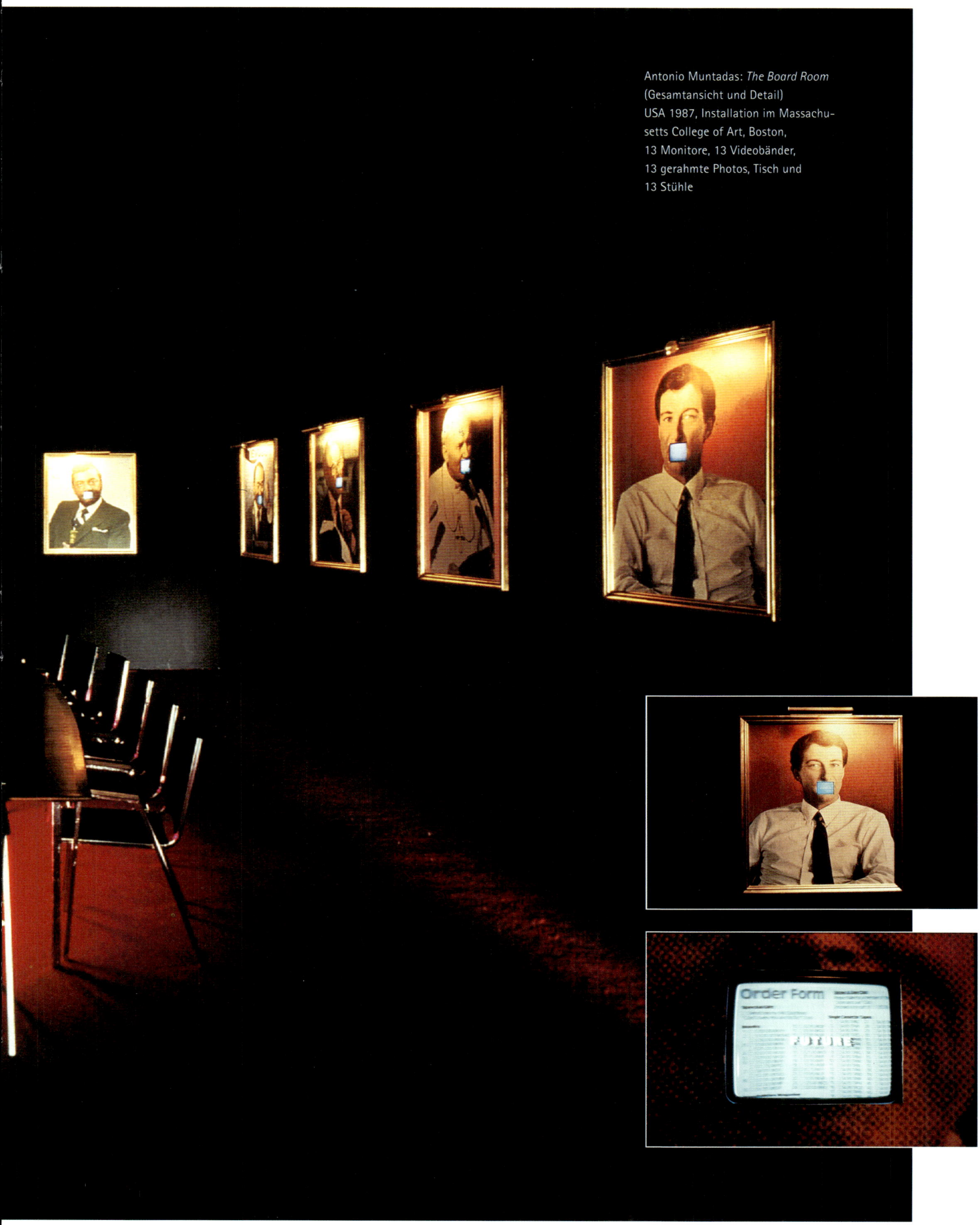

Antonio Muntadas: *The Board Room*
(Gesamtansicht und Detail)
USA 1987, Installation im Massachusetts College of Art, Boston,
13 Monitore, 13 Videobänder,
13 gerahmte Photos, Tisch und
13 Stühle

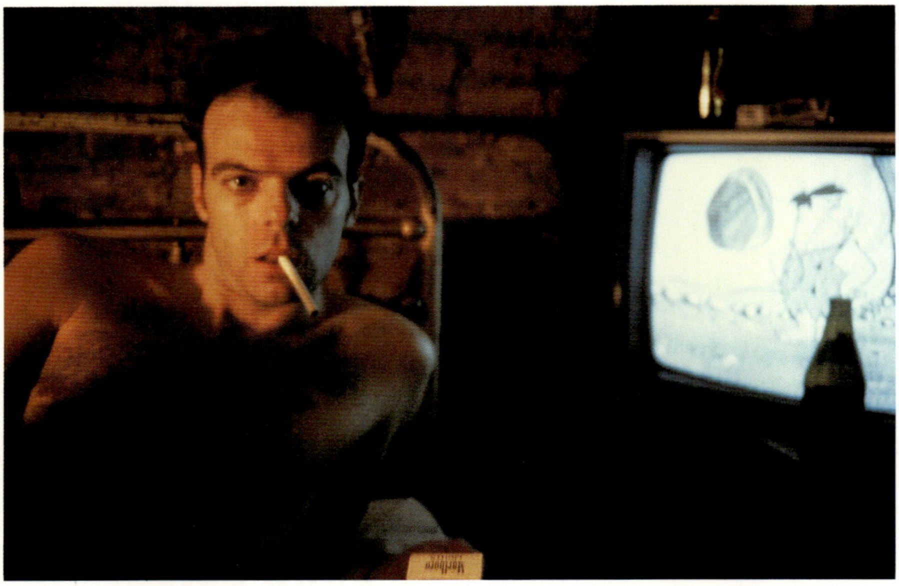

Nan Goldin: *Brian with the Flintstones, New York City 1981*
USA 1981, Photographie

Andreas Große: ohne Titel
Bundesrepublik Deutschland, um 1980, Photographie

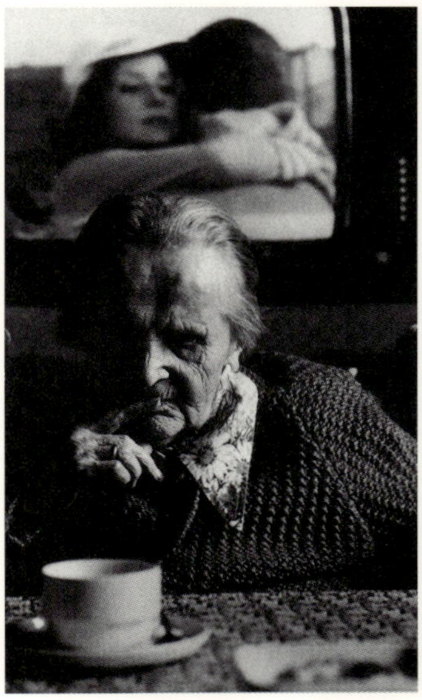

Einige Fernsehserien wie *Familie Feuerstein* sind für die Zuschauer zu einer nicht wegzudenkenden Institution geworden. Die New Yorker Photographin Nan Goldin lichtet ihren Freund Brian auf dem Bett liegend ab, während auf dem Fernsehapparat im Hintergrund *Familie Feuerstein* läuft. Ähnlich wie in alten Gemälden, wo der Porträtierte oft zu Bildern im Hintergrund in Beziehung gesetzt wird, stellt sich in Goldins Photoporträt eine auf dem Kontrast beruhende Beziehung zwischen dem rauchenden Brian und der Zeichentrickfigur, dem Familienvater Fred Feuerstein, ein. Goldin ist an einer authentischen Wiedergabe ihrer Lebenssituation interessiert, weshalb sie das Fernsehen nicht ausklammert. Diese Einstellung findet sich – anders als bei den meisten Malern – besonders häufig bei den Künstler-Photographen. Ob Nobuyoshi Araki, Robert Frank, Helmut Newton, Michael Ruetz oder Bettina Rheims – sie alle haben Photos gemacht, in denen das TV-Bild ein integraler Bestandteil der Bildgestaltung ist.

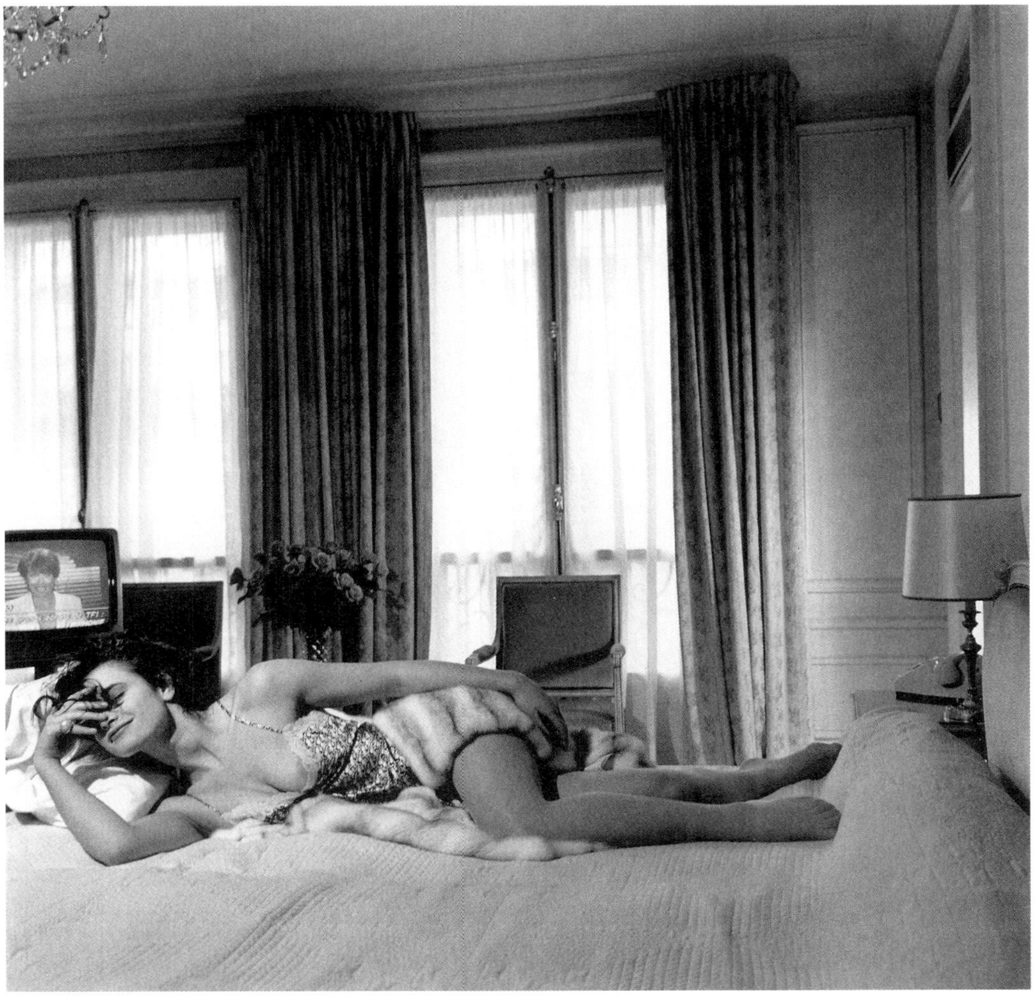

Bettina Rheims: *Alexa im Hotel Crillon, Paris 1988*, aus der Serie *Female Trouble*
Frankreich 1988, Photographie

In den privaten deutschen Photoalben der späten fünfziger und frühen sechziger Jahre lassen sich unzählige Bilder von Menschen finden, die neben ihrem Fernsehgerät abgelichtet sind. Gerade in den unteren sozialen Schichten ließ man sich gerne zusammen mit dem hart erarbeiteten Statussymbol porträtieren.
Publizierte Photographien, die europäische oder amerikanische Künstler neben einem Fernsehgerät zeigen, finden sich bis in die achtziger Jahre hinein kaum – Pablo Picasso, Giorgio de Chirico und Joseph Beuys sind seltene Ausnahmen.
Ein ganz ungezwungenes Verhältnis zum TV haben dagegen die Künstler Ostasiens. Das TV wird vorwiegend als Unterhaltungsmedium gesehen und dient der Entspannung und Ablenkung. In dieser Funktion können die Asiaten nichts Negatives sehen. Nicht nur wegen der räumlichen Enge ist das Fernsehgerät in Ostasien oftmals Mittelpunkt der Wohnung; häufig ist es direkt neben dem buddhistischen Haus-Schrein und sogar in den Vorräumen buddhistischer Tempel aufgestellt.

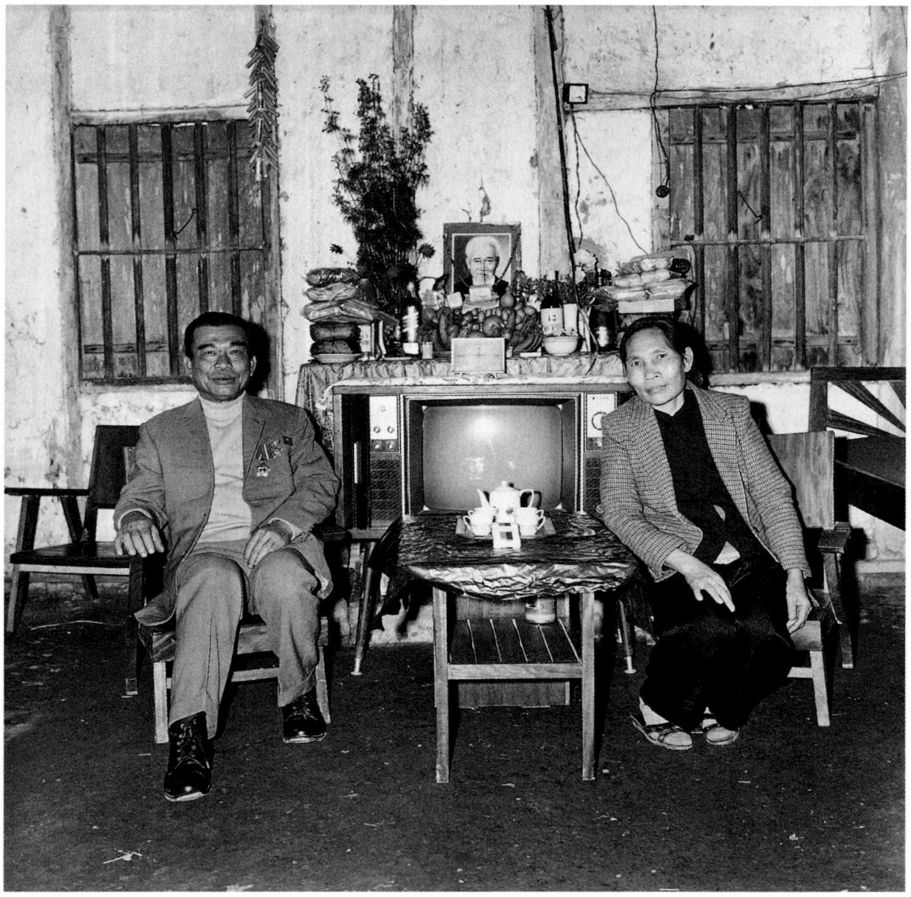

Seto Masato: *My aunt Toh (my mother's sister and her husband Tien)*
aus der Serie *Bangkok, Hanoi 1982–1987*
Japan/Vietnam 1982–1987, Photographie

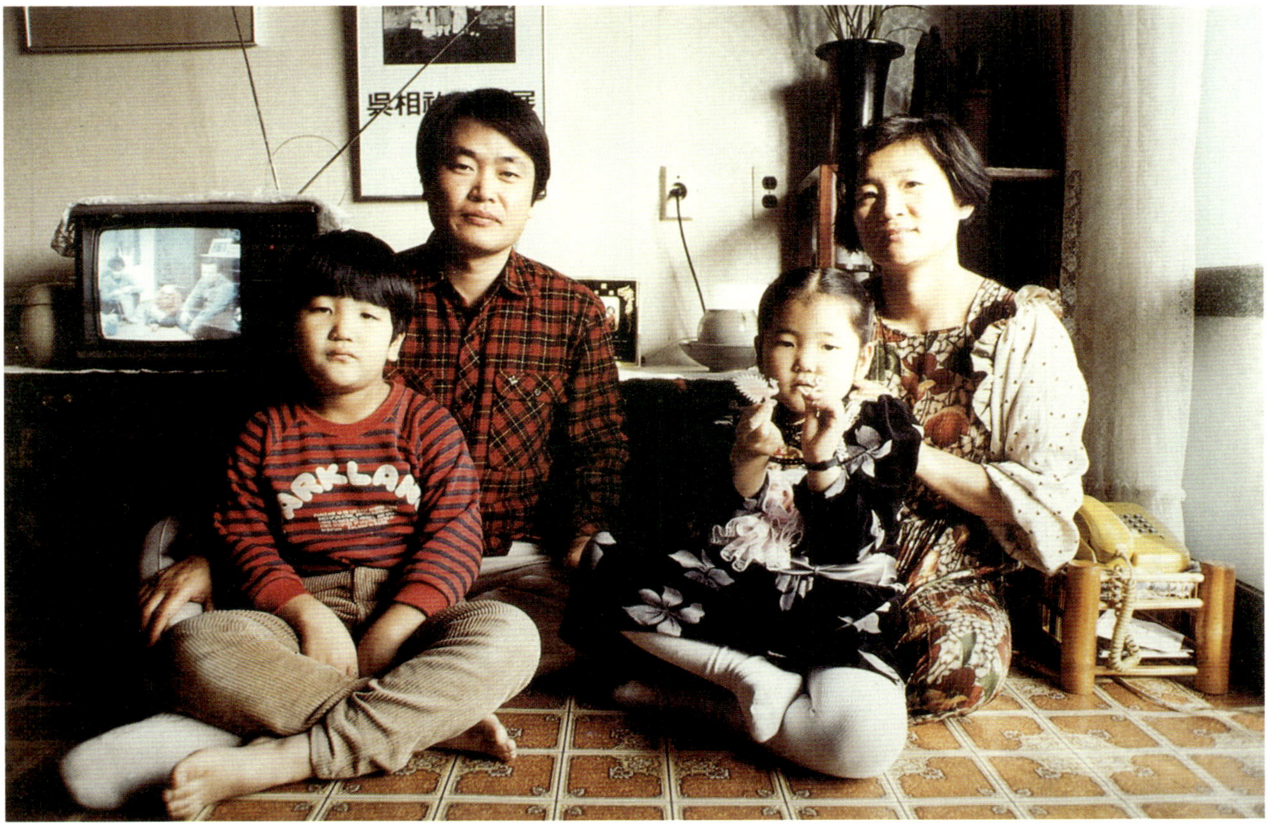

Mario Ambrosius: ohne Titel,
aus der Serie *Korea – Geteiltes Land*
Bundesrepublik Deutschland/Südkorea
1987/88, Photographie

Als der Südkoreaner Nam June Paik 1963 in der Bundesrepublik Deutschland seine ersten Werke mit Video zeigte, war seine Heimat noch ein rückständiges Agrarland. In den achtziger Jahren erlebt Südkorea einen ungeheuren wirtschaftlichen Aufstieg, der eine breite Mittelschicht hervorbringt. Das TV-Gerät ist in Südkorea ein Statussymbol wie in der Bundesrepublik zur Zeit des sogenannten »Wirtschaftswunders«. Darüber hinaus spielt der staatliche Fernsehsender KBS in der Demokratisierung des lange autoritär geführten Landes und bei der Aufarbeitung seiner Geschichte eine zunehmend positive Rolle. Die Abschaffung der Zensur und eine weitgehende Liberalisierung der Pressegesetze lassen das Fernsehen für die südkoreanische Demokratie immer wichtiger werden. Dagegen ist in Japan und den westlichen Demokratien eine Übersättigung am TV-Konsum zu verzeichnen. Eine kaum noch überschaubare Anzahl von Sendungen, die inzwischen durch modernste Kabel- und Satellitentechnik ermöglicht wird, das riesige Angebot an Videocassetten und die allgegenwärtige Präsenz des TV bis in Bahnhöfe und auf Flugplätzen lassen die flimmernden Fernsehbilder oftmals zur reinen Dekoration verkommen. Mit dieser Erscheinung setzen sich Allison Rositers Photographien auseinander, die Fernsehgeräte bzw. Computermonitore in Schaufenstern, Videoinstallationen, Kaufhäusern etc. zeigen.

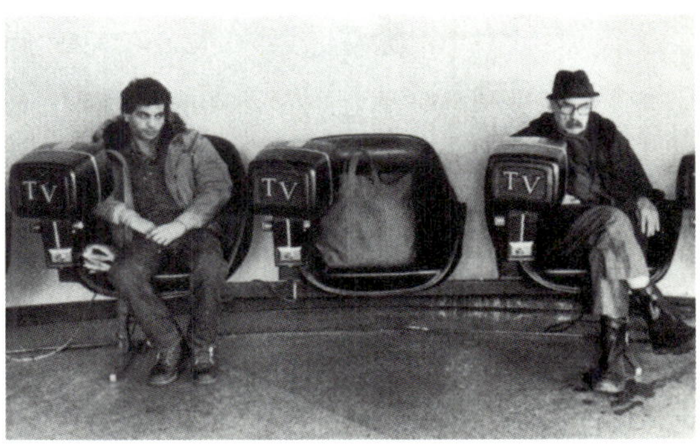

Allison Rositer: ohne Titel
Kanada, um 1980, Photographie

Abb. rechts:
William Wegman: *Ray And Mrs. Lubner In Bed Watching TV (Second Version)*
USA 1981, Photographie
Sammlung Mr. and Mrs. Thomas K. Ireland, Florida

Eric Fischl: *Slumber Party*
USA 1983, Öl auf Leinwand,
213,4 x 274,3 cm

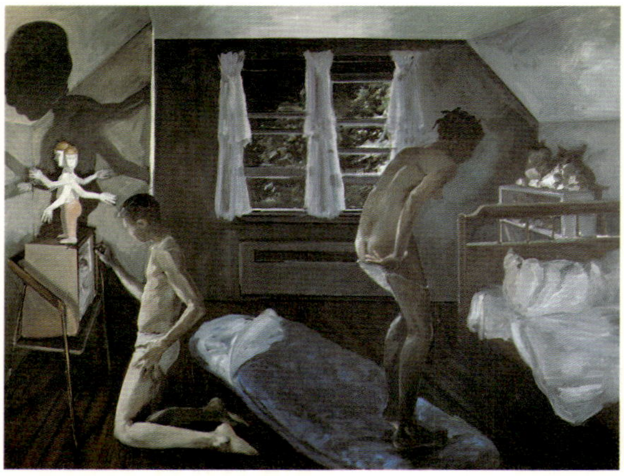

Das TV-Gerät ist schon lange ein unverzichtbares Utensil in vielen Schlafzimmern. In zahlreichen Spielfilmen wird die Situation geschildert, wie jemand vor dem Fernseher einschläft. Bei *Der Rasenmäher-Mann*, einem 1991 von Brett Leonard nach dem gleichnamigen Roman von Stephen King gedrehten Film, verbinden sich die (Alp-)Träume des Filmhelden mit den realen Golfkriegs-Bildern auf der Mattscheibe zu einer nächtlichen Schreckensvision. Auch Maler und Photographen versuchen, in der Situation des abendlichen oder nächtlichen Fernsehens etwas Irreales zu entdecken. Hollywood gilt als die »Traumfabrik« schlechthin. Das Fernsehen sendet diese Träume direkt in die Schlafzimmer der Zuschauer.

Ulrich Baehr: *Abend* (rechter Seitenflügel des Triptychons)
Bundesrepublik Deutschland 1977,
Gouache, 102,0 x 73,5 cm
Berlinische Galerie, Landesmuseum für Moderne Kunst, Photographie und Architektur

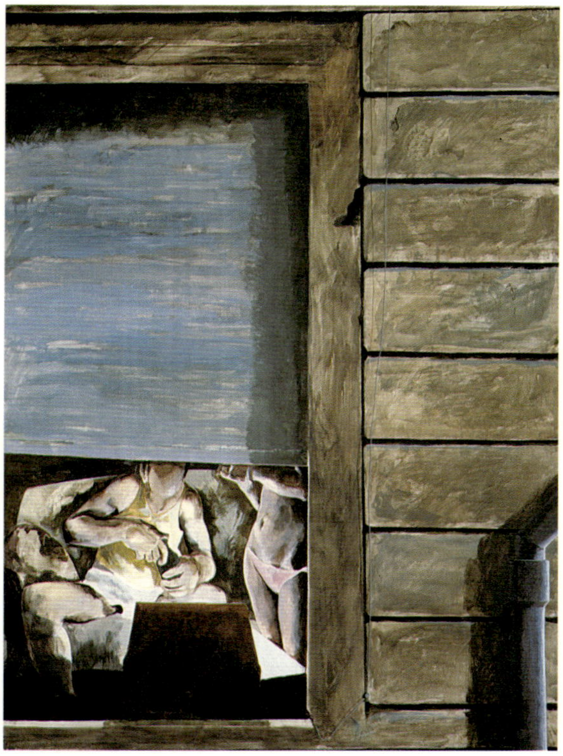

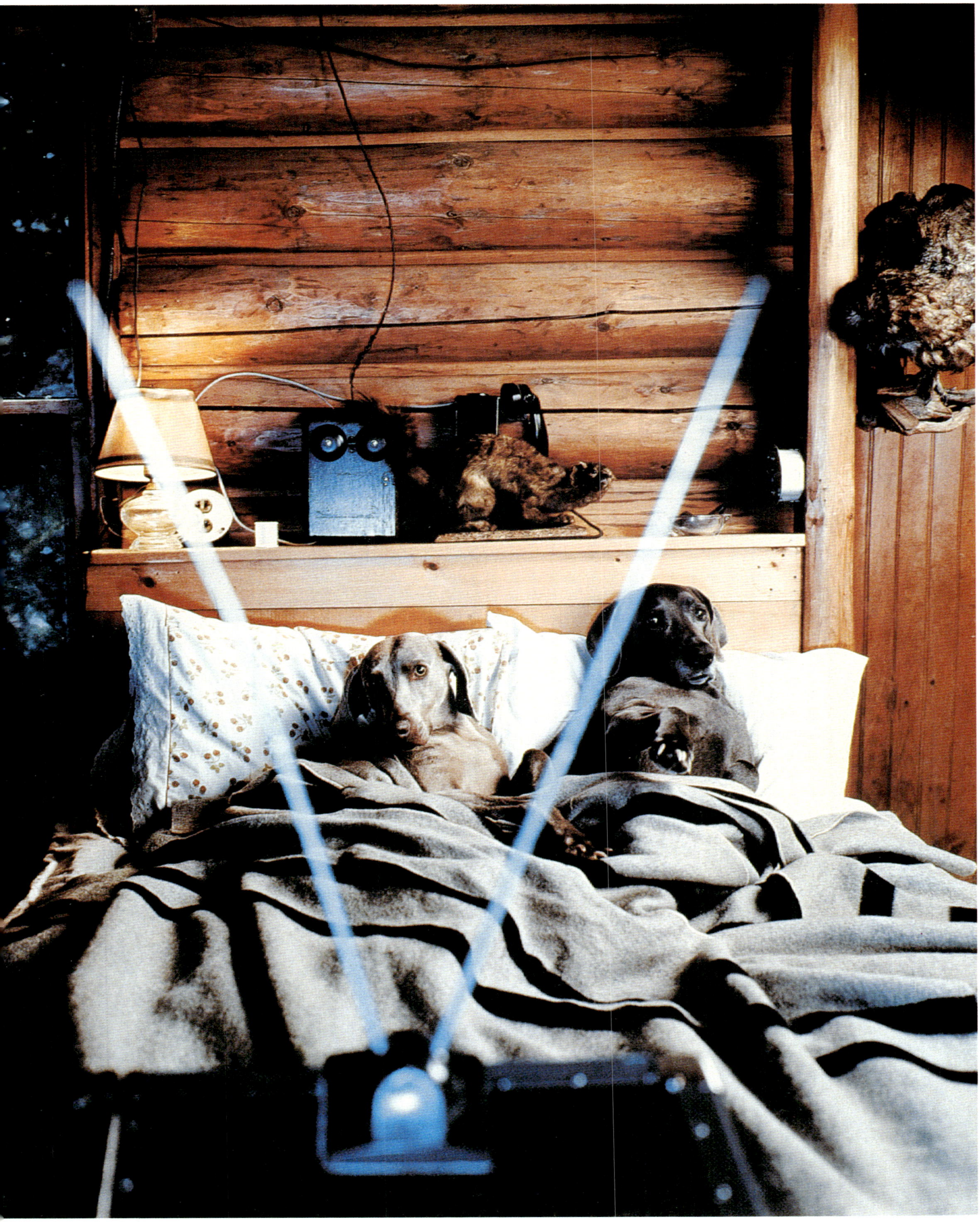

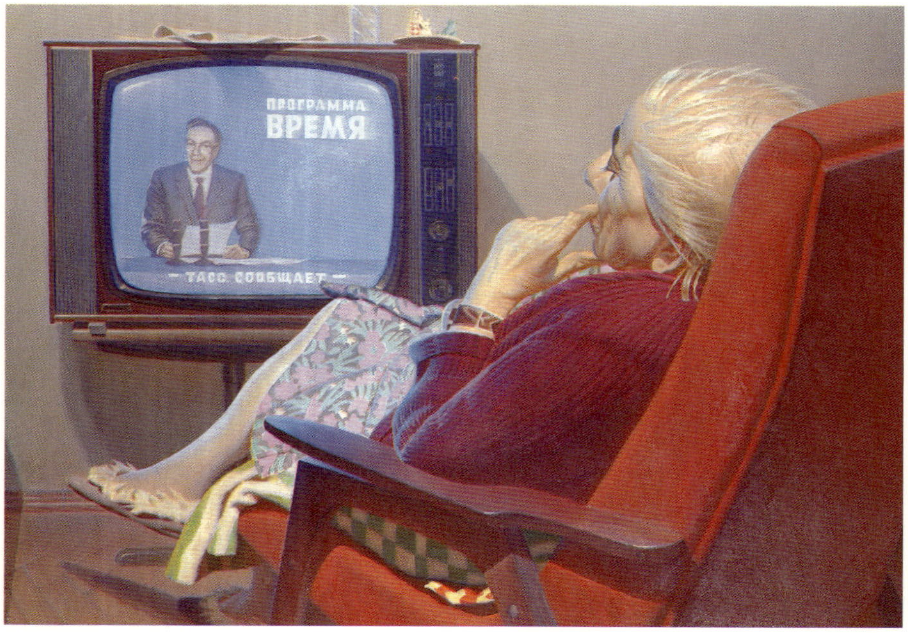

Eric Bulatov: *Fernsehen*
Russische Sowjetrepublik 1982–1985, Öl auf Leinwand, 244 x 292 cm
The Jane Voorhees Zimmerli Art Museum, Rutgers, The State University of New Jersey, The Norton and Nancy Dodge Collection of Non-Conformist Art from the Soviet Union, New Brunswick, New Jersey

Die US-amerikanische Künstlerin Sandy Skoglund hat 1984 mit ihrer Installation *Germs are everywhere* eine typische Fernsehecke zusammengestellt und künstlerisch verfremdet. Zwei Jahre später realisiert der Photograph Harvey Stein eine umfangreiche Serie mit photographischen Künstlerporträts. Die Photos passen sich mit ihrer spezifischen Ästhetik den jeweiligen Stilen der Künstler an. Skoglund nimmt für Stein im Fernsehsessel ihrer Installation *Germs are everywhere* Platz. Das bekannte Motiv der »Frau am Fenster« findet vor allem in der Photographie, aber auch in der Malerei eine neue Variante mit der »Frau vor dem Fernseher«. Die passive Haltung der Frau beim Fernsehen, verbunden mit dem Blick in eine andere, ihr nicht zugängliche Welt, lassen dieses in der Romantik häufig verwendete Motiv in neuer Gestalt wiederaufleben. Der Blick in den Fernseher kann beiläufig, sehnsuchtsvoll – aber auch kritisch sein. In Eric Bulatovs Gemälde *Fernsehen* sitzt eine alte Frau vor dem heimischen Farbfernsehgerät und verfolgt eine Nachrichtensendung des staatlichen sowjetischen Rundfunks. Während der Sprecher zur linken Bildseite gerückt ist, befindet sich der Kopf der Zuschauerin nahe der rechten Bildkante. Diese Aufteilung suggeriert eine Distanz der Frau gegenüber dem Fernsehbericht.

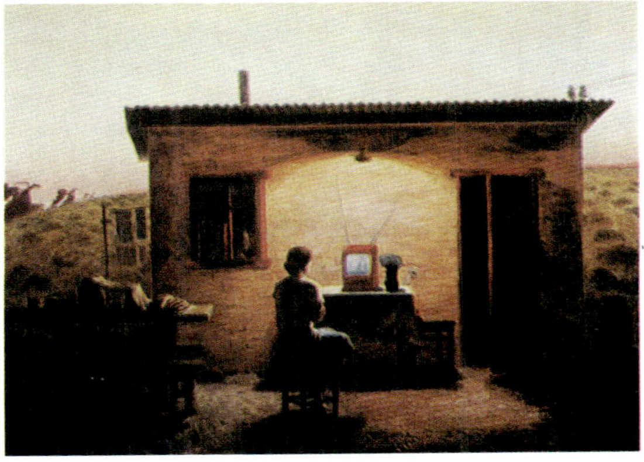

S. B. Odainik: *Die Nachrichtensendung »Wremja«*
Sowjetunion 1984, Gemälde

Harvey Stein (Photographie); Sandy Skoglund (Installation): *Sandy Skoglund,* aus der Serie *Artists Observed* (die Künstlerin Sandy Skoglund in ihrer Installation *Germs are everywhere,* USA 1984)
USA 1986, Photographie
Installation: Espace d'art, Yvonamor Palix, Paris

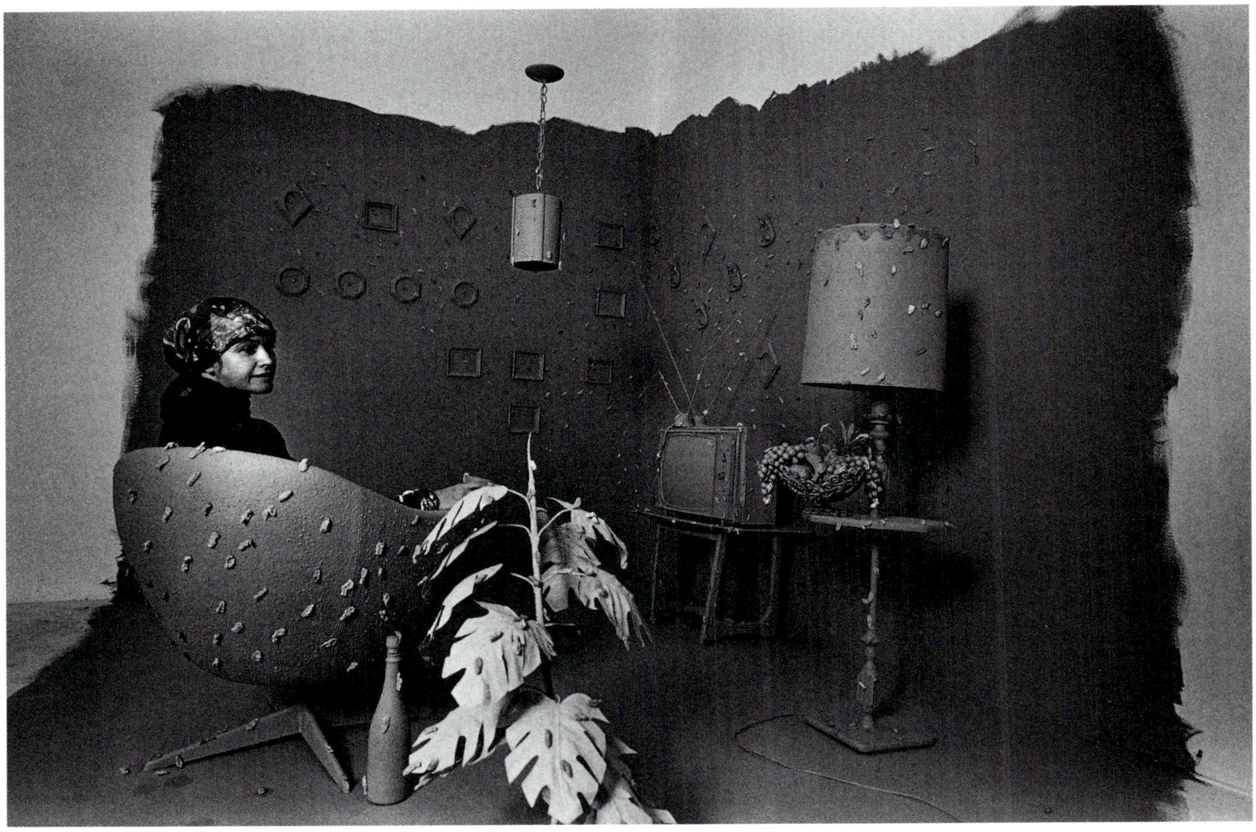

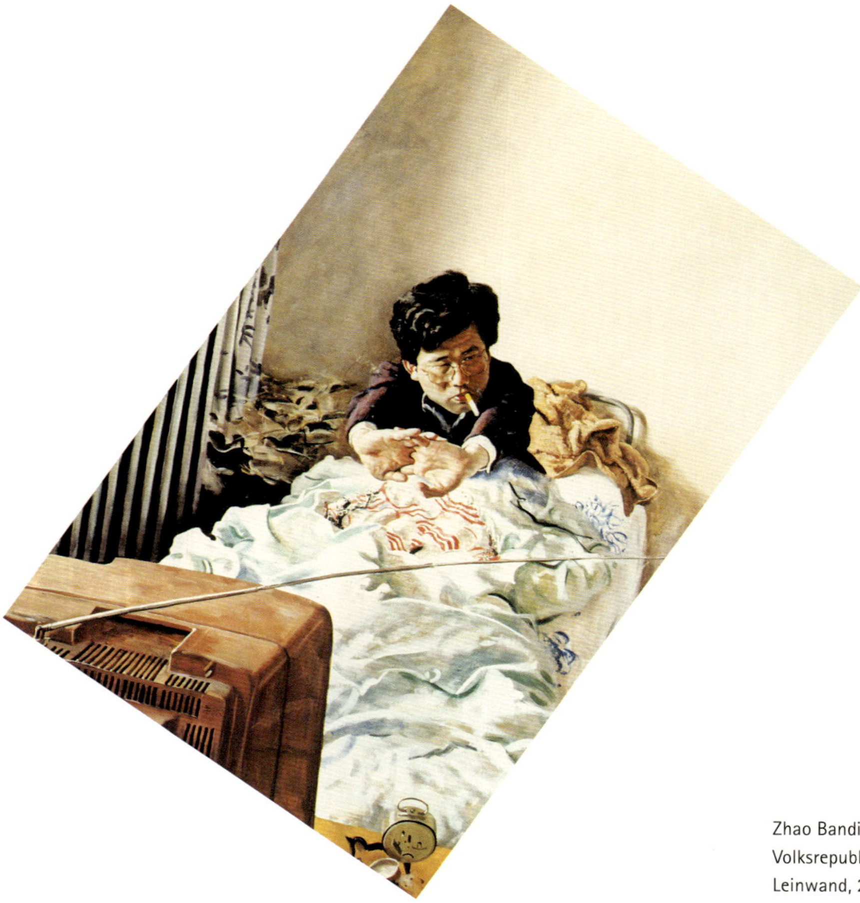

Zhao Bandi: *Kleiner Zhang*
Volksrepublik China 1992, Öl auf Leinwand, 215 x 140 cm

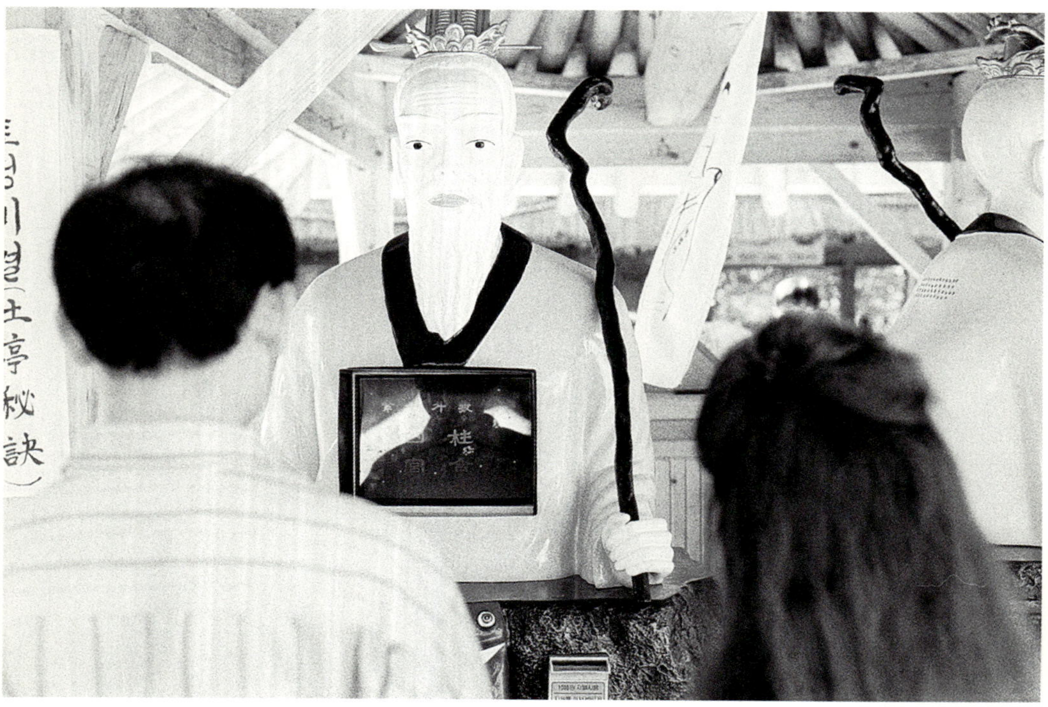

Sven Thomas: *TV-Wahrsage-Automat im »Korean Folk Village« nahe Suwon*
Bundesrepublik Deutschland/Südkorea 1994, Photographie, variables Format

In den achtziger Jahren ist das Fernsehen in nahezu alle Kulturen der Welt vorgedrungen. Die Lust an der Television ist den Afrikanern wie den Chinesen gleichermaßen eigen. Unterschiedlich ist nur der Gebrauch des Fernsehers und dessen soziale Funktion.

Der in seine Volksarmee-Uniform gekleidete Vater des Pekinger Malers Lui Wei folgt in *Vater sieht fern* – ganz dem Geschmack der älteren Generation – der Übertragung einer traditionellen Pekingoper. Vor 1966 waren Fernsehsendungen von Theaterstücken und Opern aus der vorkommunistischen Zeit im rotchinesischen Fernsehen normaler Teil des Programms. Nach der Kulturrevolution sind solche Übertragungen aus ideologischen Gründen für lange Zeit nicht möglich gewesen. In diesem Zusammenhang ist das Gemälde *Vater sieht fern* als Dokument des vollzogenen Ideologiewandels zu begreifen. Das gilt auch für Zhao Bandis Gemälde *Kleiner Zhang* von 1992. Die einstige Praxis des kollektiven Fernsehens gehört der Vergangenheit an. Der am Bett aufgestellte Fernseher ist ganz und gar persönlicher Besitz und steht für einen sich vollziehenden gesellschaftlichen und ideologischen Wandel.

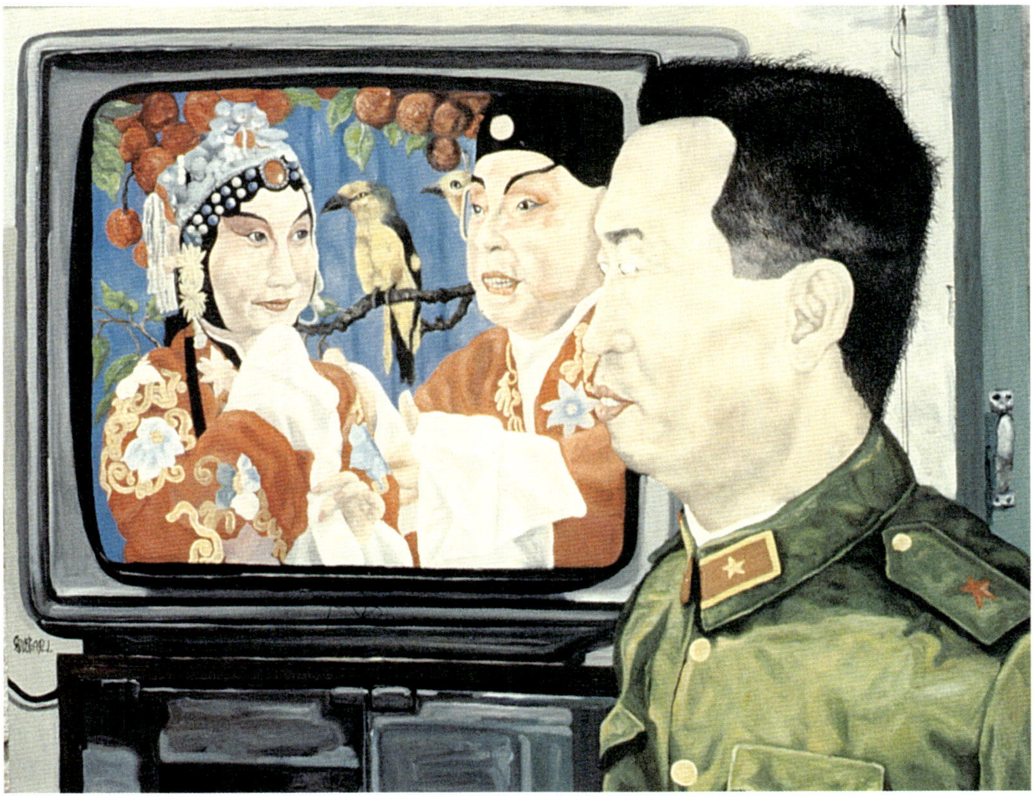

Liu Wei: *Vater sieht fern*
Volksrepublik China 1991/92, Öl auf Leinwand, 75 x 95 cm

In modernen multikulturellen Gesellschaften spiegelt sich die Vielfalt der Lebensweisen deutlich in der Fernsehlandschaft wider. In den USA oder in Deutschland werden zahlreiche (z.T. dort produzierte) Fernsehsendungen in den Sprachen der größten ethnischen Minderheiten ausgestrahlt. Satellitenübertragungen ermöglichen es Angehörigen nationaler Minderheiten und Ausländern, originale Programme aus ihrer Heimat zu empfangen.
In den USA wächst die Gruppe der spanisch-sprechenden Amerikaner besonders schnell. In den Herkunftsländern der Latinos ist das ständig eingeschaltete Fernsehgerät genauso anzutreffen wie in den südlichen Ländern Westeuropas. Der Fernseher ist ein flimmerndes Möbelstück, das sich in einen bunten Mikrokosmos verschiedenster Dinge einfügt. In der unüberschaubaren Anhäufung von Gegenständen, die der aus einer puertoricanischen Familie stammende New Yorker Künstler Pepón Osorio für das Zimmer eines Jugendlichen in seiner Installation *Badge of Honor* zusammengetragen hat, darf daher das Fernsehgerät nicht fehlen.

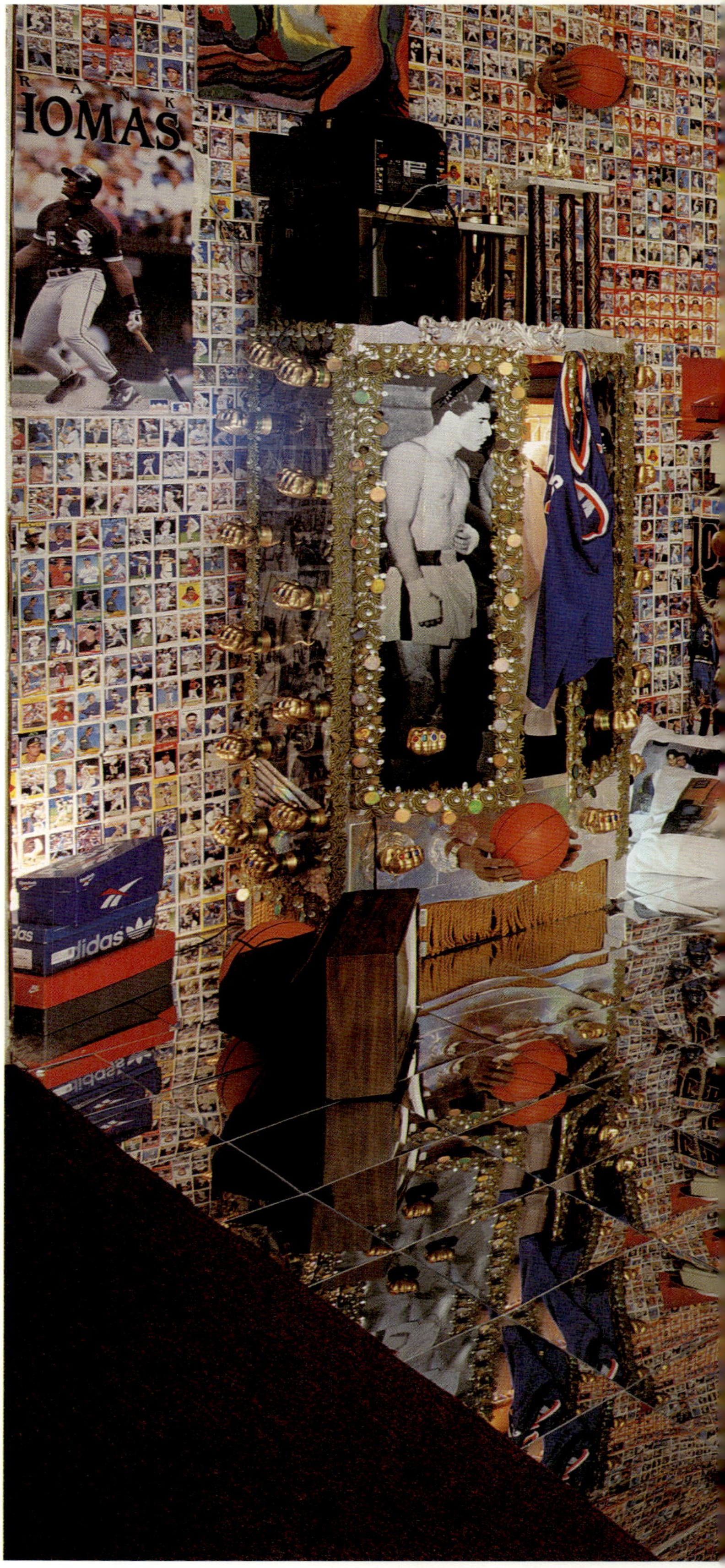

Pepón Osorio: *Badge of Honor*
(Detail: *Son's Bedroom*)
Mischtechnik-Videoinstallation im Auftrag von The Newark Museum, 1995, Newark, New Jersey

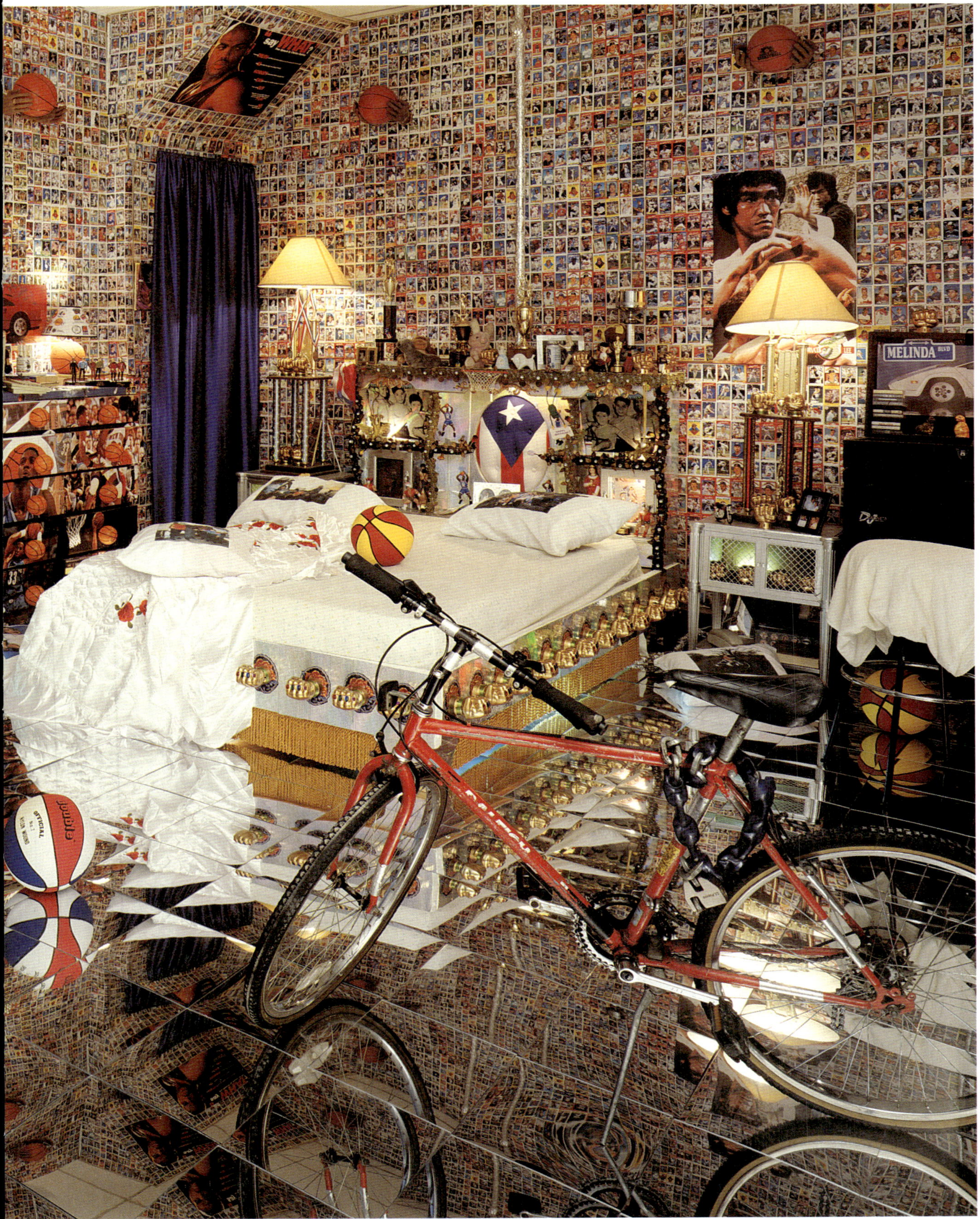
MELINDA BLVD

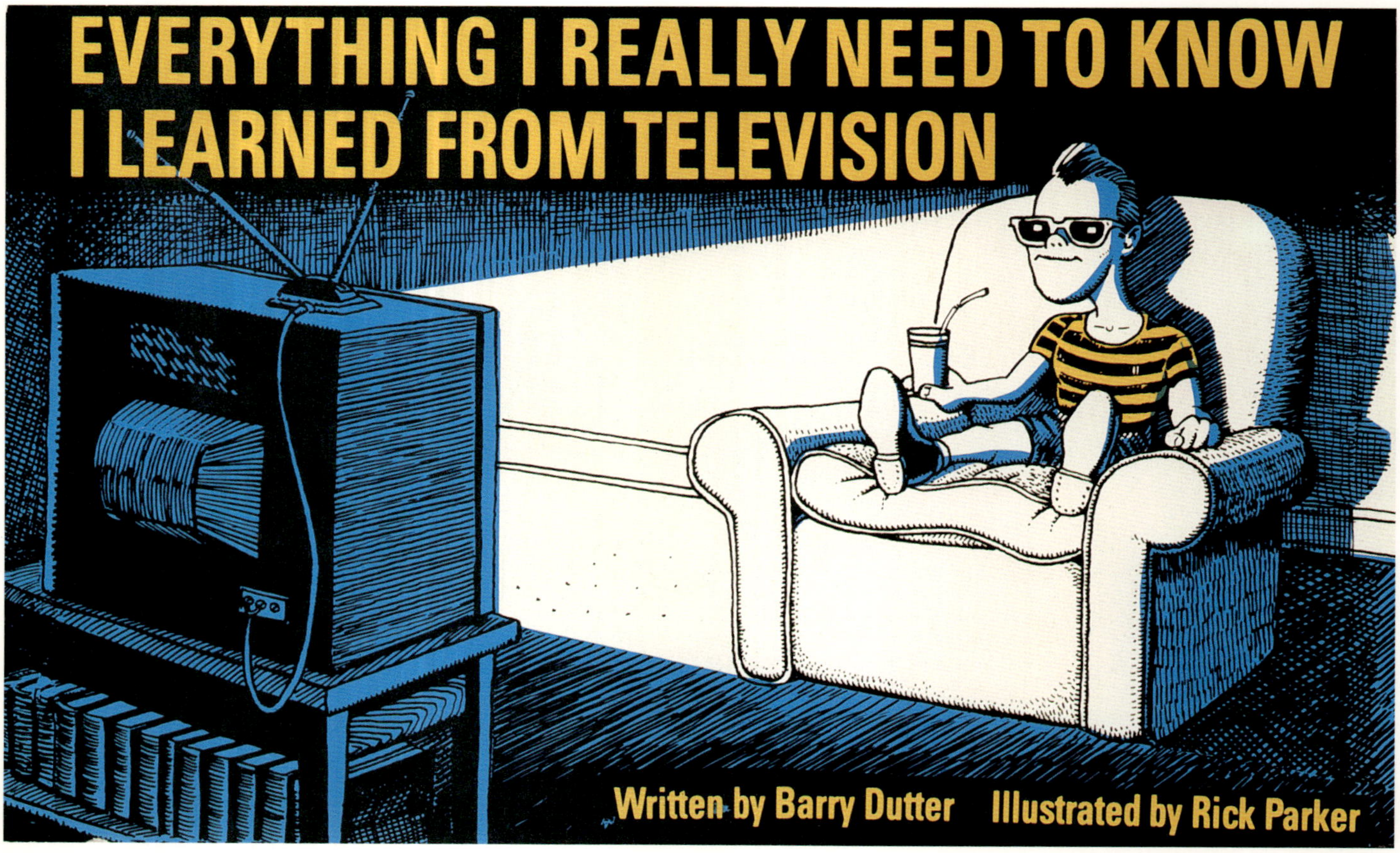

Rick Parker (Bild); Barry Dutter (Text):
Cover zu dem Comic *Everything I Really Need To Know I Learned From Television*
USA 1993

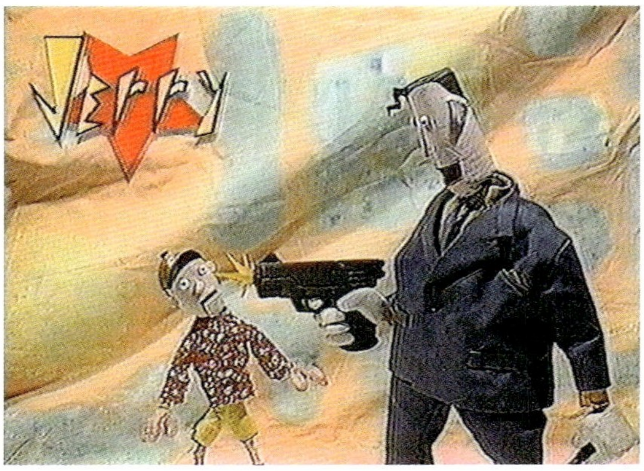

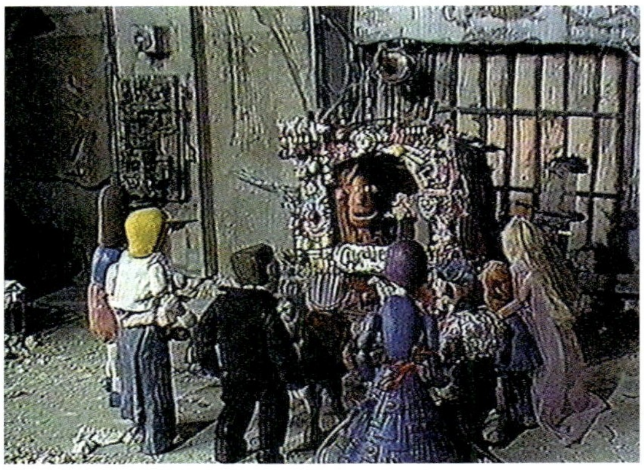

Elrik/Romij: *Les Zappy*
Frankreich 1993, Videoband, farbig, 6 Minuten
Canal + u. Terminal Image, Paris/WDR Köln

Ein demonstratives Bekenntnis zur Fernsehkultur findet sich in dem Comic *Everything I Really Need To Know I Learned From Television*, den die US-Amerikaner Rick Parker und Barry Dutter 1993 veröffentlichen. Die Autoren entwerfen das zynische Bild einer von exzessivem Fernsehkonsum geprägten Generation, bei der die Flimmerkiste die erziehende Rolle der Eltern übernommen hat. Diese Fernsehkinder, zu denen Parker und Dutter sich selbst zählen, gewinnen ihre Lebenserfahrung allein vor der Mattscheibe. Sie lernen es, genauso wie die Figuren auf dem Bildschirm zu denken und zu handeln. Das Fernsehen ist der neue Schulmeister der amerikanischen Kinder.
Eine radikale Satire auf die Fernsehsucht der Franzosen stellt der Video-Kurzfilm *Les Zappy* dar, der ebenfalls 1993 entstanden ist. Eine durchschnittliche Kleinfamilie zappt sich durch das Fernsehprogramm bzw. durch virtuelle Videowelten; dabei visualisiert der Bildschirm ihre geheimsten Wünsche und Ängste. Eine Selbstzensur des Fernsehens findet nicht mehr statt, sadistische Gewaltdarstellungen und Pornographie beherrschen die Programme – und damit zugleich die Zuschauer. Schließlich eskalieren Grausamkeit und Perversion, bis es zu einer allgemeinen Katastrophe kommt, bei der das Fernsehen mit zerstört wird. Am Ende der Parabel findet das neu erwachte Bedürfnis nach bewegten Bildern seine Befriedigung in der Darbietung eines Straßentheaters: Mit dem Zuruf »Zap!« können die Zuschauer den Schausteller veranlassen, die Figuren zu wechseln.

Die Einführung preiswerter Videorecorder für den Privatbereich hat in den achtziger Jahren nicht nur den Super-8-Film nahezu völlig verdrängt, sondern auch der Pornofilm-Industrie einen völlig neuen Absatzmarkt erschlossen. Während auf den öffentlichen Fernsehkanälen in bezug auf die Darstellung von sexuellen Handlungen immer noch mehr oder weniger starke Restriktionen in Kraft sind, gelten diese auf dem kommerziellen Videomarkt und für einige Pay-TV-Sender nicht mehr. Amateurfilmer loten die unbegrenzten Möglichkeiten des Mediums Video auch im eigenen Schlafzimmer aus. Der bundesdeutsche Künstler Jürgen Klauke nähert sich dieser Thematik mit seiner Photoserie *Formalisierung der Langeweile* auf eine kritische und zugleich provozierend offene Weise.

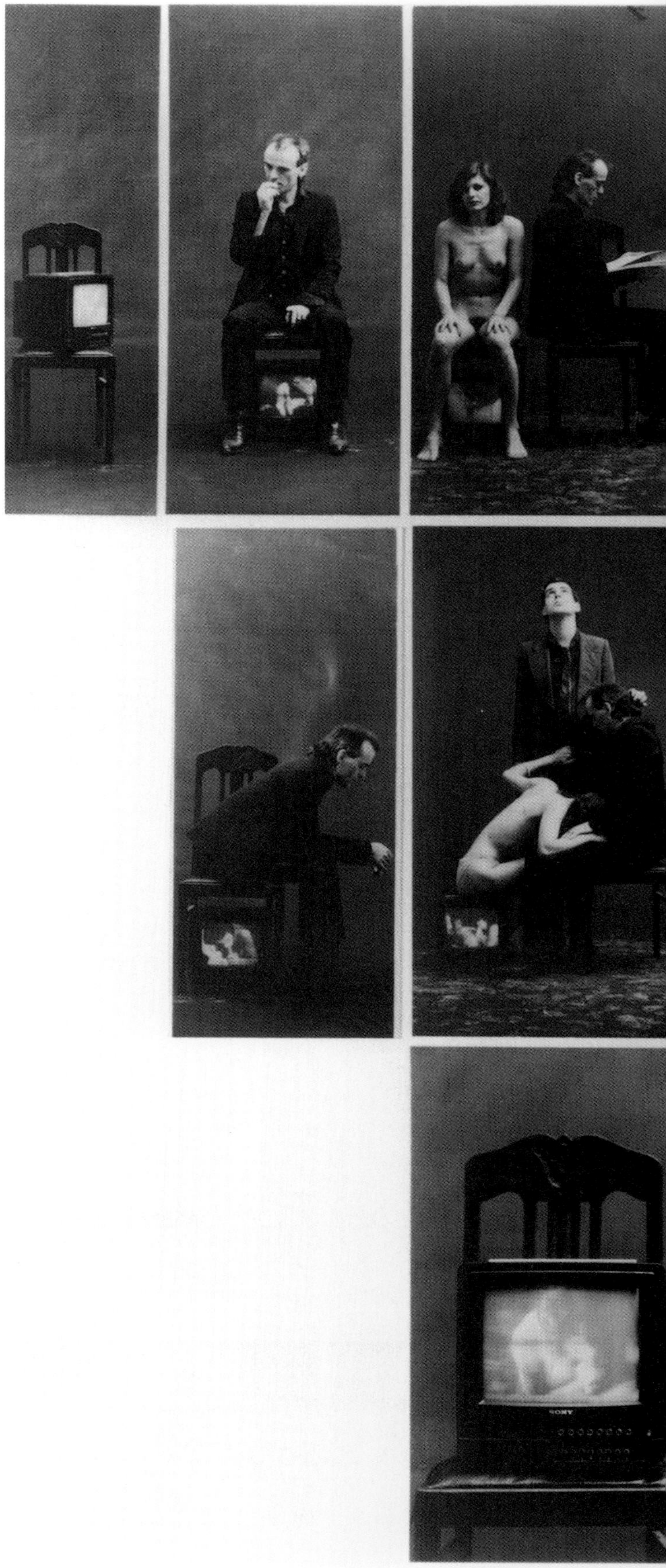

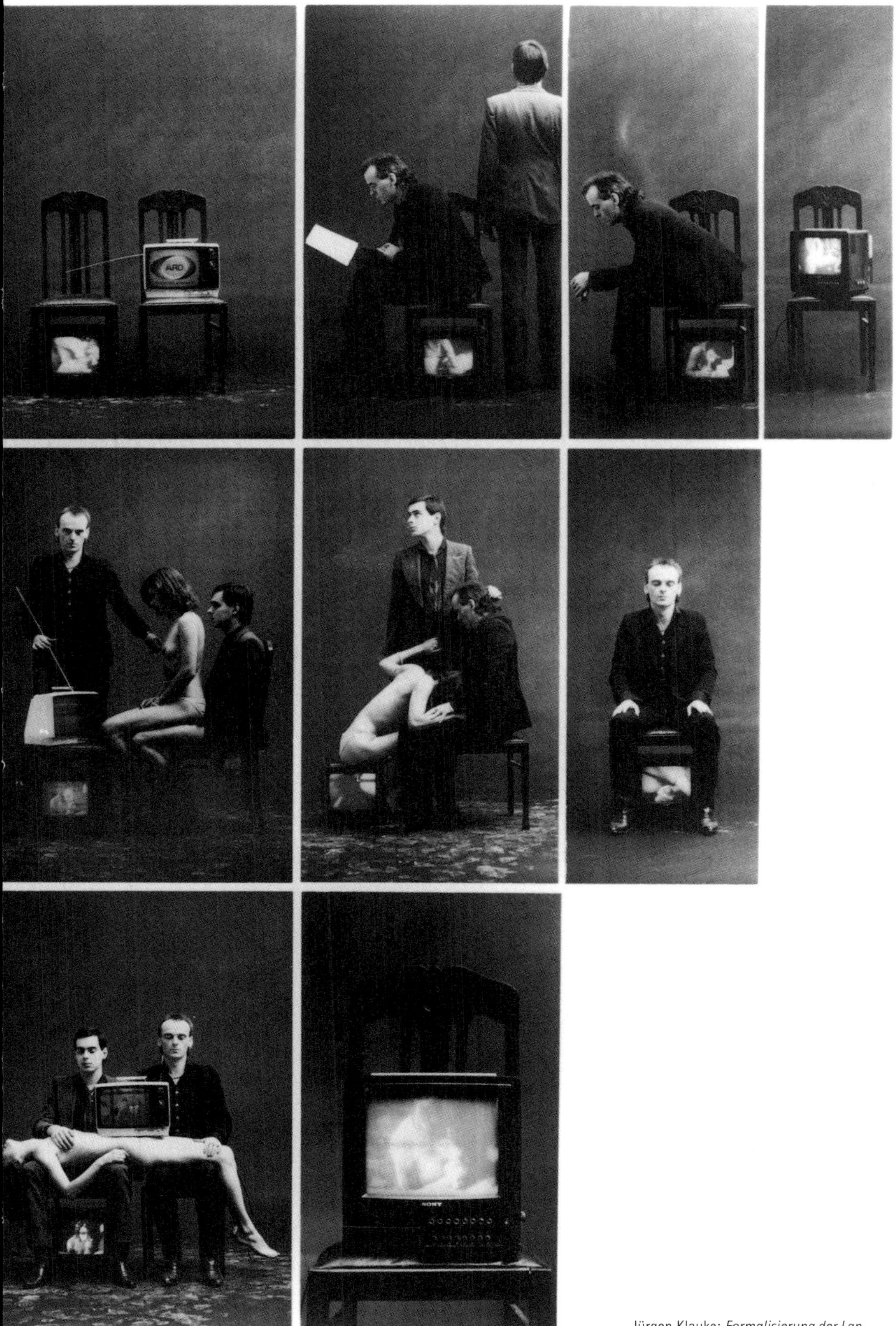

Jürgen Klauke: *Formalisierung der Langeweile. Tafel IV. Das ewig männliche – als ewig langweiliges*
Bundesrepublik 1980, 15 teiliges Tableau, 180 x 210 cm
Privatbesitz

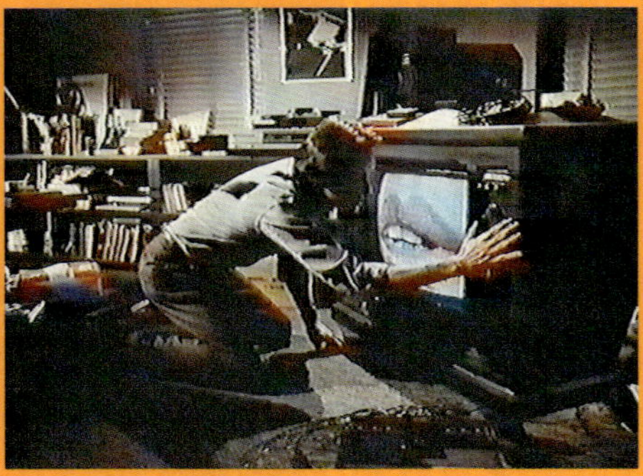

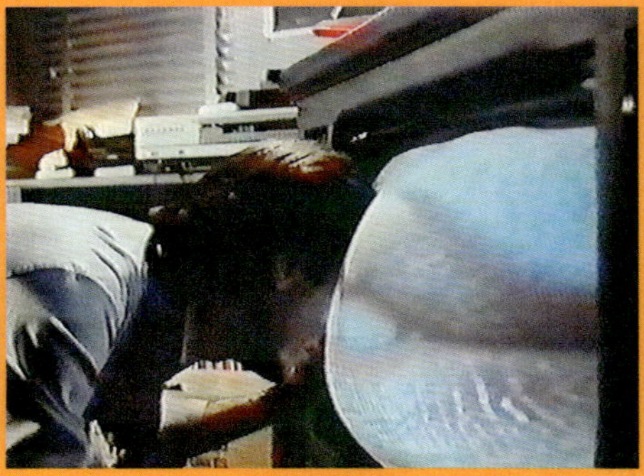

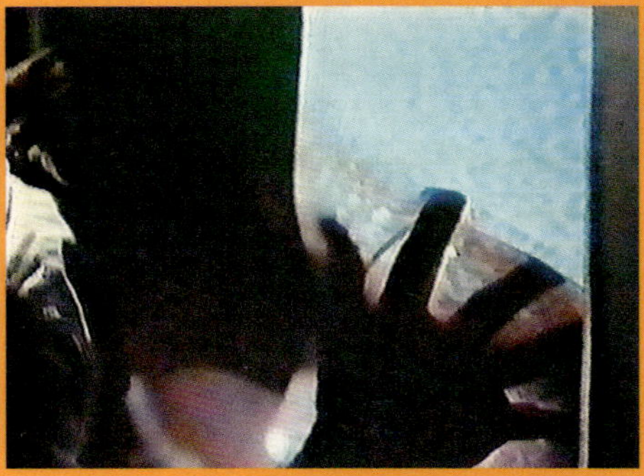

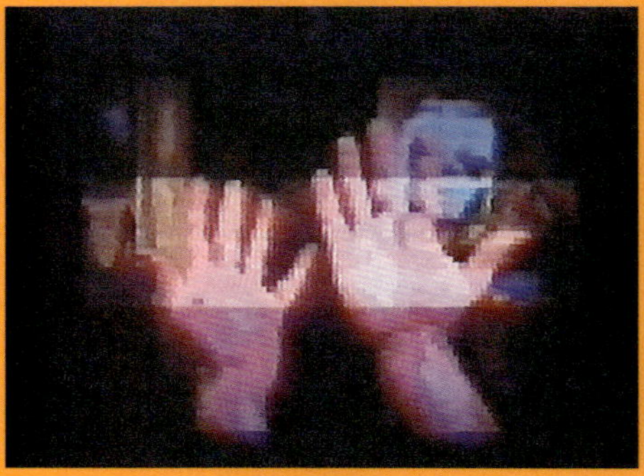

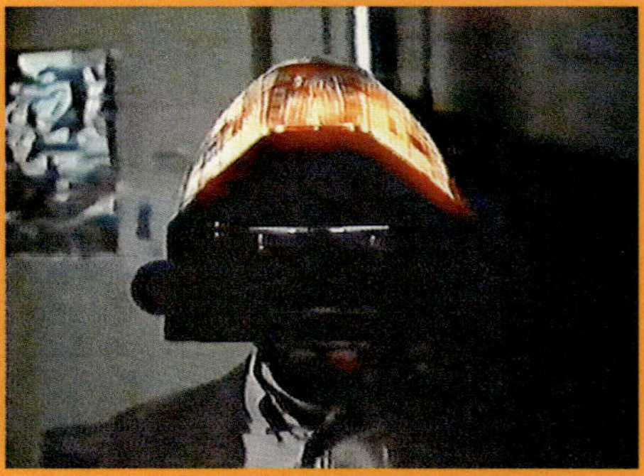

Einer der herausragendsten Filme, die sich dem Thema Fernsehen widmen, ist *Videodrome* aus dem Jahre 1982. Mit geradezu visionären Bildern gelingt es dem kanadischen Regisseur David Cronenberg, das Gefahrenpotential der Television sichtbar zu machen. Im Mittelpunkt der Handlung steht die pseudoreligiöse Idee von der sogenannten »Kathodenstrahlmission«, durch die soziale Probleme mittels exzessiven Fernsehgenusses gelöst werden sollen. Ein besonderes Verfahren, »Videodrome« genannt, wird hier erstmals erprobt. Es führt zu einer unkontrollierbaren Veränderung der menschlichen Psyche durch das Fernsehen und endet in einer körperlich-materiellen Mutation, die schließlich in eine totalen Verschmelzung des Menschen mit dem Medium mündet.
Cronenberg schafft Bildmetaphern

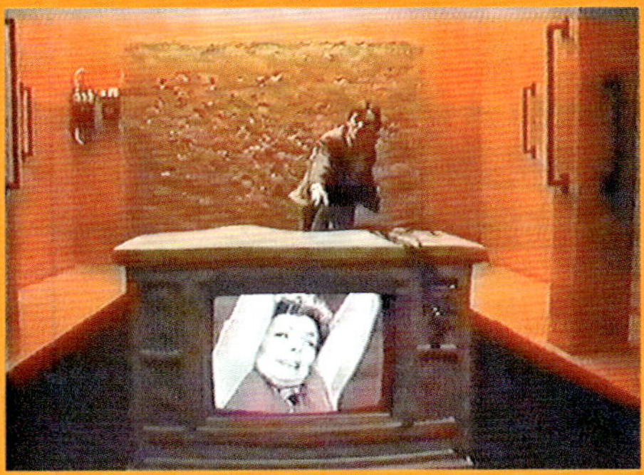

David Cronenberg (Regie); Mark Irwin (Kamera); Rick Baker/Frank Carere (Special Effects): *Videodrome*
Kanada 1982, 35 mm Kinofilm, farbig, 87 Minuten
Filmplan International II/Universal Pictures

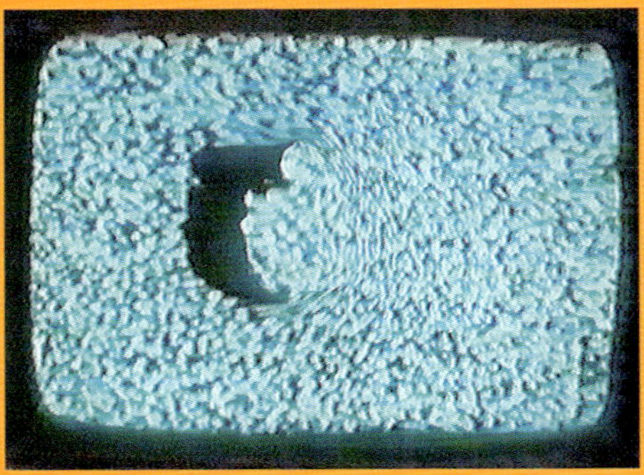

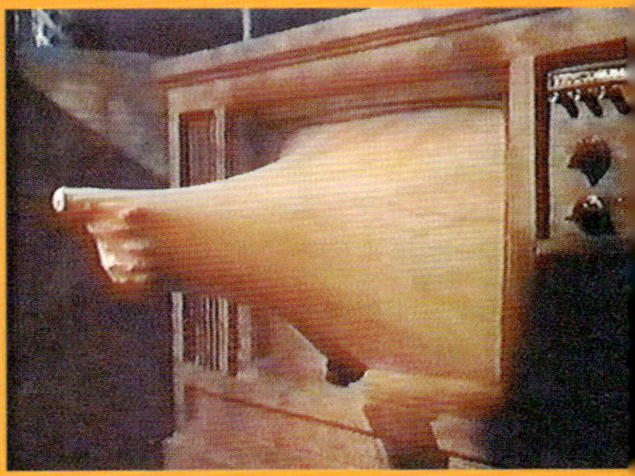

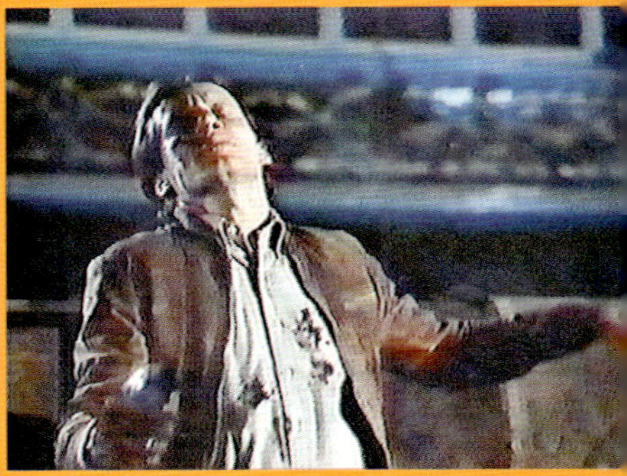

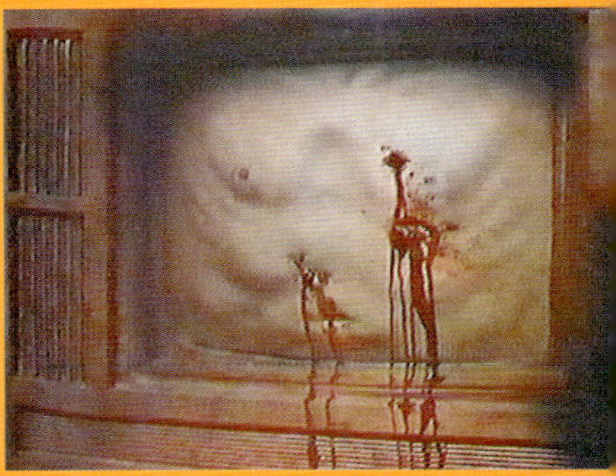

von bedrückender Eindringlichkeit, wenn z.B. der Held des Filmes, ein Fernsehredakteur, unter der Wirkung des Videodrome-Signals haluziniert: Die Bildröhre erscheint ihm als gigantischer Frauenmund, in dem er seinen Kopf verschwinden läßt. Der Fernseher verschmilzt mit der Gestalt der Geliebten; er ist Objekt düsterer Obsessionen und zugleich Instrument perverser sexueller Lüste. Der Versuch des TV-Redakteurs, den Fernsehapparat am Schluß des Filmes durch Schüsse zu zerstören, hat für ihn selbst tödliche Konsequenzen: Die Aggression kehrt sich um, als aus dem weißen Rauschen eine Hand mit Pistole herauswächst und sich fleischlich materialisiert, sich das Innenleben des Fernseher-Gehäuses in organische Materie verwandelt. Der Film *Videodrome* konstatiert die unumkehrbare Symbiose zwischen Mensch und TV.

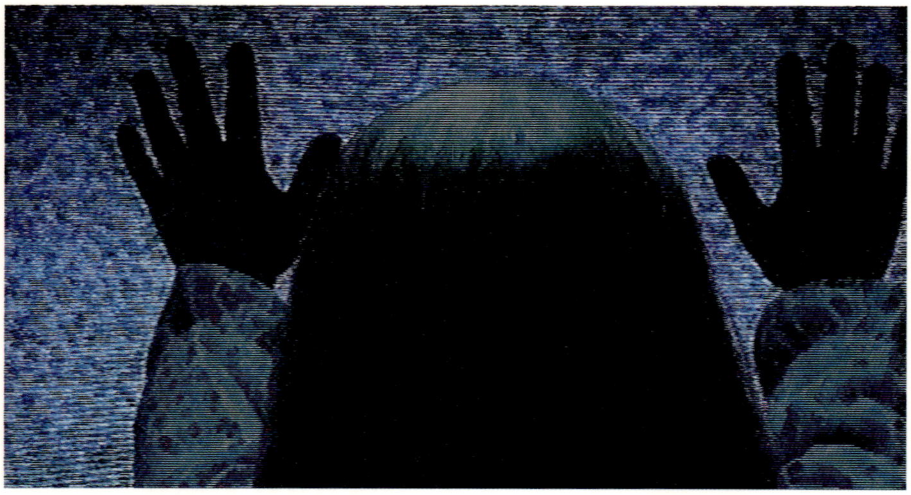

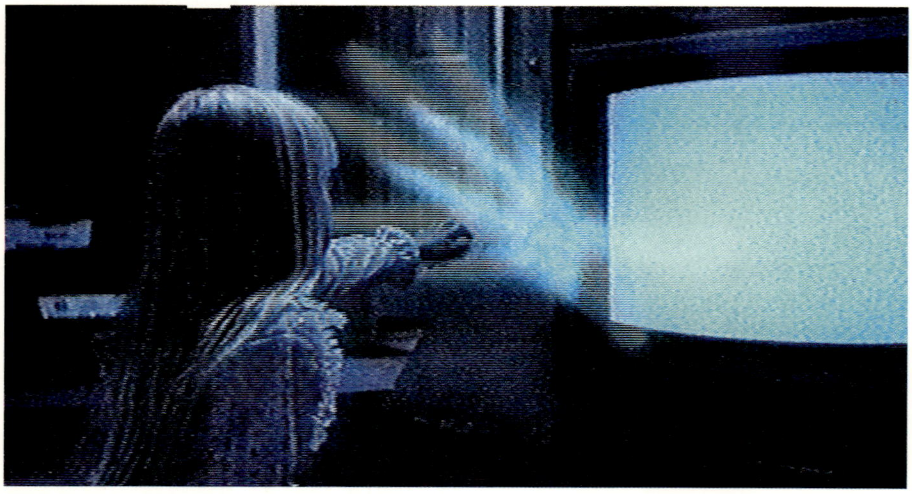

Tobe Hooper (Regie);
Matthew F. Leonetti (Kamera);
Richard Edlund (Special Effects):
Poltergeist
USA 1982, 35 mm Kinofilm, farbig,
114 Minuten
MGM

Der amerikanische Regisseur Tobe Hooper realisiert mit *Poltergeist* im Jahre 1982 einen Film, dessen Handlung auf Spekulationen der Parapsychologie beruht. Ausgangspunkt des Films ist die von der Esoterik immer wieder aufgestellte Behauptung, Menschen mit medialen Fähigkeiten wären in der Lage, im Rauschen eines verstellten Radiogerätes die Stimmen von Geistern zu hören. In Hoopers Film nutzt ein sogenannter Poltergeist das weiße Rauschen des Fernsehbildes als Transportmedium, um in das Haus einer typischen amerikanischen Kleinfamilie einzudringen. Er zieht die kleine Tochter zu sich ins Gerät – und damit in die Abgründe einer Welt von bösen Geistern.
Wie in Cronenbergs *Videodrome* ist der Fernseher auch bei *Poltergeist* eine moderne »Büchse der Pandora«, aus der böse Geister entweichen und als Plage über die Menschen kommen. Am Schluß des Filmes flieht die Familie in ein Motelzimmer – der obligatorische Fernseher wird sicherheitshalber nach draußen geschoben. Die Idee, daß Menschen mittels moderner Nachrichtentechnik entmaterialisiert

Peter Hyams (Regie und Kamera):
Stay Tuned (*Höllische Spiele*)
Kanada/USA 1992, 35 mm Kinofilm,
farbig, 90 Minuten
Concorde

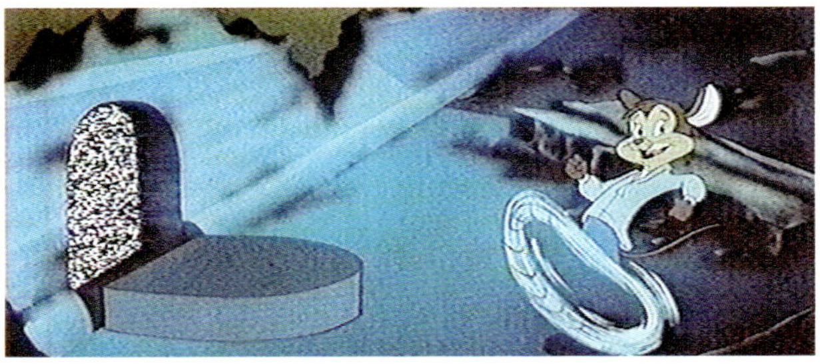

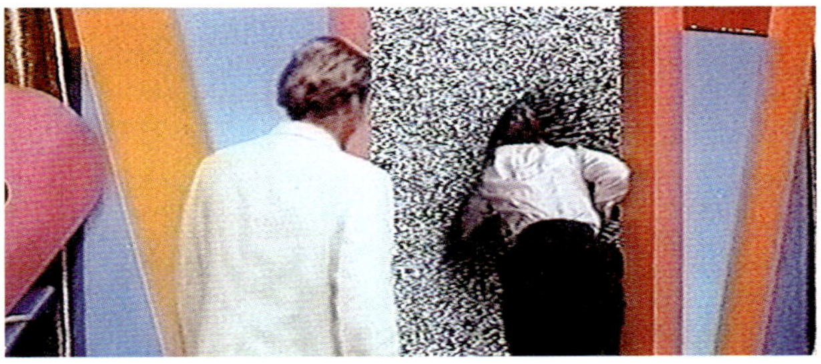

und in Fernsehprogramme eingeschleust werden, macht Peter Hyams zum Thema seiner unterhaltsamen und zugleich abgründigen Filmkomödie *Höllische Spiele* von 1992. Hyams konnte seine Kompetenz im Umgang mit der Problematik des Fernsehens schon 1978 mit dem packenden Science-Fiction-Thriller *Unternehmen Capricorn* unter Beweis stellen, der den Mißbrauch des Fernsehens durch die NASA zum Thema hat. Bei *Höllische Spiele* von 1992 werden ein fernsehsüchtiger Ehemann und seine Frau auf mysteriöse Weise in einen Dschungel von Fernsehprogrammen befördert. Der Übergang von einem Programm ins andere geschieht durch eine Art Vorhang in Form des weißen Rauschens. Diese Bilder zitieren jene Szene aus Jean Cocteaus berühmtem Film *Orphée* von 1949, wo Orpheus durch einen Wandspiegel in die Unterwelt hinübergeht: Hinter der formalen Analogie verbirgt sich eine tiefere Bedeutung, denn der alle Programme koordinierende Chef der Sendestation entpuppt sich als ein zeitgemäßer Mephisto, der mit dem Medium Fernsehen auf Seelenfang auszieht.

Manfred Stumpf: ohne Titel,
aus der Serie *50 Zeichnungen zum Thema Rechteck*
Bundesrepublik Deutschland 1992,
Handzeichnung, Isograph,
Tusche auf Papier, 29,7 x 21 cm

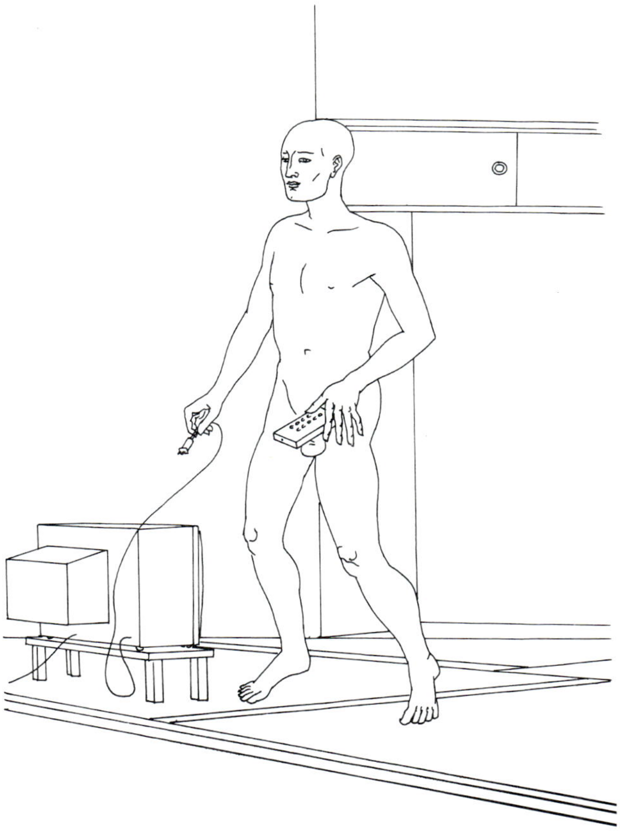

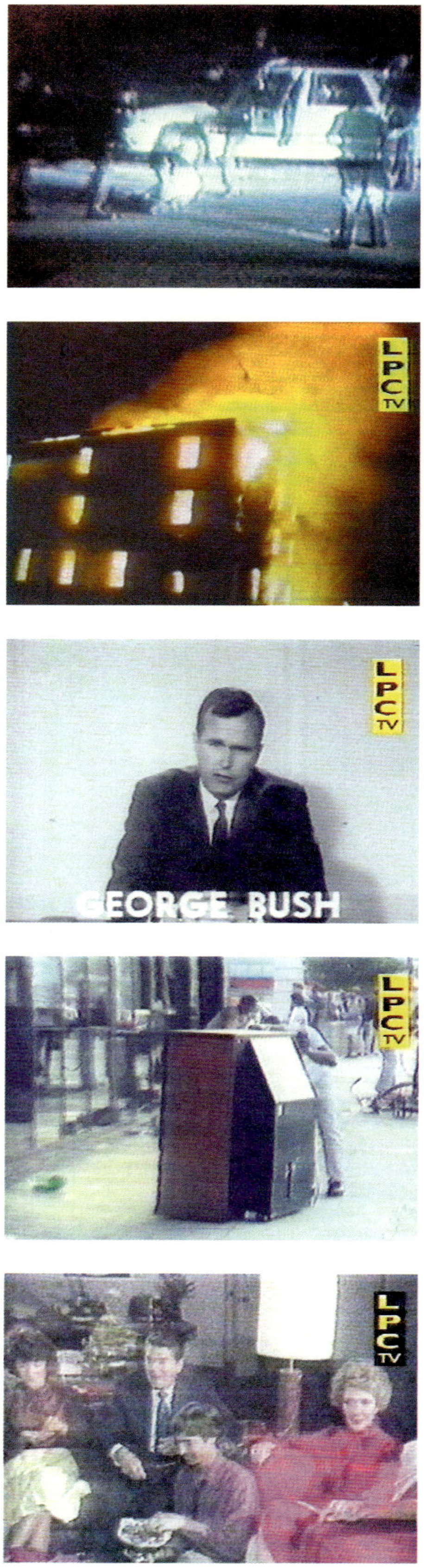

Rodney King
Großbritannien 1994, Videoband, farbig

In den USA ist das Fernsehen längst das einflußreichste Massenmedium. Die einst basisdemokratisch orientierte Szene von dokumentarisch arbeitenden 16 mm-, Super-8- und Videofilmern hat sich enorm vergrößert und zugleich in ihrem Wesen grundlegend geändert. Gemeinsame Ziele gibt es nicht mehr, zumal die Grenzen zwischen engagierten Dokumentarfilmern und Gelegenheitsfilmern aus dem Hobbybereich inzwischen fließend sind. Allen gemeinsam sind allein die kleinen Handycams, jene lautlosen und unauffälligen Videokameras. Die Angst vor dem Überwachungsstaat, der sich modernster Videotechnik bedient, hat in den USA eine neue Variante erhalten: Von zufälligen Zeugen oder den Betroffenen selbst mit privaten Kameras aufgenommene Videos finden immer häufiger Verwendung in Gerichtsverhandlungen, die ihrerseits über kommerzielle Gerichtssender im öffentlichen Fernsehen gezeigt werden. Die TV-Ausstrahlung der privaten Videoaufnahme von der Mißhandlung des Farbigen Rodney King durch weiße Polizisten löst im Frühling 1992 bürgerkriegsähnliche Unruhen und Plünderungen aus, bei denen zahlreiche Menschen ums Leben kommen.

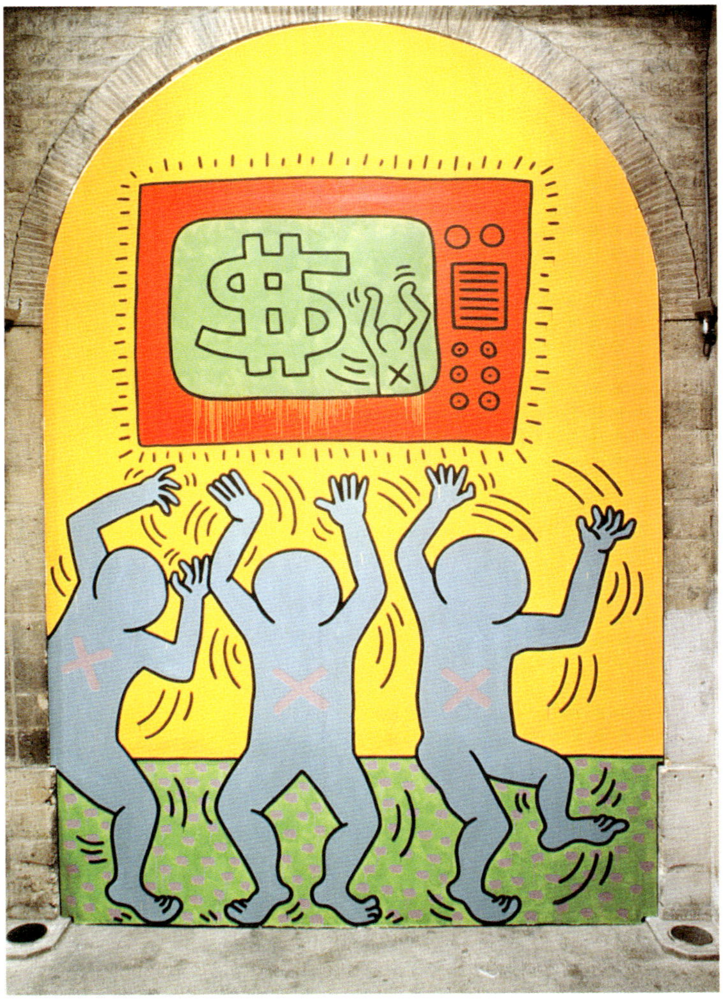

Keith Haring: *Ten Commandments* (Detail)
USA 1985, Acryl und Öl auf Leinwand,
Installation im Musée d'Art
Intercontemporain, Bordeaux,
769,6 x 502,9 cm

Keith Haring: ohne Titel
USA 1984, Graffiti

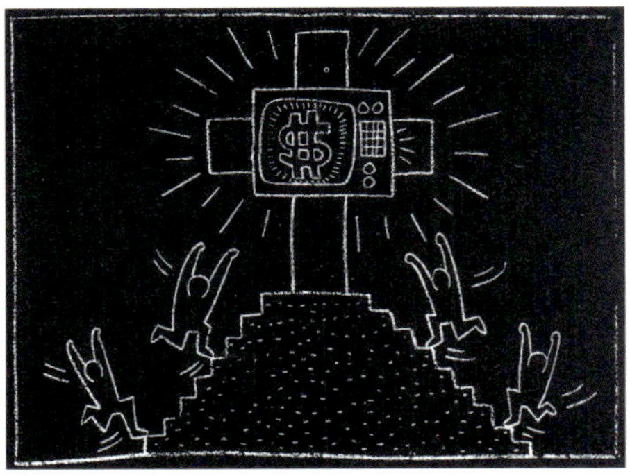

Mit dem Fall »Rodney King« hat das Fernsehen seine Macht zur politischen Einflußnahme erneut unter Beweis gestellt. Es zeigt sich, daß die von Politikern wie Ronald Reagan oder George Bush virtuos gehandhabte Instrumentalisierung der Sender nur bedingte Auswirkungen hat. Gerade kleinere Sender erweisen sich oftmals als den Bürgern willkommenes Sprachrohr bei ihrem Kampf gegen die Interessen der Mächtigen. Da die regionalen Sendeanstalten aber von der Finanzierung durch die knappen Haushalte der Städte und von Spenden bzw. Werbeeinnahmen abhängig sind, ist deren Unabhängigkeit nur bedingt gewährleistet. Dieser Konflikt wird z.B. in Jay Levys spritziger Filmkomödie *U.H.F. – Sender mit beschränkter Hoffnung* von 1988 geschildert: Geld bedeutet Macht über die Programme und damit über die Zuschauer.

Louise Lawler: *(Stevie Wonder) Living Room Corner, Arranged by Mr. and Mrs. Burton Tremaine Sr., New York City, 1984*
USA 1984, Photographie,
58,4 x 86,4 cm

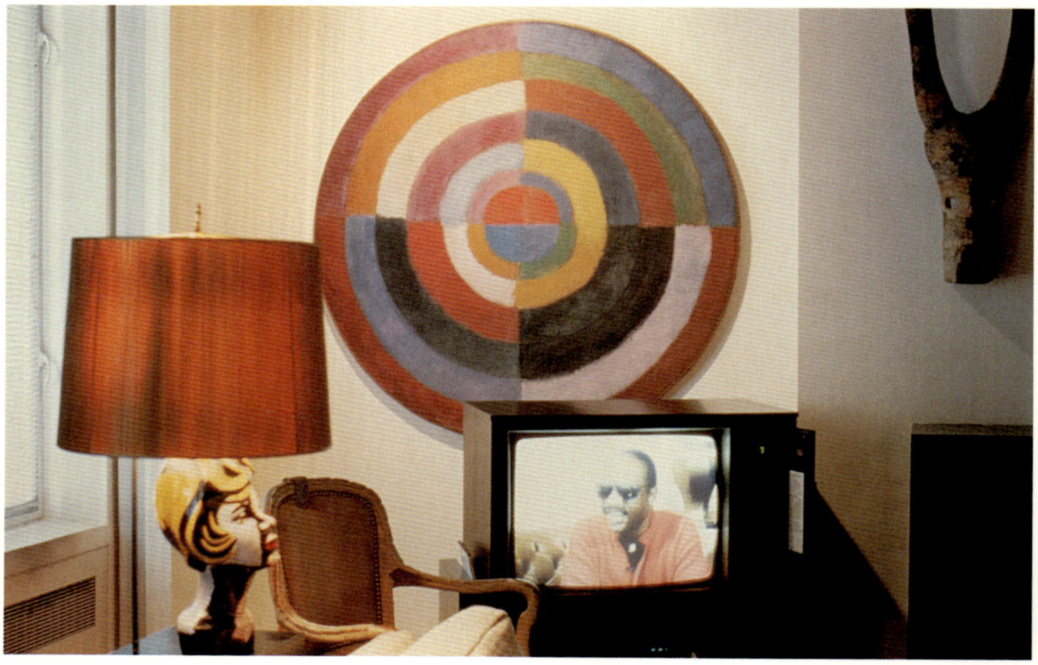

Seit den achtziger Jahren hat sich die Kunst aus den strengen Fesseln ideologisch begründeter Ansprüche gelöst. Zwar wird die politische Auseinandersetzung nicht völlig vernachlässigt, aber die Beschäftigung mit formalen Fragen gewinnt wieder an Relevanz. Der amerikanische Photograph Warren Neidich steht für diesen neugewonnenen Ansatz. Zum einen setzt er sich in seinen Photoserien z. B. mit der Rolle des Fernsehens im O. J. Simpson-Prozeß auseinander, zum anderen versucht er, die spezielle Ästhetik des Fernsehens mit seiner Photokamera zu ergründen. In *Nude with T.V.* arrangiert der Künstler einen Akt vor einem laufenden Fernsehgerät dergestalt, daß der Frauenkörper in das Licht der selbststrahlenden Bildröhre getaucht ist, wodurch er unwirklich und kalt wirkt. Die Fernsehbilder sind oftmals mit dem Filmbild auf der Leinwand verglichen und dabei als von minderer Qualität abgewertet worden. Daß das bläulich-grüne Flimmern oder die mitunter grell leuchtenden Bildschirmfarben einen ganz eigenen ästhetischen Reiz besitzen, beginnen in den achtziger Jahren immer mehr Künstler zu entdecken. Das gilt auch für eine Photographie von Louise Lawler, in der Kunst und Kitsch mit einem eingeschalteten Fernsehgerät zu einer stimmigen Gesamtkomposition arrangiert sind.

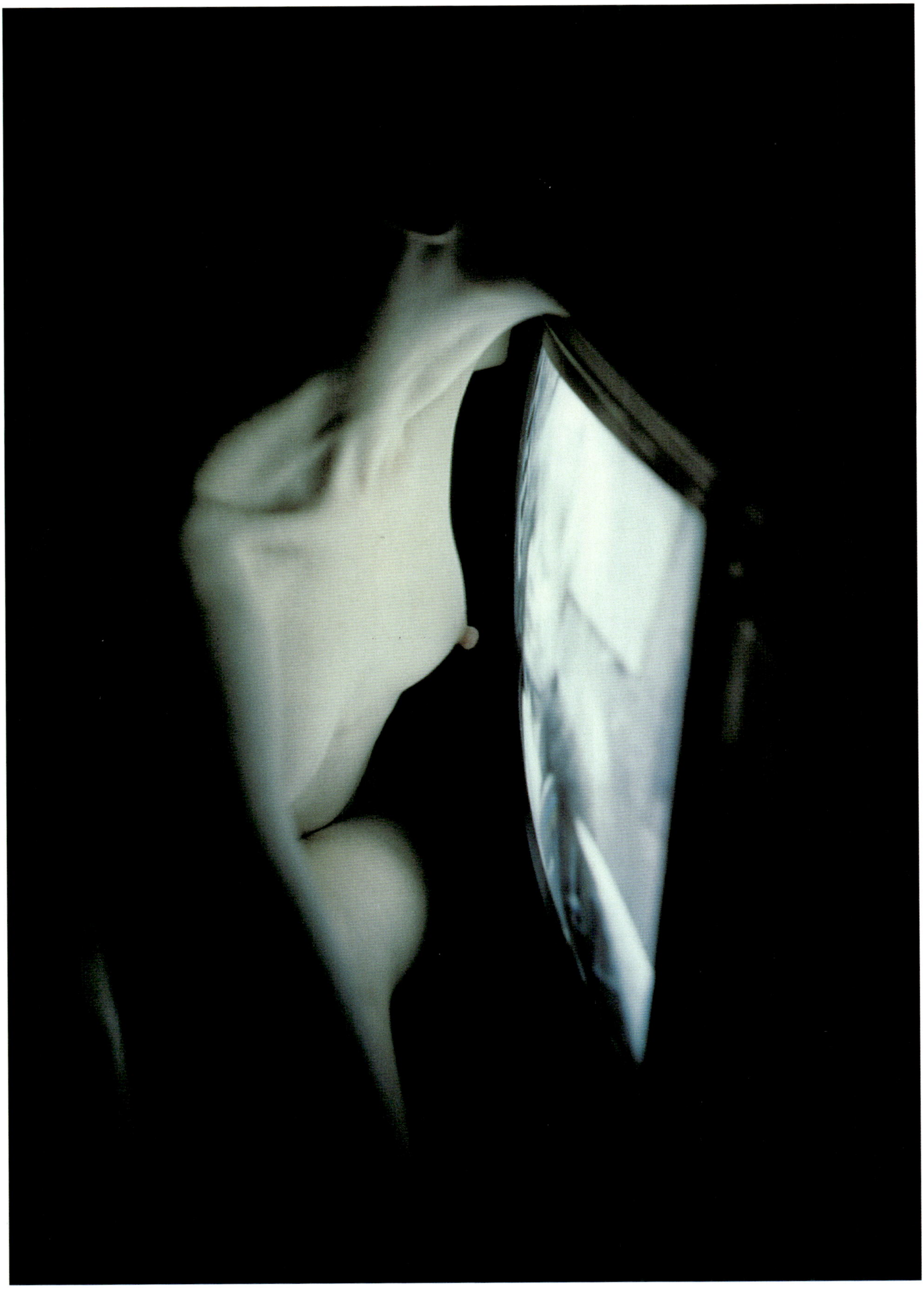

Warren Neidich: *Nude with T.V.*
USA 1984, Photographie,
50,8 x 61 cm und andere Formate

Andy Warhol: *Moonwalk*
USA 1987, Siebdruck auf Lennox
Museums-Karton, 96,5 x 96,5 cm

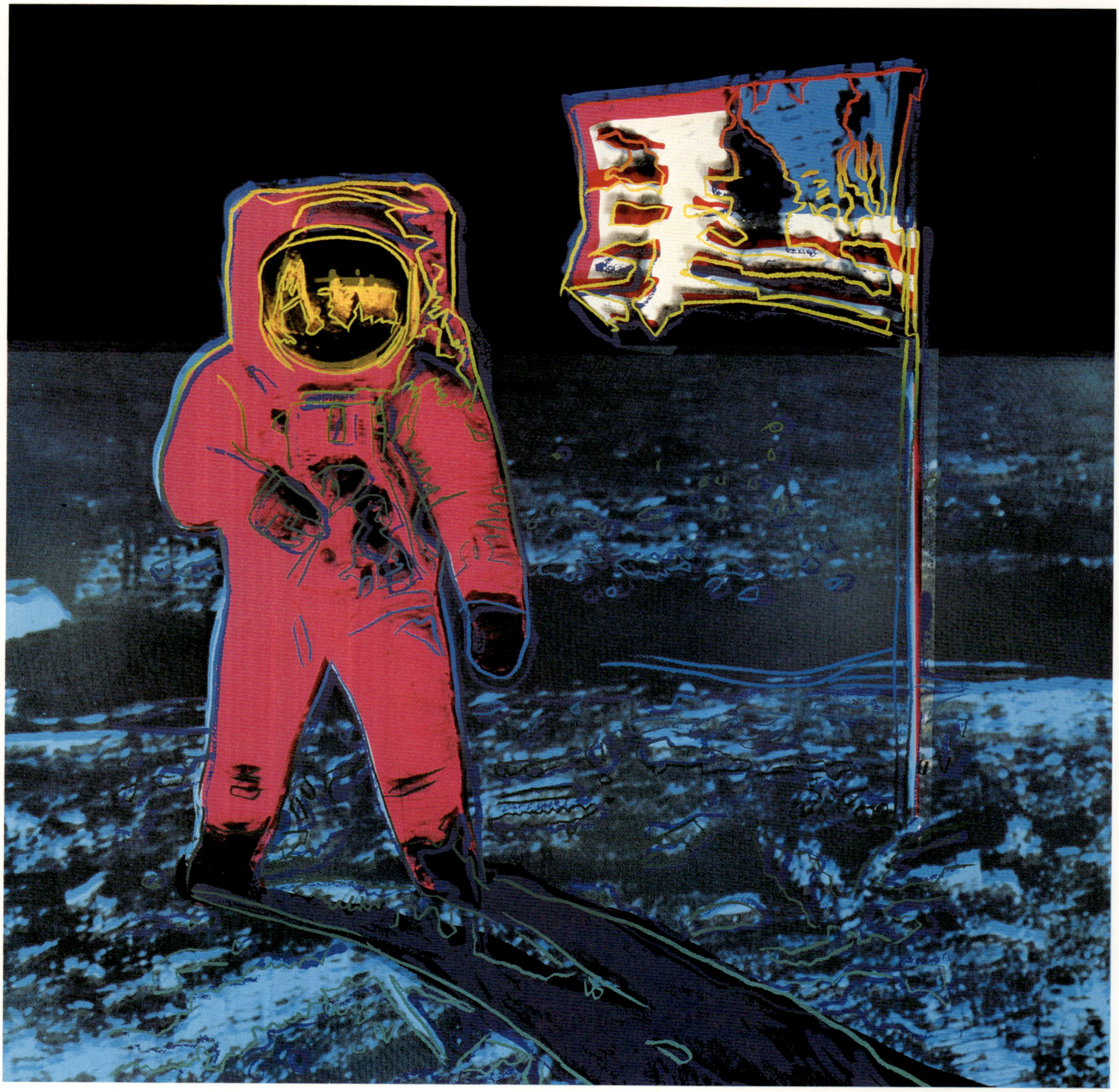

In den Werken der älteren Pop-Art-Künstler spielt das Fernsehen kaum noch eine Rolle. David Hockney hat sich inwischen von der einstigen Begeisterung für neue Techniken und Medien distanziert. Auch im Spätwerk Andy Warhols kommt das Fernsehen nicht vor, allein in seinem 1987 gestalteten Siebdruck *Moonwalk* wendet er sich einem zentralen Fernsehereignis zu. Einer der führenden Vertreter der inoffiziellen sowjetischen Kunst ist Ilja Kabakov. Er gestaltet weniger plakative Bilder als seine Soz-Art-Kollegen, sondern schafft sensible, komplexe Werke von eigentümlicher Rätselhaftigkeit. In seinem 1981 entstandenen Gemälde *Salon im Luxus-Appartement im Hotel »Perle« in Sotschi* zeigt der Künstler das Luxus-Appartement eines jener sowjetischen Hotels, die hohen Funktionären und Devisen-Touristen vorbehalten sind. Das Fernsehgerät ist Bestandteil der Zimmereinrichtung, während die standardisierten Massenunterkünfte in Sotschi über einen Gemeinschaftsraum-Fernseher verfügen. Kabakovs Gemälde gestattet den Blick in einen Raum, dessen Zugang den meisten seiner Landsleute verschlossen ist. Vergleicht man dieses Gemälde mit Richard Hamiltons 1979 entstandener Graphik *Motel II*, die ja auch ein Zimmer mit Fernseher zeigt, dann liegt der Unterschied zwischen beiden Bildern weniger im Formalen als vielmehr im jeweiligen kulturellen bzw. sozialen Kontext: Das TV-Gerät bei Hamilton kennzeichnet einen Verlust der Kommunikationsfähigkeit unter den Menschen, der Fernseher bei Kabakov steht für die Abschottung der sowjetischen Nomenklatura.

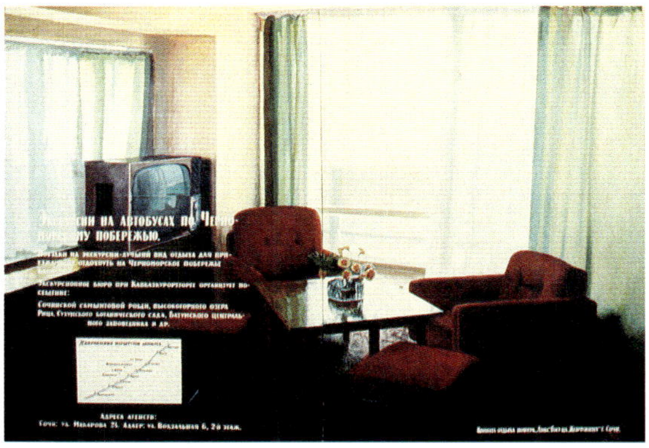

Ilja Kabakov: *Salon im Luxus-Appartement im Hotel »Perle« in Sotschi*
Russische Sowjetrepublik 1981,
Email auf Hartfaserplatte, 210 x 300 cm
Privatsammlung Paris

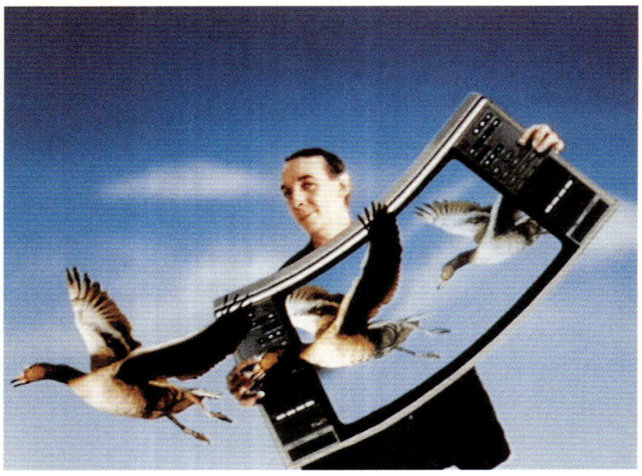

Michael Jaffrennou: *Videóperette*
Frankreich 1989, Videoband, farbig
Canal +/RTBF

In den achtziger Jahren tritt eine Generation von Künstlern in den Vordergrund, die in einem relativ unbefangenen (Konsum-)Verhältnis zum Fernsehen aufgewachsen ist. Sie akzeptiert das Medium als einen selbstverständlichen oder sogar unverzichtbaren Bestandteil ihrer Lebenswelt und nutzt es als Inspirationsquelle. Das gilt für Künstler aus aller Welt, ob in Japan für den Neo-Pop-Art-Künstler Suzy Amakawe oder in den USA für Keith Haring. Folgerichtig findet das Zappen durch die bunte Welt der Programme in einigen Werken Keith Harings seine Entsprechung in dem chaotisch anmutenden Durcheinander verschiedenster Farben und Formen. Beim Zappen weiß der Fernsehzuschauer oftmals nicht um die Bedeutung der Bilder, die er zu sehen bekommt, denn sie erscheinen ihm nicht im Kontext der Handlung. Es entsteht eine zufällige Folge von Eindrücken, die dem Rezipienten aber offensichtlich gerade dadurch Genuß bereiten. In einem unbetitelten Siebdruck Keith Harings von 1988 stehen Sex, Katastrophen und Kunst mit einem Verweis auf das Fernsehen scheinbar zusammenhanglos nebeneinander. Phantasie und TV müssen sich einander also nicht ausschließen, sondern können sich gegenseitig bedingen.
Während die Television Graphikern und Malern Anregungen für ihre Kunst liefert, ermöglichen neue digitale Techniken den Videokünstlern die Realisation bisher nie dagewesener Bildvisionen. Was bisher nur denjenigen Künstlern vorbehalten war, die mit graphischen oder malerischen Techniken arbeiten, ist jetzt dank ausgefeilter Computertechnik auch auf dem Bildschirm möglich. Die unbeschränkte Kombination von Realaufnahmen, die künstliche Generierung virtueller 3-D-Welten und die kontrollierte Manipulation jedes einzelnen Bildpixels lassen die Grenzen zwischen herkömmlichen künstlerischen Gestaltungsverfahren und der digitalen Bildbearbeitung immer mehr verschwimmen.

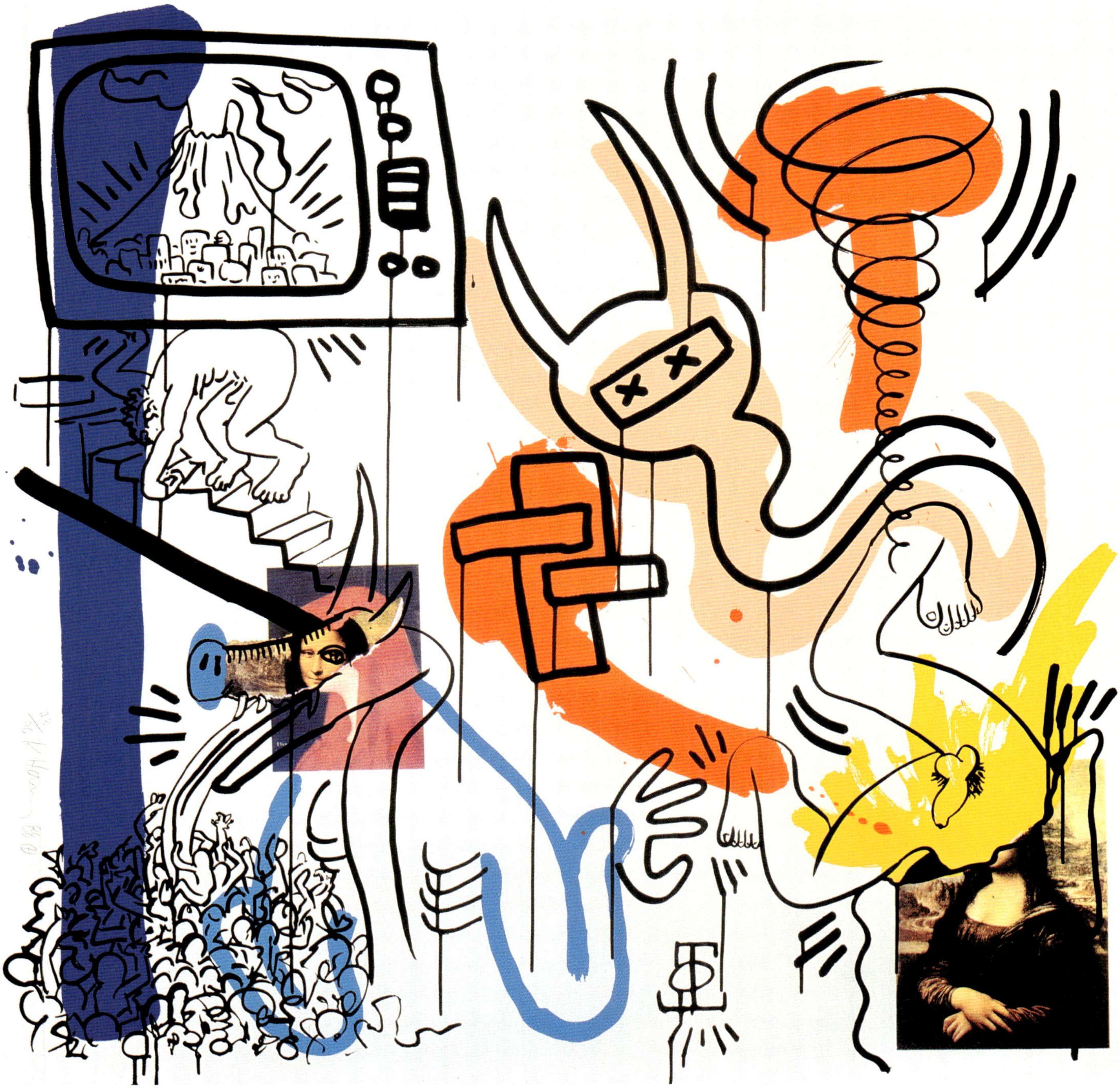

Keith Haring: ohne Titel
USA 1988, Siebdruck, 96,5 x 96,5 cm

Richard Hamilton: *Patricia Knight III (coloured)*
Großbritannien 1982, gedruckt vom Atelier Crommelynck, Paris, 8 von 12 Exemplaren, Aquatinta und Mischtechnik, handkoloriert mit Acrylfarben, auf Rives-Papier, 23,7 x 17,6 cm (Blatt: 43,0 x 32,5 cm), Auflage: 12 Exemplare und 2 Künstlerexemplare

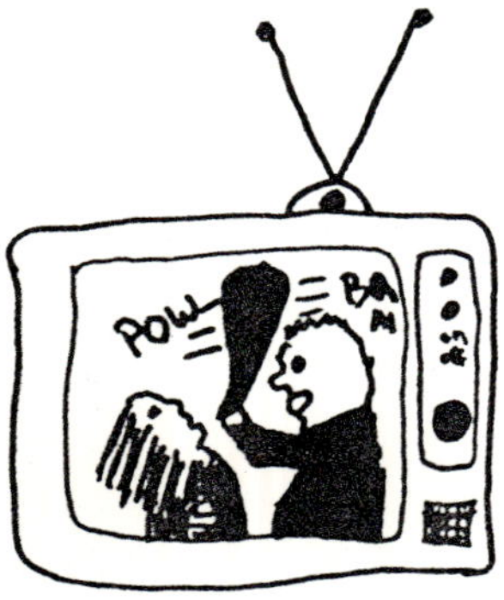

Debby: ohne Titel
Kinderzeichnung
American Academy of Pediatrics

In den Hochhaussiedlungen der Großstädte ist das Freizeitangebot oft auf ein Minimum beschränkt oder findet überhaupt nicht statt. Fernsehen und Videokonsum sind dann die hauptsächliche Freizeitbeschäftigung ihrer Bewohner. Wachsende Kriminalität und zunehmende Aggressivität spiegeln sich in der allgemeinen Beliebtheit von Fernsehsendungen mit ausgeprägten Gewaltdarstellungen. Die Verflechtung der Elemente Gewalt, Fernsehwelt und Wirklichkeit ist in Richard Hamiltons Graphik *Patricia Knight III (colored)* äußerst diffizil. In eines seiner früheren Bilder hat Hamilton bereits den Ausschnitt aus einer Standphotographie mit Jenny Marsh eingefügt; sie hat 1948 in Douglas Sirks Film *Unerschütterliche Liebe* die Figur der ehemaligen Kriminellen Patricia Knight verkörpert. Das Bild dieser Schauspielerin wird in Hamiltons *Patricia Knight (IIIa)* noch einmal zitiert. Auf dem Bildschirm hinter ihr ist die Leiche eines Mannes zu sehen, die Blutlache befindet sich wiederum auf dem Boden neben Patricia Knight. Die Realitätsebenen verschieben sich, die Medien Kinofilm, Fernsehen und Graphik sind eng miteinander verschränkt.

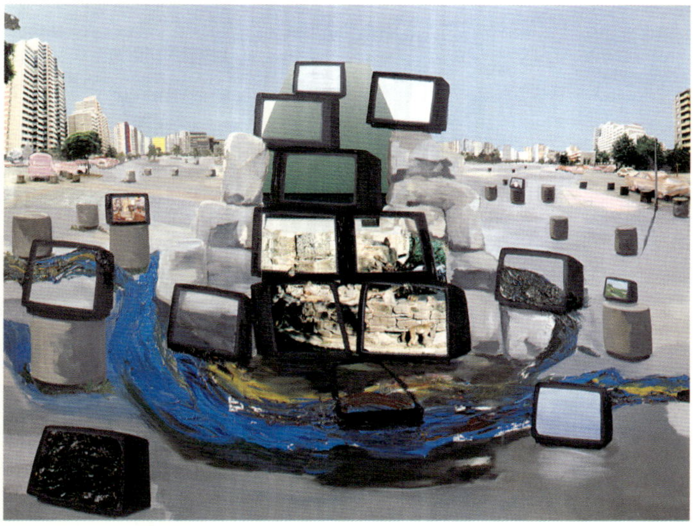

Cordula Güdemann: *Rhein*
Bundesrepublik Deutschland 1993, Öl und Photos auf Leinwand, 200 x 250 cm

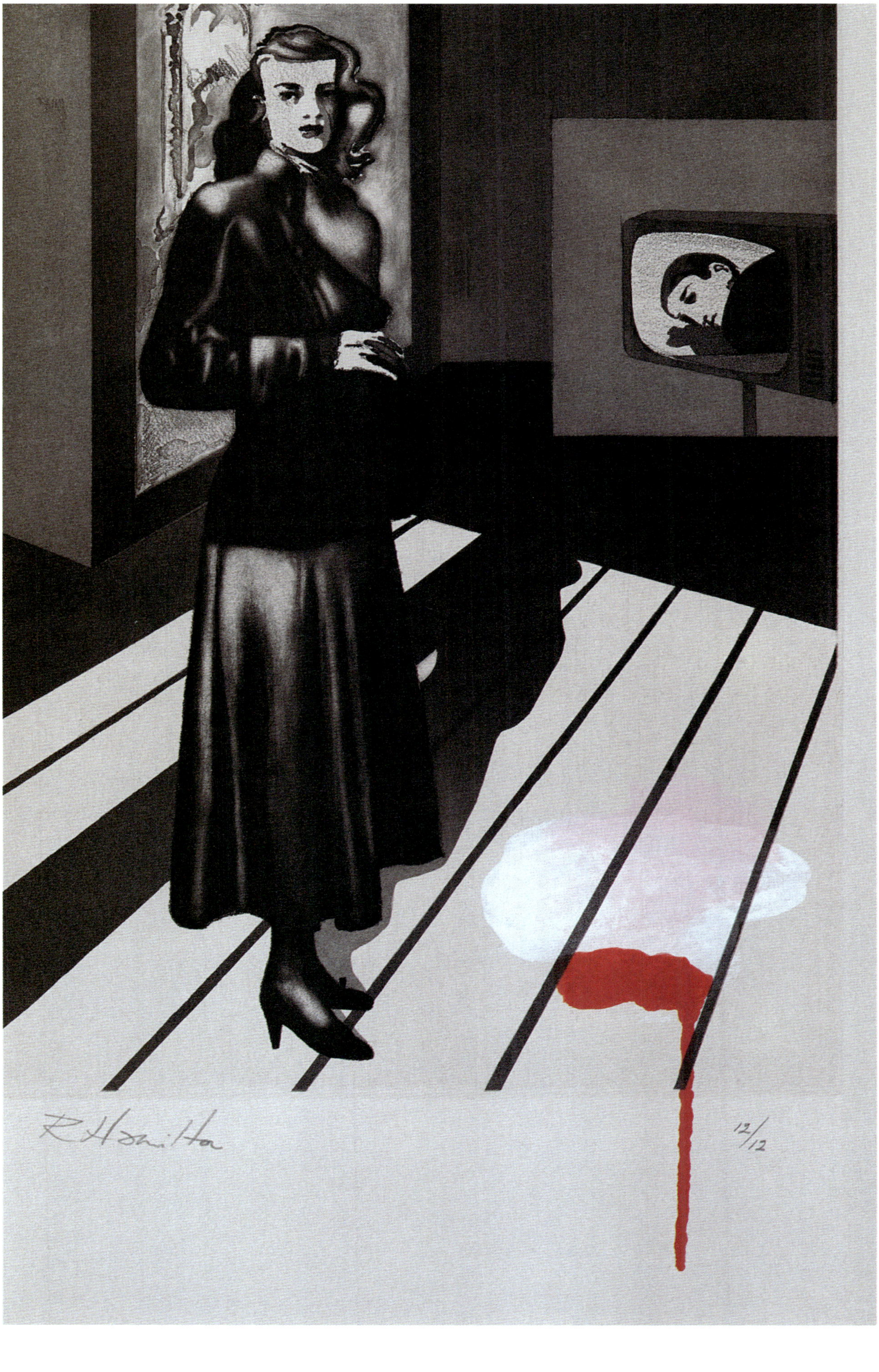
R Hamilton
12/12

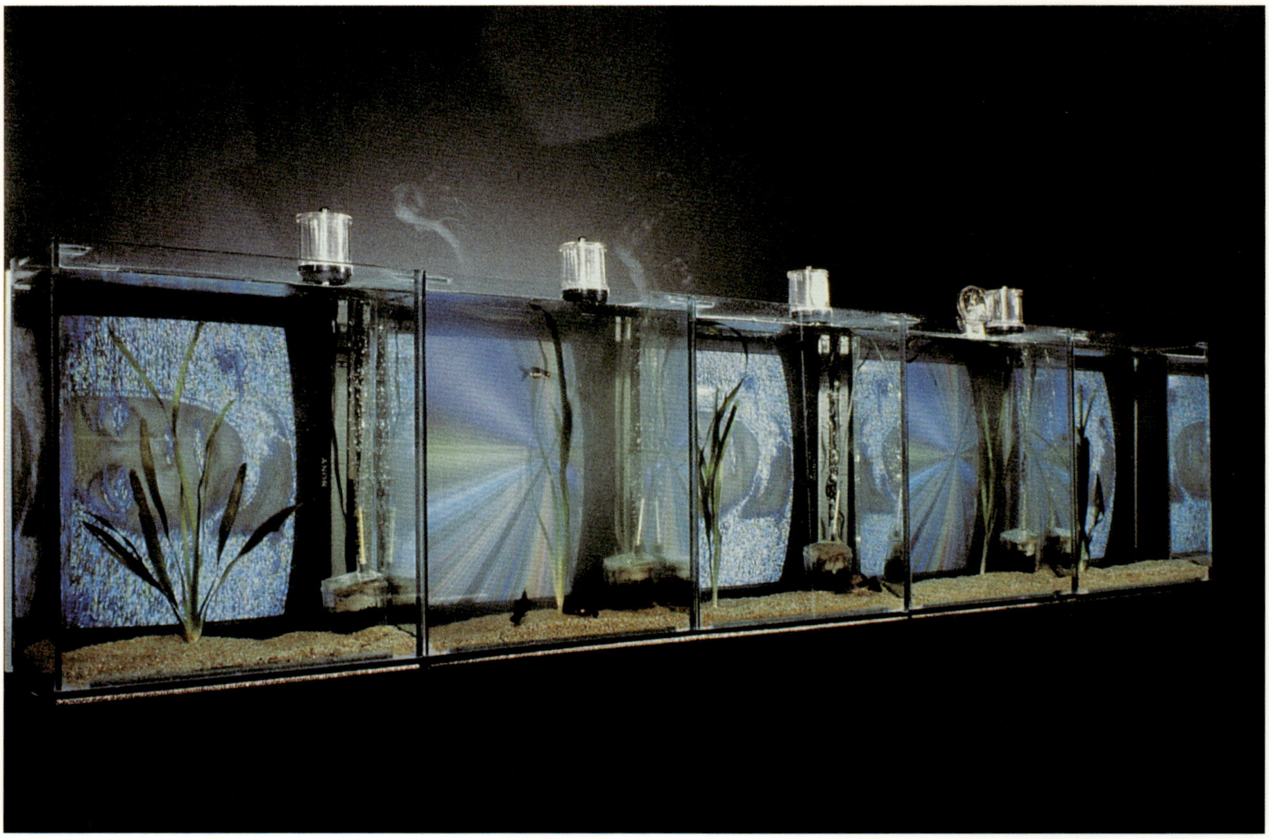

Nam June Paik: *Video Fish*
(auch: *Fish TV*)
Südkorea/USA 1982 (seit 1975 mehrfach ausgeführt), Videoinstallation im Whitney Museum of American Art, New York, Farbmonitore, Aquarien mit Zierfischen, Videobänder, Videorecorder

rechte Seite unten links:
Offener Kanal Hamburg: *Aquarium*
Bundesrepublik Deutschland 1996, Videoband, farbig, täglich jeweils nach Sendeschluß als Schleife gesendet

unten rechts:
Ostdeutscher Rundfunk Brandenburg: *Aquarium*
Bundesrepublik Deutschland, seit Mai 1992, 1 Goldfisch, 6 Fadenfische, 10 Platies, 20 Schleierschwänze, Videoband, farbig, je 21 Minuten, täglich jeweils nach Programmschluß bis zum Beginn des nächsttägigen Programms als Schleife im Automatic-Broadcast-System mit dem Ton von Radio Brandenburg gesendet

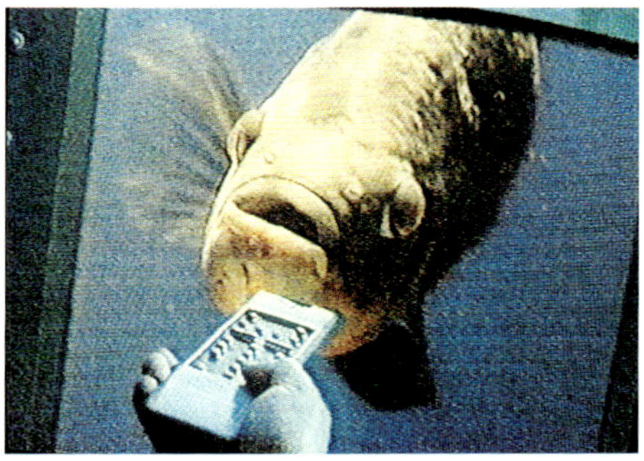

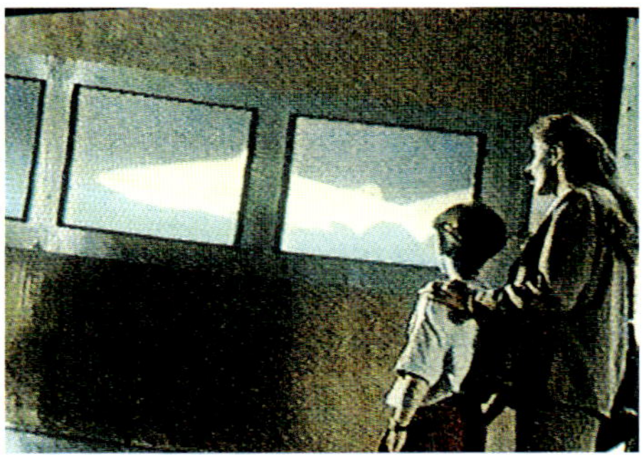

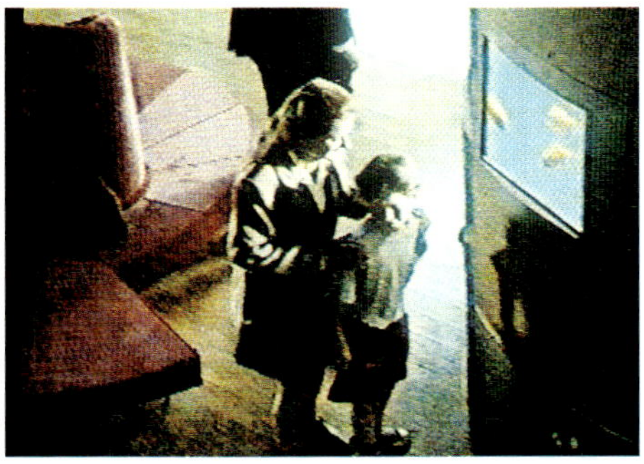

Nam June Paiks Arbeit *Video Fish* basiert auf einer Anregung, die ihm eine in seinem Besitz befindliche Karikatur aus der Zeitschrift *The New Yorker* geliefert haben könnte. H. Martins Cartoon mit der Bildunterschrift »Orville finds he's watching the aquarium more and the TV less« von 1971 zeigt einen Zuschauer, der zum Befremden seiner Ehefrau die Aufmerksamkeit immer stärker dem Aquarium zuwendet, das er direkt neben dem TV-Gerät aufgestellt hat. Bei Paiks mehrfach realisierter Videoinstallation *Video Fish* sind mit Fischen und Wasserpflanzen belebte Aquarien derart vor Videomonitore montiert, daß sie zu einer optischen Einheit werden. Diese Idee wird seit den achtziger Jahren mehrfach von Werbung, Computerindustrie und Fernsehsendern adaptiert und kommerzialisiert.

TV-Werbespot für Fernsehgeräte der Firma Grundig
Bundesrepublik Deutschland 1994, Videoband, farbig

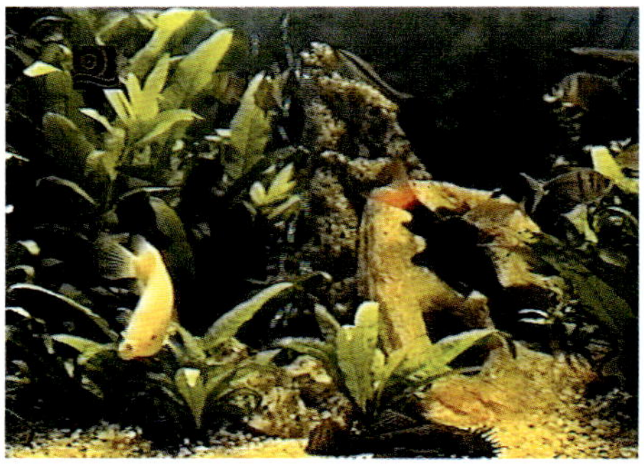

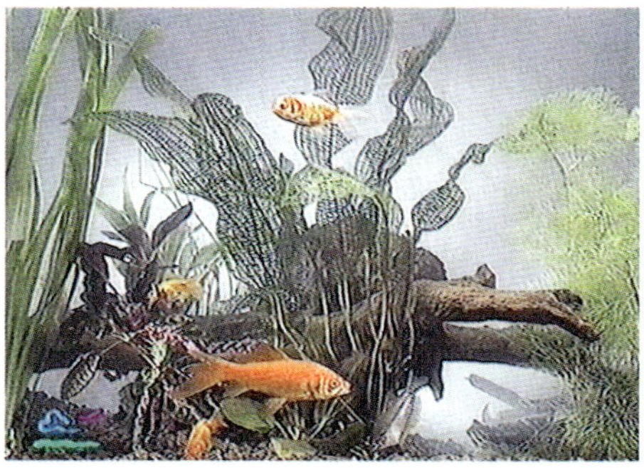

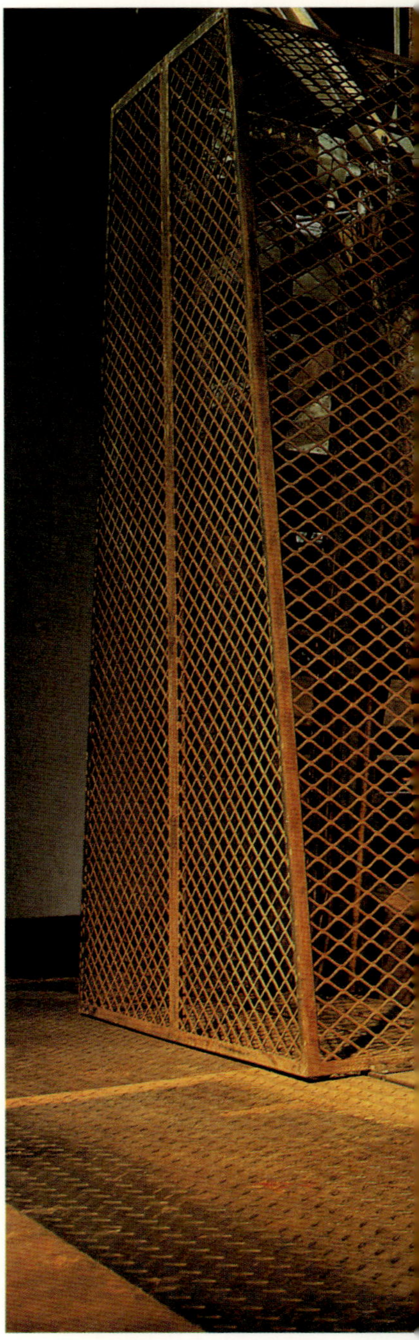

Das wachsende Renommee der Videokunst führt in den achtziger Jahren zur ihrer endgültigen Anerkennung in der Kunstszene, zur Einbeziehung in größere Überblicksausstellungen, ja selbst zur Aufnahme in den Kunstmarkt bei führenden Galerien. Das zieht zahlreiche Aufträge für Videoarbeiten nach sich. Video- und Computerkunst-Festivals etablieren sich und werden zumeist von großen Museen oder Sponsoren aus der Elektronikindustrie finanziert. Dadurch wird die Entstehung von aufwendigen und großflächigen Videoinstallationen bzw. Videoskulpturen begünstigt. Viele Videokünstler, die ihren Lebensunterhalt allein von der Herstellung künstlerischer Videobänder nicht bestreiten können, wenden sich nun vermehrt diesem Bereich der Kunst zu.

Der Fernseher ist nicht mehr Gegenstand der Zerstörung, sondern ein Baustein, der sich in den größeren Zusammenhang eines skulpturalen Werkes einfügt. Seine Funktion ist dabei vielfältiger Natur: Die TV-Monitore in Dalibor Martinis' *Rock Garden* ersetzen die Steine eines Zen-Garten, bei Fabrizio Plessis *Liquid Time* vermitteln sie die Illusion von gegen alle Gesetze der Schwerkraft frei im Raum fließendem Wasser; Tadashi Tonishiki schichtet verschrottete Fernsehgeräte zur *Sagacho-TV-Barricade* auf. Diese drei Beispiele zeigen, wie eklektisch mit dem Fernseher umgegangen wird.

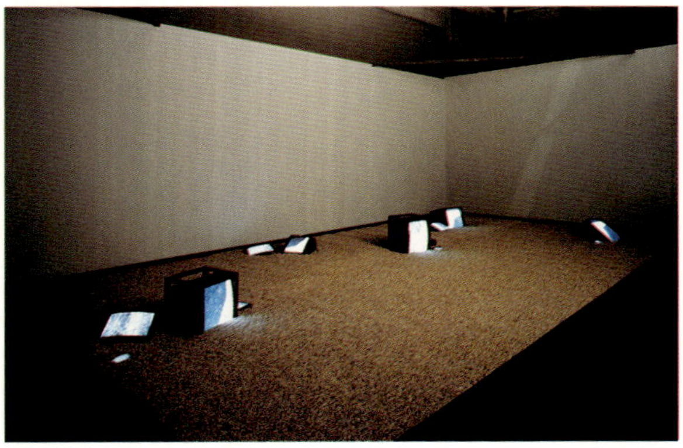

Dalibor Martinis: *Rock Garden*
Jugoslawien 1986, Videoinstallation auf der Ausstellung »Install-Video-Side« in der Galleria d'arte moderna, Bologna, 14 Monitore, 3 Videobänder, weiße Kiesel

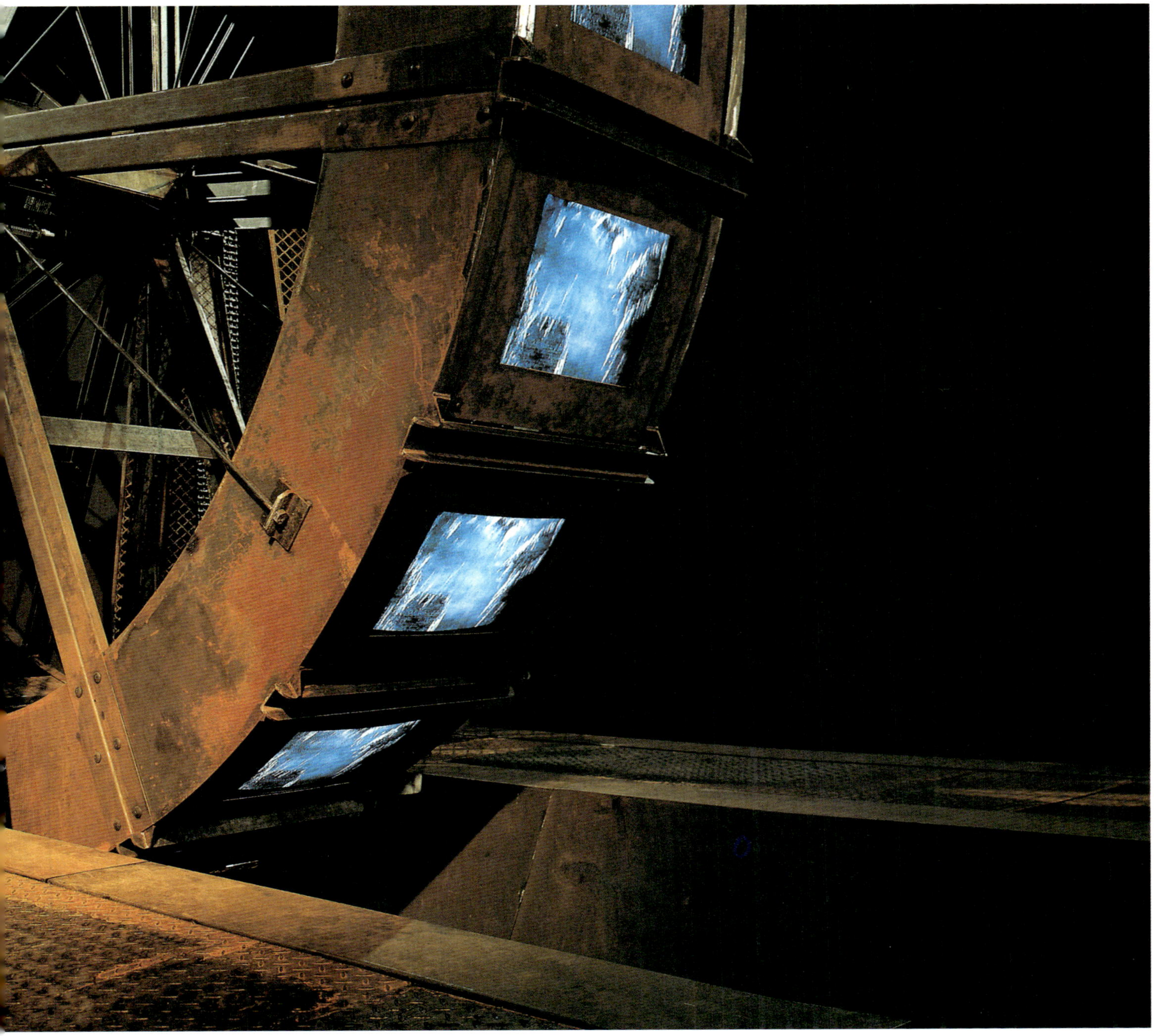

Fabrizio Plessi: *Liquid Time*
Italien 1993, Holz, 21 Farbfernsehgeräte Philips Matchline 100 Hz 8500 VL, 1 Bildplattenspieler 22 VP 380, Installation auf der Internationalen Funkausstellung Berlin 1993
Zentrum für Kunst und Medientechnologie, Karlsruhe

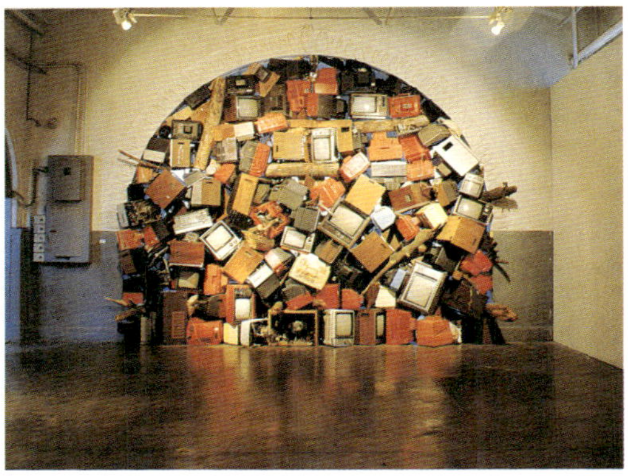

Tadashi Tonishiki: *Sagacho-TV-Barricade*
Japan 1990, 120 verschrottete Fernsehgeräte, 550 x 450 x 200 cm

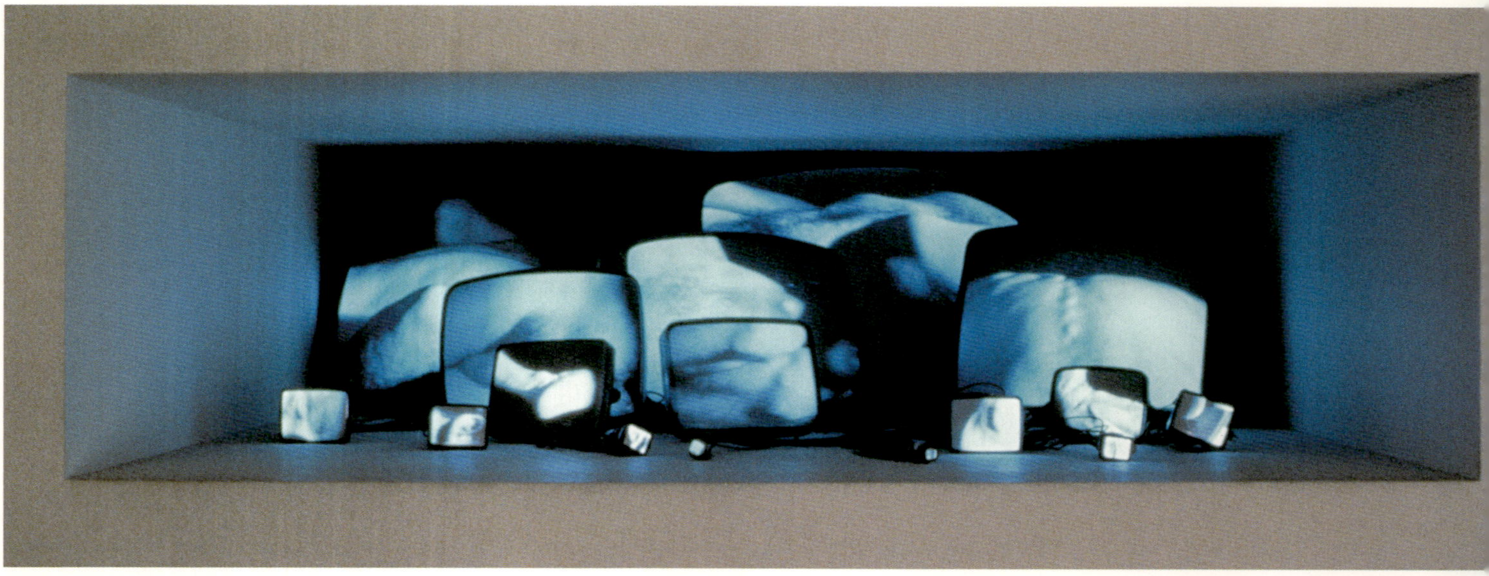

Gary Hill: *Inasmuch As It Is Always Already Taking Place*
USA 1990, Bildröhren, Videorecorder, Videoband, 16-Kanal-Video-/Sound-Installation mit 16 Schwarzweiß-Monitoren in einer horizontalen Nische in der Wand

In der Kunst der achtziger Jahre beginnt sich das herkömmliche Bild vom menschlichen Körper zusehends aufzulösen. In vielen Kultfilmen, wie David Cronenbergs *Videodrome* und Ridley Scotts *Blade Runner* – beide werden 1982 uraufgeführt – oder in Paul Verhoevens *Robocop* von 1987 vollzieht sich eine Verschmelzung des Menschen mit der Maschine bzw. die Menschwerdung der Maschine. Der Kinozuschauer wird durch die Ansicht der Video-Bildschirme an den maschinenmäßigen Kamerablick der Cyborgs gewöhnt. Auch in anderen Kunstbereichen hält der TV-Monitor zusehends Einzug. In den großen Opernhäusern dient er den Dirigenten schon längst als Hilfsmittel zur Koordination ihrer Bewegungen mit denen der Assistenzdirigenten, die oftmals außerhalb des Sichtfeldes agieren müssen. John Cage geht noch einen Schritt weiter und setzt bei *Europeras 1 und 2* TV-Monitore mit Digital-Zeitanzeige als Taktgeber für die Musiker ein. Die Autokratie des Dirigenten hat hier ein Ende gefunden.
Andere Videokünstler verteilen Fragmente des menschlichen Körpers über verschiedene Bildschirme oder setzen menschenähnliche Gestalten von roboterhaftem Aussehen aus alten Fernsehgeräten zusammen.

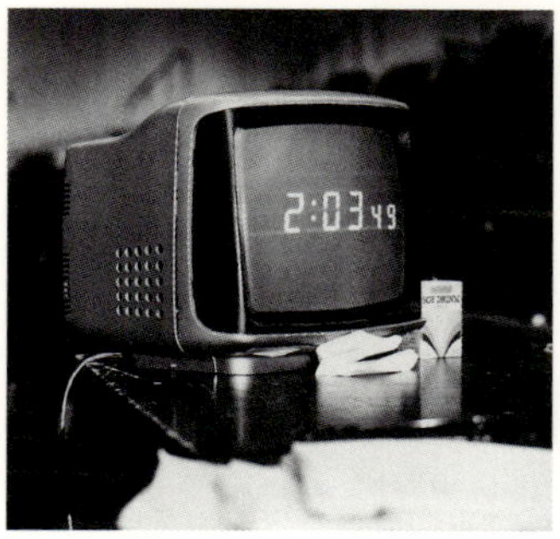

John Cage (Theater und Musik)/Gary Bertini (musikalische Einstudierung)/ Roberto Goldschlager (Einstudierung der Bühnenaktionen): *Europeras 1 und 2*
Schauspiel Frankfurt, Uraufführung am 12. 12. 1987

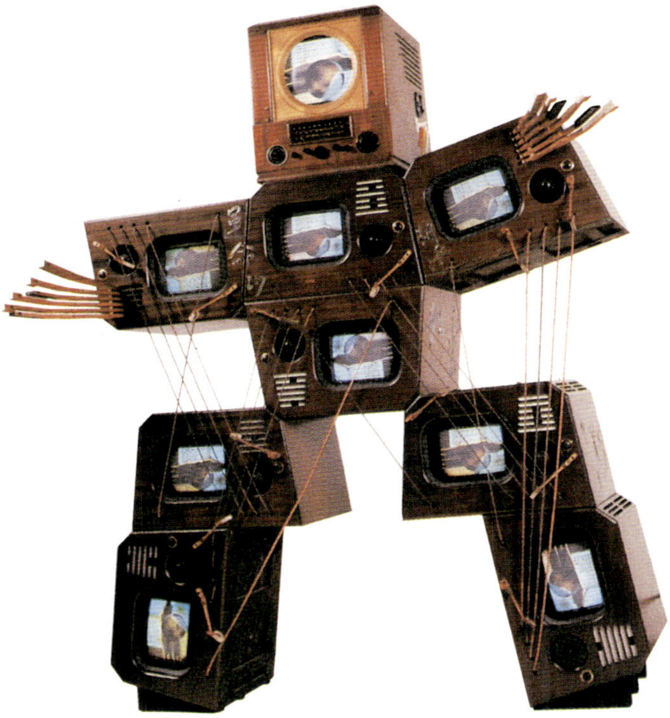

Nam June Paik: *John Cage*
Südkorea/USA 1990, Videoskulptur

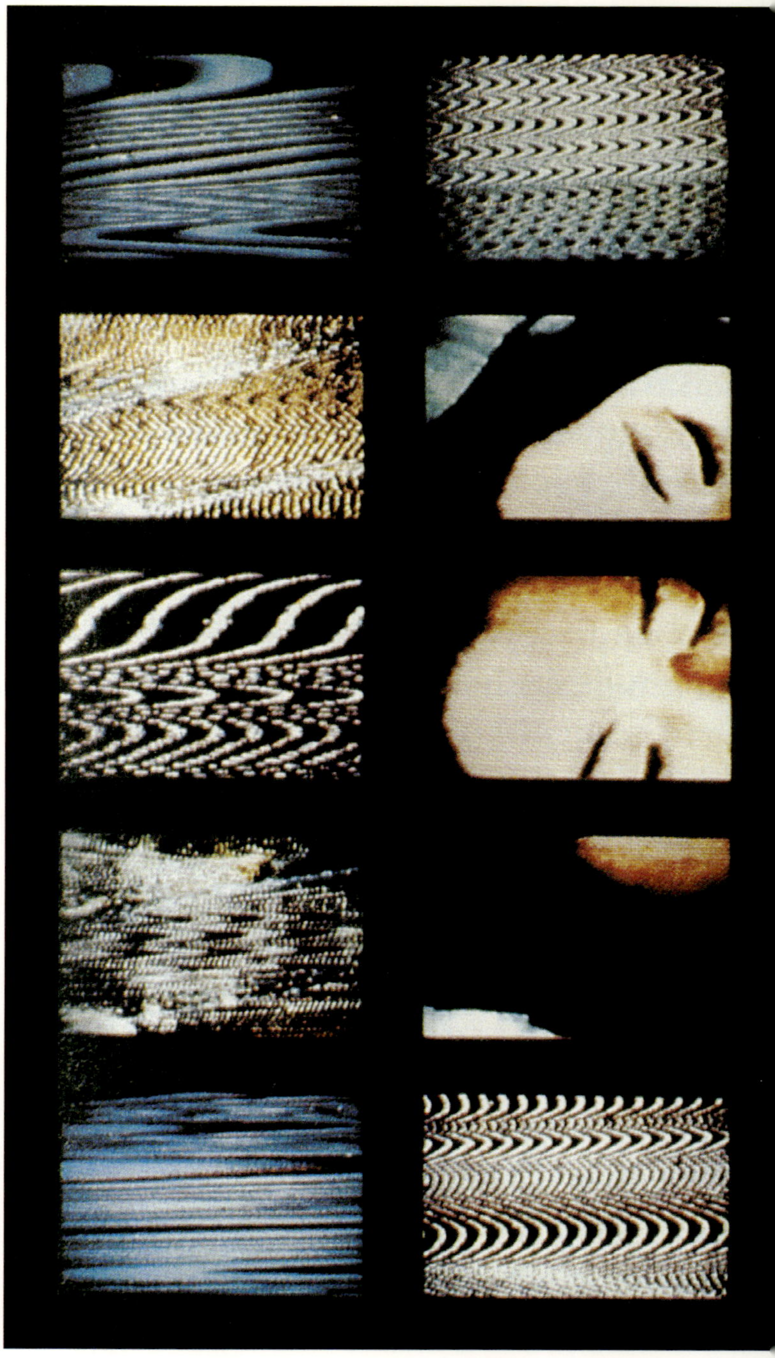

In Ermangelung von TV-Bildschirmen großer Abmessungen werden von den Videokünstlern mehrere Monitore zu einer großen Bildfläche zusammengefügt und so bespielt, daß sich ein zusammenhängendes Bild ergibt. Dieses von Paik schon früh entwickelte und technisch perfektionierte Verfahren wird in seiner Wirkung oftmals gebrochen, indem verschiedene Perspektiven gleichzeitig verwendet oder die einzelnen Teile zeitlich versetzt gezeigt werden. Eine weitere Variante ist es, Segmente des puzzleartigen Gesamtbildes durch andere Bilder oder gezielt eingesetzte Störungsmuster zu ersetzen. Diese Ideen werden auch von Künstlern aufgegriffen, die mit anderen Medien arbeiten, gerne vor allem von Photographen, die ja das Arbeiten mit Bildserien gewohnt sind. Das von den Videokünstlern entwickelte Prinzip der Fragmentierung des menschlichen Körpers findet sich in einer unbetitelten Photographie des Spaniers Luis Contreras wieder.
Auch die Werbegraphik macht zunehmend Anleihen bei der Ästhetik der Videokunst.

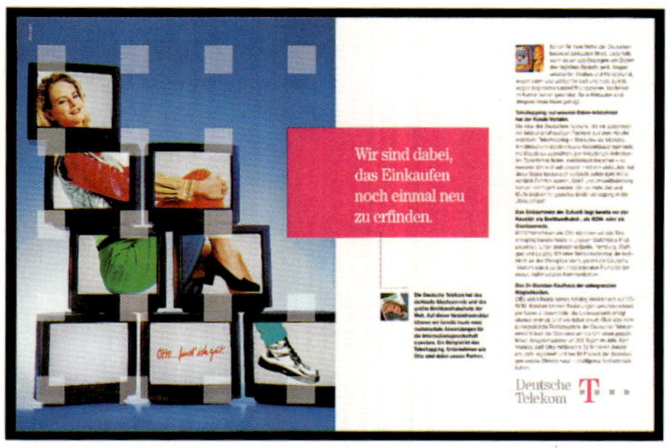

Werbung der Deutschen Telekom und des Otto-Versandhauses
Bundesrepublik 1995, Zeitungsanzeige

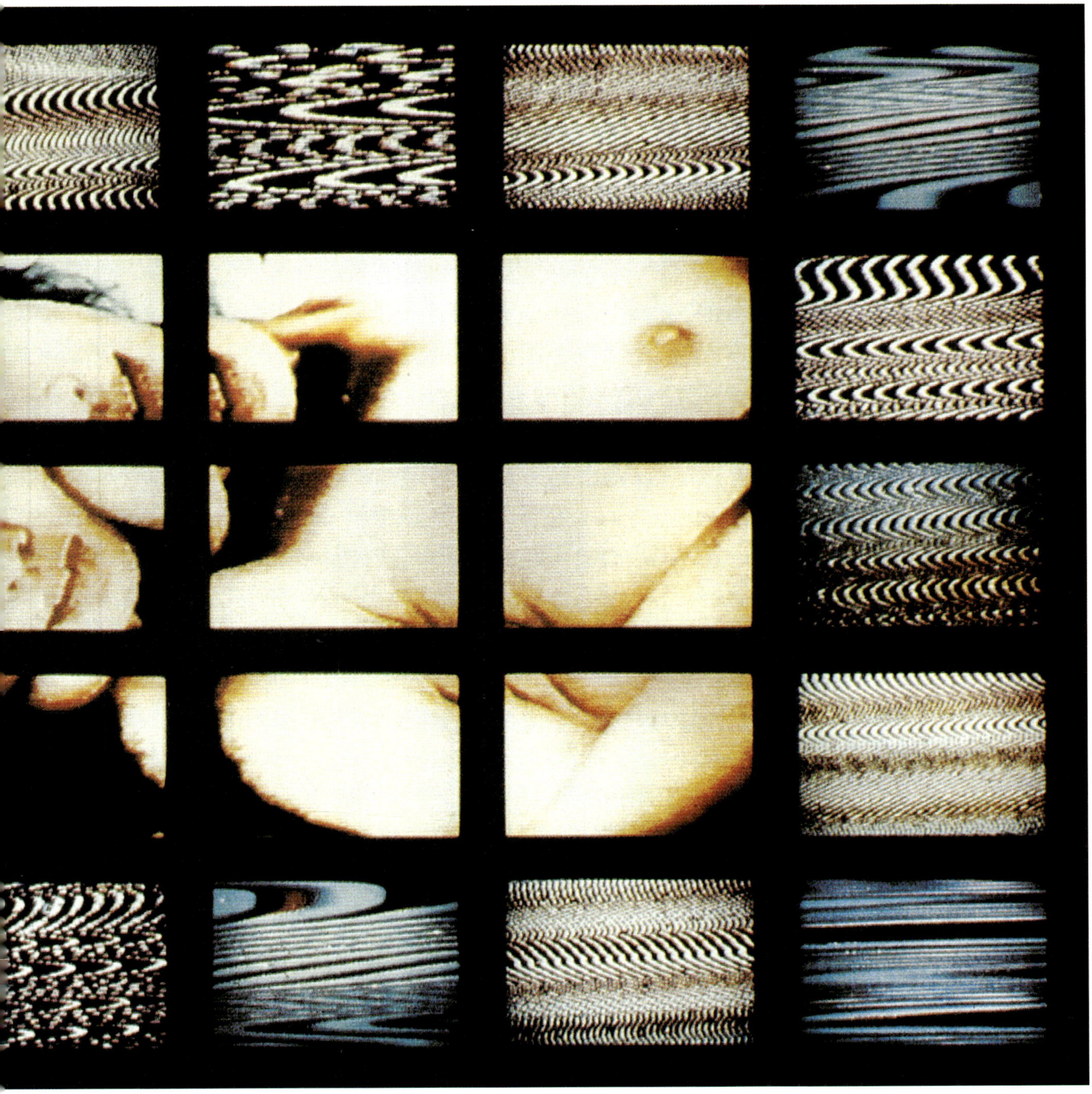

Luis Contreras: ohne Titel
Spanien 1989, Photographie,
62,5 x 97,5 cm

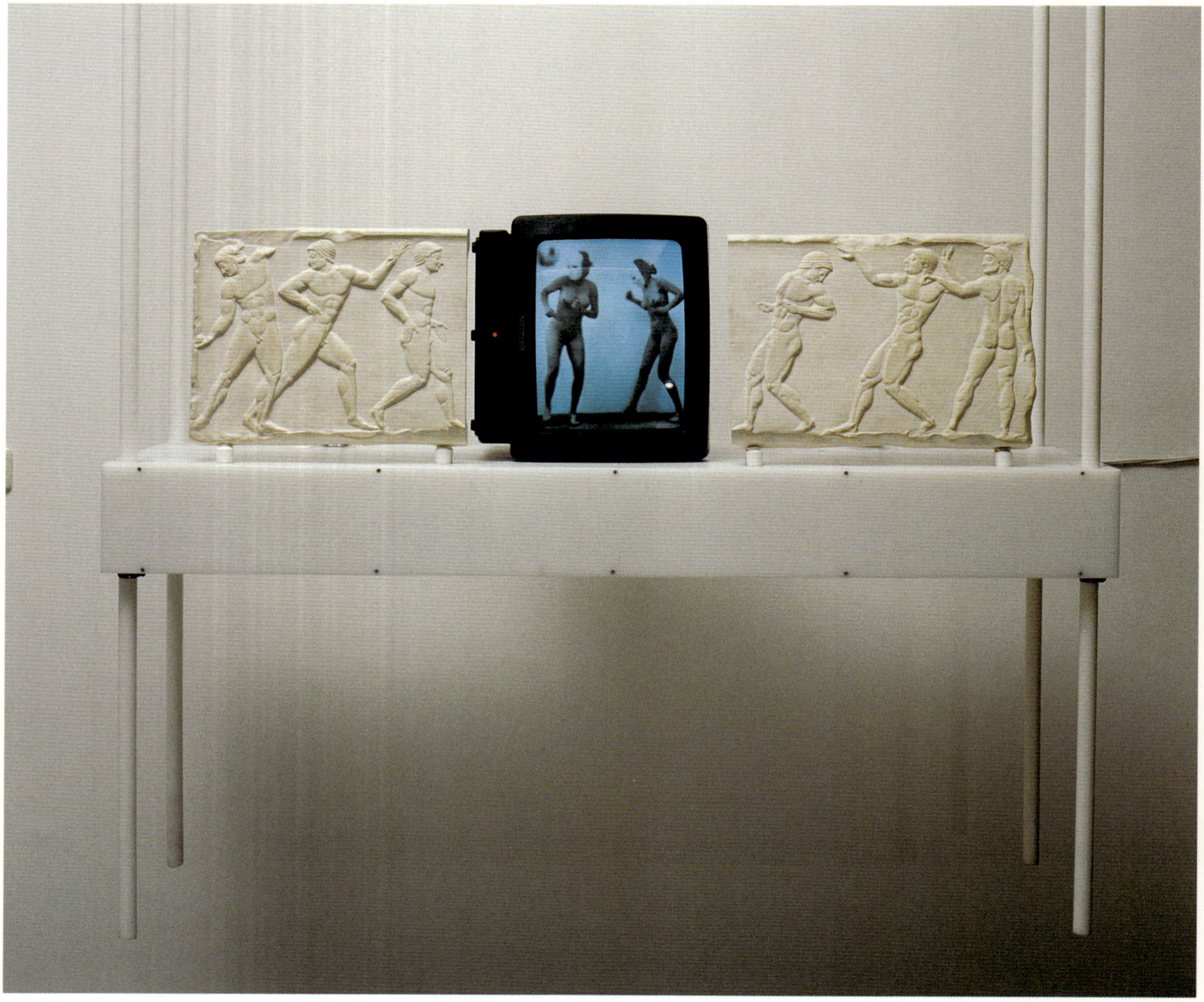

M + M (Marc Weis/Martin De Mattia):
Fifa-Fucky
Bundesrepublik Deutschland 1995,
Videoskulptur

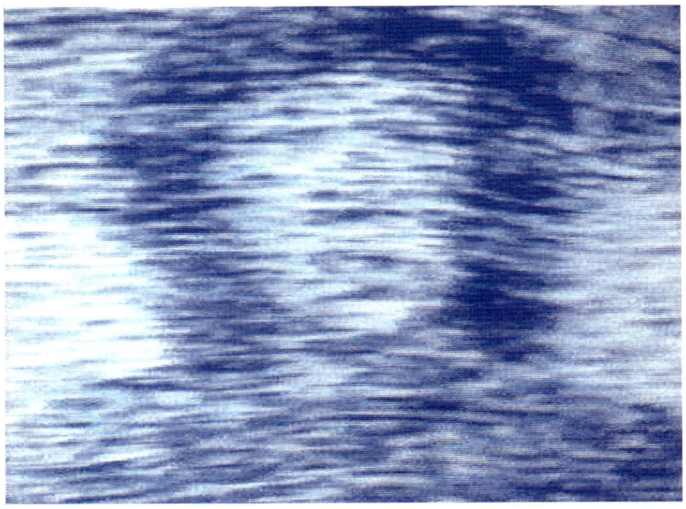

Norbert Meissner/Heiner Goebbels:
Pfingsten
Deutschland 1993, Videoband,
schwarzweiß u. farbig,
7 Minuten

In einigen Kunstwerken der heutigen Zeit ist noch das aggressive Potential aus den frühen Jahren der Videokunst zu spüren, wenn z. B. in dem Video *Pfingsten* das Bild der Fernsehansagerin des Österreichischen Rundfunks und damit die offizielle Ästhetik des Staatssenders in grobe Störungsmuster verwandelt wird. Die in der Kunst jetzt immer häufiger anzutreffende Auflösung des Menschen in eine Anhäufung von Pixeln von sichtbarer Größe geht oft einher mit der Klage über den vermeintlichen Verlust überkommener kultureller Werte. Ironisch wird dies in Volker Hildebrandts Statue *Venus* zum Ausdruck gebracht. Eine Irritation stellt sich dadurch ein, daß der Betrachter das ihm vom Fernsehen her vertraute Bildrauschen auf der Oberfläche einer dreidimensionalen Plastik wiederentdeckt. Auch die Videoskulptur *Fifa-Fucky* von dem deutschen Künstlerduo M + M arbeitet auf zwei Ebenen. Einerseits fügt sich der Fernseher mit seinem elektronischen Bild nach der Art einer archäologischen Rekonstruktion überraschend harmonisch zwischen zwei antike Relieffragmente ein. Andererseits stellt der Titel *Fifa-Fucky* einen ironischen Bezug des Videos zu den Fernsehübertragungen der profanierten und kommerzialisierten Olympiaden heutiger Zeit her.

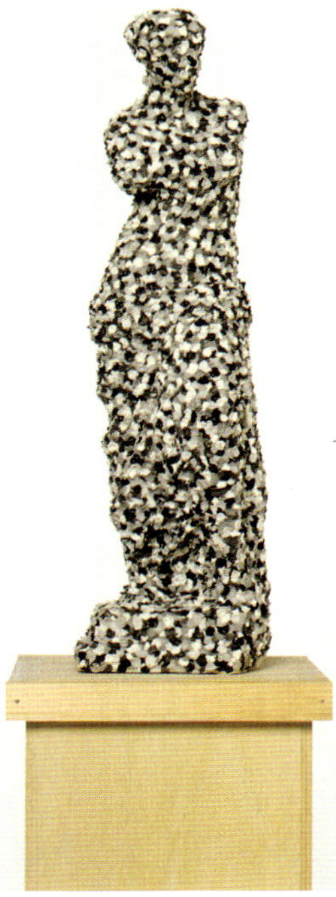

Volker Hildebrandt: *Venus*
Bundesrepublik Deutschland 1992,
Acryl, Gips, ca. 90 x 25 x 25 cm,
Auflage: 7 Unikate

Marie-Jo Lafontaine:
Jeder Engel ist schrecklich
Belgien/Bundesrepublik Deutschland
1992
Installation auf der Mediale »Feuer, Erde, Wasser, Luft«, Deichtorhallen Hamburg, 15 Farbfernsehgeräte Philips Matchline 100 Hz 8905 VL, 5 Bildplattenspieler Philips 22 VP 380
Staatliche Museen zu Berlin – Preußischer Kulturbesitz, Neue Nationalgalerie

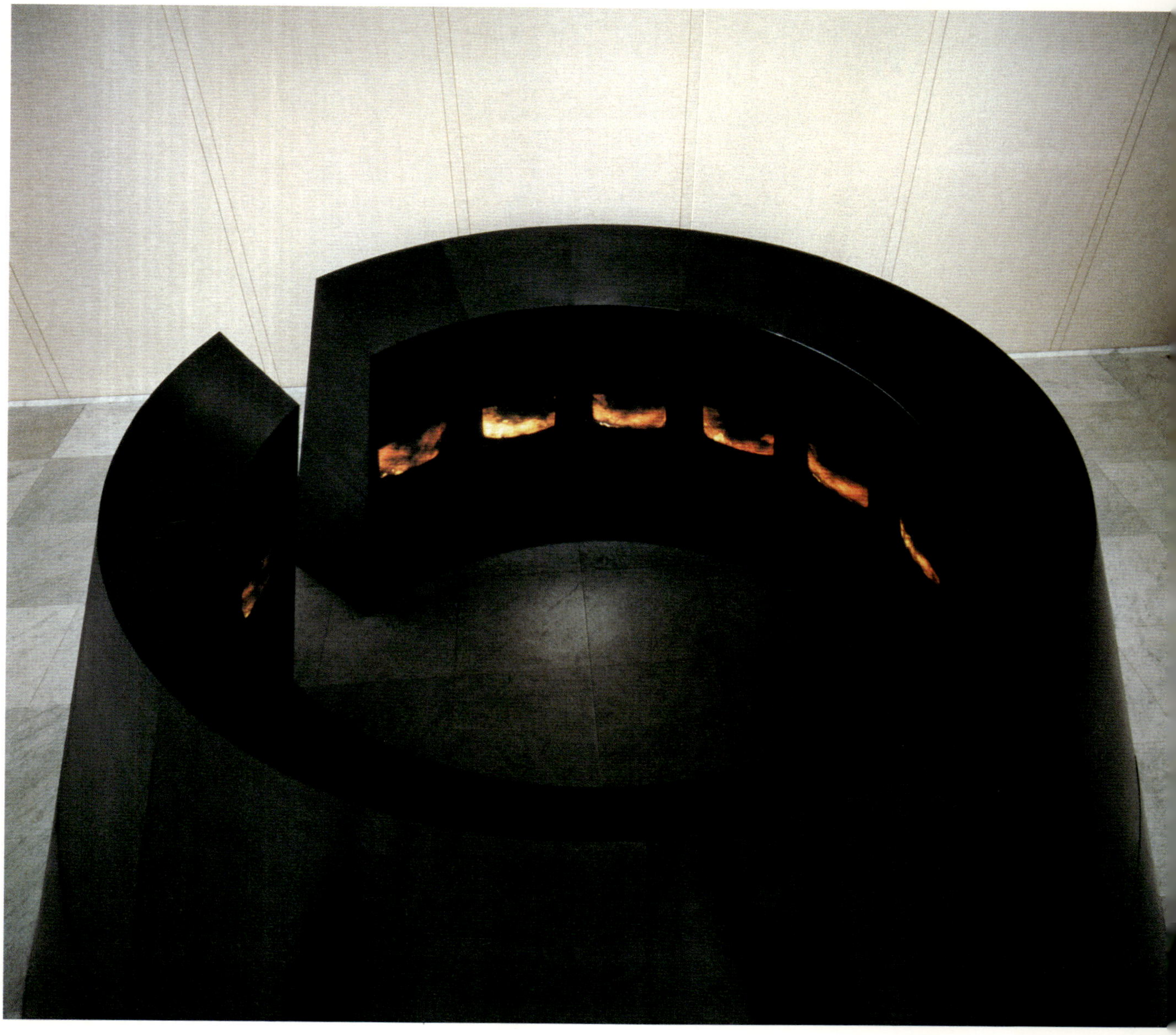

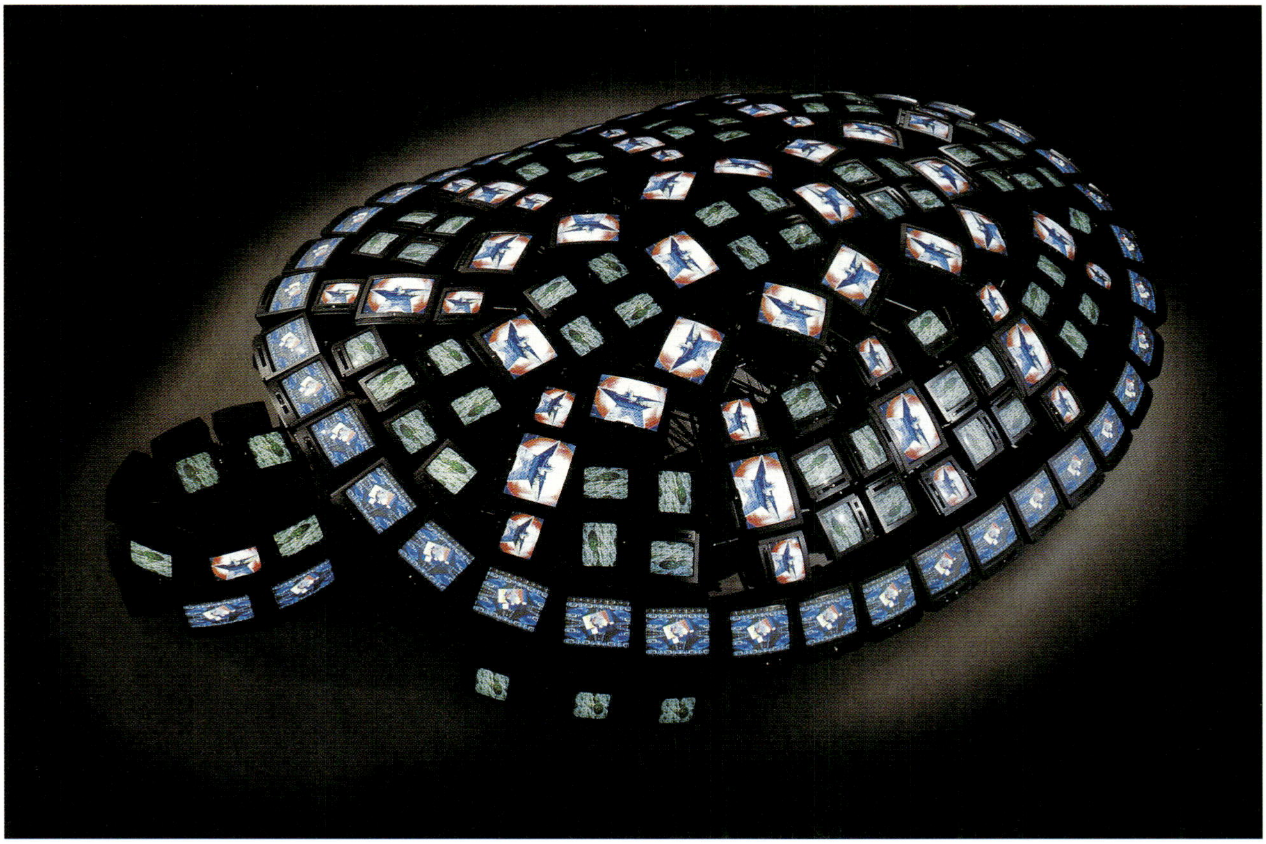

Nam June Paik: *Turtle*
Südkorea/USA, Videoinstallation auf der Internationalen Funkausstellung Berlin 1993, 97 Farbfernsehgeräte Philetta 3336, 43 Farbfernsehgeräte Leonardo 3356, 26 Farbfernsehgeräte Matchline 100 Hz 8500 VL, 3 Bildplattenspieler 22 VP 380
Sammlung Thomas Wegner 1993

In einigen der großen Videoinstallationen fügen sich die TV-Monitore zu riesigen, archaisch wirkenden Wesen oder angstauslösenden Räumen. Wer in die kreisförmige Architektur von Marie-Jo Lafontaines Video-Installation *Jeder Engel ist schrecklich* eintritt, wird von einem ihn umgebenden Feuerkreis bedroht, dessen Flammen über die Monitore flackern. Mit Hilfe der Computersteuerung werden die Videobänder zeitlich versetzt abgespielt, so daß sich der Betrachter von einem Flammenmeer umgeben glaubt. Die Gemütlichkeit von Jan Dibbetts *TV as a Fireplace* ist hier der existentiellen Bedrohung durch ein verzehrendes Feuer gewichen.

Abb. rechts:
Gary Hill: *Crux*
USA 1983-1987, Installation auf der Ausstellung »Video-Skulptur 1963-1989«, Köln, St. Peter, 5-Kanal-Video-Audio-Installation, 5 Farbmonitore, 5 Laserdisc-Player, Lautsprecher
Staatliche Museen zu Berlin – Preußischer Kulturbesitz, Neue Nationalgalerie

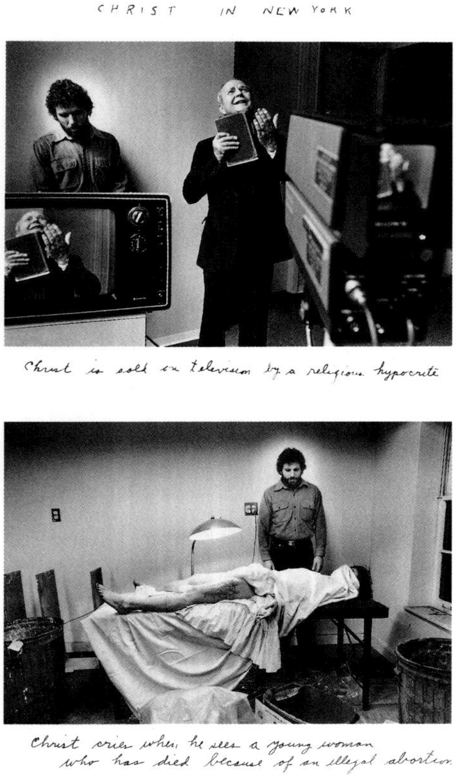

Duane Michals: *Christ in New York*
USA, um 1980, Photographien mit handschriftlichem Text

Bereits Nam June Paiks frühe Videoarbeiten sind vom Taoismus und Zen-Buddhismus geprägt. Sein Kollege und Freund Joseph Beuys hat sich zum Einfluß des Schamanismus auf seine Arbeit bekannt. Die Werke von Paik und Beuys nehmen mit ihrem spirituellen Gehalt aber eine Sonderstellung in der Videokunst der sechziger Jahren ein, und beide Künstler sind nicht dem christlichen Glauben verpflichtet. Das *TV-Cross* von Nam June Paik aus dem Jahr 1966 bildet in dieser Hinsicht die Ausnahme von der Regel.
Erst seit dem Ende der siebziger Jahre werden religiöse Themen und christliche Inhalte für die Künstler relevant. In den achtziger Jahren finden sich in wachsender Zahl Werke, bei denen die Ästhetik der Videokunst eine Symbiose mit der traditionellen christlichen Ikonographie eingeht. Gary Hills Videoinstallation *Crux* von 1987 wird sogar während der 1989 stattfindenden Kölner Video-Skulptur-Ausstellung in einer katholischen Kirche gezeigt. Die in dem Videoband von *Crux* demonstrierte Selbstidentifikation des amerikanischen Künstlers mit Jesus Christus hat Parallelen zu religiösen Darstellungen in Spielfilmen von Pier Paolo Pasolini, Ken Russel oder Derek Jarman. Das Werk steht in seiner Aufrichtigkeit in deutlichem Kontrast zu den selbstgefälligen Auftritten amerikanischer Fernsehprediger, die Duane Michals in seiner Photoserie *Christ in New York* persifliert.

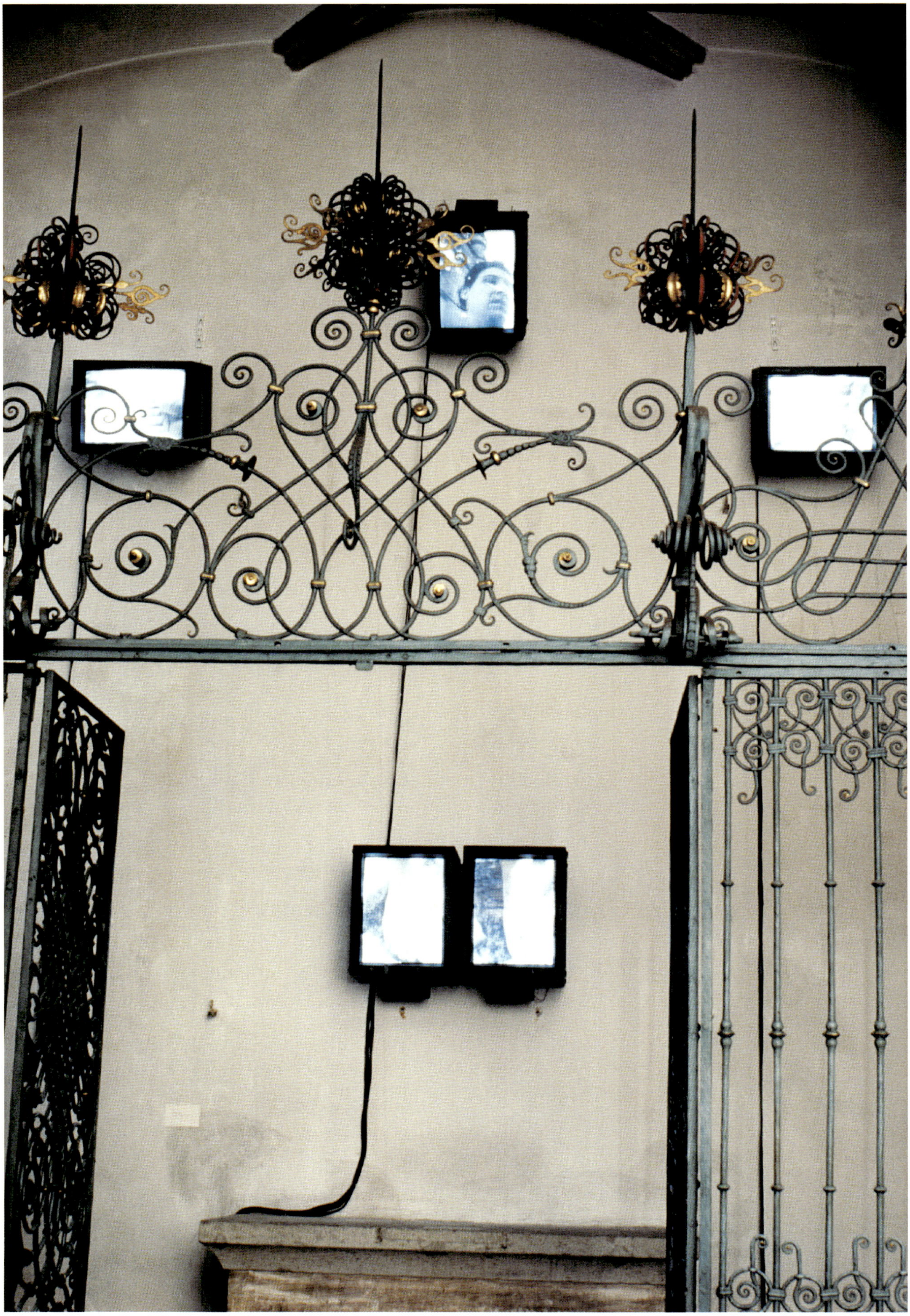

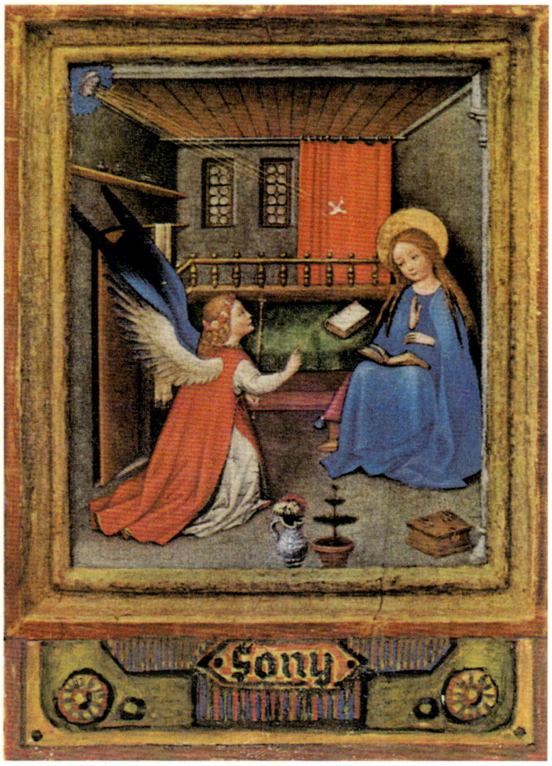

Herbert Wentscher: ohne Titel, aus der Serie *Video im Wandel*
Bundesrepublik Deutschland 1980, Farbphotokopie nach Collage, 1. von 30 Exemplaren

Kirchliche Sendungen haben im Fernsehfunk der Bundesrepublik Deutschland einen festen Platz. In den Rundfunkräten sitzen Vertreter der beiden großen christlichen Kirchen, und ihr indirekter Einfluß auf die Programmgestaltung ist nicht zu unterschätzen. Während viele Kirchen in den Industriestädten leer bleiben, versammeln Fernsehgottesdienste ihre Gemeinde am heimischen Bildschirm. Der TV-Apparat ist für die Christen zu einem modernen Verkündigungsinstrument geworden. Traditionelle christliche Kunst findet sich auf dem Bildschirm wieder, indem die religiöse Ikonographie durch Videoclips sowie Fernseh- und Spielfilme übernommen wird. Diese Situation ist Gegenstand eines Bildes aus der Serie *Video im Wandel*, die von dem bundesdeutschen Künstler Herbert Wentscher stammt. Die Verkündigung der Ankunft Christi an Maria wird im Fernsehen vorgeführt. Oberammergau hat den Bildschirm erreicht – aber auch der Papst nutzt die Möglichkeiten des TV, und das nicht nur mit dem Fernsehsender des Vatikan. Die päpstliche Formulierung »urbi et orbi« ist heutzutage dank der Television im doppelten Sinne zu verstehen: Mit einer Satelliten-Live-Schaltung wird der Segen des Papstes alljährlich zu Ostern und Weihnachten über die Bildschirme nicht nur in der heiligen Stadt Rom, sondern an die Zuschauer »im ganzen Weltkreis« ausgeteilt.

Der junge Maler Bernd Ikemann setzt sich seit 1989 in zahlreichen Gemälden mit dem Medium Fernsehen auseinander. Der Hintergrund für diese Beschäftigung findet sich in seiner Jugend, wo das gemeinsame Fernsehen einen wesentlichen Faktor des täglichen Familienlebens darstellte. In seinem Bild *urbi et orbi* von 1992 zeigt er in Form eines Stillebens den weihnachtlich geschmückten Fernseher, auf dessen Mattscheibe das angeschnittene Bild des Papstes beim Austeilen des mitternächtlichen Segens zu erkennen ist.

Von unaufdringlicher Spiritualität ist Nam June Paiks Skulptur *Candle TV*, Variation II. Die brennende Kerze im Inneren eines ausgekernten TV-Gehäuses macht den Fernseher zu einem spirituellen Objekt. Die Kerze ist uraltes Sinnbild für das »Licht der Welt«, ein rituelles Hilfsmittel so vieler Kulturen zum geistigen Übergang in eine andere, göttliche Welt. Der Fernseher Paiks verhilft zu einem geistigen Fern-Sehen im Sinne des Zen und des Christentums gleichermaßen.

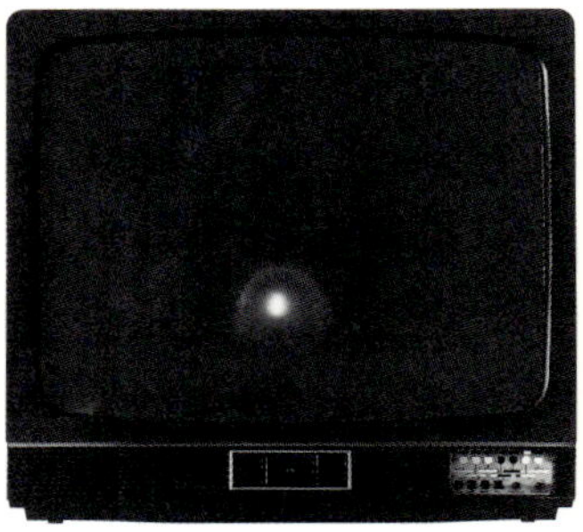

Nam June Paik: *Candle TV*, Variation II
Südkorea/USA 1988
52 x 61,5 x 50 cm, Fernsehgerät, dunkle Folie, 1 Kerze
Privatsammlung, Bremen

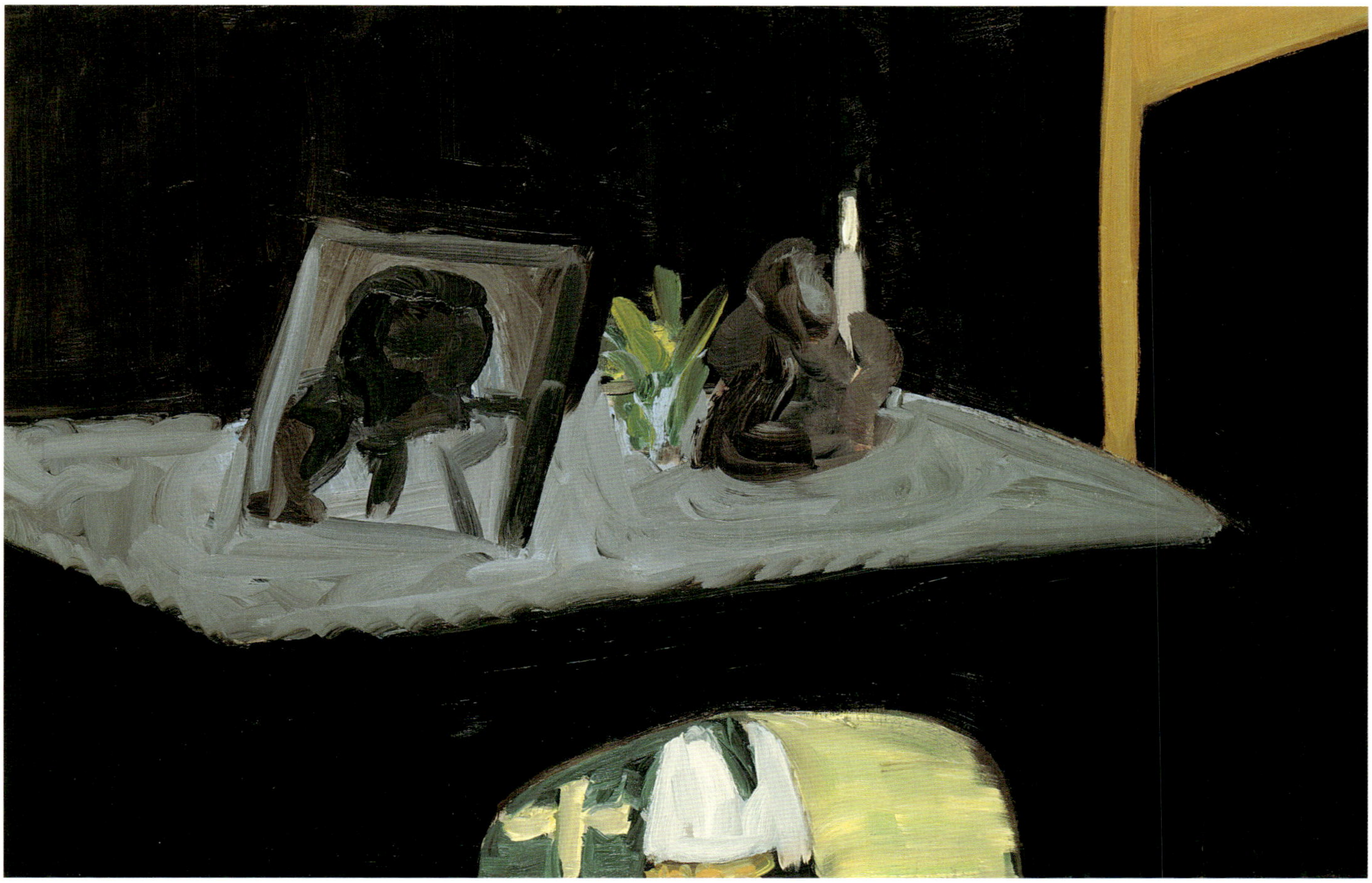

Berndt Ikemann: *urbi et orbi*
Bundesrepublik Deutschland 1992,
Öl auf Leinwand, 100 x 150 cm

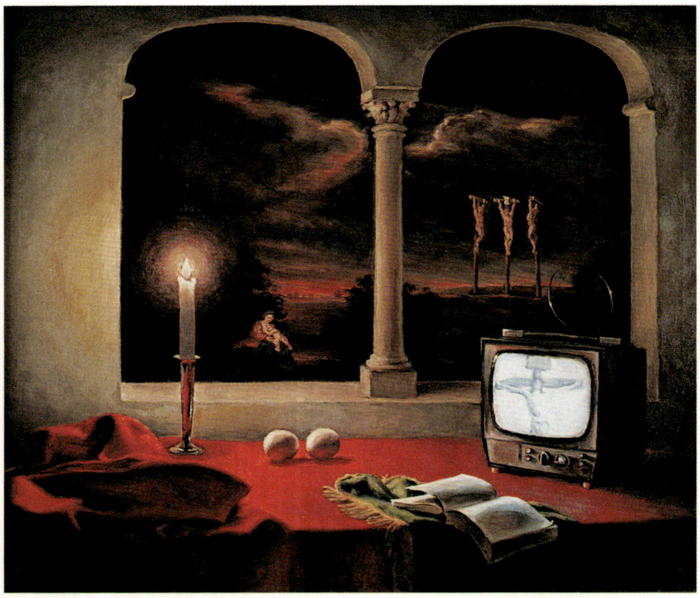

Aurelio Bulzatti: *Le luci della notte*
Italien 1982, Öl auf Leinwand,
80 x 90 cm
Privatsammlung Italien

Anknüpfend an die Pittura metafisica und die wiederbelebten Traditionen des Manierismus, schafft der italienische Maler Aurelio Bulzatti mit seinem Gemälde *Le luci della notte* ein surreal anmutendes Stilleben mit Ausblick auf eine Kreuzigungslandschaft. Im Spiel mit religiösen Metaphern zeigt der Maler im Vordergrund eine Szene, die sowohl von einer Kerze wie von dem Bildschirm eines TV-Gerätes illuminiert ist: Die Kreuzigung leuchtet als Fernsehbild auf wie die symbolträchtige Kerze. Bulzattis Gemälde zeichnet sich gleichermaßen durch Ironie und eine religiöse Ernsthaftigkeit aus. Er präsentiert das Fernsehgerät in einem historisierenden Ambiente, und auch seine Malweise erinnert an die Kunst vergangener Epochen. Der moderne Apparat erscheint in dem Gemälde unweigerlich als ein Fremdkörper, die spezifische Bildschirm-Ästhetik stellt einen Anachronismus dar. Umgekehrt verhält es sich in einer Photographie des Deutschen Ulrich Wüst. Der Fernseher auf dem Boden zeigt das Bild einer Nonne aus einem Spielfilm. Nichts in dieser lakonischen Darstellung mit den Kabeln, den Steckdosen und Zimmerpflanzen steht in irgendeiner Beziehung zu der Geistlichen auf dem Bildschirm. Hier wirkt nicht das TV-Gerät, dafür aber das Fernsehbild als ein Fremdkörper in profaner Umgebung.

Ulrich Wüst: *Berlin (Ost), Dezember 1984*, aus der Serie *Notizen 1984/85*
DDR 1984, Photographie

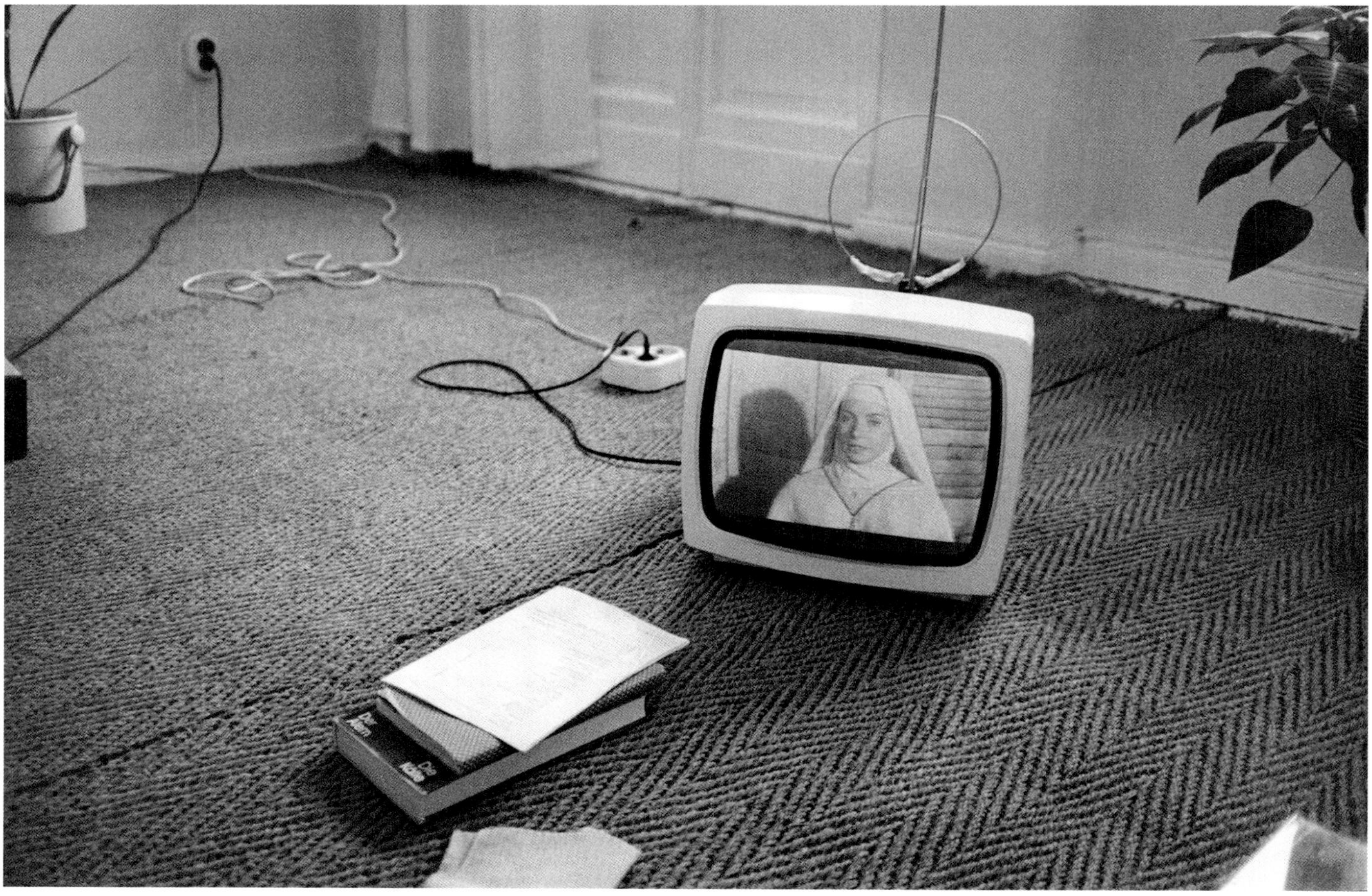

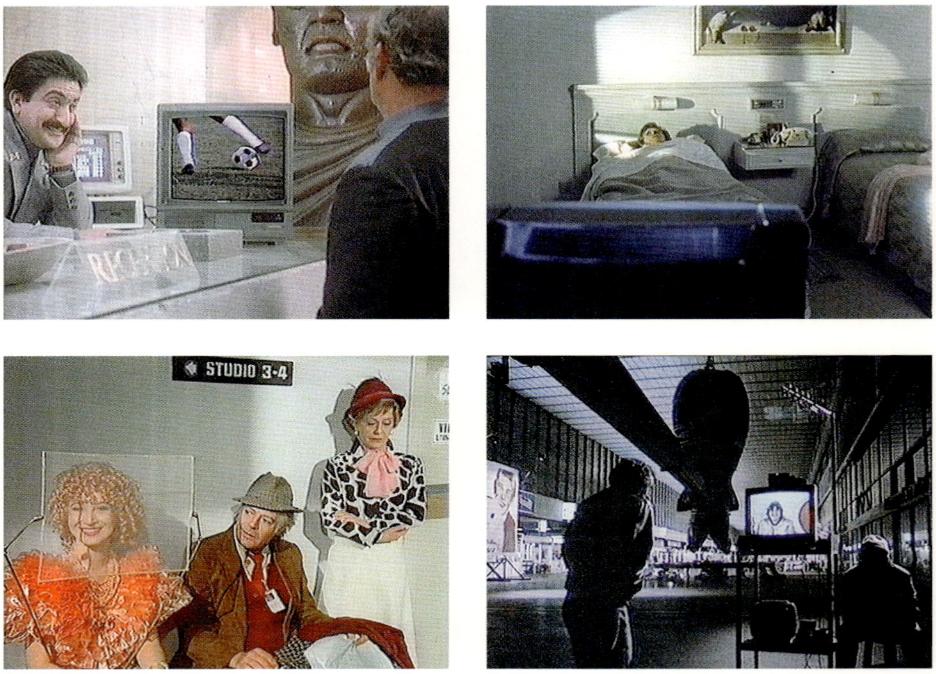

Federico Fellini (Regie); Tonino delli Colli/Ennio Guarnieri (Kamera): *Ginger e Fred/Ginger et Fred* (*Ginger und Fred*)
Italien/Frankreich/Bundesrepublik Deutschland 1985, 35 mm Kinofilm, farbig, 126 Minuten
Stella Film/Bibo TV/Anthea/PEA/Revcom/Tobis

In seinem 1985 entstandenen Spielfilm *Ginger und Fred* zeichnet der italienische Filmregisseur Federico Fellini das Porträt einer vom Fernsehkonsum geprägten Gesellschaft. Die menschliche Kommunikation scheint im gegenwärtigen Italien gänzlich von dem Massenmedium bestimmt. Der Fernsehturm strahlt nicht nur seine Sendungen, sondern als Metapher für die Unentrinnbarkeit vor dem TV sogar sein Scheinwerferlicht in die intimsten Winkel der Wohnungen. Selbst im alltäglichen Straßenbild und auf den Bahnhöfen ist das Fernsehen allgegenwärtig.
Als Sinnbild des von Fellini behaupteten Abstiegs der italienischen Medienkultur erscheint die Figur des Dante als eine Art Kasperle-Figur auf dem Mini-Monitor des in einem Kleinbus installierten Fernsehgerätes. Das Fernsehen vermittelt seine spezielle Vorstellung von Schönheit und zeigt Frauen bei einer absurd anzusehenden Gesichtsgymnastik – es wird zum Mitmachen aufgefordert. Und da ist die neben dem ehemaligen Film- und Bühnenstar Fred sitzende Schönheit aus den Fernsehstudios, die mit Begeisterung eine unbequeme Stellage mit Weichzeichner-Gaze vor ihrem Gesicht trägt. Diese Reihe der traurig-komischen, ja völlig absurden Situationen ließe sich fortsetzen.
Der Film hat eine offen politische Komponente, die in Fellinis Werk nur selten anzutreffen ist. Im Finale entwirft der Regisseur mit der Schilderung einer TV-Show den monströsen Mikrokosmos einer zerfallenden Welt. Der Fernsehproduzent und seine Mitarbeiter werden als oberflächliche und eitle Machtmenschen vorgeführt, die einem rechtsextremen Militär gerne Sendezeit für die Verbreitung seiner Ansichten zur Verfügung stellen. Hinter den Kulissen begegnen die Filmhelden Ginger und Fred den seltsamsten Menschen. Da hat ein alter, naiver und zugleich geiler Franziskanermönch seinen ersten Auftritt im Fernsehen. Eine Frau, die das Experiment einer dreiwöchigen Fernsehabstinenz hinter sich hat, ist nervlich völlig zerrüttet und zeigt sich überglücklich, als sie endlich wieder fernsehen darf.
Als die Live-Sendung durch einen Stromausfall unterbrochen wird und auch der Fernsehturm im Dunkel der Nacht versinkt, scheint es, als hielte die Zeit an. Doch dieser kurze Moment des persönlichen Glücks für die beiden Filmhelden dauert nicht lange. Nach dem letzten Abschied von seiner alten Liebe Ginger wird Fred in die Einsamkeit einer kalten Bahnhofshalle entlassen, wo wieder ein Fernsehgerät auf ihn wartet. Fellinis Spielfilm *Ginger und Fred* ist von TV-Anstalten mitproduziert worden.

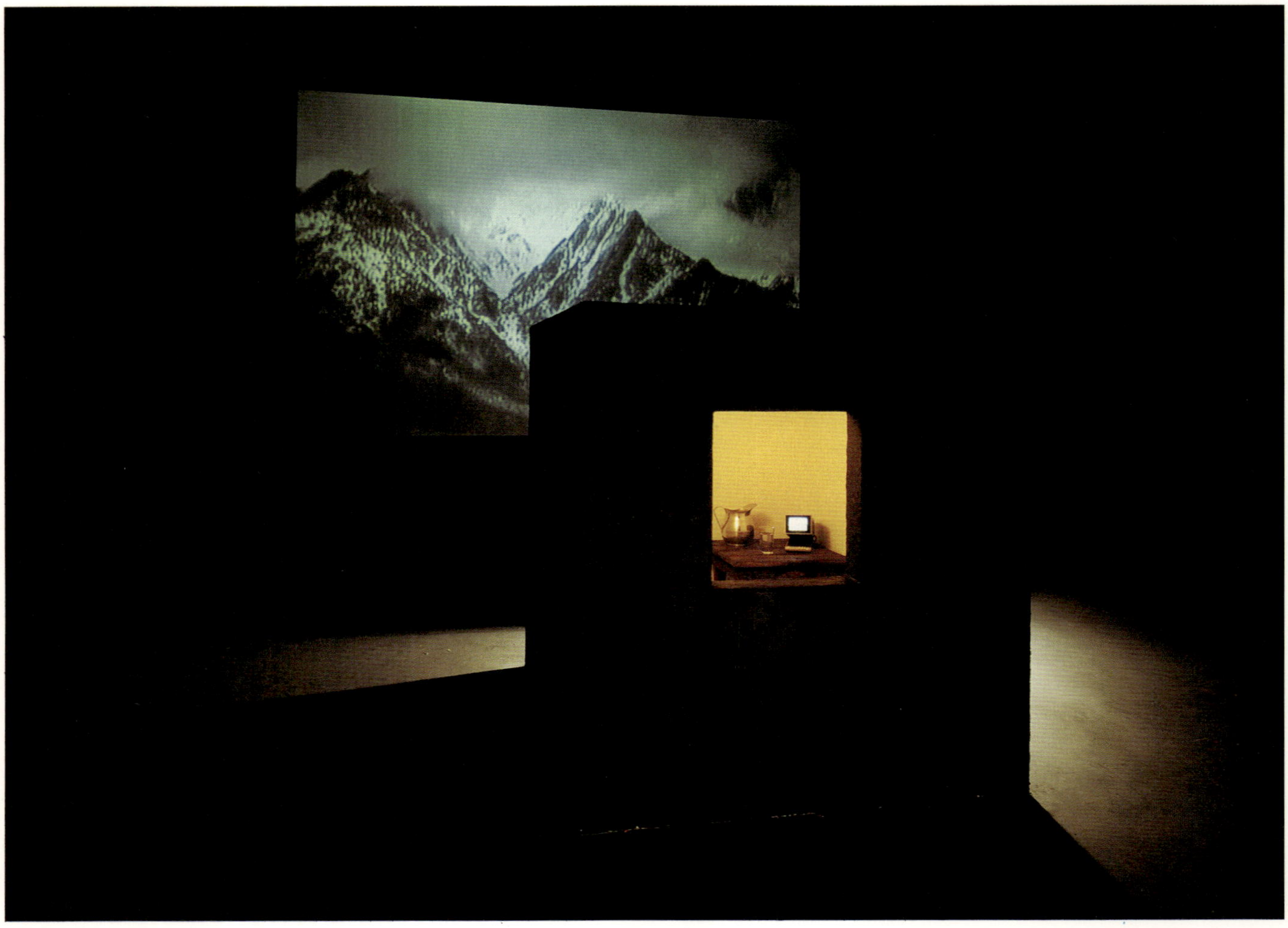

Bill Viola: *Room for St. John of the Cross*
USA 1983, Videoprojektor, Monitor,
2 Videobänder, gemauerte Zelle, Krug,
Glas, Tisch
The Museum of Contemporary Art,
Los Angeles, USA

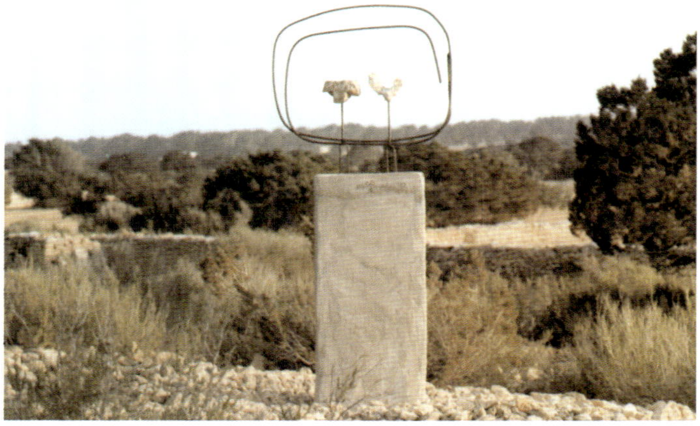

Wolf Kahlen: *Phönizischer TV II '82 auf Formentera/Balearen*
Bundesrepublik Deutschland/Spanien
1982, Stein, Draht und Zement

Der Rückgriff auf archaische Formen und Zitate aus der Vergangenheit findet sich auch in zwei zentralen Werken Wolf Kahlens und Bill Violas.
Bei seiner Skulptur *Phönizischer TV II '82 auf Formentera/Balearen* spielt Kahlen mit der Idee, es hätte schon in der Antike ein Fernsehen gegeben. Zu seiner vollen Wirkung kommt Kahlens Werk erst dann, wenn es vor einem passenden Hintergrund plaziert ist – die Aufstellung vor einer weißen Museumswand würde keinen Sinn machen. Die schöne Insellandschaft von Formentera bildet beim Blick durch die in typischer Bildschirm-Form gebogene Draht-Umrahmung einen unverzichtbaren Bestandteil des imaginierten antiken Fernsehbildes.
Auch der Amerikaner Bill Viola stellt eine vermeintlich antike Fernsehsituation her. In seiner Videoinstallation *Room for St. John of the Cross* von 1983 existiert eine Landschaft zumindestens als Bild, aber das ist für den Bewohner der Kerkerzelle unsichtbar auf die Rückwand der Installation projiziert. Es gibt keine Fenster, der einzige Blick in die Berglandschaft der Außenwelt ist dem Heiligen Johannes durch einen kleinen Fernseher gestattet.

Abb. rechts:
Nam June Paik (Videoskulptur)/
Charlotte Moorman (Cello): *TV-Cello*
Südkorea/USA 1982 (seit 1971 mehrfach ausgeführt), Videoinstallation im Whitney Museum of American Art, New York, Original im Museum Bochum

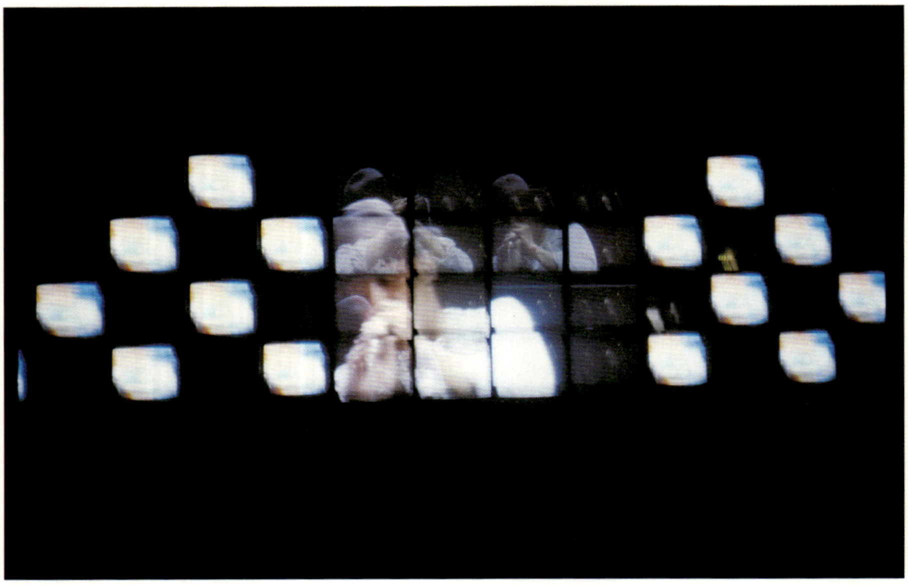

Nam June Paik: *Beuys-Voice*
Südkorea/USA, Videoinstallation auf der documenta 8, Kassel 1987, computergesteuerte Videowand

Mit Hilfe von Videoaufzeichnungen ist es erstmals in großem Umfang möglich, Kunstaktionen für die Nachwelt zu dokumentieren. So sind längst verstorbene Künstler über den Bildschirm immer noch präsent. Es gibt Friedhöfe, auf denen Videobänder mit Aufnahmen von den Verstorbenen abgespielt werden können. Der russische Filmregisseur Andrej Tarkowskij zeigt 1972 in dem Science-Fiction-Film *Solaris*, wie ein Astronaut sein testamentarisches Vermächtnis für seinen Nachfolger auf Videoband spricht. Im Berliner Beuys-Archiv kann man sich die Aufnahmen von Interviews und Performances des Künstlers anschauen.
Einige Kunstwerke des Koreaners Nam June Paik dienen direkt einer schamanistisch und konfuzianistisch geprägten Totenverehrung, indem sie Videobilder der Verstorbenen zeigen und zugleich im Sinne einer Hommage die Erinnerung an sie wachhalten. Dieses Prinzip findet sich gleichfalls in einem Video-Requiem für die im Koreakrieg gefallenen türkischen Soldaten, wie in den Werken, die sich auf die verstorbenen Freunde und Mitarbeiter Charlotte Moorman und Joseph Beuys beziehen.

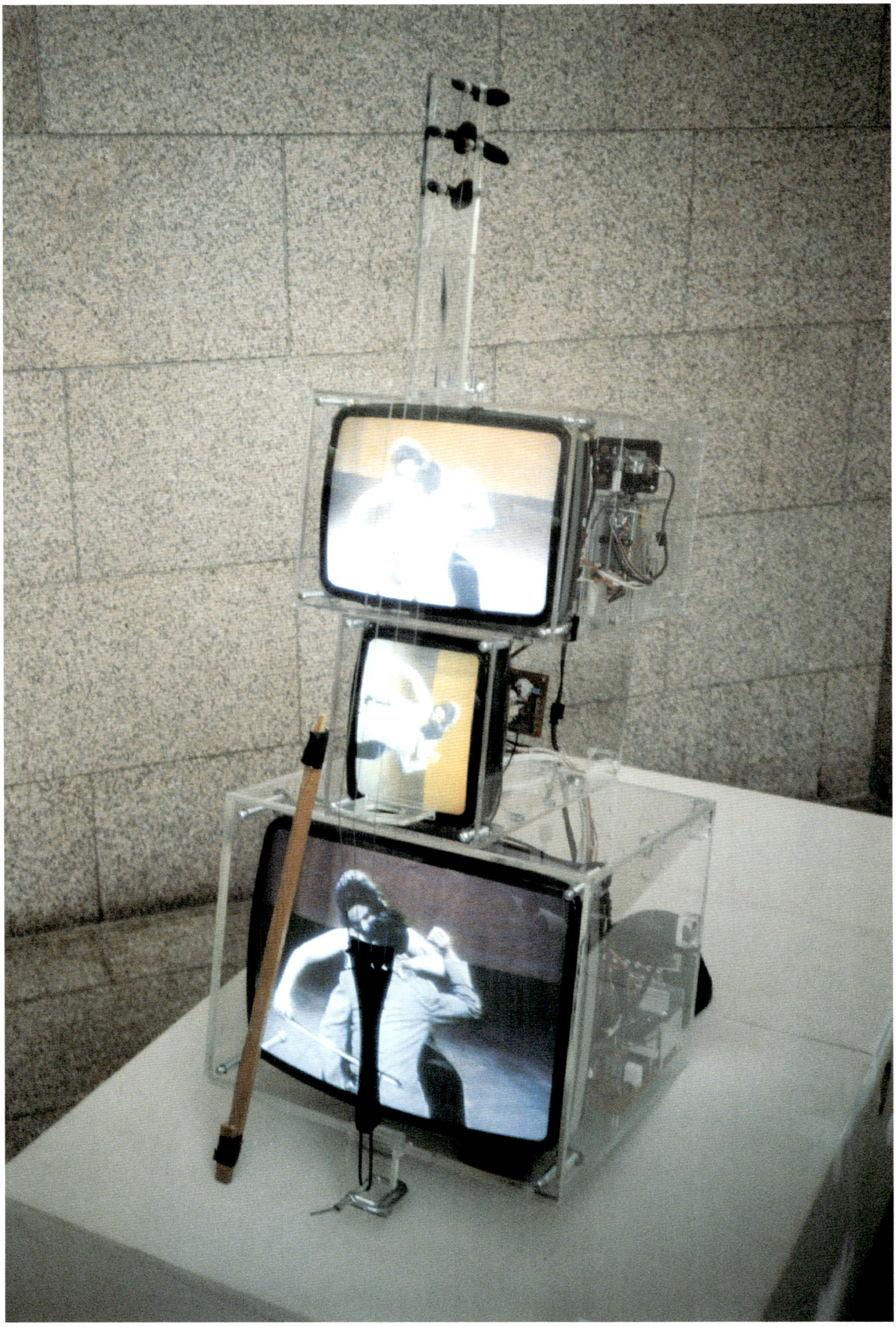

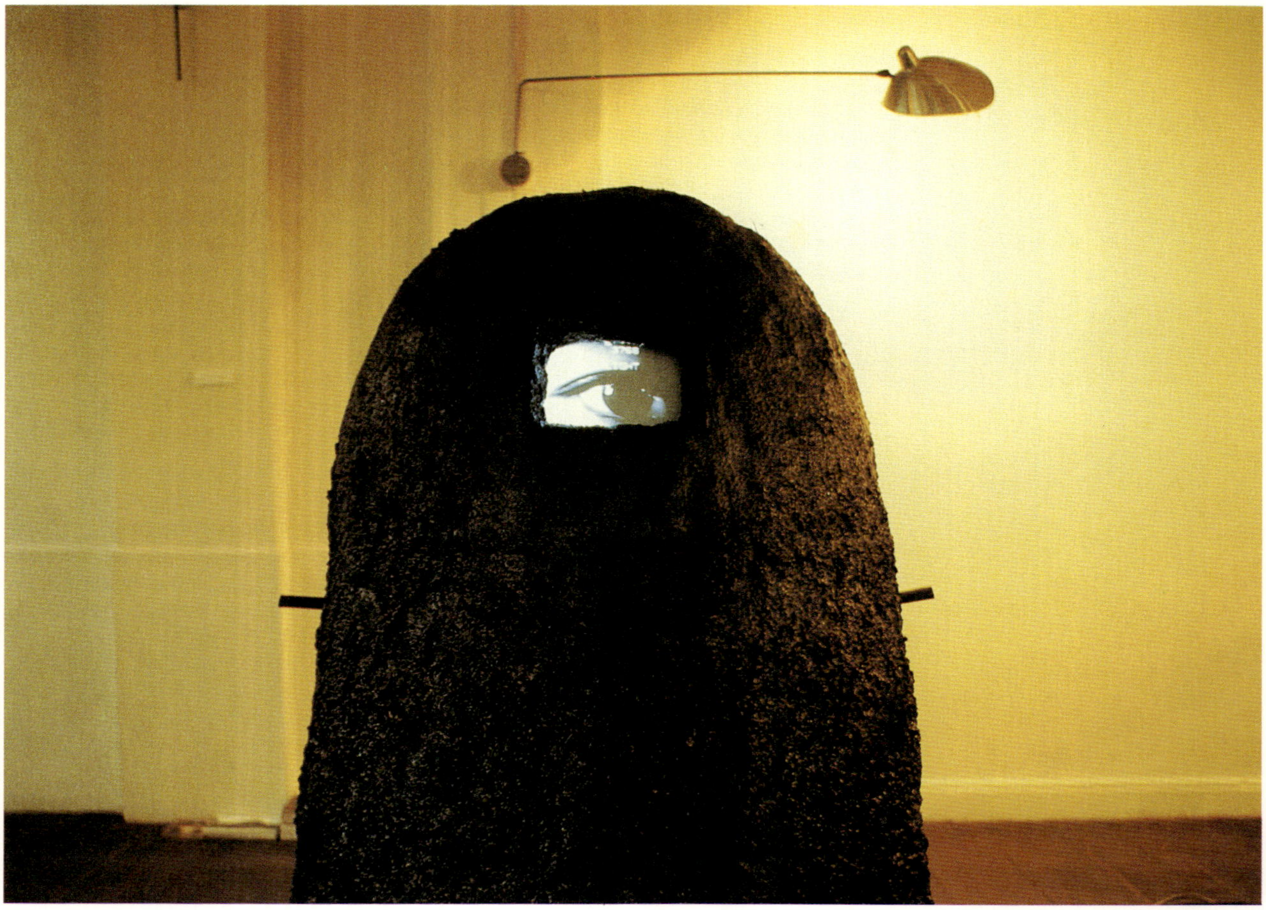

Geon-Byung Yook: *Eye for Field*
Südkorea 1990, Erdhügel, Ton,
Videorecorder, Fernsehmonitor,
160 x 140 x 150 cm

Auch Vertreter der jüngeren Generation von koreanischen Videokünstlern knüpfen an alte Mythen und Rituale an. In weiten Kreisen der koreanischen Bevölkerung wird an die Allgegenwart von Geistern der Toten geglaubt, was sich nicht zuletzt in den regelmäßig praktizierten Ritualen der Ahnenverehrung ausdrückt. Mit seiner 1990 entstandenen Videoskulptur *Eye for Field* greift der Südkoreaner Geon-Byung Yook die typische Form uralter Grabhügel auf und verpflanzt sie 1992 bei der *documenta 9* auf den Platz vor dem Fridericianum. Das die Ausstellungsbesucher permanent anblickende (asiatische) Auge kehrt die Situation des Fernsehens in ein »Angesehen-werden« (durch den Geist eines Verstorbenen?) um.

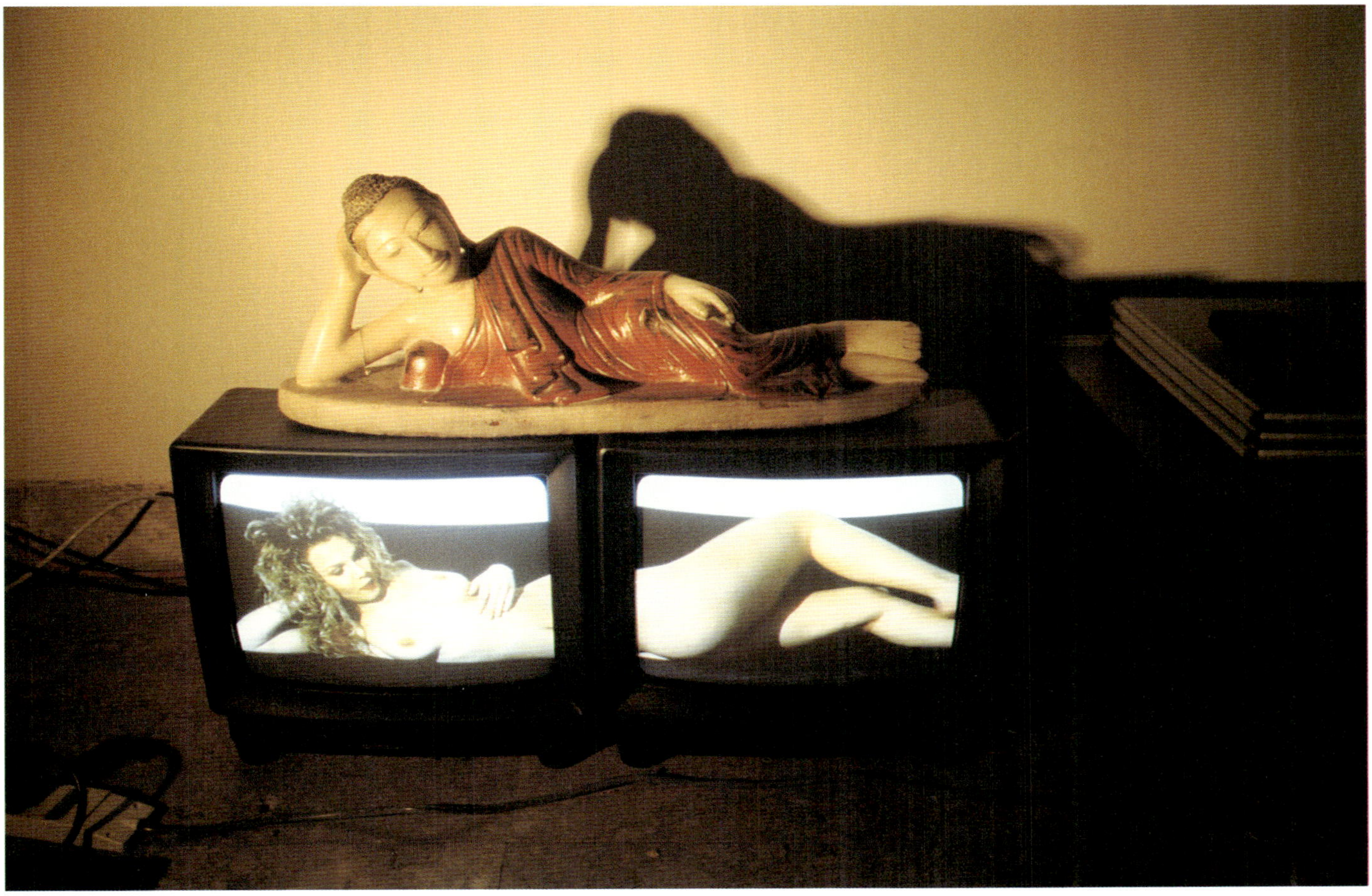

Nam June Paik: Videoskulptur
Südkorea/USA, Installation im Deutschen
Pavillon auf der Biennale Venedig 1993

Wie im England der zwanziger Jahre löst die Begegnung mit dem Fernsehen in den entlegensten Gebieten Indiens, Lateinamerikas oder Schwarzafrikas zunächst ehrfurchtsvolles Staunen aus. Das neuartig erscheinende Flimmerbild weckt oftmals Assoziationen an alte Mythen. Videoaufnahmen des eigenen Gesichtes oder Bilder bereits Verstorbener werden mit Magie in Zusammenhang gebracht.
In Indien bringt man der Fernsehdarstellerin Huldigungen entgegen, die sonst nur der Gottheit selbst gewährt werden. Als die Schauspielerin zur Wahl um einen hohen Politikerposten antritt, trägt sie den Sieg davon und wird von ihren Wählern – die natürlich alle begeisterte Zuschauer ihrer Fernsehserie sind – in einer wahren Prozession gefeiert. Das Fernsehen und der hinduistische Kult verbinden sich zu einer politisch mächtigen Einheit.
Menschen, die ihr Dorf noch nie verlassen haben, bekommen durch das Fernsehen Einblicke in eine ihnen bisher völlig unbekannte Welt. Mangels Vergleichsmöglichkeiten müssen die Zuschauer die Fernsehbilder für die Wahrheit nehmen. Importierte Fernsehserien aus den Großstädten des reichen Westeuropa oder der USA spiegeln ein bequemes Leben vor und tragen erheblich zur Landflucht bei.
In dem 1988 von dem Kongolesen Trigu Piula gemalten Bild *Ta Tele* sind die alten Götter Afrikas eine seltsame machterhaltende Symbiose mit dem Fernsehen eingegangen.
In Südkorea waren während der Diktatur Sendungen mit schamanistischem Hintergrund unerwünscht und wurden zensiert. Die Fernsehsender der islamischen Länder unterliegen einer strengen Zensur, ihre Sendungen sind vom muslimischen Moralkodex geprägt. In einigen Diktaturen ist der Besitz von Satellitenempfängern untersagt. Die Fernsehprogramme der meisten Länder zeigen eben nur das, was die dortigen Machthaber zulassen.

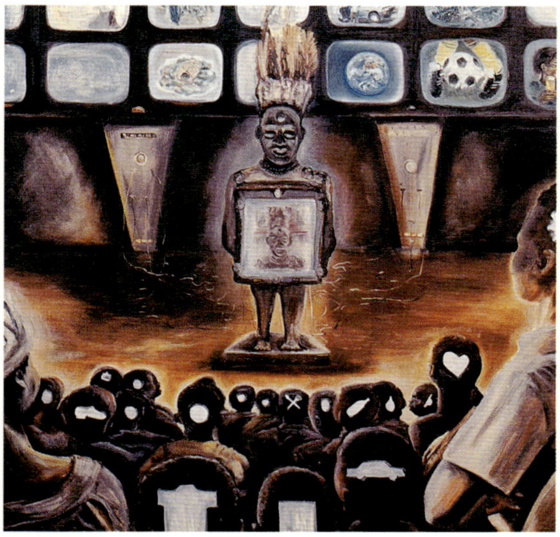

Trigu Piula: *Ta Tele*
Kongo 1988, Gemälde

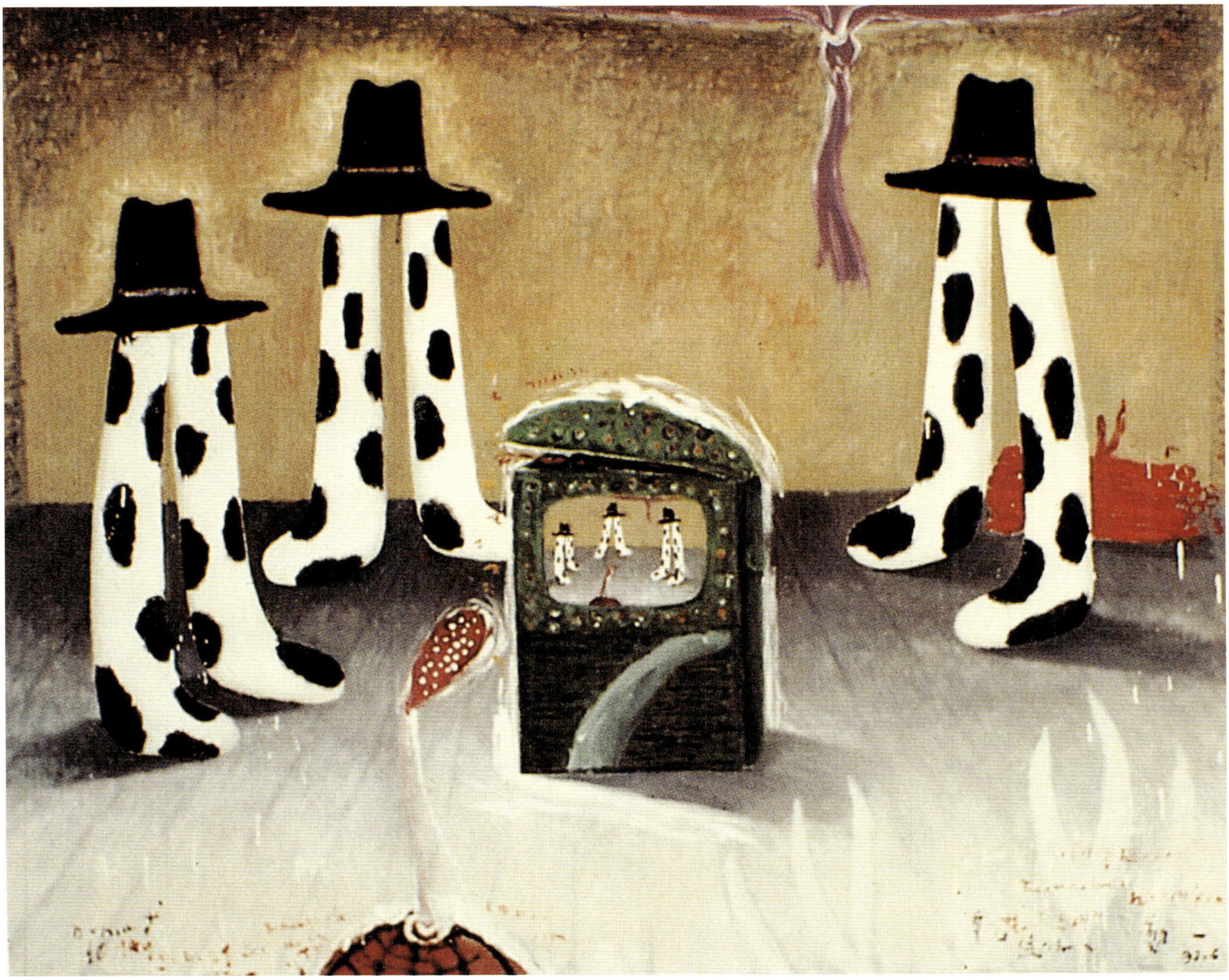

Il Chung: *Kinder und Fernsehen*
Südkorea, um 1990, Öl auf Leinwand,
110 x 135 cm

Im Jahre 1994 schafft der Australier Daniel Crooks ein (deutlich von religiösen Musik-Videoclips beeinflußtes) achtminütiges Videoband mit dem langen Titel *food (for) thought, (three) ingredients from the mass consumers diet.* Crooks kombiniert in seiner eklektischen Collage Versatzstücke aus der Antike, Elemente christlicher Kunst und Zitate aus der Bildsprache der Surrealisten.
Der Film stellt auf groteske Weise die drei Elemente Essen, Fernsehen und Christentum einander gegenüber. Er verknüpft sie assoziativ und gelangt am Ende zu einem Bild von großer Eindringlichkeit, dem Leonardo da Vincis berühmtes *Abendmahl* zugrunde liegt: Der mit seinen Jüngern zum Abendmahl versammelte Jesus sitzt vor einem eingeschalteten Fernsehapparat und verfolgt die Sendung. Dieser überraschende Schluß des Videos ist keinesfalls blasphemisch gemeint, sondern zeigt einen sehr menschlichen Gottessohn.

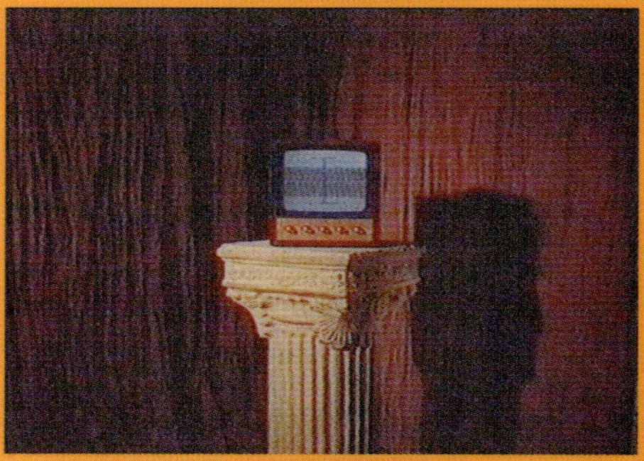

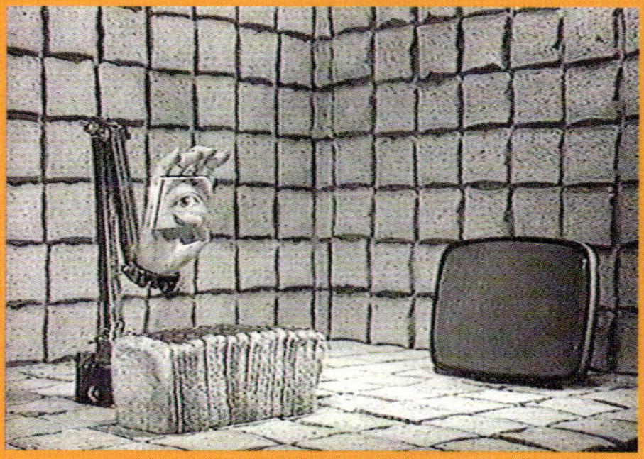

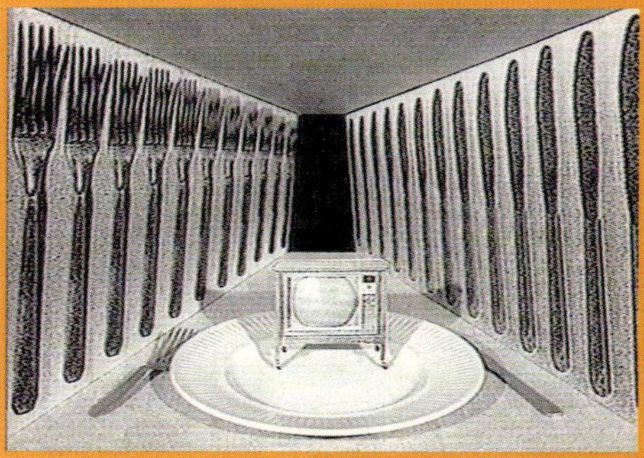

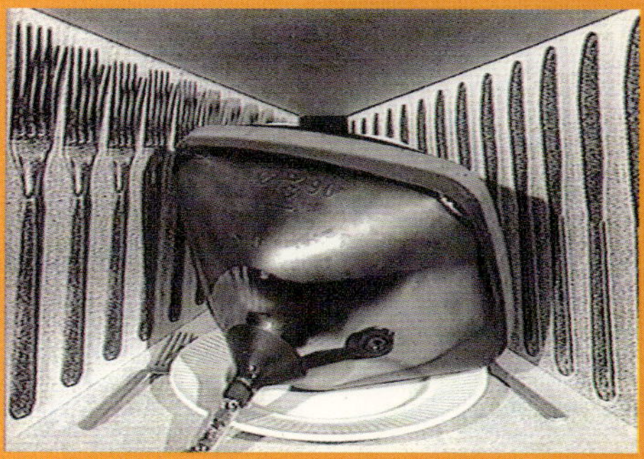

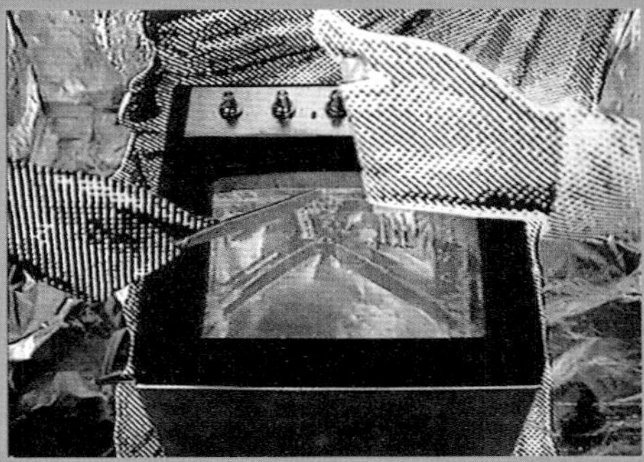

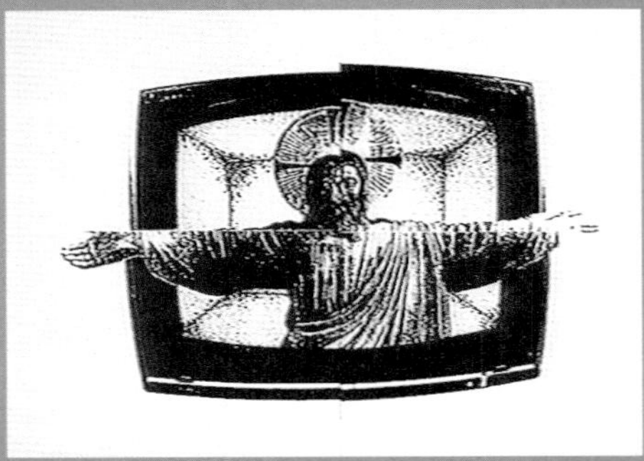

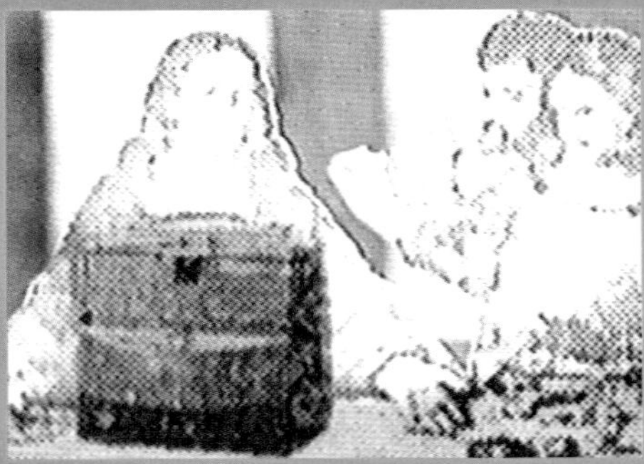

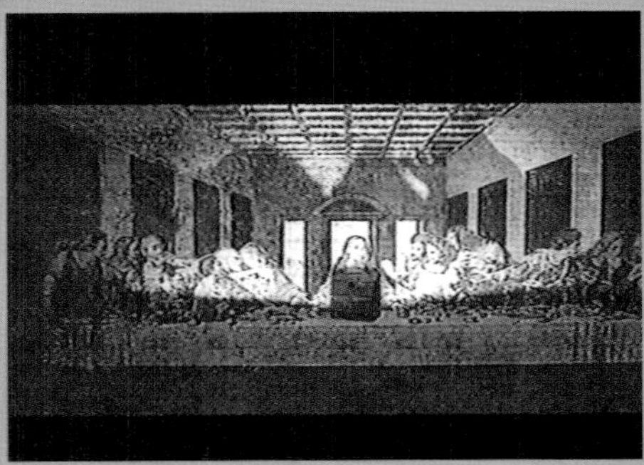

Daniel Crooks: *food (for) thought, (three) ingredients from the mass consumers diet*
Australien 1994, Videoband, farbig,
8 Minuten
Victoria College of Arts/VCA School of Film and Television, Melbourne

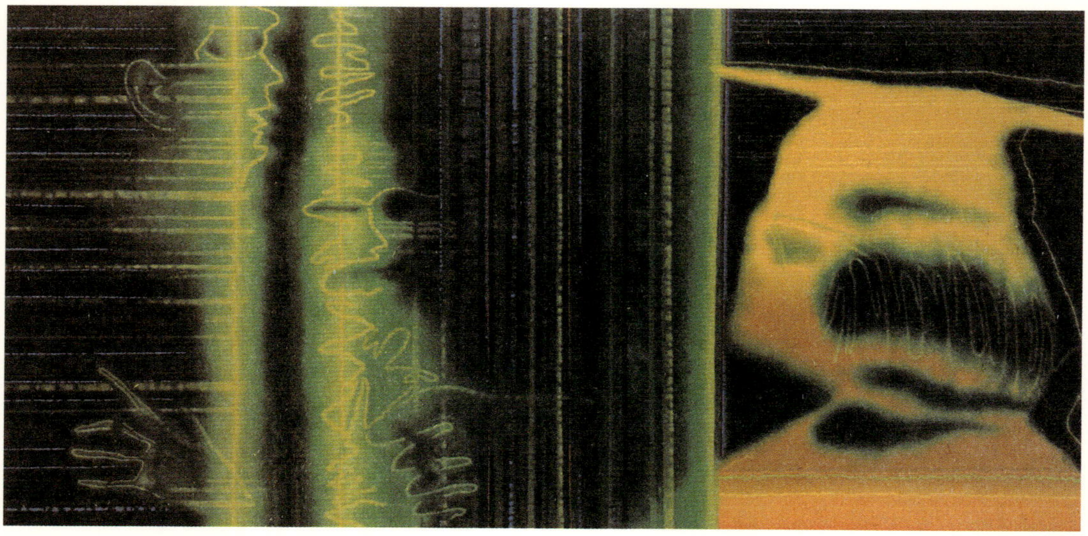

Ed Paschke: *Fernsehen*
USA 1981, Öl auf Leinwand,
106,7 x 213,4 cm

Volker Hildebrandt: *Dream Screen*
Bundesrepublik Deutschland 1993,
gestanztes und pulverbeschichtetes
Stahlblech, 40 x 40 cm/50 x 50 cm/
60 x 60 cm, unlimitiert
Edition der Galerie Siegfried Sander,
Kassel

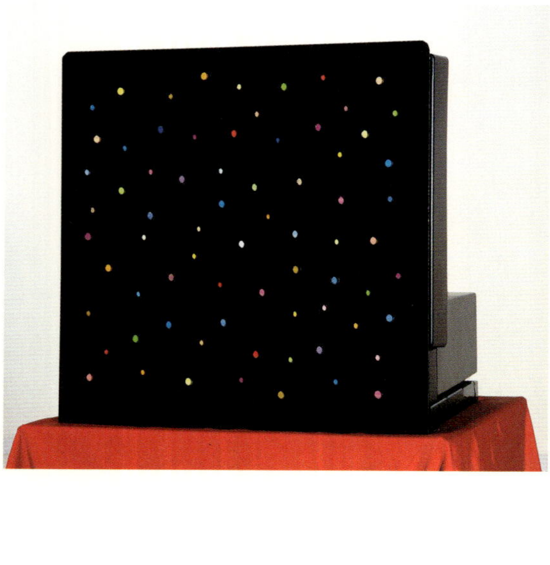

In den achtziger und neunziger Jahren lassen sich in der Videokunst wie in den anderen Bereichen der bildenden Kunst alle Positionen und Strömungen der vergangenen zwei Jahrzehnte nebeneinander wiederfinden. Von Fluxus und Op-Art beeinflußte Darstellungen mit Störungsmustern begegnen einem ebenso wie jene Versuche, die Bildröhre des Fernsehgerätes zur Erzeugung von bunten Lichteffekten zu nutzen. Was aber fehlt, ist eine Anbindung an übergeordnete Ideologien. Statt dessen tritt zunehmend ein bissiger Humor an die Stelle der medienkritischen Belehrung. So hat der deutsche Künstler Volker Hildebrandt 1993 eine Edition mit dem sogenannten *Dream Screen* herausgebracht, der in der passenden Größe zum heimischen Fernsehgerät erworben werden kann; in ein mit schwarzem Pulver beschichtetes Stahlblech sind Löcher eingestanzt, die das dahinter befindliche Fernsehbild auf bunt flimmernde und sich stets verändernde Lichtpunkte reduzieren. Die Anweisung des Künstlers lautet: »Schalten Sie Ihren Fernseher ein. Wählen Sie irgendein Programm und stellen Sie den Ton ab. Und dann stellen Sie *Dream Screen* einfach davor.«

Alexei Shulgin: aus der Serie
Fernseher
Rußland 1989-1993, Farbphotographie,
Gehäuse eines Fernsehers,
47 x 50 x 7 cm

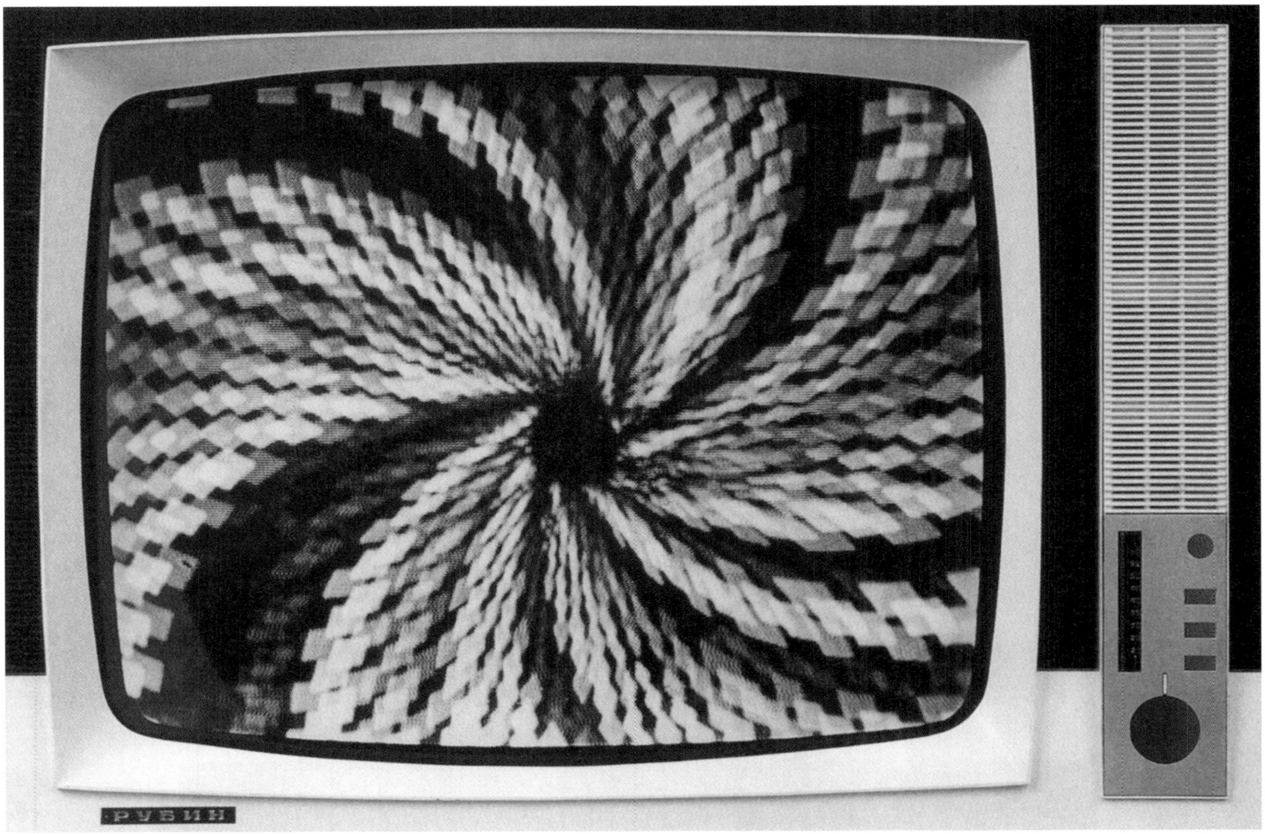

Abb. S. 398
Nam June Paik: *V-Yramid*
Südkorea/USA 1982, Videoskulptur mit
40 Fernsehgeräten, Videorecordern,
Videobändern
Whitney Museum of American Art,
New York

Abb. S. 399
Nam June Paik: *TV-Kronleuchter*
Südkorea/USA, Videoskulptur,
Installation im »Weißen Haus«,
Hamburg 1991
Sammlung Thomas Wegner, Hamburg

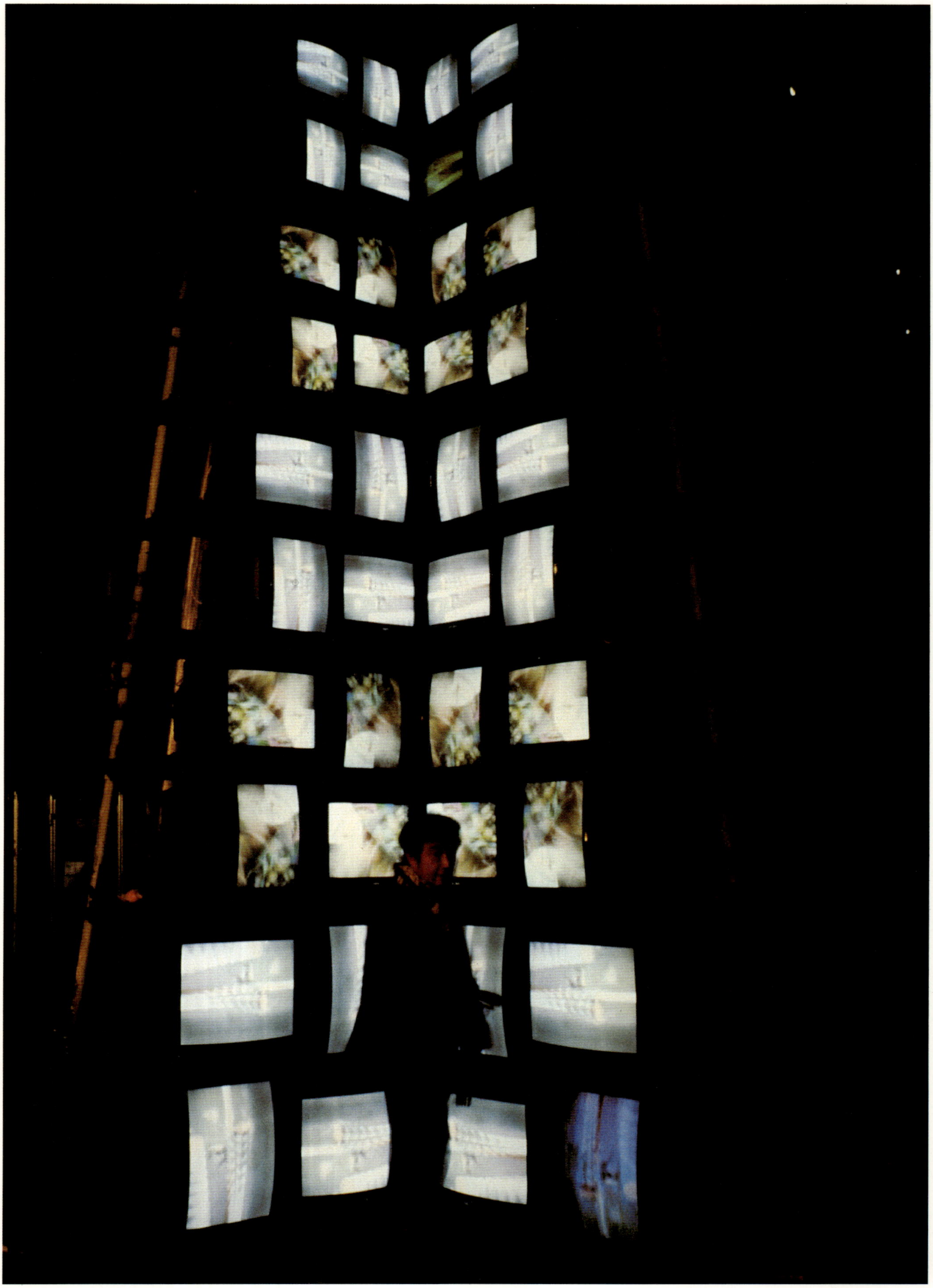

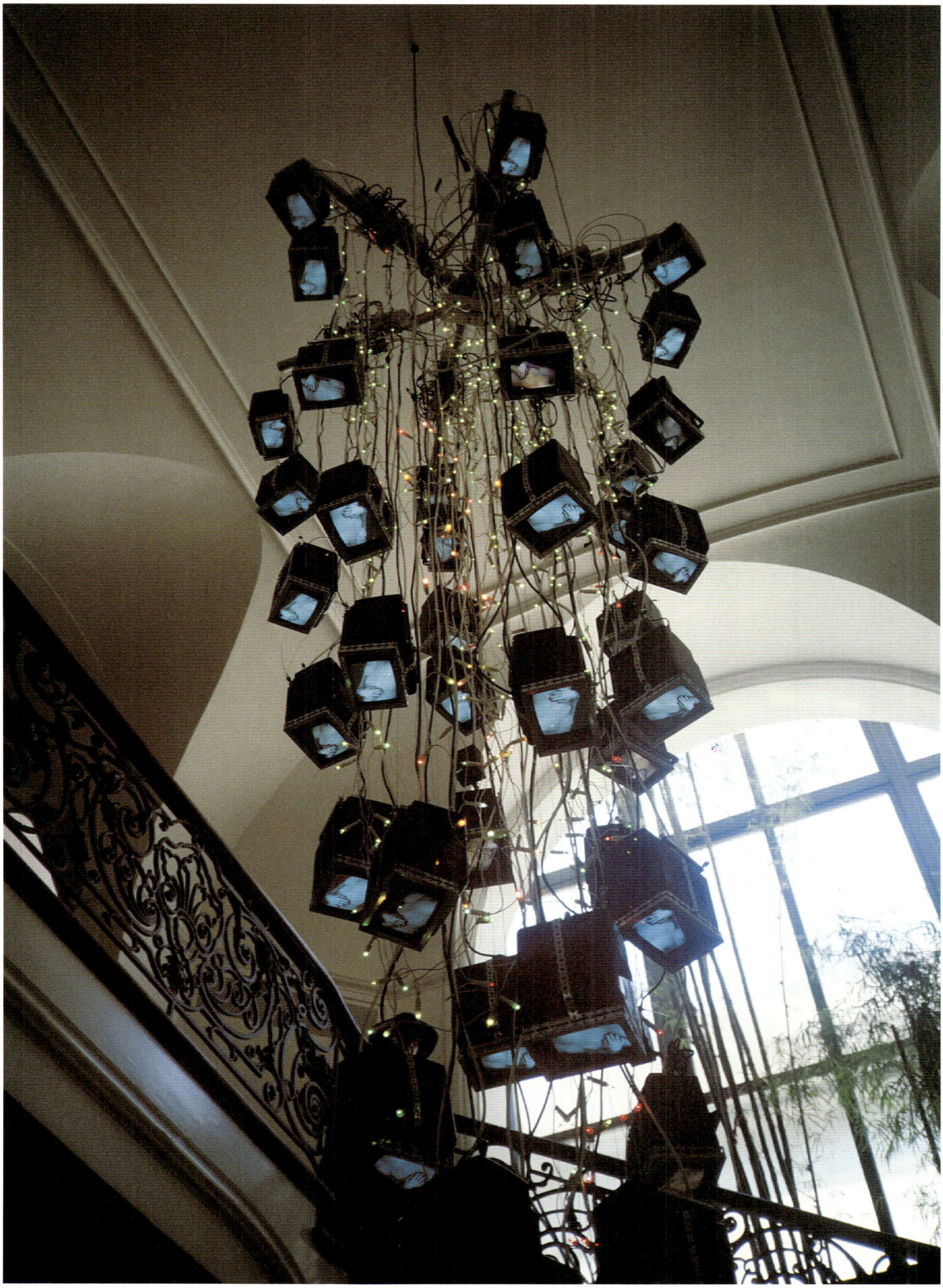

Die vor zwanzig Jahren noch Aufsehen erregenden flackernden Videobilder mit ihrer rasanten Abfolge unterschiedlichster Einzelbilder haben genauso wie die sogenannten »Flickerfilme« aus dem Experimentalfilmbereich die Basis zu einer Videoclip-Ästhetik geliefert, die längst vollständig kommerzialisiert ist. Nam June Paik, der diese Entwicklung wesentlich mitgetragen hat, mußte das einsehen und konzentriert sich seit den neunziger Jahren (neben seiner Arbeit mit Laserstrahlen) zunehmend auf die rein skulpturalen Elemente seiner Videoplastiken. Außer dem phantasievollen Fin-de-siècle-Werk *TV-Kronleuchter* von 1991 und ähnlichen Großskulpturen entsteht für das National Museum of Contemporary Art in Seoul ein himmelstürmender TV-Turm aus 1003 Monitoren, dessen Zahl nach englischer Schreibweise den 3. Oktober benennt: An diesem Datum wird die mythische Gründung Koreas gefeiert. Der koreanische Ahnherr wurde der Sage nach auf einem hohen Berg gezeugt, der durch den TV-Turm symbolisiert wird.

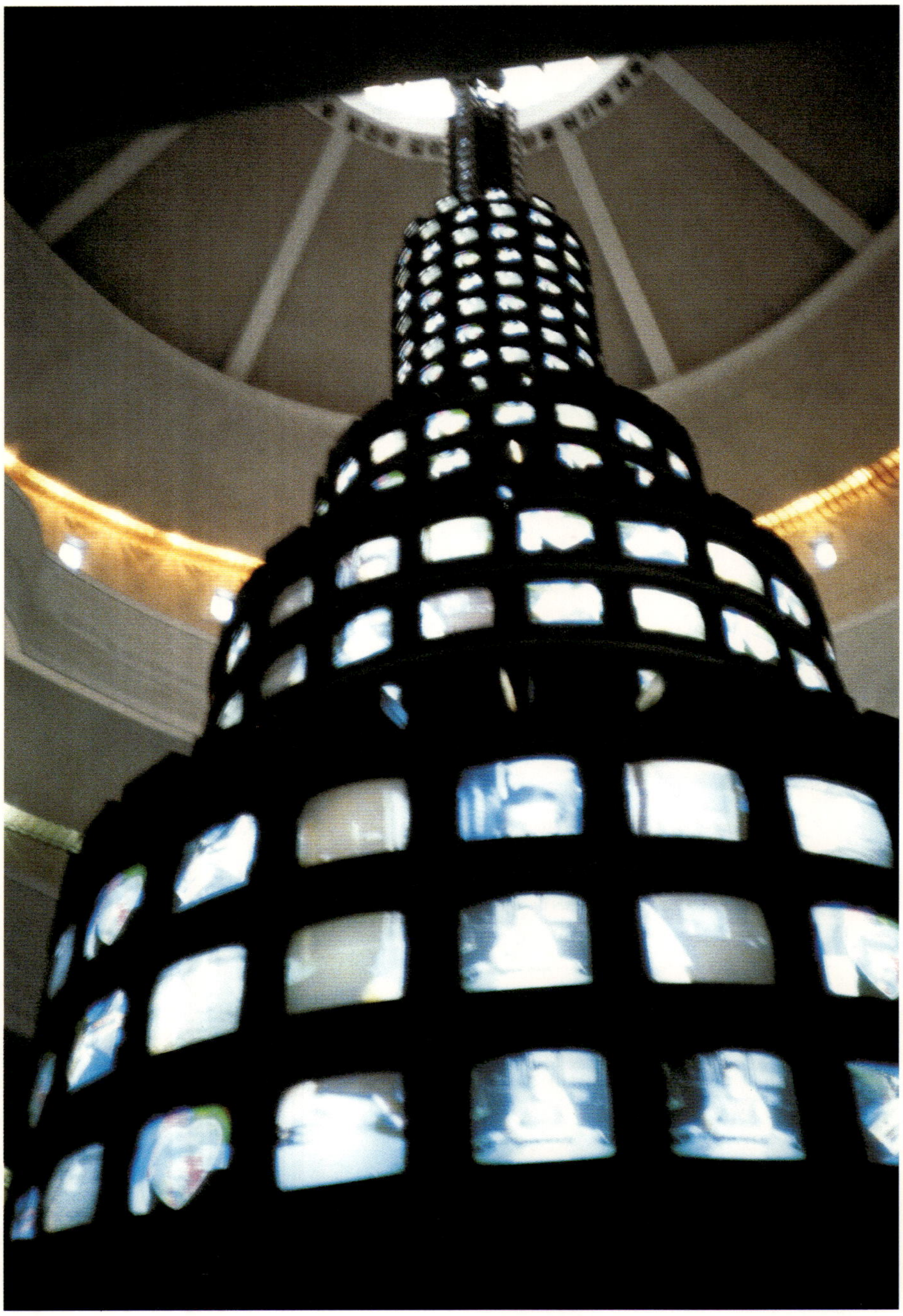

Nam June Paik: *The More the Better*
Südkorea/USA 1988, Videoskulptur
mit 1003 Monitoren
National Museum of Contemporary Art,
Seoul

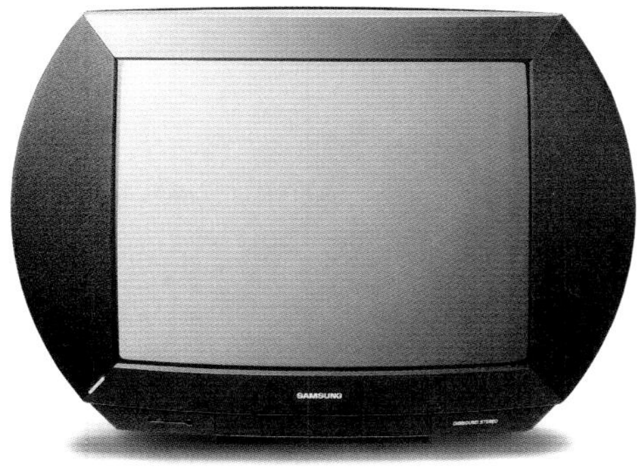

Samsung CX-6833WT
Südkorea 1993

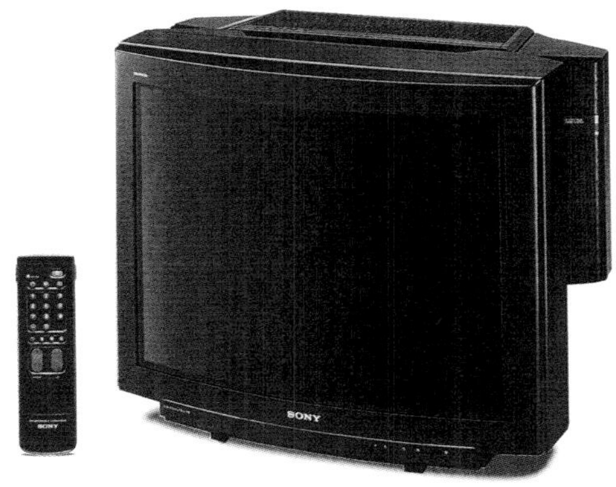

Sony KV-E 3431 D
Japan 1995

Panasonic TX-29A3C mit *Konsole VS-25/29A3*
Japan 1993

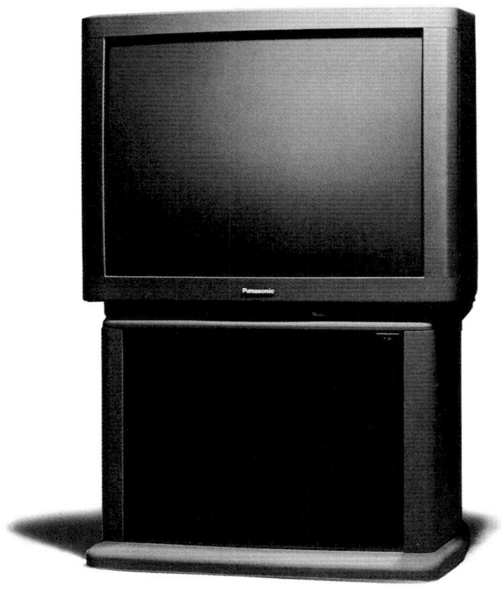

In den neunziger Jahren werden vorwiegend matt-schwarze Fernsehgeräte mit flachen Bildröhren und unsichtbaren Bedienungselementen verkauft, die die Künstler für ihre Videoinstallationen schon lange bevorzugten. Die japanischen Hersteller haben diesen einst avantgardistischen Trend eingeleitet, inzwischen ist er zum Standard geworden, und die Firmen in Korea, Europa und den USA haben sich dem angepaßt.

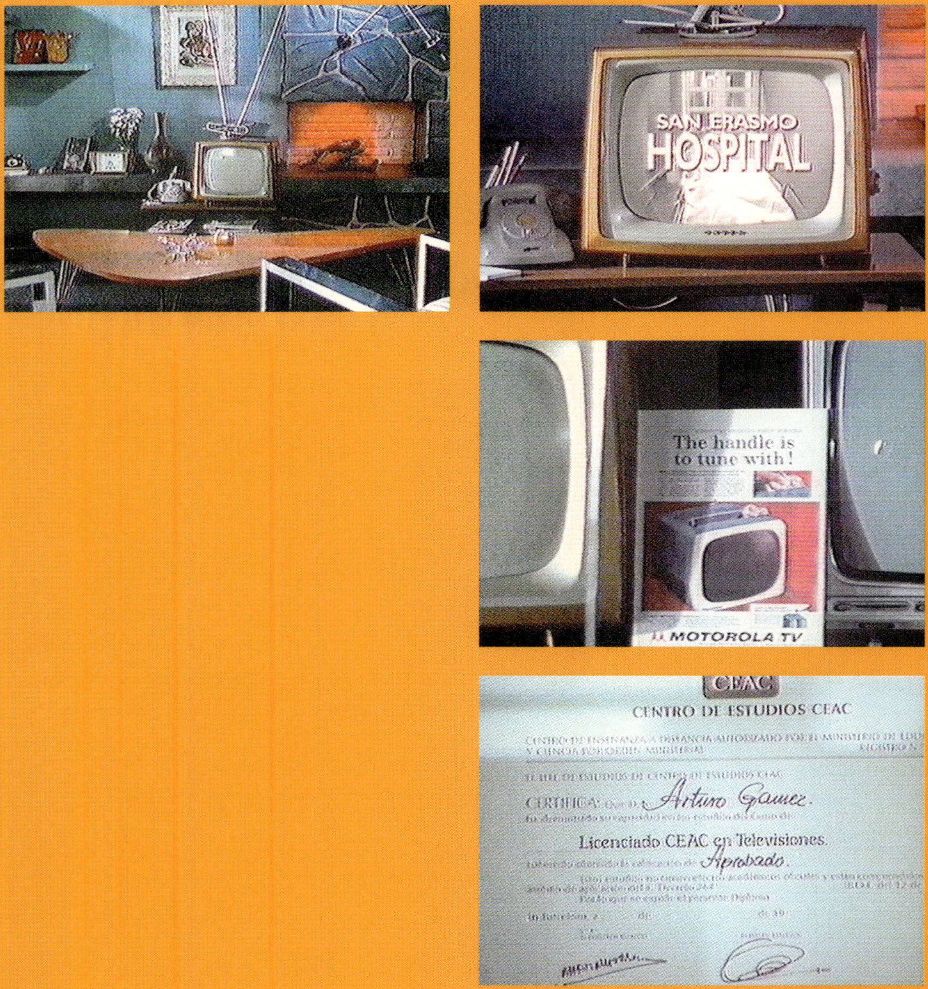

Miquel Navarro (Regie)/Joan Lluis Arruga (Kamera): *Arturo Gámes (Cuerpos en tránsito)*
Spanien 1993, Videoband, farbig,
17 Minuten
Arruga Studio S.A. und Prodigi

Seit den achtziger Jahren werden immer mehr Spielfilme und Videos produziert, bei denen sich die Ebenen zwischen der Filmhandlung und dem Fernsehen verwischen. Ein Beispiel ist das von dem Spanier Miquel Navarro mit aufwendiger Tricktechnik gedrehte Videoband *Arturo Gámes (Cuerpos en tránsito)*. Navarro schildert komödiantisch das Abenteuer eines TV-Technikers, der durch einen Arbeitsunfall zunächst in Bildpixel zerlegt wird und anschließend im Fernsehen verschwindet. Es folgt ein slapstickhaftes Durcheinander, bei dem zeitweilig Gestalten aus den TV-Programmen in die Wohnung des Fernsehtechnikers gelangen und den Protagonisten sogar zu einem Fechtkampf zwingen.

Das Video bedient sich zahlreicher ironischer Zitate aus Film und Fernsehen (z.B. *Vertigo* oder *Time Tunnel*) und übernimmt die schrille Ästhetik von Werbesendungen und Telenovelas, den beliebten Fernsehserien Spaniens und Lateinamerikas.

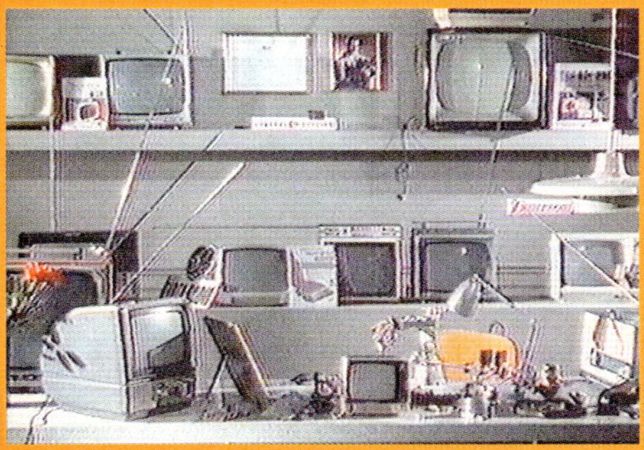

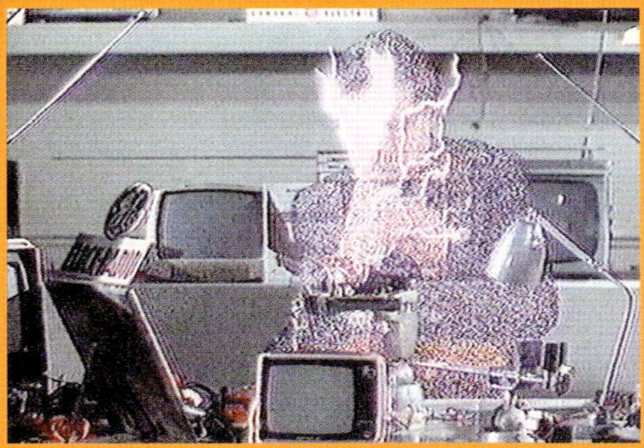

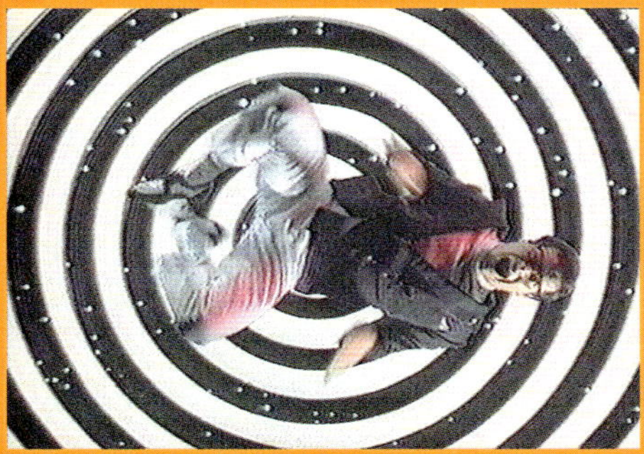

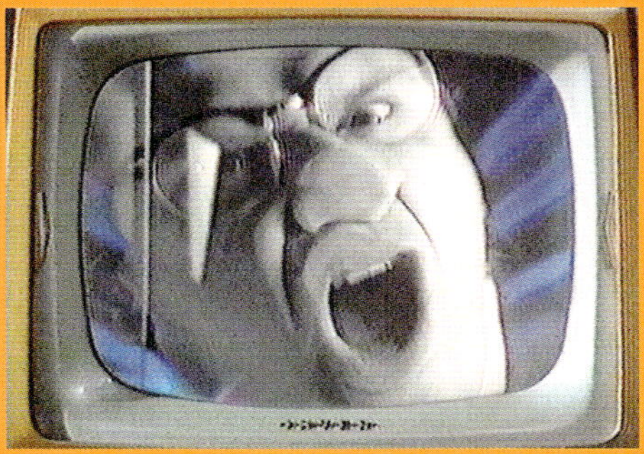

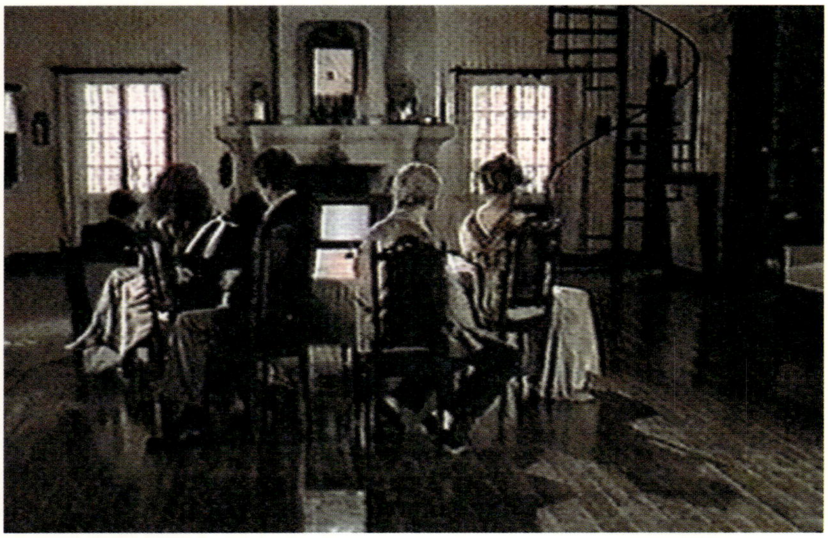

Andrej Tarkowskij (Regie);
Sven Nykvist (Kamera); Lars Hoglund/
Lars Palmqvist/Rick Roberts/Johan
Toren (Special Effects):
Offret/Le Sacrifice (*Opfer*)
Schweden/Frankreich 1985, 35 mm
Kinofilm, farbig, 149 Minuten
Concorde/Schwedisches Filminstitut,
Stockholm Argos Films/Film Four International, London/Josephson & Nykvist
HB/Sveriges Television/SVT 2/Sandrew
Film & Theater/Französisches Kulturministerium, Paris

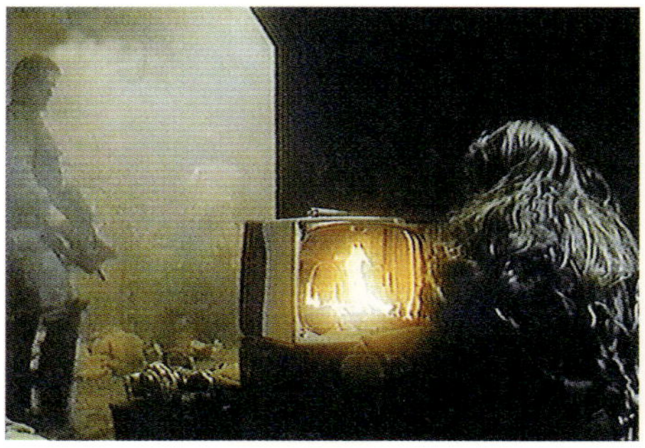

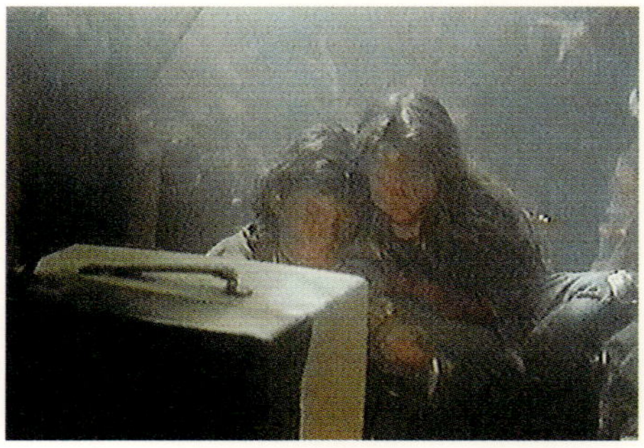

Lynne Littman (Regie);
Steven Poster (Kamera): *Testament*
(*Das letzte Testament*)
USA 1983, 35 mm Fernseh- u. Kinofilm,
farbig, 90 Minuten
Entertainment Events/American
Playhouse

James Cameron (Regie); Adam
Greenberg (Kamera): *The Terminator*
(*Terminator*, auch: *Der Terminator*)
USA 1984, 35 mm Kinofilm, farbig,
107 Minuten
Pacific Western/Hemdale Leisure
(für Orion)

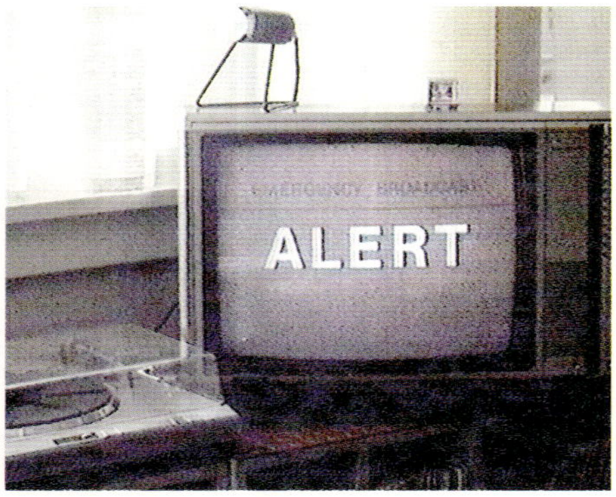

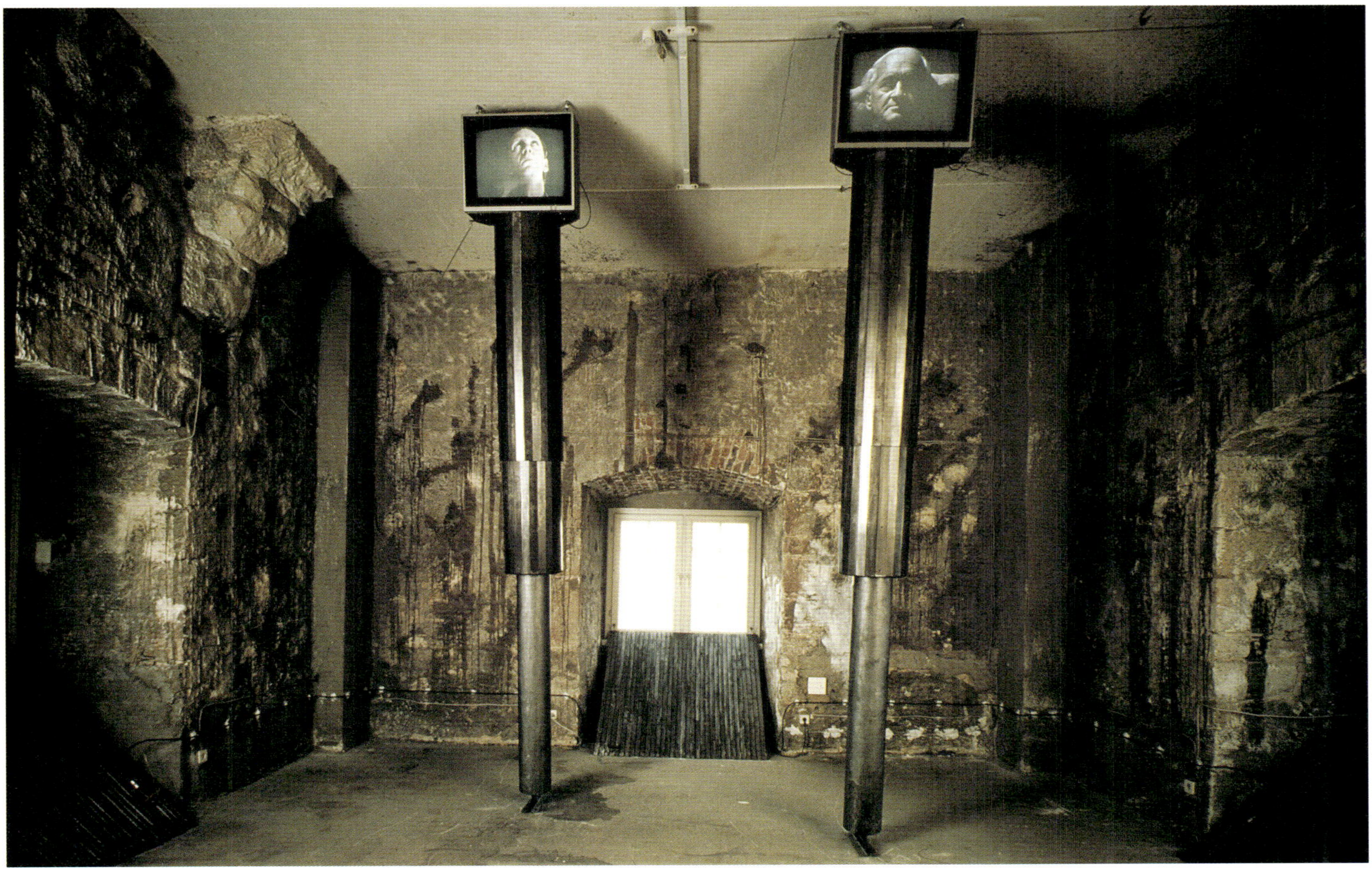

Klaus vom Bruch: *Coventry-War Requiem*
Bundesrepublik Deutschland, Installation auf der documenta 8, Kassel 1987,
2 Monitore, 2 Videobänder, Ton, Stahl
Sammlung Marieluise Black, New York

Der Krieg wird am Fernsehgerät auf vielfältigste Weise erlebt. In Filmen wie Lynne Littmans *Das letzte Testament* von 1983 und Andrej Tarkowskijs *Opfer* von 1985 geht der Atombombenexplosion jeweils eine Warnmeldung bzw. eine verzweifelte Ansprache voraus, bis das Programm abbricht und damit die Vernichtung des Senders signalisiert. Der Zusammenbruch des Bildes zu einem weißen Punkt, das Aufflackern des Bildschirms oder der plötzliche Übergang zum reinen Rauschen in Bild und Ton sind neue Metaphern für gewaltsames Sterben. Wo Fernsehen nicht mehr stattfindet, herrscht also der Tod. So ist auch eine Szene in James Camerons Spielfilm *Terminator* von 1984 zu verstehen: Die Erde ist durch einen globalen Atomkrieg verwüstet. In einem unterirdischen Bunker hockt eine Mutter mit ihrer Tochter eng zusammengekauert vor einem Fernseher, denn im Gehäuse brennt ein wärmendes Feuer. Hier findet sich wieder eine – allerdings groteske – Variante von Jan Dibbets klassischem Videowerk *TV as a Fireplace*.

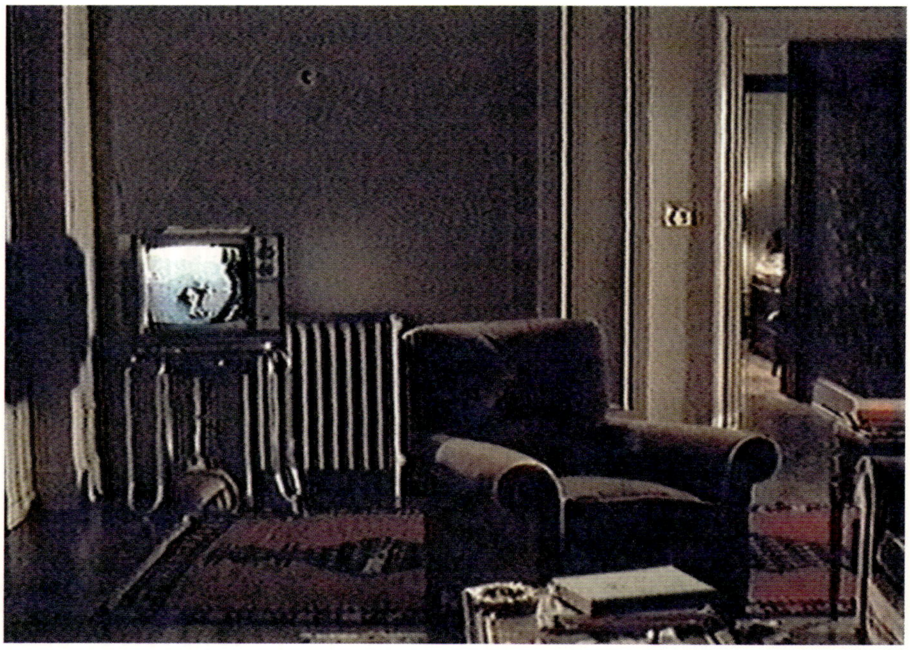

Francis Ford Coppola (Regie);
Jordan S. Cronenweth (Kamera):
Gardens of stone (*Der steinerne Garten*)
USA 1986, 35 mm Kinofilm, farbig,
112 Minuten
Tri-Star

Wie kein Krieg zuvor war der Vietnamkrieg für die US-Amerikaner in allen Details am Bildschirm mitzuverfolgen. Nach seinem Film *Apocalpyse Now* von 1979 wendet sich der Regisseur Francis Ford Coppola 1986 mit *Der steinerne Garten* noch einmal dem Thema Vietnamkrieg zu, doch diesmal ist das Geschehen in den USA angesiedelt. In den Alltag eines Offiziers, der mit der Ausbildung von Soldaten und dem Ehrendienst für die Gefallenen in Washington betraut ist, dringt die Realität der Kämpfe im fernen Vietnam allein durch die erschütternden Fernsehbilder vom Kriegsschauplatz. Für eine Schlüsselszene seines Filmes verwendet Coppola eine 1968 entstandene Fernsehaufnahme von der Exekution eines mutmaßlichen Viet-Cong-Spions durch den Leiter der südvietnamesischen Nationalen Polizei. Diese Szene (die damals auch photographiert und in allen Bildmedien sofort veröffentlicht worden ist) hatte in der Öffentlichkeit einen Aufschrei der Entrüstung ausgelöst. In Coppolas Film flimmern diese Originalaufnahmen in einem menschenleeren Zimmer über den Fernseher, ohne daß sie von den beiden in der Küche nebenan befindlichen Frauen wahrgenommen werden. Dennoch übernehmen diese und andere dokumentarische Fernsehbilder in Coppolas Film eine wichtige dramaturgische Funktion, indem sie nämlich den Kinobesucher immer wieder an die Wirklichkeit des Krieges erinnern.

Virtuos nutzt auch Quentin Tarantino die durch das TV gegebene Möglichkeit des Bildes im Bild für seinen Film *Pulp Fiction* von 1993. Während ein Berufsboxer die Kampfszenen eines älteren Kriegsfilmes verfolgt, spiegelt sich seine in der Badezimmertür stehende Geliebte in der Verglasung der Bildröhre. Beide Bilder verschmelzen ineinander, wobei sich für einen kurzen Moment die Attacke der Soldaten scheinbar gegen die Frau richtet – das Hotelzimmer wird für einen kurzen Moment zum Kriegsschauplatz.

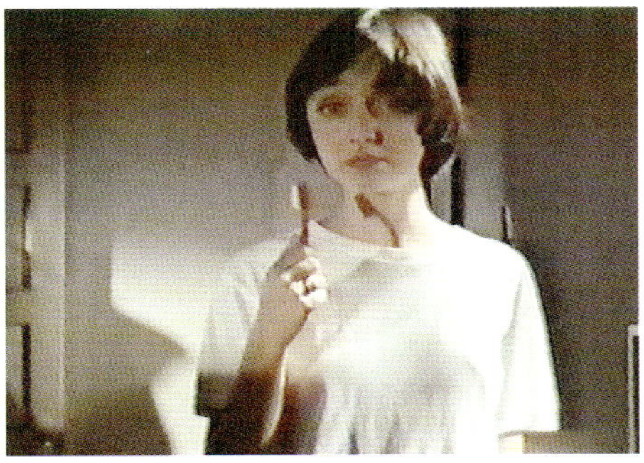

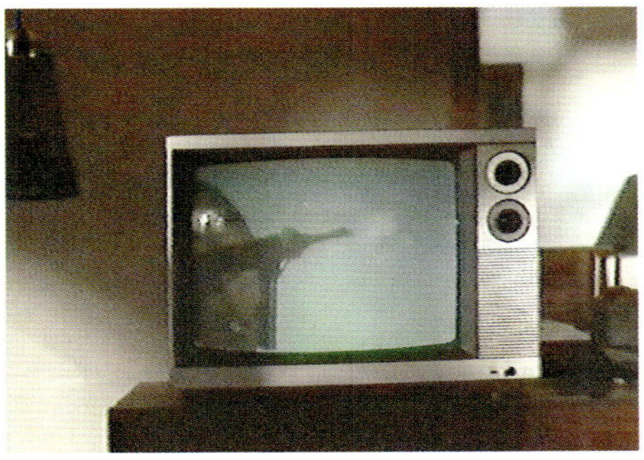

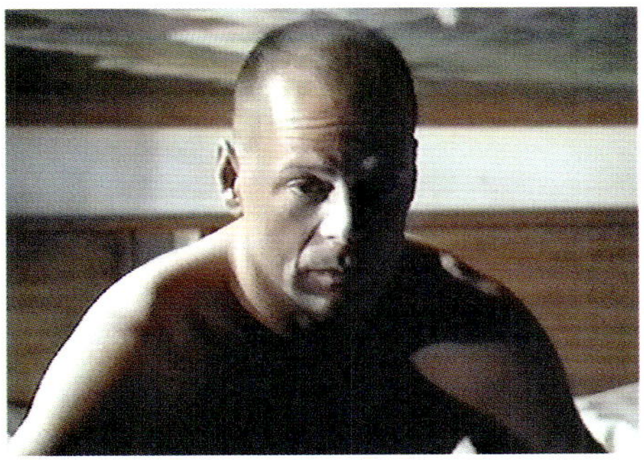

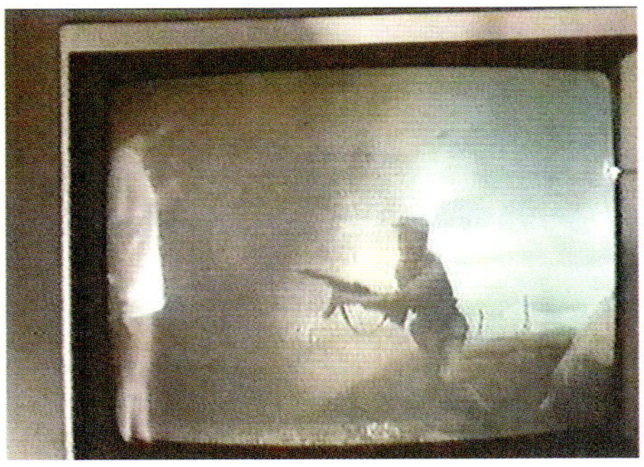

Quentin Tarantino (Regie);
Andrzej Sekula (Kamera): *Pulp Fiction*
(Bilder an den Seiten beschnitten)
USA 1993, 35 mm Kinofilm, farbig,
154 Minuten
Brown 25/Jersey

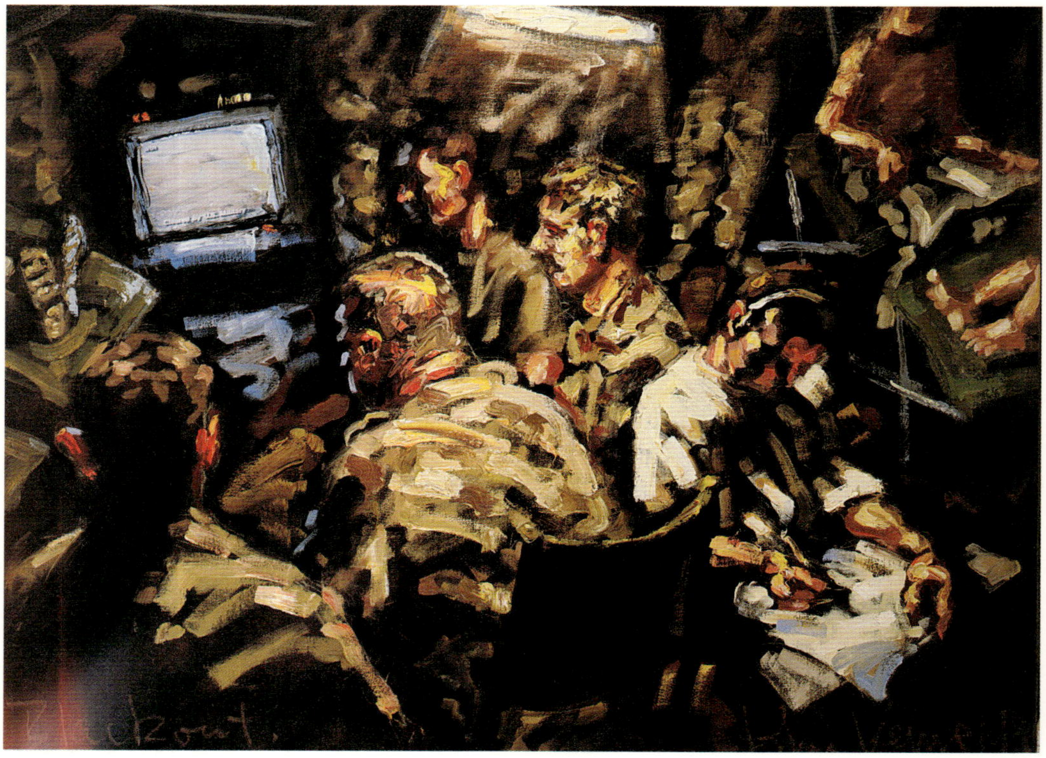

John Keane: *Blackout*
Kuweit/London 1991, Öl auf Leinwand,
71 x 94 cm

Die internationale Fernsehberichterstattung über den Golfkrieg ist einer wesentlich starken Einflußnahme durch politische Kräfte ausgesetzt, als das noch beim Vietnamkrieg der Fall war. Da werden von verschiedenen Interessengruppen bewußt Fälschungen eingesetzt (ältere Videoaufnahmen von einem verölten Vogel) und falsche Behauptungen über das Fernsehen ausgetreut (vermeintlicher Mord an Brutkasten-Babys). Neben einer militärisch begründeten Zensur findet eine mehr oder weniger subtile Einflußnahme auf die Journalisten durch das US-Militär statt (Bereitstellung eigenen Videomaterials). Mit einer geschickten Informationspolitik gelingt es den Irakern, sich ins beste Licht zu setzen (Hussein-Interview von Peter Arnett). Viele Künstler sind empört und reagieren, indem sie z.B. die im Fernsehen zigfach gesendeten Zielaufnahmen amerikanischer Bomben für ihre Videos verwenden.

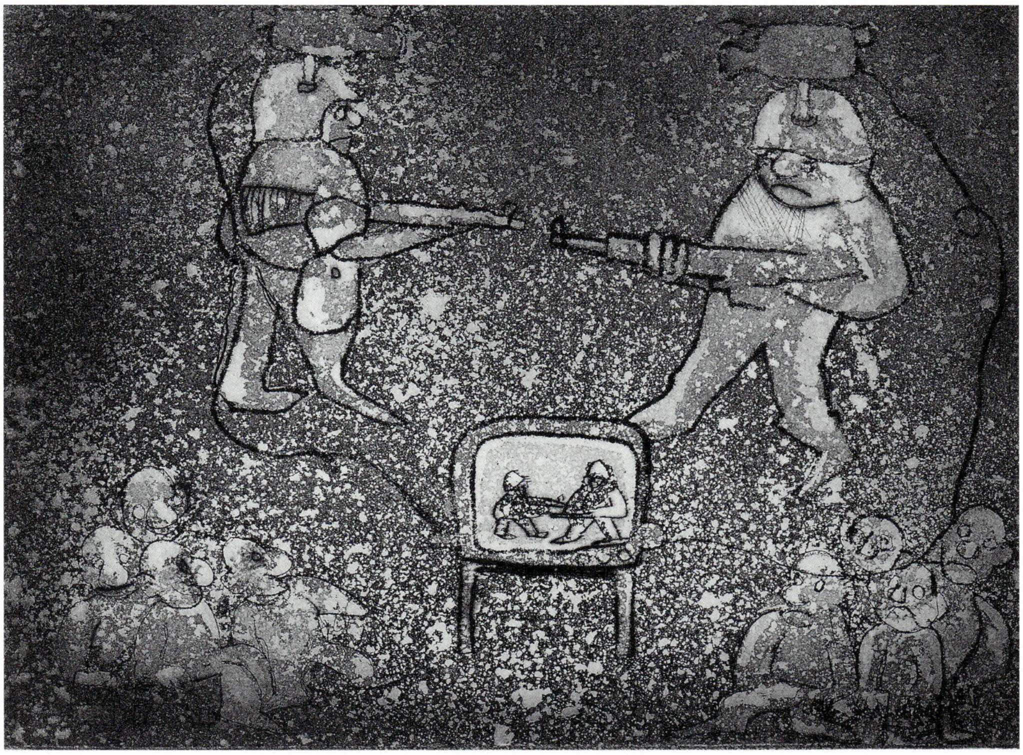

Yaron Livay: ohne Ttel, aus der Mappe
Pandora's Box – The Media War
Israel/Großbritannien, Mai 1991,
10 Aquatinta-Radierungen,
je 20,1 x 27,7 cm, handgedruckte limitierte Auflage von 20 Kopien
Flying Sugar Press

Der offizielle britische Kriegsmaler John Keane zieht mit der Videokamera in den Krieg, um sie als Instrument zum Skizzieren zu benutzen. Nach London heimgekehrt, malt er zahlreiche Bilder, die sich mit der Rolle von Fernsehen und militärisch genutzter Videotechnik auseinandersetzen.
Nicht auf dem Schlachtfeld, sondern am Fernsehgerät in London erlebt der Graphiker Yaron Livay den Golfkrieg. Die BBC und die meisten anderen Sender der westlichen Staaten ergreifen offen Partei für Kuweit und Israel. Obwohl der Künstler als Israeli vom Kriegsgeschehen persönlich betroffen ist, hindert ihn das nicht, sich in der spontan entstehenden Graphikmappe *Pandora's Box – The Media War* der Fernsehberichterstattung gegenüber äußerst kritisch zu zeigen.

Verschiedene Künstler: *Gulf Crisis*
USA 1993, Videoband, farbig

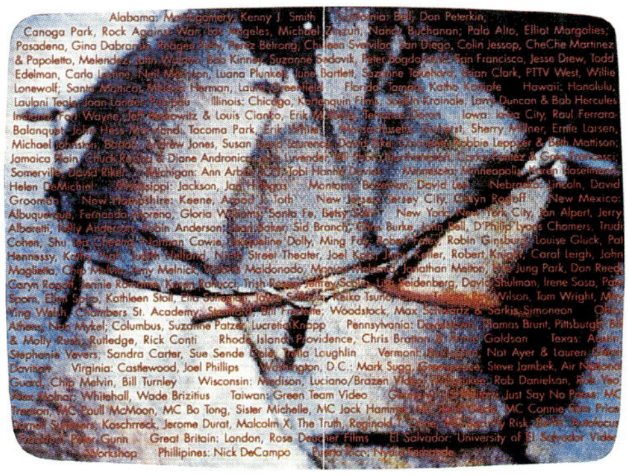

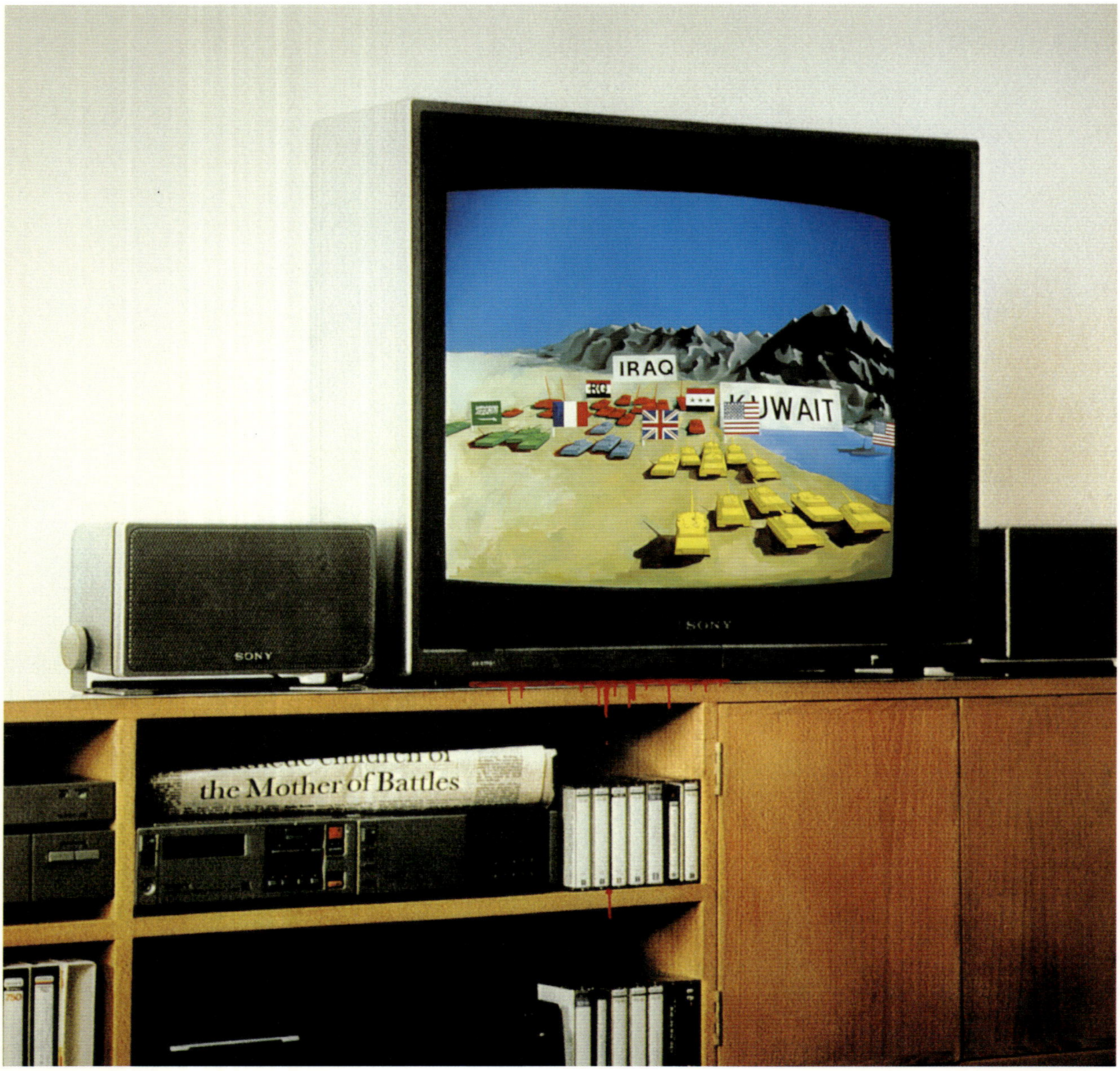

Richard Hamilton: *War Games*
Großbritannien 1991/92, Ölmalerei über Scanachrome-Photographie auf Leinwand, 200 x 200 cm

Schon die Berichterstattung der BBC über den Falklandkrieg von 1987 ist von staatlicher Seite stark beeinflußt und zensiert worden. Die immer wieder proklamierte Unabhängigkeit der staatlichen Rundfunkanstalt hat sich als Illusion erwiesen. Auch im Golfkrieg gelingt es dem Sender nicht, sein angeschlagenes Image wieder aufzubessern. Richard Hamilton schneidet eine Sendung der BBC, in der die Strategie der alliierten Kriegsführung als eine Art Sandkastenspiel verharmlost wird, auf Videoband mit und verwendet diese Aufnahmen als Vorlage für sein Gemälde *War Games*.
In den Jahren nach dem Golfkrieg finden sich in mehreren Bühneninszenierungen ebenfalls Verweise auf die zwiespältige Rolle des Fernsehens. Peter Sellars läßt seinen Händelschen Julius Caesar als modernen Kriegshelden vor TV-Kameras posieren. Für Alexander Shulins Inszenierung einer Neubearbeitung von Mozarts *Zaide* steuert der Berliner Maler Johannes Grützke ein Bühnenbild bei, das ebenfalls auf Golfkrieg und Fernsehen verweist. Hier bleiben die Gestalten nicht im TV-Gerät, sondern steigen heraus, um aktiv in die Bühnenhandlung einzugreifen.

Alexander Shulin (Regie);
Johannes Grützke (Bühnenbild);
Irene Dische/Hans Magnus Enzensberger (Libretto-Neufassung);
Wolfgang Amadeus Mozart (Musik):
Zaide
Hebbel-Theater Berlin,
Uraufführung am 10. 10. 1996

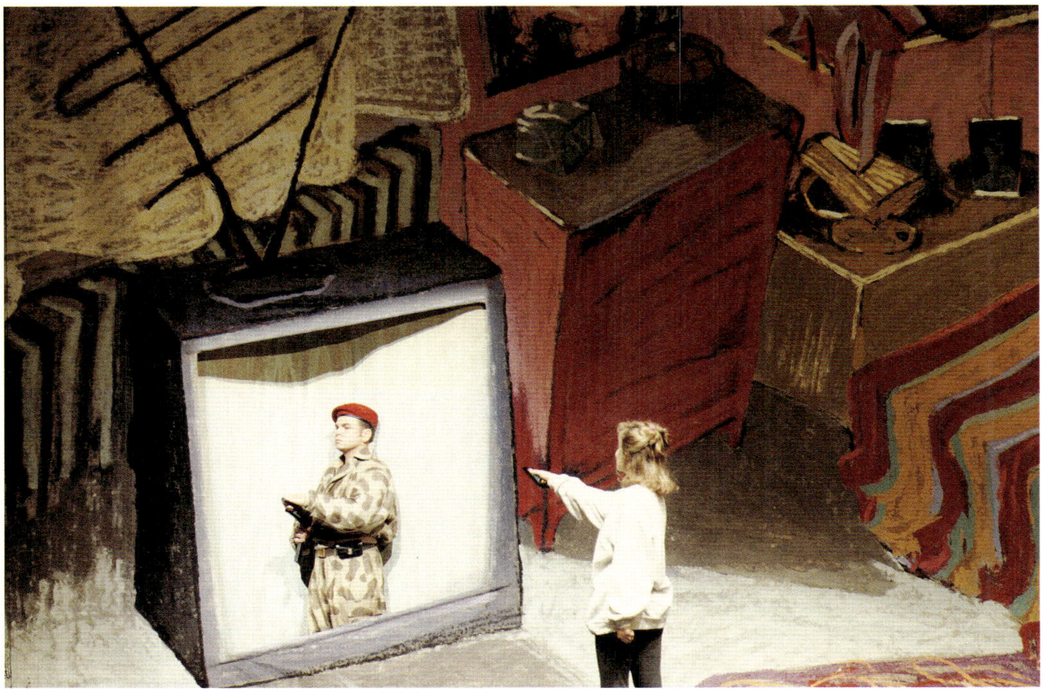

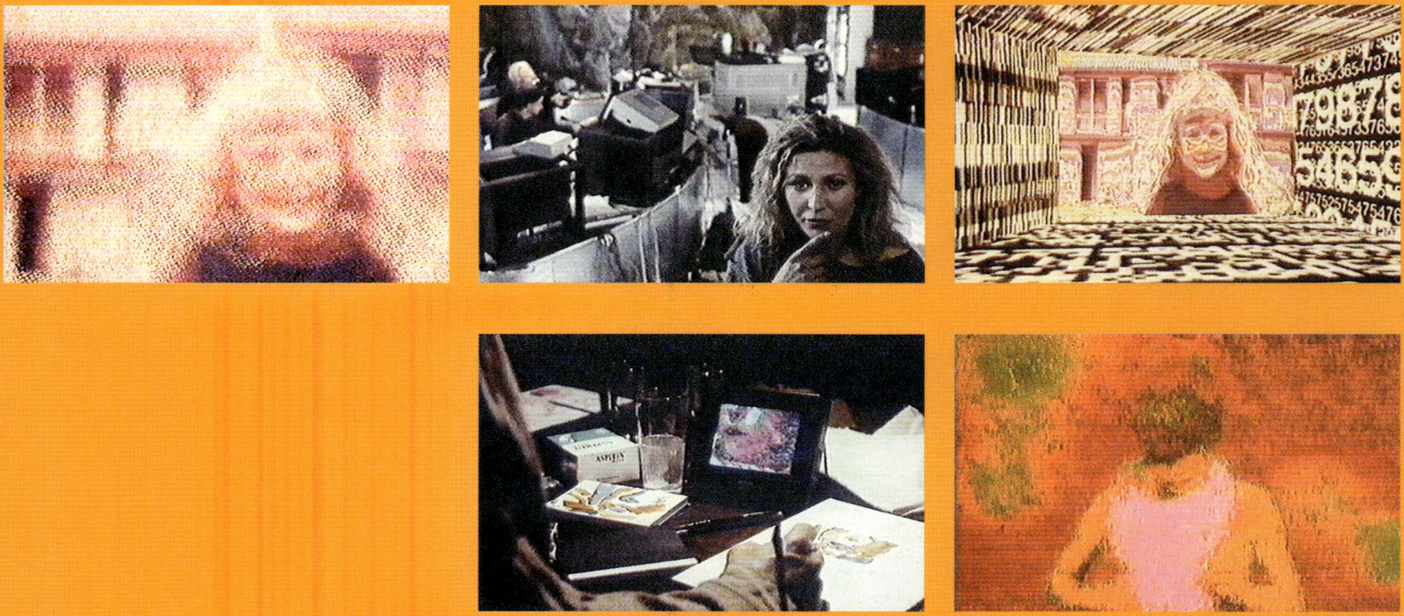

Wim Wenders (Regie);
Robby Müller (Kamera): *Until the End of the World/Bis ans Ende der Welt*
Bundesrepublik Deutschland/
Frankreich/Österreich 1991,
35 mm Kinofilm, farbig, 179 Minuten
Road Movies Filmproduktion/
Argos Film/Village Filmshow

Besonders im Kinofilm hat die Darstellung des Golfkrieges im Fernsehen ihre Spuren hinterlassen. Brett Leonards Stephen-King-Verfilmung *Der Rasenmäher-Mann* von 1991 beginnt beziehungsreich mit dem tödlichen Amoklauf eines zum Kampfroboter abgerichteten Schimpansen, der durch den Schnitt mit Originalbildern einer Fernsehsendung über den Golfkrieg verbunden ist. Unter Nutzung von Video- und Computerbildern werden in dem düsteren Cyberspace-Drama deutliche Bezüge zwischen zivilem Fernsehen und dem Einsatz moderner Medientechnologie durch Militär und Rüstungsindustrie hergestellt. Der Film endet mit dem düsteren Ausblick auf die Beherrschung aller vernetzten Kommunikationsmittel durch einen einzigen, größenwahnsinnigen Menschen.

Die Verschmelzung des Menschen mit den neu geschaffenen virtuellen Welten ist auch das Thema eines ganz anders gestalteten Filmes aus Deutschland. Als ebenfalls 1991 das von dem deutschen Regisseur Wim Wenders gedrehte Science-Fiction-Epos *Bis ans Ende der Welt* in die Kinos kommt, hat sich im Bereich der Filmtechnik ein geradezu revolutionärer Wandel vollzogen. Die Anwendung von Videotechnik ist aus vielen Abläufen des Produktionsprozesses nicht mehr wegzudenken. Rund ein Jahrzehnt vor der Entstehung des Filmes hatte der französische Filmregisseur Claude Chabrol in der Zeitschriften-Anzeige eines Camcorder-Herstellers mit der Aussage geworben, er nutze die kleine Kamera als eine Art von Skizzenblock bei der Entwicklung von Ideen für Spielfilme. Wenders hatte in den achtziger Jahren auf ähnliche Weise mit einer kleinen Handycam gearbeitet. Seine Erfahrungen mit dieser Videotechnik und die Beobachtung aktueller technischer Entwicklungen haben ihn dazu veranlaßt, in einem Film über die möglichen Weiterentwicklungen und deren Konsequenzen zu reflektieren. In dem epischen Spielfilm *Bis ans Ende der Welt* schildert Wenders 1991 die Geschichte eines Wissenschaftlers, der einen Apparat entwickelt, mit dem sich Videobilder in Gehirnströme und umgekehrt Gedanken in Fernsehbilder umwandeln lassen. Die Lebensaufgabe des Erfinders ist der Versuch, seiner blinden Mutter mit Hilfe einer Seh-Maschine Bilder zu übermitteln. Es gelingt ihm sogar, Träume in Form von elektronischen Bildern sichtbar zu machen. Sie erinnern in ihrer schlichten Schönheit an altniederländische Stilleben oder andere berühmte Gemälde der Kunstgeschichte. Die Menschen werden durch die Verbildlichung ihrer Träume und Gedanken jedoch nicht glücklich, sondern süchtig nach den eigenen Bildphantasien. Dennoch mündet der Film nicht in eine undifferenzierte Maschinenstürmerei, sondern endet versöhnlich. Die Protagonisten der Geschichte haben ihre Lektion gelernt. Sie nutzen die neuen Medien zur weltraumgestützten Überwachung des Ökosystems.

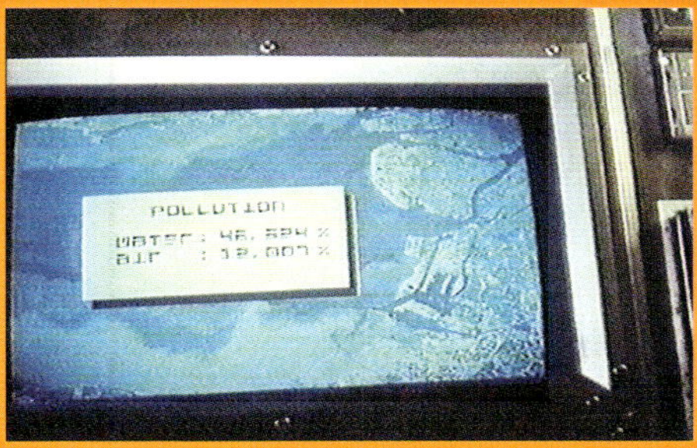

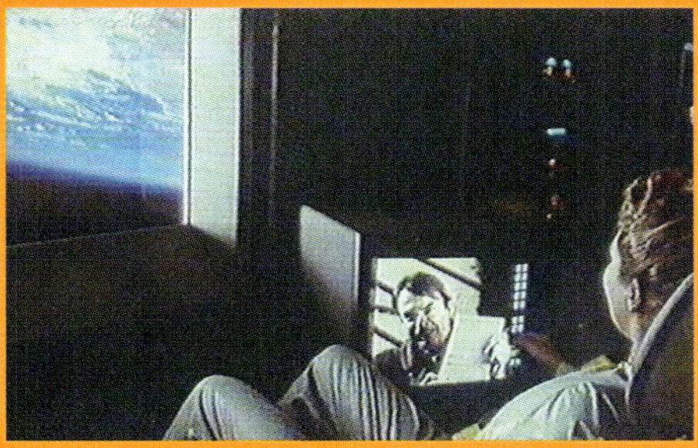

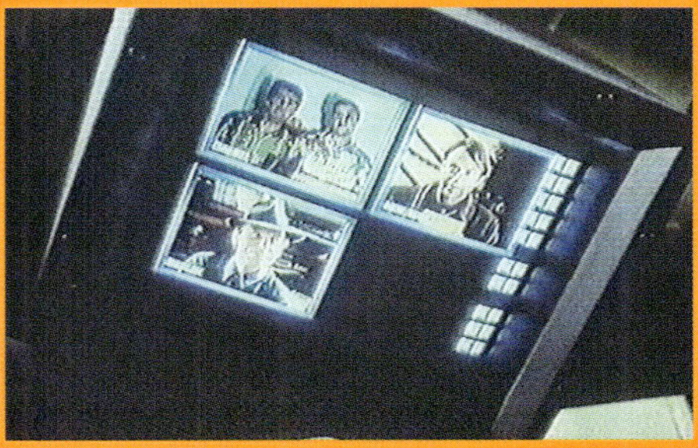

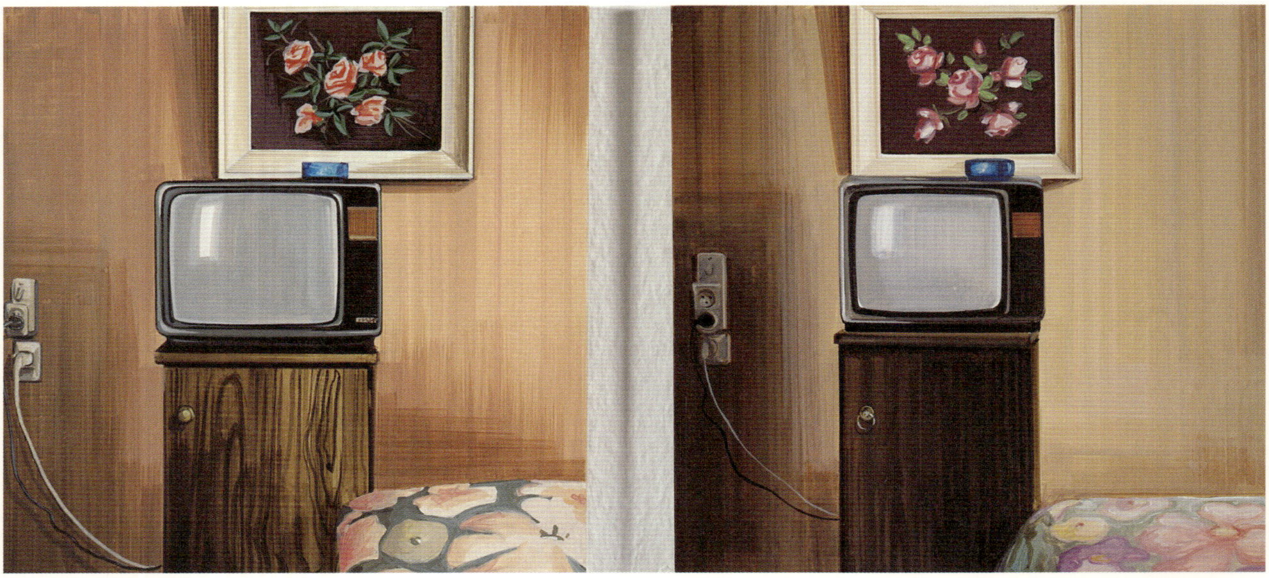

(Thomas) Kocheisen + (Ulrike)
Hullmann: *Fernseher im Hotel Marle – II*
Bundesrepublik Deutschland 1995,
Öl auf Holz, je 25 x 22,5 cm

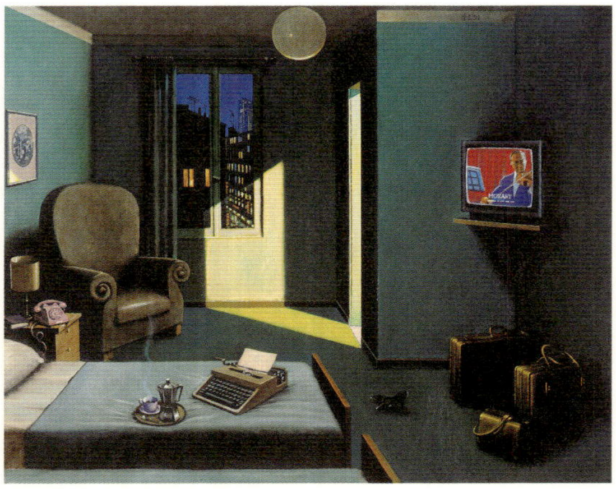

Sergio Ceccotti: *Musik am Abend*
Italien 1991, 81 x 100 cm,
Öl auf Leinwand

Richard Hamilton ist der einzige unter den bildenden Künstlern, der in seinen Werken den Siegeszug des Fernsehens von der Entwicklung zum Massenmedium der fünfziger Jahre bis heute miterlebt und dabei immer wieder kommentiert hat. Seine Graphik *Motel II* von 1979 findet ein aktuelles Pendant in Kocheisens + Hullmanns *Fernseher im Hotel Marle – II*, und seine enigmatischen *Interior studies* mit TV aus den sechziger Jahren haben in Sergio Ceccottis Serie von Zimmeransichten mit Fernseher eine Nachfolge gefunden. In den neunziger Jahren ist die Television als ein fester Bestandteil der Kultur etabliert. Der Fernseher wird in den Darstellungen der Künstler längst nicht mehr als Fremdkörper gesehen. Das TV ist integraler und keinesfalls versteckter Bestandteil der Inneneinrichtung nahezu jeder Wohnung. Die bewegten Bilder der Mattscheibe ergänzen oder ersetzen die Bilder an den Wänden.

Wie sehr sich aber das Fernsehen selbst inzwischen gewandelt hat, macht ein Vergleich zwischen zwei von Hamiltons eigenen Werken deutlich: Die bunte Konsumwelt der 1956 entstandenen Collage *Just what is it that makes today's homes so different, so appealing?* ist in der 1992 geschaffenen Laser-Graphik *Just what is it that makes today's homes so different?* in Form eines Zitats (Bild an der rechten Wand) enthalten. Auf dem Bildschirm des Video-vernetzten TV-Gerätes mit Satellitenantenne ist die Kußszene mit einem weiblichen Roboter zu erkennen, der an die Kampfmaschine in James Camerons Spielfilm *Terminator II – Tag der Abrechnung* erinnert. Dem Fernsehgerät hat sich längst ein Computerterminal hinzugesellt.

Richard Hamilton: *Just what is it that makes today's homes so different?*
Großbritannien 1992, Farblaser-Druck,
Bild: 16,7 x 26,7 cm, Blatt: 21,0 x 29,7 cm
Privatsammlung Berlin

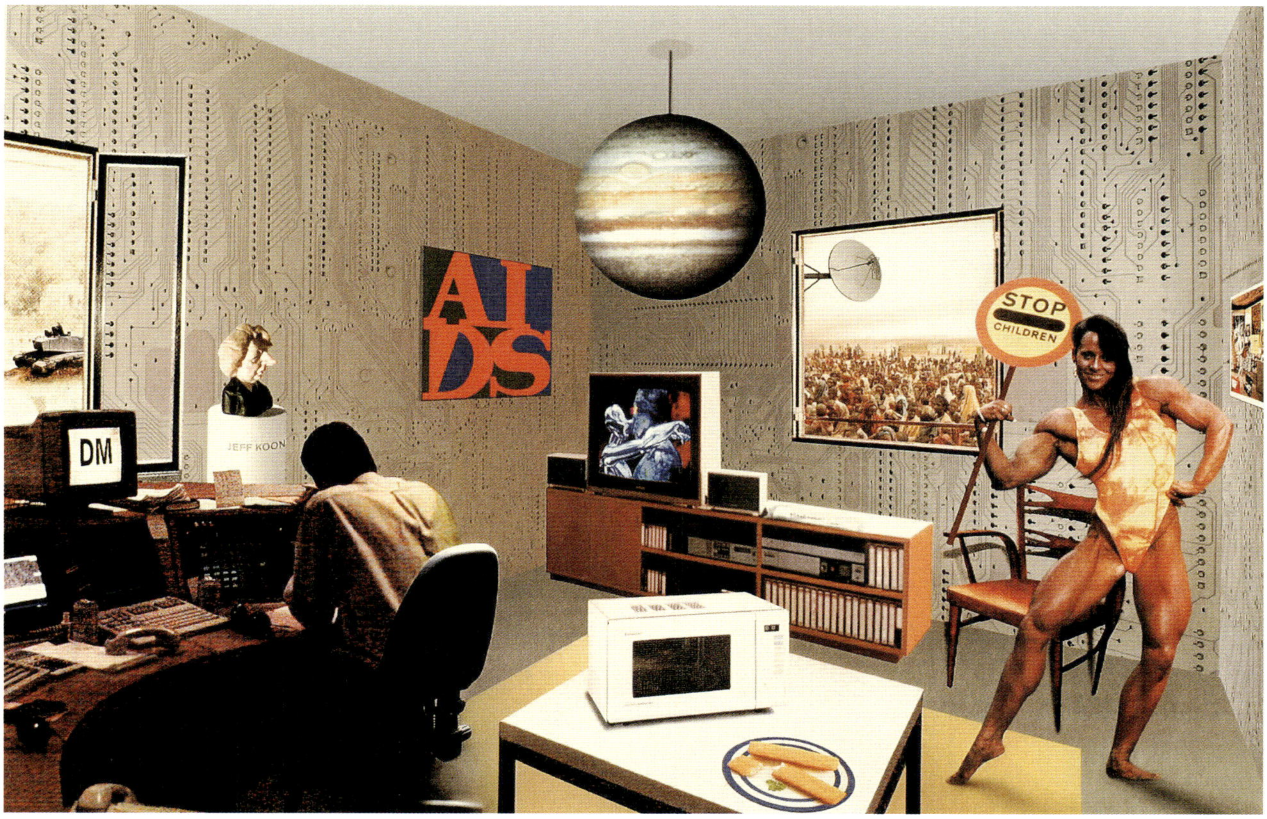

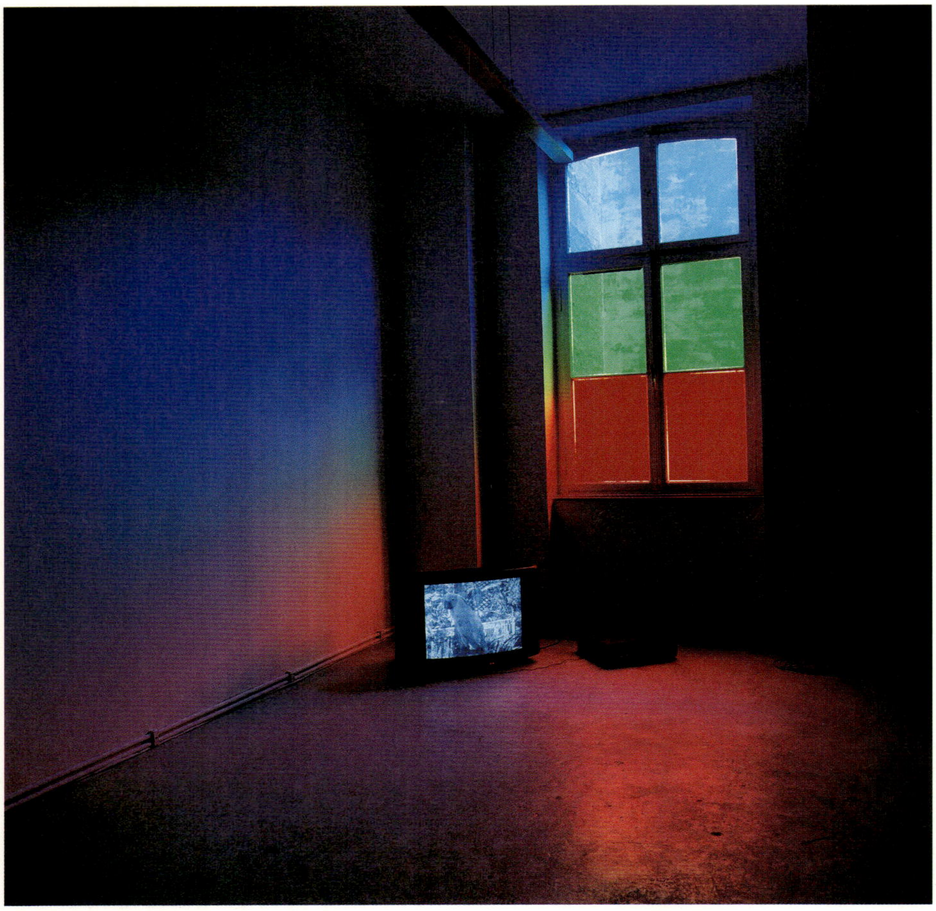

Diane Thater: *Moluccan Cockatoo Molly, Numbers 1–10*
USA, Installation in der Galerie
Schipper & Krome, Köln 1995

Am Ende des zwanzigsten Jahrhunderts ist das Fernsehen an einem Wendepunkt angelangt. Die Vernetzung der verschiedensten Medien führt zu einer Auflösung des TV im herkömmlichen Sinne. In den reichen Industrieländern beginnt sich der Unterschied zwischen Computer und TV-Gerät schrittweise aufzuheben. Die vielbeschworene Fernsehgesellschaft wandelt sich zu einer Mediengesellschaft, in der das TV nur eine von vielen ähnlichen Komponenten der audiovisuellen Elektronik ist.
Ideen aus der Kunst werden längst von der Industrie vermarktet. Jan Dibbets *TV as a fireplace* liefert das Vorbild für eine *Kaminfeuer*-CD-ROM, die ausgerechnet mit dem Slogan *Schöner Fernsehen* angeboten wird – obwohl diese dazu bestimmt ist, auf dem Computer-Monitor abgespielt zu werden. Tatsächlich scheint das Fernsehen im Computer zu verschwinden, während der Computer immer mehr Funktionen des TV übernimmt. Die Elektronikindustrie forciert diese Entwicklung, indem sie sogenannte »Multimedia-Terminal-Fernseher mit CD-ROM-Laufwerk und Internetzugang« oder »Computer mit Fernseh-Empfangsteil und Videokarte« für den Privatkunden kostengünstig anbietet. TV-Stationen stellen ihre Sendungen in zunehmendem Maße mit Computertechnik her, darüber hinaus gehen sie mit einigen ihrer Programme und zusätzlichen Angeboten in das Internet. Großflächige Verkabelungen und weiterentwickelte Satellitensysteme ermöglichen eine kaum begrenzte Zahl an Sendern, wodurch die Fernsehlandschaft völlig umstrukturiert wird. Auch die Künstler müssen sich in dieser Situation des Umbruchs neu orientieren. Die Medienkünstler arbeiten zunehmend mit rein digitaler Technik, die einst getrennten Bereiche Video- und Computerkunst sind miteinander verschmolzen. Die Generation der Fernsehkinder wird in der Kunstszene durch die der Computer-Kids abgelöst.

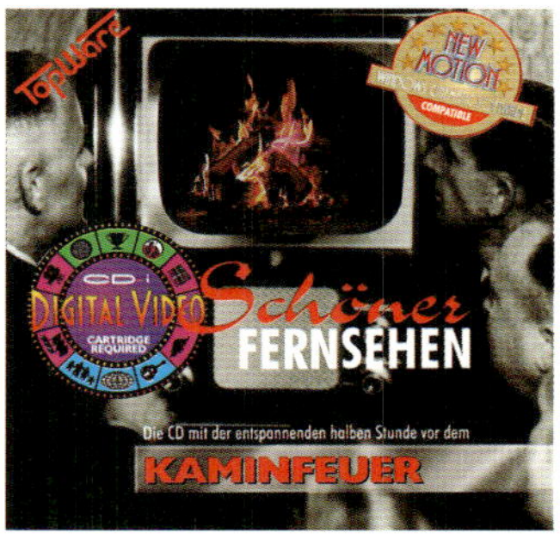

Schöner Fernsehen. Die CD mit der entspannenden halben Stunde vor dem Kaminfeuer
Bundesrepublik Deutschland 1995, CD-ROM

Pipilotti Rist: *Das Zimmer*
Schweiz/Bundesrepublik Deutschland, Videoinstallation (1994) im Kunstverein Hamburg 1996, mit Fernseher, Laserdisc-Player, Kabeln, Infrarotsteuerung, überdimensioniertem Sessel, Sofa, Lampe, Fernbedienung und Bild

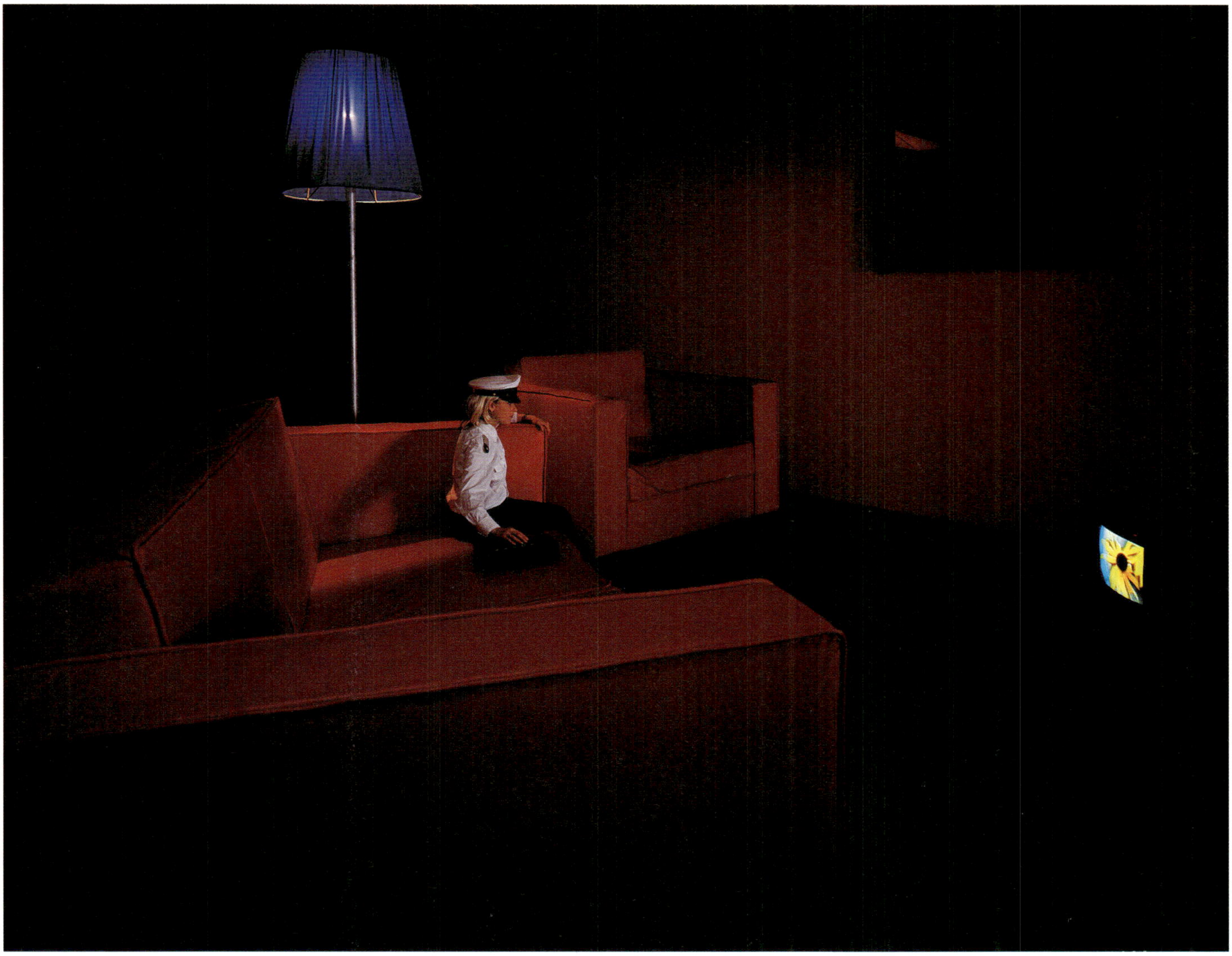

Bildnachweise

AEG Firmenarchiv, Frankfurt / Main: S. 161
Affiliated Photographic Services, Inc., White Plains, New York: S. 144, 162
Aldo Ballo: S. 214–215
Alexander and Bonin Gallery, New York: S. 235
Applause Theatre Books, New York: S. 348
Rasheed Araeen, London: S. 109
Estate of Diane Arbus, 1969: S. 224 1967: S. 225
The Archives of the Andy Warhol Museum, Founding Collection, Contribution the Andy Warhol Foundation for the Visual Arts, Inc., Pittsburg, Matt Wrbican: S. 229
Photo Associated Press, Frankfurt: S. 87
Bang & Olufsen: S. 206
Volker Barthelemeh, Köln: S. 302
Giorgio Benni, Rom: S. 382
Pierre Bérenger / Sodel: S. 320
Berlinische Galerie, Landesmuseum für Moderne Kunst, Photographie und Architektur: S. 340
Edition Block, Berlin: S. 292
Mary Boone Gallery, New York: S. 340
Galerie Brusberg, Berlin: S. 276
Sergio Ceccotti, Rom: S. 63, 414
Alan Cristea Gallery, London: S. 275
Culver Pictures, New York: S. 164
John Cura: S. 55
DC Comics, Inc., New York: S. 167, 202
Deutsche Telekom: S. 372
Deutsches Technikmuseum, Berlin: S. 24, 27–32, 34–37, 40–42, 47, 134–135, 140–143, 169
aus: *Loriots Heile Welt* © 1973 by Diogenes Verlag AG Zürich: S. 300
Editions Alecto Ltd., London: S. 227
Mara Eggert, Frankfurt: S. 370
Berthold Fischer / Süddeutscher Verlag Bilderdienst, München: S. 194
Viktoria von Flemming, Hamburg: S. 270
Flying Sugar Press / Yaron Livay, London: S. 409
Gemini G.E.L., Los Angeles: S. 6
Nan Goldin, New York: S. 336
Bruno Goller, Köln: S. 278
aus: *The Pictorial History of Television*, © 1969 Irving Settel und Wiliam Laas. Grosset & Dunlap, Inc., New York: S. 137, 139
Andre Grossmann: S. 244
Cordula Güdemann, Stuttgart: S. 364
Diane Hall: S. 302–303
Dee Dee Halleck: S. 323
Richard Hamilton, Oxon, Großbritannien: S. 14, 193, 224, 298, 326, 365, 410, 415
The Estate of Keith Haring, New York: S. 357, 363
Haus der Kulturen der Welt, Berlin: 344-345
Foto-Atelier Louis Held – Eberhard Renno, Weimar: S. 272
Archiv Herzogenrath, Bremen: S. 110–112, 115, 117, 123, 239–241, 246, 253, 258–259, 261, 281, 287, 291, 305, 328, 366, 368, 380, 388–389, 391, 398, 400
Volker Hildebrandt, Köln: S. 375, 396
Ifa Galerie, Berlin: S. 65
Bernd Ikemann, Köln: S. 332, 381
Joachim Jansong, Steinbach: S. 329
Jet Aviation, Basel: S. 316
Jean-Paul Judon / Le Creux de l'Enfer, Thier: S. 119
Ilja & Emilia Kabakov, New York: S. 361
Wolf Kahlen, Berlin: S. 247
Timo Kahlen: S. 284, 323, 387
John Keane, London: S. 100, 408
John F. Kennedy Library, Boston: S. 233
Jürgen Klauke, Köln: S. 350–351
Michael Klier, Berlin: S. 324
The Kobal Collection, London: S. 165
Matthias Koeppel, Berlin: S. 283
Kubach-Wilmsen-Team, Bad Münster am Stein: S. 319
Rolf Kührt, Leipzig: S. 304
Marie-Jo Lafontaine, Brüssel: S. 376
Louise Lawler, New York: S. 358
Kunsthaus Lempertz, Archiv, Köln: S. 279
Alfred Leslie und New York und Oil & Steel Gallery, Long Island, NY: S. 282
Gunter Lepkowsky: S. 228
Saturia Linke / Kunstgewerbemuseum – Staatliche Museen zu Berlin Preußischer Kulturbesitz, Berlin: S. 206
J. Litkemann, Berlin: S. 228
Los Angeles County Museum of Art: S. 186
Ludwig Institut Oberhausen: S. 332
Lukas & Hoffmann – Markus Schneider, Köln: S. 414
Magnum Photos, Paris / Focus, Hamburg: S. 66 aus: »Crisis in America«, Ridge Press & Holt, Rinehart and Winston, 92, 274, 317
Seto Masato, Tokyo: S. 338
Wolfgang Mattheuer, Leipzig: S. 226
Duane Michals, New York: S. 378
Robert Miller Gallery, New York: S. 224–225
Mirror Group Newspaper, London: 152
Peter Moore: S. 113
André Morain, Happening Archiv: S. 258–259
Helge Mundt: 417
Antonio Muntadas, New York: S. 334–335
The Museum of Modern Art, New York: S. 186
Museum Associates / Los Angeles County Museum of Art: S. 9
Warren Neidich, New York: S. 359
The Newark Museum, Newark: S. 346–347
1970, 1971, 1971 The New Yorker Magazine, Inc., New York: S. 283, 290
Paul-Emmanuel Odin, Paris: S. 297
O.K. Harris Works of Art, New York: S. 220
Sammlung Reinhard Onnasch, Berlin: S. 237, 254, 255, 271
Sir Eduardo Paolozzi: S. 296
Karl-Joseph Pazzini, Hamburg: S. 299
Kira Perov: 293, 386
Wilfried Petzi: S. 374
John Phillips, New York: S. 93
Philips: S. 377
Popperfoto / Transglobe Agency, Hamburg: S. 210
Réunion des Musées Nationaux, Paris: S. 91
Gerhard Richter, Köln: S. 90
Pipilotti Rist, Zürich: Titelabb. u. Stills aus *I'm Not the Girl Who Misses Much*, 1986, Original U-Matic Low, 5 Min. S. 176–177, 266–267
Monika Rittershaus, Berlin: S. 411
Andrea Rosen Gallery, New York: S. 327
Michael Sandle, Karlsruhe: S. 322
Schipper & Krome, Köln: S. 416
Lothar Schnepe, Köln: S. 405
The Science & Society Picture Library, London: S. 145
Sony, Deutschland: S. 216
Sony, Japan: S. 210, 312, 401
Staatliche Museen Kassel, Neue Galerie: S. 252
Stadt Karlsruhe – Städtische Galerie / Dirk Altenkirch: S. 89
Klaus Staeck, Heidelberg: S. 305
Harvey Stein, New York: S. 343
Manfred Stumpf, Frankfurt / M.: S. 355
Süddeutscher Verlag Bilderdienst, München: 168
Ivor Tetteh-Lartey / Michael Bennett-Levy, Early Technology, Edinburgh, www.presence.co.uk / earlytech: S. 13, 158, 160–163, 178–185, 187, 202, 204–207, 217, 268–269, 311
Topham Picturepoint, London: S. 208
UPI / Corbis-Bettmann, New York: S. 231
Günther Uecker, Düsseldorf: S. 13, 245, 294
VAGA, Inc.: S. 150
Jane Voorhees Zimmerli Art Museum, Rutgers, the State University of New Jersey, The Norton and Nancy Dodge Collection of Non-Conformist Art from the Soviet Union: S. 342
Rafael Vostell, Galerie Fine Art, Berlin: S. 80, 242–243, 251, 295–296, 301, 308–309, 318
Jürgen Waller, Bremen: S. 249
Walter & Spehr: 130
Andy Warhol Foundation for the Visual Arts, Inc. / ARS: S. 221, 360
William Wegman, New York: S. 341
Archiv Thomas Wegner, Hamburg: S. 399
Herbert Wentscher, Freiburg: S. 380
Westcom Topware: S. 417
The Estate of Garry Winogrand u. Fraenkel Gallery, San Francisco: S. 230
Witt: S. 114
VA Wölfl, Essen: S. 287, 299
Hans Martin Wörner, Stuttgart: S. 120
Ulrich Wüst, Berlin: S. 383
Donald Young Gallery, Seattle: S. 370
Mark B. McLoughlin / Donald Young Gallery, Seattle: S. 379
Hartmut Zänder, Köln: S. 103
ZKM, Karlsruhe: 349, 368–369, 375, 394–395, 402–403
aus: »gerry schum«, Kat., Stedelijk Museum, Amsterdam, 1979: S. 243

Die Digital Stills wurden von Sven Thomas, Berlin, angefertigt: S. 8, 49–51, 56–63, 88, 97, 99, 104, 166, 188, 190–191, 196, 198–201, 209, 218, 232, 234, 256–257, 263, 297, 306–307, 325, 330–331, 349, 352–356, 367, 375, 384, 394–395, 402–404, 406–407, 412–413

Register

Erwähnungen im Zusammenhang mit Abbildungen sind fett gedruckt

Die deutsche Bibliothek - CIP Einheitsaufnahme
TV-Kultur : das Fernsehen in der Kunst seit 1879/
[hrsg. von Wulf Herzogenrath...].-
Amsterdam ; Dresden : Verl. der Kunst, 1997

ISBN 90-5705-045-5

published under license by
Verlag der Kunst, Dresden 1997
G+B Fine Arts Verlag GmbH
Gesamtgestaltung: Sonja Hennersdorf & Martina Sailer
Lektorat: Kirsten Thietz
Bildredaktion: Rebeccah Blum
Titel unter Verwendung von Nam June Paik: *John Cage*,
Juan Downey / Claudio Bravo: *Venus And Her Mirror* und
Pipilotti Rist: Still *Feuerwerk Televisione Lipsticky*, 1994
Gesetzt aus Adobe Rotis
Gedruckt auf Gardapat 13
Gesamtherstellung: Ruksaldruck, Berlin